流式细胞术

临床应用

主　审　许东升（美）　Betty Li（美）

主　编　吴丽娟

副主编　曾家伟　朱　杰　杨再林　陈　芳　陈宇宁　徐世兰

编　者　（以姓氏笔画为序）

王　卉　王　卓　王　超　王艳艳　王晓川　孔祥涛

冯伟华　朱　杰　朱晴晖　刘　刚　刘　鹤　刘诗颖

刘航宇　刘雪凯　刘毓刚　闫佩毅　严　冰　李志强

杨　博　杨再林　吴丽娟　宋晓燕　张　晖　陈　芳

陈　杰　陈宇宁　帖儒修　罗　阳　郑　毅　屈晨雪

孟文彤　赵　静　侯　佳　徐　翀　徐世兰　郭安亮

唐古生　黄伍蓉　曾　平　曾家伟　福军亮　蔡　蓓

熊怡淞

人民卫生出版社

·北京·

图书在版编目（CIP）数据

流式细胞术临床应用/吴丽娟主编. —北京：人
民卫生出版社，2020.11
ISBN 978-7-117-30578-5

Ⅰ. ①流…　Ⅱ. ①吴…　Ⅲ. ①血细胞－血液检查
Ⅳ. ①R446.11

中国版本图书馆 CIP 数据核字（2020）第 197770 号

人卫智网	www.ipmph.com	医学教育、学术、考试、健康，
		购书智慧智能综合服务平台
人卫官网	www.pmph.com	人卫官方资讯发布平台

流式细胞术临床应用
Liushi Xibaoshu Linchuang Yingyong

主　　编：吴丽娟
出版发行：人民卫生出版社（中继线 010-59780011）
地　　址：北京市朝阳区潘家园南里 19 号
邮　　编：100021
E - mail：pmph @ pmph.com
购书热线：010-59787592　010-59787584　010-65264830
印　　刷：三河市宏达印刷有限公司（胜利）
经　　销：新华书店
开　　本：787×1092　1/16　　印张：42　　插页：10
字　　数：1022 千字
版　　次：2020 年 11 月第 1 版
印　　次：2021 年 2 月第 1 次印刷
标准书号：ISBN 978-7-117-30578-5
定　　价：168.00 元

打击盗版举报电话：**010-59787491**　　E-mail：**WQ @ pmph.com**
质量问题联系电话：**010-59787234**　　E-mail：**zhiliang @ pmph.com**

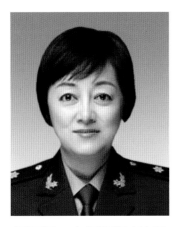

吴丽娟　主任医师／教授

　　流式细胞术是当今生物医学领域发展进步最快的技术领域之一，该技术的诞生比基因诊断技术早几十年，但是发展上却明显慢于基因诊断技术。值得欣喜的是，进入21世纪以来，前赴后继的"流式人"不断革新，近年来终于取得了突破性发展。首先是流式细胞仪、荧光染料技术、单克隆抗体技术、海量数据自动软件分析技术的突破性进步，使流式细胞仪的操作变得简单，检测能力也得到了提升，一次实验可同时检测几种、十几种，甚至数十种同一个细胞上的蛋白质或基因表达，极大地提高了分析效率，并为过去无法诊断的疾病提供了崭新的技术诊断方法，推动了临床疾病诊疗理论与技术的进步，有效减少了疑难病、罕见病的漏诊与误诊，增加了临床危急重症患者抢救治疗的实验诊断监测手段；同时，衍生流式技术在传统流式细胞仪流体聚焦原理基础上，结合微球捕获技术、多通道生化免疫自动化分析技术、数据分析技术等迅猛发展，已经将流式细胞术从细胞学分析扩展到了溶解在液体中的蛋白质、核酸的定量检测领域，实现了流式细胞术用于常规生化、免疫、微生物项目（如肿瘤标志物、传染病标志物、自身免疫性疾病标志物等）的高通量定量检测突破，且在方法学的灵敏度、特异性、线性范围、标本使用量、高通量检测上，较传统酶联免疫学分析、化学发光分析等具有更强的竞争力，必将引领医学实验室检验检测技术的更新换代，提升检验检测技术水平和临床服务能力，最终造福广大患者。

　　鉴于流式细胞术在当今临床诊疗活动中的广泛应用及其取得的上述成果，我们牵头国内流式实验室及临床专业人士，编撰《流式细胞术临床应用》。本书在广泛收集国内外流式细胞技术临床应用最新成果的基础上，结合编著者多年从事临床流式细胞技术与应用的实际经验体会，将全书内容分为6篇共40章，对流式细胞术相关基础、流式细胞仪、常见流式临床检验项目、流式衍生技术与临床应用、流式细胞术临床科研应用和流式细胞术质量管理进行了系统地、深入浅出地介绍。本书内容涵盖面广，兼顾了基础、技术、质量控制、临床应用、临床科研与最新进展，注重理论联系实际，既突出实用性，又兼顾理论基础，适合各级医疗机构流式实验室工作人员、检验科人员、全院临床医师、医学科研人员及医学院在校师生阅读和参考使用。

　　在此，感谢临床、感恩社会！患者对实验诊断技术不断增长的需求是我们不懈奋斗的力量源泉！感谢复旦大学附属儿科医院王晓川教授、北京大学第一医院屈晨雪副教授、四川大学华西医院孟文彤副教授、陆道培医疗集团王卉主任、上海市临床检验中心徐翀主任、中国人民解放军海军军医大学第一附属医院(长海医院)唐古生副教授、中国人民解放军第五医学中心福军亮主任、金域检验杨博女士以及孔祥涛博士等全体执笔人员,是你们的信任和支持,才使本书得以顺利交付并出版!同时,感谢哈佛医学院附属波士顿儿童医院流式细胞技术专家 Betty Li 女士和 CBL Path 血液病理学和流式细胞学实验室流式临床应用专家许东升先生,为本书的评阅付出了艰苦努力并给予了许多建设性意见和建议!感谢大连医科大学附属第二医院朱杰教授、重庆医科大学附属第三医院杨再林教授、四川大学华西医院徐世兰教授、绵阳市中心医院曾家伟博士、中国科学院国科医疗江油医院陈芳主任、成都市新都区人民医院陈宇宁主任在本书编撰及后续编辑工作中所作出的贡献!感谢西部战区总医院黄伍蓉、陈杰、刘诗颖、李薇、朱晓燕、郭鑫等全体编辑组人员为本书初稿格式的规范化、编辑加工做出了卓有成效的贡献!

尽管全体执笔者做出了很多努力,但是由于水平有限和精力所限,书中难免存在疏漏之处,敬请流式同道、医学专家及读者批评指正!

吴丽娟

2020 年于成都

目　录

◀ 第二篇 流式细胞仪 ▶

◀ 第三篇　常见流式临床检验项目 ▶

◀ **第四篇　流式衍生技术与临床应用** ▶

◀ 第五篇 流式细胞术临床科研应用 ▶

◀ 第六篇　流式细胞术质量管理 ▶

第一篇 ▶

流式细胞术相关基础

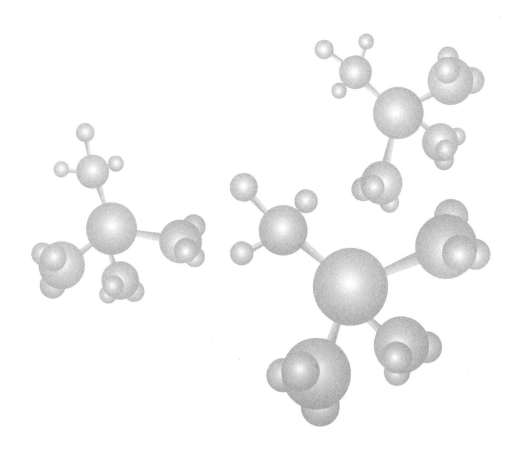

第一章

临床流式细胞学概论

第一节 定义与内涵

一、定义

流式细胞术（flow cytometry，FCM）是以流式细胞仪为主要分析设备、对悬浮在液体环境中的单个活细胞进行分析测量的一种高难度检测技术，常简称为流式（flow）。流式细胞术自诞生以来，在生物医学领域即得到了广泛应用，在实验室诊断领域，它已经成为自基因诊断技术以来又一个崭新的高技术方法，填补了单细胞生物功能状态适时检测的空白。

在临床医疗诊治活动中，常常利用流式细胞术对来源于临床患者、健康体检人群的各种标本（如血液、骨髓、胸腔积液、腹水、实体组织、血清等）中的细胞群进行分析，对存在于细胞表面或内部的蛋白质、细胞内的 DNA 或 RNA，以及液体标本（如血清、血浆、脑脊液、胸腔积液、腹水等）中含有的蛋白质或多肽类物质等的含量进行测定，达到对疾病的辅助诊断与鉴别、病情判断、疗效监测和预后判断，以及对健康人群的亚健康诊断、某些易患疾病的发生风险评估等效果，在疾病的治疗、控制与预防中发挥重要作用。因此，流式细胞术的临床应用已经超越了流式细胞学测量技术诞生初期的定义，不仅用于细胞学测定，也用于以溶质性质存在于液态临床标本中的物质（如蛋白质、多肽等）的测量，因而在医学中展现了更为广阔的应用前景。

二、内涵

流式细胞术作为一门新兴实验室诊断技术，与临床血液学检验技术、临床生物化学检验技术、临床微生物检验技术、基因诊断技术等检验检测技术一样，包括检验前、检验中和检验后 3 部分。"检验前"包括相关检验标本的采集、运送与制备，涉及临床医师、患者或体检人员、护士、标本转运员、检验人员等的参与及配合，是保障临床流式细胞学检验质量的关键环节。"检验中"包括标本处理、上机测定、结果分析、检验报告等，也包括一系列确保流式检验质量而进行的相关质量控制措施，如室内质量控制和室间质量控制，以及仪器的光路与流路校正、操作、保养与维护技术等。"检验后"是指检验医师与临床医师及患者或体检人员之间，就流式检验报告展开的相互咨询，通过交流最大限度地提取流式检验报告所蕴含的医学信息，指导临床医疗活动，同时反馈流式检验报告的临床应用信息，便于建立健全流式检验项目，促进流式检验技术的健康发展。

第二节 常用染色方法 ▼

流式细胞仪可以对散射光和荧光信号进行采集和分析，其中的荧光信号对于某一次的具体检测而言是特异性的，可以是细胞或颗粒在激发光照射下产生的某种类型的自身荧光，也可以是标本处理过程中，按照检验人员意愿为细胞或颗粒表面或内部的某种特定物质（通常是蛋白质或核酸物质）标记上的荧光物质所发出的特异的荧光信号。使标本中的细胞或颗粒性物质带上某种荧光物质而具有遭受激光照射能够发出相应特异性荧光的处理过程及其全部工艺信息，即荧光染色技术。所使用的荧光物质也称荧光染料、荧光色素或荧光素。

根据流式检验待检内容的性质，荧光染色技术又包括细胞免疫荧光染色技术、核酸荧光染色技术和新发展起来的荧光微球捕获染色技术。细胞免疫荧光染色技术被染色的检测对象是细胞，核酸荧光染色技术被染色的检测对象是核酸（包括 DNA 和 RNA），荧光微球捕获染色技术被染色的检测对象则是以溶质形式存在于液体标本中的蛋白质或多肽等。

一、细胞免疫荧光染色

（一）细胞免疫荧光染色技术的基本原理

细胞免疫荧光染色技术是对细胞表面或内部某种蛋白质或多肽等进行荧光色素标记，借用流式细胞仪达到对细胞中该荧光色素标记靶蛋白质的有无及含量进行测定。

细胞免疫荧光染色技术使用事先被荧光色素标记好的靶蛋白的单克隆抗体（简称荧光标记抗体），与标本中的细胞混合，依靠抗原抗体结合反应的原理，使荧光标记抗体与细胞上的靶蛋白结合，使细胞被荧光染色。因此，细胞免疫荧光染色技术的本质是抗原抗体反应。

（二）细胞免疫荧光染色技术常用荧光染料及特性

1. 异硫氰酸荧光素（fluorescein isothiocyanate，FITC） FITC 是流式细胞术中最常使用的荧光染料之一，分子量为 389Da，最大吸收峰为 495nm，用 488nm 的激发光照射后可以发出以 520nm 为最大峰值的绿色荧光。FITC 具有很高的光子产量和能量转换效率，是一种优质的免疫荧光染料。将 FITC 以共价键方式标记到各种单克隆抗体上，在流式细胞术中得到广泛的应用。

2. 藻红蛋白 R（R-phycoerythrin，PE） PE 是存在于红藻中的一种可进行光合作用的自然荧光色素蛋白，每个分子含有 34 个藻红素色团，分子量为 240kD，最大吸收峰为 564nm，用 488nm 的激光照射后可以发出以 578nm 为最大峰值的黄色荧光，是一种理想的免疫荧光染料。

3. 德州红（Texas Red） 德州红是硫罗丹明 101 的硫酰氯衍生物，分子量为 625Da，最大吸收峰为 596nm，用 595～605nm 范围的激光照射后可以发出以 620nm 为最大峰值的橙色荧光，与 FITC 的光谱无重叠。

4. 藻红蛋白德州红偶联物（PE-Texas Red） 又被称为 ECD，是藻红蛋白和德州红的偶联物。PE 接收 488nm 的激光照射可以将能量转换给德州红，后者发出以 620nm 为最大峰值的橙色荧光。但是，ECD 与 PE 之间光谱重叠较重，荧光补偿大，一般不使用 ECD 和 PE

进行双色荧光分析。

5. 多甲藻叶绿素蛋白(peridinin chlorophyll protein,PerCP)　PerCP 是在甲藻和薄甲藻的光学合成器中发现的一种蛋白复合物,分子量为 35kD,最大吸收峰为 490nm,用 488nm 的激光照射后可以发出以 677nm 为最大峰值的红色荧光。PerCP 的优点是与 FITC、PE 进行多色分析时,其荧光光谱与 FITC、PE 的重叠很少,因此补偿小,但是其光子产量不高,所以只能用于高表达蛋白质成分的表达测定。

6. 藻红蛋白 - 花青素复合物(phycoerythrin and cyanidin,PE-Cy5,简称 PC5)　PC5 是藻红蛋白(PE)和花青素(Cy5)的复合物,用 488nm 的激光照射后可以发出以 667nm 为最大峰值的红色荧光,且光子产量高,与 PE 之间的光谱重叠非常小。

7. 叶绿素蛋白偶联物(PerCP-Cy5.5,简称 PC5.5)　PC5.5 是 PerCP 和花青素 Cy5.5 的偶联物结合物,用 488nm 的激光照射后可以发出以 695nm 为最大峰值的红色荧光。

8. 别藻蓝蛋白(Allophycocyanin,APC)　是一种从蓝绿色水藻中分离出来的藻胆(色素)蛋白,与其他藻胆蛋白一样,它的生色团与蛋白质以共价键牢固结合在一起,赋予了其荧光性,用 650nm 的激光照射后可以发出以 660nm 为最大峰值的红色荧光。

(三)常见荧光染料的激发光和发射光波长

细胞免疫荧光染色技术常用荧光染料的激发光和发射光波长,见表 1-1。

表 1-1　常见荧光染料的激发光和发射光波长

荧光染料	中文名称	荧光颜色	激发光 /nm	最大发射光 /nm	常见应用
Indo-1(bound to calcium)	Indo-1(与钙结合)	蓝色	335	405	钙流量检测
Indo-1(unbound)	Indo-1(非结合的)	蓝绿色	335	490	钙流量检测
Alexa 350		蓝色	350	442	细胞分型、表达测定
Hoechst 33342	烟酸己可碱 33342	蓝色	350	470	DNA 分析
DAPI	4,6- 二脒基 -2- 苯吲哚盐酸	蓝色	359	462	DNA 分析
green Fluorescent protein,GFP	绿色荧光蛋白	绿色	488	510	报告分子
YO-PRO-1		绿色	488	510	凋亡分析
Fluorescein isothiocyanate,FITC	异硫氰酸荧光素	绿色	488	525	细胞分型、表达测定
Fluorescein diacetate	醋酸荧光素	黄绿色	488	530	细胞活力
Alexa 488		黄绿色	488	530	细胞分型、表达测定
Sytox Green		黄绿色	488	530	DNA 分析
Fluo-3		黄绿色	488	530	钙流量检测
thiazole orange,TO	吖啶橙	黄绿色	488	530	RNA 分析
SNARF-1		黄绿色	488	530～640	pH 测定
R-phycoerythrin,PE	藻红蛋白 R	黄色	488	578	细胞分型、表达测定
DsRED		黄色	488	588	报告分子
ethidium bromide,EB	溴化乙锭	橙色	488	603～610	DNA 分析
Propidium iodide,PI	碘化丙啶	橙色	488	610～620	DNA 分析

荧光染料	中文名称	荧光颜色	激发光/nm	最大发射光/nm	常见应用
PE-Texas Red，ECD	藻红蛋白-德州红偶联物	橙色	488	620	细胞分型、表达测定
PE-Cy5，PC5	藻红蛋白-花青素5复合物	红色	488	667	细胞分型、表达测定
PerCP	多甲藻叶绿素蛋白	红色	488	677	细胞分型、表达测定
PE-Cy7	藻红蛋白-花青素7复合物	深红色	488	785	细胞分型、表达测定
PerCP-Cy5.5	叶绿素蛋白-花青素5.5复合物	红色	488	695	细胞分型、表达测定
Rhodamine 123	若丹明，玫瑰红	绿色	515	525	膜电位测定
Yellow Fluorescent protein，YFP	黄色荧光蛋白	黄绿色	519	534	报告分子
LDS-751		深红色	543	712	有核细胞测定
7-Aminoactinomycin D	7-氨基放线菌素D	红色	546	655	DNA分析
Alexa 546		黄色	546	573	细胞分型、表达测定
Cy3	花青素3	黄色	550	565	细胞分型、表达测定
CMXRos（Mitotracker Red）		橙色	560	610	线粒体膜电位测定
Texas Red	德州红	橙色	596	615	细胞分型、表达测定
TO-PRO-3		红色	643	661	DNA分析
Alexa 647		红色	647	667	细胞分型、表达测定
Allophycocyanin，APC	别藻蓝蛋白	红色	650	660	细胞分型、表达测定
APC-Cy7	别藻蓝蛋白-花青素7复合物	深红色	650	785	细胞分型、表达测定

二、核酸荧光染色

（一）核酸荧光染色技术的基本原理

核酸荧光染色技术是指以特异性荧光染料对细胞核或细胞质内的核酸物质（如 DNA 和 RNA）进行染色，通过测定细胞所发出的荧光强度，达到对细胞内 DNA、RNA 含量的测定，并可以对细胞周期和细胞增殖状况进溴化乙锭行分析的技术。

核酸荧光染色技术的基本原理就是利用了特异性核酸荧光染料具有与 DNA、RNA 结合的特性。常用的 DNA 荧光染料如碘化丙啶、4，4，6-二脒基二苯基吲哚等，RNA 荧光染料如噻唑橙、吖啶橙等。核酸荧光染料与 DNA、RNA 的结合方式有 3 种，即共价结合、嵌入结合和静电亲和。共价结合如 FITC、PE 和德州红等，嵌入结合如碘化丙啶、溴化乙锭等，静电亲和如吖啶橙等。上述结合方式中以嵌入式结合最为稳定，染料分子可以直接嵌入到核酸碱基对中，洗涤等处理不容易造成荧光分子丢失。

（二）核酸荧光染色技术常用荧光染料及特性

1. 碘化丙啶（propyridine iodide，PI） PI 可以稳定嵌入 DNA、RNA 的双螺旋结构中，

主要用于 DNA 染色,因此染色时需要同时使用 RNA 酶(RNAase)以降解细胞中的 RNA 成分,以排除 RNA 对 DNA 荧光定量测定的影响。用 488nm 的激光照射后可以发出 610～620nm 的橙色荧光,且荧光强度大,十分稳定。同时,PI 不能透过活细胞膜,因此不能对活细胞核内的 DNA 进行染色,可用于鉴别死细胞。故利用 PI 对活细胞 DNA 染色必须事先对活细胞进行膜通透性处理,以便 PI 进入到细胞内。在细胞生物学领域,为了便于染料、荧光标记抗体等顺利进入细胞,而对细胞膜进行的旨在提高其膜通透性的处理,称为打孔(perforation)。

2. 溴化乙锭(ethidium bromide,EB)　EB 也可以稳定嵌入 DNA、RNA 的双螺旋结构中,主要用于 DNA 染色,因此染色时也需要同时使用 RNA 酶降解细胞内的 RNA 成分。用 488nm 的激光照射后可以发出 603～610nm 的橙色荧光,但发出的荧光强度不及 PI。与 PI 一样,也可用于死细胞的鉴别,当用于活细胞 DNA 分析时,需要事先对细胞膜进行打孔,以提高膜的通透性。

3. 吖啶橙(thiazole orange,TO)　TO 是一种常用 RNA 染料,以静电亲和的方式与 RNA 结合,用 488nm 的激光照射后可以发出 530nm 的黄绿色荧光。TO 量子产量高,染色过程简便,对细胞膜的通透性好,可直接用于活细胞内 RNA 的染色。而且 TO 的荧光强度与 RNA 含量之间存在良好的线性关系。

4. 4,6- 二脒基 -2- 苯吲哚盐酸(DAPI)　DAPI 以非嵌入方式与 DNA 链上的 A-T 碱基对特异性结合,在紫外光源的激发下发射出蓝色荧光。其优点是所发出荧光的变异小,特别适合于对石蜡包埋组织 DNA 进行染色分析。

三、荧光微球捕获染色

荧光微球捕获染色技术是指利用含有不同荧光编码的微米级大小的聚苯乙烯微球,经过某种处理后与作为检测探针的特定生物分子(如 DNA、抗体等)连接起来,与存在于液体中的待测靶分子(如 DNA、蛋白质、多肽等)发生特异性结合反应,从而对待测靶分子进行流式细胞学检测的一种荧光染色技术。

(一)基本原理

1. 制备一系列含有不同种类、不同量荧光色素的聚苯乙烯微球。这种荧光微球由于精确含有特定种类、特定量的荧光色素,被称为荧光编码聚苯乙烯微球,简称荧光编码微球或荧光微球。

2. 按照待检对象的不同,设计相应的生物探针并连接到荧光编码微球的表面。如果待检测对象为某基因的 SNPs 位点,可以分别设计包含这些 SNPs 位点在内的互补 DNA 序列寡核苷酸探针,并将每一种不同 SNP 位点的 DNA 探针连接到不同的荧光编码微球表面;如果待检测对象为一组蛋白质,可以使用他们各自的特异性抗体作为生物探针,再将每一种作为探针的特异性抗体连接到不同的荧光编码微球表面。需要注意的是,为了尽量简化检测过程,如果待检测对象的性质相似,数量不多,可以尽量选择含有相同种类荧光色素但荧光色素含量不同的荧光编码微球进行实验,这样只需要一个流式细胞仪上的荧光通道,就可以同时区分荧光色素含量不同的荧光编码微球。

3. 将标记了不同生物探针的荧光编码微球与待检测标本加入同一个反应体系中,荧光编码微球表面固定的生物探针即可捕获反应体系中存在的待检测对象。如果荧光编码微球上标记的是待检基因的某 SNP 位点互补 DNA 探针,检测对象可以是包含该 SNP 位点在内的某基因的 PCR 产物,由于 PCR 使用的引物上标记有特定的与荧光编码微球荧光色素不同的荧光染料,因此流式细胞仪可以以荧光编码微球的荧光色素和 PCR 产物上的荧光染料进行双参数分析,达到对多个甚至数十个 SNP 位点的同时检测。如果荧光编码微球上标记的是待检靶蛋白的特异性抗体,检测对象可以是血清、尿液、胸腔积液、腹水、脑脊液、关节液、泪液、细胞裂解上清液、细胞培养上清液等中的蛋白质或多肽等抗原物质,通过抗原抗体的特异性结合反应,荧光编码微球就可以捕获溶解在液体标本中的靶抗原,再加入与荧光编码微球使用的荧光色素不同的另外一种荧光染料标记的靶蛋白或靶多肽特异性抗体,同样可以在流式细胞仪上进行双参数分析,达到对靶抗原检测的目的。

如果在上述过程中,同时使用待检测对象(如细胞因子)的系列浓度标准品,即可制备标准曲线,达到定量分析的目的。

(二)方法学评价

1. 扩大了流式细胞学检验技术的应用范围 流式细胞学检验技术是针对单个细胞或颗粒样物质的定量测定技术,无论是对核酸还是抗原的检测,都是基于细胞或颗粒样物质为背景的分析。荧光微球捕获染色技术的发现,为那些存在于液体中、以溶质身份出现的待测对象开辟了流式定量测定的新领域,如血清、尿液、胸腔积液、腹水、脑脊液、关节液、泪液等中的蛋白质或多肽等抗原物质的定量测定,目前已经开发出了如细胞因子组检测、TORCH 产前检查、自身免疫测试、激素组检测、SNPs 检测、病毒组检测等临床流式诊断试剂盒。

2. 检测效率高 利用荧光微球捕获染色技术可以将含有相同种类荧光色素但荧光色素含量各异的一组荧光微球用来标记各种不同的生物探针,还可以用含有 2~3 种不同荧光色素的多组荧光微球用来标记不同类型的生物探针,结果只需要对临床标本的一次检测,就可以同时测定多项甚至数十项检验指标,检测效率大大提高,甚至可以与 DNA 芯片、蛋白质芯片相媲美。事实上,流式细胞术采用灵活多样的荧光微球组合,对多种生物信息指标进行检测,就是一种崭新的芯片技术,有科学家将之称为"液相芯片技术"。顾名思义,液相芯片技术就是指以荧光微球作为反应载体,在液相系统中完成生物学反应和测定,而DNA 芯片、蛋白质芯片技术是将 DNA 或蛋白质固定在硅片、玻璃片或膜表面等固相支持物上进行的反应和分析测定。液相芯片技术由于在液相中进行反应和测定,对于蛋白质、多肽等空间构型与活性的保持,较 DNA 芯片、蛋白质芯片技术更为容易和方便,解决了困扰 DNA 芯片、蛋白质芯片的技术难题。

3. 检测标本用量少 荧光微球捕获染色技术可以对临床微量体液标本进行流式细胞学检测,如脑脊液、泪液、关节液等,标本量达到 50~100μl 即可。

4. 灵敏度高 液相芯片技术的灵敏度较 ELISA 技术高。

5. 重复性好 液相芯片技术的重复性较 ELISA 技术好,线性范围更宽。

6. 检测速度快 利用液相芯片技术检测 SNPs,杂交在几分钟内即完成。检测蛋白质组,即便采用双抗夹心法,反应时间也只需要 40~60 分钟。

7. 简便 只需要将荧光微球与标本进行混合,经过短时间孵育后,就可在流式细胞仪上测定。

第三节　检 测 流 程 ▼

流式细胞术的基本检测流程包括 9 个步骤,包括标本准备、标本处理、开机、仪器光路与流路检查与校准、上机测定(即上样测定)、结果分析和检验报告、仪器清洗和关机。

一、标本准备

标本准备包括采集、运送与保存的全程,是流式检测的第一步,也是检测成功与否的关键所在。详细内容见第四章。

二、标本预处理

标本处理指为达到检验目的而对标本施行的一系列处置,包括对标本最佳检验成分的分离(如单细胞悬液的制备)、荧光染色反应及其后续的对反应体系进行的溶血、固定处置等。如 T 淋巴细胞亚群分析:首先,加样使血液样品与 CD3-PC5、CD4-FITC 和 CD8-PE 抗体混合,通过抗原抗体结合反应,对淋巴细胞进行荧光染色。其次,需要对反应体系进行溶血处理,以破坏其中的红细胞,减轻红细胞对测定的影响。最后,再对溶血的反应体系进行平衡和固定。如血小板相关流式检验项目,一般需要事先分离含血小板的血浆,然后再以此血浆为分析样品,与荧光染料标记的血小板相关检验内容的抗体进行抗原抗体结合反应,最后对反应体系进行固定。如细胞因子流式定量分析,需要分离血浆或血清,然后以血浆或血清为分析样品,与标记有待测细胞因子抗体的一定大小的荧光微球混合,进行抗原抗体结合反应,使微球捕获血浆或血清中的靶细胞因子。如实体瘤组织细胞周期分析,需要制备实体瘤组织的单细胞悬液(详见第三章),然后才能用 PI 染色液对单个细胞的 DNA 进行染色。

标本处理过程短则需要 40～50 分钟,长则需要 1～2 小时(如需要从实体瘤组织中制备单细胞悬液)。因此,上班后宜先对标本进行处理,待加样完成进入抗原抗体反应阶段的孵育后再开机。

三、开机程序

不同品牌的流式细胞仪,其开机程序基本一致,具体方法详见第二篇各相应章节。开机前后需要注意的问题如下。

1. 开机前,一定要检查鞘液盒、清洁液盒内液体水平,以及废液桶是否废液已满需要倒掉。

2. 开机后,一定要检查真空管及系统压力。

3. 仪器需要预热大约需要 30 分钟,待激光稳定才能进入下一工作程序。

四、仪器光路与流路的检查与校准

不同品牌的流式细胞仪,其光路与流路检查校准程序基本一致,具体方法详见第二篇各相应章节。值得注意的是,当出现 FS、FL 中有 HPCV 大于 2% 的情况,处理方法如下。

1. 再次确定仪器是否预热 30 分钟,如果预热时间不够需要继续预热,再进行 Flow-

Check 上样测定。

2. 可能流路存在阻塞或有气泡，按主机上的 PRIME 键，待仪器自动排除气泡后再重新用 Flow-Check 检查一次。有的时候需要连续多次进行 PRIME 除泡才能通过。

3. 流式细胞仪器的流速是否处于低档（LOW），流速太快检测效果欠佳。

4. 仪器管道系统中可能有蛋白质黏附等不畅的情况，需要执行清洗程序，对管道系统进行必要的清洗。

5. 如果以上处理均达不到要求，则需要对仪器的光路进行校准。光路校准最好由工程师进行。

五、测定程序

仪器准备就绪，样品处理完成，即可进行上机测定。不同品牌的流式细胞仪，其上样测定程序略有不同，具体方法详见第二篇各相应章节。

六、结果分析与报告

流式检验的结果分析包括两种情况：一种是指某些流式检验项目，先上机测定，完成之后需要打开另外的专用软件，对原始采集结果进行分析加工，才能获得需要的检验信息，如流式细胞周期分析；另一种是指对检验结果存在疑问需要复查时，可以直接调出原始检验结果，重新对结果进行分析，即复查。

（一）细胞周期分析

在 Beckman-Coulter XL-MCL 流式仪，简便快捷的细胞周期分析方法是采用 Multicyle for Windows 32-bit 软件，以自动分析方式对 DNA 测定时采集的信号进行快速细胞周期分析，具体方法如下。

1. 打开分析窗口　双击 Windows 桌面 Multicyle for Windows 32-bit 图标→ File → Open →在 C：XL/lmd 中找到并点击 DNA 检验时得到流水号，如 Z0001730 →打开。

2. 打开待分析原始采集图像　在 Z0001730.LMD 窗口的右侧，在 AUX（FL3 PEAK）对应的 Mcycle 竖列处小方格内点击画上勾（√）→在 Z0001730.LMD 窗口下端点击 OK →在弹出的 Analyze One Cell Cycle 窗口中点击 OK →软件自动对 Z0001730 采集的 DNA 信息进行分析，得到细胞周期分析图像及相应数据的计量结果。

3. 打印或记录分析结果　打印结果的方法是 File → Print →确定。如果电脑安装了 PDF 软件，还可以通过打印功能将 DNA 分析的图像及计量结果转换成 PDF 文件以方便保存。也可以以复制、粘贴的方式，将图形结果拷贝到 Office 自带的绘画工具或 PhotoShop 中。

（二）流式检验结果复查与分析

1. DOS 系统检验结果的复查与分析

（1）打开待分析原始采集结果：在 ACQUISITION 界面下，点击 Application，选择 Listmode →在 File 下拉菜单中，点击 SELECT，选择所要分析的文件，点击 OK →点击屏幕下方的 PLAY NEXT 按钮，显示检验结果的原始图像。

（2）检验结果的复查：逐一查对检验结果。

（3）检验结果的分析：当有质疑需要重新对原始图像进行分析，以得到合理的检验结果时，点击屏幕右下蓝色的 REGION 使之成为红色，即可重新对原始图像进行编辑，如调整门的大小与位置、增设门等,对检验结果进行必要的修正。

(4) 结果保存与打印。

2. Windows 系统检验结果的复查与分析

(1) 打开分析窗口:双击 Windows 桌面 EXPO32 ADC Analysis 图标→选择用户名并输入用户密码→下一步→完成。

(2) 打开分析方案:在左侧竖窗内,选择用户名→选择待打开原始采集结果所使用的采集方案名,如 CD3-PC5/CD4-FITC/CD8-PE →压住鼠标左键将方案拖入中央窗口的空白处,松左键即弹出方案。

(3) 打开待分析原始采集结果:File → Open Listmode File → LMD →选择需要打开的采集结果的流水号,如 Z0005173 → OK。

(4) 检验结果的复查:逐一查对检验结果。

(5) 检验结果的分析:当有质疑需要重新对原始图像进行分析时,可直接对原始图像进行编辑,如调整门的大小与位置、增设门等,对检验结果进行必要的修正。

(6) 结果保存与打印。

七、检验报告

完成上机测定并得到检验图像和数据结果后,即可向临床做出流式检验报告。

目前流式检验报告尚无统一的格式和标准,可以是计量资料报告、图像报告,也可以是两者的结合,即图文报告。无论是哪种报告方式,都需要将临床有用的流式检验信息尽量提供给临床,以满足临床疾病诊疗的需要。

另外,流式细胞学检验技术虽然已经是一门成熟的单细胞学分析技术,但是将其用于临床检验领域仍然历史较短,并且至今尚未普及,因此,还缺乏全国范围或一定地区内人群的正常参考范围值。国外公司提供的数据或文献报道的小量样本测定结果可以适当参考,但仍然需要制订本室的流式检验参考范围,毕竟同样的检验目的,不同的检验科制定的流式检验方案不统一、标本处理程序与具体方法不统一、试剂来源、仪器性能等不统一,这些都容易影响检验结果的横向可比性。

八、仪器清洗

不同品牌的流式细胞仪,其清洗程序大致相同,仅略有差别,具体方法详见第二篇各相应章节。

九、关机程序

不同品牌的流式细胞仪,其关机程序基本一致,具体方法详见第二篇各相应章节。

第四节 技术特点

一、单个细胞检测

流式细胞术最具特色的方法学特点就是它的分析对象为单个细胞或单个颗粒样物质,

因此它是一种单细胞（或颗粒）分析方法。通过对一个一个的单个细胞（或颗粒）的测定，获得关于细胞群（或颗粒群）整体的相关信息，如细胞群全体细胞的平均大小、胞质颗粒结构的多少、某种或某几种抗原成分的平均含量，以及各种指标的分布范围等资料。

二、定量检测

流式细胞术虽然不能完全取代显微镜镜检技术，却是对显微镜镜检技术的强大补充，使显微镜镜检这种纯形态学检查方法中不能或难于定量的检验内容定量化，排除了人为因素带来的主客观误差，弥补了形态学检查结果以"描述"容易带来的理解上的偏差，为临床病情判断、疗效监测等提供了计量资料依据。

三、快速

流式细胞术对单个细胞（或颗粒）的定量分析具有快速特点，每秒可以对数百甚至数千的细胞（或颗粒）进行测定。单位时间内测定的细胞（或颗粒）数量少，采集时间长；相反，单位时间内测定的细胞（或颗粒）数量多，采集时间短。考虑到检验结果的准确性、测定效率及仪器的响应能力等方面可能存在的问题，一般将实际采集速度控制在每秒 200～500 个细胞（或颗粒）为宜，单份样品采集时间在 30～60 秒，采集细胞（或颗粒）总数在 10 000 个以上，特殊情况下要求最少不低于 5 000 个细胞（或颗粒）。即便如此，流式细胞学检验技术的测定速度，也是人工显微镜镜检所望尘莫及的。

四、准确

流式细胞术具有准确性高的特点，这种准确性建立在对大量细胞（或颗粒）信息的定量化采集基础之上，仪器内置软件对这些来自大量单个细胞（或颗粒）的定量化原始计量资料，进行自动的统计学处理，计算出每一种计量资料的平均值、分布宽度，客观地反映了设门时圈定待分析细胞群（或颗粒群）的相关信息。

五、特异

流式细胞术测定蛋白质成分以抗原抗体特异性结合反应为基础，使用的抗体均为荧光标记的特异性单克隆抗体，并且在实际测定过程中，使用与特异性抗体相同性质的同型对照抗体为阴性对照，确保了方法学上的特异可靠。

六、重复性

流式细胞术以流式细胞仪为细胞相关计量资料的采集设备，排除了人为主客观因素对检验结果的影响。同时，在样品上机采集前，仪器的光路、流路均经过校正，采集细胞（或颗粒）的数量大，结果是大量细胞（或颗粒）相关信息的统计学处理值，因此其重复性得到了充分保障。

七、多参数检测

流式细胞仪采集的光学指标包括散射光和荧光两种。散射光包括反映细胞大小的 FS 和反映细胞质内颗粒性结构的 SS。荧光的种类根据仪器内置荧光采集通道的数量而定，常见型号的临床流式细胞仪一般具有 4~5 个荧光通道，因此可以同时对同一个细胞上发出的 4~5 种不同的荧光信号进行采集与测定。因此，每份样品上机测定后，可以得到 FS、SS、4~5 种荧光参数值，满足关于细胞大小、细胞内部结构、细胞表面或内部 4~5 种不同蛋白质成分的表达量的计量信息。

流式细胞术具有的这种多参数分析的优点，不仅是检测效率上的优势，更重要的是可以用其中的 1~3 种荧光信息作为待分析靶细胞的筛选标志，从一群单纯依靠细胞大小和 / 或细胞内部结构无法区分待测靶细胞的情况下，将待分析的靶细胞区分出来，从而达到对靶细胞的细胞大小、细胞内部结构、某种或几种蛋白质表达的分析，尤其是蛋白质表达的分析，在临床疾病的诊断与鉴别、病情监测、疗效判断、预后评估中都具有广泛的应用前景。

第五节　流式常用术语 ▼

流式常用术语见表 1-2。

表 1-2　流式常用术语

英文名称	缩写	中文名称	意义
A/D converter	A/D	A/D 转换器	仪器硬件上的模 / 数转换电路
air pump		空气泵	仪器硬件组成部分之一
alignment		校准，调整	仪器软件指令之一，在此条件下可以对仪器的一些参数（如电压、增益等）进行调整
allophycocyanin	APC	同分异构别藻蓝蛋白	激发波长 633nm，发射波长 675nm（红色）
aneuploid		非整倍体	与正常二倍体细胞中发现的数目正确而众多的染色体不同（排除具有一半数目的配子）。在流式细胞仪中不测定染色体，因此 DNA 非整倍体这个术语更加适合表示众多的 D.I. 为 1.0 的倍体值
antibody	Ab	抗体	由 B 细胞产生的蛋白，可以结合到细胞的特异位点
auxiliary signal	AUX	辅助信号	用一个 PMT 放大两种不同的信号时，需要把其中的一个信号确定为辅助信号，然后该信号进入到另外一块电路板进行分析，这样两个信号间就不会产生干扰
baseline offset		基线偏移	基线偏移功能是通过增加随机的高斯正偏移把一些低水平信号的对数数据从较低的数字通道移上来，方便数据间的分析
calibration		校准	仪器软件指令之一，在此条件下可以对仪器的一些参数（如电压、增益等）进行调整
color compensation		颜色补偿	由于荧光染料的发射谱带宽，同时检测两种或以上的荧光染料时，荧光之间会有相互的干扰。仪器通过颜色补偿把荧光间的相互干扰去除

续表

英文名称	缩写	中文名称	意义
compensation		补偿	仪器软件指令之一，在此条件下可以对仪器荧光补偿进行调整
concentration quenching		浓度猝灭	在荧光染色过程中，当染料浓度较低时，荧光强度与浓度成正比关系，随浓度加大，荧光强度也增大。当荧光染料达到一定浓度后，如继续增加浓度，不仅不会使荧光信号再有相应的增强，反而会使荧光强度下降。这种因浓度增大使荧光量子产率减少的现象，称为浓度猝灭
contour plot		等高图	等高图可提供数据的双参数显示，每个细胞颗粒根据两个参数值在图上都有一个位置，同一等高线反映的是细胞颗粒数相同或频率分布相同
count		计数	某一区域中的细胞数
cutoff value		临界值	流式细胞仪设有临界值输入窗口。所谓临界值就是赋予仪器一个参数，当经过流式细胞仪流动池的颗粒直径达到该参数值及以上时，仪器将其定义为采集的细胞，而不是需要忽略不计的干扰微粒
density plot		密度图	密度图可提供数据的双参数显示，允许在选定参数间任意组合，每种颜色代表细胞或颗粒的数目是相等的
detection threshold		检测阈值	流式细胞仪设有检测阈值输入窗口。所谓检测阈值就是赋予仪器一个参数，当经过流式细胞仪流动池的颗粒直径达到该参数值及以上时，仪器将其定义为采集的细胞，而不是需要忽略不计的干扰微粒
diploid		二倍体	是一个有机体内绝大多数细胞的 DNA 含量；对人来说其相当于 46 条染色体。流式细胞仪不能区别没有产生 DNA 异常的染色体重排（但仍是非整倍体），或从二倍体辨别 DNA 含量微细的差异
discriminator		噪声分辨阈值	是区分经过流动室的颗粒是信号还是噪声的阈值，在阈值以下，认为是噪声（即干扰信号），计算机不会进行计数和处理。通常把阈值设在 FS 上，用于区分碎片和细胞，以排除碎片或颗粒性杂质的影响
dot plot		双参数的点图	点图可提供数据的双参数显示，允许在选定参数间任意组合，每个点代表一个细胞或颗粒，点的位置反映的是细胞或颗粒的参数值
double discrimination		双联体识别	在做 DNA 周期检测时，为了准确检测 DNA 的含量，需要把单个细胞和粘连细胞区分开，可以利用积分信号和峰值信号可进行双联体识别
euplold		整倍体	有完整的和正常分组的染色体

续表

英文名称	缩写	中文名称	意义
events		事件	在流式仪的流动池内，每当一个细胞流经中央小孔被激光照射后，将形成一个光信号变化的脉冲，称为一个事件。因此，events 指的是细胞数量
filter		滤光片	流式细胞仪硬件组成之一，不同规格的滤光片可以允许一定波长范围的光通过
fluid focusing		流体聚焦	是流式细胞仪检测单个流动细胞的基本工作原理。人们发现将液体按照一定速度加入漏斗中时，从漏斗颈流出的液体并不是实心的，液体的中央形成一个空气柱。利用这个现象，将流式细胞仪的流动室制作成漏斗样结构，以一定压力将鞘液灌入流动室。在流动室顶部中央位置设计了样品流喷射嘴，将待测处理好的样品液按照与鞘液的流动方向一致的方向注入流动室。以一定压力快速流动的鞘液形成一定直径大小的中央孔道，样品液沿着这个以鞘液为管壁的中央孔道流过。通过压力调节可以对鞘液提供的中央孔道的直径进行调节，一般使之为 10～20μm，使样品液中悬浮的细胞只能单个排列着，一个一个地流经中央孔道，从而被激光束一个一个地照射，仿佛被聚焦在一个定点上一样，这就是流体聚焦流体力学中的 Bernoulli 定律，即是对液流聚焦规律的描述，其公式是：$S_1 \cdot V_1 = S_2 \cdot V_2$，其中 S_1 和 S_2 代表两个不同的液体流经截面面积，V_1 和 V_2 代表液体流在流过两个不同截面面积管道的速度。如果 $S_1 > S_2$，则 $V_2 > V_1$。当两个截面面积突然发生变化时，液流从截面积大的部分流入截面积小的部分后，并非全部形成平行于管壁的稳流，而是在入口处有一段收缩区
flow		流式	是流式细胞测量技术的最简称，尤其是当荧光微球捕获技术用于流式细胞分析后，已经将该技术延伸到了非细胞检测领域，如检测血清中的蛋白质、基因片段等，再在名词中以细胞进行限定已经不符合当今该技术进步的现状，同时新时代里人们更加追求简明、快速，因此"流式"这个简称越来越被人们认可，在欧美已经很流行
flow cell		流动室	流式细胞仪硬件组成的一个部分，为流式细胞仪的核心部件。在流动室内，标本中的细胞在鞘液的流体聚焦作用下呈单列逐个经过，也是激光照射单个细胞的场所
flow chamber		流动室	同 flow cell
flow cytometer		流式细胞仪	用于分析单个细胞或颗粒形态，以及细胞或颗粒上有关蛋白质、多肽、核酸含量多少的一种仪器设备

英文名称	缩写	中文名称	意义
flow cytometry	FCM	流式细胞测量技术，或流式细胞分析，或流式细胞分析技术，或流式细胞术	flow 表示"流动"，cyto 是指"细胞"，metry 即"测量"。顾名思义，准确翻译应为流式细胞测量技术，即对流动着的细胞进行测量的技术，可以描述为它是以流式细胞仪为主要分析仪器，对样品中悬浮存在的单个细胞进行的一种快速定量测量技术。通过流式细胞仪对流动液体中单个排列的细胞进行的逐个检测，得到单个细胞的散射光信号和荧光信号，再将它们转化为电信号和数字信号，最终得到有关细胞体积、细胞内部结构、DNA、RNA、蛋白质等生物学相关信息的一项高新技术，具有检测速度快、测量指标多、采集数量大、准确性高等特点，为微观认识细胞和横向比较细胞之间的特性提供了一种快速、准确的分析方法
flow sorting		流式细胞分选	是指流式细胞仪可以将混合细胞样品中的具有某种标志的细胞区分出来并单独收集的功能
fluorescence	FL	荧光	是指可见光等电磁辐射的散光，因某物偶然受到辐射而发光，持续时间由刺激物辐射的时间长短决定
fluorescence compensation		荧光补偿	由于荧光染料的发射谱带较宽，同时检测两种或两种以上的荧光染料的发射光时，荧光之间会因谱带的重叠发生相互干扰。流式细胞仪可以通过单种荧光素标记的同型对照抗体加样管，逐个上机来调整仪器的荧光采集光谱范围，以回避采集两种或多种荧光光谱有重叠的部位，最大限度地除去这种相互干扰，称为荧光补偿
Fluorescence intensity	FI	荧光强度	是流式细胞仪检测到的荧光多与少的量化指标。荧光强度取决于激发态的初始分布(I_A)与量子产率(φ)的乘积。如果以 F 代表荧光强度，则有 $F=I_A\varphi$，这里的 F 指的是向各个方向上发射的荧光强度的总和，实际上仪器收集的只是其中的一小部分。因此仪器测到的荧光强度 $F=I_A\varphi\cdot Z$，其中 Z 是仪器因子。如果激发光强保持不变，且 φ 和 Z 与激发波长无关，则荧光强度与消光系数有关，而消光系数随波长的变化而变化，因此荧光强度也随激发波长的变化而变化
fluorescence lifetime		荧光寿命	是指去掉激发光后，分子的荧光强度降到激发时最大荧光强度的 1/e 所需要的时间。因此，荧光寿命是指分子在某种特定状态下存在的时间
fluorescence quantum yield		荧光量子产率	是物质荧光特性中最基本的参数之一，它表示物质发射荧光的本领。荧光量子产率通常用 φ 来表示，定义为发射量子数和吸收量子数之比，即由荧光发射造成的退激分子在全部退激分子中所占的比例，又称荧光效率。φ= 发出量子数 / 吸收量子数

续表

英文名称	缩写	中文名称	意义
fluorescence spectrum		荧光光谱	包括激发谱和发射谱两种。激发谱是荧光物质在不同波长的激发光作用下测得的某一波长处的荧光强度的变化情况，也就是不同波长的激发光的相对效率；发射谱则是某一固定波长的激发光作用下荧光强度在不同波长处的分布情况，也就是荧光中不同波长的光成分的相对强度
fluorescein isothiocyanate	FITC	异硫氰酸荧光素	激发波长 488nm，发射波长 525nm（绿色）
forward scatter	FS	前向散射光	反映细胞大小。细胞越大，FS 越大
gain		增益	是进行信号放大的另一种方式。在脉冲离开 PMT 后，调节计算机信号处理板增加或减少信号的强度，可以快速改变信号的强弱，这种调节是粗调。对数信号是不能用 gain 进行调节的
gating		设门	操作者可以圈定一群细胞，只对这群细胞进行数据分析，这个过程称为设门
geo mean		几何均数	N 个变量值乘积的 n 次方根
haploid		单倍体	具有正常染色体的一半数量，在哺乳动物的配子中发现
histogram		直方图	是一个频率分布模型，借助于横坐标轴表示一系列观察区间如细胞数量，纵坐标轴表示观察频率
HPCV		半峰变异系数	HPCV 反映的是仪器分辨率的好坏，HPCV 越小，仪器分辨率越好
hydrodynamic focusing		流体动力学聚焦	在样本流动的过程中，如果细胞以不同的方式通过激光束，则细胞的分析将会不准确。仪器使用被称为流体动力学聚焦的过程保证细胞每次沿同一路径通过检测区域，该过程发生在流动室中
integral signal		积分信号	由峰值信号进行积分整合形成积分信号。当细胞进入激光束后，积分信号会不断增加，当离开激光束时积分信号达到最大。它与总的荧光强度有关
isotypism control		同型对照	是指与流式检验测定抗体具有相同性质，但与测定抗体的特异性对象无关联的对照抗体。如果使用 CD3-PC5 作为测定抗体，该 CD3-PC5 抗体的性质为小鼠抗人 IgG_1，于是使用小鼠 IgG1-PC5 作为对照抗体，替代测定管 CD3-PC5 的加样位置，用于测定前仪器的调零，以去除干扰。这里所使用的 IgG_1-PC5 是一种与人类 CD3 完全无关的抗体，即同型对照
legend		图例	使用图例可以显示细胞群的颜色，名字和文件样本信息等
mean intensity		平均荧光强度	平均荧光强度是每个荧光通道的强度与该通道的细胞数乘积的加和再被总的细胞数除
overlay histogram plot		叠加直方图	叠加直方图可以显示和比较多个单参数直方图
panel		方案组	一个方案组是由几个方案组成的，在自动运行过程中给特定的方案以不同的分工

续表

英文名称	缩写	中文名称	意义
peak channel		峰值道数	直方图上细胞数最多的通道
peak signal		峰值信号	当细胞通过激光束会产生一个脉冲信号,当细胞进入激光束和离开激光束时,脉冲信号会由弱到强再到弱的过程,是一个实时的变化,荧光的强度决定了峰值脉冲的高度,荧光的分布决定了脉冲的宽度
PE-cyanin5	PC5	藻红蛋白-花青苷5复合荧光染料	激发波长488nm,发射波长675nm(红色)
PE-texas red	ECD	藻红蛋白-德州红复合荧光染料	激发波长488nm,发射波长620nm(橙色)
photodissociation		光化分解	是指荧光物质因吸收光能而造成某一键断裂的现象,光化分解会造成荧光逐渐减弱。尤其是对于稀溶液来说,光化分解就更为严重。通常,为减少光化分解现象造成的影响,可采取以下措施:①减少光照时间和强度;②由于稀溶液更容易变质,而样品在浓溶液中要稳定一些,因此储备液要配得浓一些,使用前再稀释;③仪器本身的改进如提高检测器灵敏度,降低光源强度等,也有利于减少光化分解
photon multiple tube	PMT	光电倍增管	把光学信号转化为电脉冲信号的装置
phycoerythrin	PE	藻红蛋白荧光染料	激发波长488nm,发射波长575nm(黄色)
Pk position		峰值位置	某一区域中细胞数最多的荧光强度
Pk count		峰值计数	某一区域中处于峰值位置的细胞数
ploidy		倍体	是细胞的基因含量,通常表示相对于正常二倍体DNA或者染色体的含量
PMT voltage		PMT电压	进行信号放大的一种方式,可以直接通过调节PMT的电压,增加或减少脉冲信号的强度,这种调节是微调
prism plot		柱状图	柱状图是用多色免疫分析的方案在单个直方图上同时显示所有亚群或表型的百分比
propyridine iodide	PI	碘化丙啶	激发波长488nm,发射波长620nm(橙红色)
protocol		方案	在检测标本之前,流式细胞仪需要输入一些信息使检测结果符合检测者的要求,如检测参数、直方图种类、希望检测的细胞数量等。这些按检测者要求而建立起来一系列检测条件即组成方案
sheath fluid		鞘液	在流体聚焦中,将提供聚焦的液流形象地称为鞘液,意思是包裹被聚焦的液流的液流,就如同刀插在刀鞘中时刀和刀鞘之间的关系一样。在临床流式细胞学检验中,鞘液一般采用PBS,并适当添加有细胞保护剂
side Scatter	SS	侧向散射光	反映细胞内部结构的复杂度或颗粒的多少。结构越复杂,颗粒越多,SS越大

续表

英文名称	缩写	中文名称	意义
tetraploid		四倍体	具有两倍于普通的染色体和 DNA 含量的整倍体细胞；在人类这相当于 92 条染色体。四倍体细胞是肝,心肌细胞的正常部分,在许多其他的组织中也存在很少部分
thiazole orange	TO	噻唑橙	激发波长 488nm,发射波长 525nm(绿色)
tomogram plot		X 线断层图	X 线断层图可以对任意 3 个参数进行三维立体显示,每个颜色代表相同的细胞颗粒数
workspace preference		工作区参数选择	操作者可根据自己的偏爱对工作区或图形进行一些预先的设定

(吴丽娟)

参 考 文 献

1. DAVID F KEREN,J PHILIP MCMOY,JOHN L CAREY. Flow Cytometry in Clinical Diagnosis[M]. 3rd Edition. Chicago: ASCP Press,2001:1-64.

2. CARSON RT,VIGNALI DAA. Simultaneous quantitation of 15 cytokines using a multiplexed flow cytomtric assay[J]. J Immunol Meth,1999,227(1-2):41-52.

3. VIGNALI DA. Multiplexed particle-based flow cytometric assays[J]. J Immunol Meth,2000,243(1-2):243-256.

4. SPIRO A,LOWE M,BROWN D. A bead-based method for multiplexed identification and quantitation of DNA sequences using flow cytometry[J]. App Environ Micro,2000,66(10):4258-4265.

第二章

影响因素

　　流式细胞术的影响因素多种多样,包括来自流式细胞仪的工作状态、临床标本中存在的某些物质(如一些药物的自身荧光对免疫荧光染色的干扰等)、标本处理过程的相关因素、环境因素及人为无意识因素的影响等。流式细胞仪工作状态可以通过日常正确的保养及光路、流路校正等加以保障,人为无意识因素可以通过教育加以杜绝或改进,标本中药物的影响可以通过日积月累的经验总结得以逐步明确。因此,常见的影响因素主要来自荧光染色及与荧光染色间接相关的因素。对荧光染色常见影响因素的了解,有助于我们在临床流式细胞学检验中尽可能避免测量误差和采取有效的修正措施,这对于提高临床流式细胞学检验的质量十分重要。

第一节　温　　度

　　环境温度对荧光染色有明显的影响。一般来说,溶液的荧光强度随温度的降低而增强,温度升高与荧光强度的减弱在一定范围内呈线性关系。温度升高,荧光强度减弱的原因主要是溶液的黏度减小,溶剂与溶质分子的动能增加,使得荧光分子的其他分子之间的碰撞概率增加,激发态荧光分子通过分子间碰撞或分子内能量的转移,将自己的能量转移出去。以非荧光发射的形式回到基态,造成荧光猝灭,量子产率(quantum yield)降低。如果溶液中有猝灭剂存在,则猝灭剂的作用也会随温度的升高而增大。

　　为了更加明确地表示温度与荧光减弱之间的关系,人们将温度升高时荧光减弱的百分率定义为温度系数(temperature coefficient, TC)。就一般荧光物质而言,温度系数大约等于1%,但有些荧光物质可大到5%。环境温度在20℃时,一般荧光染料即可出现温度猝灭反应,之后随温度的升高,荧光猝灭反应被加强,甚至造成荧光完全猝灭。环境温度在20℃以下,荧光量子产率无明显变化,基本上保持相对稳定。

　　因此,针对环境温度对荧光产生的猝灭反应,在进行临床流式细胞学检验的过程中,要求荧光染色及荧光染色后的反应管应在适当低温环境下放置,并尽可能使反应管避光保存。如果条件允许的话,应使环境温度维持在20℃以下并保持恒定,这样就可以将环境温度对荧光染色的影响降低到最低水平,确保流式检验的质量。当然,也可以采用恒温样品架维持样品温度的恒定,达到减少温度对荧光强度的影响的目的。

第二节　酸　碱　度

　　如果荧光物质为弱酸或弱碱性,则溶液酸碱度(pH)的改变将对荧光强度产生较大的影响。荧光色素发光的最有利的条件是其在溶剂中呈离子化或极化状态，从而通过染料分子本身所具有的斥力作用，尽可能避免分子之间的相互碰撞作用。因此，要使每一种荧光染料的量子产率最高，就需要使荧光染料分子在溶剂中保持与溶剂间的电离平衡。具体到每一种荧光染料，表现出都有自己最合适的 pH，如 EB 的 pH 在 7.2～7.6。如果 pH 发生改变，可能造成荧光光谱的改变，也可造成荧光强度的降低。一般情况下，荧光素常用 pH 为 8.0。

第三节　荧光染料浓度 ▼

在荧光染色过程中，必须确定所用荧光染料的浓度是否与荧光强度有直接的比例关系。当染料浓度较低时，荧光强度与浓度成正比关系，随浓度加大，荧光强度也增大。当荧光染料达到一定浓度后，如继续增加浓度，不仅不会使荧光信号再有相应的增强，反而会使荧光强度下降。这种因浓度增大会使量子产率减少，荧光染料的浓度与其量子产率之间的这种关系，称为浓度猝灭（concentration quenching）。

在生物物理学中，荧光强度、量子产率和荧光染料浓度之间的关系有等式：$F=K\varphi\varepsilon I_0(1-e^{-\varepsilon lC})$，其中 F 是荧光强度，K 是仪器常数，φ 是量子产率，I_0 是激发光强度，ε 是克分子消光系数，l 是样品池光径，C 是荧光染料的浓度。只有当荧光染料的浓度处于很稀的浓度时，$F=KI_0\varphi\cdot[1-(1-\varepsilon lC)]=KI_0\varphi\varepsilon lC$。因此，切记荧光染料的浓度过高时，荧光强度反而大大低于接近饱和时的荧光强度。

为什么会发生浓度猝灭现象呢？当前能够做出的解释是：当荧光染料处于稀释时，荧光染料分子之间的相互作用几乎完全消失，量子产率最大，荧光强度的发射最强。当溶液浓度增加时，荧光染料分子之间发生碰撞的概率增加，单线能级的激发分子在发出荧光之前很容易与未激发的荧光分子碰撞，形成二聚体或多聚体，使量子产率下降；同时，各能级之间的干扰明显增加，降低了处于激发态电子的稳定性，缩短了电子处于激发态的时间，造成非辐射跃迁的概率增加，也可引起量子产率下降；另外，荧光染料浓度过高时，造成荧光分子在溶剂中的分布不均匀，靠近入射光面的溶液吸收光强，而进入溶液深层时，光吸收越少，发出荧光的分子也越少，出现所谓的内滤光效应（inter filter effect）。

因此，流式细胞术在荧光染色过程中，必须事先确定所用荧光染料的浓度是否与荧光强度有直接的比例关系，以选择最合适的染色浓度。实际工作中，可以通过检查所得到的荧光值来判断所用荧光染料的浓度是该染料浓度 - 荧光强度曲线达到峰值前的浓度，还是峰值后的浓度，原则上应采用峰值前浓度进行检验。简便的判断方法是：略微减少荧光染料溶液的加入量，若上机测定得到的荧光强度减弱则为峰值前浓度。

第四节　杂质对细胞荧光染色的干扰 ▼

杂质对荧光的猝灭作用多因溶剂中含有一些不发光的物质引起，如溴化物、碘化物、氨基苯、硝基苯、铁离子、银离子等。这些杂质分子可以与受激发的荧光分子发生相互作用，使受激发处于三重态的荧光分子的振动能量丢失或消耗，造成量子产率减少，引起荧光猝灭。还有的杂质分子作为荧光分子的取代基，改变了电子的自旋状态，使电子从激发态过渡到亚稳态，导致无辐射跃迁，也可以使量子产率降低。还有的杂质不一定和荧光分子结合，而是和荧光分子保持一定距离，两者以电共振方式相互作用，使荧光分子激发能丢失。

第五节　细胞固定剂对细胞荧光染色的干扰

细胞荧光染色技术中，使细胞固定的固定剂对荧光染色也有显著的影响。如 DNA 测定时使用的荧光染料，有 PI、EB、AO 等，人们发现某些细胞固定剂对这些荧光染料有明显的影响，如使用戊二醛、甲醛固定的细胞比不固定细胞的荧光强度要弱 50% 左右，其主要原因是由于醛基分子与细胞内含有氨基的物质结合，干扰了插入性荧光染料与核酸分子的结合，造成荧光发射强度减弱。醇类固定剂虽然也有轻微的荧光猝灭作用，但却是固定剂中对荧光强度影响最小的一种固定剂。因此，在临床流式细胞学检验的实际工作中，细胞固定剂尽量选择醇类，如采用 70% 的乙醇固定。再结合温度对荧光染色的影响，应使用 4℃预冷的 70% 乙醇进行 4℃ 环境下的低温固定。

第六节　溶液黏度对荧光的影响

荧光强度一般随介质黏度的升高而增强。因为介质黏度增加，减少了分子碰撞，从而减少了能量损失。如荧光物质 NTS 在不同浓度的蔗糖水溶液中，荧光强度随黏度增加而增加。

利用溶液黏度对荧光强度产生影响的常识，在临床流式细胞学检验的实际工作中，应尽量保持荧光染色在一定黏度的背景中进行，标本稀释最好采用含有一定黏度的溶液进行，如含 3% 牛血清白蛋白的 PBS 溶液等。

第七节　其他影响因素

流式细胞术分析对象为各种临床标本，除以上几种常见的重要影响因素外，还有许多甚至目前不为人们所知的因素，均可能对检验结果带来或多或少的影响。如血液、骨髓、胸腹水标本采集时使用的抗凝药，人们已经观察到进行淋巴细胞亚群等分析时，采用肝素抗凝的标本保存期较采用 EDTA、枸橼酸葡萄糖（ACD）等抗凝的标本保存期长。另外，来自患者的各种标本可能含有某些药物，在激光的照射下发出干扰荧光或者药物本身即具有自身荧光。因此，在日常临床流式检验中应当适当加以注意，及时总结并交流，将各种影响降低到最低限度。

（王　超　吴丽娟）

参 考 文 献

1. 王书奎，周振英. 实用流式细胞术彩色图谱[M]. 上海：第二军医大学出版社，2004：89-90.
2. 李明君. 肺癌血清自体荧光光谱的测定与分析[J]. 郑州大学：中国优秀硕士学位论文数据库，2007：16-20.

第三章

单个细胞的制备

第一节 概　述

流式细胞技术的主要检测对象是各种临床标本中的单个活细胞，因此从各种临床标本中分离制备单个分散的活细胞悬液是该技术的关键环节。

对于具体的临床流式细胞学检验项目、具体的组织标本，必须根据实际情况选择合适、有效的单细胞悬液的制备方法。合适、有效的单细胞悬液制备方法的衡量标准包括两个方面，即单细胞产量和细胞损伤程度，以获得的单细胞产量最高且细胞损伤程度最小为最好。实际工作中同时达到这两个目标较为困难，但是必须保证上机检验时，能够得到理想的细胞分析结果。

目前常用的单细胞悬液制备方法总体上包括以下几种类型。

一、物理学方法

（一）定义

物理学方法是指利用物理学处理措施从标本中获得单个分散的细胞样品的单细胞悬液制备方法，如网搓、剪碎、超声振荡等。

（二）适用范围

物理学方法适用于从幼稚的胚胎性组织、淋巴组织、造血组织、具有松散排列的组织器官的组织中制备单细胞悬液。

（三）注意事项

1. 不同的组织选择具体的哪一种方法需要结合检验目的进行考虑。

2. 物理学方法不适合用于从紧密连接性组织如皮肤、鳞状上皮的黏膜组织等制备单细胞悬液，因为物理法容易造成大量细胞损伤，使细胞黏附成团。

3. 物理学方法常常造成严重的细胞损伤，细胞产量也较低，但是对收获细胞功能状态的影响较小。

二、酶学方法

（一）定义

酶学方法是指利用酶蛋白对组织细胞之间的连接进行消化降解，从组织标本中获得单个分散的细胞样品的单细胞悬液制备方法。酶蛋白对实体组织分散作用的原理主要包括以下3个方面：①酶蛋白可以破坏组织间的胶原纤维、弹性纤维等；②酶蛋白可以水解组织间的黏多糖物质；③酶蛋白可以水解组织细胞间紧密连接结构中的蛋白质成分。

（二）适用范围

酶学方法适合于人们对组织细胞之间连接机制具有明确认识，并能选择到适合消化降解其细胞连接物质的组织标本。

（三）注意事项

1. 不同的组织标本采用不同的酶进行单细胞悬液的制备。

2. 酶需要溶解于适当的溶液中，而这种溶液不会造成酶效价的降低。

3. 要注意组织标本在酶消化液中的最佳消化时间。

4. 要注意酶活性发挥的 pH 范围，尽量采用能够使酶活性达到最大的 pH，切忌将酶置于失活 pH 环境，如胃蛋白酶在碱性环境中失去活性，胰蛋白酶在中性溶剂中活性不佳。

5. 注意酶的最佳使用浓度。

6. 注意影响酶活性的其他因素，如室温等。

7. 酶学方法对组织的分散解聚较理想，但可能带来对待测化学成分的影响。

三、化学方法

（一）定义

化学方法是指利用某些阳离子（如钙离子、镁离子等）在组织细胞连接中所处的关键作用，采用某些化学试剂（如螯合剂）将这些阳离子替代出来，达到破坏细胞连接，使细胞分散开来的单细胞悬液制备方法。化学法常用的螯合剂如 EDTA-Na$_2$（乙二胺四乙酸二钠盐）、TPB（四基苯硼）和枸橼酸钠等。

（二）适用范围

化学方法适用于组织细胞连接方式中以关键性阳离子作用为主的组织标本。

（三）注意事项

1. 不同的组织标本使用的螯合剂种类不同。

2. 化学方法，尤其是与酶学法联合使用时，对实体瘤组织的分散解聚最为理想，但是也可能对待测化学成分带来影响。

第二节　单个细胞的制备 ▼

一、血液单个细胞的制备

血液是天然的单分散细胞悬液，血中的细胞成分在生理状态下呈单个分散的游离状态，因此，它是流式细胞技术最合适的样品。全血中主要含有白细胞、红细胞、血小板等有形成分，如果只需要对其中的某一种细胞进行临床流式细胞学检验，如淋巴细胞 DNA 检验就需要从全血标本中将淋巴细胞分离出来，因此，往往需要分离制备某种血液细胞的单细胞悬液。

（一）单个核细胞的制备

血液当中的单个核细胞（mononuclear cell）包括淋巴细胞和单核细胞（monocyte，MNC 或 MN），大多数情况下，由于血液中单核细胞的含量较少，因此常常将单个核细胞视为淋巴细胞。从全血中制备单个核细胞最常用、分离效果最好的方法是淋巴细胞分离液分离法,该法属于梯度密度离心技术。淋巴细胞分离液是一种分离量大、黏性强的液体,比重为 1.077。在一定离心力的作用下,血液中的红细胞比重最大,将沉淀到管底;粒细胞比重较红细胞略低,将集中于红细胞表面;比重最轻的血浆浮于最上层,比重较轻的单个核细胞位于血浆层和分离液层之间,形成一层灰白色的薄层,于是很容易得到单个核细胞。

1. 适用范围　用于流式分析的标准样品制备。由于其纯度较高,细胞形态、大小、DNA 含量较为一致,常作为校正仪器 CV 值的一个较好的生物标准品;在肿瘤细胞 DNA 倍体分析中,也可作为 DNA 二倍体标准细胞。

2. 制备方法

(1) 取肝素抗凝血 2ml,加入 2ml 的生理盐水进行对倍稀释。

(2) 另取一支离心管,加入 3ml 人淋巴细胞分离液(该试剂目前已有商品化产品出售,也可以自行配制,具体配制方法参加附录Ⅱ)。左手以 30°～45° 倾斜手持试管,然后右手以吸管将稀释血液标本沿试管内壁缓缓加入试管内,使稀释血液标本叠加在分离液上。

(3) 室温 2 500r/min 离心 30 分钟,可见试管内的血液清楚地分为 4 层,从上到下依次是血浆层、单个核细胞层(灰白色)、分离液层、粒细胞层和红细胞层(图 3-1)。

(4) 用吸管将单个核细胞层全部吸出,收集到另一支离心管内,加入 10ml 生理盐水,1 500r/min 离心 10 分钟,去掉上清液。同法再洗涤细胞 2 次,收集沉淀物即为纯度较高的单个核细胞。

(5) 如果不立即进行检验,用作 DNA 分析时,可以将单个核细胞悬液用预冷的 70% 乙醇固定,置 4℃冰箱保存;用作细胞表面抗原检测时,可以将单个核细胞悬浮于 RPMI 1640 细胞培养液中,4℃存放 24 小时,长期存放详见第四章第四节。

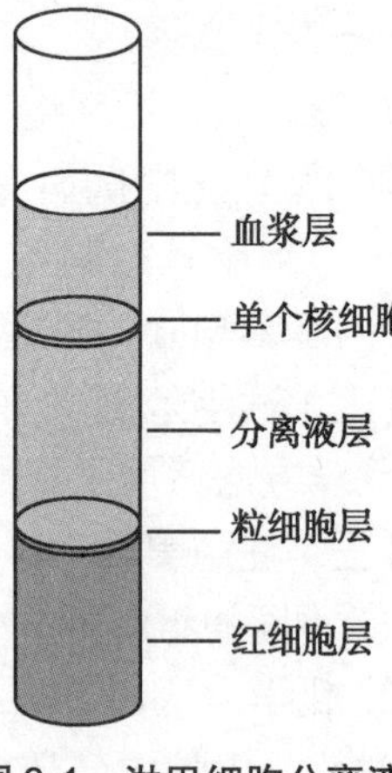

图 3-1　淋巴细胞分离液分层

血浆层
单个核细胞层
分离液层
粒细胞层
红细胞层

3. 注意事项

(1) 叠加稀释血液标本到分离液上时,向试管内加入稀释血液标本要轻而缓,勿用力过大,以免造成血液与分离液混合,得不到叠加效果。

(2) 70% 乙醇 4℃冰箱保存一般不超过 1 周。

(3) 乙醇固定可造成被固定细胞收缩,引起细胞表面抗原成分改变,因此不适合于细胞表面抗原分析用单个核细胞的保存。

(二) 淋巴细胞的制备

1. 适用范围　用于流式分析的标准样品制备。由于其纯度高,细胞形态、大小、DNA 含量一致,常作为校正仪器 CV 值的生物标准品,以及 DNA 二倍体标准细胞。

2. 制备方法

(1) 采用淋巴细胞分离液法首先制备单个核细胞。

(2) 将收集的单个核细胞以生理盐水稀释至 8～10ml 体积,倾入直径 8cm 的玻璃平皿中,加盖后放入 37℃温箱中,静置 30 分钟,让单核细胞贴附于玻璃上,收集未贴附的细胞悬液。

（3）室温，1 500r/min 离心 5 分钟，去上清液。

（4）打散细胞沉淀，如不及时检验，用作 DNA 分析时，可以将淋巴细胞用预冷的 70% 乙醇固定，置 4℃冰箱保存；用作细胞表面抗原检测时，可以将淋巴细胞悬浮于 RPMI 1640 细胞培养液中，4℃存放 24 小时，长期存放详见第四章。

3. 注意事项

（1）静置后收集未贴附的细胞悬液时，手法要轻，以免贴附于玻璃上的单核细胞发生脱落。同时，也需要轻轻加入吹打，将静置沉淀于玻璃上的淋巴细胞悬浮起来。

（2）70% 乙醇 4℃冰箱保存一般不超过 1 周。

（3）乙醇固定可造成被固定细胞收缩，引起细胞表面抗原成分改变，因此不适合于细胞表面抗原分析用单个核细胞的保存。

（三）单核细胞的制备

单核细胞具有玻片贴附能力，而淋巴细胞及其他粒细胞在短时间内无贴附能力，利用单核细胞的这一特性，就可以分离获得较纯的单核细胞。

1. 适用范围　用于流式分析的标准样品制备。由于其纯度高，细胞形态、大小、DNA 含量一致，是校正仪器 CV 值的常用生物标准品，以及 DNA 二倍体标准细胞。

2. 制备方法

（1）取肝素（1 000U/ml）抗凝血 3ml，加入 3ml 生理盐水，混匀。

（2）取培养瓶 1 支，加入 RPMI 1640 培养液 10ml，再将稀释血液标本加入培养液中，混匀。

（3）将加好培养液和血液标本的培养瓶放入 37℃恒温箱内，孵育 30～40 分钟。

（4）取出培养瓶，将瓶内血液倒掉，用生理盐水将培养瓶轻轻冲洗一次，以去掉残留的血液。这时培养瓶壁上贴附了大量的单核细胞。

（5）加入 0.25% 胰酶少许，室温环境中平放培养瓶 10～15 分钟，期间不时摇震培养瓶，将贴附于培养瓶壁上的单核细胞消化下来。

（6）收集消化液（内含脱落下来的单核细胞）于离心管中，1 000r/min 离心 5 分钟，去掉上清液，再以生理盐水洗涤细胞沉淀 2～3 次，以除去细胞碎片。

（7）取少量细胞沉淀物涂片，吖啶橙染色，置荧光显微镜下观察形态和纯度。

（8）如不即刻进行检验，用于 DNA 分析时，可将细胞沉淀物打散，用 70% 的冰冷乙醇固定，置 4℃冰箱保存；用于细胞表面抗原成分分析时，可以将细胞沉淀物打散，悬浮于 RPMI 1640 细胞培养液中，4℃存放 24 小时，若需要长期保存可详见第四章。

3. 注意事项

（1）培养瓶要选择大号的，使血液标本与培养瓶接触面要大，便于单核细胞贴附于培养瓶的玻璃表面上。

（2）从培养瓶壁上将单核细胞消化下来时，由于单核细胞的贴附能力很强，酶消化往往获得细胞数少。因此，可用一橡皮刷伸入培养瓶，在瓶壁上轻擦，将细胞刮下来，但切勿用力过大，造成细胞损伤过多。

（3）70% 乙醇 4℃冰箱保存一般不超过 1 周。

（4）乙醇固定可造成被固定细胞收缩，引起细胞表面抗原成分改变，因此不适合于细胞表面抗原分析用单个核细胞的保存。

二、骨髓单个细胞的制备

1. 适用范围　制备不含较大的红细胞和红母细胞的骨髓单细胞悬液。

2. 制备方法

(1) 按照无菌骨穿技术要求,抽吸骨髓 0.5ml。

(2) 将抽吸的骨髓标本一滴一滴地加入肝素(1 000U/ml)抗凝的 2.0ml PBS 液中,再补充 PBS 液至 10ml,混匀。

(3) 另取 1 支 10ml 规格试管,预先加入 4.0ml 人淋巴细胞分离液。

(4) 左手以 30°～45°倾斜手持试管,然后右手以吸管吸取 5ml 稀释骨髓标本,将稀释骨髓标本沿试管内壁缓慢加入试管内,使稀释骨髓标本叠加在人淋巴细胞分离液上。

(5) 室温 4 000r/min 离心 15 分钟,将淋巴细胞、单核细胞、髓性细胞、白血病细胞与较大的红细胞、红母细胞在 PBS- 人淋巴细胞分离液中形成一个界面。

(6) 吸去界面下的红细胞和红母细胞。

(7) 室温 1 000r/min 离心 5 分钟,去上清液。

(8) 加入 8ml PBS 重悬细胞沉淀,室温 1 000r/min 离心 5 分钟,去上清液。再同法重复洗涤 1 次。

(9) 收获的细胞沉淀即可进行荧光染色和流式分析。

3. 注意事项　将抽吸的骨髓标本加入肝素 -PBS 液时,一定要一滴一滴地加入,并且要求边加边摇试管,使加入的骨髓标本及时与肝素抗凝的 PBS 混匀,防止形成大的细胞团块。

三、脱落细胞单个细胞的制备

在临床实际工作中,可以收集到大量自然脱落的细胞标本,这些细胞标本经过简单的处理,就可以得到较好的单分散的细胞悬液用于临床流式细胞学检验。以下介绍关于胸腔积液、腹水、各种灌洗液及内镜刷检标本等脱落细胞样品的单细胞悬液制备。

(一)胸腔积液、腹水脱落细胞的制备

1. 取紫头管(内含 EDTA-K$_2$ 抗凝)盛放的胸腔积液、腹水 20～30ml,室温,1 500r/min 离心 5 分钟,去上清液。

2. 加入 5～6ml 的生理盐水重悬沉淀物,室温,1 000r/min 离心 5 分钟,去上清液。

3. 按步骤 2 相同的方法再洗涤沉淀物 1 次。

4. 用预冷的 5ml PBS 重悬沉淀物,室温放置 20 分钟,用 300 目筛网过滤,收集滤过物(单个分散的脱落细胞)。

5. 按照步骤 2 的方法,以生理盐水洗去脱落细胞中的 PBS,将最后一次离心得到的细胞沉淀打散即为制备好的单细胞悬液。

6. 如不及时检验,用于 DNA 分析时,可将细胞加入 70% 的预冷乙醇中,冰箱 4℃固定备检;用于细胞表面抗原成分检测时,可以将细胞悬浮于 RPMI 1640 细胞培养液中,4℃存放 24 小时,若需要长期保存详见第四章第四节。

(二)宫颈脱落细胞的制备

1. 首先用生理盐水冲洗患者的子宫颈表面,将表面分泌物洗去。

2. 以海绵轻拭宫颈表面,将海绵中吸附的脱落细胞洗脱到 20ml 生理盐水中。

3. 室温，1 500r/min 离心 5 分钟，收集细胞沉淀，再以生理盐水洗涤 1 次。

4. 加入 5ml 的生理盐水，用 300 目滤网过滤，收集滤过物（单个分散的脱落细胞）。

5. 室温，1 500r/min 离心 5 分钟，去上清液，沉淀打散即为制备好的单细胞悬液。

6. 如不及时检验，用于 DNA 分析时，可将细胞加入 70% 的预冷乙醇中，冰箱 4℃ 固定备检；用于细胞表面抗原成分检测时，可以将细胞悬浮于 RPMI 1640 细胞培养液中，4℃ 存放 24 小时，若需要长期保存详见第四章。

（三）食管脱落细胞的制备

1. 将食管拉网器上的细胞洗脱到 20ml 生理盐水中。

2. 在室温下，1 500r/min 离心 5 分钟，收集细胞沉淀，再用生理盐水洗涤 1 次。

3. 加入 5ml 的生理盐水，以 300 目滤网过滤，收集滤过物（单个分散的脱落细胞）。

4. 在室温下，1 500r/min 离心 5 分钟，去上清液，将离心沉淀打散即为制备好的单细胞悬液。

5. 如不及时检验，用于 DNA 分析时，可将细胞加入 70% 的预冷乙醇中，冰箱 4℃ 固定备检；用于细胞表面抗原成分检测时，可以将细胞悬浮于 RPMI 1640 细胞培养液中，4℃ 存放 24 小时，若需要长期保存详见第四章。

（四）内镜刷检样品脱落细胞的制备

包括食管镜、胃镜、支气管镜、膀胱镜等刷检样品。

1. 将刷检的毛刷放入 10ml 盐水中洗脱，收集悬液。

2. 在室温下，1 500r/m 离心 5 分钟，收集细胞沉淀，再用生理盐水洗涤 1 次。

3. 加入 5ml 的生理盐水，以 300 目滤网过滤，收集滤过物（单个分散的脱落细胞）。

4. 在室温下，1 500r/min 离心 5 分钟，去上清液，将离心沉淀打散即为制备好的单细胞悬液。

5. 如不及时检验，用于 DNA 分析时，可将细胞加入 70% 的预冷乙醇中，冰箱 4℃ 固定备检；用于细胞表面抗原成分检测时，可以将细胞悬浮于 RPMI 1640 细胞培养液中，4℃ 存放 24 小时，若需要长期保存详见第四章。

（五）灌洗液脱落细胞的制备

包括肺、胃、膀胱冲洗液等。

1. 收集灌洗液 20~30ml，室温，1 500r/min 离心 5 分钟，收集细胞沉淀。

2. 加入 5~6ml 的生理盐水重悬沉淀物，室温，1 000r/min 离心 5 分钟，去上清液。

3. 按照步骤 2 的方法，以生理盐水洗涤沉淀物 1 次。

4. 加入 5ml 的生理盐水，以 300 目滤网过滤，收集滤过物（单个分散的脱落细胞）。

5. 在室温下，1 000r/min 离心 5 分钟，去上清液，将离心沉淀打散即为制备好的单细胞悬液。

6. 如不及时检验，用于 DNA 分析时，可将细胞加入 70% 的预冷乙醇中，冰箱 4℃ 固定备检；用于细胞表面抗原成分检测时，可以将细胞悬浮于 RPMI 1640 细胞培养液中，4℃ 存放 24 小时，若需要长期保存详见第四章。

四、实体瘤组织单个细胞的制备

（一）机械法制备实体瘤组织单细胞悬液

1. 适用范围　从软组织块中制备单细胞悬液，如淋巴肉瘤、视神经母细胞瘤、脑瘤、未分化癌、髓样癌及一些软组织肉瘤等。

2．制备方法

（1）剪碎法：①将组织块放入平皿，加入少量盐水，以剪刀将组织剪至匀浆状；②加入10ml 生理盐水，用吸管吸取组织匀浆，用 100 目滤网过滤去除块状未剪碎组织，收集滤过物到试管内；③室温，1 500r/min 离心 5 分钟，去上清液；④加入 5～6ml 生理盐水重悬沉淀物，1 000r/min 离心 5 分钟，去上清液。同法重复洗涤 1 次；⑤加入 5～6ml 生理盐水，再以 300 目滤网第二次过滤，去除细胞团块；⑥1 000r/min 离心 5 分钟，去上清液，将细胞沉淀打散即为制备好的单细胞悬液；⑦如不及时检验，用于 DNA 分析时，可将细胞加入 70% 的预冷乙醇中，冰箱 4℃固定备检；用于细胞表面抗原成分检测时，可以将细胞悬浮于 RPMI 1640 细胞培养液中，4℃存放 24 小时，若需要长期保存详见第四章第四节。

（2）网搓法：①将 100 目、300 目滤网扎在小烧杯上；②把剪碎的组织放到网上，以眼科镊子夹住组织块在网上反复地搓，边搓边以生理盐水冲洗，直到组织搓完；③收集细胞悬液，1 000r/min 离心 5 分钟，去上清液；④将细胞沉淀打散即为制备好的单细胞悬液，如不及时检验，用于 DNA 分析时，可将细胞加入 70% 的预冷乙醇中，冰箱 4℃固定备检；用于细胞表面抗原成分检测时，可以将细胞悬浮于 RPMI 1640 细胞培养液中，4℃存放 24 小时，若需要长期保存详见第四章。

（3）研磨法：①取 1 支 70ml 规格的组织研磨器，将组织剪碎成小块后放入组织研磨器中；②加入 1～2ml 的生理盐水，转动研棒，研至匀浆；③加入 10ml 的生理盐水，将组织匀浆稀释并收集到试管中；④再加入 10ml 的生理盐水，冲洗组织研磨器中残留的细胞，并将冲洗液回收到试管内；⑤用 300 目滤网过滤，收集滤过液，室温 1 000r/min 离心 5 分钟，去上清液；⑥加入 5～6ml 生理盐水重悬沉淀物，1 000r/min 离心 5 分钟，去上清液。同法重复洗涤 1 次；⑦将细胞沉淀打散即为制备好的单细胞悬液，如不及时检验，用于 DNA 分析时，可将细胞加入 70% 的预冷乙醇中，冰箱 4℃固定备检；用于细胞表面抗原成分检测时，可以将细胞悬浮于 RPMI 1640 细胞培养液中，4℃存放 24 小时，若需要长期保存详见第四章。可将其加入 70% 的预冷乙醇中，冰箱 4℃固定备检。

3．注意事项

（1）机械法主要给予组织较大的压力，使细胞从组织间释放出来，这种方法对细胞损伤大，细胞碎片多，细胞团块多。

（2）不适合于从硬组织或纤维组织中分离制备单细胞悬液。

（二）酶法制备实体瘤组织单细胞悬液

1．胰蛋白酶消化法

（1）适用范围：用于从间质较少的组织中分离制备单细胞悬液，如上皮组织、肝组织、肾组织等。

（2）制备方法：①将手术切除的组织立即放入冰冷的组织培养液（也可使用无钙、镁离子的 PBS 液或生理盐水）中，将组织块上的坏死成分、纤维、脂肪成分及一些可见的血管组织除去；②取出组织块并置于平皿中，用眼科剪将组织块剪成 1.0mm 大小的小块；③按照 1g 组织加入 10ml 的比例，加入胰蛋白酶消化液（0.25% 胰蛋白酶，pH 为 8.0），转入三角烧瓶中；④37℃水浴箱中消化 20～40 分钟，每间隔 5～10 分钟振荡 1 次；⑤终止消化，收集细胞悬液，以 100 目滤网过滤，除去大团块；⑥收集滤过液，室温 1 000r/min 离心 5 分钟，去上清液；⑦加入 5～6ml 生理盐水重悬沉淀物，1 000r/min 离心 5 分钟，去上清液。同法重复洗涤 1 次；⑧将细胞沉淀打散即为制备好的单细胞悬液，如不及时检验，用于 DNA 分析时，可将细胞加入 70% 的预冷乙醇中，冰箱 4℃ 固定备检；用于细胞表面抗原成分检测时，可以将细胞悬浮于 RPMI 1640 细胞培养液中，4℃ 存放 24 小时，若需要长期保存详见第四章。

（3）注意事项：①钙离子、镁离子、血清等对消化反应有抑制作用，消化过程中使用的液体试剂均不能含有这些物质。②消化时间根据组织的不同有一定调整，如果温度低、组织块大、胰蛋白酶浓度较低，则消化时间相对较长。新配制的胰蛋白酶消化液消化能力较强，消化时间需要适当缩短。③向胰蛋白酶消化液中加入适量的 EDTA（详见化学法制备实体瘤组织单细胞悬液），可以提高消化效率。

2. 胶原酶消化法

（1）适用范围：用于从纤维组织、上皮、癌组织中分离制备单细胞悬液，如食管癌、乳癌、皮肤癌等。

（2）制备方法：①将手术切除的组织置于平皿中，用眼科剪将组织块剪成 1.0mm 大小的小块；②按照 1g 组织加入 10ml 的比例，加入胶原酶消化液（0.1～0.3μg/ml 或 200U/ml），转入三角烧瓶中；③ 37℃ 水浴箱中消化 5～48 小时，每间隔 5～10 分钟振荡 1 次；④终止消化，收集细胞悬液，以 100 目滤网过滤，除去大团块；⑤收集滤过液，室温 1 000r/min 离心 5 分钟，去上清液；⑥加入 5～6ml 生理盐水重悬沉淀物，1 000r/min 离心 5 分钟，去上清液。同法重复洗涤 1 次；⑦将细胞沉淀打散即为制备好的单细胞悬液，如不及时检验，用于 DNA 分析时，可将细胞加入 70% 的预冷乙醇中，冰箱 4℃ 固定备检；用于细胞表面抗原成分检测时，可以将细胞悬浮于 RPMI 1640 细胞培养液中，4℃ 存放 24 小时，若需要长期保存详见第四章。

（3）注意事项：①钙、镁离子、血清等对消化反应没有影响，因此应尽量使用含血清细胞培养液配制胶原酶消化液，有助于提高细胞成活率；②消化过程中要多观察，当组织块的形状塌陷并呈现出松散，摇动三角烧瓶可见到细胞团散开的现象，提示消化可以终止。

（三）酶化学法制备实体瘤组织单细胞悬液

单纯使用酶消化法或化学法往往效果不是非常理想，现实工作中常常将酶消化法和化学法联合使用，即酶化学法。最常用的酶化学法即胰蛋白酶-EDTA 螯合法，现介绍如下。

1. 适用范围 从间质较少的组织中制备单细胞悬液，如上皮、肝、肾组织等。

2. 主要试剂

（1）EDTA-Hank 液：称取 EDTA 0.2mg，加入 100ml 的 Hank's 液中，待彻底溶解后，高压消毒，置于 4℃ 冰箱保存。

（2）0.25% 的胰蛋白酶液：称取胰蛋白酶 0.25g，加入 pH 为 8.0 的 PBS 液 100ml，搅拌使胰蛋白酶溶解。

（3）0.02% 的 EDTA 液：称取 EDTA 0.02g，加入 pH 为 7.0 的 PBS 液 100ml，搅拌使胰蛋白酶溶解。

（4）胰蛋白酶-EDTA 液：取 0.25% 的胰蛋白酶液和 0.02% 的 EDTA 液各 40ml，混合均匀，分装后置冰箱保存，用时过滤即可使用。

3. 制备方法

（1）将手术摘取的组织切为薄片并放入小三角烧瓶中。

（2）加入 EDTA-Hank's 液 10ml，室温下 30 分钟，将上清液小心倒掉。

（3）加入胰蛋白酶 -EDTA 液 10ml，37℃恒温水浴 30 分钟，间断振荡 3～5 次。

（4）用 300 目滤网过滤，收集滤过液，室温 1 000r/min 离心 5 分钟，去上清液。

（5）加入 5～6ml 生理盐水重悬细胞沉淀，1 000r/min 离心 5 分钟，去上清液。重复洗涤 1 次。

（6）将细胞沉淀打散即为制备好的单细胞悬液，如不及时检验，用于 DNA 分析时，可将细胞加入 70% 的预冷乙醇中，冰箱 4℃固定备检；用于细胞表面抗原成分检测时，可以将细胞悬浮于 RPMI 1640 细胞培养液中，4℃存放 24 小时，若需要长期保存详见第四章。

4. 注意事项

（1）手术切除肿瘤组织后，如不能马上做单细胞制备，可将组织块放入组织培养液中，并置于 4℃冰箱中存放。

（2）应挑选新鲜无坏死的肿瘤组织制备单细胞悬液，制备前还需要将组织上的血液清洗干净。

（四）低渗组织液处理法制备实体瘤组织单细胞核悬液

该法采用低渗组织液造成细胞膜破裂，使细胞核溢出进入到悬液中，得到分散的单细胞核悬液，即从新鲜实体瘤组织直接脱核。

1. 适用范围　用于对瘤细胞 DNA 含量及周期的检测。

2. 主要试剂

（1）染色液：溴化乙锭（EB）10mg，枸橼酸钠 1.0g，NaCl 564mg，蒸馏水 1 000ml。加入 0.3ml 的 NP-40 或 10ml 的 Triton-X 100。

（2）Tris 缓冲液：Tris 12.1g，EDTA-Na$_2$ 370mg，蒸馏水 900ml，以 1mol/L 的 HCl 调 pH 为 7.4，用蒸馏水补足 1 000ml。

（3）RNA 酶 - 染色液：称取 RNA 酶（50U/mg）1.0mg，加入 100ml 染色液。

3. 制备方法

（1）取新鲜肿瘤组织 0.5g，用眼科剪剪成 1.0mm×1.0mm 大小，放入 10ml 试管中。

（2）加入 5ml 的 Tris 缓冲液，漂洗 1 次。

（3）加入 5～6ml 的 RNA 酶 - 染色液，放入 4℃冰箱 12～24 小时。

（4）用 300 目滤网过滤，收集滤过液，1 500r/min 离心 5 分钟，去上清液。

（5）加入 1ml 的 RNA 酶 - 染色液复染 30 分钟，上机测定。如不马上测定，可将细胞加入预冷的 70% 乙醇中，放 4℃冰箱保存备检。

4. 注意事项　细胞核悬液可以改善样品的变异系数，本方法比较简便，易掌握，但应避免脱核时间过长，造成核膨胀或破裂。

五、石蜡包埋组织单个细胞的制备

石蜡包埋组织来源于临床病理检查，是医院重要的患者样品库。临床医学诊疗中，时常需要从石蜡包埋组织中制备单细胞悬液，用于各种医学信息采集，包括临床流式细胞学检验项目。

石蜡包埋组织单细胞悬液的制备时，首先需要脱蜡，即将石蜡包埋组织中的石蜡经二甲苯脱去，使组织形态重新恢复到甲醛固定前的状态；然后，采用从高到低的浓度梯度乙醇及蒸馏水,使组织逐步水化;最后,采用胃蛋白酶消化法消化组织细胞间的蛋白物质,使组织细胞分散,细胞核从组织切片上释放出来,得到单细胞核悬液。

(一)制备方法

1. 切片　将石蜡包埋组织在切片机上切取 40～50μm 厚的组织切片 3～5 张。

2. 脱蜡　将组织片放入试管中,加入二甲苯 3～5ml,室温脱蜡 1～2 天。

3. 水化　准备 100%、95%、70%、50% 浓度梯度的乙醇管,各盛放相应浓度的乙醇 5ml,将切片依次放入其中并在每一个浓度梯度的乙醇管中停留 10 分钟,最后取出切片,放入到盛有 5ml 的蒸馏水的试管中,继续浸泡 5 分钟,倒掉蒸馏水。

4. 消化　加入 5ml 的胃蛋白酶消化液(配制方法参见附录Ⅱ),置于 37℃ 恒温水浴箱中,消化 30 分钟,期间每隔 5～10 分钟振荡 1 次。

5. 加入生理盐水终止消化,收集消化液,用 300 目滤网过滤。

6. 收集滤过液,1 500r/min 离心 5 分钟,去上清液。

7. 加入生理盐水 5～6ml,1 000r/min 离心 5 分钟,去上清液。同法重复洗涤 1 次。

8. 打散沉淀即为制备好的单细胞核悬液,如不立即检验,用于 DNA 分析时,可将细胞加入 70% 的预冷乙醇中,冰箱 4℃ 固定备检。

(二)注意事项

1. 一定将石蜡从组织中脱干净,检验是否将石蜡脱净的方法:弃去二甲苯,加入 100% 乙醇,如果没有絮状物浮起,即可视为石蜡已经脱净,反之则没有脱净。如果经过步骤 2 石蜡仍然未脱净,可换 1 次二甲苯继续脱蜡。

2. 消化要完全,如果发现组织片未能消化完全,可做 2 次消化。但是消化时间不可过长,以免造成已释放出的细胞核被消化掉。

3. 制备的单细胞核悬液质量可采用 AO 染色镜检法进行鉴别,具体的方法:取悬液做涂片、AO 染色,在荧光显微镜下观察,质量好时应为完整的细胞核,核发出黄绿色荧光。

4. 切片不可过薄或过厚,过薄则碎片增多,流式检验时噪声增加,影响数据采集;过厚造成脱蜡不净或脱蜡时间过长。一般以 40～50μm 为宜。

六、培养细胞单个细胞的制备

体外细胞定向诱导培养回输是临床某些疾病的治疗手段之一,回输前需要对定向诱导培养细胞的某些特性进行鉴别,是当今流式细胞技术中的一个新领域。因此,制备质量满意的培养细胞单细胞悬液十分重要。

(一)悬浮培养细胞的单细胞悬液制备

1. 制备方法

(1)用吸管将细胞培养瓶中的细胞吹打混合均匀,收集培养液于离心管中。

(2)在室温下,800～1 000r/min 离心 5 分钟,去上清液。

(3)加入预冷 pH 为 7.4 的 PBS 5～6ml 重悬细胞,800～1 000r/min 离心 5 分钟,去上清液。同法重复洗涤 2～3 次,以去除细胞悬液中的细胞碎片。

(4)打散细胞沉淀,即为制备好的单细胞悬液。如不及时检验,用于 DNA 分析时,可将细胞加入 70% 的预冷乙醇中,冰箱 4℃ 固定备检;用于细胞表面抗原成分检测时,可以将细胞悬浮于 RPMI 1640 细胞培养液中,4℃ 存放 24 小时,若需要长期保存详见第四章。

2. 注意事项

（1）加入适量的 PBS 对细胞进行洗涤是必要的，可以去除死亡细胞碎片，减少其对流式检验结果采集的影响。

（2）70% 乙醇 4℃ 冰箱固定的细胞标本一般可以保存 1 周。

（3）乙醇固定在一定程度上可以引起细胞收缩，导致细胞表面抗原成分改变，因此不适合于保存细胞表面抗原检测的单细胞样品。

（二）贴壁培养细胞的单细胞悬液制备

1. 制备方法

（1）向培养瓶加入 0.04% EDTA-Na$_2$ 或 0.29% 胰蛋白酶 5～6ml，消化 3～5 分钟，弃掉消化液，另外加入 Hank's 液 5～6ml。

（2）用吸管将细胞自瓶壁上轻轻吹打下来，并移入离心管中。

（3）室温，800～1 000r/min 离心 5 分钟，去上清液。

（4）加入预冷 pH 为 7.4 的 PBS 5～6ml 重悬细胞，800～1 000r/min 离心 5 分钟，去上清液。同法重复洗涤 2～3 次，以去除细胞悬液中的细胞碎片。

（5）打散细胞沉淀，即为制备好的单细胞悬液。如不及时检验，用于 DNA 分析时，可将细胞加入 70% 的预冷乙醇中，冰箱 4℃ 固定备检；用于细胞表面抗原成分检测时，可以将细胞悬浮于 RPMI 1640 细胞培养液中，4℃ 存放 24 小时，若需要长期保存详见第四章。

2. 注意事项

（1）消化时间视室温的不同需要适当调整，一般室温偏高，消化时间短；室温偏低，消化时间长。判断是否需要停止消化的依据是，倒置显微镜下见到贴壁细胞之间出现筛状间隙为止。

（2）70% 乙醇 4℃ 冰箱固定的细胞标本一般可以保存 1 周。

（3）乙醇固定在一定程度上可以引起细胞收缩，导致细胞表面抗原成分改变，因此不适合于保存细胞表面抗原检测的单细胞样品。

（4）单细胞悬液的制备质量可以用溴化乙锭（EB）染色镜检法进行快速初步鉴定，具体的方法：取 1 滴制备的单细胞悬液，滴在清洁干燥的载玻片上，再滴加少量溴化乙锭染液，10 分钟后，将玻片置于荧光显微镜下观察，如有细胞重叠成团现象，需用 300 目滤网对细胞悬液进行过滤，收集滤过液即为真正的单细胞悬液。

（5）合格的单细胞悬液要求死细胞数小于 5%，以免影响流式检测结果。

（6）该法制备的单细胞不适合于采用 Annexin V-PI 试剂盒作细胞早期凋亡分析，胰蛋白酶处理及后续细胞收集、清洗过程本身容易造成细胞凋亡发生。

（曾家伟　吴丽娟）

参 考 文 献

1. 任兴昌，方黎，陈洪勋. 实体组织单细胞悬液制备方法[J]. 临床与实验病理学杂志，2007，23（4）：490-491.

2. 蒋会勇，赵彤. 石蜡包埋肿瘤组织单细胞核悬液制备方法的改进[J]. 诊断病理学杂志，2006，13（4）：315-317.

3. 吴后男. 流式细胞术原理与应用教程[M]. 北京：北京大学医学出版社，2008：34-76.

4. JEFFREY A VOS，JERRY H SIMURDAK，BRAD J DAVIS，et al. Vortex disaggregation for flow cytometry allows direct histologic correlation：a novel approach for small biopsiesand inaspirable bone marrows[J]. Cytometry Part B（Clinical Cytometry）2003，52B：20-31.

第四章 ▶

标 本

本章内容包括标本的种类、采集、运送与保存，是确保流式细胞术检验质量的关键环节之一，许多临床流式检验项目对标本的种类、采集、运送与保存都有一些特殊的要求，必须引起检验科工作人员和临床医师、护士们的注意，共同把握好流式检验质量的第一关。

第一节 标本类型 ▼

流式细胞术作为一个公用检测平台，可以上机检测的标本种类具有多样化的特点，常见的来自人类的血液、体液、组织标本等，以及来自医学实验研究动物如大小鼠、兔、犬、猪、猩猩等的血液、体液、组织标本等，凡是可以制作获得单个悬浮存在的活细胞的标本，均可以利用流式细胞仪来检测。

常见标本类型见表4-1。

表4-1 常见标本类型

类型	项目	容器	抗凝药	备注
外周静脉全血	红细胞、白细胞检测，如红细胞 CD55 表达测定、中性粒细胞 CD64 表达测定、淋巴细胞亚群检测等	紫头真空管	EDTA 盐	—
外周静脉全血	血小板分析	蓝头真空管	枸橼酸钠盐	—
骨髓	白血病免疫分型，白细胞亚群分析等	紫头真空管或绿真空管	EDTA 盐或肝素盐	采用紫头管，建议每位患者使用 2 只试管
淋巴结	淋巴瘤免疫分型等	清洁无菌小瓶	—	事先在小瓶里加入 1ml 生理盐水或细胞培养液
组织块	组织细胞免疫表型检测等	清洁无菌小瓶	—	事先在小瓶里加入 1ml 生理盐水或细胞培养液
脑脊液	细胞学分析	紫头真空管	EDTA 盐	—
胸腔积液	细胞学分析	紫头真空管	EDTA 盐	—
腹水	细胞学分析	紫头真空管	EDTA 盐	—
肺泡灌洗液	细胞学分析	紫头真空管	EDTA 盐	—
关节腔积液	细胞学分析	紫头真空管	EDTA 盐	—

续表

类型	项目	容器	抗凝药	备注
胸腔积液	细胞学分析	紫头真空管	EDTA 盐	—
前列腺液	细胞学分析	清洁无菌试管	—	事先在试管里加入 0.5ml 生理盐水或细胞培养液
精液	细胞学分析	清洁无菌小瓶	—	—
宫颈分泌物	细胞学分析	清洁无菌试管	—	事先在试管里加入 0.5ml 生理盐水或细胞培养液

第二节 标本采集 ▼

一、免疫功能分析用标本的采集

（一）T 淋巴细胞及其亚群、B 淋巴细胞及其亚群、NK 细胞、CIK 细胞、Th1/Th2 细胞、Tc1/Tc2 细胞和外周血造血干细胞定量检测的标本采集

1. 标本种类 抗凝的静脉血。

2. 采集方法 采用真空采血紫头管（内含 EDTA-K$_2$ 抗凝），肘静脉采血 2.0～2.5ml，采血后立即轻轻颠倒混匀 3～5 次，室温送检。也可以采用绿头管（内含肝素抗凝）采血送检。

3. 注意事项

（1）尽量使用 EDTA-K$_2$ 或 EDTA-K$_3$ 抗凝，因为 EDTA 抗凝时细胞形态保持较好，肝素抗凝的标本更适合于做遗传学方面的检查。

（2）防止标本溶血。止血带压迫时间不宜太长，以免引起局部血管淤血；抽血不宜过快；如果使用传统针管采血，采血完成后，应先拔下针头，沿管壁缓慢将血液注入试管内，以免形成大量气泡而导致溶血发生。

（3）防止标本凝固。采血完成后，一定要轻轻颠倒试管 3～5 次，将抗凝药与血液标本充分混合均匀。

（4）血液标本采集时，不能从输液管中直接抽取血液，也不能从输液部位同侧采血，以免标本中混入高浓度的药物影响检验结果。肘静脉不明显时，可以从手背部、手腕部、髂窝部或外踝部采集血液标本。

（5）尽量在清晨采集血液标本。一般在早晨 7 点～9 点采血，尽可能避免运动、精神状态及药物等对结果产生的影响。

（6）血液标本采集后应立即送检，特殊情况下不能及时送检，应保持室温（16～22℃）放置，但最长不超过 48 小时。

（7）严重脂血对检测结果有影响，3 天内接受过免疫球蛋白治疗的患者不能做流式检验。

（二）活化 T 细胞亚群、活化 B 细胞亚群检测的标本采集

1. 标本种类 抗凝的静脉血。

2. 采集方法 采用真空采血绿头管（含肝素抗凝），肘静脉采血 2.0～2.5ml，采血后立即轻轻颠倒混匀 3～5 次，室温送检。

3. 注意事项

(1) EDTA 为螯合剂，能够与 Ca^{2+} 结合，可能对检测结果带来影响，因此尽量使用绿头管采血为宜，如果使用紫头管应立即进行检验。

(2) 同前 T 淋巴细胞及其亚群等项目血液标本采集的注意事项(2)～(7)。

(3) 标本运送不宜采用自动传输运送系统，因为剧烈振动可能引起细胞功能状态的变化。

二、血小板分析用标本的采集

(一) 血小板精确计数、血小板膜表面糖蛋白、血小板自身抗体、网织血小板测定标本的采集

1. 标本种类　抗凝的静脉血。

2. 采集方法　采用真空采血蓝头管（内含 0.3ml 的 10^9mmol/L 枸橼酸液抗凝），肘静脉采血 2.5～3.0ml，采血后立即轻轻颠倒混匀 2～3 次，室温送检。也可以使用实验室自备含 0.3ml 的 10^9mmol/L 枸橼酸试管抽血送检。

3. 注意事项

(1) 应清晨空腹采血。采血前患者或志愿者应空腹，可以适当饮水以免血管塌陷，导致进针困难。

(2) 采血人员要技术熟练，要求一针见血，不能反复穿刺。

(3) 防止标本溶血。止血带扎得要松些，压迫时间不超过 1 分钟，以免引起局部血管淤血，最好不使用止血带；抽血不宜过快；如果使用传统针管采血，采血完成后，应先拔下针头，沿管壁缓慢将血液注入试管内，以免形成大量气泡和溶血。

(4) 防止标本凝固。采血完成后，一定要轻轻颠倒试管 2～3 次，将抗凝药与血液标本充分混合均匀，防止血液标本的凝固。

(5) 血液标本采集时，不能从输液管中直接抽取血液，也不能从输液部位同侧采集，以免标本中混入高浓度的药物影响检验结果。肘静脉不明显时，可以从手背部、手腕部、髂窝部或外踝部采集血液标本。

(6) 血液标本采集后必须立即送检。

(7) 严重脂血对检测结果有影响，3 天内接受过免疫球蛋白治疗的患者不能做流式检验。

(二) 活化血小板、血小板微粒检测标本的采集

1. 标本种类　抗凝的静脉血。

2. 采集方法　采用 20ml 规格塑料注射器，以 21 号针头，肘静脉抽血 2.0～3.0ml，拔掉针头和蓝头管管盖，轻轻沿着试管的管壁将血液缓慢注入蓝头管（内含枸橼酸液抗凝），旋转试管将血液和抗凝药混合均匀后，立即送检。也可以使用实验室自备含 0.3ml 的 10^9mmol/l 枸橼酸试管抽血送检。

3. 注意事项

(1) 以大号针头和空针采血器采血，避免抽血时产生较大的切应力，造成血小板的活化。

(2) 采血时最好不使用止血带，针头进入皮肤后要求一针见血，拉动注射器时用力要平缓，抽出的前 2ml 血应丢弃。

（3）采血完成后，派专人立即送检，因为必须在 30 分钟内进行检验。

（4）标本运送只能采用人力运送方式，要求运送途中，运送人员步态平稳，以竖立方向手持试管，切莫摇晃试管，更不能有试管掉落地面等造成试管振动的情况发生。因为振动会导致细胞活化，使检验结果偏离真实情况。

（5）其余注意事项同血小板精确计数等项目的要求。

三、白血病细胞免疫分型用标本的采集

（一）白血病细胞免疫分型和白血病残留监测标本的采集

1. 标本类型　抗凝的骨髓标本。

2. 采集方法　无菌采集骨髓标本 2.0～2.5ml，拔去针头并揭开紫头管（内含 EDTA-K$_2$ 抗凝）管盖，沿着试管的管壁轻轻将骨髓标本注入试管中，盖上盖子，颠倒混匀 5～6 次，使抗凝药和骨髓标本充分混合均匀。

3. 注意事项

（1）采集骨髓后一定要反复颠倒试管多次，以确保骨髓标本和抗凝药彻底混匀，防止凝固发生。

（2）尽量使用 EDTA-K$_2$ 或 EDTA-K$_3$ 抗凝，细胞形态保存较好。也可以使用肝素抗凝，但细胞形态保存稍差。不推荐使用 ACD 抗凝，因为用量较大的 ACD 容易改变 pH，影响骨髓细胞形态与活性。

（3）骨髓标本采集后原则上应及时送检，特殊情况下，可在室温（16～22℃）环境下放置，但尽量不要超过 6 小时。

（二）可疑白血病患者免疫诊断标本的采集

1. 标本类型　抗凝的静脉血标本。

2. 采集方法　采用真空采血紫头管（内含 EDTA-K$_2$ 抗凝），肘静脉采血 2.0～2.5ml，采血后立即轻轻颠倒混匀 3～5 次，室温送检。也可以采用绿头管（内含肝素抗凝）采血送检。

3. 注意事项

（1）尽量使用 EDTA-K$_2$ 或 EDTA-K$_3$ 抗凝，因为 EDTA 抗凝时细胞形态保持较好，肝素抗凝的标本更适合于做遗传学方面的检查。

（2）防止标本溶血。止血带压迫时间不超过 1 分钟，以免引起局部血管淤血；抽血不宜过快；如果使用传统针管采血，采血完成后，应先拔下针头，沿管壁缓慢将血液注入试管内，以免形成大量气泡而导致溶血的发生。

（3）防止标本凝固。采血完成后，一定要轻轻颠倒试管 3～5 次，将抗凝药与血液标本彻底混合均匀，防止血液标本凝固。

（4）血液标本采集后应尽快送检，特殊情况下不能及时送检，应保持室温（16～22℃）放置，但不能超过 6 小时。

（5）严重脂血对检测结果有影响，3 天内接受过免疫球蛋白治疗的患者不能做流式检验。

四、DNA 分析用标本的采集

（一）血液系统疾病相关细胞凋亡、细胞周期分析、DNA 倍体检测标本的采集

1. 标本类型　抗凝的静脉血。

2. 标本采集　采用真空采血紫头管（内含 EDTA-K$_2$ 抗凝），肘静脉采血 2.0～2.5ml，采血后立即轻轻颠倒混匀 3～5 次，室温送检。也可以采用绿头管（内含肝素抗凝）采血送检。

3. 注意事项

（1）防止标本凝固。采血完成后，一定要轻轻颠倒试管 3～5 次，将抗凝药与血液标本彻底混合均匀。

（2）血液标本采集后应室温放置并尽快送检，一般不要超过 1 小时。

（二）胸腔积液脱落细胞凋亡、细胞周期和 DNA 倍体检测标本的采集

1. 标本类型　抗凝的胸水标本。

2. 标本采集　由临床医师按照无菌穿刺技术，行胸腔穿刺术，采集胸腔积液 20～30ml，注入 3～4 个紫头管（内含 EDTA-K$_2$ 抗凝）或绿头管（内含肝素抗凝）内，颠倒混匀试管 5～6 次。也可以自行准备清洁无菌的 50ml 的带盖容器送检。

3. 注意事项

（1）恶性胸腔积液往往伴有出血或大量蛋白质，为了防止标本发生凝固，应采用抗凝处理，可选用 EDTA 或肝素抗凝。

（2）胸腔积液标本量要充足，以收集足够的脱落细胞，减少漏诊。

（3）胸腔积液标本采集后应室温放置并及时送检，一般不要超过 1 小时。

（三）腹水脱落细胞凋亡、细胞周期和 DNA 倍体检测标本的采集

1. 标本类型　抗凝的腹水标本。

2. 标本采集　由临床医师按照无菌穿刺技术，行腹腔穿刺术，采集腹水 20～30ml，注入 3～4 个紫头管（内含 EDTA-K$_2$ 抗凝）或绿头管（内含肝素抗凝）内，颠倒混匀试管 5～6 次。也可以自行准备清洁无菌的 50ml 的带盖容器送检。

3. 注意事项

（1）恶性腹水往往伴有出血或含有大量蛋白质，为了防止标本发生凝固，应采用抗凝处理，可选用 EDTA 或肝素抗凝。

（2）腹水标本量要充足，以收集足够的脱落细胞，减少漏诊。

（3）腹水标本采集后应室温放置并及时送检，一般不要超过 1 小时。

（四）实体瘤组织细胞凋亡、细胞周期、DNA 倍体检测标本的采集

1. 标本类型　组织块标本。

2. 标本采集　由临床医师按照无菌要求在手术中采集，组织块大小约 0.5cm×0.5cm，盛于含有 RPMI 1640 细胞培养液的清洁无菌小瓶中送检。

3. 注意事项

（1）组织标本采集后应尽快送检，一般不要超过 1 小时。

（2）组织块标本的大小可以视具体手术部位而定，可以是 0.5cm×0.5cm 的一块，也可以是更小的多块组织。组织块体积尽量大些，可以方便检验科制备单个组织细胞悬液。

五、其他标本的采集

（一）变态反应介质组、过敏毒素组、炎症细胞因子组、Th1/Th2 细胞因子组定量分析标本的采集

1. 标本类型　不抗凝的静脉血标本。

2. 采集方法 采用真空采血红头管（无抗凝剂），肘静脉采血 2.5～3.0ml，采血后室温送检。

3. 注意事项

（1）血液标本采集后，应尽快送检验科，特殊情况下不能及时送检，标本应放于室温环境中，但最长不要超过 6 小时；否则需要置于冰箱 4℃，可以保存过夜。

（2）检验科收到标本后，应检查标本是否凝固，最好先室温放置 30 分钟至 1 小时，在确保血液标本已经完全凝固后，再分离血清进行检验。

（3）严重脂血对检测结果有影响。

（二）人白细胞抗原 B27 表达、红细胞 CD55/CD59 表达测定标本的采集

1. 标本类型 静脉血标本。

2. 采集方法 采用真空采血紫头管（内含 EDTA-K$_2$ 抗凝），肘静脉采血 2.0～2.5ml，采血后立即轻轻颠倒混匀 3～5 次，室温送检。也可以采用绿头管（内含肝素抗凝）采血送检。

3. 注意事项

（1）尽量使用 EDTA-K$_2$ 或 EDTA-K$_3$ 抗凝，因为 EDTA 抗凝时细胞形态保持较好，更利于对细胞膜上的蛋白质表达进行测定。

（2）防止标本溶血。止血带压迫时间不宜过长，以免引起局部血管淤血；抽血不宜过快；如果使用传统针管采血，采血完成后，应先拔下针头，沿管壁缓慢将血液注入试管内，以免形成大量气泡而导致溶血发生。

（3）防止标本凝固。采血完成后，一定要轻轻颠倒试管 3～5 次，将抗凝药与血液标本彻底混合均匀。

（4）采血后标本要及时送检，特殊情况下应室温放置，并在 6 小时内送检。

（5）严重脂血对检测结果有影响，3 天内接受过免疫球蛋白治疗的患者不能做流式检验。

（三）瘤细胞化疗多药耐药性糖蛋白 170 表达测定标本的采集

1. 标本类型 组织块、抗凝静脉血、抗凝胸腔积液、腹水标本。

2. 采集方法

（1）组织块：由临床医师按照无菌要求在手术中采集，组织块大小约 0.5cm×0.5cm，盛于含有 RPMI 1640 细胞培养液的清洁无菌小瓶中送检。

（2）抗凝静脉血：采用真空采血紫头管（内含 EDTA-K$_2$ 抗凝），肘静脉采血 2.0～2.5ml，采血后立即轻轻颠倒混匀 3～5 次，室温送检。也可以采用绿头管（内含肝素抗凝）采血送检。

（3）抗凝胸腔积液、腹水：由临床医师按照无菌穿刺技术，行胸腔或腹腔穿刺术，采集胸腔积液或腹水 20～30ml，注入 3～4 个紫头管（内含 EDTA-K$_2$ 抗凝）或绿头管（内含肝素抗凝）内，颠倒混匀试管 5～6 次。也可以自行准备清洁无菌的 50ml 的带盖容器送检。

3. 注意事项

（1）血液标本采集时，尽量使用 EDTA 抗凝，因为 EDTA 抗凝时细胞形态保持较好；注意防止标本溶血，如抽血不要过快，抽血后应先拔下针头，再沿管壁缓慢将血液注入试管内；还要注意防止标本凝固，采血后一定要颠倒试管将抗凝剂与血液标本彻底混合均匀。

（2）胸腔积液、腹水标本应进行抗凝，防止凝固发生；同时要保证充足的量，以收集足够的脱落细胞，减少漏诊。

（3）组织块标本应尽量不要在肿瘤病灶的中央采集，因为肿瘤病灶中央瘤细胞往往已

经缺血坏死。

(4) 瘤细胞化疗多药耐药性糖蛋白 170 表达测定应坚持动态检测，更能反映瘤细胞对化疗药物产生耐药的情况。

(5) 瘤细胞化疗多药耐药性糖蛋白 170 表达相对于细胞表面 CD 标志的表达较弱，标本较长时间存放容易造成表达丢失，使检验结果偏低，因此标本采集后应尽快测定。

(6) 如果是血液标本，严重脂血对检测结果有影响，3 天内接受过免疫球蛋白治疗的患者不能做流式检验。

(四) 造血干细胞定量测定标本的采集

1. 标本类型　抗凝静脉血或单采细胞标本。

2. 采集方法　静脉血采集方法同 T 淋巴细胞及其亚群等项目静脉血标本的采集。静脉血造血干细胞检查可用于单采时机的判断和干细胞移植的疗效监测，前者可以了解造血干细胞供者经动员后外周血中造血干细胞的含量是否达到可以进行单采的含量要求。

单采细胞标本是在单采过程中，当采集进行了 8 个循环时，颠倒混匀采集袋中的采集物，从采集袋放出少量采集物进入到连接的标本袋中，消毒标本袋，以空针穿刺抽吸 1～2ml，揭开试管盖，沿着试管壁将采集物缓缓推入试管，加盖后立即送检。

临床单采完成后，颠倒混匀采集袋中的采集物，再从采集袋放少量采集物进入到连接的标本袋中，与采集袋一起冻存，备用回输时的干细胞质量检测。

单采细胞干细胞检查可以用于干细胞采集数量的计算，判断单采次数，以确保干细胞移植疗效。

3. 注意事项

(1) 静脉血采集方法同 T 淋巴细胞及其亚群等项目标本的采集要求。

(2) 单采细胞标本收集前一定要先混匀再抽吸。

(3) 标本采集后应立即送检。

(4) 如果是血液标本，严重脂血对检测结果有影响。

第三节　标本的运送

采用合适的标本运送方法，保护标本不在运送路途中受到损害，同样在确保检验质量中起到重要作用，甚至是关键性作用。

一、运送方法

标本运送方法主要有两种：一种是传统人力运送，另一种是自动传输运送。

(一) 传统人力运送

传统人力运送在国内医疗机构广泛采用，它是指临床标本采集后，依靠护士、卫生员或者患者家属将标本送往检验科进行检验的一种传统标本运送模式。在许多大型三甲医院设有临床保障中心，雇用了大批具有一定医疗背景或聘用后经过专门培训的人员，专职负责患者标本、治疗药物在医院内的运送。

传统人力运送依靠人力携带患者标本在临床科室和医院检验科之间奔走运送，费时费力，出现差错情况较多，但是标本在路途中可以做到尽量小的振动。

（二）自动传输运送

自动传输运送主要见于近年在向西方先进国家医疗设施建设学习中，在新建医疗设施的基础建设阶段即考虑了临床科室与医院检验科之间的标本自动传输转运。因此，后者在国内目前仍然属于一种新生事物。

自动传输运送依赖于医院设施建设时安装的自动化传输系统，既可以是皮带模式的自动化传输，也可以是气压模式的自动化传输。标本被放在自动化传输系统的专用密封容器内，依靠皮带运行或气体压力使密封容器在传输管道系统中高速穿梭转运，达到在临床科室和检验科之间传递的目的。因此，自动传输运送无须人力，具有快速的特点，但是标本在传输过程中存在一定振荡，甚至是剧烈振荡。

二、注意事项

传统人力运送和自动传输运送各有特色，妄自菲薄和崇洋媚外都不可取，将两种方法有机地结合起来使用，互相取长补短，更适合临床流式细胞学检验的要求。无论采取哪种标本运送方法，必须依从具体流式检验项目的特点进行选择。总体来讲，流式细胞术要求在标本的运送中，必须注意以下几方面的问题。

1. 采用传统人力运送时，标本运送员需要经过事先的相关医学常识培训并考试通过。

2. 无论采用哪种运送方法，要求盛放标本的容器（如试管、清洁小瓶等）一定要有盖子，标本采集完成的同时即将容器的盖子盖好、拧紧。

3. 采用自动传输运送时，盛放标本的试管或小瓶等需要用棉垫或海面垫等减缓碰撞的材料包裹，然后再放入自动传输系统的专用密封容器内。因为自动传输运送过程中，专用密封容器处于一种高速运动状态，到达终点速停时的振动较强，容易造成玻璃器皿的破碎。

4. 自动传输运送不适合用于血小板活化、淋巴细胞活化等检验项目标本的传送，标本振荡将造成细胞活化，使检验结果升高。

5. 采用传统人力运送血小板活化、淋巴细胞活化等特殊检验项目时，要求专人传送，路途中手持标本应采取竖立试管、平稳运送的方式，切莫将标本管扔于提篮，任其在运送途中在提篮里翻滚振动；走路的姿势要求尽量平稳，切莫跳跃，使用 T 台步。

6. 采用传统人力运送时应指派专人，尽量在短时间内将标本送往检验科，缩短路途时间，减少路途环境（如气温）对标本检验结果的影响。

第四节　标本的保存 ▼

原则上，流式细胞术要求标本采集后应尽快送检，尽快开始检验。但是，在实际操作中往往难以做到，标本时常需要进行短期保存，特殊情况下甚至需要长期保存。那么，为了防止保存带来的标本细胞自溶性破坏，就需要采取适当的标本保存方法。

一、标本的短期保存

临床流式细胞学检验不同于医学研究室开展的流式细胞学分析，每一项具体的检验项目往往按照一定的周期执行，即便是每天检验的项目，也是相对集中进行检验。同时，为了最大限度地方便患者，减少患者往返医院的次数，标本采集时间一般放得比较宽松，甚至24

小时内随时都有可能采集标本。因此,临床工作的实际情况,敦促临床检验工作者必须对标本的短期存放进行研究,提出适当的方案指导各级医务人员使用。

对于流式细胞术而言,标本的短期存放一般是指 3 天(包括 3 天)内的存放,特殊情况下一般不超过 1 个月,否则需要对标本按照长期存放进行相应处置。

(一)室温储藏法

室温储藏法是指将临床采集的标本直接放于室温环境下保存备查。室温一般是指 18~22℃,适合于春秋季节或检验科配置有自动恒温空调系统的情况。

采用室温储藏法,紫头管(EDTA-K$_2$ 抗凝)采集的血液、骨髓、各种灌洗液及体液标本最长可以保存 48 小时,绿头管(肝素抗凝)采集的血液、骨髓、各种灌洗液及体液标本最长可以保存 72 小时,红头管(无抗凝物)采集的血液、各种灌洗液及体液标本可以保存 12 小时。

(二)冷藏法

1. 直接冷藏法 是指将临床采集的标本直接放入冰箱冷藏室(4℃)进行保存。这里的冷藏一般指 0~6℃,标本的保存时间可以达到 3 天。

红头管(无抗凝物)采集的血液、各种灌洗液及体液标本,旨在对标本中的血清或灌洗液和体液的上清液中含有的蛋白质、多肽物质进行检验,适合直接冷藏法保存。

紫头管(EDTA-K$_2$ 抗凝)、绿头管(肝素抗凝)采集的血液、骨髓、各种灌洗液及体液标本用于做细胞学检验,不适合冷藏法(包括直接冷藏法)保存,因为冷藏容易引起细胞收缩,造成细胞表面抗原成分或多或少丢失,使检验结果偏低。

2. 防腐剂冷藏法 是指向临床采集的标本中加入某种防腐剂(如叠氮钠)后再放入冰箱冷藏室(4℃)进行保存。防腐剂可以抑制微生物生长,对临床标本中的待检对象具有一定的保护作用,从而延长了标本的冷藏保存时间。

叠氮钠冷藏法适用于红头管(无抗凝物)采集的血液、各种灌洗液及体液标本中蛋白质、多肽类物质含量检验。具体方法:先离心分离血清或灌洗液和体液的上清液,然后在血清或上清液中加入少量叠氮钠(NaN$_3$),再放入冰箱冷藏室保存,一般 2~3 周检验,血清或上清液中的蛋白质、多肽类检验结果无明显改变。

3. RNA 保护剂冷藏法 是指将用于细胞内 RNA 检验的临床标本事先用某种 RNA 保护剂进行处理后,再放入冰箱冷藏(4℃)的方法。

常用的 RNA 保护剂如 RNAlater,它是一种液态的 RNA 保护剂,浸透到细胞内后,可以有效抑制细胞内 RNA 酶活性,抑制细胞内 RNA 的降解。使用时,将收集的血液、灌洗液或体液来源的细胞、临床送检的组织块按照一定的比例与 RNAlater 混合,再放入冰箱冷藏室保存,一般 1 个月内 RNA 检验结果无明显改变。使用 RNAlater 时,一定要用 RNAlater 将组织块淹没,同时组织块不宜太大块,否则 RNAlater 很难浸透,造成组织块中央部分细胞内 RNA 被 RNA 酶降解,影响检验结果。

4. 有机溶剂固定冷藏法 有机溶剂固定保存法一般是指使用醇类试剂固定细胞的保存方法。该法简便易行,无须特殊设备,在一般的冰箱中放置即可,细胞形态和生物化学成分保存较好。有机溶剂固定保存法的保存时间在 1~2 周。

(1)保存方法:事先配制 70% 乙醇或 75% 甲醇,并准备无水乙醇或甲醇,全部放入冰箱 4℃保存,使试剂温度保持在 4℃,达到预冷试剂的目的;将单细胞悬液以生理盐水调整在 1×10⁶/ml,总量为 0.5~1ml;另取一支带盖的 10ml 规格试管,先加入 750μl 的预冷无水乙醇或甲醇，然后用吸管迅速加入制备好的单细胞悬液，反复吹吸 2 次混匀；补充 5～6ml 冷 70% 乙醇或 75% 甲醇，盖上试管盖，旋涡器上彻底混匀；置于 4℃冰箱存放。

（2）注意事项：①醇类固定剂不可浓度过高，否则容易造成细胞膜表面蛋白迅速凝结，使细胞聚集成团，造成细胞内物质固定不良。②固定剂不可直接向沉淀细胞加入，而是先打散沉淀细胞，将细胞向固定剂中加入，以避免引起细胞的重新集结。③醇类固定剂固定细胞的时间不可过长，一般 1～2 周为宜；也不能太短，以过夜固定较好，或者至少要固定 4 小时以上。④使用乙醇固定会造成一定程度上的细胞收缩，使细胞表面抗原成分发生变化，从而影响细胞表面标志的检测，因此不适用于表面标志待检的细胞标本的保存。⑤戊二醛、甲醛都是理想的细胞固定剂，不但可以防止细菌的生长，并可保持细胞形态结构和生物化学成分不发生改变，所以长期以来，病理形态学的固定方法就一直使用醛类剂。但是，醛类固定剂对插入性荧光染料与核酸结合有很强的干扰作用，其荧光强度仅相当于新鲜样品荧光强度的 50%～70%，并且醛类固定剂固定后的细胞常常产生较强的非特异性荧光，常常与特异性荧光偶合，干扰临床流式细胞学检验时仪器对特异性荧光信号的采集。

二、标本的长期保存

（一）超低温保存法

超低温保存法是一种较理想的标本长期保存方法，它是将新鲜获取的单细胞样品或组织标本放入低温冰箱（-70℃）或液氮罐（-196℃）中，快速地使细胞冷冻于新鲜状态，以长期保存。

1. 适用范围　以血液、骨髓、胸腔积液、腹水、脑脊液、组织块等标本中含有的细胞为检验对象的标本长期保存，包括细胞表面及细胞内部蛋白质成分检验、细胞 DNA 检验、细胞 RNA 检验等范围内的检验项目。

2. 保存方法

（1）取带螺旋式盖的标本冻存管（5ml 规格），先加入 2～3ml 标本冻存液（蔗糖 85.5g，枸橼酸钠 11.76g，50ml 二甲基亚砜，蒸馏水 1 000ml，配制方法见附录Ⅱ）。

（2）将单细胞悬液 2～3ml（$1×10^6$/ml）加入标本冻存管内，混匀，将盖盖好，拧紧。

（3）将标本冻存管放入低温冰箱或者装入布袋后沉入液氮罐的液氮中。

（4）如果是组织块标本，直接将标本装入标本冻存管中，再将标本冻存管放入低温冰箱或者装入布袋后沉入液氮罐的液氮中。

3. 临用处理方法

（1）临检验前，从低温冰箱或液氮罐中取出标本管，立即插入 50～55℃水浴中孵育 3～5 分钟，再转入 37℃水浴，直到彻底融化，恢复其新鲜保存状态。

（2）如果为保存的单细胞样品，彻底融化后 1 500r/min 离心 5 分钟，去掉上清液。加入 3～5ml 的生理盐水，1 500r/min 离心 5 分钟，去掉上清液。同法重复洗涤细胞 2 次，收集细胞沉淀部分即可用于流式细胞学检验染色。

（3）如果是保存的组织标本，彻底融化后即可进行单细胞悬液的制备。

4. 特点

（1）保存期可达数年以上。

（2）细胞无论是形态学还是生化指标都保存得非常完好，弱表达抗原成分丢失较少。

5. 注意事项

（1）标本一定要与标本冻存液混匀。

（2）标本冻存管应保持向上直立放入低温冰箱。

（3）采用液氮保存时，标本冻存管一定要保证没入液氮中。

（4）临用前的复融过程，水浴时尽量保持试管向上直立，并且将试管盖浮于水面之上，以防止水浴箱中的水分被吸入试管。

（二）低温冻存法

低温冻存法是指将临床采集的标本放入冰箱 −20℃进行保存的方法。该方法使用的设备普通，要求一般，因此应用广泛。

1. 适用范围　以血清、胸腔积液、腹水、脑脊液、泪液等标本中含有的蛋白质、多肽为检验对象的标本长期保存，如细胞因子的流式定量分析等。

2. 保存方法　将事先分离好的血清、各种灌洗液和体液的上清液标本 0.5～1ml 小量分装后，直接放入冰箱 −20℃进行保存。

3. 临用前处理方法　临用前直接从冰箱取出标本，解冻后混匀即可。

4. 特点

（1）保存期在 1 年以上。

（2）简便，无须特殊设备。

5. 注意事项　标本一定是分离好的优质血清或其他标本离心后分离的上清液，如果混有红细胞等细胞成分，解冻后细胞破裂，可能对检验结果带来影响。

（三）RNA 保护剂低温冻存法

RNA 保护剂低温冻存法是指将用于细胞内 RNA 检验的临床标本事先用某种 RNA 保护剂（如 RNAlater）进行处理，然后在冰箱 4℃环境下冷藏 4 小时，再转入冰箱 −20℃冻室进行冻存的一种标本保存方法。

1. 适用范围　以细胞中含有的 RNA 为检验对象的标本保存，如血液标本、各种灌洗液和体液来源的细胞标本、新鲜组织标本等。

2. 保存方法　按照 RNA 保护剂冷藏法对标本进行预处理，待标本在冰箱 4℃环境下冷藏 4 小时后，转入冰箱 −20℃冻室。

3. 临用前处理方法　从冰箱直接取出标本，解冻后即可检验，无须特殊处理。

4. 特点

（1）保存期可达数年以上。

（2）RNA 保存完好。

（3）临用前的复融过程及荧光染色过程，RNA 都可以得到有效保护，不被降解。

5. 注意事项

（1）采用 RNA 保护剂低温冻存法，标本在转入 −20℃冻存前，一定要保证有充足的 4℃冷藏时间，让 RNA 保护剂彻底浸透细胞或组织块。加入 RNA 保护剂后直接将标本放入 −20℃冻存，RNA 保护剂结冰，不能浸入细胞或组织块，起不到保护 RNA 的作用。

（2）4℃冷藏时，细胞或组织块一定要被 RNA 保护剂淹没，否则露在 RNA 保护剂液面以上的组织，无 RNA 保护效果。

（陈宇宁　吴丽娟）

参 考 文 献

1. 杜秀敏,孙晓明,尹格平,等.流式细胞术在临床应用中的影响因素[J].临床检验杂志,2002,20(6):365-366.

2. 曹莉莉,孙京杰,时昌文.标本处理对淋巴细胞免疫表型检测的影响[J].医学检验与临床,2007,18(1):10-12.

3. 秦雪,李山,黄军强,等.COULTER流式细胞仪检测淋巴细胞亚型的影响因素分析[J].广西预防医学,2002,8(3):159-161.

4. 王兆丰,陈松劲,郁俊杰.不同试验条件下流式细胞术测定CD62p的影响因素[J].江西医学检验,2006,24(6):529-530.

5. 贺兰湘,周济兰,杨峰.流式细胞术DNA含量分析的影响因素探讨[J].陕西医学检验,2000,15(4):17-18.

6. 张福杰,姚均,赵红心,等.流式细胞术单平台法检测HIV/AIDS个体血液淋巴细胞免疫表型时影响因素的研究[J].中华医学杂志,2005,85(2):124-126.

7. 王俊宏,秦光明,张松照.流式细胞术检测血小板-单核细胞聚集的影响因素[J].中华检验医学杂志,2005,28(12):1288-1291.

8. 莫武宁,李山,薛小霞.流式细胞术用于急性白血病免疫分型及其影响因素的分析[J].广西医科大学学报,2003,20(6):889-890.

9. 陆伟,丁润生,王迎春.网织血小板检测及影响因素的探讨[J].南通医学院学报,2004,24(2):165-166.

10. 江松福,沈志坚,俞康.影响血小板膜抗原检测的实验因素研究[J].温州医学院学报,2002,32(1):31-35.

第二篇 ▶

流式细胞仪

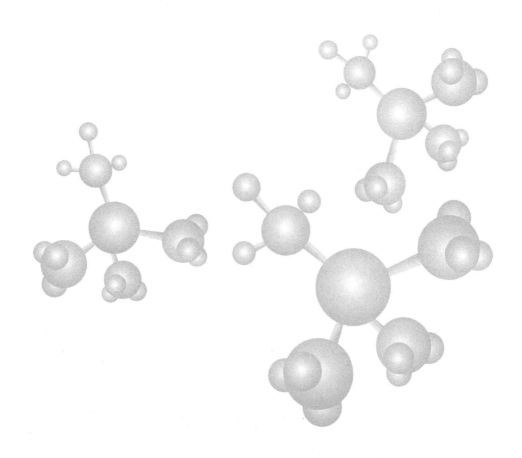

第五章

流式细胞仪概论

第一节 结构特点与工作原理

流式细胞仪（flow cytometer，FCM）是一种集激光技术、电子物理技术、光电测量技术、电子计算机技术及荧光免疫化学染色技术、单克隆抗体技术等为一体的新型高科技仪器。

流式细胞仪可粗略地分为两大类型，即临床型流式细胞仪和科研型流式细胞仪。临床型流式细胞仪一般配置单波长激光器，荧光检测通道较少（1～8 个），仪器的光路调节系统固定，自动化程度相对较高，操作简便，易学易掌握。科研型流式细胞仪的最大特点在于高分辨率；其次具有分选功能，可以从混合细胞或颗粒中将某一种细胞或颗粒分选出来，接种到特定的培养孔或培养板上；同时，科研型流式细胞仪可选配多种波长和类型的激光器，荧光检测通道多，适用于更广泛、更灵活的科学研究。

（一）结构特点

临床型流式细胞仪主要包括4部分，即鞘流系统、光学系统、电子系统和计算机系统。

1. 鞘流系统　是指仪器的流动室（flow chamber 或 flow cell）及其连接的管道系统，包括充满流动室及其连接管道及其中流动着的鞘液。流动室是仪器的关键部件，由石英玻璃钢制成，中央部位设有激光光束照射小孔。流动室样品喷嘴将荧光标记后的样品细胞（或颗粒）喷射出来，被四周具有一定压力流动着的鞘液聚焦，成为一股细胞（或颗粒）只能单个排列的细流穿过流动室。当细胞（或颗粒）流经流动室中央小孔时，被垂直方向射来的激光束照射，旋即向四周发出散射光，如果细胞（或颗粒）被荧光染料成功染色的话，同时还会向四周发出特定波长的荧光。

2. 光学系统　临床型流式细胞仪的光学系统由光源及一系列光采集和光过滤的镜片系统组成。前者用以提供单波长、高强度及稳定性高的激光光照，后者用以对流动室内成单个排列流动着的细胞（或颗粒）遭受激光照射所发出的散射光和荧光进行一定波长光的分离与采集。

临床型流式细胞仪一般采用氩离子气体激光器作为激光光源，波长多为 488nm，所提供的激光光束在达到流动室前，先经过透镜聚焦，形成几何尺寸稍大于细胞直径的光斑，通过流动室中央小孔，照射到流动室内成单个排列的、正一个个快速流过流动室中央的细胞（或颗粒）上。

临床型流式细胞仪的一系列光采集和光过滤的镜片系统，可以将散射光、不同波长的荧光分离开来，分别传送给不同的电子探测器进行收集。

这里，散射光包括前向散射光（forward scatter，FS）和侧向散射光（side scatter，SS）。散射光是细胞（或颗粒）的一种固有物理参数，特定的细胞（或颗粒）具有其特定的散射光特征。FS 信号与被测细胞（或颗粒）的大小有关，即与细胞（或颗粒）的直径有关。在流式细胞术中，以指定大小的 FS 值作为仪器判断是否为细胞（或颗粒）的阈值，来排除样品中的各种细胞碎片及小颗粒对被测细胞（或颗粒）的干扰。SS 是指与激光束正交 90° 方向的散射光信号，SS 对细胞膜、细胞内部结构（如细胞器）、核膜的折射率更为敏感，提供有关细胞内部精细结构、颗粒性质及细胞边缘平整程度等信息。FS 和 SS 都来自流动室内细胞（或颗粒）对激光束照射的光散射，其波长与激光的波长相同。在流式细胞术中，采用 FS 和 SS 这两个参数组合，可区分红细胞被裂解处理后外周血白细胞中的淋巴细胞、单核细胞和中性粒细胞 3 个细胞群体，也可以在未进行红细胞裂解处理的全血样品中将血小板与红细胞等细胞群区分出来。

流动室内流动着的单个细胞与激光光束正交，可以产生两种荧光信号：一种是细胞（或颗粒自身在激光照射下发出的微弱荧光信号，称为细胞自身荧光；另一种是细胞（或颗粒）经过特异荧光染料标记后，受激光照射发出的特异性荧光信号。临床型流式细胞仪通过对细胞（或颗粒）遭受激光束照射发出的特异性荧光信号的检测和分析，达到对细胞（或颗粒）的某些生物学指标的定性与定量测定，如细胞表面或内部某种蛋白质的表达、细胞内核酸物质的定性定量测定、已知荧光微球表面结合的某种蛋白或多肽类物质的含量测定等。

临床型流式细胞仪一般可以对 1～4 种特异性荧光信号进行检测，即绿色荧光（波长510～540nm，波峰 525nm）、黄色荧光（波长 560～580nm，波峰 575nm）、橙色荧光（605～635nm，波峰 620nm）和红色荧光（650nm 以上，以 675nm 为佳），在 BECKMAN-COULTER XL4 临床型流式细胞仪上依次对应 FL1、FL2、FL3 和 FL4 4 个滤光片提供的荧光通道。

3．电子系统　临床型流式细胞仪的电子系统由光电转换器、光电倍增管和信号处理电路组成。光电转换器将光信号转换为电信号，后者经光电倍增管以 10 万倍的放大后，传递给信号处理电路 - 模 / 数转换电路，最终光信号被转换成数字信号。

4．计算机系统　临床型流式细胞仪的计算机系统用于控制仪器的运行、数据采集和数据分析。

（二）工作原理

经过处理的临床标本盛放在流式专用试管中，插入仪器样品采集槽（也称样品台），在仪器提供的负压作用下，被采样头吸进仪器并喷射入流动室。在流动室内鞘液的流体聚焦作用下，样品被排列成一个一个的单细胞流，被鞘液流包裹着并按照鞘液流的方向流出流动室。当样品中的细胞（或颗粒）经过流动室中央小孔时，被仪器提供的激光束照射，发出细胞（或颗粒）的特征性散射光。与此同时，如果细胞（或颗粒）上具有被检测的靶物质，在标本处理过程中就会被指定的特异性荧光标记抗体染色或荧光染料直接染色，激光照射便会发出特定波长的荧光信号。仪器收集这些特征性散射光信号和荧光信号，经过放大并转换为电信号，再转化成数字信号，成为一系列有用的医学信息，如关于细胞大小与形态、细胞内部颗粒结构的数量与形状、细胞核的形状、细胞表面或细胞质中靶蛋白的含量、细胞 DNA/RNA 的含量、细胞 DNA 断裂等信息。

临床型流式细胞仪在完成上述测定时，样品中的细胞（或颗粒）始终被悬浮在液体中，因此,当一个细胞(或颗粒)经过流动室中央小孔时,在激光束照射的瞬间发出瞬间的细胞(或颗粒)特征性散射光信号和特异性荧光信号,形成一个光信号脉冲峰,仪器在收集光信号并鉴别的同时,通过对脉冲峰的计数,也在对经过流动室中央小孔的细胞进行计数。仪器在一定时间内,通过对大量细胞发射的光信号的采集与处理,以数字信息(列表)和图片信息(直方图)进行储存。通常仪器分析一份标本的时间只有几十秒,采集信号的细胞数量至少在 5 000 个以上,一般为 10 000 个,甚至数万个。然后对这些来自大量细胞的测定数据进行计算和统计学处理,提供包括测定细胞(或颗粒)总数,具有某种光学特征的细胞(或颗粒)的百分数,该光学特征在每一个细胞(或颗粒)上的平均光信号强度和变异系数等数据。

第二节 技术指标

(一)荧光测量灵敏度

荧光测量灵敏度是衡量仪器检测微弱荧光信号的重要指标,一般以能检测到单个微球上最少标有 FITC 或 PE 荧光分子的数量来表示。流式细胞仪的荧光测量灵敏度一般能够达到 600 个荧光分子,换句话说,只要细胞上含有少到 600 个以上的荧光分子就可以被流式细胞仪检测出来。

(二)分辨率

分辨率是衡量仪器测量精度的指标,通常用变异系数(Coefficient of variation,CV)来表示,$CV=d/m×100\%$,式中的 d 是分布的标准误差,m 是分布的平均值。

如果一群含量完全相等的样本用流式细胞仪来测量,理想的情况下 CV 应该为零,但是流式细胞仪及上机测定的样品都会带入一定的误差,包括样本含量本身的误差、样本在进入流动室时照射激光的微弱变化、仪器本身的测量误差等,实际得到的 CV 很难等于零。CV 值越小,曲线分布越窄,越集中,测量误差越小。一般要求流式检测的 CV 值小于 2%。

CV 值的计算除采用以上计算公式外,还可以用半高峰宽来计算。半高峰宽指在峰高一半的位置测量得到的峰宽,以 m 代表峰顶对应的荧光道数,则 $CV=$ 半高峰宽 $/m× 0.424×100\%$。该公式是建立在正态分布条件下的,实际情况所得到的测量数据的分布常常是非对称图形,因此,采用半高峰宽所计算得到的 CV 值要明显小于用公式 $CV=d/m×100\%$ 计算得到的 CV 值。

(三)前向散射光检测灵敏度

前向散射光检测灵敏度是指能够测到的最小颗粒大小。目前的流式细胞仪一般均可以测量到 0.2~0.5μm。

(四)分析速度

流式细胞仪分析速度以每秒采集分析的细胞个数来表示。当流动室内细胞流经中央小孔被激光光束照射的流速超过流式细胞仪的响应速度时,细胞产生的荧光信号将不能被仪器采集分析,这段时间称为仪器的死亡时间(dead time)。死亡时间越短,仪器处理数据的速度越快,性能相对较好。一般临床型流式细胞仪每秒钟可以采集 3 000~6 000 个细胞,大型机甚至达到每秒采集几万个细胞的分析速度。

临床流式检验中,由于标本中细胞数量的限制,一般达不到仪器的最高分析速度。

第三节　技　术　特　色 ▼

（一）门与设门

临床流式细胞仪与临床生化、临床血液、临床免疫等计量分析仪器在使用时，最具有代表性的不同之处，体现在每一个检验项目需要事先编制一个相应的检验程序（称之为"方案"），其中"设门"独具特色，且十分重要。

临床流式细胞仪采用图形方式对检测的数据进行显示和分析，"设门"是其数据分析中最为特色的技术。"设门"可以理解为在仪器提供的图形资料中，按照检验者的意图，为仪器指定需要分析的细胞（或颗粒）群。因此，"门"就是在图形资料中圈定需要分析细胞（或颗粒）群的界限，由于该界限为一封闭的图形，因此形象地将之称为"门"（图 5-1）。在界限内部的细胞（或颗粒）即进入门的细胞（或颗粒）。对应于一维图形资料，该界限是一维的，"门"代表圈定细胞群（或颗粒群）的某一种特性数值的大小范围，通常是某一种特异性荧光信号值。对应于二维图像资料，该界限便是二维的。"门"代表圈定细胞群（或颗粒群）的两种特性数值的大小范围，如可以是特征性 SS/FS 值，或者 FS 和 SS 值中的一种与某一种特异性荧光信号值，或者某两种特异性荧光信号值。

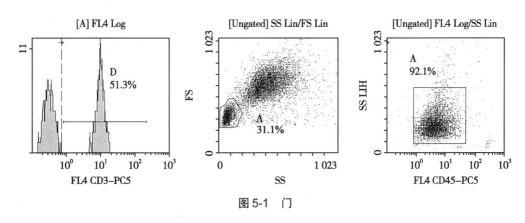

图 5-1　门

门的种类：根据门的形状划分，包括线性门、十字门、矩形门、圆形门、多边形门、任意形状门等。图 5-1 所示的"一维图形中的线性门"就是一个"线性门"实例，该散点图的横坐标为 CD3-PC5，意思是预先处理细胞时使用了荧光染料 PC5 标记的 CD3 单克隆抗体，横坐标代表细胞发出的 PC5 特异性荧光强度，从左向右该特异性荧光强度从弱到强。散点图中的横线即为设定的线性门，被检验者命名为"D"，它圈定的是一群发出 PC5 荧光强度落在线段 D 与横坐标对应荧光强度范围内的细胞群，是对该群细胞 PC5 荧光强度的测定。

一般地在 SS/FS 散点图中设门圈定待检测细胞（或颗粒）群，俗称正向设门。但是，常常遇到靠 SS 和 FS 散点图不能将混合细胞（或颗粒）群分开的情况，此时 FS 和 SS 信号中的一种与另一种特异性荧光信号的散点图或者某两特异性荧光信号的散点图可以将待检测细胞（或颗粒）群与其他细胞（或颗粒）群分开，而在散射光 - 荧光、荧光 - 荧光散点图中设门，圈定待检测细胞（或颗粒）群，俗称反向设门。

图 5-1 所示的"二维图形中的多边形门"为 SS/FS 散点图正向设门，依据细胞内颗粒结

构的数量（SS 特性）和细胞的大小（FS 特性）对细胞进行分群，用以圈定图中细胞内颗粒结构少且细胞体积较小的淋巴细胞群，被检验者命名为"A"，表示在编制的测定程序中凡是与 A 门关联的其他图形，仅仅是对该 A 门内圈定细胞（或颗粒）群发射出来的光信号的检测。

图 5-1 所示的"二维图形中的矩形门"为 CD45/SS 散点图反向设门，依据细胞表面 CD45 表达的强弱和 SS 特性将细胞分群，用以圈定 CD45 表达阳性且细胞内颗粒成分少或无的细胞群，被检验者命名为"A"，表示在编制的测定程序中凡是与 A 门关联的其他图形，仅仅是对该 A 门内圈定细胞（或颗粒）群发射出来的光信号的检测。

图 5-2 所示的是"十字门"，散点图中一条横线和一条竖线相交形成十字形，称为"十字门"，被检验者命名为 F，将散点图分成 4 四个区域，即左上区（F1）、右上区（F2）、左下区（F3）和右下区（F4）。横坐标为 CD3-PC5，纵坐标为 CD4-FITC，即横坐标代表细胞发出的 PC5 特异性荧光强度，反映的是细胞表面 CD3 分子表达的强弱；纵坐标代表细胞发出的 FITC 特异性荧光强度，反映的是细胞表面 CD4 分子表达的强弱。将 F3 定义为阴性区，即细胞无 PC5 和 FITC 荧光，表示细胞表面 CD3 和 CD4 表达均为阴性（$CD3^-CD4^-$）。因此，F_1 圈定的就是 CD3 表达阴性而 CD4 表达为阳性的细胞群（$CD3^-CD4^+$），F_2 圈定的就是 CD3 和 CD4 表达均为阳性的细胞群（$CD3^+CD4^+$），F4 圈定的就是 CD3 表达阳性而 CD4 表达为阴性的细胞群（$CD3^+CD4^-$）。

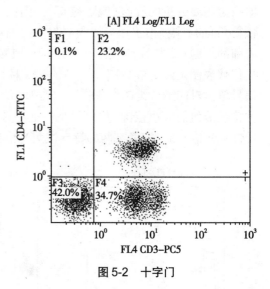

图 5-2 十字门

（二）图像数据资料显示

流式细胞学检验数据的存储方式均采用列表方式（list mode）。由于是多参数分析，单份标本检测结果的数据容量较大，如采用四色荧光标记进行检测，采集 10 000 个细胞，结果所占容量为 4×10 000。因此，流式细胞学检验为了简便直观地展示检测结果，采用图像资料显示检验结果，如一维直方图、二维点图、等高线图、密度图等。

1. 单参数分析　每一个细胞的单参数测量数据通过统计学处理后，以分布直方图（distribution histogram）方式来显示。单参数分析用于测定细胞（或颗粒）群的某一种参数指标，采用线性门设门（如图 5-1 所示的"一维图形中的线性门"），横坐标代表细胞（或颗粒）群该单一参数光信号强度，用通道（channel）数表示，这里的光信号强度可以是某一种散射光信号强度或特异性荧光强度信号；纵坐标代表在采集时间内该通道内具有相同光信号特性细胞（或颗粒）的频率，即相对细胞数（count）。提供该单一参数阳性细胞群在全体细胞数量中的百分数（% gated）、相对细胞数量（events）、细胞该单一参数荧光强度的算术平均数（mean）等计量资料。如分析外周血淋巴细胞表面 CD3 表达，用 PC5 标记的 CD3 单克隆抗体对 CD3 阳性（$CD3^+$）细胞染色，流式检测时以 PC5 荧光强度作单参数分析，可以得到患者外周血白细胞中 $CD3^+$ 淋巴细胞的百分数、$CD3^+$ 淋巴细胞的相对含量和 $CD3^+$ 淋巴细胞表达 CD3 抗原的平均荧光强度（反映 CD3 抗原的平均表达水平）。

2. 双参数分析　双参数数据显示用于表达来自同一个细胞的两种参数与细胞数量的

关系,常用的表达方法有二维点图(dot plot)、等高线图(contour plot)和二维密度图(density plot)。双参数分析用以测定细胞(或颗粒)群的某两种参数指标,如两种不同波长的荧光信号强度,采用十字门二维点图来表达(图5-2)。以横坐标为例,十字门竖线右侧代表CD3-PC5荧光阳性,左侧代表CD3-PC5荧光阴性;同样,对于纵坐标而言,十字门横线以上为CD4-FITC荧光阳性,十字门横线以下为CD4-FITC荧光阴性。因此,十字门将图形资料围成了4个区域:$CD3^-CD4^-$细胞群区、$CD3^-CD4^+$细胞群区、$CD3^+CD4^+$细胞群区和$CD3^+CD4^-$细胞群区,仪器同时提供上述4种细胞(或颗粒)群的百分数、相对数量和各参数的平均荧光强度等计量资料。

3. 多参数分析 是指同时对细胞(或颗粒)群3个及3个以上参数的同时分析,常见的有三参数分析和四参数分析。如果需要对一种细胞更多参数进行同时测定,则需要使用更多荧光通道的流式细胞仪,如科研型流式细胞仪,有的可以对10个以上不同性质的特异性荧光进行测定。

多参数分析一般是在SS、FS、FL1、FL2、FL3、FL4中任意选出多个参数对细胞(或颗粒)群进行分析,选择3种参数即三参数分析,如采用三色荧光标记的T淋巴细胞亚群分析(CD3-PC5/CD4-FITC/CD8-PE);选择4种参数即四参数分析,如选择四色荧光标记的Th1/Th2细胞分析(CD3-FITC/CD4-ECD/IL-4-PC5/IFN-γ-PE)。

多参数分析采用一组散点图达到分析目标。以T淋巴细胞亚群三参数分析为例,在检验程序编制时,先以SS/FS散点图对淋巴细胞群设门(称为"A"),再分别设计CD3-PC5、CD4-FITC和CD8-PE3个线性门直方图分别与SS/FS散点图中的门A"关联",即3个线性门直方图分别分析的都是SS/FS散点图中的A门内的细胞群(淋巴细胞群),依次是CD3阳性细胞($CD3^+$细胞)、CD4阳性细胞($CD4^+$细胞)和CD8阳性细胞($CD8^+$细胞);再分别设计CD4-FITC/CD8-PE、CD3-PC5/CD4-FITC和CD3-PC5/CD8-PE3个散点图,仍然与SS/FS散点图中的门A关联;最后,再设计一个柱状图(prism)并与A关联,显示CD3、CD4和CD83个参数组合的所有淋巴细胞亚群或表型的百分比,包括$CD3^-CD4^-CD8^-$(全阴性细胞)、$CD3^+CD4^+CD8^-$(T4淋巴细胞)、$CD3^+CD4^-CD8^+$(T8淋巴细胞)和$CD3^+CD4^+CD8^+$(双阳性细胞),以及较少见的类型如$CD3^-CD4^+CD8^-$、$CD3^-CD4^-CD8^+$、$CD3^-CD4^+CD8^+$细胞。

(三)FS阈值设定

流式细胞仪对细胞产生的FS信号的计数可以设定一个阈值,达到对刚经过流动池中央小孔的细胞是否被仪器认定为"细胞"的资格进行遴选,即对FS阈值的设定就是对"细胞最小体积"进行定义,从而只对混合细胞样品中达到一定大小及以上的细胞(或颗粒)发出的光信号进行集中采集,而将小于该设定阈值的细胞(或颗粒)、杂质等均视为噪声被排除。FS阈值英文用Discriminator表示,即噪声分辨阈值。仪器的这项功能,避免了颗粒性杂质的干扰,如标本中的非细胞性颗粒成分、细胞碎片等对检测的影响,也可以对一定阈值大小以下的细胞的"放弃",使大体积细胞分群达到更加理想的境地,如外周血白细胞分析,将FS阈值设定较大,以放弃对血小板等信号的采集。

一般分析血液中的有核细胞时,FS值设定为140。分析血小板时,FS值设定为40。

(四)补偿设置

采用两种或两种以上荧光标记时,当携带两种荧光素(如PE和FITC)的细胞遭受激光照射的激发时,将发射出两种不同波长的荧光。理论上,可选择滤光片使每种荧光仅被相应的检测器检测到，而不会检测到另一种荧光。但是，荧光染料所发出的荧光都有一定的波长范围（图 5-3），即具有宽发射谱性质，虽然它们各自发射荧光的峰值各不相同，但发射谱范围有一定重叠。而流式细胞仪实际测定的荧光范围为峰值波长 ±15nm，如图 5-3 中所示的阴影范围。因此，两种荧光之间的重叠，将影响对其中任何一种荧光信号的采集，其中 FITC 荧光采集时受到的其他荧光干扰最少，PE 荧光采集时受到 ECD 和 FITC 荧光的

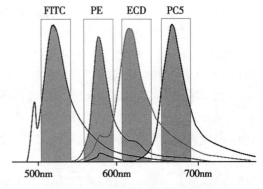

图 5-3　常见四色荧光波长的叠加

影响，ECD 荧光采集时受到 FITC、PE 和 PC5 荧光的影响，PC5 荧光采集时受到 PE 和 ECD 荧光的影响。要克服这种荧光重叠引起的测量误差，最有效的方法就是使用荧光补偿电路，利用已知样品或标准荧光小球，通过合理设置荧光信号的补偿值，达到去除漏进测量荧光范围内的其他荧光引起的测量误差。

补偿设置扣除漏进测量荧光范围内其他荧光的办法是按照漏入荧光所占的百分数来进行扣除的。由于在进行补偿之前，信号都已经经过放大电路处理，所以 525nm 或其他波长的光信号可被转化为任何强度的电信号。同时，又因为补偿电路在放大电路的后面，故补偿过程中的百分比数值将由两个部分决定：原荧光探测器的信号与漏进其他探测器的信号。补偿最终要达到的效果：漏进其他探测器的信号—原荧光探测器的信号 ×N%=0。可见，补偿的百分比数值将随着各荧光探测器的放大倍数（电压）变化而变化。特定电压对应特定的补偿参数，或者换句话说，一旦电压调节满意后，不再轻易改变电压。

在实际工作中，可以采用已知的标准荧光微球或阴性对照进行补偿调节。在做多色分析时，必须做荧光之间的补偿调节。

第四节　工作术语 ▼

流式细胞仪常用工作术语见表 5-1。

表 5-1　流式常用术语

英文名称	缩写	中文名称	意义
A/D converter	A/D	A/D 转换器	仪器硬件上的模 / 数转换电路
air pump		空气泵	仪器硬件组成部分之一
alignment		校准，调整	仪器软件指令之一，在此条件下可以对仪器的一些参数（如电压、增益等）进行调整
allophycocyanin	APC	同分异构藻青蛋白	激发波长 633nm，发射波长 675nm（红色）
antibody	Ab	抗体	由 B 细胞产生的蛋白，可以结合到细胞的特异位点
auxiliary signal	AUX	辅助信号	用一个 PMT 放大两种不同的信号时，需要把其中的一个信号确定为辅助信号，然后该信号进入到另外一块电路板进行分析，这样两个信号间就不会产生干扰

英文名称	缩写	中文名称	意义
baseline offset		基线偏移	基线偏移功能是通过增加随机的高斯正偏移把一些低水平信号的对数数据从较低的数字通道移上来,方便数据间的分析
calibration		校准	仪器软件指令之一,在此条件下可以对仪器的一些参数(如电压、增益等)进行调整
color compensation		颜色补偿	由于荧光染料的发射谱带较宽,同时检测两种或以上的荧光染料时,荧光之间会有相互的干扰。仪器通过颜色补偿把荧光间的相互干扰去除
compensation		补偿	仪器软件指令之一,在此条件下可以对仪器荧光补偿进行调整
contour plot		等高图	等高图可提供数据的双参数显示,每个细胞颗粒根据两个参数值在图上都有一个位置,同一等高线反映的是细胞颗粒数相同或频率分布相同
count		计数	某一区域中的细胞数
cutoff value		临界值	流式细胞仪设有临界值输入窗口。所谓临界值就是赋予仪器一个参数,当经过流式细胞仪流动池的颗粒直径达到该参数值及以上时,仪器将其定义为采集的细胞,而不是需要忽略不计的干扰微粒
density plot		密度图	密度图可提供数据的双参数显示,允许在选定参数间任意组合,每种颜色代表细胞或颗粒的数目是相等的
detection threshold		检测阈值	流式细胞仪设有检测阈值输入窗口。所谓检测阈值就是赋予仪器一个参数,当经过流式细胞仪流动池的颗粒直径达到该参数值及以上时,仪器将其定义为采集的细胞,而不是需要忽略不计的干扰微粒
discriminator		噪声分辨阈值	是区分经过流动室的颗粒是信号还是噪声的阈值,在阈值以下,认为是噪声(即干扰信号),计算机不会进行计数和处理。通常把阈值设在 FS 上,用于区分碎片和细胞,以排除碎片或颗粒性杂质的影响
dot plot		双参数的点图	点图可提供数据的双参数显示,允许在选定参数间任意组合,每个点代表一个细胞或颗粒,点的位置反映的是细胞或颗粒的参数值
double discrimination		双联体识别	在做 DNA 周期检测时,为了准确检测 DNA 的含量,需要把单个细胞和粘连细胞区分开,可以利用积分信号和峰值信号进行双联体识别
events		事件	在流式仪的流动池内,每当一个细胞流经中央小孔被激光照射后,将形成一个光信号变化的脉冲,称为一个事件。因此,events 指的是细胞数量
filter		滤光片	流式细胞仪硬件组成之一,不同规格的滤光片可以允许一定波长范围的光通过

续表

英文名称	缩写	中文名称	意义
flow cell		流动室	流式细胞仪硬件组成的一个部分,为流式细胞仪的核心部件。在流动室内,标本中的细胞在鞘液的流体聚焦作用下呈单列逐个经过,也是激光照射单个细胞的场所
flow chamber		流动室	同 flow cell
flow cytometer		流式细胞仪	用于分析单个细胞或颗粒形态,以及细胞或颗粒上有关蛋白质、多肽、核酸含量多少的一种仪器设备
flow cytometry	FCM	流式细胞分析,流式细胞分析技术,流式细胞术	以流式细胞仪为主要分析仪器设备、有关细胞或颗粒形态,以及细胞或颗粒上有关蛋白质、多肽、核酸含量多少的一门定量分析技术
flow sorting		流式细胞分选	是指流式细胞仪可以将混合细胞样品中的具有某种标志的细胞区分出来并单独收集的功能
fluorescence	FL	荧光	指可见光等电磁辐射的散光,因某物偶然受到辐射而发光,持续时间由刺激物辐射的时间长短决定
fluorescence intensity	FI	荧光强度	是流式细胞仪检测到的荧光多与少的量化指标
fluorescein isothiocyanate	FITC	异硫氰酸荧光素	激发波长 488nm,发射波长 525nm(绿色)
forward scatter	FS	前向散射光	反映细胞大小。细胞越大,FS 越大
gain		增益	是进行信号放大的另一种方式。在脉冲离开 PMT 后,调节计算机信号处理板增加或减少信号的强度,可以快速改变信号的强弱,这种调节是粗调。对数信号是不能用 Gain 进行调节的
gating		设门	操作者可以圈定一群细胞,只对这群细胞进行数据分析,这个过程称为设门
geo mean		几何均数	N 个变量值乘积的 n 次方根
histogram plot		单参数直方图	横坐标是某一检测参数,其分布反映了该参数的频率分布,纵坐标是细胞数
HPCV		半峰变异系数	HPCV 反映的是仪器分辨率的好坏,HPCV 越小,仪器分辨率越好
hydrodynamic focusing		流体动力学聚焦	在样本流动过程中,如果细胞以不同的方式通过激光束,则细胞的分析将会不准确。仪器使用被称为流体动力学聚焦的过程保证细胞每次沿同一路径通过检测区域,该过程发生在流动室中
integral signal		积分信号	由峰值信号进行积分整合形成积分信号。当细胞进入激光束后,积分信号会不断增加,当离开激光束时积分信号达到最大。它与总的荧光强度有关
isotypism control		同型对照	是与检测用荧光标记单克隆抗体性质相同的免疫球蛋白,如果使用 CD3-PC5 抗体,该 CD3-PC5 抗体的性质为 IgG_1,于是使用 IgG_1-PC5 作为同型对照,用于测定前的阴性调节。CD3-PC5 为抗 CD3 的特异性的抗体,而 IgG1-PC5 是与 CD3 无关的抗体
legend		图例	使用图例可以显示细胞群的颜色,名字和文件样本信息等

英文名称	缩写	中文名称	意义
mean intensity		平均荧光强度	平均荧光强度是每个荧光通道的强度与该通道的细胞数乘积的加和再被总的细胞数除
overlay histogram plot		叠加直方图	叠加直方图可以显示和比较多个单参数直方图
panel		方案组	一个方案组是由几个方案组成的,在自动运行过程中给特定的方案以不同的分工
peak channel		峰值道数	直方图上细胞数最多的通道
peak signal		峰值信号	当细胞通过激光束会产生一个脉冲信号,当细胞进入激光束和离开激光束时,脉冲信号会由弱到强再到弱的过程,是一个实时的变化,荧光的强度决定了峰值脉冲的高度,荧光的分布决定了脉冲的宽度
PE-cyanin5	PC5	藻红蛋白-花青苷5复合荧光染料	激发波长488nm,发射波长675nm(红色)
PE-texas red	ECD	藻红蛋白-德州红复合荧光染料	激发波长488nm,发射波长620nm(橙色)
photon multiple tube	PMT	光电倍增管	把光学信号转化为电脉冲信号的装置
phycoerythrin	PE	藻红蛋白荧光染料	激发波长488nm,发射波长575nm(黄色)
Pk position		峰值位置	某一区域中细胞数最多的荧光强度
Pk count		峰值计数	某一区域中处于峰值位置的细胞数
PMT voltage		PMT电压	进行信号放大的一种方式,可以直接通过调节PMT的电压,增加或减少脉冲信号的强度,这种调节是微调
prism plot		柱状图	柱状图是用多色免疫分析的方案在单个直方图上同时显示所有亚群或表型的百分比
propyridine iodide	PI	碘化丙啶	激发波长488nm,发射波长620nm(橙红色)
protocol		方案	在检测标本之前,流式细胞仪需要输入一些信息使检测结果符合检测者的要求,如检测参数、直方图种类、希望检测的细胞数量等。这些按检测者要求而建立起来一系列检测条件即组成方案
side scatter	SS	侧向散射光	反映细胞内部结构的复杂度或颗粒的多少。结构越复杂,颗粒越多,SS越大
thiazole orange	TO	噻唑橙	激发波长488nm,发射波长525nm(绿色)
tomogram plot		X线断层图	X线断层图可以对任意3个参数进行三维立体显示,每个颜色代表相同的细胞颗粒数
workspace preference		工作区参数选择	操作者可根据自己的偏爱对工作区或图形进行一些预先的设定

(吴丽娟 罗 阳)

参 考 文 献

1. 王建中. 临床流式细胞分析[M]. 上海:上海科学技术出版社,2005:1-60.
2. 王书奎,周振英. 实用流式细胞术彩色图谱[M]. 上海:第二军医大学出版社,2004:1-15.

第六章 ▶

BD 系列流式细胞仪

BD 系列有超过 20 款不同型号的流式细胞仪，包括用于分析的 FACS Calibur 与 FACS Canto Ⅱ 及用于分选的 FACS Aria Ⅱ 等，应用方向涵盖临床、制药、环境、海洋和生物等领域。以下将介绍临床常用的 3 款仪器基本操作与保养。

第一节　BD FACS Calibur 流式细胞仪 ▼

一、结构特点与工作原理

（一）结构特点

1. 仪器具有两种配置，1L3C 和 2L4C。
2. 空间立体激发（图 6-1）。

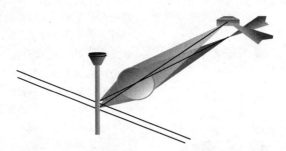

图 6-1　BD FACS Calibur 流式细胞仪空间立体激发

3. 可选配分选装置。

（二）工作原理

鞘液包裹样品流形成环流包，保证样品位于液流中轴线，匀速通过流动室，经过激光照射后，产生散射光和荧光信号，这些光学信号代表了样品的各种物理和化学信号，经光电倍增管转换为电信号，传输到计算机进行分析，进而得到相应细胞的各种特性分布和计数结果（图 6-2）。

二、技术参数与特色

FACS Calibur 是临床应用广泛的一款流式细胞仪，性能稳定，是唯一一款可选配分选的小型机，具有常用的临床自动分析软件、灵活强大的手动分析软件及监测仪器运行状况的质控软件。

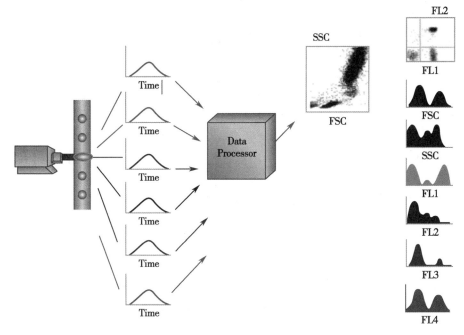

图 6-2 BD FACS Calibur 流式细胞仪工作原理

1. 荧光灵敏度 FITC 为 200MESF，PE 为 100MESF；cFDA 实际检测值 FITC 为 9.5MESF，PE 为 7MESF。

2. 仪器分辨率 各通道光信号全峰宽 CV 值≤2%，远远超过同类仪器的半峰宽 CV 值。

3. 散射光灵敏度 前向角散射光灵敏度 1μm。

4. 分析速度 10 000cell/s。

5. 分选速度 300cell/s，分选纯度>95%。

6. 最小检测量 100μm，便于节约珍惜样本。

7. 全自动电压、荧光补偿软件 FACS Comp。

8. 全自动淋巴细胞分析软件及 HLA-B27 分析软件。

三、使用方法与技巧

1. 开机程序

（1）开启电源。

（2）开启其他周边配备电源，如打印机及 MO 机。

（3）开启计算机。

（4）确认鞘流液筒有八分满的 FACS Flow，确实旋紧（鞘液筒容量为 4L）。

（5）将废液倒掉，并在废液筒中加入 200ml 家用漂白水（废液筒容量为 4L）。

（6）将减压阀方向调在加压（pressurize）位置。

（7）排除液流管路与过滤器中的气泡。

（8）取下样品管，执行 PRIME 功能两次。

（9）使用 1ml PBS，High Run 2 分钟。

（10）可开始分析样品。

2. 光路检测程序　FACS Comp 是自动设置仪器的应用软件，可通过标准微球（calibrite beads）来监测仪器的工作状态。

（1）标准微球的准备（按试剂说明书）。

（2）从 Apple Menu 下进入 FACS Comp，在 Sign In 视窗中填入操作者等信息。

（3）单击 Accept，进入 Set Up 视窗；在 Assay Selection 下选择需要的 Assay：Lyse/Wash、Lyse/No Wash 或 HLA-B27 Calibrite。

Lyse/Wash 用于溶血素洗涤的样本（2 色、3 色或 4 色）；Lyse/No-Wash 用于溶血处理后免洗的样本（3 色或 4 色）。

（4）在 calibrite beads Lot Ids 中根据每一种 beads 所对应的编码输入 Lot ID。

（5）设定完成后，单击 Save 键保存所有的设定，在 Set Up 视窗的右下角单击 Run，出现 PMT 视窗。

（6）Beads 的检测：将功能键放在 Run 的位置，流速设成 High，将混匀的标有 unlabeled 的试管放在支撑架上；单击 Start，开始调节 PMT；检测完成后，将 unlabeled 试管从支撑架上取下，换上混匀的标有 mixed 试管，单击 Start 开始调节补偿，调节 difference 在 Target Value±2 的范围内。补偿调试成功后，FACS Comp 自动前进到灵敏度调试，单击 Start 键，开始调试灵敏度；调试完成后，软件计算结果，并将所有的结果都 Calib File 或 Calib File.LNW 中，同时给出 Summary Report。

（7）从支撑架上移走装有 beads 的试管，换上蒸馏水，并将功能键换成 STAND BY。

（8）单击 Set Up 键，选择 Quit，退出 FACS Comp，打印 Summary Report。

3. 清洗程序

（1）每日清洗：开机后，检测样本前使用 1ml PBS，高速运行 2 分钟；实验结束后，为了防止管路堵塞或残留有荧光染料，造成交叉污染，应在上样管中加入次氯酸钠浓度为 10% 的漂白剂清洗上样针和流动池，然后再用蒸馏水清洗干净。在使用了一些荧光染（如 PI、AO、TO 等）后，需要立即进行加样针的清洁。

（2）月维护：仪器样本量大，或经常使用附着性染料（如 PI、AO、TO 等），则需增加管路清洗频率。

1）开流式细胞仪。

2）断开鞘液筒连接。

3）旁路鞘液过滤器：鞘液过滤器上端的管路从 Saline Filter 端口断开，将鞘液管路（白色）取下，连接到 Saline Filter 端口上。过滤器短路后，鞘液不经过滤器，直接从鞘液筒流入细胞流动池，再进入废液筒。

4）鞘液筒中装 1∶10 稀释漂白剂 1~2L。

5）仪器处于 Run 状态，流速为 HI，样本管中加入 1∶10 稀释漂白剂 3ml，加在上样针位置，清洗 20~30 分钟。

6）移去装有 1∶10 稀释漂白剂的样本管。

7）使用装有蒸馏水的鞘液筒和样品管，同样方法清洗管路（重复第 3~5 步）。

8）将装有鞘液的原鞘液筒恢复原位，连接好鞘液过滤器，上样针位置放盛有 1ml 蒸馏水的样品管。

9) 仪器选择 Standby 模式。如无实验,则可关机。

4. 检验方案的编辑

(1) 先开仪器后开计算机,以确保仪器和计算机之间的正常通信,启动 CellQuest Pro 软件。

(2) 点击实验文件的右上角的放大钮,将实验文件窗口放大。

(3) 从 File 菜单中选择 Document size:出现文件大小对话框(图6-3)。

(4) 点击黑矩形右边的矩形,点击"OK"。将文件增至两页。

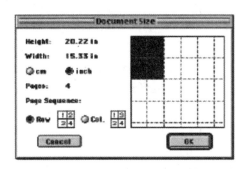

图 6-3 BD FACS Calibur 流式细胞仪文件大小对话框

(5) 从工具板中选择散点图:点击工具板中点图图标。

(6) 在实验文件的空白区点击,然后拖动对角线至所需大小。出现点图对话框。

(7) 点击 Plot Type(散点图类型),选择 Acqusition(获取)。

(8) X 轴和 Y 轴默认 FSC、SSC。

(9) 在颜色框中点击 Multicolor Gating,门内颗粒将出现颜色。

(10) 点击"OK",出现 FSC/SSC 散点图。

(11) 从 Acquire 菜单中选择 Connect to Cytometer,出现 Acqusition Control 对话框,将其拖至空白区。

(12) 从 Cytometer 菜单中选择 Detectors/Amps,出现 Detectors/Amps 窗口,将其拖至空白区。

(13) 从 Cytometer 菜单中选择 Threshold,出现 Threshold 窗口,将其拖至空白区。

5. 新编辑检验方案参数的调试

(1) 从 Cytometer 菜单中选择 Instrument Settings,出现对话框(图6-4)。

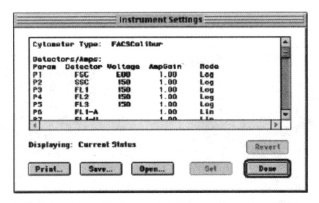

图 6-4 BD FACS Calibur 流式细胞仪仪器设置对话框

(2) 选择目录及文件(如 BD Files\Instrument Setteings\Calib File),点击 Open。

(3) 点击 Set,点击"Done"。

(4) 使仪器处于 RUN,插上同型对照管。

（5）点击 Acqusition Control 窗口中的 Acquire（注意 Setup 前需打叉，即不储存数据）。

（6）选择 FSC/SSC 为 LIN（线形放大），将 FSC 电压置于 E00，调节 FSC 放大器增益；调节 SSC 电压；调节 FSC 阈值，观察图的改变。

（7）在工具板中选择多边形的 Region。

（8）在 FSC/SSC 点图上设淋巴细胞 Region，Region 外点击将 R1 拖至空白区（图 6-5）。

（9）移去同型对照管，点击 Acqusition Control 窗口中的 Pause。

（10）选择点图，在出现的对话框内选择 X 轴：FL1，Y 轴：FL2，选择 G1=R1，点击"OK"，FL1/FL2 的点图出现；点击 FL1/FL2 点图的边框并将之拖至 FSC/SSC 图的右侧。

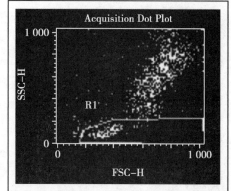

图 6-5　BD FACS Calibur 流式细胞仪 FSC/SSC 点图上设淋巴细胞 Region

（11）同样建立一个 FL3/FL2 的点图，并选择 G1=R1。如获取 4 色样本，进行下一步。如获取 3 色样本，跳至第 13 步。

（12）同样建立一个 FL3/FL4 的点图，并选择 G1=R1，若无 FL4 参数，请确认 Detector/Amps 窗口中 Four colour 前是否选中。

（13）在工具板中选择象限标尺，在 FL1/FL2 点图上以同型对照管的门内细胞画象限，这些象限指定了阴性 / 阳性区域。

（14）点击 FL1/FL2 点图，拖动 Marker 的柄将它设定在 101 处。

（15）从 Status 窗口选择 Quadrant Stas（象限统计）。

（16）在其余的图上，重复上述 3 步。

（17）插上同型对照管，点击 Acqusition Control 窗口中的 Restart。

（18）若必要，调节 FL1、FL2 的电压（在 Detector/Amps 窗口中），使这群细胞调在所有图的左下角（图 6-6）。在图 6-6 中，A 为未调节，B 为调节后。

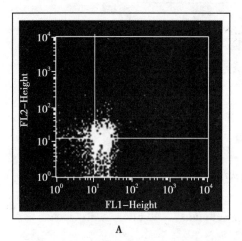

A

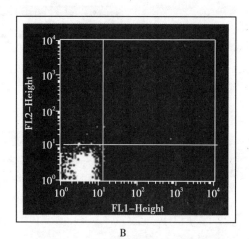

B

图 6-6　BD FACS Calibur 流式细胞仪调电压影响细胞阈值

（19）若必要，调节 FL3 的电压（在 Detector/Amps 窗口中），使这群细胞调在所有图的左下角。勿调节 FL4 的 PMT 电压，其电压值由 FACS Comp 设定。

（20）点击 Aqusition Control 窗口中的 Pause，移去同型对照管。

（21）关闭 Detector/Amps 和 Threshold 窗口。

（22）从 Cytometer 菜单中选择 Compensation。

（23）插上 CD3-FITC/ 小鼠 IgG_1-PE/ 小鼠 IgG_1-PerCP/ 小鼠 IgG_1-APC 管，点击 Aqusition Control 窗口中的 Restart。

（24）若必要，调节 FL2-% FL1 使 FITC$^+$ 细胞在 FL1/FL2 点图的右下象限。

（25）移去此管，插上小鼠 IgG_1-FITC/CD8-PE/ 小鼠 IgG_1-PerCP/ 小鼠 IgG_1-APC 管，点击 Aqusition Control 窗口中的 Pause、Restart。

（26）若必要，调节 FL1-% FL2 使 PE$^+$ 细胞在 FL1/FL2 点图的左上象限（图 6-7）。

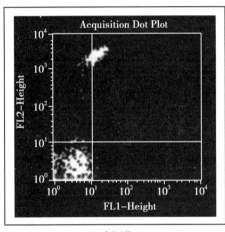
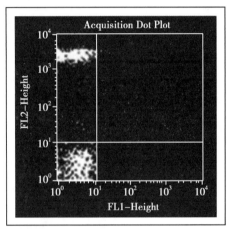

未调节   调节后

图 6-7 BD FACS Calibur 流式细胞仪调荧光通道补偿

（27）若必要，调节 FL3-% FL2 使 PE$^+$ 细胞在 FL3/FL2 点图的左上象限。

（28）移去此管，插上小鼠 IgG_1-FITC/ 小鼠 IgG_1-PE/CD45-PerCP/ 小鼠 IgG_1-APC 管。

（29）FL2-% FL3 的补偿应为 0，若必要时调节该补偿；若做 3 色，跳至第 33 步。

（30）FL4-% FL3 的补偿应为 0，若必要，调节该补偿。

（31）移去此管，插上小鼠 IgG_1-FITC/ 小鼠 IgG_1-PE/ 小鼠 IgG_1-PerCP/CD4-APC 管。

（32）FL3-% FL4 的补偿应为 0，若必要，调节该补偿。

（33）关闭 Compensation 窗口。

（34）点击 Aqusition Control 窗口中的 Pause、Abort。

（35）移去样本管，插上双蒸水管，将仪器处于 Standby 状态。

6. 检测程序

（1）从 Acquire 菜单中选择 Acquisition & Storage，出现 Acquisition & Storage 窗口。

（2）在 Acquisition Gate 中选择默认设置：Accept、All，获取的数据首先由获取的门处理，落在门内的所有颗粒被接受或放弃。然后数据按 Collection Criteria 窗口中的设置处理。

（3）在 Collection Criteria 中选择默认设置：Event Count，10 000，All。可设置获取终止

的条件：Event Count，获取的颗粒数；Time，获取时间。

（4）在 Storage Gate 中选择默认设置：All。

（5）在 Resolution（分辨率）中选择默认设置：1024。

（6）点击 Parameter Saved，出现对话框。

（7）选择需要储存的参数，结果会储存在 Data File 中。

（8）点击此对话框的"OK"。

（9）点击 Acquisition & Storage 窗口的"OK"。

（10）从 Acquire 菜单中选择 Parameter Description，出现 Parameter Description 对话框。

（11）点击 Directory 后的 Change 键，出现对话框，选择或创建文件夹。

（12）点击 Parameter Description 对话框的 Change 键，出现文件名编辑窗口。

（13）在 Custom Prefix 中：输入文件名。

（14）在 File Name Suffix 中选择 File Count。

（15）在 File Count 中：确认输入的为 1。

（16）点击此对话框的"OK"。

（17）在 Parameter Description 对话框中输入您想保存的 Patient ID，Sample ID 和 Comments 等信息。

（18）选择或输入所有参数名。

选择：点击右侧的箭头，选择已设定的参数名。

输入：在 P1 后的空格中输入参数名。

（19）将 Parameter Description 对话框拖至适当位置以不妨碍视野，勿关闭。

（20）从 Acquire 菜单中选择 Edit Panel，出现 Edit Panel 对话框。

（21）点击 Panel 上的 Add，New Panel 就出现在 Panel List 中，输入 Panel 名。

（22）选择该 Panel（变黑），点击 Tube 上的 Add，Tube1 就出现在 Tube List 中，输入 Tube 名。

（23）选择该 Tube（变黑），在 Label List 中为该管选择参数名。

例如：P1，Forward Scatter；P2，Side Scatter；P3，Mouse IgG1 FITC；P4，Mouse IgG1 PE；P5，CD45-PerCP；P7，Mouse IgG1 APC（若四色）。

（24）点击 Tube 上的 Add，Tube 2 就出现在 Tube list 中，输入 Tube 名（如 3/8/45），重复第 23 步，点击"OK"。

（25）可在 Parameter Description 对话框中选择刚刚编辑的试剂 Panel。

（26）从 Acquire 菜单中选择 Counter，出现 Counter 计数框。

（27）在 Acqusition Control 窗口中不选 Setup。

（28）使仪器处于 Run 状态。

（29）插上第一管（同型对照管），快速将支撑臂复位，点击 Acquisition Control 窗口中 Acquire。

（30）该管获取完后，会出现"嘟"声，然后插上下一管（在 Reagent Panel 中也为第二管），快速将支撑臂复位，点击 Acquisition Control 窗口中 Acquire。

（31）重复前一步骤，直到 Reagent Panel 中最后一管。

（32）选择 Acqusition Control 窗口中的 Setup。

（33）使仪器处于 Standby 状态。关闭 Acqusition Control 窗口和 Counter 计数框。

（34）从 Cytometer 菜单中选择 Instrument Setting，出现 Instrument Setting 窗口。

（35）点击 Save，出现文件保存对话框，选择文件目录及文件名，点击 Save。

（36）在 Instrument Setting 窗口中点击 Done。

（37）创建一个新的 CellQuest Pro 实验文件（File 菜单下的 New）。

（38）从工具板中选择点图，出现点图对话框，点击 Select File，选择一定目录下的第一管的数据文件。

3 色：小鼠 IgG₁-FITC/ 小鼠 IgG₁-PE/CD45-PerCP；4 色：小鼠 IgG₁-FITC/ 小鼠 IgG₁-PE/ CD45-PerCP/ 小鼠 IgG₁-APC。

（39）X 轴参数：FL3-H；Y 轴参数：SSC-H。

（40）点击 Multicolor gating，点击"OK"。

（41）在淋巴细胞群上画一个多边形的 Region（图 6-8）。

（42）重复第 38 步。

（43）X 轴参数，FL1-H；Y 轴参数，FL2-H。

（44）选择 G1=R1，点击 Multicolor gating，点击"OK"。

（45）在小鼠 IgG₁-FITC/ 小鼠 IgG₁-PE（同型对照）的 FL1-H/FL2-H 点图上设定象限 Marker（▦），使得门内细胞群在左下象限（图 6-9）。

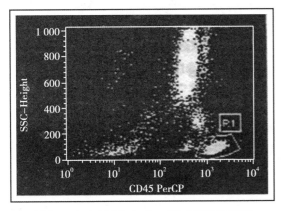

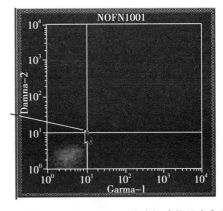

图 6-8 BD FACS Calibur 流式细胞仪设门　　图 6-9 BD FACS Calibur 流式细胞仪设定象限

使该点图处于激活状态，从 Stats 菜单中选择 Quadrant Stats。该点图分为 4 个象限。UL：左上，仅 FL2⁺；UR：右上，FL1⁺和 FL2⁺；LL：左下，FL1⁻和 FL2⁻；LR：右下，仅 FL2⁺。

小鼠 IgG₁-FITC/ 小鼠 IgG1-PE（同型对照）的 FL1-H/FL2-H 点图上，几乎所有的细胞应在 LL 象限。若需要，可编辑象限统计的内容，从 Stats 菜单中选择 Edit Quadrant Stats。

（46）分析四色：File 菜单下的选择文件大小，文件大小对话框出现。垂直或水平点击邻近的空白四边形，点击"OK"，文件成两页。

创建一个 FL1-H/FL4-H 点图（小鼠 IgG₁-FITC/ 小鼠 IgG₁-APC），设定象限 Marker，使得同型对照管门内细胞群在左下象限，使该点图处于激活状态，从 Stats 菜单中选择 Quadrant Stats（象限统计）。

（47）批分析其余数据：从 Batch 菜单中选择 Setup，出现 Batch Setup 对话框。

在 Plot and Stats to Process 框中选择 ALL，在 Pause after each file increment 框中选择 for seconds，输入 5；选择 Print after each file increment，选择 Export Statistic → New File（选择或创建目录及文件名），选择 File Increment：1，点击"OK"，从 Batch 菜单中选择 Run，出现 Batch Control 框。

（48）分析数据：在此部分，将计算淋巴细胞、T 细胞、B 细胞、NK 细胞的百分数。

从同型对照管的 FL1-H/FL2-H 点图上得出门内细胞 % LL（左下象限）；若 4 色，从同型对照管的 FL1-H/FL4-H 点图上得出门内细胞 % LL（左下象限），从第二管的数据中得出 CD3$^+$ 细胞百分数，CD3$^+$CD8$^+$Tc 细胞百分数，以及 CD3$^+$CD4$^+$Th 细胞百分数；从第三管的数据中得出 CD3$^-$CD16$^+$56$^+$NK 细胞百分数及 CD19$^+$B 细胞百分数。

（49）通用模板可用于常规获取或分析，所有条件包括 Region、Marker、Statistic 等都储存下来：点击点图，从 Plot 菜单中选择 Format Dot Plot，出现点图对话框，选择 No file，点击"OK"。用同样方法将其余点图都改成 No file，从 File 菜单选择 Save as，输入模板名，点击"Save"。

7. 关机程序　关机前必要的动作：清洗进样管和外套管，防止进样管堵塞或有染料残留。

（1）将样品支持架左移，取 2ml FACS Clean（10% Bleach）上样品，让仪器的真空系统抽取约 1ml 的液体。

（2）将样品支持架回正，按 High Run，然后让 FACS Clean 清洗管路 10 分钟。

（3）按 Standby，取下样品管，执行 Prime 功能两次。

（4）取 2ml dH$_2$O，重复上述步骤（1）～（3）。

（5）注意最后只留约 1ml dH$_2$O 在试管中。

（6）按 STANDBY 5 分钟，使风扇冷却镭射后，关闭细胞仪（必要动作，以保护镭射光源。）

（7）倒掉废液，并回填 200ml 漂白水。

（8）将减压阀放在"Vent 漏气"位置，将鞘流液筒充填至八分满。

（9）退出软件"File"→"Quit"（如有对话选项，选择"Don't save"）。确认退出计算机中所有 BD 应用软件，所有数据已储存备份。

（10）关闭计算机。"Special"→"Shutdown"。

四、质控措施

在临床检验中分为分析前、分析中、分析后的质量控制。分析前的质量控制主要内容是标本采集、保存和传送等；分析中的质量控制即实验操作过程的控制；分析后的质量控制主要是对数据结果的处理，对检验结果的可信度评价和及时将报告送给临床并听取反馈意见。检测过程的质量控制如下。

1. 首先通过 FACS Comp，使用标准微球（calibrite beads）来监测仪器的工作状态。

2. 然后从 2～8℃冰箱取出 BD Multi-Check CD4 Low Control 或第三方质控品，室温自然放置 15 分钟复苏，随后将质控品和待检测样本一起进行编辑、检测、收集数据并分析结果。

3. 按照 Levey-Jennings 质控图对结果进行分析，只有证实当天质控结果在控制之内，对当天的临床检验才能发出结果。一旦出现失控，则需查明原因，重新检验。

第二节　BD FACS Canto Ⅱ流式细胞仪 ▼

一、结构特点与工作原理

（一）结构特点

1. 仪器具有 3 种配置，即 2L6C、2L8C 和 3L8C。

2. 专利的八角形收集光路，利用光反射比透射更能保持光线强度的原理，先收集弱光，再收集强光（图 6-10）。

3. 独立液流车，保证 20 小时连续工作。

（二）工作原理

鞘液包裹样品流形成环流包，保证样品位于液流中轴线，匀速通过流动室，经过激光照射后，产生散射光和荧光信号，这些光学信号代表了样品的各种物理和化学信号，经光电倍增管转换为电信号，传输到计算机进行分析，进而得到相应细胞的各种特性分布和计数结果。

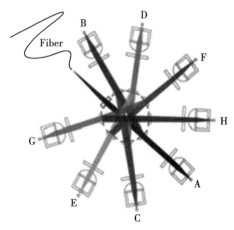

图 6-10　BD FACS Canto Ⅱ流式细胞仪八角形光路

二、技术参数与特色

1. 荧光灵敏度　FITC 为 100MESF，PE 为 50MESF；cFDA 检测值 FITC 为 11MESF，PE 为 10MESF。

2. 仪器分辨率　各通道光信号全峰宽 CV 值≤2%，优于同类产品的半峰宽 CV 值。

3. 散射光灵敏度　前向角散射光灵敏度 1μl，侧向角散射光灵敏度 0.5μl。

4. 分析速度 10 000 个细胞 / 秒。

5. 最小样本量≤50μl，适合微量样本和稀有样本的检测（如脑脊液和婴幼儿血液）。

6. 荧光补偿方式　为全矩阵补偿方式，具有在线补偿、脱机补偿、网络补偿等功能。

7. 配置全自动的 TBNK 临床分析软件一套和 HLA-B27 临床分析软件一套，临床项目 TBNK 检测单管即可完成，同时含有多个预设应用，可自动完成设门、结果计算和生成报告。

8. 具有多色临床质控系统一套，可单管完成体外诊断中所有实验和日常仪器条件的设置优化，包括仪器的稳定性、灵敏度、激光功率状态、系统压力等。可生成完整的质控报告，并提供图形文件自动跟踪和监视仪器性能，满足科研和临床的需要。

9. 配备液流系统车，保证液流系统的稳定，同时全自动的液流控制可以简化日常维护。

三、使用方法与技巧

1. 开机程序

（1）打开稳压器电源，打开位于仪器左侧的总电源，将同时开启仪器、液流车以及激光电源。

（2）启动计算机，在出现的登录对话框中，输入用户名和密码，点击"OK"。观察桌面右下角系统时间旁的网络图标中有一个显示仪器与电脑已连接。

（3）运行软件，双击桌面上的快捷方式。包括 BD FACSCanto 临床软件、BD FACS Diva 软件。

（4）在 BD FACS Diva 出现的登录对话框中，无须输入用户名和密码，直接点击"OK"；BD FACS Canto 临床软件出现的登录对话框中，密码"BDIS"点击"OK"进入软件。

（5）在"仪器框"中确认软件已经和仪器相连接；如果有必要，选择 Cytometer>Connect。

（6）在"仪器框"中查看液面水平，过低液面和已满废液显示红色。

（7）选择 Cytometer>Fluidics Startup 开启液路，出现显示进程的对话框。液路启动完毕（Complete）后，点击"OK"。

在液路启动过程中不要放上样品管，否则清洗液和废液会反流入样品管（液路启动程序会移去管道中的关机液，用鞘液替代）。

（8）激光预热，完成后，在"仪器框"的底部显示"System Ready"（系统准备完毕）。

（9）打开流动室的门，检查流动室有没有气泡。排除流动室中的气泡，选择 Cytometer>Cleaning Modes>De-gas Flow Cell，出现显示进程的对话框。结束后点击"OK"，检查流动池，若还有气泡，可重复上述操作。

（10）准备完毕后，仪器可以开始工作。

2. 光路和流路的检测程序　利用 BD FACS 7 色设置微球，对检测器电压调节，把设置微球调整在预定的靶值位置，对检测灵敏度值进行测量，并且对荧光补偿值进行计算并保存荧光补偿的资料。使用 BD FACS Canto 临床软件中的 Levey-Jennings 功能，按时间追踪流式细胞仪设置值，并监测仪器性能，留下参数的变化和趋势。

（1）在 BD FACS Diva 操作界面，打开"浏览框"（图 6-11）。

（2）在"浏览框"中建立新的文件夹：在"浏览框"中选中自己的数据库图标，然后点击"浏览框"工具栏的文件夹按钮。

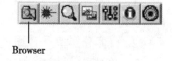

Browser

图 6-11　BD FACS Canto Ⅱ流式细胞仪浏览框位置

（3）选中该文件夹，重新命名为"QC"。

（4）选择 Instrument>Instrument Configuration，确保仪器设置包含了合适的参数。

（5）在文件夹中创建 QC 实验组：在"浏览框"中选择 QC 文件夹，选 Experiment>New Experiment，选择 QC 一栏，在对话框中选择 QC 模板，点击"OK"确定。这样，在"浏览框"中 QC 文件夹下生成了一个新的实验组。

（6）用当前的年、月和 QC 重命名该实验组；用当前的日期命名样本管（图 6-12）。一个实验组的规格包含一个现成的通用工作页面、一个样本下带一个样本管。通用工作页面有两页，包含有运行质量控制所需的分析对象（图、门和统计表）。

（7）准备 BD FACS 7 色设置微球：取一只 BD FACS 7 色设置微球样本管，加稀释液至刻度线（约 1ml），充分混匀。

（8）打开 FACS Canto 临床软件并登录，启动液路。

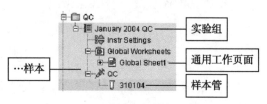

图 6-12　BD FACS Canto Ⅱ流式细胞仪样本管命名

（9）选择流式细胞仪（Cytometer）>设置（Setup）>标准设置（Standard Setup）。

（10）在"Setup Lot Information（设置批号信息）"对话框中点击"New Lot ID"。

（11）输入相应微球批号及失效期，并点击"OK"。

（12）按照 BD FACS 七色设置微球标签上所显示信息输入或检查 Lot ID（批号）、Target（靶值）及 Spectral overlap factors（光谱叠加因子），输入完毕后点击"OK"。

（13）仪器显示 Save Setup Bead Lot Info（保存校准微球信息）对话框，点击"Yes"。

（14）选择"Run Setup In Manual Mode"（手动执行校准），点击"Next"。

（15）仪器显示新的对话框，充分摇匀样本管，将废液吸引臂推到最左侧，上样，点击"OK"。

（16）校准过程自动进行，软件出现如下对话框时（图 6-13），取下样本管。如校准成功，仪器显示"Setup Completely Successfully"，软件将报告以 pdf 格式按如下路径及文件名自动保存（C:\Progarm Files\BD FACSCanto Software\Setup Reports\Setup Report_yyyymmdd_hhmm.pdf）。点击"Finish"（完成），校准结束。

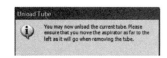

图 6-13　BD FACS Canto Ⅱ流式细胞仪移动样本管提示

3. 清洗程序

（1）日常清洗程序：开机后液流启动，自动将管道中的关机液置换为鞘液，液流启动后点击 Cytometer（Instrument）>Cleaning Modes>De-gas Flow Cell 执行流动室排气，防止气泡影响检测结果。每日检测结束后执行关机程序，选择 File>Exit（文件>退出），并选择 Run fluidics shutdown and exit（运行液流关闭并退出），将管道中的鞘液置换为关机液。

（2）长清洗：每月清洗一次，使用 BD FACS Clean Solution 净化鞘液内部管道，净化以后再使用 BD FACS Shutdown Solution 漂洗；检查多溶液桶里的液体状况，根据需要清空废液桶；执行 Cytometer（Instrument）>Cleaning Modes>Long Clean，会出现一确认框，点"OK"继续，此过程大约 75 分钟，完成时会跳出提示框，点"OK"结束。

（3）流动室清洗：检测结果不稳定，质控不佳时，选择 Cytometer（Instrument）>Cleaning Modes>Clean Flow Cell（如果安装了自动进样装置需请把圆盘传送带卸载下）；当提示出现时，放入一个含有约 2ml 清洁溶液的试管到 SIT 上，并点击"OK"。清洁期间会显示一个进度信息，当显示完成信息后请等待 5 分钟，这样可以使得 BD FACS Clean 洗液溶解流动池试管中的沉淀物，然后点击"OK"，把试管从 SIT 上取下来；运行液流启动，从流动池和液流线路上清除 BD FACS Clean 洗液，然后运行设置或者检测样本，如果不再运行其他样本的情况下关机，需运行 Fluidics Shutdown（液流关闭）。

（4）上样针及样本管支架清洗：每日实验结束关闭软件后，用干净的布蘸水涂擦上样针和样本管支架表面，防止盐结晶的形成，再用干布涂净上述表面的水汽，清空液流车上接压缩水的槽子，放管蒸馏水 1ml 于上样针上，下次开机前取下。

4. 检验方案的编辑

（1）在 BD FACS Diva 操作界面，打开"浏览框"。

（2）创建一个文件夹：在"浏览框"中选择数据要储存的位置，然后点击"浏览框"工具栏中的"Folder"-文件夹按钮。重命名文件夹，如 Immunophenotype。

（3）选中已建立的文件夹（如果有必要），然后点击"浏览框"工具栏中的"Experiment"按钮创建一个新的实验组。

（4）重新命名实验组：如用 6-Color Expt 或者用实验者名字开头的大写字母配上其他的识别标志命名。

（5）选中"浏览框"的 Experiment- 即实验组下的 Instr setting 仪器条件。然后点击"Inspector"检查框的"Parameter"参数一栏，删除不必要的参数。

（6）选择 Instrument>Instrument Setup>Create Compensation Tubes。选择完毕后就在实验组下加上了"Compensation Specimen"一项，此项下面包含一个"Unstained Control Tube"-对照管和步骤（5）中选择的所有荧光参数的染色管 -"Stained Control Tube"。每个补偿管都有自己的 Worksheet- 工作页面，页面包含了合适采集图。

5. 新编辑检验方案参数的调试

（1）放一支未染色的对照样本在流式细胞仪上。

（2）确认绿色的数据采集箭头指向"浏览框"-Browser 中的"未染色对照管"-Unstained Control Tube；点击"Acquire"按钮。

（3）调节 FSC 和 SSC 的电压，使得 LWB 样品（溶血后洗涤样本）在散射光点图上分群明显（图 6-14）。

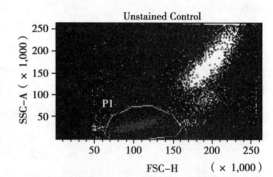

图 6-14 BD FACS Canto Ⅱ流式细胞仪调电压使细胞分群

（4）如果有必要，点击"仪器框"的"Threshold"一栏调整 FSC 阈值，调整阈值以尽可能减少碎片，但又保证淋巴细胞群的完整。

（5）调整"Unstained Control"工作页面上的 P1"门"使其只圈中淋巴细胞（图 6-14）。点击"门"的边框选中"门"。选中后，可以拖动"门"，也可以拉动改变"门"的大小。

（6）"门"调整完成后右击"门"的边界，选择"Apply to Compensation Controls"。这样，后面的补偿管都会用同样的"P1 门"。

（7）选中"Unstained Control"工作页面上的荧光直方图。在图的"检查框"中，选择"Show Grid Checkbox"（图 6-15）。

（8）优化调整电压，使阴性细胞群位于荧光信号图的第一个对数十分位内。

（9）点击"Record"- 记录数据。

（10）数据记录完成后，取下未染色对照管：点击"Remove Tube"，将出现"处理中"对话框，一只手将废液吸引臂推到最左边的同时另

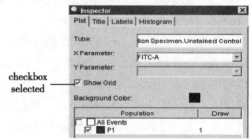

图 6-15 BD FACS Canto Ⅱ流式细胞仪直方图调整

一只手固定样本管，在向旁边推吸废液吸引臂的过程中，一直要用手固定样本管，否则样品管就可能从进样管脱落造成生物危害。取下样本管，松开废液吸引臂，当废液吸引臂回到中间位置时，仪器自动清洗进样管。

在 Progress 对话框消失之前，禁止移动废液吸引臂或放上新的样本管；对话框消失以后，可以放新的样本管。

在流式细胞仪上放第一个染色的补偿管。

（11）确认"Remove Tube"对话框已经消失。点击数据"采集控制框"上的"Next Button"。此操作使采集箭头指向"浏览框"中的下一个管并且开始采集数据。

（12）确认"P1 门"仍然圈中目的细胞群。按住 Ctrl 键同时点击采集箭头，开始记录数据。记录完毕后，点击"Remove Tube"。

（13）放下一个样本管，重复上述步骤，直到所有的染色管的数据都记录下来。

（14）双击"浏览框"第一个染色管（FITC Stained Control），工作页面上就会显示相应的图。在直方图上设一个间隔"门"，只圈住阳性细胞峰（图 6-16）。

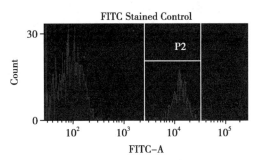

图 6-16　BD FACS Canto Ⅱ流式细胞仪直方图设门

（15）双击"浏览框"中下一个染色管，工作页面上会显示相应的图。对剩余的染色管，重复上述步骤。

当所有的"门"都设定后，就可以计算补偿了。

（16）选择 Instrument>Instrument Setup>Calculate Compensation。如果补偿计算成功，就会出现一个对话框，要用户为补偿设置命名。输入补偿设置的名称；点击"OK"确认。为了便于对补偿设置追踪，设置的命名最好包括实验组名称、日期或者两者同时具有。补偿设置的名称自动联到实验组的仪器条件设置上。

6. 检测程序

（1）创建一个新的样本 –"Specimen"；重命名为"LWB"。在 LWB 样本下再加两个样本管 -"Tube"。重命名两个样本管。例如，T/B/NK-001 和 T/B/NK-002。

（2）建一个通用工作页面；重命名为"Record Data"。

如果在"User Preferences"（用户设定）中，选了"Default Global Worksheet Preference"，通用工作页面就始终存在。如果未选"Default Global Worksheet Preference"，点击浏览框工具栏的"New Global Worksheet"按钮（🖹）就可以生成一个通用工作页面。每一个实验组最多可创建 10 个通用工作页面。

（3）在"Experiment Layout"对话框中定义每样本管的参数标志并输入每管要记录的细胞数。在"Experiment Layout"框中可定义参数标志，并显示在数据图的坐标轴上和统计表中。

（4）选择 Experiment>Experiment Layout 路径：在"Label"一栏中，输入每管合适的标志，比如在 FITC 区域中输入 CD4；用 Tab 键转换输入区域。

（5）在"Acquisition"一栏中，T/B/NK-001 和 T/B/NK-002 管的记录细胞数输入 10 000；点击"OK"确认。注意在"检测栏"中的"Acq.tab"会自动更新。

（6）在通用工作页面中，建合适的图预览数据。例如，创建 FSC *vs* SSC，FITC *vs* PE，PerCP-Cy5-5 *vs* PE，APC *vs* APC-Cy7 点图。按住 Ctrl 键同时点击建图工具可保持工具的选中状态，直到建完所有的图。然后点击其他的按钮取消选中。

（7）在"User Preference"中，如果选择了"Save Analysis After Recording"，每一个样本显示在通用工作页面上的数据就会随记录数据的样本管一起复制保存。如果不想保存复制的数据，就不要选"Save Analysis After Recording"。

（8）在流式细胞仪上放上第一只样品管，将数据采集箭头指向第一管；点击"Acquisition"采集数据。

（9）在数据采集过程中，设一个"门"圈中淋巴细胞。建其他的图显示淋巴细胞的数据，点击"Record"记录数据。

（10）数据记录完毕后，遵照下述步骤取下样本管。点击"Remove Tube"，将出现"处理中"对话框。一只手将废液吸引臂推到最左边的同时另一只手固定样本管。在向旁边推吸废液吸引臂的过程中，一直要用手固定样本管，否则样品管就可能从进样管脱落造成生物危害。取下样本管。松开废液吸引臂，当废液吸引臂回到中间位置时，仪器自动清洗进样管。

在 Progress 对话框消失之前，禁止移动废液吸引臂或放上新的样本管，当 Progress 对话框消失以后，可以放新的样本管。

（11）将采集箭头指向"浏览框"中相应的样本管，点击"Acquire"采集数据。在通用工作页面预览数据，然后点击"Record"记录数据。

（12）对剩余的样本管，重复上述步骤，直到所有的数据记录下来。

（13）创建一个新的通用工作页面；重新命名为"T/B/NK Analysis"。选中"LWB"样本下的第一个管，在分析模板上建立下列图。

FSC *vs* SSC

APC *vs* PE

APC *vs* PE-Cy7

APC *vs* PerCP-Cy5-5

APC *vs* APC-Cy7

FITC 直方图

（14）重新调整图的大小，使它们合适排列在页面上。

（15）设一个"门"圈中淋巴细胞；用"Population Hierarchy"指令（数目层次）重新命名淋巴细胞群。

（16）选中除"FSC *vs* SSC"点图和 FITC 直方图之外的所有的图，使选中的图上只显示淋巴细胞群。选择一系列的图时同时按住"Control"键。所有的图都选中后，在图的"检查框"中选中"Lymphocyte"旁边的选择栏。

（17）选择所有的图，然后点击图"检查框"的"Title"一栏，选中"Tube"和"Populations"左边的选择框，图的名字显示的就是选项的名字。

（18）建一个新的统计窗并编辑该表以显示淋巴细胞群及亚群，并列出所有荧光染料的平均荧光强度。

（19）在 CD3 APC *vs* CD16+56 PE 的点图上，围绕 CD3 阳性的细胞群设一个"门"，并命名为"TCells"。围绕 CD16+56 阳性的细胞设一个"门"，命名为"NK Cells"。在 CD3 APC *vs* CD19 PE-Cy7 点图上，围绕 CD19 阳性的细胞设一个"门"，命名为"B Cells"。

（20）在"Population Hierarchy"栏选中 T 细胞群；在 CD3 APC *vs* CD8 PerCP-Cy5-5 点图上，围绕双阳性的细胞群设一个"门"，命名为"T Cytotoxic"。因为 T 细胞先选中，"T Cytotoxic"就成了 T 细胞的亚型。在"Population Hierarchy"栏选中 T 细胞群；在 CD3 APC vs/APC-Cy7 点图上，围绕双阳性细胞群设一个"门"，命名为"T Helper"。"T Helper"即辅助

T 细胞,是 T 细胞的又一个亚型。

(21)选中 CD14 FITC 直方图;画一个间隔"门"圈中单核细胞,命名为"Monocytes"。打印分析结果(图 6-17)。

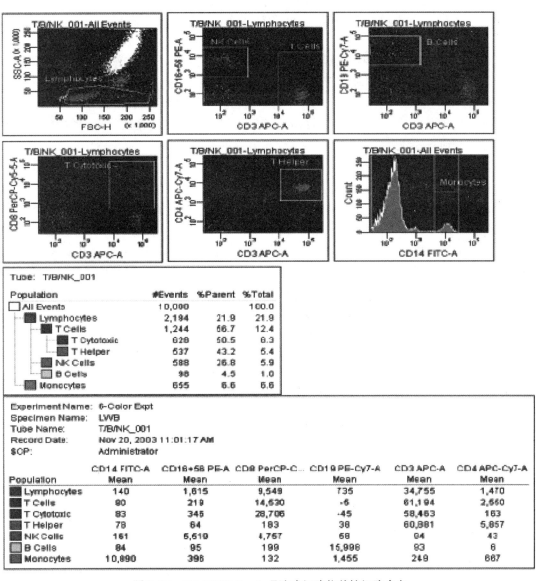

图 6-17　BD FACS Canto Ⅱ流式细胞仪单核细胞命名

(22)继续分析其他标本的数据。将采集箭头指向 LWB 样本的下一管,浏览通用工作页面上的数据;如有必要,调整图上的"门"。同样可以调整通用工作页面上显示的下一管的图;如果不想在通用工作页面上做调整,保存分析结果,在样本管的工作页面上再调整。

(23)如果分析内容建在通用工作页面上,每管的分析结果不被保存。要保存每管的分析结果,遵照下述步骤。展开"浏览框"中的"T/B/NK"通用工作页面。右击"Analysis",然后选择"Copy"复制(图 6-18)。

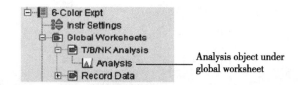

图 6-18　BD FACS Canto Ⅱ流式细胞仪通用页面结果保存

（24）在工作页面的工具栏中，点击通用工作页面按钮（▣）转换工作页面。为待分析的样本管创建新的工作页面；重命名该页面。

（25）在"浏览框"中选择待分析的样本管。右击样本管，然后选择"Paste"粘贴。

通用工作页面上的成分被复制到新的工作页面上。双击"浏览框"中选择待分析的样本管就可以看到分析结果。

该方法可用于多个样本管的分析：在选择粘贴之前，同时选中多个待分析样本管。来实现对多个试管的同时分析。注意不要选中任一待分析样本管下的"Analysis"。在"User Preference"中选中"Tube Specific Worksheet"，可以为每一个待测样本管自动生成工作页面来粘贴分析结果。

注意如果记录数据前在"User Preference"中选中了"Save Analysis After Recording"，软件可以自动储存分析结果。在这种情况下，分析的结果储存在记录数据时打开的工作页面上。如要使分析结果储存在指定的工作页面上，在数据记录之前，创建一个新的工作页面。

（26）当使用完毕 BD FACS Diva 软件后，但是不想关闭系统，可以选择"File>Log Out"（退出）。BD FACS Diva 工作界面将被隐藏，而"Log in"登录的对话框会出现。

7. 关机程序

（1）在 Browser 中指定任意一管 Tube，样本管中盛有 0.5%～1% 次氯酸钠，高速跑样 5 分钟。

（2）换去离子水，高速跑样至少 5 分钟，然后取下样本管。

（3）选择 Cytometer>Fluidics Shutdown。

运行"关闭液路"程序将所有管路中的鞘液排出，并用清洗液和关机液清洗这些管道。此操作将避免液体管道由于盐结晶而堵塞。

（4）出现系统可以关闭的提示后，点击"OK"。

（5）退出软件，关闭计算机。

（6）关闭仪器总电源。

（7）关闭稳压电源。

四、质控措施

1. 使用 BD FACS Canto 临床软件来运行自动化设置和 QC。

2. 然后从 2～8℃冰箱取出 BD Multi-Check CD4 Low Control 或第三方质控品，室温自然放置 15 分钟复苏，随后将质控品和待检测样本一起进行编辑、检测、收集数据并分析结果。

3. 按照 Levey-Jennings 质控图对结果进行分析，只有证实当天质控结果在控制之内，对当天的临床检验才能发出结果。一旦出现失控，则需查明原因，重新检验。

第三节 BD FACS Aria Ⅱ流式细胞仪 ▼

一、结构特点

1. 两种配置：2L7C 和 3L9C。

2. 固定光路系统，开机预热即可使用，不需要调整光路。

3. 专利的八角形收集光路，利用光反射比透射更能保持光线强度的原理，先收集弱光，再收集强光。

4. 有独立的液流车系统，可保证分选实验的 20 小时不间断进行。

二、技术参数与特色

1. 市面上唯一具有临床注册证的分选型流式细胞仪。

2. 荧光灵敏度，FITC<125MESF；PE<125MESF。

3. 分析速度≥100 000 个细胞 / 秒，分选速度≥70 000 个细胞 / 秒。

4. 分选模式，具备纯度分选、得率分选和成分分选模式，可进行两路和四路分选，四路分选纯度>98%，回收率>80%。

5. 液滴分辨率，可对每个液滴进行 32 等分分析。

6. 为降低激光照射对细胞的损伤，在保证荧光灵敏度的同时，采用低功率的激光器，所有激光器功率均不高于 100mW。

7. 带仪器设置和示踪控制程序，可以自动完成仪器的设置，调节变量和设置基线，可自动生成 Levey-Jennings 图形文件，跟踪和监测仪器性能。

8. 自动校正荧光光谱重叠，可进行脱机补偿和在线补偿，自动设门，自动分析结果，减少人为误差，保证结果的一致性。

三、使用方法与技巧

1. 开机程序

（1）开启稳压电源，启动计算机，在出现的登录对话框中，输入用户名和密码，点击"OK"。默认密码为："BDIS"或"BDIS#1"。

（2）开启仪器主电源，打开所需激光电源。若仪器刚关闭，需等到系统压力完全消除（"咝咝"声停止）后，再开启主电源。

（3）运行 BD FACSDiva Software 软件，双击桌面上的快捷方式。在出现的登录对话框中，无须输入用户名和密码，直接点击"OK"。

（4）仪器自动联机，在"Cytometer 仪器框"中确认软件已经和仪器相连接即"Cytometer Connected"；检查此窗口底部的液流系统水平，如果需要，则充满液体或倾空废液（图 6-19）。单击工具栏中的"Cytometer（仪器）"按钮，可以显示该窗口。

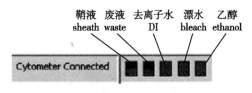

图 6-19 BD FACS Aria Ⅱ液流系统水平

（5）在 FACSDiva 软件的"Cytometer（仪器）"菜单中，选择"Fluidics Startup（启动液流系统）"选项。按窗口提示步骤进行操作。

（6）将气路和液路从乙醇关机液桶断开，连接到鞘液桶对应接口上，如图 6-20 所示，点击"Done"。

（7）确认装有"O"圈的闭合喷嘴在流动检测池上，点击"Done"。液流启动过程开始，进程提示显示在对话框底部。

（8）取下闭合喷嘴，点击"Done"。

（9）安装合适口径的喷嘴，保证"O"圈正确装入喷嘴。可在显微镜下观察喷嘴，确保喷嘴未阻塞。

（10）单击"OK"完成此过程。

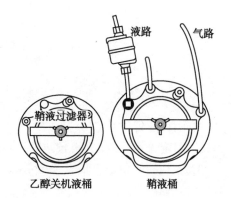

图 6-20　BD FACS Aria Ⅱ流式细胞仪气路液路移动

（11）液流启动完成后，在"Sort（分选）"菜单中选择"Sort Setup（分选设置）"选项，确认设置模式与喷嘴的口径相匹配。

（12）在 Cytometer-View Configuration 点击需要的 Configuration-Set Configuration-OK，关掉 Configuration 窗口。

（13）开启液流：单击工具栏中的"Sorting（分选）"按钮，可显示断点液流窗口（Break Off）和侧液流窗口（Side Stream）；单击位于断点液流窗口中"Stream（液流）"按钮，则可以开启液流。

（14）打开流动检测池上盖，打开分选区门，检查位于废液吸引器中的液流的位置，并检查断点液流窗口中的液流情况。液流应顺利由喷嘴流入废液吸引器的中央。调节断点液流窗口下面的 Ampl 的数值（10～70），液滴应表现为大小均匀，且以一定的距离相隔排列，卫星液滴的数目≤6 个。如果发现有液滴滴洒、不稳定或任何液流异常现象，关闭液流（单击位于断点液流窗口中"Stream（液流）"按钮，重新检查鞘液过滤器里是否有气泡或重新超声清洗喷嘴后，再开启液流。

（15）关闭分选区门和流动检测池上盖。

2. 光路和流路的检测程序

（1）校准面积因子：所需要的面积因子是根据鞘液压力和颗粒的大小而改变的。必须对每个在流式细胞仪上运行的试验进行面积因子的确定。

1）在浏览器中右击通用工作表 1 然后选择 Apply Analysis Template（应用分析模块）。

2）在模块对话框中，选择面积因子工作表然后点击"OK"。

3）点击浏览器工具栏中的新样本按钮创建新的样本。

4）扩大新的样本，然后点击设定当前试管指针到试管 -001 位置。

5）在加载端口安装 FITC- 阳性对照试管，然后点击采集命令栏中的加载选项。

6）校准 FSC 和 SSC 电压将颗粒放置在刻度上

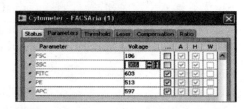

图 6-21　BD FACS Aria Ⅱ 流式细胞仪侧向角电压校准

（图 6-21）。

7）校准 FSC *vs* SSC 图中目标细胞群周围的 P1 门（图 6-22）。

8）校准 FSC 面积因子：点击流式细胞仪窗口中的激光器栏，校准 FSC 面积因子直到 FSC-A 信号和 FSC-H 信号匹配。如果 FSC-A 信号比 FSC-H 信号低，那么增加面积因子；如果 FSC-A 信号比 FSC-H 信号高，那么减少面积因子。在图标和统计学浏览中回顾所做的改动结果。

9）校准蓝色激光的面积因子直到 FITC-A 信号和 FITC-H 信号匹配。

10）卸载 FITC-阳性对照试管，然后加载 APC-阳性对照试管。

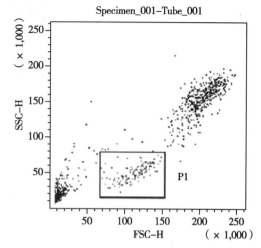

图 6-22　BD FACS Aria Ⅱ流式细胞仪校准 FSC *vs* SSC 图目标细胞

11）校准红色激光的面积因子直到 APC-A 信号和 APC-H 信号匹配。

12）在视察窗口中，清除所有参数的高度检查框（图 6-23）。

（2）优化 PMT 电压

1）右击浏览器中的流式细胞仪设定，然后选择 Application Settings>Create Worksheet。此时将在第二个通用工作表中添加根据操作者在参数栏中的选择所创建的图，使用灰色的框和 Crosshair 来指导优化操作。

2）将未染色的对照试管加载到流式细胞仪中。

3）在流式细胞仪窗口中，优化应用的设定。

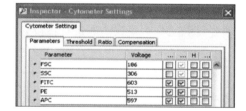

图 6-23　BD FAC SAria Ⅱ流式细胞仪清除参数高度检查框示意

优化 FSC 和 SSC 电压，将目标细胞亚群放置在刻度上；优化 FSC 极限数据以减少细胞碎片，而不对目标细胞亚群产生影响；如果有必要，增加荧光 PMT 电压，以便将阴性细胞亚群放置在灰色框中。尝试用灰色框中显示的 Crosshair 将阴性细胞亚群居中（此时不得减少荧光 PMT 电压，避免可能会减弱从阴性细胞亚群中分离暗细胞群的能力）。

4）将未染色对照试管从流式细胞仪中卸载。

5）将多色样本加载到流式细胞仪中。

6）确定阳性细胞亚群在刻度上：如果阳性细胞亚群不在刻度上，降低该参数的 PMT 电压直到阳性细胞亚群可以在刻度上完整看到。

7）从流式细胞仪上卸载多色样本。将补偿样本加入试验，以及每个补偿控制的染色对照试管（放大样本以便浏览所有试管）。含有合适图的工作表将被加入每个补偿试管中。

（3）计算补偿：未染色对照将用于确定 FSC，SSC 和 FSC 阈值的设定，并对目标细胞亚群进行门的设定。

1）将未染色对照试管加载到流式细胞仪中。

2）将浏览器中的补偿样本最大化。

3）将当前试管指针移动到未染色对照试管上，然后点击加载。

4）确定目标细胞亚群显示在 FSC *vs* CCS 图上。如果有必要，进行校准。因为应用设定已经根据样本进行了优化，因此流式细胞仪设定只需要微小调整甚至不需要校准。

5）点击阈值图标，然后校准 FSC。设定阈值，尽可能将细胞碎片移开，同时不会减小单细胞群。

6）调整 P1 门，只包围单个细胞群（图 6-24）。

7）右击 P1 门，选择 Apply to All Compensation（应用到所有补偿）控制。每个染色对照工作表中的 P1 门已经更新为操作者改动后的设定。

8）点击记录数据。

9）记录完成后，点击 Unload（卸载）然后将未染色对照试管从流式细胞仪上移除。

10）将下一个试管加载到流式细胞仪中然后重复步骤 8）和 9），直到所有的染色对照试管的数据都记录完成。

11）双击第一个染色对照试管来显示相应的工作表。

12）确定 Snap to Interval 门围绕阳性细胞群（图 6-25）。根据需要进行校准。

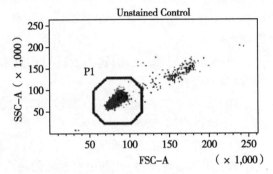

图 6-24　BD FACS Aria Ⅱ流式细胞仪设门选取单个细胞群

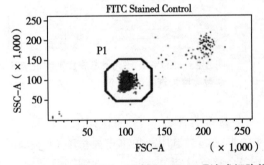
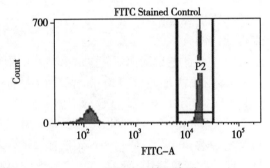

图 6-25　BD FAC SAria Ⅱ流式细胞仪确定 Snap to Interval 门围绕阳性细胞群

13）对剩下的补偿试管重复步骤 11）和 12）。

14）选择 Experiment>Compensation Setup>Calculate Compensation。

15）输入和设定名称一致的实验名称，然后点击"Link & Save"。

3. 清洗程序

（1）样本线路的反流：当样本试管卸载后，进样舱中的样本线路管道系统将由鞘液冲洗内外侧以减少可能的样本残留。使用样本线路反流指令，在试管卸载后对样本线路内部进行额外的反流操作。当观察到样本残留或者运行带有黏附细胞或者燃料的样本后，进行样本线路反流操作。选择 Cytometer>Cleaning Modes>Sample Line Backflush，点击"Start"开始反流操作。

（2）溶液箱充满后的准备：如果 5L 的塑料液体容器断开连接以便充满时，使用溶液箱充满后的准备的指令来准备液路。关闭液流,选择 Cytometer>Cleaning Modes>Prime After Tank Refill,选择待充满的液体箱,然后点击"OK",当液体箱准备完毕后点击"OK"。

(3)无菌分选的准备:如果要对完整的鞘液路径进行消毒,使用无菌分选的准备指令。该操作用漂白剂,DI 水和乙醇清洗系统。为了获得完全消毒,在分选之前将鞘液容器进行高压灭菌并安装新的鞘液过滤器。在 125℃,15psig 条件下灭菌 30 分钟,预热时间为 7.5 分钟,然后关闭循环。不得对鞘液探头进行高压灭菌。将探头移除然后用 70% 乙醇消毒。选择 Cytometer>Cleaning Modes>Prepar for Aseptic Sort,在流式细胞仪中安装"O"圈然后点击"Done",将液路从 DI 水端口移除,将液路从漂白液箱连接到 DI 水端口,然后点击"Done"。将漂白剂液路从 DI 水端口断开,然后将其连接到漂白剂端口,然后将液路重新连接到 DI 水端口,然后点击"Done"。将液路从鞘液筒断开(在鞘液过滤器的外侧)然后将其连接到液流控制车外侧的液体输入端口,点击"Done"。将液路从液流控制车外侧的液体输出端口处断开,然后将其连接到新的 0.2μm 的鞘液过滤器上。将旧的鞘液过滤器移除,然后将新的 0.2μm 的鞘液过滤连接到灭菌的鞘液筒的液体端口。随后选择继续检测样本或关闭系统,完成操作。

(4)清洁液体过滤器:每周 1 次,打开过滤器顶部的放液阀,将 5L 塑料容器的液体过滤器中的空气排出,这确保过滤器不会干燥。打开放液阀,保持其开放直到液体从阀门中溢出,关闭阀门,将可能进入液流控制车的多余液体擦干。

(5)清洁鞘液过滤器:每周 1 次,将鞘液过滤器垂直向上,在放液阀下方放置小容器接受任何液体,小心的打开放液阀,保持其开放直到液体从阀门溢出,关闭阀门,将可能进入液流控制车的多余液体擦干。

(6)流式细胞仪的防护性清洁:每月 1 次。关闭液流,将喷嘴移除然后安装闭环喷嘴,选择 Cytometer>Cleaning Modes>Clean Flow Cell,按照提示,安装含有大约 3ml 100% Contrad 70 的清洁液的试管,然后点击"OK",流式细胞仪将加载该试管然后用清洁液填充流式细胞仪。完成对话框出现时点击"OK"。如果要关闭系统可关闭流式细胞仪总电源,退出 BD FACS Diva 软件然后关闭计算机,将清洁液留在仪器中过夜。

4. 检验方案的编辑

(1)将样本 -001 重新命名为描述性名字。

(2)将试管 -001 重新命名为 4 色 -001。

(3)将当前试管指针指示到 4 色 -001 试管。

(4)点击采集仪表盘中的下一个试管,用名称 4 色 -002 重复第一个试管。

(5)使用试验设计功能来设定每个试管需要记录细胞颗粒的数目。选择 Experiment> Experiment Layout,在采集栏中对所有样本试管选择需要记录的细胞颗粒选择或者输入 5 000 个细胞颗粒,点击"OK"。

(6)启动细胞计数和计算器。

(7)安装合适尺寸的喷嘴。

(8)如果有必要,选择新的分选设定模式,然后选择合适的流式细胞仪配置。如果要更改当前分选设定模式,在 Sort>Sort Setup 菜单中选择喷嘴尺寸。

(9)如果有必要,安装样本线路过滤器。

(10)检查鞘液压力和颗粒大小的激光延迟。

（11）对待分选样本优化流式细胞仪。

5. 新编辑检验方案参数的调试

（1）选择合适尺寸的喷嘴：将仪器进行正常开机后，制备需要分选的样本，选定分选所需要的喷嘴 Sort-Sort Setup（70μm，85μm，100μm 或 130μm），选择对应的 Configuration 完成仪器必需的质控操作。

（2）根据实验需要建立相应的 Folder/Experiment/Specimen/Tube，并且在通用工作页面（Global Sheet）上建立获取模板，画出实验需要的图形（散点图或直方图），圈定需要分析和分选的细胞群（P1，P2……）。然后上样本，调试各参数的电压、补偿后获取数据。

（3）打开液流断点 Break Off 窗口的主液流 Stream，保证液束较细，没有分支。如果液束有分支，将喷嘴取下，重新安装；或将喷嘴超声清洗后再安装。（超声清洗时间一般 1～2 分钟左右）。然后点击侧液流 Side Stream 窗口的电压按钮，打开偏转板电压。此时再观察液流：液流应该比较稳定。如果加压后，液流左右移动幅度大，关掉电压，将电极板、分选仓的所有表面用蒸馏水擦洗干净，再用干纸巾擦干，重新加电，确保液流稳定。切记：先关电压再操作，保证安全。调节分选仓的角度，使得废液落入废液吸引槽的中心。

（4）液流断点位置的监视：调节主液流 Stream 窗口下端 Ampl 右侧滚动条的上下箭头，使液流断点位置位于窗口中上部。Ampl 的调整不应超过 70；确保卫星点 Satellite drop 融入主液滴的位置合适，卫星点 Satellite drop 少于 5 个。如果不合适：可能流动室有气泡，将液流关闭，然后再打开；将喷嘴卸下，超声清洗后再装上；或更换喷嘴。如图 6-26 所示，最左侧的主液流正常，右侧 5 种主液流是不正常的。

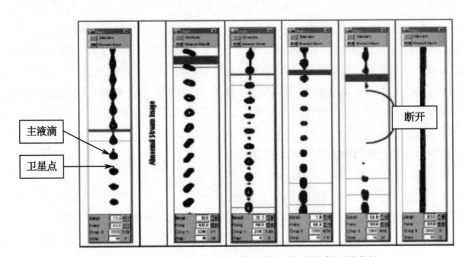

图 6-26 BD FACS Aria Ⅱ流式细胞仪液流断点位置监视

Breakoff Window 下方 Drop1 右侧的实测值输入到框里，激活此窗口上方的 Sweet Spot 的功能。待液流比较稳定，即断点位置恒定，以及最下方 Gap 右侧实测值和框里的靶值比较接近时继续下一步。

（5）确定液滴延迟（drop delay）

1）自动液滴延迟

A. 电极板加电，点开 Test Sort。

B．调整 Left 侧液流的角度，点开 Optical Filter，再关闭，关闭瞬间观察中间和 Left 侧液流是否位于两个框的中心位置，如果不在，重复调整 Left 侧液流的角度后点开 Optical Filter 再关闭，直至在框的中心位置（图 6-27）。

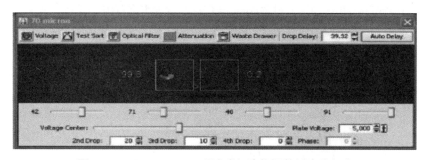

图 6-27　BD FACS Aria Ⅱ流式细胞仪调整侧液流角度

C．调整分选仓左侧小红激光调节旋钮，使 Left 和中心液流的亮度达到最亮，选择 Experiment New Experiment。弹出对话框中，选择 Accudrop drop delay，然后单击"OK"。

D．实验下面自动生成相应的 Specimen，将 Speciman 前的"+"点开，看到 Tube，将 Tube 前"+"点开，将下方的 Sort Layout 双击打开。

E．滴 1 滴 Accudrop Beads 到 1ml 的 PBS 中，上样。调整流速到以下相应喷嘴的要求。

点击 Sort layout 窗口中的"Sort（分选）"键。此时弹出一个对话框，在对话框提示菜单中选择 Cancel，不推开废液吸引槽。不用收集微球，这些 Accudrop 微球将被抽入废液桶中。

点击 Auto Delay 键，出现 Auto Drop Delay 对话框，点击 Start Run 键（图 6-28）。直至其完成后在下面窗口的左侧绘出曲线，完成最佳的 Drop Delay 数值的确定。

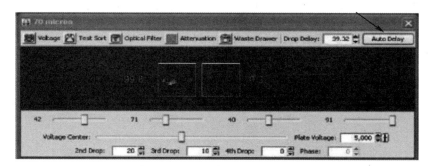

图 6-28　BD FACS Aria Ⅱ流式细胞仪用 Accudrop Beads 调整流速

2）手动液滴延迟

A．建立一个新的 Experiment，并命名为 Accudrop，并建立相应的 Specimen 和 Tube，将 Tube 命名为 Accudrop Beads。

B．在右侧电脑的"通用工作页面（global sheet）"上建立获取模板，画一个散点图，横轴 FSC-A，纵轴 SSC-A，设单个微球的矩形门（rectangle gate）P1。P1 要设到最大。

C．也同样从菜单上的 Sort 中选 New Sort Layout，在此 Experiment 下创建 Sort Layout，双击将其打开。

D. 设 Device 中选择 2 Tube，Precision 为 Initial，Target Events 为 Continuous。将 Left 下的分选群加为 P1。

E. 滴 1 滴 Accudrop Beads 到 0.5ml 的 PBS 中，上样。在 Instrument 菜单中选择 Laser 页面，将 Window Extension 设为零，调整流速到 1 000～3 000 个细胞/秒。

F. 在侧液流窗口中启动电压，使之变为 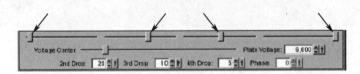。

G. 点击打开 Sort Layout 窗口，并点击"Sort（分选）"键。此时弹出一个对话框，在对话框提示菜单中选择 Cancel，不打开分选门（不开启抽吸装置）。不用收集微球，这些分选微球将进入废液槽中。

H. 在侧液流 Side Stream 窗口中，单击滤光片图标。此时，Side Stream 窗口出现两个框。调整 Drop Delay（Ctrl+ 箭头），使左框中亮度接进 100%。每次单击后都请稍等一会儿，待系统对液滴延迟时间更改后进行反应。

I. 然后在 Sort Layout 窗口将 Precision 改为 Fine Tune，同样点击 Drop Delay 的箭头调整，使左框数值最大（≥90%）。

J. 点击 Optical Filter，将其关闭。重新将 Window Extension 恢复为初始值 2。关掉偏转板电压。

（6）打开侧液流 Side Stream 窗口的偏转板电压，再打开分选测试，此时应看到四束偏转液流。通过调整 Voltage Sliders 分别调整四路偏转的角度大小。如果中间光斑比较分散，通过调整窗口下方的 2nd Drop 和 3nd Drop 对应数值，使得其最集中。

（7）安装分选装置：根据分选需要，将收集管放入四路或两路的分选装置中，然后将该装置滑入分选槽中。

（8）在前面记录数据的 Experiment 下建立 Sort Layout，并双击打开 Sort Layout。点击 Sort Layout 窗口的抽屉，此时弹出一个对画框，在对话框的提示菜单中选择"OK"，打开分选门（开启抽吸装置）。

（9）观察分选液流是否落入相应分选收集管中，如果没有，轻拉动液流的电压滚动条，使分选液流落入收集管中，最好使液流落到液面上而非收集管壁上。

（10）如图 6-29 所示，箭头为液流的电压滚动条。

图 6-29　BD FACS Aria Ⅱ流式细胞仪液流电压调节

调试完毕后关闭分选门（sort block door），关闭分选电压。

6. 检测程序

（1）打开记录实验数据的 Experiment，打开 Sort Layout，在 Sort Layout 窗口输入合适的选项。

从 Device 选项中选择合适的收集装置（4Tube/2Tube）。

从 Precision 选项中选择 Purity。

在 Target events（分选细胞数）下选择数目、输入数字或选 Continuous。

在相应分选区域（far left/left/right/far right），加入要分选的细胞群。

（2）开始分选：打开分选收集装置前的门，放入新的收集管。在上样架上放上要分选的样品管，上样（load）。设定合适的收集速率，速率低时分选效果比较好，一般4.0。

（3）打开偏转板电压，打开分选抽屉，在弹出的对话框提示菜单中选择"OK"，打开分选门。

（4）确认绿色的采集箭头指向 Browser 中合适的上样管。

（5）点击 Sort layout 上的"Sort"。如果此时出现一个对话框，点击"OK"。分选过程一直持续，直至您将所有需要的细胞群体分选完毕。如果 Target Events 选择了"Continuous"，仪器将持续分选，直至点击"Sort"或"Acquire"手动停止分选。分选结束后，获取停止，废液抽吸装置也关闭。从 Sort Layout 窗口可监测分选的进度，分选的细胞数显示在相应的区域。在相关的计数区显示分选速率。

在分选时可以将 Sweet Spot（甜美液滴）启动，当 Sweet Spot（甜美液滴）功能启动时，如果"Drop 1"和"Gap"的设置超过了正常范围，分选过程会自动暂停。并会自动条件相关设置"Drop 1"和"Gap"回归设定范围之内再继续分选，使用此功能保证分选过程只在合适的断点状态下进行。如果系统发现了严重问题，如检测到堵塞，那么液流会停止，分选过程会结束；电偏转板会停止，吸引装置会关闭，样品管会卸下。已经收好的样本会自动保护起来。

（6）分选完毕后的检测：从载样端口上取下样品管，从分选收集室中取下分选的收集装置，打开分选收集室门，将收集装置朝外滑动，将其从分选抽吸装置下方的固定凹槽中取下，关闭分选收集室门。检查每一个分选收集管的分选纯度。

（7）打开已获取样本的 Experiment，在 Specimen 目录下加上几个新的 Tube（几路分选加几个 Tube）。

（8）将 Tube 的名字改为 Post Sort Far Left，Post Sort Left，Post Sort Far Right，Post Sort Right。

（9）依次记录样本：在记录之前使用反冲功能清洗上样针，以避免交叉污染。

（10）最后在统计结果中记录下每种细胞的分选纯度。

7．关机程序

（1）每日关机程序

1）用 2ml FACS Clean 清洗液的流式管上样 5 分钟，注意高速运行：Flow rate 调到 6。

2）用 2ml DI Water 的流式管高速上样 10 分钟，注意高速运行：Flow rate 调到 6。

3）关闭液流（单击位于断点液流窗口中"Stream（液流）"按钮）。确保在您关闭液流前，先将当前的标本卸下。

4）将分选仓里的废液吸引槽的左、中、右各加入 10ml ddH$_2$O。

5）将普通喷嘴更换为闭合喷嘴，确认"O"圈在喷嘴上。

6）在"Cytometer"菜单下选择"Cleaning Modes（清洗模式）"选项。点击"Clean Flow Cell（清洗流动室）"选项。出现提示框后，在进样管中装约 2ml 去离子水然后点击"OK"。

7）关闭激光器电源，关闭仪器主电源。

8）退出 BD FACS Diva 软件，并关闭计算机和稳压电源。

9）拉开鞘液桶压力阀，完全释放压力。

10）用棉签或纸蘸 ddH$_2$O 擦净分选仓、电极板、收集仓、上样仓等所有可能溅有 PBS 的表面。

11）再用干棉签和纸擦干所有湿的表面，同时防止棉絮、纸屑等掉入仪器内部如废液吸引槽里。

（2）每周关机程序

1）用 2ml FACS Clean 清洗液的流式管上样 5 分钟，注意高速运行：Flow Rate 调到 6。

2）用 2ml DI Water 的流式管高速上样 10 分钟，注意高速运行：Flow Rate 调到 6。

3）关闭液流（单击位于断点液流窗口中"Stream（液流）"按钮）。确保在您关闭液流前，先将当前的标本卸下。

4）检查废液桶是否已满，乙醇关机桶是否需要补液。

5）在"Cytometer"菜单下选择"Fluidics Shutdown（关闭液流系统）"选项。

6）从流动检测池取下喷嘴（已完成），点击"Done"。

7）安装好闭合喷嘴，确认"O"圈在喷嘴上（已完成），点击"Done"。

8）将液路和气路连接到乙醇关机液桶上（图 6-30），点击"Done"。

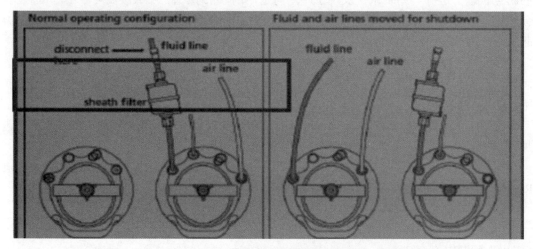

图 6-30　BD FACS Aria Ⅱ流式细胞仪液路气路连接乙醇关机桶

9）出现以下提示信息时，在进样管中装入约 2ml 去离子水，放于载物台上，然后点击"Done"。

10）待出现"日常清晰程序已完成"信息框时，点击"OK"。

11）当您看到"系统可安全关闭"的信息时，点击"OK"。

12）关闭激光器电源，关闭仪器主电源。

13）退出 BD FACS Diva 软件，并关闭计算机和稳压电源。

14）拉开鞘液桶压力阀，完全释放压力。

15）用棉签或纸蘸 ddH$_2$O 擦净分选仓、电极板、收集仓、上样仓等所有可能溅有 PBS 的表面。

16）再用干棉签和纸擦干所有湿的表面，同时防止棉絮、纸屑等掉入仪器内部如废液吸引槽里。

四、质控措施

在设定试验之前，必须运行操作检查步骤。操作检查步骤可以确保流式细胞仪运行良好。它可以产生默认流式细胞仪设定，这些设定能够将每个 PMT 处于最佳范围内。启动 BD FACS Diva 软件中的流式细胞仪设定和追踪（CS & T）应用程序，然后选择相应的流式细胞仪配置。每个配置都必须具有一个有效基线。

1. 关闭 Sweet Spot（如果它启动），然后选择 Cytometer>CST。流式细胞仪将从 BD FACS Diva 界面中断开，并连接到流式细胞仪设定和追踪界面。

2. 确定微球批号信息和流式细胞仪设定和追踪微球的批号相同（图 6-31）。从菜单中选择正确批号 ID，微球批号 ID 编号在 CS & T 微球试管上标记，确定流式细胞仪配置和试验相符。

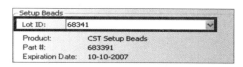

图 6-31　BD FACS Aria Ⅱ流式细胞仪确认微球批号

3. 确定正确配置具有有效的基线。

4. 取出 CS & T 微球，旋转试管使微球混匀。

5. 在 12mm×75mm 试管中，加入 0.35ml 的鞘液和 1 滴微球溶液，注意避光。

6. 将微球试管安装到流式细胞仪加载样本端口上，在设定控制窗口中，从属性菜单中选择检查操作选项（图 6-32），点击运行。

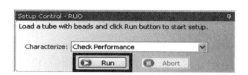

图 6-32　BD FACS Aria Ⅱ流式细胞仪加载运行微球

7. 当操作检查完成后，点击回顾报告，打印报告，确定操作检查通过。

8. 选择 File>Exit 关闭流式细胞仪设定和追踪窗口，然后连接到 BD FACS Diva 界面。

9. 点击对话框中的使用 CST 设定命令（图 6-33）。

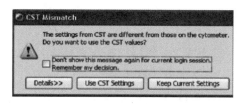

图 6-33　BD FACS Aria Ⅱ流式细胞仪使用 CST 设定命令

（刘航宇）

第七章

Beckman-Coulter 系列流式细胞仪

第一节 Cytomics FC500 临床型流式细胞仪

一、结构特点与工作原理

（一）结构特点

FC500 流式细胞仪系统由流式主机、电源箱、电脑工作站及显示器组成。

（二）工作原理

在一定压力下，鞘液包裹样本流进入流动室，液流经激光束照射到细胞，产生光信号，包括散射光信号和荧光信号。光信号被相应的检测器接收后，转换成电脉冲信号，经过放大，再经过数字化转化被计算机储存分析，得到单个细胞的物理和生物学特征。

二、技术参数与特色

1. 激光器　双激光空冷 20mW 488nm 及 25mW 638nm 固体激光。

2. 荧光通道　第一台 5 色流式细胞仪，FL1～FL5，可分别检测 FITC、PE、ECD、PE-Cy5（或 APC）、PE-Cy7（或 APC-A750）。

3. 前向角　双角度前向角散射光检测角度，可根据样本类型切换，前向角散射光灵敏度为 0.5μm。

4. 数字处理能力　单一信号数字化精度为 20bit（1 048 576 通道）方式处理。

5. 补偿　数字化 5×5 全矩阵荧光信号补偿系统，支持离线补偿、自动补偿。

6. 分辨率　鸡红细胞 PI 染色 CV<2%。

7. 荧光检测灵敏度　FITC≤15MESF，PE≤20MESF。

8. 样本采集速度　仪器设置高速、中速、低速 3 档，软件调节。

9. 进样方式

（1）MCL32 管连续自动进样器，条形码扫描识别样本（转盘 ID、位置 ID、试管 ID），上样前单管自动混匀，亦有固定位单管上样模式。

（2）MPL 板式自动进样器，支持 40 管流式管或 24 孔、96 孔板上样，上样前单管抽吸式混匀，样本间自动清洗功能。

10. 液流　外置 20L 及内置 1.5L 鞘液桶，外置 20L 废液桶、内置 1.5L 清洗液桶；

11. 携带污染率　<0.1%。

12. 操作系统　Windows 7。

13. CXP 获取软件　多用户登录；自动质控图绘制；自动结果输出并上传 LIS；具有专利的 PRISM 浓缩柱形图功能，能将多色分析的所有结果在一张直方图上显示；Flow Page 报告功能。

14. CXP 分析软件　多用户登录；具有密度图、Prism 图、叠加图、三维图等多种分析功能；批量处理功能；Flow Page 报告功能；与 Micro Office 联用；可以获取和分析同时进行。

15. 注册证　具有 CFDA 颁布的中国医疗器械注册证。

三、使用方法与技巧

1. 开机程序

（1）检查鞘液盒和清洁液盒内的鞘液盒清洁液是否需要补充，一般保持八九成满；倒空废液桶；盖紧盖子。

（2）依次打开稳压器和电源箱的开关。

（3）开启计算机登录 Windows 操作系统、双击桌面 CXP 软件，仪器随之开启。

（4）打开电源箱门，依次检查：Air Filter 和 Vacuum Filter 必须干燥无水；Water Trap 液体不能超过 1/3；Vacuum Trap 液体不超过 1/4；Systm Vacuum 表应在 −17～−30in.Hg；System Presure 表在 28～32PSI。

（5）预热 10～15 分钟，仪器提示：Awaiting Sample，可以上样检测。

2. 光路和流路的检测程序

（1）打开合适的光路和流路检测方案，如 QC 1L Flow-Check.PRO。

（2）从冰箱取出 Flow-Check 微球，在室温平衡后，混匀，加 0.5ml（为 10～15 滴）于流式管中，上样检测。

（3）当仪器采集到 5 000 个微球时，自动停止上样。亦可手动停止上样。

（4）记录 FS 及荧光 FL1～FL4 的 HPCV 值，一般要求<3%，是否与以前记录相符【注：记录第五通道请用 PC7（770/488）Set-up Kit】。

（5）若某个参数 HPCV>3%，请点击软件上 Prime 键，排除气泡干扰后重测，如果排除气泡还是无法达到标准，请选择 Cleanse.PNL 清洗机器后重测，若以上处理均未达标，请联系厂家工程师。

3. 清洗程序

（1）日常清洗程序：将 Cleaning 液或者漂白水与双蒸水 1∶1 稀释，放入流式管内，并准备 3 管 2ml 双蒸水，依次放入上样盘。选择 Panel-Cleanse.PNL，拖入 Acquisition manager 栏中，编辑盘号和位置后运行；

（2）真空管路清洗：点击工具栏中的初始化键，使机器处于 Idle 状态；将两个真空管洗器内加满双蒸水，放在进样盘的 1、2 号位置上，点击工具栏中的真空管路清洗键，进行真空管路清洗循环；

（3）Cleanse 液清洗程序：当执行完上述流程后，直接点选软件上的 Cleanse 按键，此时机器会用 Cleanse Tank 中的清洗液冲洗整个管路 3～5 分钟。待软件下方指示列出现 Press Idle Mode Button to Initialize，清洗结束。此时若按初始化键，机器会自动将清洗液排入废桶内，如不执行 Idle 程序，则清洗液在管路中浸泡过夜，当隔天再次启动机器时，机器会自动将清洗液排入废液桶内。

注意：使用 Cleaning 液浸泡管路不可超过 24 小时，否则会造成管路受损。

4. 检测方案的编辑　在检测标本之前，流式细胞仪需要输入一些信息使检测结果符合检测者的要求，如检测参数、直方图种类、希望检测的细胞数量等，这些按检测者要求而建立起来一系列检测条件即组成方案。

FC500 CXP 软件最大的特点是其灵活性和人性化设计。开发商采取一种开放式策略，为用户营造了自由的检测空间，使仪器的检验领域无限扩展，以最大限度地满足客户检验的需求。除了软件内置的开发商已编辑好的检验方案外，用户可以根据实际需要自由编制检测方案。

CXP 软件建立方案的步骤：

（1）选择待测参数并保存方案。

（2）建立图形（单参数/双参数）。

（3）界定每张直方图的分析区域：即画门。

1）单参数直方图分析区域种类：线性（lin）。

2）双参数直方图分析区域种类：多边形（polygon）、矩形（rec）、十字形（qua）、自动门（auto）。

（4）设置逻辑关系建立图形之间的关系。

（5）保存方案：以双色淋巴亚群检测（CD3-FITC/CD4-PE）为例介绍 CXP 软件的方案编辑。

1）新建方案：选择"File"→"New"→"New Protocol"。

2）选择参数：单击工具栏中的"Cytometer Control"，选择"Acq.Setup"选项卡，点击"Parameters"进入参数选择对话框，按实验所需选中相应的参数，点击"OK"，选择路径保存方案名"2C T cell.pro"。本实验所选参数为：FS-Lin/SS-Lin/FL1-Log/FL2-Log。

3）建立该实验方案所需图形：本实验需要画 4 个图。①SS/FS 双参数点图，单击工具栏中的 Color Dot Plot 图标，X 轴参数选择"SS Lin: SS Lin"，Y 轴参数选择"FS Lin: FS Lin"，如需在图形中直接显示细胞相对百分含量，可在"Show% on plot"前的方框中打"√"，单击"OK"。②FL1 直方图，单击工具栏中的"Histogram Plot"图标，参数选择"FL1 Log"，单击"OK"。③FL2 直方图，单击工具栏中的"Histogram Plot"图标，参数选择"FL2 Log"，单击"OK"。④FL1/FL2 双参数散点图，单击工具栏中的 Color Dot Plot 图标，X 轴参数选择"FL1 Log"，Y 轴参数选择"FL2 Log"，点击"OK"。

4）画门：①点击 SS/FS 散点图使之激活，点击工具栏中"Polygonal Region"图标画多边形门，在起始点闭合，自动生成并自动命名为 A 门，若需更改门的名称，点中门后，单击右键，选择"Region Properties"，进入对话框后更名。②点击 FL1 直方图使之激活，点击工具栏中"Single Linear Region"图标画线性门，放开鼠标后自动生成并自动命名为 B 门。③点击 FL1 直方图使之激活，点击工具栏中"Single Linear Region"图标画线性门，放开鼠标后自动生成并自动命名为 C 门。④点击 FL1/FL2 散点图使之激活，点击工具栏中"Quadrant Region"图标画十字门，放开鼠标后自动生成并自动为每个象限命名为 D1 门、D2 门、D3 门、D4 门。

5）建立逻辑关系：①激活 FL1 直方图，将鼠标放在图下方坐标处，将出现黑底符号">>>"，单击左键，进入属性设置界面，在 Gate 下拉菜单里选择 A，在"Apply gate to all plots"前的小方格里打钩，点击"OK"，使所有的图来自于 A 门。②激活 FS/SS 散点图，将鼠标放在图下方坐标处，将出现黑底符号"`>>>`"，单击左键，进入属性设置界面，在 Gate 下拉菜单里选择 Ungated，点击"OK"，使其显示所有细胞。

6）更改参数名称：选择"File"→"Edit FCS Header Attributes"，点击左侧栏的"FL1 Log"，在右侧 Name 栏中改为"CD3-FITC"，再点击左侧栏的"FL2 Log"，在右侧 Name 栏中改为"CD4-PE"，点击"OK"确认。

7）保存方案：在工具栏中点击字母"P"样图标，快速保存上述方案，也可以点击"File"→"Save Protocol"保存方案。

8）若需要同时检测多个方案，可通过"File"→"New"→"New Panel"建立 Panel，即多个（包括 1 个）方案的组合，并可通过"Report Generator"工具编辑相应报告模板，自动输出报告，上传至实验室信息管理 LIS 系统。

5. 新编辑检测方案参数的调试

（1）阈值调节：点击工具栏"Cytometer Control"快捷键进入参数调试界面，在 Acq.Setup 选项卡中勾选"Setup Mode"，将阈值设在 FSC 上，外周血白细胞检测的经验值在 100 左右。

（2）待测细胞群的寻找与圈定：在"Cytometer Control/Acq.Setup"界面中再勾选"Quick Set"选项，用一个处理好的样本上机检测，在 SS/FS 双参数点图中，拖拉垂直及水平滑块来分别调节前向角和侧向角的电压。当单纯依靠电压变化无法将细胞群分开时，往往是增益 Gain 值不合适，可进入"Detectors"界面，更改 FS 和 SS 的 Gain 值。待细胞群位置调节合适后，选中 A 门，调整 A 门的大小、形状和位置，来圈选淋巴细胞群。点击工具栏中"P"键保存方法。

（3）电压调试：目的是建立阴性细胞群位置。用处理好的空白对照或者同型对照管上样，看 FL1 直方图，滑动水平滑块调整 FL1 电压，尽量使阴性细胞群的正态分布峰位于第一个对数格内。同样，将 FL2 直方图中的阴性细胞群也调至第一个对数格内。

（4）补偿调节：以单标法为例调节 CD3-FTIC/CD4-PE 之间的补偿。在"Cytometer Control/Acq.Setup"界面勾选"QuickComp"，去掉"Quick Set"前的勾选。将处理好的 FITC 单染管上机检测，在 FL1/FL2 散点图中直接拉动垂直滚动条，调节 FL2-FL1%，直到 FITC 单阳性细胞落在 D4 象限即 FITC 单阳区内，使 D3 和 D4 区内细胞群平均荧光强度 Y-Mean 一致（差值<0.1）。保存方案。再将处理好的 PE 单染管上机检测，在 FL1/FL2 散点图中拉动水平滚动条，调节 FL1-FL12%，使得 PE 单阳性细胞落在 D1 象限内，同样保持 Y-Mean 一致。保存方案。

（5）调节完毕后，取消"Cytometer Control/Acq.Setup"中"Quick Set"前的打钩，待细胞数收集够了后手动停止，也可以设置一个停止调节。打开 Dot Properties，在"Stop and Save"选项卡中，"Use Stop Condition"前打钩，并在下方输入细胞数量即可。保存方案。

6. 检测程序

（1）打开已保存方案：选择"File"→"Open protocol"，找到指定路径打开方案，或者从"Resource Explorer"栏中拖入所需方案。

（2）将所有实验管依次放入转盘中，点击"Insert Tube"键在"Acquisition Manager"区插入新实验管，在"Carousel No"中输入盘号，在"Location"中输入管号，在"Sample ID"中输入样本名称，点击开始按钮进行上样。

（3）上样过程中可进行方案参数调节，详见上述。

（4）数据分析：将鼠标移到图形的左下角，左键按下出现的"∑"符号，可在图形下方看到检测后的统计数值，亦可建立 Flow Page 报告页，打印报告。

7. 关机程序

（1）日常关机程序：执行清洗程序后，退出 CXP 软件，点击桌面上的"FC OFF"关闭流式主机；依次关闭计算机主机，打印机开关。

（2）长期关机：执行完上述日常关机程序后，将鞘液盒和清洁液盒都换为双蒸水，关闭电源箱开关，切断所有电源。

四、质控措施

1. 光路和流路的质控程序　详见上述。

2. Flow-Set™ 质控微球及监测 PMT 电压

（1）Flow-Set™ 荧光微球：取约 0.5ml（10～15 滴）加入 12mm×75mm 的试管；

（2）制备 Immuno Trol 质控血样本：制备方法与外周血淋巴细胞检测的制备方法一致，将 100μl 的质控血和质控血低值，根据说明书加入相应体积抗体，孵育 15 分钟后，加入溶血素溶血，然后上机检测。如需进行绝对计数，请反向加样法加入质控血，并在上机前，在样本管内反向加样法加入 100μl Flow-Count 微球。加入微球后 2 小时内必须上机检测。

（3）首次运行质控程序，请在运行 Auto Setup（自动设置）之前，确认在"Edit Products（编辑产品）"对话框中已正确地输入了 QC 产品信息。

（4）点击菜单栏中"Tools"，选择"Auto Setup Scheduler"选项，在弹出的对话框中选择相应方案，如"AS LSA 45-84-8-3-C"，在"Carousel No."对应的方框中输入转盘号，如"1"；单击"Schedule"。

（5）此时出现"Carousel Load Report"屏幕，仪器自动加载实验方案；如不需要绝对计数，点击"Run"，开始进行 QC。如果需要绝对计数，请关闭该窗口，在 Acquisition Manager 中点击滴管样图标，在弹出的"Absolute Count Calibration"对话框中，勾选"Manual Absolute Count Calibration Value"中"Enable"，并输入绝对计数微球校准系数（如 952），点击"OK"。

（6）确认样本管位置（location）是否正确，并按正确顺序将各样本管摆在上样转盘上，打开转盘盖子，将转盘置于仪器上，盖好盖子，点击"Start"开始分析，所有样本运行完毕后，点击 Finish。确认接受还是拒绝该仪器设置：点击"Approve"，接受所有细胞设置并将其保存于方案中，可以应用于各实验方案；点击"Reject All"，拒绝（不保存）细胞设置，并根据需要排除系统故障后重新进行 QC。

（7）每天 QC 应检查 FS 参数及各荧光参数直方图的 X-mean 值，X-mean 反映 PMT 电压情况，其差异应在均值 ±5% 之间，表示仪器处于稳定状态，并记录结果。

第二节　Gallios/Navios10 色临床流式细胞仪 ▼

一、结构特点与工作原理

（一）结构特点

Navios 流式细胞仪是全球首款获得认证（FDA、CE、CFDA）的 10 色临床流式细胞仪，采用 488、405、640 共 3 根激光。该仪器具有整机光路温控的特点,具有一定程度抵抗温度变化的能力,保证结果的长期一致性。

采用卡槽式激光设计,步进马达控制激光精度。蓝激光最多激发 5 色,红激光 3 色,紫色激光激发 2 色。其前向散射光具有 N、W、W² 共 3 种收集模式,分别对应正常颗粒、较小颗粒与超小颗粒检测,有着较好的分辨能力。

侧向散射光及荧光通过光纤传导至光路收集装置,手机系统采用 18° 反射模式,最大限度减少荧光损失。采用红光敏感型 PMT,增强对红波段荧光素检测的灵敏度。

仪器标配正压转盘式自动上样装置,使用标准流式管上样。

Gallios 流式细胞仪为 Navios 的科研版本,可加装 561nm 激光,与 488 共线,提供红色荧光蛋白检测能力,加强对 PE 及 PE 耦合染料的检测效果。

Gallios 流式细胞仪采用 Kaluza for Gallios 流式收集软件,图形化、自动化程度更高。可与 Kaluza 分析软件无缝结合。

(二)工作原理

在一定压力下,鞘液包裹样本流进入光胶耦合流动室,液流经独立激光束照射到细胞,产生光信号,包括散射光信号和荧光信号。光信号被相应的检测器接收后,转换成电脉冲信号,经过放大,再经过数字化转化被计算机储存分析,得到单个细胞的物理和生物学特征。

二、技术参数与特色

1. 具有双激光 6 色、双激光 8 色、3 激光 10 色 3 种配置;3 激光 10 色配置为 488nm5 个通道,638nm3 个通道,405nm2 个通道;Gallios 可选装 561nm 激光,与 488nm 激光共线。

2. 激光器:22mW 488nm 固体激光、25mW 638nm 固体激光、40mW 405nm 固体激光;激光器可由软件独立控制开关。到达流动室检测区域有效激光功率:488nm>20mW;638nm>20mW;405nm>30mW;Gallios 选装 561nm 激光>30mW。

3. 光路收集:光胶耦合流动室、18° 全反射光路优化收集系统减少信号损失、滤光片插拔式可更换。

4. 前向角散射光具有 3 种检测角度、根据不同细胞大小在软件上选择,检测灵敏度可达 0.4μm,可区分相差仅 0.1μm 的颗粒大小。

5. 仪器内部整机温控功能。

6. 数字处理能力:40MHz 数字化样本采集速率、单一信号采用数字化精度为 20bit(1 048 576 通道)方式处理,尤其对于弱信号分辨能力更强。

7. 补偿:数字化 10×10 全矩阵荧光信号补偿系统,支持离线补偿、自动补偿。

8. 荧光灵敏度:FITC24MESF,PE34MESF,PE-Cy5 14MESF,APC 18MESF。

9. 数据存储:FCS3.0;单样本最大存储能力 2 400 万个细胞 / 文件。

10. 数据采集速度:≥30 000 个细胞 / 秒。

11. 进样方式:32 管连续自动进样,条形码扫描识别样本,上样前单管自动混匀,亦有固定位单管上样模式。

12. 液流:外置 20L 及内置 1.5L 鞘液桶、外置 20L 废液桶、内置 1.5L 清洗液桶。

13. 携带污染率:<0.1%。

14．操作系统：Windows 7。

15．Navios 软件：多用户登录；自动质控图绘制；自动结果输出并上传 LIS；Trueview 负值显示功能；PRISM 浓缩柱形图功能，能将多色分析的所有结果在一张直方图上显示；FlowPage 报告功能。

16．选配 Kaluza 专业流式分析软件，多种图形数据分析功能，支持中文界面，支持 Windows 7 操作系统，支持各种流式细胞分析文件格式，可实现数据获取和分析同时进行。

17．注册证：具有 CFDA 颁布的中国医疗器械注册证。

三、使用方法与技巧

1．开机程序

（1）检查液流车上鞘液桶和内置清洗液桶是否需要补充，一般保持八九成满；倒空废液桶，可加入 400ml 次氯酸钠原液；所有盖子旋紧，保持管路连接无扭曲。

（2）打开液流车上电源开关。

（3）开启计算机登录 Windows 7 操作系统，双击桌面 Navios 软件，选择用户名登录，点击"Connect"，仪器随之开启。

（4）打开电源箱门，依次检查：Air Filter 和 Vacuum Filter 必须干燥无水；Water Trap 液体不能超过 1/3；Vacuum Trap 液体不超过 1/4；System Vacuum 表应在 −17～−30in.Hg；System Presure 表在 28～32PSI 范围之间。

（5）预热 10～15 分钟，Status 灯变绿，软件提示：Awaiting Sample，可以上样检测。

2．光路和流路的检测程序

（1）打开合适的光路和流路检测方案，如 qc_flowcheck_brv.PRO。

（2）从冰箱取出 Flow-Check Pro 微球，在室温平衡后，混匀，加 0.5ml（10～15 滴）于流式管中，上样检测。

（3）当仪器采集到 5 000 个微球时，自动停止上样，亦可手动停止上样。

（4）记录 FS 及荧光 FL1～FL10 的 HPCV 值，一般要求<3%，是否与以前记录相符。

（5）若某个参数 HPCV>3%，请点击软件上 PRIME 键，排除气泡干扰后重测，如果排除气泡还是无法达到标准，请选择 Cleanse.PNL 清洗机器后重测，若以上处理均未达标，请联系厂家工程师。

3．清洗程序

（1）日常清洗程序：将 Cleaning 液或者漂白水与双蒸水 1∶1 稀释，放入流式管内，并准备 3 管 2ml 双蒸水，依次放入上样盘。选择 PANEL-Cleanse.PNL，拖入 Acquisition Manager 栏中，编辑盘号和位置后运行。

（2）Cleanse 液清洗程序：当执行完上述流程后，直接点选软件上的 Cleanse 按键，此时机器会用 Cleanse Tank 中的清洗液冲洗整个管路 3～5 分钟。待软件下方指示列出现 Press Idle Mode Button to Initialize，清洗结束。此时若按初始化键，机器会自动将清洗液排入废桶内，如不执行 Idle 程序，则清洗液在管路中浸泡过夜，当隔天再次启动机器时，机器会自动将清洗液排入废液桶内。

注意：使用 Cleaning 液浸泡管路不可超过 24 小时，否则会造成管路受损。

4．检测方案的编辑　Navios 软件秉承了 FC500 CXP 软件的设计风格和灵活易用的特点，并加入了多色流式获取及分析的功能，使仪器的检验领域无限扩展，以最大限度满足了客户检验的需求。除了软件内置的开发商已编辑好的检验方案外，用户可以根据实际需要自由编制检测方案。

Navios 软件建立方案的步骤如下。

（1）选择待测参数并保存方案。

（2）建立图形（单参数/双参数）。

（3）界定每张直方图的分析区域即画门。

单参数直方图分析区域种类：线性（lin）。

双参数直方图分析区域种类：多边形（polygon）、矩形（rec）、十字形（qua）、自动门（auto）。

（4）设置逻辑关系建立图形之间的关系。

（5）保存方案：以4色淋巴亚群检测（CD45-FITC/CD4-PE/CD8-ECD/CD3-PC5）为例介绍 Navios 软件的方案编辑。

1）新建方案：选择"File"→"New"→"New Protocol"。

2）选择参数：单击工具栏中的"Cytometer Control"，选择"Acq.Setup"选项卡，点击"Parameters"进入参数选择对话框，按实验所需选中相应的参数，点击"OK"，选择路径保存方案名"4C T cell.pro"。本实验所选参数为：FS-INT-Lin/SS-INT-Lin/FL1-INT-Log/FL2-INT-Log/FL3-INT-Log/FL4-INT-Log。

3）建立该实验方案所需图形：本实验需要画4个直方图、1个 SS/FS 双参数点图、6个荧光通道组合的双参数散点图：①SS/FS 双参数点图，单击工具栏中的 Color Dot Plot 图标，X 轴参数选择"SS Lin: SS Lin"，Y 轴参数选择"FS Lin: FS Lin"，如需在图形中直接显示细胞相对百分含量，可在"Show% On Plot"前的方框中打"√"，单击"OK"。②FL1 直方图，单击工具栏中的 Histogram Plot 图标，参数选择"FL1 INT Log"，单击"OK"。③剩余直方图，同时按下 Ctrl+D 键，复制3张图，将 X 轴依次改成 FL2 INT Log, FL3 INT Log, FL4 INT Log。④FL1/FL2 双参数散点图，单击工具栏中的 Color Dot Plot 图标，X 轴参数选择"FL1 INT Log"，Y 轴参数选择"FL2 INT Log"，点击"OK"。⑤剩余散点图，同时按下 Ctrl+D 键，复制5张图，将横纵坐标依次改为 FL1/FL3, FL1/FL4, FL2/FL3, FL2/FL4, FL3/FL4。

4）画门：①点击 SS/FS 散点图使之激活，点击工具栏中"Polygonal Region"图标画多边形门，在起始点闭合，自动生成并自动命名为 A 门，若需更改门的名称，点中门后，单击右键，选择"Region Properties"，进入对话框后更名。②点击 FL1 直方图使之激活，点击工具栏中"Single Linear Region"图标画线性门，放开鼠标后自动生成并自动命名为 B 门。③同样的方法，依次在 FL2、FL3、FL4 直方图上画线性门。④点击 FL1/FL2 散点图使之激活，点击工具栏中"Quadrant Region"图标画十字门，放开鼠标后自动生成并自动为每个象限命名。⑤可用同样的方法在剩余散点图中画十字门，亦可点中 FL1/FL2 图中空白处向第二幅图拖拽，快速生成十字门。

5）建立逻辑关系：①激活 FL1 直方图，将鼠标放在图下方坐标处，将出现黑底符号">>>>"，单击左键，进入属性设置界面，在 Gate 下拉菜单里选择 A，在"Apply gate to all plots"前的小方格里打钩，点击"OK"，使所有的图来自于 A 门。②激活 FS/SS 散点图，将鼠标放在图下方坐标处，将出现黑底符号">>>>"，单击左键，进入属性设置界面，在 Gate 下拉菜单里选择 Ungated，点击"OK"，使其显示所有细胞。

6) 更改参数名称：选择"File"→"Edit FCS Header Attributes"，点击左侧栏的"FL1 Log"，在右侧 Name 栏中改为"CD45-FITC"，再点击左侧栏的"FL2 INT Log"，在右侧 Name 栏中改为"CD4-PE"，再依次将 FL3 INT LOG 改成 CD8-ECD，FL4 INT LOG 改成 CD3 PC5，点击"OK"确认。

7) 保存方案：在工具栏中点击字母"P"样图标，快速保存上述方案，也可以点击"File"→"Save Protocol"保存方案。

8) 若需要同时检测多个方案，可通过"File"→"New"→"New Panel"建立 Panel，即多个（包括 1 个）方案的组合，并可通过"Report Generator"工具编辑相应报告模板，自动输出报告，上传至实验室信息管理 LIS 系统。

9) 参数调试完毕后，可按分析需要添加或删除图形，如添加 CD45/SS 图形，用 CD45 设门方式来选择及分析淋巴细胞，以及删除不需要的散点图和直方图等，保存。

5. 新编辑检测方案参数的调试

（1）阈值调节：点击工具栏"Cytometer Control"快捷键进入参数调试界面，在 Acq.Setup 选项卡中勾选"Setup Mode"，将阈值设在 FSC 上，外周血白细胞检测的经验值在 100 左右。

（2）待测细胞群的寻找与圈定：在"Cytometer Control/Acq.Setup"界面中再勾选"QuickSet"选项，用一个处理好的样本上机检测，在 SS/FS 双参数点图中，拖拉垂直及水平滑块来分别调节前向角和侧向角的电压。当单纯依靠电压变化无法将细胞群分开时，往往是增益 Gain 值不合适，可进入"Detectors"界面，更改 FS 和 SS 的 Gain 值。待细胞群位置调节合适后，选中 A 门，调整 A 门的大小、形状和位置，来圈选淋巴细胞群。点击工具栏中"P"键保存方法。

（3）电压调试：目的是建立阴性细胞群位置。用处理好的空白对照或者同型对照管上样，看 FL1 直方图，滑动水平滑块调整 FL1 电压，尽量使阴性细胞群的正态分布峰位于第一个对数格内。同样，将 FL2 直方图中的阴性细胞群也调至第一个对数格内。

（4）补偿调节：以单标法为例调节 CD3-FTIC/CD4-PE 之间的补偿。在"Cytometer Control/Acq.Setup"界面勾选"Quick Comp"，去掉"Quick Set"前的勾选。将处理好的 FITC 单染管上机检测，在 FL1/FL2 散点图中直接拉动垂直滚动条，调节 FL2-FL1%，直到 FITC 单阳性细胞落在 D4 象限，即 FITC 单阳区内，使 D3 和 D4 区内细胞群平均荧光强度 Y-Mean 一致（差值 <0.1）。保存方案。再将处理好的 PE 单染管上机检测，在 FL1/FL2 散点图中拉动水平滚动条，调节 FL1-FL12%，使得 PE 单阳性细胞落在 D1 象限内，同样保持 Y-Mean 一致。保存方案。

（5）调节完毕后，取消"Cytometer Control/Acq.Setup"中"QuickSet"前的画勾，带细胞术收集够了后手动停止，也可以设置一个停止调节。打开 Dot Properties，在"Stop and Save"选项卡中，"Use Stop Condition"前画勾，并在下方输入细胞数量即可。保存方案。

6. 检测程序

（1）打开已保存方案：选择"File"→"Open protocol"，找到指定路径打开方案，或者从"Resource Explorer"栏中拖入所需方案。

（2）将所有实验管依次放入转盘中，点击"Insert tube"键在"Acquisition Manager"区插入新实验管，在"Carousel No."中输入盘号，在"Location"中输入管号，在"Sample ID"中输入样本名称，点击开始按钮进行上样。

（3）上样过程中可进行方案参数调节，详见上述。

（4）数据分析：将鼠标移到图形的左下角，左键按下出现的"∑"符号，可在图形下方看到检测后的统计数值，亦可建立 Flow Page 报告页，打印报告。

7. 关机程序

（1）日常关机程序：执行清洗程序后，退出 CXP 软件，点击桌面上的"FC OFF"关闭流式主机；依次关闭计算机主机，打印机开关。

（2）长期关机：执行完上述日常关机程序后，将鞘液盒和清洁液盒都换为双蒸水，关闭电源箱开关，切断所有电源。

四、质控措施

1. 光路和流路的质控程序　详见上述。

2. Flow-Set™ 质控微球及监测 PMT 电压

（1）Flow-Set™ 荧光微球：取约 0.5ml（10～15 滴）加入 12mm×75mm 的试管；

（2）制备 Immuno Trol 质控血样本：制备方法与外周血淋巴细胞检测的制备方法一致，将 100μl 的质控血和质控血低值，根据说明书加入相应体积抗体，孵育 15 分钟后，加入溶血素溶血，然后上机检测。如需进行绝对计数，请反向加样发加入质控血，并在上机前，在样本管内反向加样法加入 100μl Flow-Count 微球。加入微球后 2 小时内必须上机检测。

（3）首次运行质控程序，请在运行 Auto Setup（自动设置）之前，确认在"Edit Products（编辑产品）"对话框中已正确地输入了 QC 产品信息。

（4）点击菜单栏中"Tools"，选择"Auto Setup Scheduler"选项，在弹出的对话框中选择相应方案，如"AS LSA 45-84-8-3-C"，在"Carousel No."对应的方框中输入转盘号，如"1"；单击"Schedule"。

（5）此时出现"Carousel Load Report"屏幕，仪器自动加载实验方案；如不需要绝对计数，点击"Run"，开始进行 QC。如果需要绝对计数，请关闭该窗口，在"Acquisition Manager"中点击滴管样图标，在弹出的"Absolute Count Calibration"对话框中，勾选"Manual Absolute Count Calibration Value"中"Enable"，并输入绝对计数微球校准系数（如 952），点击"OK"。

（6）确认样本管位置（location）是否正确，并按正确顺序将各样本管摆在上样转盘上，打开转盘盖子，将转盘置于仪器上，盖好盖子，点击"Start"开始分析，所有样本运行完毕后，点击"Finish"。确认"接受"还是"拒绝"该仪器设置：点击"Approve"，接受所有细胞设置并将其保存于方案中，可以应用于各实验方案；点击"Reject All"，拒绝（不保存）细胞设置，并根据需要排除系统故障后重新进行 QC。

（7）每日 QC 应检查 FS 参数及各荧光参数直方图的 X-mean 值，X-mean 反映 PMT 电压情况，其差异应在均值 ±5% 之间，表示仪器处于稳定状态，并记录结果。

第三节　DxFLEX 流式细胞仪 ▼

一、结构特点与工作原理

（一）结构特点

DxFLEX 流式细胞仪系统由流式主机、液流容器、电脑工作站及显示器组成。流式主机小巧紧凑运行安静,可以放在生物安全柜中操作。

(二)工作原理

液流由泵驱动的压力下进入一体化的物镜 - 流动室;激光采用空间立体激发模式,经流动室照射到细胞上,产生光信号,由独立的光纤传导至各自的 WDM 检测模板中,只经过带通滤光片将信号分离、传递至相应的 FAPD 检测器中,并转化为电信号,再通过数字化转化被计算机储存分析,得到单个细胞的物理和生物学特征。

二、技术参数与特色

1. 激光器及检测器配置　共有 7 种配置,最高可达 3 激光 13 色,分别为 488nm 蓝激光激发 5 色,638nm 红激光激发 3 色,405nm 紫光 5 色;且支持低配向高配的升级。

2. 激光器:488nm 激光功率,50mW;638nm 激光功率,50mW;405nm 激光功率,80mW,激光功率可由软件实时监控,空间独立排列,减少干扰,且光路固定,免调节。

3. 每根激光激发的信号均有一套信号收集系统,即 WDM 波分复用检测模块,模块内采用全插拔式带通滤光片,不再使用分光镜,光信号损失更小,以及专利的 FAPD(fiber array photo detector)检测器,能够达到 5 倍于传统高性能 PMT 的光电转换效率。

4. 荧光灵敏度:FITC 的荧光灵敏度少于 30MESF,PE 的荧光灵敏度少于 10MESF。

5. 荧光分辨率:CV≤2%。

6. 支持多信号共同采集,15 个参数检测时,信号获取速度(上样速度)达到 30 000 个/秒以上。

7. 高达 10^7 的线性动态范围,可以将高信号和低信号都完全显示在一张图上,支持电压免调节。

8. 半自动化上样系统,支持流式管和 EP 管上样模式;具有上样针内外管壁自动清洗功能,减少交叉污染。

9. 内置自动化的液流系统维护程序,如开关机程序、启动(初始化)、每日清洗、排气泡、反冲等全部由自动软件控制,方便维护保养。

10. 具有全自动质控程序:内置的质控程序自动检测仪器配置,激光器功率、激光延迟、每个通道的 rCV 值、增益值和平均荧光强度等,全面检测仪器状态并能绘制 LJ 图。

11. 中英文 CytExpert 操作及获取软件,支持 Windows 7 平台。结果文件为 FCS 格式。

12. 补偿调节:全矩阵荧光补偿,可脱机补偿,自动补偿,图像上直观调节。新增补偿库功能,可以存储多色实验中荧光染料的溢出值;在新的实验中,可以调用库中任一补偿值组合成新的补偿矩阵,不用再新建单标管上样调补偿。

13. 电压支持手动调节及自动调节,当电压改动后,补偿值会随之自动调整到正确的结果。

14. 阈值支持自动及手动调节,可设置双阈值功能。

15. 具备层级关系统计功能、直方图及散点图形叠加功能;具备细胞绝对数分析、伪彩色图分析、RATIO 分析、去粘连分析功能。

16. 结果可导出 PDF、电子表格、矢量图等多种文件格式,具有批量处理报告的功能,并可兼容 Kaluza 软件。

三、使用方法与技巧

1. 开机程序

(1) 检查鞘液和废液容器。验证并确认鞘液容器中有足够的鞘液且废液容器已排空。

(2) 如有必要,从废液容器清除所有废液。若使用具有生物危害性的样品进行数据收集,请将 400ml 5%～6% 的漂白剂添加到废液容器中。确认流体容器和细胞分析仪在同一水平面上。

(3) 依次打开细胞分析仪背面的总开关和工作站(电脑)开关。

(4) 登录 Windows 操作系统并在桌面双击打开 Cyt Expert 软件,状态栏的绿灯提示软件和细胞仪正确连接。

(5) 准备一管去离子水,在"细胞仪"菜单中选择"开机流程",根据提示执行初始化、自动排气泡,清洗管路,预热程序、整个开机流程 7～8 分钟。程序执行完毕后点击"关闭",开机程序结束。

2. 光路和流路的检测程序　DxFLEX 流式具有自动质控的程序,除了检测每个通道的 CV 值外,亦同时检测激光功率、激光延迟、每个通道的增益值和平均荧光强度值。

(1) 准备质控品:在流式管或 EP 管中加入 1ml 去离子水,滴入 3 滴 Cyto FLEX 质控微球,混匀待上样。注意:稀释好的微球可在 2～8℃的阴暗环境存放 5 天。

(2) 选择 QC 菜单中的启动 QC。"采集"屏幕现在换成了 QC 屏幕。

(3) 在"批号"的下拉框下选中所有微球的批号,不同的批次编号对应不同的目标值信息,若该批号靶值未导入,请参考"DxFLEX 流式细胞仪用户手册"第 4 章。

(4) 选择"初始化",将已准备的 QC 样品试管放入样品试管托架,然后选择"开始"以开始 QC 程序。

(5) 仪器自动运行完 QC 程序后,会呈现 QC 结果,绿色图标显示质控通过,红色图标显示不通过。不通过时,可执行排气泡、每日清洗或深度清洗程序后重测。若以上处理均为达标,请联系厂家工程师。

(6) 如有需要,您可以将结果导出 CSV 或 PDF 格式,亦可创建 Levey-Jennings 图。详见"DxFLEX 流式细胞仪用户手册"第四章。

3. 清洗程序

(1) 日常清洗程序:准备一管 2ml Flow Clean 清洗液及一管 2ml 去离子水,在"细胞仪"菜单中选择每日清洗。根据提示,先后进行清洗液及去离子水的清洗,默认时间分别为 3 分钟及 5 分钟。

(2) 深度清洗:每月执行一次深度清洗,以清洗流动室。确保仪器右侧清洗液瓶内装好 1:1 稀释的 Contrad-70 清洗液,在"细胞仪"菜单中选择"深度清洗",状态栏提示深度清洁准备就绪。等待至深度清洁完成。随后出现已完成深度清洗,请等待至少 30 分钟"后,执行排气泡程序,再执行其他操作程序。注意清洗液浸泡不要超过 24 小时。

4. 检测方案的编辑　以双色淋巴亚群检测(CD3-FITC/CD4-PE)为例介绍 CXP 软件的方案编辑。

(1) 在"开始"页面,选择新建实验,或者在"文件"菜单中,选择新建实验。

(2) 在"设置"菜单中,选择"设置通道",可勾选所需检测的通道,如 FITC 及 PE,在"标签"一栏中可输入相应的试剂名称,如"CD3","CD4"。

(3)建立该实验方案所需图形:本实验需要画 4 个图。①SS/FS 双参数点图,单击工具栏中的散点图图标,会自动生成 X 轴为 FSC-A,Y 周为 SSC-A 的散点图。直接点击坐标名称可更改通道。A 代表面积信号,H 代表峰值信号。双参数的图形除了散点图,还有密度图、等高线图、伪彩色图等显示方式。②CD3-FITC 直方图,单击工具栏中的直方图图标,会自动生成 X 轴为 FSC-A 的直方图,单击 X 轴,选择"CD3 FITC-A"。③CD4-PE 直方图,单击工具栏中的直方图图标,会自动生成 X 轴为 FSC-A 的直方图,单击 X 轴,选择"CD4 PE-A"。④FL1/FL2 双参数散点图,单击工具栏中的散点图图标,会自动生成 X 轴为 FSC-A,Y 轴为 SSC-A 的散点图。单击 X 轴选择 CD3 FITC-A,单击 Y 轴选择 CD4-PE。

(4)画门:①点击工具栏中"多边形门"图标,在 SS/FS 散点图,画多边形门,双击闭合,自动生成并自动命名为 P1 门;若需更改门的名称,点中门后,单击右键,选择"编辑名称,进入对话框后更名。②点击工具栏中"线性门"图标在 CD3-FITC 直方图中画线性门,放开鼠标后自动生成并自动命名为 P2 门。③同样方法在 CD4-PE 直方图中画线性门,放开鼠标后自动生成并自动命名为 P3 门。④点击工具栏中"十字门"图标,在 CD3-FITC/CD4-PE 散点图中画"十字门",放开鼠标后自动生成并自动为每个象限命名为 Q1-UL,Q1-UR,Q1-LL,Q1-LR。

(5)建立逻辑关系:①在 CD3-FITC 直方图中,将鼠标放在表头位置,将出现手型符号,单击左键,在下拉框中选择所需门控,如 P1 门。②同样的方法,在 CD4-PE 直方图,以及 CD3-FITC/CD4-PE 散点中均选择显示群体来自于 P1。可全选所要更改门控的图形后一起设置。此外,单击表头选择"组合群体"可以编辑逻辑公式。

(6)保存方案:在"文件"中选择"保存"。

5.新编辑检测方案参数的调试

(1)阈值调节:在工具栏中选择"阈值调整"按钮,在图像上将鼠标指针移到所需切除背景信号的位置并单击一次即可。此外,可在双参数图上点击右键选择"和""或者"运算符选择双阈值设置;亦可从"采集参数设置"中的阈值选项卡中手动输入阈值。对于信噪比较为适中的样本,可以选择自动阈值功能,自动调整阈值,当增益改变时,阈值会自动跟随调整。

(2)电压调节:在工具栏中选择"增益调整"手型按钮,在图像上拖动图形到合适位置,亦可在"采集参数"设置中的"增益"选项卡,手动修改增益值。除此之外,Cyt Expert 具有 10 的 7 次方的动态阈,常规样本可以不需要电压调节,只需使用手型"平移"工具来修改坐标范围,亦可在"图属性"对话框中选择"符合样本",自动调整信号下限,或选择"自动按钮,根据已收集数据自动设置坐标轴的上限和下限。

(3)补偿调节:从图表控制区域选择,再在图形内上下左右拖拽鼠标指针,以调整补偿。亦可在"设置"菜单中选择补偿矩阵,以打开补偿矩阵。在主要通道和次要通道中调整补偿值。补偿值可随增益值的改变而自动调整。除此之外,可以自动创建多色补偿方案:①制备所有必需的未染色及单色荧光微球和细胞。②在"文件"菜单中选择新建补偿实验。③在弹出的"补偿设置"窗口中选择相应的荧光通道,样本(微球或细胞),然后选择确定。④CytExpert 自动在"试管"面板新建一系列配套空试管及所有所需的图表以设门区分阳性和阴性细胞群。⑤根据试管顺序,依次获取未染色样本、单阳性样本,调整细胞门控位置及每管阳性细胞门的位置。⑥在"补偿"菜单中选择"补偿计算",自动算出补偿矩阵。选择另存为,以将补偿矩阵导出到 .comp 文件中,并指定保存路径;选择保存到补偿库,以在补偿库中保存单色补偿值。"补偿库"可保存所有之前从特定增益设置产生的补偿矩阵。当新建,可以随意调用库中的补偿值组合成新的补偿矩阵,并且补偿值可随增益值的改变自动调整。

（4）停止条件设置:在左侧采集屏幕中可设置停止条件,以记录的时间停止或是以记录的事件停止;可选择某一门中获取到一定数量的事件后停止。

6. 检测程序

（1）在"文件"菜单中打开已保存的实验,或从已保存的模板中新建实验。

（2）从"试管屏幕"中选择添加试管,以创建新的样品试管。

（3）点击"运行"按钮启动采集数据。该数据会被保存,可通过在运行期间更改方案参数或重复运行来覆盖数据。详见上述。

（4）选择"记录"以显示及保存数据。已保存的数据会在试管前显示绿色的圆圈标记,该数据不可被覆盖。

（5）数据分析与导出:在工具栏中选择"统计"工具新建"统计表"。所需统计选项可通过右击面板并在弹出窗口内选择"统计设置"来显示。右击统计表,可以选择导出 CSV 格式文件,或批量导出 CSV 格式文件。报告页或单张图形可直接打印、打印成 PDF 或导成图片格式。在"分析"界面中,还可进行多文件分析,叠加图分析等,详见"DxFLEX 流式细胞仪用户手册"第七章。

7. 关机程序

（1）日常关机程序:运行"每日清洗"程序,见上述。

（2）如有必要,清空废液桶,长期关机,清空鞘液桶。

（3）退出软件、关闭计算机、关闭细胞仪主开关。

四、质控措施

DxFLEX 流式细胞仪具有自动质控的程序,可同时检测每个通道的 CV 值,激光功率、激光延迟、每个通道的增益值和平均荧光强度值,是否在靶值范围内（详见上述）。

第四节　CytoFLEX/CytoFLEXS 流式细胞仪 ▼

一、结构特点与工作原理

（一）结构特点

CytoFLEX 基本配置为 3 激光 13 色,包含 50mW 488nm、50mW 638nm、80mW 405nm 共 3 根全固态激光器。用户可以根据自己的需求从单激光 4 色到 3 激光 13 色共 21 个配置中进行选择。在散射光的配置上,除传统的蓝激光收集前向及侧向散射光外,另外有一个 405nm 激光收集的紫光侧向散射光（VSSC）,可以对小颗粒的检测进行优化,可以将 200nm 的微球与噪音区分开。所有通道均可收集峰值与面积信号,并可收集指定通道的宽度信号。

CytoFLEX S 为 CytoFLEX 系列机型的订制版机型,除 CytoFLEX 机型上的 3 根激光外,额外还提供 561nm 及 375nm 激光。561nm 激光可以提供比 488 更好的红色荧光蛋白及水果系列荧光蛋白（如 mCherry、mKate 等）的激发效果，另外对 PE 及 PE 耦合蛋白的激发效果更佳。375nm 激光则可以更好地激发 DAPI 及 Hochest 染料，同时可以激发 BUV 系列染料。CytoFLEX S 目前最高可提供 4 激光 13 色的选择，同样也可以选择更少激光的配置，据了解未来会有更多激光及通道配置的机型可供选择。

CytoFLEX 仪器设计非常紧凑，整体主机大小在 40cm³ 左右。仪器采用隔膜泵提供压力，无须额外的液流车，除主机外提供一个 5L 的鞘液桶及 5L 的废液桶，在保持小体积同时整机运行的噪音也十分小。单管上样器除支持传统流式管外还支持 1.5ml 及 2.0ml EP 管，此外，还可以选配 96 孔板自动上样器，支持标准的平底、V 底及 U 底 96 孔板，并支持单管混匀。上样速度除标准的 10μl/min、30μl/min、60μl/min 外，还支持 10～240μl/min 无极调速，检测速度最高 30 000 EPS。上样系统采用无脉冲蠕动泵，提供比其他蠕动泵系统更好的上样稳定性。

CytoFLEX 光学系统方面的设计与传统流式细胞仪有着较大的不同。全固态高功率激光有着较高的稳定性及寿命，可以做到即开即用。一体化流动室 - 物镜设计，数值孔径达到 1.3NA（numerical aperture，数值孔径系数越大，光收集能力越强，分辨率越好），最高可以支持 7 根激光同时检测，并且相互之间只有很小的串扰。散射光通过光纤传导至创新的光纤阵列光电探测器（FAPD）中，通过波分复用器（WDM）将光信号传导至各检测器中。CytoFLEX 检测器采用雪崩式光电二极管（APD），相对于传统的光电倍增管（PMT），硅基的 APD 在可见光及远红外波段光的检测中有着灵敏度高、光电转化效率高、低噪音的特点。APD 虽然相对 PMT 优势明显，但由于其需要高电压驱动的特点以前一直没有在流式细胞仪中使用，现在 CytoFLEX 平台很好地解决了这个问题。APD 检测器的另一个好处就是他的整个检测范围基本上是全线性的，这意味着如果你调整好一个补偿矩阵，当你改动一个通道的电压时，电脑可以根据此改动实时计算出新的补偿矩阵。这也使得 CytoFLEX 系统具有一个全新的功能——"补偿库"。理论上只要你拥有了一个染料的单染结果后，它可以适用于任何电压、任何组合的多色实验中。每次实验无须做新的补偿实验，只需要在"库"里面调取结果用于新的实验，同时你可以根据新的样本修改适合的电压。

电子系统方面，CytoFLEX 采用 24bit 数字精度，25MHz 采样频率，总体可以达到 7 个对数域的检测范围，整体处于较高水平。高精度及采样频率保持数据很好的精度及极小的错误率，高检测范围可以显示更大范围的数据，满足各种实验的要求。

（二）工作原理

CytoFLEX 及 CytoFLEX S 流式细胞仪采用成熟的流体力学聚焦原理，将样本悬液通过鞘液承载与聚焦，使得样本颗粒单个依次通过激光检测点。激光采用恒定激发空间独立排布，细胞顺次经过每个激光检测点，将激光间的干扰降低到最低。激发信号通过与流动室一体化的物镜收集，通过光纤传导至 WDM 收集装置，并将各特定波长激光信号传递至 FAPD 检测器。FAPD 检测器完成信号的光电转换及放大，计算机将所有信号收集，并结合激光延迟将不同激光激发的信号进行整合形成最终的流式数据。

细胞仪可记录每个脉冲信号的积分面积（A）、高度（H）、半峰宽（W）并对其进行线性对数信号的转换，并可以通过自编公式及与 Time 参数组合出更多的数据结果。

CytoFLEX 及 CytoFLEX S 细胞仪还可以通过微球法及体积法（免微球）对样品进行绝

对计数,简单快捷。

二、技术参数与特色

1. 配置 CytoFLEX 系列流式细胞仪配置灵活,从 488nm 单激光 4 色至 3 激光 13 色,共 20 余种配置。CytoFLEX S 系列流式细胞仪最高可配置 4 激光 13 色。CytoFLEX 及 CytoFLEX S 流式细胞仪均可配置内置高通量进样器,并不增加仪器体积。

2. 光学系统

(1)激发光学系统:CytoFLEX 系统光学平台最多可安装 4 根空间分离的激光。该光学系统无须校准。日常质控系统将自动调节激光延迟,无须用户干预以确保最佳性能。

(2)激光器参数:蓝色激光,波长 488nm;功率 50mW;光斑大小 5μm×80μm;红色激光,波长 638nm;功率 50mW;光斑大小 5μm×80μm;紫色激光,波长 405nm;功率 80mW;光斑大小 5μm×80μm;黄色激光,波长 561nm;功率 30mW;光斑大小 5μm×80μm;近紫外激光,波长 375nm;功率 60mW;光斑大小 5μm×80μm。

(3)流动室:该系统无须校准。固定式一体化光学系统和石英流动室设计,数值孔径>1.3NA。流动室尺寸:内径 420μm×180μm。

(4)前向角散射光:专利的轴光损失(ALL)传感器系统,内置 488/8nm 带通滤片的硅光电二极管。

(5)荧光和侧向角散射光:荧光和侧向角散射光由光纤传导至雪崩光电二极管检测器阵列。专利设计能够确保高性能、高效和低噪的信号检测。发射光的收集由反射光路系统及单一带通滤片完成。CytoFLEX 可选雪崩光电二极管检测器阵列采集紫光(405nm)的侧向角散射光。配备的(VSSC)通道可更好地用于 300nm 以下的纳米颗粒区分。

3. 性能

(1)侧向散射光分辨率<300nm。

(2)紫光侧向角散射光分辨率(VSSC)<200nm。

(3)前向角和侧向角散射光分辨率:侧向角性能的优化是为了区分淋巴细胞、单核细胞、粒细胞及纳米粒子。

(4)携带污染率:单管模式<1.0%,孔板进样器模式<0.5%。

(5)检测速度(板式进样器):每孔 10 秒收集,<32 分钟;每孔 10 秒收集 +3 分钟混匀 +3 分钟清洗,<45 分钟。

(6)荧光灵敏度:FITC,<30 等量可溶性荧光素分子(MESF-FITC);PE,<10 等量可溶性荧光素分子(MESF-PE)。

(7)荧光分辨率:rCV<3%。

(8)质量控制:针对 405nm、488nm、561nm 和 638nm 激光检测通道,CytExpert QC 自动化合格 / 不合格标准为 rCV<5.0%。针对 375nm 激光,上述标准为<7.0%。

4. 电子系统

(1)检测速度:15 个参数时,30 000 事件 / 秒,用软件可以修改检测窗口扩展参数,在高事件率信号处理期间控制丢弃率。

(2)信号处理:拥有全数字化系统,7 个十进制的数据显示。

(3)信号:所有通道的脉冲面积、高度,任一选定通道的脉冲宽度。

5．液流

（1）超低压蠕动泵鞘液和样品传输系统：低维护系统，用户可以自行更换鞘液泵管道和采样泵管道（无须现场服务）。

（2）样本流速：固定流速为 10μl/min、30μl/min 及 60μl/min；自定义流速控制模式范围为 10～240μl/min，按照 1μl 增量调节。重量校准。简单校准后，利用 CytExpert 软件实现按体积绝对计数。

（3）鞘液桶容量：标准 4L 鞘液桶，可选配 10L 鞘液桶。

（4）自动化维护程序：启动（初始化）、样品混匀、反向冲洗、排气泡、关闭（日常清洗）、深度清洗。

（5）单管模式：5ml（12mm×75mm）聚苯乙烯和聚丙烯流式管 1.5ml 和 2ml EP 管。

（6）孔板进样模式：96 孔标准平底，U 和 V 底板。

6．数据处理

（1）软件：CytExpert 软件，功能完备的专用程序，如果需要，可针对离线分析导出文件数据文件可以 FCS 格式导出，并通过 Kaluza，FCSExpress，FlowJo 和其他软件平台读取。

（2）语言：英文、中文。

（3）文件格式：FCS 3.0。

（4）补偿调节：支持自动全矩阵补偿及手动全矩阵补偿。得益于补偿数据库的新颖设计，随着增益的变化，实现补偿矩阵自动实时调节。利用补偿数据库功能，输入 / 导出试验之间的补偿值。绝对线性增益放大器，用户可以在试验和样本类型之间使用补偿设置。

三、使用方法与技巧

同 DxFLEX 章节。

四、质控措施

同 DxFLEX 章节。

第五节　MoFlo XDP 高速流式细胞分选仪 ▼

一、结构特点与工作原理

（一）结构特点

MoFlo 的命名源于 Modular Customer Configured Flow Cell Sorter（模块化客户定制流式分选仪）系统最早起源于 Cytomation 的 CICERO 系统。MoFlo 平台系列仪器一直对想能有着较高的追求，从 CICERO、MoFlo Legacy 到 MoFlo XDP，其速度及活性一直得到业界普遍认可。

贝克曼库尔特 MoFlo XDP 高速流式分选系统具有高度客户定制化选项，具有从红外到紫外多种波长及功率激光器选择，可装配 1～6 根激光器，若使用 Laser Engine 可配置更多。可选用 300mW 以上的大功率激光适应如染色体分选的特殊应用。

流路系统采用 Jet-in-Air 空气激发检测系统。Cyto Nozzle ™喷嘴选择范围广泛，具有直径 50μm、70μm、80μm、90μm、100μm、120μm、150μm、200μm 及 400μm 9 种直径喷嘴可供选择，适应各种实验需求。中心液流（样本）流速最高可达到 1.5μl/s。系统压力最高可达100PSI，液流速度可达 30m/s。

前向散射光收集器标配 25mm 高速光电二极管，可根据需求升级为配置为滨松 H957高灵敏度 PMT，提升检测灵敏度。更可选装 Nano View ™小颗粒检测专用前向套件，实现200nm 以下小颗粒的检测。

侧向及荧光通道最高可配置 18 个检测器，每个通道都可以接收 A、W、H、LogA、LogH5 种检测参数。同样配置滨松的高灵敏度红光敏感检测器，电压调节范围为 0～10V，信号数字精度达到 32bit。具备 5 个十进制动态检测范围，可扩展至 4～9 个。采用特有的Collimating Lens 技术，使得每个 PMT 接收到的荧光密度均等，不会因光程长短而有明显强弱之分。

使用 XDP 电子系统，具备 0 电子死时间，数据扫描频率达到 100MHz。满载参数分析时，分析速度可达到 100 000EPS 时无硬件丢失。最高支持 20×20 的全矩阵补偿。液滴振荡频率最高可达 200kHz（每秒 20 万个液滴），分选速度可达 70 000 每秒，并保证 99% 的纯度及 90% 以上的得率。

进样装置可选择手动流式管单管进样或选配 Smart Sampler 自动进样装置，可实现0.5ml、1.5ml、2ml EP 管、流式管及 15ml、50ml 离心管上样。可实现 1～4 路分选（左 2 路、右 2 路），并可进行板式分选。分选逻辑包括富集、纯度、单细胞及某路丢弃液滴（如液滴中同时包含目标细胞及非目标细胞，不符合纯度标准，但包含目标液滴可收集做二次分选，适用于珍贵样本），且可在不同分选通路中设置不同的分选逻辑。收集装置可使用 4 路 EP 或流式管、2 路 15ml、50ml EP 管、6、24、48、96、284、1536 标准孔板，玻片及各种客户自定义设置。可选装水域控温装置，对分选前后的样本进行保护。气溶胶消除系统可保护分选操作人员的安全。

MoFlo XDP 可定制 IntelliSort Ⅱ自动化分选设置系统，可实现自动化免疫微球的分选条件设置，简化分选过程，且避免使用微球对管路造成的残留及污染。IntelliSort Ⅱ系统还可以不断监控液流及分选状态，通过对仪器工作状态的实时监控及调整，保证分选状态始终保持一致，保证了分选纯度的一致性及稳定性。结合 Sort Rescue 系统，在分选状态超出控制范围时，切断分选液流，停止上样，保护已分选细胞的纯度，且不浪费样本。CyTrack 系统可以对目标细胞群的荧光强度进行实时追踪，根据变化调整分选射门位置，即使由于长时间分选造成目的细胞发生荧光飘逸，也不会对结果造成影响。

（二）工作原理

MoFlo XDP 采用 Jet-in-Air 空气激发电荷分选原理，具有活性高、速度快的特点。

样本通过正压由样本管进入流动室，在鞘液的承载下，根据流体学聚焦的原理，单细胞（颗粒）自上而下通过喷嘴，在空气形成固定直径的高速液流。高速液流中心的细胞依次通过位于喷嘴下方激光照射点，形成的光学信号通过透镜及光学滤片引导被前向、侧向及荧光检测器接收。在检测器中，光学信号被转化为电信号被电脑记录，形成数据。不同激光的信号通过激光延迟（Laser Delay）参数被电脑整合。

流动室上方的振晶加电后带动进行高频的上下振荡，通过对振幅及振频的调整选择最适合不同液流压力及喷嘴的参数（喷嘴直径越小、压力越大、振荡频率越高），分选液流将在激光检测点下方被振荡为液滴。细胞通过激光检测点至将其包含的液滴被振荡出的时间差被称为液滴延迟（drop delay），是分选设置中最为重要的参数之一。当样本分散良好、上样速度不高于振荡频率时，理论上每个液滴中将包含不多于一个单细胞（颗粒）的存在。若通过检测发现某细胞为目的细胞，系统将通过在流动室中的电极在计算出液滴延迟时间后对液流进行快速的充放电。在上一个液滴被振荡出后对液流充电，在目标液滴被振荡出后对液流放电，如此便只有目标液滴带上电荷。所有液滴将通过位于喷嘴下方的偏转电场，根据液滴所带电荷的性质（+、−）不同，或电荷量不同，液滴将在电场中偏转，形成左右各两路分选液流及中间的废液流，分别进入相应的收集容器中。若要进行板式分选收集，将只有一路分选液流，下方的 CyCLONE 装置将会根据设定，进行 XY 轴的快速移动，将设定种类及数量的细胞分入相应的板孔中或玻片上。

　　分选设置还包括 Envelop 及分选模式的结合使用。Envelop 将会判断目标细胞所在位置，判断细胞在液滴中央还是在液滴偏上或偏下的边缘，以及将会对相邻两个液滴进行扫描。分选模式分为富集、纯度、单细胞及分选丢弃 4 种模式。在富集（enrich）模式中，只要包含有目标细胞的液滴都将被分选，不管该液滴是否含有其他细胞，如有需要可将相邻的一个（细胞靠上则收集后一个液滴，细胞靠下则收集前一个液滴）或两个液滴一起收集以保证最大的回收率。在纯度（purity）模式中，液滴中有且只有目标细胞时（一个以上也可以），该液滴才被分选，同时可结合 Envelop 参数设定相邻液滴中不包含细胞时才进行分选，以保证最大的纯度。单细胞（single cell）模式与纯度模式类似，但液滴中必须只含有一个细胞，一般用于细胞株建立，或单细胞测序等应用。在纯度模式及单细胞模式中不合格的液滴（不只含有目的细胞）可用丢弃（Abort）模式进行回收，再进行下一步的分选，做到最小的浪费。

二、技术参数与特色

1. 分析速度　100 000eps。

2. 分选速度　70 000eps。

3. 灵敏度　＜150MESF FITC；＜100MESF PE。

4. 液滴驱动频率　200kHz。

5. 光学参数　2 侧向散射光及最高 18 荧光参数。

6. 纯度　所有速度下可达到 99%。

7. 得率　大于理论产量 90%。

8. 分选设置　1～4 路分选，6～1536 孔板分选，玻片分选及客户自定义排布。

9. 分选设门　最高为 32。

10. 分析设门　无限制。

11. 激光器选择　固态激光、水冷激光、激光引擎及客户定制激光。

12. 滤片设置　标准滤片及可定制滤片。

13. 数据分辨率　5 个十进制动态范围，可扩展至 4～9 个。

14. 数据精度　32bit。

15. 补偿　18×18 全矩阵补偿。

16. 数据收集　Log、Hight、Area、Width、Log Area，适用于每个通道。

17．喷嘴规格　50μm、70μm、80μm、90μm、100μm、120μm、150μm、200μm、400μm。

18．颗粒分辨率　<0.2μm，>50μm。

19．系统压力　最高 100PSI。

20．操作软件　Summit 5.X。

三、使用方法与技巧

1．开机程序

（1）检查鞘液桶是否充足，一般保持八九成满，倒空废液桶；盖紧盖子。

（2）打开实验所需要的激光：先打开激光电源，然后将激光控制器上的万能钥匙拧至"ON"的状态，紫外激光建议预热 30 分钟。

（3）打开外置的真空泵和空气压缩机。

（4）开启计算机登陆 Windows 操作系统，然后打开 MoFlo XDP 的服务器电源开关，然后在触摸屏电脑上打开 aXcess 控制软件，等待触摸屏点亮。

（5）打开分压器上的 Main Air 及 Vaccum 阀门，等待鞘液桶及废液桶上的压力表的读数达到设定的数值后打开鞘液过滤器上的排气阀进行排气泡，3 秒后关闭阀门，如此反复 10 次。

2．流路和光路调节

（1）在触摸屏 aXcess 控制面板中点击液流按钮，使 Smartsampler 开启液流，必要时可执行反冲及排气泡的操作。

（2）观察液流垂直度，如果垂直度良好可直接执行后续操作，否则先进行液流垂直度调节：将喷嘴调至液流相机视野的上端，调节喷嘴平台 X 轴和 Y 轴的千分尺使液流聚焦清晰，贯穿 Pinholes 并且落在废液接收口中间，然后调节 Z 轴将喷嘴抬升，如果液流没有明显变化即可；如果液流有位移，通过调节平衡环修正即可。然后再将喷嘴移回相机视野的上端即完成垂直度调节。

（3）在 Window 操作系统中打开 Summit 程序，打开 Aligment 校准方案。

（4）取出 SP 混合荧光微球，摇匀后滴 1 滴到装有 1ml PBS 的管中上样，将压差控制在 0.3psi，微球流速约为 100eps 即可。

（5）在 Summit 软件中设置参数，将 Threshold 设置在 SS 通道上，大小为 5%，然后按 F2 开始采集数据。

（6）在触摸屏 aXcess 的微调界面中选择激光对应的荧光通道的 H 参数，微调激光及液流平台的 X 轴及 Y 轴千分尺，使微球的荧光信号最强。

（7）在 Summit 软件中采集 5 000 个微球，记录荧光通道的 CV 值，一般要求 <3%，完成光路及流路的调节。

（8）若某个参数 HPCV>3%，请再次执行排气泡及管路清洗的工作，若以上处理均未达标，请联系厂家工程师。

3．清洗程序

（1）日常清洗程序：将 2ml 有效氯浓度为 200ppm 的清洗液放入流式管内，上样清洗进样管，接着准备一管 2ml 的去离子水。用 70% 的乙醇擦拭分选仓内部的部件表面，完成日常清洗。

（2）年度清洗：确保系统处于无压力状态，打开鞘液过滤器取出滤芯后再合上过滤器，然后将 3L 有效氯浓度为 2 000ppm 的漂白水置于鞘液桶中，开启液流，同时准备一管 5ml 的漂白水上样 20 分钟，接着执行 1 分钟的排气泡操作。取下上样管后执行反冲 1 分钟。用后用去离子水清洗过滤器和鞘液桶，将 3L 洁净的超纯水置于鞘液桶中，开启液流清洗鞘液管 90 分钟，同行准备一管 5ml 的去离子水上样，20 分钟后分别执行 30 秒的排气泡及反冲操作。最后装上新的滤芯，将干净的鞘液置于鞘液桶中即完成清洗操作。完成年度清洗之后，为保证液流的稳定，再次实验之前需先开启液流运行至少 30 分钟。

注意：年度清洗及过滤器更换的周期因仪器使用频率不同而定，如有疑问可咨询厂家的工程师。

4. 检测方案的编辑 在检测标本之前，实验者需根据实验的不同准备对应的实验管、属性仪器的配置及对应染料的检测通道。然后根据实验者的需要选择合适的信息，如检测参数、直方图种类、希望检测的细胞数量等，这些按检测者要求而建立起来一系列检测条件即组成方案。

Summit 是一款界面简单、操作简便的开放流式软件，用户可以根据自己的需要安装到随意的电脑中进行后续的数据分析。

Summit 软件建立方案的步骤如下。

（1）新建方案并选择。

（2）需要的检测参数。

（3）建立图形（单参数/双参数）。

（4）画门（界定每张直方图的分析区域）。

单参数直方图分析区域种类：线性（lin）。

双参数直方图分析区域种类：多边形（polygon）、矩形（rectangle）、椭圆形门（ellipse）、十字形（quadrants）。

（5）设门（设置逻辑关系，建立图形之间的关系）。

详细操作如下。

1）新建方案：选择"File"→"Protocol"→"New"。

2）选择参数：在 Summit 的控制面板中选择"Data Acquisition settings"选项卡，在"Acquisition Parameters"栏中选择所需要的检测通道及参数。

3）建立实验方案所需图形：①双参数散点图（plot）的建立，在工作区单击右键，在出现的菜单中选择"New Plot"，然后在生成的散点图的 X 轴及 Y 轴单击右键，可以选择所需要的参数即可。②单参数直方图（histogram），在工作区单击右键，在出现的菜单中选择"New Histogram"，然后在生成的直方图的 X 轴单击右键，可以选择所需要的参数即可。

4）画门：①左键点击需要进行画门的流式图，然后在图的中间区域点击右键，接着在弹出的菜单中选择门的类型，圈中目标细胞群后双击确定即可。②如果需要对门的位置、大小或名称进行更改，用左键点击需要修改的门，当门的四周出现编辑点后即可进行拖动。如果需要更改门的名称，用鼠标左键双击当前的门名称，即可修改。

5）设门：选中需要与其他图建立逻辑关系的门，在门上单击右键，在弹出的菜单中选择"Set Gate（S）"选项，当鼠标变成设门箭头状时，在需要关联的图上单击左键即可，设门完毕后双击结束即可。

5. 新编辑检测方案参数的调试

（1）阈值调节：在 Summit 的控制面板中选择"Data Acquisition settings"选项卡，在"Acquisition Parameters"栏中的 Tigger 框中可选择设定阈值的通道，Threshold（%）可设定阈值的大小。

（2）电压增益调节：用处理好的空白对照或者同型对照管上样，观察细胞本底荧光在每一个荧光通道上的信号强度，调节"Acquisition Parameters"栏中对应通道内电压（voltage）及增益（gain）栏中的数值，尽量使阴性细胞群的正态分布峰位于第一个对数格内。电压及增益越大，信号越强；反之信号则弱。

（3）补偿调节：以单标法为例，调节 CD3-FTIC/CD4-PE 之间的补偿。将处理好的 FITC 单染管上机检测，在 FL1/FL2 散点图中左键点击左角的图标，选择 Compensate，这时在图的左侧和下方会出现可直接拉动的滚动条，调节 FL2-FL1%，直到 FITC 单阳性细胞落在 D4 象限即 FITC 单阳区内，使 D3 和 D4 区内细胞群平均荧光强度 Y-Mean 一致（差值<0.1）。接着再将处理好的 PE 单染管上机检测，在 FL1/FL2 散点图中拉动水平滚动条，调节 FL1-FL12%，使得 PE 单阳性细胞落在 D1 象限内，同样保持 Y-Mean 一致，即可完成手动补偿调节。也可点击散点图的左上角，选择 Auto Compensate 进行自动补偿。

（4）流速调节：MoFlo XDP 可以通过分压器上 Sample psi 的压力调节来改变上样速度。一般检测时，建议 Sample Psi 及 Sheath Psi 之间的压力差值在 0.3psi 左右即可。

6. 分选设置

（1）在液滴控制界面，点击打开液滴震荡，在 Intellisort 软件中选择对应的喷嘴后点击启动 Intellosrt 图标，待软件自动优化液滴的频率和振幅直至 100% 完成。

（2）装上偏转板，在液流参数界面打开加电图标，设置合适的偏转板电压（约 3 000V），打开需要加电的液流后，点击测试模式图标，即可看见分选液流产生。

（3）调节合适的 Chargephase 数值，确保加电液流稳定；调节合适的 Defanning 值，使废液流最集中。

（4）在液滴控制界面的 Intellisort 软件中点击自动寻找液滴延迟图标，待仪器算出 Drop Delay 的值后，点击 Maintain 图标维持断点的稳定。

（5）选择合适的接收容器，调整偏转板的电压或者分选液流的偏角角度，确保分选液流能落入接受容器中，完成分选设置。

（6）打开测试方案，上样检测通过设门、圈门找到需要分选的细胞群。然后在 Summit 的控制面板中选择"Sort setting"选项卡，在 Sort Logic and Statistics 栏中点击左上角图标，在弹出的菜单中选择"New Sort Decision"，然后选择需要收集的分选液流及门，选择分选的纯度和 Drop Envolop 模式，以及收集的细胞数。上样后按 F4 即可开始分选细胞。

7. 关机程序

（1）日常关机程序：做完实验首先关闭激光，用漂白水及去离子水进行日常清洗后，退出 Summit 软件，依次关闭液流加电、震荡模式后关闭液流，在触摸屏 aXcess 面板上点击关机按钮，等待触摸屏关机后关闭服务器电源。然后关闭分压器上的压力阀，以及外置的真空泵及压缩机完成关机操作。

（2）长期关机：执行完上述日常关机程序前，将鞘液桶中的鞘液换为含有防腐剂的双蒸水运行 30 分钟后再执行日常关机程序。

四、质控措施

1. 光路和流路的质控程序：详见上述

2. 每日各荧光参数直方图的 X-mean 值，X-mean 反映 PMT 电压情况，以及各通道的 CV 值并记录结果。记录仪器的日常运行情况。

	触发设置激光参数未开启	触发不同的参数
微球闪烁，触摸屏控制面板上的计数功能正常，但 Summit 软件直方图不显示事件（Summit 软件事件率 =0）	Summit 软件和仪器服务器之间的通信欠佳 Summit 软件设门错误	检查网络电缆连接。重启 Summit 软件 删除全部直方图上的门
Summit 软件不显示分选选项	已安装 Summit 软件离线版本 Summit 启动时，选择离线数据库	验证 Summit 软件版本系在线版本 关闭 Summit，并打开在线数据库
EPS 高但样品不流动	FSC 物镜污脏	用棉签蘸上乙醇清洁 FSC 和 SSC 物镜，接着用去离子水漂洗，然后擦干
废液槽非真空	关闭真空源 废液槽盖未盖紧 压力控制台侧的真空开关关闭	检查真空源已经打开 拧紧废液槽盖。检查 O 形环是否完整，并用真空润滑油进行润滑 用压力控制台开关启用对系统的真空处理
如果使用手动进样器，流速变化超过平均采样速度的20%	样品管密封效果差	核实 O 形圈是否完整并用润滑油润滑密封

第六节　MoFlo Astrios EQ 高速流式细胞分选仪 ▼

一、结构特点与工作原理

（一）结构特点

MoFlo Astrios EQ 作为 MoFlo 系列最新的产品，在保留了 XDP 众多优点的同时在多方面进行了改造与升级，一体化自动化程度更高，生物安全等级也有更进一步提升。光学平台相对封闭，但选择范围仍旧广泛。

MoFlo Astrios EQ 拥有 7 Laser-7 Pinhole，可最多支持 7 根激光同时检测运行，各激光光路无重叠不干扰。除 355nm 紫外激光外，405～640nm 可见光均由 Leaser Engine 控制，并由光纤传导至流动室，光路为固定光路，无须调教。

MoFlo Astrios EQ 具有两个增强型前项检测器（EQs 机型为一个），具有很高的检测范围及灵敏度。不仅增加了小颗粒检测的灵敏度（<200nm），且两个前向可分别调节电压范围及加装 ND 滤片，这也拓宽了颗粒的检测范围，同时检测颗粒直径差异可达几百倍。MoFlo Astrios EQ 前向检测器可快捷更换滤片，可以使用所有可见光进行前向检测，适应不同性质样本检测。另外可以安装经过专门设计的不同规格的前向遮罩（mask），对样本大小、死活、

形状拥有不同的敏感性,可增加对不同实验需求的检测灵敏度,拓展实验方向。

侧向散射光方面,除 355nm 紫外线,所有可见光均可选配侧向散射光收集器,以适应不同研究需求。荧光检测方面,每根激光最高可以配置 7 个 PMT,整个系统最高可配置 49 个 PMT,同时检测 44 个通道。

分选性能方面升级至 6 路分选(左 3 路,右 3 路),与 XDP 同样支持混合分选模式,可以对同一样本进行更多路的分选,获得更多种类的目的细胞。新版 CyCLONE 板式分选装置采用 Y、Θ 移动模式,速度更快精度更高,精度达到 250dpi。MoFlo Astrios EQ 特有不加电垂直分选模式,可将废液加电偏转,分选液流垂直落下,增加分选点阵精确度同时也减少了分选液滴所带电荷对细胞功能的影响。

MoFlo Astrios EQ 具备索引式分选功能(index sorting),可对每一个被分选的细胞进行回溯。

MoFlo Astrios EQ 拥有更高等级的生物安全模式,分选舱死角更少,同时可加装 Baker 定制的二级生物安全柜,更好地保护样本及操作人员的安全。

(二)工作原理

MoFlo Astrios EQ 同样采用 Jet-in-Air 空气激发电荷分选原理,继承了 MoFlo XDP 活性高、速度快的特点。

前向采用了大型透镜对散射光进行收集,使用聚焦分光等步骤对前向进行分离,达到双前向效果,并采用不同的 Mask 进行光学处理,期待不同的分辨作用。7 个独立激光的光路通过全自动的 QC 流程后,电脑自动计算激光延迟,免去人工调节。

不加电垂直分选的实现主要通过位置可变的废液收集口,废液收集口改变位置后不再位于液流垂直下方,并通过电脑精确计算,将废液液滴加电偏转进入废液口。目标液滴则不加电荷,在电场中不做偏转,垂直下落进入收集器。避免了在进行微孔板分选时,由于偏转角度而造成的液滴无法落入板孔底部继而造成细胞损伤或干涸。

二、技术参数与特色

1. 激光器选择 355nm,100mW;405nm,55mW;488nm,200mW;532nm,150mW;561nm,200mW;592nm,200mW;645nm,100mW。

2. 激光激发点数 7 个。

3. Pinhole 数 7 个。

4. 散射光分辨率 <0.2μm,与背景噪声分离。

5. 荧光灵敏度 <125MESFFITC,<110MESF PE,使用 Spherotech™ 8 峰微球。

6. 检测参数 7 激光最高可配置 51 个通道,选择其中 44 个通道同时进行检测。

7. 液滴驱动频率 200kHz。

8. 纯度 所有速度下可达到 99%。

9. 得率 大于理论产量 90%。

10. 分析速度 100 000eps。

11. 分选速度 70 000eps。

12. CyCLONE 分选接收装置

(1)板式分选:支持 6、24、96、384 及 1536 孔板分选。支持客户自定义阵列分选。可支持冷热温度控制。

（2）管式分选：支持 1～6 路分选模式。支持 1.5ml、2ml、15ml 及 50ml 收集装置。可支持冷热温度控制。

（3）玻片式分选：客户自定义阵列，标配索引式分选模式。

13．ItelliSort Ⅱ全自动免微球液滴延迟计算与分选条件维持系统

（1）信号收集：双前向模式（EQ，EQs 为单前向），可使用≥405nm 波长的激光为前向；所有≥405nm 波长的激光可选配侧向收集。收集 Log、Hight、Area、Width、Log Area 信号，适用于每个通道。

（2）电子死时间：0 电子死时间。

（3）信号处理：32bit 数据精度，100MHz 采样频率。

（4）数据分辨率：5 个十进制动态范围，可扩展至 4～9 个。

（5）补偿调节：20×20 数字全矩阵补偿；使用 Summit 软件可实现自动补偿。

（6）数据采集能力：最大 10 亿细胞数，无参数限制。

（7）压力调节范围：10～85psi。

（8）鞘液废液桶容量：9.45L。

（9）管路更换：上样管路至喷嘴均可更换。

（10）生物安全：可加装 Baker 二级生物安全柜符合各国标准（中国：SFDA YY-0569：2005）。

三、使用方法与技巧

1．开机程序

（1）检查鞘液桶是否充足，一般保持八九成满，倒空废液桶，盖紧盖子。

（2）开启计算机登录 Windows 操作系统，接着打开分选仪后侧的电源开关，然后通过分选仪前方的开机按钮开启分选仪。

（3）打开外置的空气压缩机。待触摸屏开启后，在触摸屏上点亮供气按钮，等待鞘液桶及废液桶上的压力表的读数达到设定的数值后打开鞘液过滤器上的排气阀进行排气泡，3秒后关闭阀门，如此反复 10 次。

2．流路和光路调节

（1）在触摸屏 aXcess 控制面板中点击液流按钮，使 Smartsampler 开启液流，必要时可执行反冲及排气泡的操作。

（2）观察液流垂直度，如果垂直度良好可直接执行后续操作，否则先进行液流垂直度调节：将喷嘴调至液流相机视野的上端，调节喷嘴平台 X 轴和 Y 轴的千分尺使液流聚焦清晰，贯穿 Pinholes 并且落在废液接收口中间，然后调节 Z 轴将喷嘴抬升，如果液流没有明显变化即可；如果液流有位移，通过调节平衡环修正即可。然后再将喷嘴移回相机视野的上端即完成垂直度调节。

（3）在触摸屏 aXcess 控制面板中的粗调界面中，通过点击激光开关按钮打开 488nm 激光及其他实验所需的激光，紫外激光需要预热 30 分钟才能开启。

（4）在激光与液流截点界面，选择正在使用的喷嘴规格，点击液滴相机按钮，按下绿色箭头，系统会自动找到激光与液流截点处的光斑，按照系统提示调节液流平台的 Z 轴千分

尺，上下移动喷嘴使其下端与系统提供的绿色参照线重叠，然后再次点击绿色箭头完成液流与激光截点的设置。

（5）在 Window 操作系统中打开 Summit 程序，打开 Aligment 校准方案。

（6）取出 SP 混合荧光微球，摇匀后滴 1 滴到装有 1ml PBS 的管中上样，将压差控制在 0.3psi，微球流速约为 100eps 即可。

（7）在 Summit 软件中设置参数，将 Threshold 设置在 SS 通道上，大小为 5%，然后按 F2 开始采集数据。

（8）在触摸屏 aXcess 的微调界面中选择激光对应的荧光通道的 H 参数，微调液流平台的 X 轴及 Y 轴千分尺，使微球的荧光信号最强。

（9）在 Summit 软件中采集 5 000 个微球，记录荧光通道的 CV 值，一般要求<3%，完成光路及流路的调节。

（10）若某个参数 HPCV>3%，请再次执行排气泡及管路清洗的工作，若以上处理均未达标，请联系厂家工程师。

3. 清洗程序

（1）日常清洗程序：将 2ml 有效氯浓度为 200ppm 的清洗液放入流式管内，上样清洗进样管，接着准备一管 2ml 的去离子水。用 70% 的乙醇擦拭分选仓内部的部件表面，完成日常清洗。

（2）年度清洗：确保系统处于无压力状态，打开鞘液过滤器取出滤芯后再合上过滤器，然后将 3L 有效氯浓度为 2 000ppm 的漂白水置于鞘液桶中，开启液流，同时准备一管 5ml 的漂白水上样 20 分钟，接着执行 1min 的排气泡操作。取下上样管后执行反冲 1 分钟。用后用去离子水清洗过滤器和鞘液桶，将 3L 洁净的超纯水置于鞘液桶中，开启液流清洗鞘液管 90 分钟，同时准备一管 5ml 的去离子水上样，20 分钟后分别执行 30 秒的排气泡及反冲操作。最后装上新的滤芯，将干净的鞘液置于鞘液桶中即完成清洗操作。完成年度清洗之后，为保证液流的稳定，再次实验之前需先开启液流运行至少 30 分钟。

注意：年度清洗及过滤器更换的周期因仪器使用频率不同而定，如有疑问可咨询厂家的工程师。

4. 检测方案的编辑　在检测标本之前，实验者需根据实验的不同准备对应的实验管、属性仪器的配置以及对应染料的检测通道。然后根据实验者的需要选择合适的信息，如：检测参数，直方图种类，希望检测的细胞数量等等，这些按检测者要求而建立起来的一系列检测条件即组成方案。

Summit 是一款界面简单、操作简便的开放流式软件，用户可以跟自己的需要安装到随意的电脑中进行后续的数据分析。

Summit 软件建立方案的步骤如下。

（1）新建方案并选择。

（2）需要的检测参数。

（3）建立图形（单参数 / 双参数）。

（4）画门（界定每张直方图的分析区域）。

单参数直方图分析区域种类：线性（lin）。

双参数直方图分析区域种类：多边形（polygon）、矩形（rectangle）、椭圆形门（ellipse）、十字形（quadrants）。

（5）设门（设置逻辑关系建立图形之间的关系）。

详细操作如下。

1）新建方案：选择"File"→"Protocol"→"New"。

2）选择参数：在 Summit 的控制面板中选择"Data Acquisition settings"选项卡，在"Acquisition Parameters"栏中选择所需要的检测通道及参数。

3）建立实验方案所需图形：①双参数散点图（Plot）的建立，在工作区单击右键，在出现的菜单中选择"New Plot"，然后在生成的散点图的 X 轴及 Y 轴单击右键，可以选择所需要的参数即可。②单参数直方图（histogram），在工作区单击右键，在出现的菜单中选择"New Histogram"，然后在生成的直方图的 X 轴单击右键，可以选择所需要的参数即可。

4）画门：①左键点击需要进行画门的流式图，然后在图的中间区域点击右键，接着在弹出的菜单中选择门的类型，圈中目标细胞群后双击确定即可。②如果需要对门的位置、大小后名称进行更改，用左键点击需要修改的门，当门的四周出现编辑点后即可进行拖动。如果需要更改门的名称，用鼠标左键双击当前的门名称，即可修改。

5）设门：选中需要与其他图建立逻辑关系的门，在门上单击右键，在弹出的菜单中选择"Set Gate（S）"选项，当鼠标变成设门箭头状时，在需要关联的图上单击左键即可，设门完毕后双击结束即可。

5. 新编辑检测方案参数的调试

（1）阈值调节：在 Summit 的控制面板中选择"Data Acquisition settings"选项卡，在"Acquisition Parameters"栏中的 Tigger 框中可选择设定阈值的通道，Threshold（%）可设定阈值的大小。

（2）电压增益调节：用处理好的空白对照或者同型对照管上样，观察细胞本底荧光在每一个荧光通道上的信号强度，调节"Acquisition Parameters"栏中对应通道内电压（voltage）及增益（gain）栏中的数值，尽量使阴性细胞群的正态分布峰位于第一个对数格内。电压及增益越大，信号越强；反之信号则弱。

（3）补偿调节：以单标法为例调节 CD3-FTIC/CD4-PE 之间的补偿。将处理好的 FITC 单染管上机检测，在 FL1/FL2 散点图中左键点击左角的图标，选择 Compensate，这时在图的左侧和下方会出现可直接拉动的滚动条，调节 FL2-FL1%，直到 FITC 单阳性细胞落在 D4 象限即 FITC 单阳区内，使 D3 和 D4 区内细胞群平均荧光强度 Y-Mean 一致（差值<0.1）。接着再将处理好的 PE 单染管上机检测，在 FL1/FL2 散点图中拉动水平滚动条，调节 FL1-FL12%，使得 PE 单阳性细胞落在 D1 象限内，同样保持 Y-Mean 一致，即可完成手动补偿调节。也可点击散点图的左上角，选择 Auto Compensate 进行自动补偿。

（4）流速调节：MoFlo Astrios 可以通过触摸屏上 Sampler 模块中的 Pressure 百分比来改变 Sample psi 从而调节上样速度。一般检测时，建议 Sample psi 及 Sheath psi 之间的压力差值在 0.3psi 左右即可，压力越大，流速越快。

6. 分选设置

（1）在分选设置界面选择接分选后样本收容器的类型，也可自定义编辑后保存确认。

（2）在分选设置界面的 Intellisort 模块中点击启动 Intellosrt 图标，待软件自动优化液滴的频率和振幅直至100%完成。

（3）装上偏转板，在液流参数界面打开加电图标，设置合适的偏转板电压（约 3 000V），打开需要加电的液流后，点击测试模式图标，即可看见分选液流产生。

（4）调节合适的 Chargephase 数值，确保加电液流稳定；调节合适的 Defanning 值，使废液流最集中。

（5）在液滴控制界面的 Intellisort 软件中点击自动寻找液滴延迟图标，待仪器算出 Drop Delay 的值后，点击 Maintain 图标维持断点的稳定。

（6）调整偏转板的电压或者分选液流的偏角角度，确保分选液流能落入接收容器中，完成分选设置。

（7）打开测试方案，上样检测通过设门、圈门找到需要分选的细胞群。然后在 Summit 的控制面板中选择"Sort setting"选项卡，在 Sort Logic and Statistics 栏中点击左上角图标，在弹出的菜单中选择"New Sort Decision"，然后选择需要收集的分选液流及门，选择分选的纯度和 Drop Envolop 模式，以及收集的细胞数。上样后按 F4 即可开始分选细胞。

7. 关机程序

（1）日常关机程序：做完实验首先关闭激光，用漂白水及去离子水进行日常清洗后，退出 Summit 软件，依次关闭液流加电、震荡模式后关闭液流，在触摸屏 aXcess 面板上点击关机按钮，等待触摸屏关机后关闭服务器电源。然后关闭分压器上的压力阀，以及外置的真空泵及压缩机完成关机操作。

（2）长期关机：执行完上述日常关机程序前，将鞘液桶中的鞘液换为含有防腐剂的双蒸水运行 30 分钟后再执行日常关机程序。

四、质控措施

1. 光路和流路的质控程序：详见上述。

2. 点击 QC 控制界面，取出 SP 混合荧光微球，摇匀后滴 1 滴到装有 1ml PBS 的管中上样。按下启动 QC 按钮软件将自动执行质控程序。仪器会初始化 Gain 值，调节所有参数的电压使得微球的荧光强度符合 QC 标准，并计算激光之间的激光延迟及每个荧光通道的 CV 值，并会提供一目了然的 QC 报告。

（郑　毅　赵　静）

第八章 ▶

BriCyte E6 流式细胞仪

一、结构特点与工作原理

（一）结构特点

BriCyte E6 流式细胞仪由主机和外设组成，（图 8-1）。主机主要由光学系统、液路系统、机械系统、控制及信号处理系统组成。外设由计算机、客户端软件（MRFlow）、试剂架及组件组成。可选配自动进样装置。

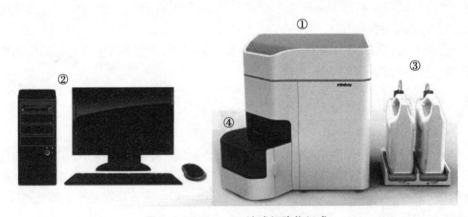

图 8-1　BriCyte E6 流式细胞仪组成
①主机；②计算机、MRFlow 软件；③试剂架及组件；④自动进样装置（选配）

1. 光学系统　主要由激光器、光学镜片、滤光片和光探测器等组成。红蓝激光器均为固态，荧光通道滤光片为可插拔设计，荧光检测器为高性能 PMT（光电倍增管）。立体光路设计，红蓝光空间分离，光信号收集更高效。

2. 液路系统　主要由流动室、流量传感器、陶瓷泵、阀和管路等组成，采用负压进样，实现液流聚焦并进行样本体积测定。无须额外气源或液流车。

3. 控制及信号处理系统　由板卡和电子器件组成，16bit ADC（模数转换器）扩展了动态范围，提高分析精度。

4. 机械系统　手动上样型配有试管托架，无须手持；自动进样配有自动进样器，支持 40 管连续进样。

（二）工作原理

待测样本被制备成单细胞悬液，经荧光染色后，在压力驱动下进入流动室。在流动室内,细胞在鞘液的包裹和约束下排列成单列,依次通过检测区。经激光照射后,细胞除了产生散射光信号外,标记的荧光染料受到激发还会产生荧光信号。这些信号被特定方位的检测器接收并放大,转换成与光强度相关的电信号和数字信号。后经计算机处理分析,以图形和数据的形式将细胞参数展示出来。

二、技术参数与特色

(一)技术参数

1. 激光器　488nm 蓝色激光(43mW,固态),638nm 红色激光(55mW,固态)。

2. 检测器　FSC、SSC、FL1(FITC)、FL2(PE)、FL3(PerCP/ PerCP-Cy5.5 或 ECD/PI)、FL4(APC)、FL5(PE-Cy7)、FL6(APC-Cy7)。

3. 荧光灵敏度　FITC≤100MESF;PE≤50MESF。

4. 仪器分辨率　FSC≤2.0%;FITC≤2.0%;PE≤2.0%;PerCP≤4.0%;APC≤4.0%;PE-Cy7≤4.0%;APC-Cy7≤4.0%。

5. 前向散射光检测灵敏度≤1.0μm。

6. 侧向散射光检测灵敏度≤0.2μm。

7. 三档流速　低速(10μl/min)、中速(50μl/min)、高速(100μl/min)。

8. 携带污染率≤0.1%。

9. 最大分析速度　16 000/s。

10. 分析精度　20bit(比特)。

11. 上样方式　自动进样或手动进样。自动进样支持 40 管连续进样,最快速度 90 管/小时;手动进样支持 12mm×75mm 试管、1.5ml/2.0ml 微量离心管。

12. 自动检测项目　淋巴细胞亚群(T/B/NK)、HLA-B27。

13. 图形显示　直方图、散点图、等高线图、密度图、三维图、层图。

14. 设门　区间门、二分门、十字门、矩形门、椭圆门、多边形门、自动门、逻辑门。

15. 统计项　均值(mean)、变异系数(CV)、中位数(median)、标准差(SD)、最大值(Max)、最小值(Min)、众数(mode)、几何均值(geometric mean)。

16. 数据输出格式　FCS、CSV、Export(厂商格式)、PDF。

(二)技术特色

1. 光学系统

(1)灵活性:可选双激光 4 色、5 色、6 色 3 种配置,可插拔式滤光片和光电检测器,更换简便、快速,充分满足用户差异化需求。

(2)高灵敏度:大数值孔径物镜,增加光收集角度,提高光收集效率;耦合式荧光收集结构,将光传输过程中的损失降低到最小,保证对极微弱荧光信号的检测性能。

(3)稳定性:全封闭式防尘设计和智能双重温控设计,在恶劣环境条件下依然能够正常工作。

2. 液流系统

(1)单平台绝对计数:采用流量传感器对样本体积进行直接测定,无须标准微球和复杂运算,实现持续、大体积的细胞绝对计数。

(2)无须气源:连续液流泵作为液流系统的驱动来源,无外接气源,体积小、噪音低、液流稳。

（3）兼容多种试管：采用负压进样，对试管兼容性强，支持常规流式管和多种规格的微量离心管。

（4）全面清洗：拭子式清洗充分保证采样针外壁洁净度，将携带污染降低至0.1%。

（5）试剂余量实时监控：称重传感器对鞘液/废液余量进行实时监控，余量显示精确至1%，报警鞘液剩余5%以下，减少试剂浪费。

3. 电路系统

（1）高分析精度：16bit ADC，配合FPGA实现智能脉冲识别算法，分析精度高，分析速度快。

（2）先进的硬件系统：主控单元采用了在移动设备上广泛应用的ARM嵌入式平台架构，体积小、功耗低、性能高；外设板卡采用了在汽车电子行业广泛应用的CAN总线架构，安全性好、稳健性高、扩展性强。

4. 软件系统

（1）一体化软件：MRFlow软件同时支持自动检测项目和自定义项目，兼顾临床和科研需求。

（2）自动设置功能：提供智能电压调节、自动（一键）荧光补偿，使流式细胞仪的使用更加简单、便捷。

（3）自动质控模块：自动化的微球质控和全血质控方案，帮助用户轻松实现仪器设置和日常质控测试；Levey-Jennings质控图和Westgard规则提供精准的质控分析和统计结果。

（4）自动维护和故障消除：定时休眠、自动清洗和故障一键消除功能，为客户量身打造，时刻保证仪器最佳工作状态；

（5）双向LIS通信系统：支持HL7和ASTM协议，真正意义上实现了与医院LIS系统的直连，彻底解决了手工录入的困扰，省时省力。

（6）本地化界面：界面默认显示中文，准确易懂，降低操作者门槛；亦可选英语、法语、葡萄牙语、西班牙语、土耳其语、俄语，兼顾国际化需求。

三、使用方法与技巧

（一）开机程序

1. 开机前准备　检查鞘液是否足量，有无浑浊变质，管道有无扭结；检查仪器与外接设备的连接是否正确；清空废液桶。

2. 打开电源　打开仪器背面的电源开关。

3. 开启计算机　启动外置计算机并运行MRFlow软件，登录界面出现后，输入用户名和密码，进入"工作台"界面。

4. 初始化及温控　约3分钟后，初始化及温控过程结束，指示灯绿色长亮，软件界面提示"开机完成"。

（二）仪器校准和电压标定

1. 微球信息录入　在"质控"-"仪器质控"界面，选择或录入质控微球批号和靶值信息。

2. 微球测试　向盛有 1ml 鞘液的试管中加入 1～2 滴多色质控微球（SRCP-35-2A），混匀后置于上样位。点击"仪器质控"界面"采集"按钮，仪器自动完成光路 / 流路校准和电压标定。

3. 结果判定　查看质控报告，如果所有通道均 Pass，说明仪器状态良好，可进行后续实验。如有 Fail 项，排除微球失效原因后重试几次；如果仍然 Fail，则需要联系厂家工程师进行处理。

（三）清洗程序

1. 清洗流动室　在"服务"—"维护"界面，点击"清洗流动室"，按照提示放入成有 3ml 清洗液的试管后，点击"确定"开始清洗流动室。

2. 除气泡　在"服务"—"维护"界面，点击"流动室除气泡"或"液路除气泡"，进行除气泡操作。

（四）自动检测项目检验方案选择

仪器提供 4 个自动检测项目：淋巴细胞亚群（T/B/NK-Auto）、T 淋巴细胞亚群（CD3/8/45/4-Auto）、BNK 淋巴细胞亚群（CD3/16+56/45/19-Auto）、HLA-B27（HLA-B27-Auto），支持用户进行快速选择。自动检测项目仪器设置参数和方案模版已预设，无须编辑，直接选择便可进行测试，仪器自动完成分析和报告。操作步骤如下。

点击"工作单"—"新建样本"按钮，在列表区新增一条样本，从"检验项目"下拉菜单中选择所需的自动项目模版。

1. T 淋巴细胞亚群（CD3/8/45/4-Auto）自动方案（图 8-2）。

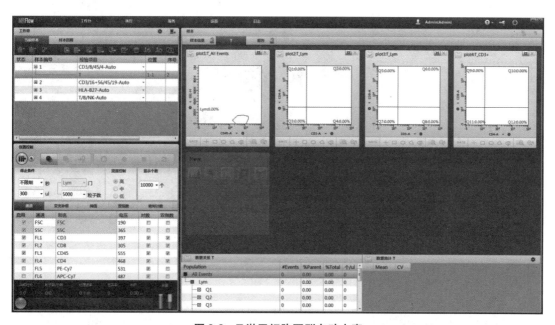

图 8-2　T 淋巴细胞亚群自动方案

2. BNK 淋巴细胞亚群（CD3/16+56/45/19-Auto）自动方案（图 8-3）。

3. HLA-B27（HLA-B27-Auto）自动方案（图 8-4）。

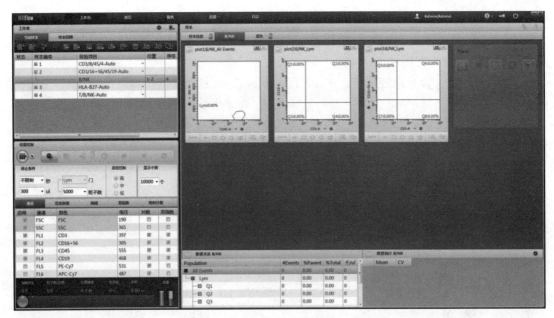

图 8-3 BNK 淋巴细胞亚群自动方案

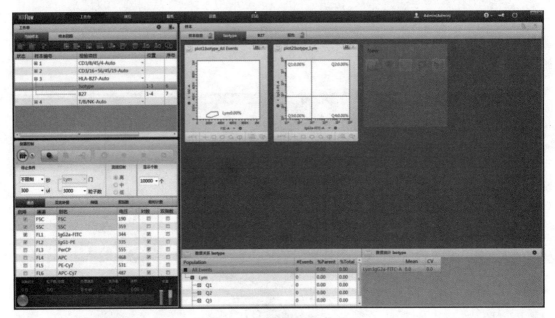

图 8-4 HLA-B27 自动方案

4. 淋巴细胞亚群（T/B/NK-Auto）自动方案（图 8-5）。

（五）新项目检验方案的编辑

仪器同样支持新建检验方案，用户可根据需要自由进行方案编辑和仪器设置。以 DNA 倍体分析为例。

1. 新建样本 点击"工作单"—"新建样本"按钮，在列表区新增一条样本，从"检验项目"下拉菜单中选择"Empty"模板。

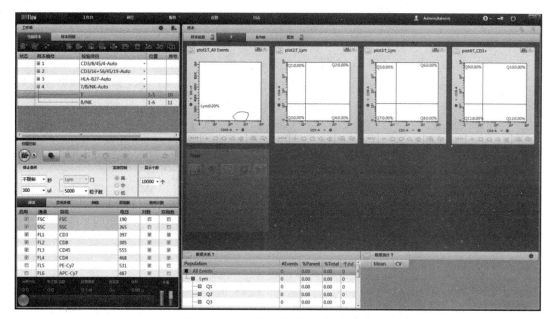

图 8-5　TBNK 淋巴细胞亚群自动方案

2．通道选择　点击"仪器控制"—"通道"标签,选择启用的荧光通道(FSC、SSC 为必选),设置通道显示方式(线性 / 对数、双指数)。DNA 分析时使用 PI 进行染色,因此选择通道 FL2,通道别名改为"PI",采用线性显示("对数"不勾选)。

3．建立图形　点击"样本"—"试管"界面的图形工具栏,建立分析所需的图形(图 8-6)。

(1)散点图 plot1:X 轴为 FSC-H,Y 轴为 SSC-H。

(2)散点图 plot2:X 轴为 PI-W,Y 轴为 PI-A。

(3)直方图 plot3:X 轴为 PI-A。

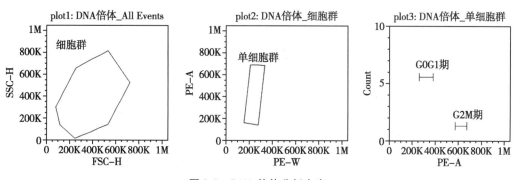

图 8-6　DNA 倍体分析方案

4．设门

(1)散点图 plot1:点击下方多边形门工具,在图中画多边形门 P1(见图 8-6)。

(2)散点图 plot2:点击图形下方"GATE"按钮,选"P1"只显示 P1 门内细胞;点击右侧多边形门工具,在图中画多边形门 P2(见图 8-6)。

(3)直方图 plot3:点击图形下方"GATE"按钮,选"P2"只显示 P2 门内细胞;点击右侧区间门工具,在图中画区间门 I1 和 I2,I2 的位置大约在 I1 的二倍处(见图8-6)。

5. 为门命名 在下方数据关系中,将 P1、P2 门分别命名为"细胞群","单细胞群";将 I1、I2 门分别命名为"G_0G_1 期""G_2M 期"。

6. 统计项设置 在数据关系列表中分别将"G_0G_1 期""G_2M 期"拖动至右侧数据统计列表中。点击"统计项设置"按钮,设置显示的统计项为 Mean。

7. 保存方案模版 点击"工作单"—"另存为方案模板"按钮,为方案模板命名为"DNA 倍体"。

8. 模板应用 选中工作单列表中样本,查看"检验项目"下拉菜单中选择"自定义方案模板"组新增一项"DNA 倍体"。可使用该模板来批量新建 DNA 倍体分析样本。

(六)新编辑检验方案参数的调试

检验方案编辑完成后,在正式测试样本时,还需要对电压、阈值、补偿、门的位置等进行调试,优化并保存模板。

1. 打开方案模板 点击"工作单"—"新建样本"按钮,在列表区新增一条样本,从"检验项目"下拉菜单中选择待调试的方案模板,如"DNA 倍体"。

2. 调节电压 为将细胞群调整至图形中合适位置或获得更好分离度,经常需要调节电压,可采用常规调节或智能电压方式。

(1)常规调节:点击"仪器控制"—"通道"标签,调节对应通道的电压,可拖动滑块或直接输入数值,直至图形中细胞群移至合适位置。

(2)智能电压:点击待调节图形右下方"自动工具"按钮,下拉菜单中选择"自动调节电压";图中鼠标指示变为手形,在目标细胞群处按下鼠标并拖动至合适位置,则电压自动调节,目标细胞群移至设定位置。

3. 设置阈值 点击"仪器控制"—"阈值"标签,选择某一通道设置阈值,也可采用"OR"或"AND"设置多通道组合阈值。

4. 调整流速 在"仪器控制"—"流速控制"区,可切换"低","中","高"3 挡流速。当实验(如 DNA 倍体分析)对仪器分辨率要求较高时,应选择低速挡位,以获得更窄的样本流。

5. 调节补偿 补偿的调节既可以在测试过程中进行,也可以在测试结束后分析数据时离线进行。可采用常规调节或自动补偿方式。

(1)常规调节:在补偿矩阵中输入或拖动滑块设置合适的数值。

(2)自动补偿:自动补偿适用于双荧光散点图,点击图形右下方"自动工具"按钮,下拉菜单中选择"自动荧光补偿",实现对当前两荧光通道的补偿。

6. 优化门 新编辑方案中的画门,往往不能有效圈住细胞群,需要对门的位置和形状进行调整。选中门并拖动鼠标可将门进行移动,拖拽门的单个顶点可改变门的边界,滚动鼠标可将(多边形)门进行整体放大(图8-7)。

7. 保存模板调试结果 点击"工作单"—"另存为方案模板"按钮,在弹出的保存对话框里点击"确定",覆盖原有的"DNA 倍体"方案模板。

(七)检测程序

仪器可分为手动上样和自动进样两种机型,上样方式略有不同,具体检测步骤如下。

1. 录入工作单 新建或批量新建样本,为样本设置基本信息:样本编号、检验项目、试管位置(仅自动进样)。

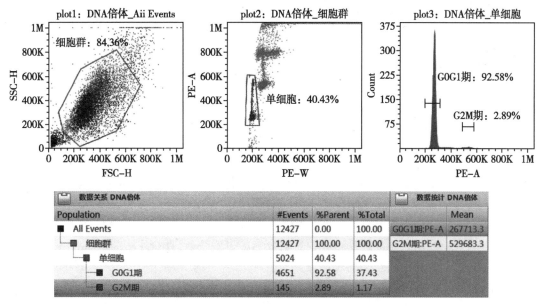

图 8-7 DNA 倍体分析方案调试(文末有彩图)

2．手动上样检测程序

（1）选中试管：选中工作单中待测试管行，将混匀后的样本管放入试管托架；

（2）样本测定：点击"仪器控制"区"记录"按钮，仪器开始执行样本测定，达到停止条件后自动停止。测定过程中状态指示灯绿色闪烁，测定完成后变为绿色长亮。

（3）手动控制和调节：进样过程中，如需手动结束当前试管，可点击"仪器控制"区"停止"按钮，则当前试管测定中止；需要时（仅限自定义项目，自动检测项目不可调节），可点击"仪器控制"区"采集"按钮调节以下仪器设置参数后再进行记录。

3．自动进样检测程序

（1）装载样本盘：对照工作单中"试管位置"，依次将待测试管放入样本盘对应的试管位。正确安装样本盘并关闭自动进样器门。

（2）起始位置选择：选中工作单中待测的起始试管行。

（3）批量测试：点击"仪器控制"区"批量测试"按钮，仪器自动从设定的起始位置处开始依次执行样本测定。仪器按照工作单列表顺序自动向下寻找并测定未完成的试管，如下方有已完成的试管，则跳过该试管继续向下寻找。测定过程中自动进样器门锁紧，状态指示灯绿色闪烁。所有试管测定完成后，样本盘复位，指示灯恢复为绿色长亮，此时可安全打开自动进样器门，取出试管或卸下样本盘。

（4）手动控制和调节：进样过程中，如需手动结束当前试管，可点击"停止"，则当前试管测定中止，进样盘停留在原位；如需手动跳转至下一试管，可点击"下一试管"，则当前试管测定中止，下一试管进入上样位测试；如需手动结束整盘进样，可点击"整盘停止"，则停止进样，样本盘复位。

（八）关机程序

点击软件界面"关机"快捷按钮，按照提示依次执行清洗液（预先将配套清洗液用蒸馏水稀释，稀释比 1∶10）、蒸馏水维护操作。约 8 分钟后关机结束，退出软件，关闭仪器和其他外接设备的电源。

四、质控措施

BriCyte E6 流式细胞仪提供仪器质控和项目质控两种类型的质控,对仪器状态、试剂状态、样本处理全过程进行质控。

(一)仪器质控

仪器质控用于流式细胞仪自动化设置和日常质控。配套的质控物为多色质控微球(SRCP-35-2A)。

多色质控微球标记有多种荧光素,被蓝色和红色激光器照射产生散射光和荧光,所发射的荧光覆盖所有 6 个荧光检测器可检测的范围。运行微球时,MRFlow 软件自动调节检测器电压,将质控微球的散射光和荧光强度调整到预先输入的靶值,完成 PMT 电压和红蓝光延迟时间标定。MRFlow 软件自动记录每次质控设置参数,生成 Levey-Jennings 质控图,对仪器进行长期的状态追踪和质量控制。

MRFlow 软件自动进行质控结果判定,失控结果以 Fail 标示(图 8-8)。

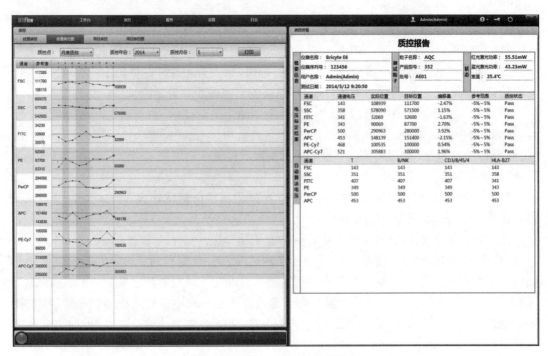

图 8-8 MRFlow 软件仪器质控图

(二)项目质控

项目质控用于淋巴细胞亚群检测(T/B/NK、CD3/8/45/4)项目全程监控,包括仪器性能和设置、抗体标记、红细胞溶血和数据分析的过程质控。用户可选用各项参数已赋值的血液质控物进行该项质控。

操作者将血液质控物按照与血样相同的方法进行染色、溶血处理,并在流式细胞仪上采用自动质控方案模板进行检测。MRFlow 软件自动记录每次质控结果，生成 Levey-Jennings 质控图，并采用 Westgard 规则进行失控判断，失控点采用红色标示。

（刘　鹤）

参 考 文 献

1. 崔巍. 流式细胞术检测外周血淋巴细胞亚群指南［M］. 北京：中国标准出版社，2011.

2. SHAPIRO HOWARD M. Practical Flow Cytometry. Fourth Edition［M］. New York：Wiley-Liss Inc.，2003.

3. ROBINSON J. PAUL. Current Protocols in Cytometry［M］. New York：Wiley-Liss Inc.，2006.

第九章

NovoCyte 流式细胞仪

一、结构特点与工作原理

（一）结构特点

NovoCyte 流式细胞仪由主机、储液台和工作站组成，可选配自动进样装置，NovoSampler pro 自动上样器兼容孔板和流式管上样（图 9-1）。

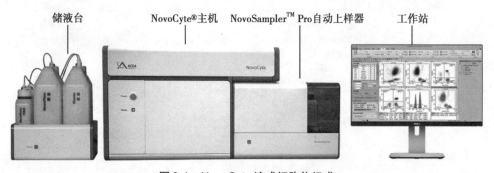

储液台 　　　 NovoCyte®主机　NovoSampler™ Pro自动上样器　　　工作站

图 9-1　NovoCyte 流式细胞仪组成

NovoCyte 流式细胞仪主机由光学系统、液路系统和电子系统组成。

1. 光学系统　NovoCyte 流式细胞仪的光学系统主要包括激光器、光斑整形系统、收光系统、滤光镜片及光学探测器。

NovoCyte 采用市场上先进技术的低功率固体激光器，为仪器提供稳定可靠、性能卓越的激发光源。固体激光器有体积小、性能优异、稳定性好、寿命长等优点。激光器自带 TEC 制冷系统，保证了其卓越的光斑质量。NovoCyte 可提供多种波长的激光器（表 9-1），以满足不同的配置需求。

表 9-1　NovoCyte 激光波长及可检测的常见荧光标志物

激光器波长 /nm	典型荧光标志物
405	Pacific Blue™, AmCyan、Pacific Orange™、Qdot® 605
488	FITC、PE、PI、PE-Texas Red™、PerCP、PerCP-Cy™5.5、PE-Cy™5、PE-Cy™7
640	APC、APC-Cy™7
561	PE、Alexa Fluor® 546、Alexa Fluor® 568、PE-Texas Red™、PE-Cy™5、PE-Cy™7
375	Alexa Fluor 350、Indo-1、Hoechst 33342、DAPI、Calcein Blue

2. 液路系统　NovoCyte 流式细胞仪的液路系统由样本针（SIP）、样本针冲洗拭子、流动室、驱动泵、电磁阀和一系列管道组成。液路系统将样本导入流动室，并经鞘液进行流体聚焦，确保稳定的信号检测。清洗液和冲洗液则用于保证液路系统干净无菌。

在样本检测间隔，样本针冲洗拭子会对样本针内壁与外壁进行自动冲洗，冲洗的废液通过样本针冲洗拭子排到废液桶中。样本针的内外壁自动冲洗，确保了较小程度的样本间交叉污染，免除了烦琐的人工手动冲洗过程（图9-2）。

3. 电子系统　NovoCyte 流式细胞仪的电子系统将探测器产生的脉冲信号数字化。数字化的数据存放在存储器做进一步处理，计算脉冲的高度、面积和宽度，提供包括脉冲的宽度（W）、散射光和各荧光信号的高度（H）和面积（A）等多个参数。高精度高速度的 24 位模数转换器每秒取样8 000 万次，每个脉冲信号分成 16 777 216（24 位）个等级。

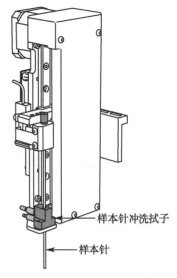

样本针冲洗拭子

样本针

图 9-2　样本针和样本针冲洗拭子

每个细胞或颗粒，在所有选择的通道上的高度、面积和宽度参数都要上传到 NovoCyte 工作站，通过 Novo Express 软件进一步处理，并将计算结果显示在工作站上。

（二）工作原理

NovoCyte 流式细胞仪采用经典的鞘液聚焦原理，液路系统将样本导入流动室，并经鞘液进行流体聚焦，确保稳定的信号检测。光斑整形系统将激光器射出的圆形光斑整形为约 10μm×80μm 的椭圆形光斑，并聚焦在流动室的中心处。收光系统有效收集被分析样本中单个细胞或粒子在流动室中心被激光照射时产生的前向散射光、侧向散射光和荧光信号。收光系统收集到的光由一系列光学分光镜分开，再通过探测器前面的带通滤光片过滤，然后进入光学探测器。Novo Cyte 使用长通分光镜和带通滤光片将特定波长的光信号输入到光学探测器。光学探测器将收光系统收集到的光学信号转换为电信号，并通过电子系统进行信号处理。

二、技术参数与特色

（一）技术参数

1. 激光器　全固态激光器，有 488nm 蓝色、640nm 红色、405nm 紫色、375nm 紫外、561nm 黄色等多种波长、多种功率可选。为避免温度变化带来的能量波动和激光光斑漂移，同时延长使用寿命，激光器自带半导体温控（TEC）模块，可对激光器进行精确温控。

2. 检测器　包括 FSC、SSC、FITC、PE、PE-Texas Red、PerCP、PE-Cy7、APC、APC-Cy7、Pacific Blue、Alexa Fluor 430、Pacific Orange、Qdot 605 等 16 个参数。

3. 荧光灵敏度　FITC≤10MESF；PE≤10MESF。

4. 仪器分辨率　FSC≤2.0%；FITC、PE 等荧光通道均≤2.0%。

5. 散射光分辨率　FSC0.5μm；SSC0.2μm。

6. 激光激发方式　立体空间激发。

7. 荧光检测器　为保证检测结果稳定性，采用高灵敏度光电倍增管。

8. 光路传导　为避免光纤传输带来的光量子耦合损失，确保荧光收集效率和提高灵敏度，激光传递和荧光传导采用空气传导。

9. 信号处理 24 位动态范围（$10^{7.2}$ 动态范围），支持免调增益电压。

10. 流速 5～120μl/min，高、中、低 3 挡可选，同时支持流速连续调节。

11. 获取速率 35 000events/s。

12. 液路动力 为防止管路堵塞，提供强液路压力，采用注射泵驱动。

13. 携带污染率≤0.1%。

14. 绝对计数 体积法绝对计数，只需在软件中输入样本处理前后体积即可精确计算，无须微球，精度误差≤5%。

15. 荧光补偿 可在线和离线补偿，补偿方式为数字矩阵补偿、快速补偿、自动补偿。

16. 清洗维护 一键式开关机，全自动液路清洗维护，无须手动操作。

17. 可插拔式滤光片 支持通道配置更改。

18. 软件 标配中英文版本软件，设置淋巴细胞亚群、T 细胞亚群、HLA-B27 等项目模板，一键生成报告。具细胞周期自动拟合功能，可自动圈门，支持边采集边分析。支持 LIS 系统连接。

19. 质控 可以检测仪器各荧光通道的状态，生成 Levey-Jennings 图形文件，自动跟踪监测仪器性能。

（二）技术特色

1. 光学系统

（1）全固态 TEC 温控激光器提供高品质、高稳定性的激发光源。

（2）$10^{7.2}$ 动态检测范围，支持免除烦琐的增益电压调节工作。

（3）固定光路确保检测稳定可靠。

（4）原机升级，配置灵活。

2. 液流系统

（1）高精度注射泵液流系统大大降低堵塞的可能性，精确进样，支持体积法绝对计数且误差极低。

（2）高精度压力传感器实时监控液路压力，确保仪器无故障运行。

（3）加样针样本间自动清洗，同时清洁加样针内外壁，交叉污染率<0.1%。

3. 使用和维护 一键开关机，全自动清洗消毒流程，无须人工值守。自动 QC 测试功能，软件生成 Levey-Jennings 图实时动态显示日常质检结果。

三、使用方法与技巧

（一）开机程序

1. 检查工作 检查电源线都连接良好，鞘液、冲洗液、清洗液足够，排空废液瓶。

2. 打开电源 轻按 Novo Cyte 流式细胞仪面板上的电源按钮，此时电源按钮灯显示为绿色。

3. 启动工作站 运行 Novo Express 软件。

（二）仪器质量控制

Novo Express 提供自动化的仪器 QC 测试功能，通过主菜单"仪器"→"QC 测试"可以执行 QC 测试功能，通过主菜单"仪器"→"QC 测试报告"可以查看 QC 测试报告（图 9-3）。结果为"Pass（通过）"或"Acceptable（可接受）"可正常使用，Levey-Jennings 图可以显示一段时间内仪器的稳定性及信号连续变化的趋势（图 9-4）。

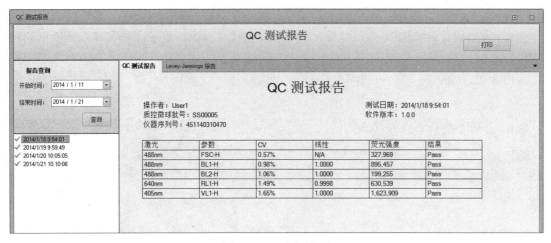

图 9-3　QC 测试报告

（三）预设模板方案设置和操作步骤

1. 预设模板　仪器提供 5 个预设模板，包括淋巴细胞亚群（4 color-T/B/NK）、T 淋巴细胞亚群 1（CD3/CD8/CD4）、T 淋巴细胞亚群 2（CD3/CD8/CD45/CD4）、BNK 淋巴细胞亚群（CD3/CD16+CD56/CD45/CD19）、HLA-B27（HLA-B27），支持用户进行快速选择。自动检测项目仪器设置参数和方案模板已预设，无须编辑，直接选择便可进行测试，仪器自动完成分析和报告。

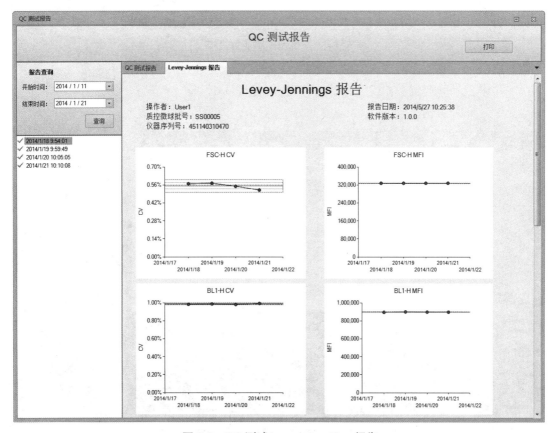

图 9-4　QC 测试 Levey-Jennings 报告

2. 操作步骤

（1）方案设置：点击"文件"—"新建"按钮，点击"从模板新建"，根据名称选择所需的自动项目模板。

1）淋巴细胞亚群（4 color-T/B/NK）模板，见图 9-5。

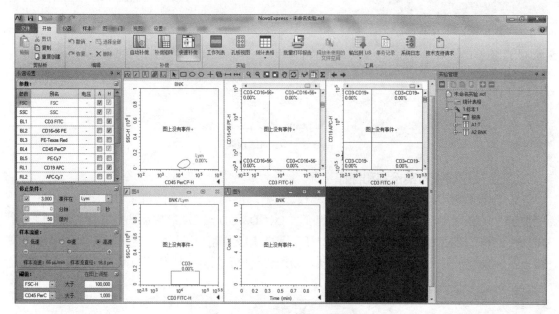

图 9-5　T 淋巴细胞亚群模板

2）T 淋巴细胞亚群 1（CD3/CD8/CD4）模板，见图 9-6。

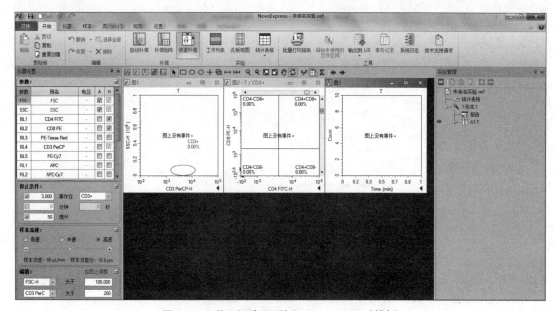

图 9-6　T 淋巴细胞亚群（ CD3/CD8/CD4 ）模板

3) T 淋巴细胞亚群 2（CD3/CD8/CD45/CD4）模板，见图 9-7。

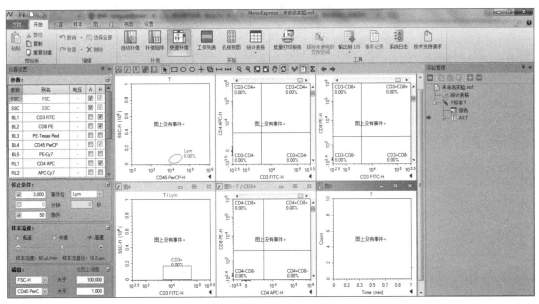

图 9-7 T 淋巴细胞亚群（CD3/CD8/CD45/CD4）模板

4) BNK 淋巴细胞亚群（CD3/CD16+56/CD45/CD19）模板，见图 9-8。

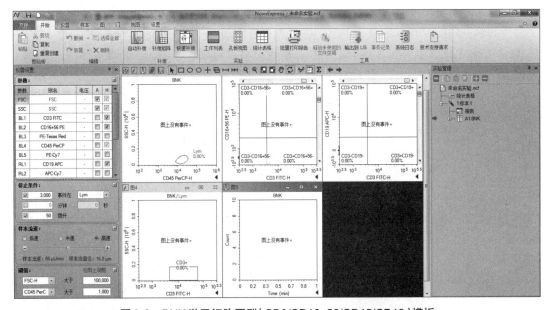

图 9-8 BNK 淋巴细胞亚群（CD3/CD16+56/CD45/CD19）模板

5）HLA-B27（HLA-B27）模板，见图9-9。

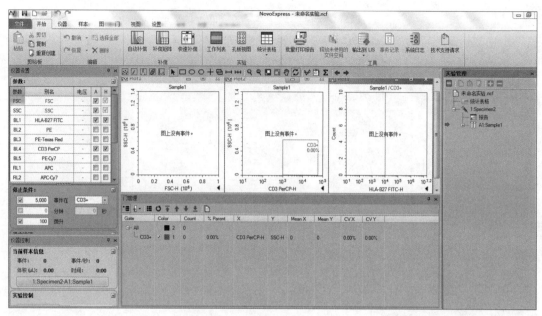

图9-9　HLA-B27模板

（2）样本采集：以"淋巴细胞亚群（4 color-T/B/NK）模板"为例，在"实验管理"面板，左键双击标本一节点下面的空白管，红色箭头所指表示即将要采集检测的样本（图9-10）。充分混匀各管样本，进行样本采集。

（3）数据分析及保存：检查各个样本，微调 Lym 门、十字门及其他各门的位置以适应于淋巴细胞群及各群圈门，关注 Time-Count 图关注气泡影响（图9-11）。检查绝对计数设置是否正确：菜单栏"样本"→"绝对计数设置"（图9-12）。全部样本检查分析、设置无误后，点击"保存"按钮保存数据。

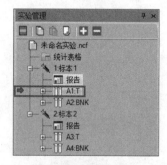

图9-10　淋巴细胞亚群样本采集

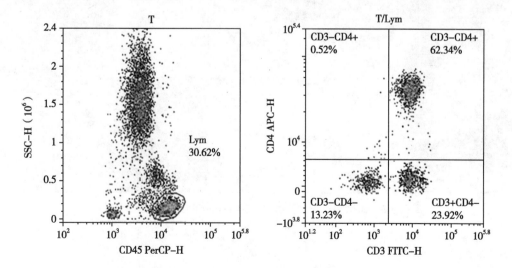

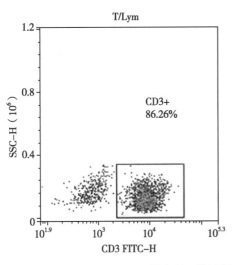
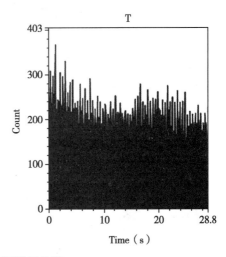

图 9-11　淋巴细胞亚群数据分析

（4）报告检查及打印：点击每个标本节点下的"报告"按钮（图 9-13），还可以查看、编辑、检查每个标本的报告，确认报告无误后，在软件界面，"开始"→"批量打印报告"中，选择要打印的报告打印（图 9-14）；也可以在报告界面直接打印报告。报告格式见图 9-15。

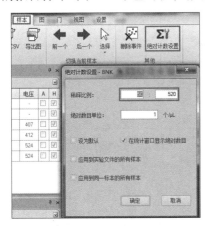

图 9-12　绝对计数设置

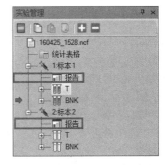

图 9-13　淋巴细胞亚群报告查看

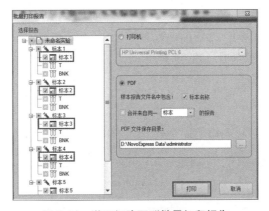

图 9-14　淋巴细胞亚群批量打印报告

淋巴细胞亚群检验报告

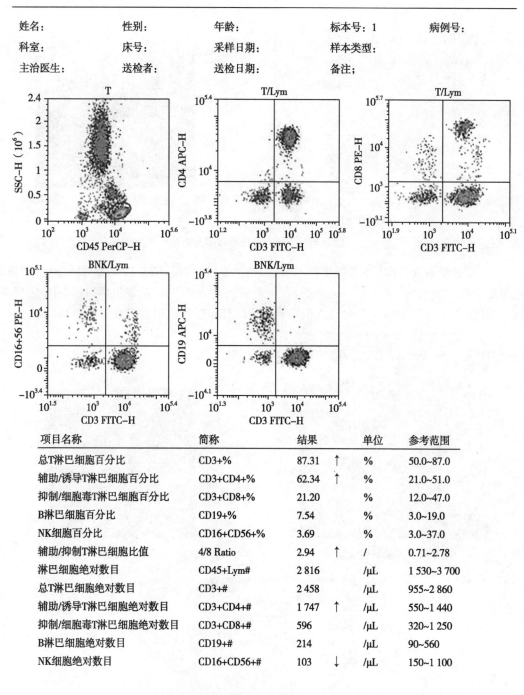

项目名称	简称	结果		单位	参考范围
总T淋巴细胞百分比	CD3+%	87.31	↑	%	50.0~87.0
辅助/诱导T淋巴细胞百分比	CD3+CD4+%	62.34	↑	%	21.0~51.0
抑制/细胞毒T淋巴细胞百分比	CD3+CD8+%	21.20		%	12.0~47.0
B淋巴细胞百分比	CD19+%	7.54		%	3.0~19.0
NK细胞百分比	CD16+CD56+%	3.69		%	3.0~37.0
辅助/抑制T淋巴细胞比值	4/8 Ratio	2.94	↑	/	0.71~2.78
淋巴细胞绝对数目	CD45+Lym#	2 816		/μL	1 530~3 700
总T淋巴细胞绝对数目	CD3+#	2 458		/μL	955~2 860
辅助/诱导T淋巴细胞绝对数目	CD3+CD4+#	1 747	↑	/μL	550~1 440
抑制/细胞毒T淋巴细胞绝对数目	CD3+CD8+#	596		/μL	320~1 250
B淋巴细胞绝对数目	CD19+#	214		/μL	90~560
NK细胞绝对数目	CD16+CD56+#	103	↓	/μL	150~1 100

检验者：　　　　　检验日期：2017/7/20　　　审核者：　　　　　审核日期：

★本报告仅对所检测标本负责，如有疑问请于24小时内与本实验室联系！

图9-15　淋巴细胞亚群报告格式

（四）新项目检验方案设置和操作步骤

仪器同样支持新建检验方案，用户可根据需要自由进行方案编辑和仪器设置。以 DNA 倍体／细胞周期实验为例。

1. 新建样本　Novo Express 软件启动后默认新建一个 Novo Cyte 实验文件（未命名实验 .ncf），扩展名".ncf"表明该文件为 Novo Cyte 实验文件。点击仪器控制面板上的"下个样本"按钮以创建一个新样本开始实验。

2. 设置空白方案　在软件工具栏中选择，建立分析所需的图形（图 9-16）。

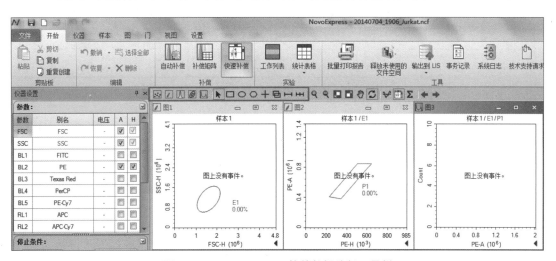

图 9-16　Novo Express 软件数据分析工具栏

3. 设置采集条件　无须设置电压，勾选本实验所需的荧光通道，设定停止条件 20 000 个事件，低速，阈值 FSC-H 100 000（图 9-17），采集样本。

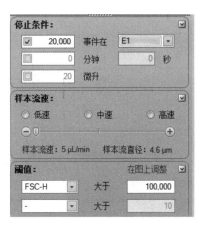

图 9-17　采集条件设置

4. 数据分析　在 FSC/SSC 图上设门圈出细胞群；基于细胞群，在 PE-H/PE-A 图上设门去抱团，圈出单个细胞。基于单细胞门，用软件自带的细胞周期拟合功能进行自动拟合（图 9-18）；或手动设置拟合条件进行拟合，软件提供 Watson 和 Dean-Jett-Fox 两种模型进行拟合（图 9-19）。

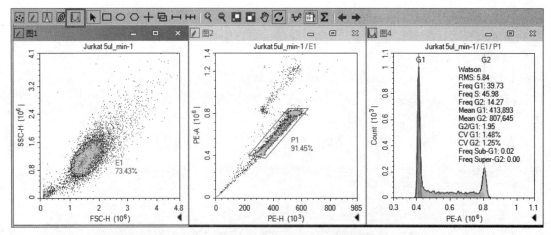

图 9-18　软件自带的细胞周期拟合功能进行数据分析

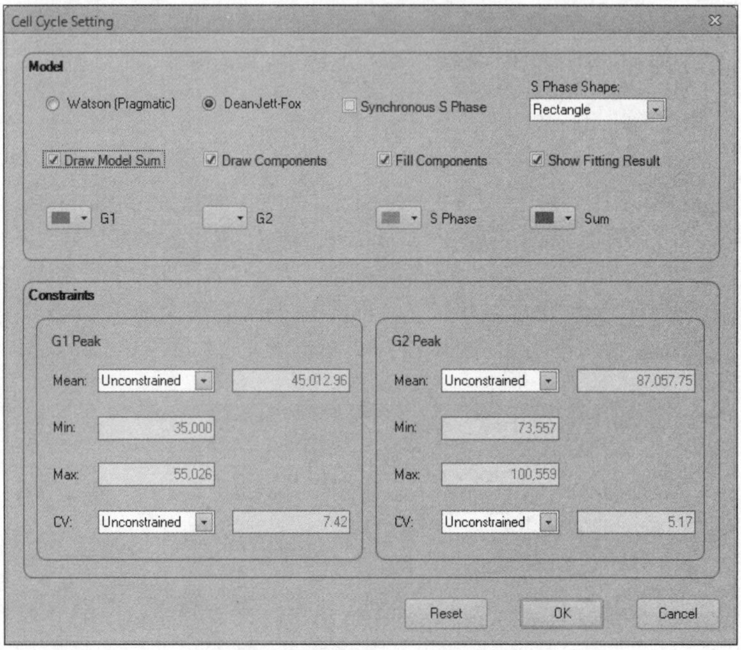

图 9-19　手动设置拟合条件

5. 导入导出文件　Novo Express™ 采集的数据及仪器设置、数据分析等所有内容集成在一个 ncf 后缀的文件中。数据也可以导出为 FCS3.1、FCS 2.0 或 CSV 文件，以便使用第三方软件进行分析。

在标本或样本上点击右键，选择"导出"→"导出 FCS 文件……"或者"导出"→"导出 CSV 文件……"，如图 9-20 所示。在弹出的窗口中指定文件的导出位置。

用户也可以将 FCS 2.0 和 FCS 3.1 格式的文件导入到 Novo Express™中进行查看和分析。在标本或空白样本上点击右键，选择"导入 FCS 文件……"，如图 9-21 所示。

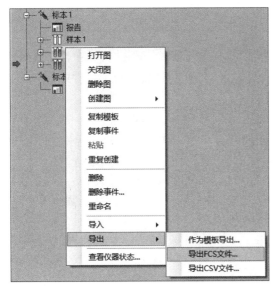

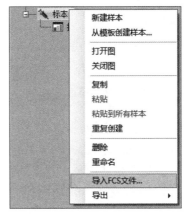

图 9-20　导出 FCS 文件　　　　　　　　图 9-21　导入 FCS 文件

（五）新编辑检验方案参数的调试

检验方案编辑完成后，在正式测试样本时，如有需要，还可通过 Novo Express 软件对电压、阈值、补偿、门的位置等进行调试，优化并保存模板。

1. 补偿调节　Novo Express 提供两种荧光补偿方法，用户可以根据需要，选取适合的方法，灵活方便地进行荧光补偿。

（1）自动荧光补偿：按以下步骤完成：制备自动荧光补偿样本，设置自动荧光补偿参数，采集自动荧光补偿样本，自动计算荧光补偿矩阵，将荧光补偿矩阵应用到实验样本。

（2）手动快速补偿：点击按钮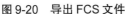激活快速补偿滚动条，在双荧光参数密度图上拖动纵向快速滚动条（图 9-22）。当 FITC 阳性群和 FITC 阴性群在 PE 通道的荧光均值或中值相等或非常接近时，表示补偿调节到位。

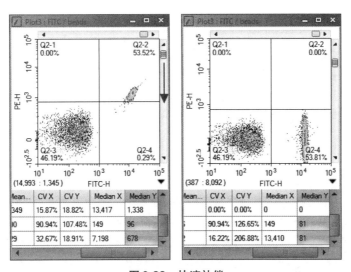

图 9-22　快速补偿

2．设置阈值　在"仪器设置"→"阈值"面板设置样本采集的阈值条件。达到阈值条件的颗粒信息将被采集，未达到阈值条件的颗粒信息将被丢弃。合适的域值设置可以使目标颗粒被有效采集，同时把信号过小的微粒、噪声和其他与实验不相关的颗粒排除在外。阈值条件最多可以设置两个。两个阈值条件同时设置，只有同时满足两个条件的颗粒信息才被采集。

3．调整流速　在"仪器设置"→"样本流速"面板中选择样本采集速度。根据实验的具体情况，可以选择 3 种预设的速度（低速、中速、高速），对应的样本采集速度分别为 14μl/min、35μl/min 和 66μl/min。也可以手动拖动滚动条设置其他速度，Novo Cyte 可以设置的样本采集速度范围为 5～120μl/min。不同采样速度对应不同的流体聚焦样本流的直径，选择一个合适的样本流速对高质量实验数据非常重要，需要考虑以下几点：如待检测的细胞大小、需要的分辨率、细胞浓度、实验通量等。基本的原则是选择与细胞大小相近的样本流直径。另外，对分辨率要求较高的实验（如 DNA 分析）选择"低速"，对分辨率要求不高而样本浓度又低的情况下选择"中速"甚至"高速"。

4．改变图形类型和门　Novo Express 有丰富的数据分析功能，图形类型包含散点图、密度图、柱状图、等高图、细胞周期图，门的类型包含矩形门、椭圆形门、多边形门、象限门、逻辑门、区域门、双区域门。通过点击工具栏上相应图标（图 9-23），可以创建相应的图形或门。

图 9-23　Novo Express 软件数据分析工具栏

5．绝对计数设置　菜单栏"样本"→"绝对计数设置"，输入样本处理前后的体积即可自动计算结果。

（六）关机程序

按下 Novo Cyte 流式细胞仪面板上的电源按钮，或者点击"仪器"菜单下的"关闭电源"按钮。仪器自动执行关机清洗流程后，电源自动切断，指示灯熄灭，无须人工值守。

四、仪器维护

Novo Cyte 液路系统设计时已引入了将需要人为干预的维护减到最小程度，或者尽量做到维护流程的自动化的概念，开关机自动进行液路维护，样本间自动清洗，日常使用无须人工维护，以节省操作人员的宝贵时间，并保证系统稳定可靠。

如操作不当或长时间不使用仪器，可在 Novo Express 菜单栏中执行"仪器"→"液路维护"中的相关功能可以进行"排气泡"，"冲洗"，"灌注"等维护措施。

（严　冰）

参 考 文 献

1．崔巍．流式细胞术检测外周血淋巴细胞亚群指南［M］．北京：中国标准出版社，2012：6-16.

2．Shapiro Howard M. Practical Flow Cytometry［M］. 4th ed. New York：Wiley-Liss Inc.，2003：306-326.

3．刘艳荣．实用流式细胞术（血液病篇）［M］．北京：北京大学医学出版社，2010：333-337.

第三篇 ▶

常见流式临床检验项目

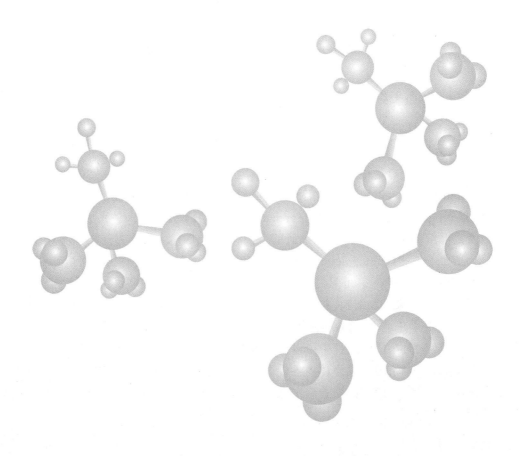

第十章

造血功能与干细胞检测

在人体和动物的外周血中存在着形态不同、功能各异的多种血细胞，包括红细胞、粒细胞、单核细胞、淋巴细胞和血小板。这些血细胞的寿命也各不相同，其中粒细胞的寿命最短，为20～62小时；血小板次之，为5～10天；红细胞的寿命较长，约120天；单核细胞的寿命更长，可超过200天；淋巴细胞甚至可以存活数月至数年。无论这些血细胞寿命的长短，终究有死亡的一天。机体为了及时补充这些细胞，不断造血以生成之，始终在死亡与新生之间保持着血细胞的动态平衡，一旦血细胞的数量和/或质量发生改变，将会引起各种血液病或免疫性疾病。因此，对机体造血功能的检测就显得十分重要，并在临床各种贫血性疾病的疗效监测、肿瘤患者抗瘤治疗时机选择与造血激活疗效监测及骨髓重建治疗各种临床恶性血液病、免疫性疾病的疗效评估等领域，均有重要的运用，是临床流式细胞学检验技术的又一个重要内容。

第一节　CD34⁺干细胞的测定 ▼

一、造血干细胞移植

（一）机体的造血功能

机体外周血中的各系血细胞是由机体的造血机能不断生成予以补充和更新的。所谓造血（hematopoiesis）是指骨髓中的多能干细胞（pleuripotent stem cell，PSC）分化为定向干细胞（committed stem cell，CSC），进而增殖并继续分化为适当数量和比例的各系祖细胞（ancestral cell 或 progenitor cell）、前体细胞（precursor cell），最后发育成为各系成熟细胞（mature cell），以及成熟细胞被释放进入到外周血的全过程（图10-1）。其中多能干细胞和定向干细胞统称为造血干细胞（hemopoietic stem cell，HSC），各系祖细胞统称为造血祖细胞（hemopoietic progenitor cell，HPC）。可见，造血干细胞是一类具有高度自我维持能力并且能够分化为多向祖细胞的特殊造血细胞，换句话说，它是一种能够为免疫受损宿主重建免疫系统、为造血受损宿主重建造血系统的造血细胞。造血干细胞自身可以不断增殖，以保持数量与特征的恒定，同时在增殖过程中可以有一部分细胞分化为造血祖细胞，以源源不断地进一步分化生成各种血细胞，成为体内各种血细胞的唯一来源。在机体的上述造血过程中，造血干细胞作为首发因素，占据着霸主地位，对造血干细胞的检测在造血重建治疗中具有重要作用。

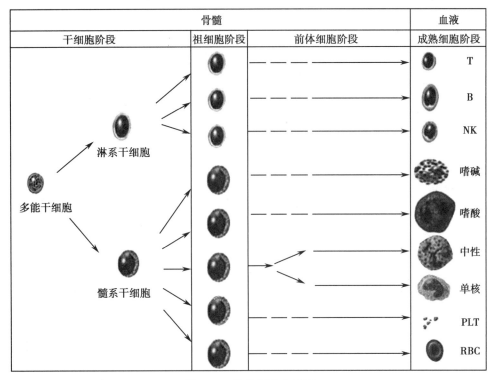

图 10-1 机体的造血过程

（二）造血重建

所谓造血重建（hematopoietic reconstitution）是指利用造血干细胞具有自我更新和向各种血细胞发育的能力，将无菌收集的一定数量的正常造血干细胞，通过临床输血的方式，引进到造血或免疫系统受损的患者体内，重新建立患者体内的造血功能，达到治疗造血或免疫系统受损相关疾病的医学治疗处置方式及其过程。由于造血重建使用的关键材料为造血干细胞，因此又被形象地称为造血干细胞移植（hematopoietic stem cell transplantion），简称干细胞移植（stem cell transplantion）。

（三）造血干细胞移植的种类

造血干细胞移植按照受者（recipient）和供者（donor）的关系，可以分为同基因移植（syngenic transplantation）、异基因移植（allotransplantation）和自身移植（autotransplant）。

1. 同基因移植 顾名思义是指在基因背景相同的个体之间进行的干细胞移植。由于供者造血干细胞基因型与受者的基因型一致，临床造血重建效果最好，既无移植排斥反应，也无污染瘤细胞的风险，但是供者难觅，仅见于与受者为同卵双生的孪生子之间。

2. 异基因移植 是在基因背景不同的个体之间进行的干细胞移植，它是指采集和保存正常异体（供者）的造血干细胞，待患者（受者）大剂量放疗和／或化疗后，再将保存的正常异体造血干细胞输入患者体内的一种治疗方法。由于供者和受者基因型上的差异，造成供者提供的造血干细胞与受者在免疫学上不完全一致，容易发生排斥反应。这种排斥反应可以是移植物（供者提供的造血干细胞）抗宿主，也可以是宿主抗移植物。前者称移植物抗宿主病（graft versus host disease，GVHD），后者即一般所称的移植排斥（graft rejection），见于受者移植前免疫抑制预处理不充分,患者免疫细胞对供者提供的造血干细胞发起攻击。因此,异基因造血干细胞移植存在移植排斥风险,为了确保移植成功,要求通过 HLA 配型对供者进行严格挑选,尽量使受者和供者的主要组织相容性复合体抗原(major histocompatibility complex antigen,MHC)相似。除此之外,实施移植手术前需要进行预处理,使受者免疫系统耐受供者干细胞的植入而不发生排斥反应,同时使供者的免疫效应细胞耐受者组织不发生排斥反应。总之,异基因造血干细胞移植包括 4 个主要阶段,即 HLA 配型和供者选择、预处理方案施行、干细胞输注和移植后处理(包括 GVHD 防治和支持疗法),已经成为当今采取的主要干细胞移植方式。

3. 自身造血干细胞移植 采集和保存患者自身的造血干细胞,待大剂量放疗和 / 或化疗后,再将保存的患者造血干细胞回输到患者体内的一种治疗方法。自身移植无移植排斥和 GVHD 风险,但移植物抗肿瘤作用缺乏,且存在瘤细胞污染风险,复发率较高。

(四)造血干细胞的来源

造血干细胞的来源可以是骨髓、外周血和脐带血。从髂后和髂前上棘采集骨髓是造血干细胞移植的传统来源,异基因移植需要采集 $(1.5 \sim 5.0) \times 10^8$ 个有核细胞 / 千克体重,因此骨髓采集量较大,供者承受的痛苦较大,捐献者较难接受,目前已经较少采用。脐带血中含有较高浓度的造血干细胞,但脐带血量有限,获得的造血干细胞总数有限,移植后植活较慢。由于脐带血采集对供者无害,且脐带血干细胞移植无 GVHD,目前脐带血移植受到人们的重视,并且已经建立了较多的脐带血库收集和保存脐带血,以备无关个体的干细胞移植使用。

(五)造血干细胞的采集

1. 骨髓来源造血干细胞的采集 一般在手术室进行,采用硬膜外麻醉或全身麻醉,采集部位为两侧髂前和髂后,采集到的有核细胞数一般要求达到 $(1.5 \sim 5.0) \times 10^8$ 个有核细胞 / 千克体重。

2. 外周血来源造血干细胞的采集 正常外周血中的造血干细胞含量很少,需要采用医学手段事先对供者的造血干细胞释放进行动员,即使用药物使骨髓中的造血干细胞加大释放到外周血中,以提高外周血造血干细胞的含量,便于从外周血中采集到足够数量的造血干细胞,满足干细胞移植的要求。常用动员药物如粒细胞集落刺激因子(granulocyte colony-stimulating factor,G-CSF)和粒 - 巨噬细胞集落刺激因子(granulocyte-macrophage colony-stimulating factor,GM-CSF),一般需要连续用药 4 ~ 5 天,且 G-CSF 的动员效果好于 GM-CSF,两者联合使用效果更佳。供者经过动员后需要对其外周血中的 CD34$^+$ 干细胞含量进行测定,一般要求 CD34$^+$ 干细胞含量至少达到外周血有核细胞的 1% 以上时,才可以开始采集造血干细胞。外周血造血干细胞的采集使用血细胞分离机,由于造血干细胞是只含有 1 个核的独核细胞,操作时需将血细胞分离机的各项性能指标调节到能够有效区分单个核细胞和多个核细胞的最佳状态,将供者流经血细胞分离机的外周血中的单个核细胞(PBSC)分选出来并自动收集到细胞袋内(称为单采袋),而其他细胞重新回流到供者体内。上述将供者外周血中的造血干细胞经过血细胞分离机而自动收集到单采袋的过程即外周血造血干细胞采集,由于收获的细胞是含有造血干细胞在内的单个核细胞,将外周血造血干细胞的采集简称为单采,产物即称为单采物。单采物的细胞组成主要是供者的淋巴细胞和单核细胞,造血干细胞含量较低但较外周血含量高。

3. 脐带血来源造血干细胞的采集 一般在产婴室进行，分娩后剪断婴儿脐带的同时收集。

（六）造血干细胞移植的适应证

1. 恶性疾病的治疗 包括急性粒细胞白血病（acute myeloblastic leukemia，AML）、急性淋巴细胞白血病（acute lymphoblastic leukemia，ALL）、慢性粒细胞性白血病（chronic myelocytic leukemia，CML）、慢性淋巴细胞白血病（chronic lymphocytic leukemia，CLL）、骨髓增生异常综合征（myelodysplastic syndrome，MDS）、非霍奇金淋巴瘤（non-Hodgkin lymphoma，NHL）、霍奇金病（Hodgkin disease，HD）、多发性骨髓瘤（multiple myeloma，MM）及各种实体瘤，如转移性乳腺癌、卵巢癌、小细胞肺癌、神经母细胞瘤、睾丸肿瘤、儿童肉瘤等。

2. 免疫缺陷病的治疗 包括重型联合免疫缺陷病、威斯科特 - 奥尔德里奇（Wiskott-Aldrich）综合征、白细胞异常色素减退（Chediak-Higashi）综合征等。

3. 再生障碍性贫血的治疗 适合于各种类型再生障碍性贫血的治疗，包括阵发性睡眠性血红蛋白尿 - 再障综合征和范科尼贫血等。

4. 各种造血系统先天性缺陷病的治疗 如慢性肉芽肿、白细胞黏附缺陷病等白细胞先天缺陷性疾病。

5. 一些酶缺陷性病的治疗 如先天性异染性脑白质营养不良、Hurler 综合征、Hunter 综合征等。

二、CD34$^+$干细胞检测的基本原理

造血干细胞主要存在于造血组织，以骨髓分布最多并且占绝大多数，脐带血次之，外周血中的含量极其微弱。形态学上，造血干细胞是一种嗜碱性的单个核细胞，直径约 8μm，呈圆形或卵圆形，细胞核较大且多为圆形或肾形，一般含有 2 个核仁，染色质均匀细致分布。瑞氏染色或吉姆萨染色后，造血干细胞的胞质呈浅蓝色，胞质内无任何颗粒成分，在形态上与小淋巴细胞相似，单凭染色镜检，依靠形态学特征很难与其他独核细胞相区分。由于造血干细胞数量甚少，形态学上又无法辨认，因此，传统细胞学检验方法基本上无法对其进行检测。

业已证实，造血干细胞表达 CD34、AC133、CD117 和 CD135，弱表达 CD90、Rh123、HO33342 和 mCD45RA，不表达 CD33、CD38、CD71、HLA-DR 和 Lin，其中 CD34 抗原是公认的造血干细胞的重要标志，CD34$^+$细胞曾一度被误认为等同于造血干细胞，但是后来证实造血祖细胞也表达 CD34，因此单纯测量 CD34 表达并不能将造血干细胞和造血祖细胞分别开来，但是临床确实需要将造血干细胞进行分别测定，因为造血干细胞和造血祖细胞有质的差别。造血干细胞扩增效率高，分化速度较慢，具有很强的自我更新能力和长期造血能力；造血祖细胞形成造血细胞集落的能力强，在扩增的同时出现明显分化，难于重建长期造血。骨髓移植的目的是重建患者的造血功能，因此希望骨髓捐献者提供大量的造血干细胞，而不是造血祖细胞，为此需要实验室将造血干细胞和造血祖细胞分别测定，以判断造血干细胞捐献者经过动员后实施细胞单采的时机、骨髓移植时单采细胞中真正造血干细胞的浓度与含量、骨髓移植后患者外周血中造血干细胞的数量（即疗效监测）。

如何将造血干细胞和造血祖细胞进行区分呢？相关基础研究证实，造血干细胞不表达

CD38 和 HLA-DR，而造血祖细胞表达 CD38 和 HLA-DR。于是，人们利用 CD34 和 CD38 单抗或 CD34 和 HLA-DR 单抗即可对造血干细胞和造血祖细胞加以分别测定。

截至目前，虽然科学家们已经证实了造血祖细胞也表达 CD34 及又新发现了更为罕见的 CD34⁻ 的造血干细胞，但是目前仍然习惯地以 CD34⁺ 细胞作为造血干细胞数量的标准，并以"干细胞"称之。有文献报道，干细胞约占正常人骨髓单个核细胞的 1.5%，外周血有核细胞的 0.15%，经细胞因子和 / 或化疗动员后外周血可以达到有核细胞的 1%～2%。

三、国外常用 CD34⁺ 干细胞流式检验方法

国外有多种干细胞流式检验方法的报道，其中比较公认的方法见表 10-1。值得注意的是，CD34 抗体分 Ⅰ、Ⅱ、Ⅲ 3 种类型，其中 Ⅰ 类对神经氨酸酶和糖蛋白酶敏感，Ⅱ 类只对糖蛋白酶敏感，Ⅲ 类对神经氨酸酶和糖蛋白酶均不敏感，因此干细胞流式检验时应尽量选择 CD34 的 Ⅲ 类抗体，以确保试剂的稳定性。

表 10-1　国外常见 CD34⁺ 干细胞的流式检验方法

名称	采用的抗体和染料	要求采集的细胞总量
ISHAGE	CD34（Ⅱ类或Ⅲ类）-PE；CD45-FITC	75 000 个 CD45⁺ 细胞
SIHON	CD34；CD14；CD66e；LDS-751	50 000 个有核细胞
Milan	CD34	50 000 个射门细胞
ProCount	CD34（Ⅲ类）；CD45；核酸染料	无具体要求，根据统计学需要确定
IMAGN 2000 STELLer	CD34（Ⅲ类）	计数规定体积大小的荧光细胞
Stem-kit	CD34；CD45	75 000 个 CD45⁺ 细胞，为 ISHAGE 改良方案

（一）ISHAGE 流式干细胞检验方法

1996 年国际血液病治疗及移植工程学会（ISHAGE）出版了 CD34⁺ 细胞计数指南，提出了流式干细胞计数检验应达到简便、快速、灵敏、准确和可重复性好的目标，指南内容涉及标本采集、抗体选择、方案设计（图 10-2）及数据保存等，十分全面，得到北美研究机构之间的承认。从实质上讲，ISHAGE 方法属于双平台干细胞计数法，方案首先设计了图 FL4 CD45-FITC/SS，尽可能地将 CD45⁺ 细胞圈入门 R1 中。然后，设计与门 R1 关联的图 FL2 CD34-PE/SS，并以门 R2 尽可能地将 CD34⁺ 细胞纳入其内；之后，又设计了与门 R2 关联的图 FL4 CD45-FITC/SS，并以门 R3 将 CD45⁺ 且细胞内无颗粒的细胞圈定；最后，设计与门 R3 关联的图 FS/SS 和门 R4，以确保 R4 射门细胞为 CD34⁺CD45⁺ 的无颗粒且在一定大小范围内的细胞，即干细胞。实际操作时，需要准备 CD34-PE 抗体的同型对照 IgG₁-PE 管，先将 R2、R3 和 R4 的百分数调到零或允许的低限。

（二）SIHON 流式干细胞检验方法

SIHON 是荷兰血液肿瘤学免疫表型基金会的简称，SIHON 流式干细胞检验方法是 SIHON 与医学免疫学质量控制基金会（FQCMI）、医院实验室质量控制基金会（FQCHL）和比利时细胞计数协会（BAC）共同制定的一个干细胞标准检验方法（图 10-3），从实质上讲仍然属于双平台干细胞计数方法。该方案首先设计图 FS/FL4 LDS-751-PC5 来识别有核细胞，因为 LDS-751 是一种核酸染料，能够与细胞的 DNA 和 RNA 结合，在 488nm 激发光照射下

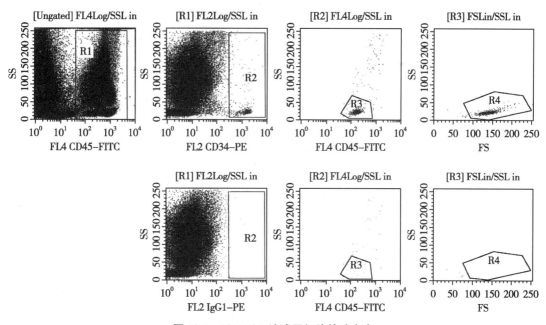

图 10-2　ISHAGE 流式干细胞检验方案

发出 670nm 的红色荧光,于是用门 R1 将高荧光强度的有核细胞圈定;然后,采用与门 R1 关联的图 FL1 CD14-66e-FITC 排除单核细胞和髓系细胞,因为干细胞(门 R2)不表达 CD14 和 CD66e,而单核细胞和髓系细胞表达 CD14 和 CD66e;最后,设计与门 R2 关联的图 FL2 CD34-PE/SS 并以门 R3 将 CD34$^+$ 且无颗粒的细胞(即干细胞)圈定。实际操作时,需要首先以 CD34-PE 的同型对照 IgG$_1$-PE 将 R3 调节为零。

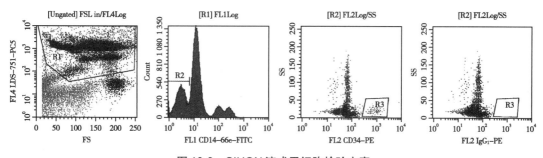

图 10-3　SIHON 流式干细胞检验方案

(三) MILAN 流式干细胞检验方法

MILAN 方案也称 Milan-Mulhouse 方案或 Milan-Nordic 方案。早期的 MILAN 方案使用 CD34、CD33 抗体,后来由 Nordic Myeloma 研究集团 24 个成员实验室重新进行了修正,修正后的方案使用 CD34、FS 和 SS 来描述造血干细胞的特点(图 10-4)。方案首先使用图 FS/SS 和门 R1,将具有一定大小及以上的所有细胞圈入门 R1 中;之后,设计与 R1 关联的图 FL2 CD34-PE/SS 将 CD34$^+$ 细胞区分出来,并以门 R2 将无颗粒的 CD34$^+$ 细胞纳入,即干细胞。与 ISHAGE 方案不同的是,MILAN 方案还增加了图 FL2 Isoltype-PE/SS,以 CD34 抗体的同型对照抗体作为实验对照,以确保检验质量的准确性。

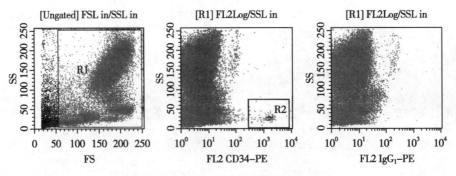

图 10-4 Milan 流式干细胞检验方案

（四）ProCount 流式干细胞检验方法

ProCount 试剂盒由美国 BD 公司推出，属于单平台干细胞检验方法。该方法使用了某种 DNA 染料、CD45-PerCP 和 CD34-PE 来检测干细胞，并采用同型对照排除非特异性结合的干扰。实验时，首先将标本和试剂加入到事先包被了已知数量微球（microbeads）的特殊试管中，孵育结束后，以图 10-5 的方案上机测定，先检测同型对照管，再检测测定管，可测定干细胞百分数（门 R4）并依靠 BD 公司专用软件直接测量干细胞的绝对含量。实验中所使用的包被了已知数量微球的特殊专用试管是干细胞绝对数量的基础。

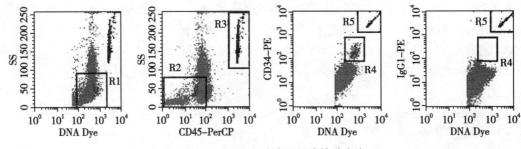

图 10-5 ProCount 流式干细胞检验方案

（五）Imagn 2000 STELLER 流式干细胞检验方法

Imagn 2000 STELLER 系统为一种商品化试剂盒，属于单平台干细胞检验方法。该法使用 CD34（Ⅲ类）-Cy5，并采用同型对照抗体和标准微球（beads）作为质控对照，实验使用 1 根毛细管检测染色标本，激光聚焦在毛细管中的待测细胞上，对能够发射出 Cy5 特异性荧光的干细胞进行检测。该法较 ProCount 法简便和快速，但是存在 3 方面的缺陷：①在浓度为 2 000 个 /ml 时不能测定 CD34$^+$ 细胞数量；②不能检测 CD34 亚群；③缺乏百分数和绝对计数。

（六）STEM 试剂盒

STEM 试剂盒为 Beckman-Coulter 推出的一款商品化试剂盒，该试剂盒遵循 ISHAGE 修正指南原则对干细胞进行检测。这个试剂盒联合使用了 CD45-FITC 和 CD34-PE 及荧光微球来获取 CD34$^+$ 干细胞的绝对数量，并通过第 3 次荧光染色（7- 氨基酸放射菌素 D）同步分析细胞存活情况。该试剂盒还有一个特点，评估非特异性结合时不使用同型对照，而是提供未标记 CD34 的竞争性阻染对照品(isoclinic)。

四、造血干细胞和造血祖细胞的分类检测

干细胞移植相关基础与临床研究的新进展要求实验室不仅能对传统意义上的干细胞(CD34$^+$细胞)进行检验,而且还能对造血干细胞和造血祖细胞进行分别测定,以便临床准确掌握单采细胞中的造血干细胞的百分数和绝对含量,这是临床疗效预测的重要依据。

(一)基本原理

造血干细胞表达 CD34 不表达 CD38,造血祖细胞既表达 CD34 也表达 CD38。以 CD45 作为骨髓或外周血有核细胞的标志,结合 CD34 和 CD38 单抗,通过临床流式细胞学检验技术即可轻松对传统意义上的干细胞总数(CD34$^+$细胞总数)进行测定,并同步分别测定造血干细胞和造血祖细胞的数量。

(二)主要试剂

1. 同型对照抗体　IgG1-PE 和 IgG$_1$-FITC。

2. 测定标体　CD45-PC5、CD34-PE 和 CD38-FITC。

3. 阳性对照样品　浓度为$(2\sim5)\times10^6$/L 的 KG1a 细胞悬液。

4. 标本预处理试剂　溶液 A(溶血剂)、溶液 B(终止剂)和溶液 C(固定剂),如使用商售全血细胞裂解液试剂盒,也可以自行配制(参见附录Ⅱ)。

5. 鞘液　即 PBS 溶液,可使用商售流式专用鞘液,也可以采用检验科血液常规分析仪使用的鞘液,进口或国产均可。

6. 清洁液　可使用商售流式专用清洁液,也可以采用检验科血液常规分析仪使用的清洁液,进口或国产均可。

7. 仪器开机光路校正试剂　如 Flow-Check 等。

(三)主要仪器

流式细胞仪,旋涡振荡器,全自动血细胞分析仪。

(四)检验步骤

1. 样品采集　临床抽取静脉血 2ml,EDTA-K$_2$ 抗凝(紫头管)(其他标本如单采细胞 1ml,脐带血 1ml,骨髓 1ml,均使用 EDTA 抗凝管)。

2. 按表 10-2 加样。

表 10-2　造血干细胞和造血祖细胞分类检验的加样方法

加样内容	同型对照管	阳性对照管	测定管
IgG1-PE	10μl	—	—
IgG1-FITC	10μl	—	—
CD45-PC5	10μl	10μl	10μl
CD34-PE	—	10μl	10μl
CD38-FITC	—	10μl	10μl
血液标本	50μl	—	50μl
阳性对照细胞	—	50μl	—

3. 手持试管轻轻摇匀,室温(18～22℃),避光放置20～30分钟。

4. 依次向各试管加入溶液A 625μl,旋涡振荡器上混匀5～10秒。

5. 依次向各试管加入溶液B 265μl,旋涡振荡器上继续混匀5～10秒。

6. 依次向各试管加入溶液C 100μl,旋涡振荡器上继续混匀5～10秒。

7. 上机测定

(1)打开造血干/祖细胞流式检测方案(CD45-PC5/ CD34-PE/CD38-FITC,见图10-6)。

(2)将同型对照管插入流式细胞仪主机上的样品台上,打开仪器快速补偿通道,通过电压调节使IgG1-PE和IgG1-PC5对应的C门和D门阳性率为零,使O门和P门阳性率也为零,停止上样,保存对照检测结果,取下同型对照管。

(3)将阳性对照管插入样品台,仪器自动进行测定,待A门细胞数量达到50 000个以上,停止上样,记录检验结果并保存图像信息。此时,C门、D门、O门和P门均应该有一定的阳性细胞。

(4)将测定管插入样品台,仪器自动进行测定,待A门细胞数量达到50 000个以上,停止上样,记录检验结果并保存图像信息(图10-6)。

在图10-6中,门M的阳性率为单个核细胞百分数,用于辅助临床了解单采效果;门E2的阳性率为CD34$^+$细胞的总百分数;在PRISM图中,FL4 LOG +/FL1 LOG−/FL2 LOG+(CD45$^+$CD38$^-$CD34$^+$细胞)对应的百分数即造血干细胞的百分数,FL4 LOG +/FL1 LOG+/FL2 LOG−(CD45$^+$CD38$^+$CD34$^-$细胞)对应的百分数,即造血祖细胞的百分数。

(5)进入下一份标本的测定,直至全部标本测定完毕。

8. 利用全自动细胞计数仪测定的白细胞总数,计算总CD34$^+$细胞及其亚群的绝对含量。具体计算方法如下。

总CD34$^+$细胞绝对含量$(×10^9/L)$=全自动细胞计数仪测得的白细胞总数$(×10^9/L)×$流式仪测得的CD34$^+$细胞百分数

造血干细胞绝对含量$(×10^9/L)$=全自动细胞计数仪测得的白细胞总数$(×10^9/L)×$流式仪测得的CD34$^+$CD38$^-$细胞百分数

造血祖细胞绝对含量$(×10^9/L)$=全自动细胞计数仪测得的白细胞总数$(×10^9/L)×$流式仪测得的CD34$^+$CD38$^+$细胞百分数

单个核细胞绝对含量$(×10^9/L)$=全自动细胞计数仪测得的白细胞总数$(×10^9/L)×$流式仪测得的单个核细胞百分数

(五)仪器参数

FS阈值100,电压90,增益5.0;SS电压400,增益20.0;FL1(FITC)电压520,增益1.0;FL2(PE)电压630,增益1.0;FL4(PC5)电压800,增益1.0。

(六)注意事项

1. 加样表中的血液标本用量适合于血液白细胞数在$(4.0～10.0)×10^9/L$之间的大多数情况。如果白细胞数量大于$10.0×10^9/L$,需要视白细胞的实际数量,用PBS对血液标本进行适当倍数的稀释,将白细胞数量调整到$(4.0～10.0)×10^9/L$之间,再按照加样表进行检验;如果遇到白细胞数量小于$4.0×10^9/L$的标本,可以加入100μl的血液标本进行检验,或者分离单个核细胞再进行检验。单个细胞的制备方法详见第三章。

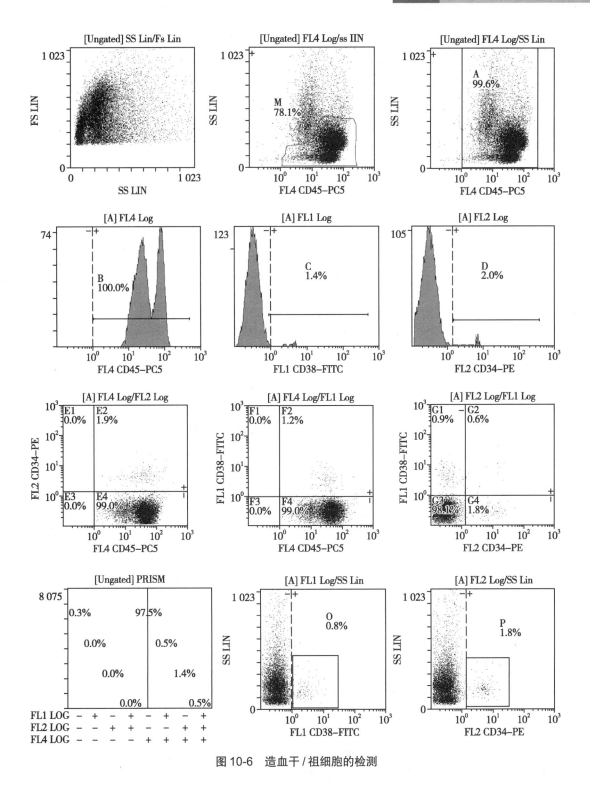

图 10-6 造血干 / 祖细胞的检测

2. 如果是单采标本,收集前应将单采细胞袋轻轻地颠倒混匀 3～4 次,然后将少许单采细胞放入样品袋,再从样品袋采集标本加入 EDTA·K$_2$ 抗凝试管（紫头管）内,轻轻颠倒混匀 3～4 次后立即送检验科。

3. 单采标本加样时，如果单采物白细胞数小于 $30.0×10^9/L$，标本用量 15μl；如果单采物白细胞数大于此条件，应视实际细胞数量以生理盐水对标本进行适当稀释后再加样。此法也适合骨髓、脐带血标本。

4. 方案（图 10-6）中的图 FL2 CD34-PE/SS 是综合 ISHAGE 方案和 Milan 方案的原理设计的，该图与图 FL4 CD45-PC5/SS 中的门 A 关联，门 P 指示的是 CD45$^+$ 细胞中胞质内无颗粒成分，且表达 CD34 的细胞的百分数，即 CD34$^+$ 干细胞的百分数。在方案中增加此图，便于流式检验人员及时将检验结果与国际上普遍公认方案的检验结果进行参比。

5. 干细胞计数对于临床干细胞移植十分重要，即使是动员后的单采标本，CD34$^+$ 干细胞含量仍然较少，因此标本采集后应按照急诊样品 30 分钟内进行检验，防止阳性细胞丢失。

6. 同型对照管十分重要，每份标本检验时必须设置同型对照管进行平行测定，用于对仪器各荧光通道电压是否合适的审核与调节，也有助于发现个别标本存在污染荧光物质的情况。

7. 阳性对照管十分重要，原则上每天的每批检验均需要进行阳性对照管的平行测定，以排除一些偶然因素（如试剂失效）对检验结果的影响。本节介绍使用的急性髓系白血病细胞株 KG1a，它是从人急性髓系白血病细胞系 KG-1 中分离出来的一个特性相同的亚系，KG1a 细胞无论从形态还是组织化学上都是未分化的原始细胞，是常用于各种研究的造血干 / 祖细胞系，其 CD34 阳性率可以达到 90% 以上，且培养方便，性质稳定。

（七）参考范围

表 10-3 为健康人静脉血造血干 / 祖细胞的参考范围。

表 10-3　健康人静脉血造血干 / 祖细胞参考范围

报告内容	特征标志	参考范围($\bar{x}±2s$)	单位
单个核细胞百分数	CD45$^+$	18.27～43.15	%
总 CD34$^+$ 干细胞百分数	CD45$^+$CD34$^+$	0.05～1.63	%
造血干细胞百分数	CD45$^+$CD34$^+$ CD38$^-$	0.02～1.26	%
造血祖细胞百分数	CD45$^+$CD34$^+$ CD38$^+$	0.02～0.81	%
单个核细胞绝对数	CD45$^+$	0.91～2.90	×10^9/L
总 CD34$^+$ 干细胞绝对含量	CD45$^+$CD34$^+$	0.006 2～0.097 2	×10^9/L
造血干细胞绝对含量	CD45$^+$CD34$^+$ CD38$^-$	0.005 5～0.093 3	×10^9/L
造血祖细胞绝对含量	CD45$^+$CD34$^+$ CD38$^+$	0.004 7～0.054 8	×10^9/L

（八）临床意义

1. 用于临床进行干细胞采集前，对干细胞捐献者动员后外周血 CD34$^+$ 干细胞的动员效果进行监测和是否实施单采的时机判断，辅助临床制订单采计划。一般地，要求动员后静脉血中的造血干细胞至少达到有核细胞的 1% 以上时才可以进行单采，否则需要继续动员。

2. 用于单采物质量的鉴别。经过血液细胞分离机采集的单采物应该是以淋巴细胞和单核细胞为主的单个核细胞悬液，因此单采物单个核细胞的含量可以反映单采效果。一般地，质量较好的单采物其单个核细胞含量应在总细胞数量的 70% 以上，说明血液细胞分离机单个核细胞分离效果满意。

3. 用于 CD34$^+$ 干细胞总数的测定，辅助临床做出是否继续或停止单采的判断。一般地，为了确保干细胞移植成功，要求采集的 CD34$^+$ 干细胞总数应达到 $4×10^6/kg$ 水平。如果采用 Baxter CS3000 plus 血细胞分离机采集外周血单个核细胞（PBSC），每日采集 1 次，每次连续采集循环血量 10 000～12 000ml，一般需要连续采集 2 天才能完成。动员效果特别好的供者，1 次单采也可以收获足够量的 CD34$^+$ 干细胞。

4. 用于单采物中造血干细胞和造血祖细胞数量的测定，用于单采量的精确计算和预后判断。干细胞移植希望移植的是真正的造血干细胞，而不是造血祖细胞，质量满意的单采物应该含有高浓度的造血干细胞。

5. 用于临床个体化化疗强度的掌控。化疗后血象恢复的快慢取决于化疗对造血干/祖细胞损伤的程度，CD34$^+$ 干细胞的测定可以判断化疗的强度，理想的化疗强度应当控制在杀伤一定比例而非所有 CD34$^+$ 细胞的范围内。

6. 用于贫血的鉴别诊断。再障的原因属于干细胞受累，其静脉血中的 CD34$^+$ 干细胞明显减少，缺铁性贫血时静脉血中的 CD34$^+$ 干细胞数量正常。

7. 用于基因治疗的相关检测。利用 CD34$^+$ 干细胞具有自我更新的能力，将人类某些疾病缺陷的基因导入 CD34$^+$ 干细胞中，使其能够在 CD34$^+$ 干细胞中维持终身表达，从而达到彻底治愈疾病的效果。

（吴丽娟）

第二节　间充质干细胞检测 ▼

间充质干细胞（mesenchymal stem cells，MSCs）是一种中胚层多能干细胞，主要存在于结缔组织和器官间质中，以骨髓组织中含量最为丰富。研究发现，骨髓间充质干细胞（human bone marrow derived mesenchymal stem cells，HBMMSC 或 HMSC-bm）具有以下特性：①具有强大的增殖能力和多向分化潜能，在适宜的体内或体外环境下具有分化为肌细胞、肝细胞、成骨细胞、脂肪细胞、软骨细胞、基质细胞等多种细胞的能力；②具有免疫调节功能，通过细胞间的相互作用及产生细胞因子抑制 T 细胞的增殖及其免疫反应，从而发挥免疫重建的功能；③具有来源方便，易于分离、培养、扩增和纯化，多次传代扩增后仍具有干细胞特性，不存在免疫排斥的特性；④面目模糊，表面抗原不明显，异体移植排异较轻，配型要求不严格。因此，骨髓间充质干细胞一经发现便备受青睐，人们试图利用其具备的上述免疫学特性用于临床疾病的治疗，于是开始分离和体外扩增骨髓间充质干细胞，再将体外大量扩增收获的骨髓间充质干细胞注射入患者病灶组织，在特定组织提供的微环境中，使其发育成为特定组织细胞，进而重建特定组织器官的结构和功能，开辟疾病治疗的崭新模式。但是大量骨髓来源的间充质干细胞的临床应用研究证实，随着年龄的增长，干细胞数目显著降低、增殖分化能力大幅度衰退；制备过程不容易质控；取材时对捐献者有损伤，且不能抽取太多的骨髓；移植给异体可引起免疫反应；患者有骨髓疾病时不能采集等。这些都在很大程度上限制了骨髓间充质干细胞的临床应用，迫使人们不得不继续寻求更好的替代物。

人脐带（human umbilical cords，HUC）连接着母体和胎儿，是妊娠期间为胎儿提供营养的通道，由羊膜被覆上皮、脐血管和位于两者之间被称为华氏胶（Wharton's jelly）的黏液结缔组织三部分构成。华氏胶对脐血管起支撑和保护作用，华氏胶中存在着一种成纤维样细胞，该细胞具有自我更新、增殖和多向分化潜能，被称为人脐带间充质干细胞（human umbilical cord mesenchymal stem cells，HUCMSC）（图 10-7）。与人骨髓间充质干细胞（human bone marrow derived mesenchymal stem cells，HBMMSC）、人胚胎干细胞（human embonic stem cells，HESC）和人脂肪间充质干细胞（human adipose derived mesenchymal stem cells，HADMSC 或 HMSC-ad）相比，HUCMSC 具有更明显的优势：①成本较低，HUCs 是医学废弃物；②来源丰富，全世界每年都有数亿新生儿出生；③不会给捐献者造成新的创伤和痛苦；④不涉及伦理问题；⑤HUCMSCs 是一种较为原始的干细胞，表达某些 hESC 的特有分子标志，具有极强的可塑性；⑥与

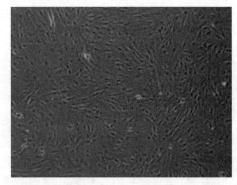

图 10-7　脐带间充质干细胞

BMMSC 和 ADMSC 相比具有更强的扩增能力；⑦易于分离，纯度高，无致瘤活性；⑧免疫原性低，不会触发免疫反应，不会引起移植物抗宿主病；⑨扩增时培养体系能统一，便于质控，易于工业化制备；⑩与 BMSC 相比，不会随着传代次数增加和机体年龄增长导致增殖能力和分化能力降低，可制成种子细胞冷冻，多次使用，冷冻后细胞损失小。这种脐带间充质干细胞很快引起了全世界生物医学家的高度重视，业已证实，脐带间充质干细胞不但能够成为骨髓间充质干细胞的理想替代物，而且具有更大的应用潜能。

需要注意的是，间充质干细胞只是众多干细胞中的一种，临床研究的干细胞品种繁多，如胚胎干细胞、脐带干细胞、软骨干细胞、脐血干细胞、羊膜干细胞、羊水干细胞、造血干细胞、肿瘤干细胞、精原干细胞、生殖干细胞、成骨干细胞、肌肉干细胞、神经干细胞、脂肪干细胞、心脏干细胞、气管干细胞、肝干细胞、胰腺干细胞、胃肠干细胞、内皮干细胞、角膜干细胞、皮肤干细胞、毛囊干细胞、乳腺干细胞、前列腺干细胞、涎腺干细胞等等。即使是人间充质干细胞，还可以有人骨髓间充质干细胞、人脂肪间充质干细胞、人肝间充质干细胞、人脐带间充质干细胞、人肺间充质干细胞、人脊椎间充质干细胞等之分。

利用流式细胞仪鉴定间充质干细胞：一是要注意鉴定细胞的种属来源，搞清楚是人源性的，还是实验动物如鼠源性的；二是通识性鉴定，还是必须鉴定到间充质干细胞的组织来源。摸清上述情况，在抗体选择时就有一定细微上的差别。

本节以人脐带间充质干细胞为例，对流式细胞术用于间充质干细胞的通识性鉴定简要介绍如下。

（一）基本原理

人脐带间充质干细胞高表达 CD73、CD90、CD105、CD54、CD13、CD29 和 CD44，低表达 HLA-ABC，不表达 CD45、CD34、CD11b、CD19、CD14、CD33、CD133、HLA-DR、HLA-DA、HLA-DP、HLA-DQ 等 MHC-Ⅱ类分子。其中，国际细胞治疗委员会推荐至少需要使用 CD73、CD90 和 CD105 这 3 种间充质干细胞膜上具有的特异性表达抗原进行流式鉴定，同时为了排除间充质干细胞分离扩增中容易混入的造血干细胞，还需要选择间充质干细胞不表达、造血干细胞有表达的膜抗原 CD45、CD34、CD11b、CD14、CD79α、CD19 和 HLA-DR 进行鉴定。这里，CD73 是 5' 核苷酸外切酶，CD90 是 Thy-1（一种糖蛋白），CD105 是内皮因子，CD45 是白细胞共有的表示抗原，CD34 是早期定向造血干细胞和内皮细胞的标志性抗原，CD11b 和 CD14 是单核细胞和巨噬细胞的标志性高表达抗原，CD79α 和 CD19 是 B 淋巴细胞的标志性抗原，间充质干细胞体外培养扩增时，B 淋巴细胞很容易黏附在间充质干细胞

上,正常情况下,间充质干细胞是不表达 HLA-DR 的,只有在遭受刺激时才会表达,如遭受了 IFN-γ 的刺激时。一般地,多数实验室在选择了间充质干细胞阳性表达抗原 CD73、CD90和 CD105 基础上,适当筛选几种阴性表达抗原进行鉴定即可,如 CD45、CD34 和 HLA-DR。

本节人脐带间充质干细胞的流式分析中,选择高表达的 CD73、CD90、CD105 为阳性分析指标,选取 CD45、CD34 和 HLA-DR 为阴性表达指标,利用上述 6 种荧光标记抗体对细胞进行染色,即可在流式细胞仪上清楚地看到细胞这 6 种蛋白质的表达情况,进而达到鉴定目的。

(二)主要试剂

1. 同型对照抗体 mIgG1-FITC、mIgG1-PC7 和 mIgG1-APC。

2. 测定标体 鼠抗人 CD73-APC、CD105-APC、CD90-FITC 和 CD45-PC7、CD34-PC7、HLA-DR-FITC。

3. C 液 即 1% 的多聚甲醛溶液。

4. 鞘液 即 PBS 溶液,可使用商售流式专用鞘液,也可以采用检验科血液常规分析仪使用的鞘液,进口或国产均可。

5. 清洁液 可使用商售流式专用清洁液,也可以采用检验科血液常规分析仪使用的清洁液,进口或国产均可。

6. 仪器开机光路校正试剂 如 Flow-Check 等。

(三)主要仪器

流式细胞仪,旋涡振荡器,全自动细胞分析仪。

(四)操作步骤

1. 准备细胞 收集培养的人脐血间充质干细胞,800r/min 离心 5,弃去上清液;加入一定量 PBS 重悬细胞,再 800r/min 离心 5,弃去上清液。轻轻吹散细胞,重悬细胞。

2. 全自动细胞分析仪计数细胞浓度 以 PBS 调节细胞浓度至 $(5\sim10)\times10^6$。

3. 按照表 10-4 加样。

表 10-4 间充质干细胞检验的加样方法

试剂	1号管	2号管	3号管	4号管	5号管	6号管	IgG1-FITC 管	IgG1-PC7 管	IgG1-APC 管
CD73-APC	5μl								
CD105-APC		5μl							
CD90-FITC			5μl						
CD45-PC7				5μl					
CD34-PC7					5μl				
HLA-DR-FITC						5μl			
mIgG1-FITC							5μl		
mIgG1-PC7								5μl	
mIgG1-APC									5μl
细胞悬液	100μl	100μl	100μl	100μl	100μl	100μl	100μl	100μl	100μl
	轻轻混匀,室温(18~22℃),避光放置 30								
PBS	各管均加入 300μl,轻轻混匀								
C 液	各管均加入 300μl,轻轻混匀								

4．上机测定

（1）打开间充质干细胞检测方案。

（2）依次上样同型对照 IgG1-FITC 管、IgG1-PC7 管和 IgG1-APC 管，通过电压调节依次使阴性峰刚好终止在横坐标 10^1 处。

（3）依次上样 1 号管、2 号管、3 号管、4 号管、5 号管和 6 号管，记录检测结果并保存图像，每种抗体的检测结果都与对应的同型对照染色结果叠加展示，见图 10-8。

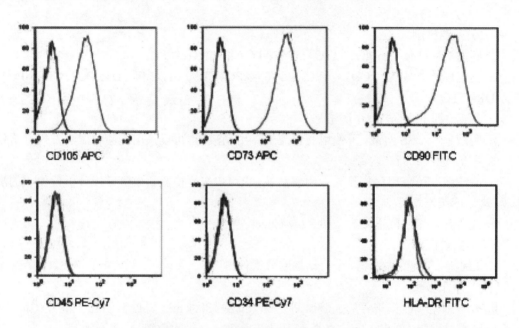

图 10-8　人脐带间充质干的流式鉴定

5．计算　具体计算方法如下。

脐带间充质干细胞阳性率（%）=（CD73 阳性率 +CD90 阳性率 +CD105 阳性率）/3

脐带间充质干细胞绝对含量（$\times10^9$/L）= 全自动细胞计数仪测得的白细胞含量（$\times10^9$/L）× 脐带间充质干细胞阳性率（%）× 稀释倍数 141

脐带间充质干细胞总收获量（$\times10^9$/L）= 脐带间充质干细胞绝对含量（$\times10^9$/L）× 分离扩增收获脐带间充质干细胞的总体积（L）

（五）注意事项

1．在流式方案设计抗体选择时，由于 CD90 表达水平非常高，宜用 FITC 标记的荧光抗体。

2．如果流式细胞仪条件允许，建议尽量采用 FITC/PE-Cy7/APC 的 3 色组合方案，因为这 3 种荧光染料之间几乎没有补偿，操作更简便，结果更准确。当然，单色分析则不需要上述考虑。

3．鉴定所使用的抗体数量上，一般选择 2～3 个有代表性的阳性表达分子（如 CD73、CD90 和 CD105）、2～3 个有代表性的阴性表达分子（如 CD45、CD34 和 HLA-DR），即可满足分析的精准要求。

4．商售来源的干细胞类产品，其保养液中多含有一定量的白蛋白，需要用 PBS 对细胞进行2～3次洗涤,否则白蛋白黏附在细胞表面会影响荧光抗体的结合,造成假阴性结果。

（六）参考范围

1. 脐带间充质干细胞的纯度应≥95%,即 CD73、CD90、CD105 阳性率分别都应≥95%。

2. 表达造血干细胞抗原的细胞<2%,即 CD45、CD34、HLA-DR 阳性率分别应<2%。

（吴丽娟）

第三节 网织红细胞测定 ▼

网织红细胞(reticulocyte,Ret)是一种含有较多 RNA 的新生成并释放入外周血的尚未完全成熟的红细胞,测定外周血中 Ret 的比例和数量能反映骨髓红细胞的生成能力,是临床对骨髓造血功能进行评估的常用方法。

传统的网织红细胞测定方法,就是利用煌焦油蓝或新亚甲蓝染料对网织红细胞中的 RNA 进行染色,利用光学显微镜观察红细胞的染色情况,对网织红细胞进行含量测定的方法。该法影响因素多,重复性差,准确性较低。随着稳定荧光染料的出现,利用流式细胞学分析技术对网织红细胞进行准确定量测定被快速传递到临床检验领域,目前已经有流式细胞仪、自动网织红细胞计数仪、带网织红细胞分析功能的全自动血液分析仪投入临床网织红细胞定量检测中,其中流式细胞仪是其他两类自动网织红细胞定量测定的基础,由于仪器设置上的高度灵活性,在网织红细胞检测中仍然保持着其独到的优点,即高度准确性,得到广泛的采用。

（一）基本原理

荧光染料噻唑橙(thiazole orange,TO)能够与红细胞中的 RNA 结合,在 488nm 激光的照射下可以发出稳定的 530nm 的荧光,利用流式细胞仪器 FL1 FITC 荧光检测通道,即可对网织红细胞进行定量测定。

（二）主要试剂

1. TO 染色液　配制方法见附录Ⅱ。

2. 标准荧光微球　如 Flow-Count 等。

3. pH 7.4 的 PBS 液　配制方法见附录Ⅱ。

4. 鞘液　即 PBS 溶液,可以是流式细胞仪专用鞘液,也可采用检验科血液常规分析仪使用的鞘液,进口或国产试剂均可。

5. 清洁液　可以是流式细胞仪专用清洁液,也可使用检验科血液常规分析仪使用的清洁液,进口或国产试剂均可。

（三）主要仪器

流式细胞仪,旋涡振荡器。

（四）检验步骤

1. 标本采集　临床静脉抽血 2ml,EDTA-K$_2$ 抗凝(紫头管)。其他标本详见第四章相关部分。

2. 按表 10-5 加样。

3. 旋涡振荡器振荡混匀 10 秒,放入冰箱冷藏室(4～6℃),避光放置 30～40 分钟。

4. 取出,依次向各试管加入标准浓度荧光微球 5μl,旋涡振荡器上混匀 5～10 秒。

表 10-5　网织红细胞检验的加样方法

加样内容	对照管	测定管
抗凝血	5μl	5μl
PBS 液	1ml	—
TO 工作液	—	1ml

5. 上机测定

（1）打开网织红细胞流式检测方案（Ret-TO，图 10-9）。

（2）Flow-Count 标准荧光微球浓度值输入（此步骤用于 DOS 界面下测定）。

（3）将对照管插入流式细胞仪主机上的样品台上，通过电压调节和补偿调节使 B 门阳性率刚好为零，停止上样，保存对照检测结果→取下对照管。

（4）将测定管插入样品台，仪器自动进行测定，待 A 门细胞数量达到 20 000 个以上，或总采集细胞数达到 50 000 个以上，停止上样，记录检验结果并保存图像信息（图 10-9）。在图 10-9 中，图 FS/SS 中的门 A 为红细胞（RBC）；与门 A 关联的图 FL1 TO 中的门 B 代表 TO阳性红细胞百分数，即网织红细胞的百分数；在与门 A 关联的图 FL1 TO/FS 中，E2 象限细胞细胞大小在一定范围内的网织红细胞，其百分数即流式测得的网织红细胞百分数，该 E2 象限对应的平均荧光强度（X-mean）代表网织红细胞平均含有残留 RNA 的量；E2 象限对应的Counts 值即仪器测到的网织红细胞的数量。图 FL3 Flow-Count/FS 中的门 D 为标准荧光微

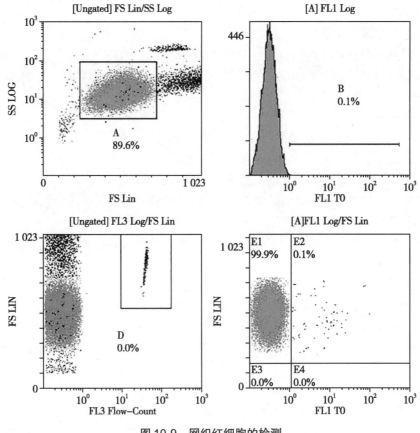

图 10-9　网织红细胞的检测

球,门 D 对应的 Counts 值即仪器在计数网织红细胞的同时所测到的标准荧光微球的数量。

（5）进入下一份标本的测定,直至全部标本测定完毕。

6. 计算 网织红细胞绝对含量（$\times 10^9$/L）=[流式仪测得的网织红细胞数量（个）/流式仪同时测得的标准微球的数量（个）]× 标准荧光微球的浓度（个 /μl）×1 000 000。

（五）仪器参数

FS 阈值 65,电压 308,增益 5.0; SS 电压 250,增益 2.0; FL1（FITC）电压 692,增益 1.0; FL3（ECD）电压 450,增益 1.0。

（六）注意事项

1. 网织红细胞测定为单平台流式检验方法,通过仪器测定数据即可直接计算网织红细胞的绝对含量,因此加样一定要准确。要求加血样和加标准微球应使用同一把加样枪,吸取血样或标准微球后,应用清洁吸水纸快速地将吸头外表面吸附的血样或标准微球擦去。

2. 红细胞荧光染色应在 4~6℃进行,时间严格控制在 30~40 分钟内,并迅速测定完毕。

3. 上样测定前一定要轻轻混匀细胞悬液,以免标准荧光微球沉淀,影响定量的准确性。

（七）参考范围（表 10-6）

表 10-6 网织红细胞测定的参考范围

报告内容	特征标志	参考范围（$\bar{x} \pm 2s$）	单位
网织红细胞百分数	TO⁺	0.34~1.94	%
网织红细胞绝对数	TO⁺	10.22~176.29	$\times 10^9$/L
网织红细胞 RNA 含量	TO⁺	1.01~91.70	—

（八）临床意义

1. 用于临床某些贫血类型的辅助判断。网织红细胞增加提示体内骨髓造血功能旺盛,见于各种增生性贫血、溶血性贫血和急性失血等。

2. 用于临床贫血药物治疗的疗效监测。如巨幼细胞性贫血和缺铁性贫血患者在服用了维生素 B$_{12}$、铁剂治疗后网织红细胞增加,表明治疗效果好。

3. 用于临床某些疾病治疗的疗效监测、药物剂量调整判断等。如在慢性肾衰竭患者、获得性免疫缺陷综合征患者应用促红细胞生成素（erythropoietin, EPO）治疗的疗效监测和药物剂量调整判断。

4. 作为临床肿瘤患者化疗过程中骨髓造血功能抑制和恢复的监测指标。

5. 用于临床肾移植患者移植肾功能的监测。肾移植成功,移植肾生成 EPO,促进骨髓红细胞的生成,静脉血中网织红细胞数量恢复正常。

6. 用于临床某些疾病的辅助诊断。如网织红细胞减少,可见于临床再生障碍性贫血、肾病贫血、缺铁性贫血、某些白血病等。

（王　卓　徐世兰）

第四节　网织血小板测定 ▼

网织血小板是一种含有较多 RNA 的新生成并释放入外周血的尚未完全成熟的血小板,网织血小板来源于巨核细胞的细胞颗粒,这种细胞颗粒无细胞核,含有少量蛋白质,体积较完全成熟的血小板大,代谢较活跃。测定外周血网织血小板的比例和数量,不仅能够反映骨髓中巨核细胞生成血小板的能力,还能够较网织红细胞测定更快速、敏感地反映机体的造血功能。

(一) 基本原理

荧光染料噻唑橙(thiazole orange,TO)能够与网织血小板中的 RNA 结合,在 488nm 激光的照射下可以发出稳定的 530nm 的荧光,利用流式细胞仪 FL1 FITC 荧光检测通道,结合 PE 荧光染料标记的血小板膜糖蛋白(如 CD61 或 CD41)单抗对血小板的示踪,即可对网织血小板进行定量测定。

(二) 主要试剂

1. TO 染色液   配制方法见附录Ⅱ。

2. 血小板特异性抗体   如 CD41-PE 抗体。

3. 标准荧光微球   如 Flow-Count 等。

4. pH 7.4 的 PBS 液   配制方法见附录Ⅱ。

5. 鞘液   即 PBS 溶液,可以是流式细胞仪专用鞘液,也可采用检验科血液常规分析仪使用的鞘液,进口或国产试剂均可。

6. 清洁液   可以是流式细胞仪专用清洁液,也可使用检验科血液常规分析仪使用的清洁液,进口或国产试剂均可。

(三) 主要仪器

流式细胞仪,旋涡振荡器。

(四) 检验步骤

1. 标本采集:临床静脉抽血 2ml,枸橼酸钠抗凝(蓝头管)。

2. 室温,以 1 500r/min 离心 5 分钟,将血细胞与血浆分层。

3. 按表 10-7 加样。

表 10-7   网织血小板检验的加样方法

加样内容	对照管 1	对照管 2	测定管
CD41-PE	10μl	10μl	10μl
血浆	—	5μl	5μl
轻轻混匀;室温(18～22℃),避光,孵育 20 分钟			
PBS 液	—	1ml	—
TO 工作液	1ml	—	1ml

4. 旋涡振荡器振荡混匀 2～3 秒,室温(18～22℃)避光放置 30～40 分钟。

5. 依次向各试管加入标准浓度荧光微球 5μl,旋涡振荡器上混匀 5～10 秒。

6. 上机测定

(1) 打开网织血小板流式检测方案(PLT-TO,图 10-10)。

(2) Flow-Count 标准荧光微球浓度值输入(此步骤用于 DOS 界面下测定)。

(3) 将对照管 1 插入流式细胞仪主机上的样品台上,通过电压调节和补偿调节使门 A 和门 B 阳性率刚好为零,停止上样,保存对照检测结果→取下对照管。

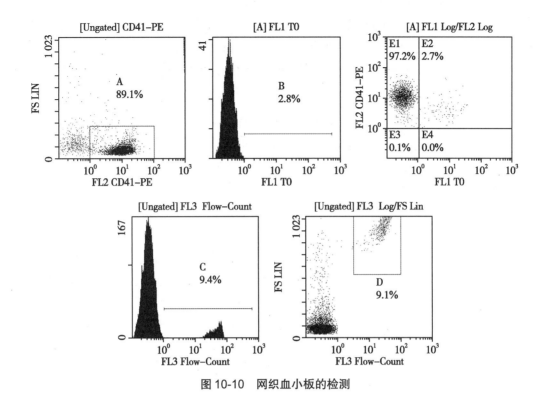

图 10-10 网织血小板的检测

（4）将对照管 2 插入流式细胞仪主机上的样品台上，进一步通过电压调节和补偿调节使门 A 内有明显阳性细胞（即血小板），使门 B 阳性率刚好为零，停止上样，保存对照检测结果→取下对照管。

（5）将测定管插入样品台，仪器自动进行测定，待 A 门细胞数量达到 10 000 个以上，停止上样，记录检验结果并保存图像信息（图 10-10）。

在图 10-10 中，图 FL1 TO/FL2 CD41-PE 中的 E2 象限为 TO 阳性血小板所在区域，E2 的百分数即网织血小板的百分数；E2 象限对应的 X-mean 值即网织血小板 TO 荧光的强度，代表网织血小板胞质中残留的 RNA 量，即网织血小板 RNA 含量；E2 象限对应的 Counts 数值即仪器采集到的网织血小板数。图 FL3 Flow-Count/FS LIN 中的门 D 的百分数为标准荧光微球的百分数，D 门对应的 Counts 数值即仪器在计数网织血小板的同时所采集到的标准荧光微球的数量。

（6）进入下一份标本的测定，直至全部标本测定完毕。

7. 计算　网织血小板绝对含量（×10⁹/L）=［流式仪测得的网织血小板数量（个）/流式仪同时测得的标准荧光微球的数量（个）］× 标准微球的浓度（个 /μl）×1 000 000。

（五）仪器参数

FS 阈值 26，电压 500，增益 5.0；SS 电压 250，增益 2.0；FL1（FITC）电压 682，增益 1.0；FL2 电压 718，增益 1.0；FL3（ECD）电压 450，增益 1.0。

（六）注意事项

1. 网织血小板测定为单平台流式检验方法，通过仪器测定数据即可直接计算网织血小板的绝对含量，因此加样一定要准确。要求加血浆和加标准微球应使用同一把加样枪，吸取血浆或标准微球后,应用清洁吸水纸快速地将吸头外表面吸附的血浆或标准微球擦去。

2. 网织血小板 TO 染色时间应严格控制在 30～40 分钟内,并迅速测定完毕。

3. 上样测定前一定要轻轻混匀细胞悬液,以免标准荧光微球沉淀,影响定量的准确性。

(七) 参考范围(表 10-8)

表 10-8 网织血小板检验的参考范围

报告内容	特征标志	参考范围($\bar{x}\pm2s$)	单位
网织血小板百分数	CD41$^+$TO$^+$	0.05～1.57	%
网织血小板绝对数	CD41$^+$TO$^+$	0.42～2.73	×10^9/L
网织血小板 RNA 含量	CD41$^+$TO$^+$	1.55～3.78	—

(八) 临床意义

1. 反映骨髓中巨核细胞生成血小板的能力 骨髓中巨核细胞活性强,则网织血小板含量高;反之,则低。因此,检测网织血小板可以判断巨核细胞的活性,鉴别血小板减少是骨髓生成障碍,还是外周血中血小板消耗或破坏增加。网织血小板数量减少,且血小板总数减少,提示骨髓血小板生成减少;网织血小板数量正常或升高,而血小板总数减少,提示血小板消耗或破坏增加。

网织血小板检测在自身免疫性血小板减少性紫癜患者变化最明显,外周血中的血小板被大量破坏,骨髓代偿性快速高效地大量合成血小板,使网织血小板含量与血小板总数呈负相关关系。

2. 快速、敏感地反映机体的造血功能 网织血小板数量的增减,较网织红细胞数量、血小板和白细胞数量的波动更敏感,变化更迅速,是目前反映骨髓造血机能的最灵敏指标,在肿瘤化疗患者、骨髓移植患者、贫血治疗患者骨髓造血机能恢复的极早期监测中具有重要意义,是临床上是否需要预防性输注血小板和使用各种刺激因子的依据,同时可以判断刺激因子的效果,以及尽早了解骨髓移植是否成功的指标。

3. 预测血小板减少患者的抗凝血能力 网织血小板与普通血小板的性能有所不同,网织血小板对凝血机制的维持起重要作用,网织血小板正常或升高的血小板总数减少患者与巨核细胞增生不良引起的网织血小板和血小板总数减少患者相比,在具有相同的血小板数量时,前者不易引起严重的出血。

(陈 芳 刘诗颖)

参 考 文 献

1. SUTHERLAND DR,ANDERSON L,KEENEY M,et al. The ISHAGE,guidelines for CD34$^+$ cell determination by flow cytometry[J]. J Hematother,1996,5:213-226.

2. SIENA S,BREGNI M,BRANDO B,et al. Flow cytometry for clinical estimation of circulating hematopoietic progenitors for autologous transplantation in cancer patients[J]. Blood,1991,77:400-409.

3. CHEN CH,LIN W,SHY S,et al. Automated enumeration of CD34$^+$ cells in peripheral blood and bone marrow[J]. J Hematother,1994,3:3-13.

4. JAN WG,ALBERTO O,DAVID B,et al. Flow Cytometric Enumeration of CD34$^+$ Hematopoietic Stem and Progenitor Cells[J]. Cytometry(Communications in Clinical Cytometry),1998,34:128–142.

5. M DOMINICI，K LE BLANC，I MUELLER，et al. Minimal criteria for defining multipotent mesenchymal stromal cells. The International Society for Cellular Therapy position statement[J]. Cytotherapy，2006，8 (4)：315-317.

6. 臧婉，吴丽娟，陈伟，等. 流式细胞术网织红细胞分析及其在贫血性疾病诊疗中的初步应用[J]. 重庆医学，2008，37(3)：247-248，251.

7. 陈隆天，余莲. 急性白血病化疗过程中网织红细胞参数变化的意义[J]. 赣南医学院学报，2008，28(2)：265-266.

8. 李培余，郑晚霞，王斌，等. 北京地区网织血小板百分比参考值范围调查[J]. 中华临床医师杂志(电子版)，2008，2(7)：812-814.

9. 孙德华，王前，郑磊，等. 流式细胞仪检测网织血小板方法学改进及临床意义[J]. 南方医科大学学报，2007，27：912-913.

10. 仲伟爱. 网织血小板和血小板抗体对诊断特发性血小板减少性紫癜的意义[J]. 中国血液流变学杂志，2008，18(1)：82-86.

第十一章 ▶

淋巴细胞亚群检测

淋巴细胞是机体最重要的免疫细胞之一，对淋巴细胞亚群进行检测可以了解患者体内的淋巴细胞免疫功能状态，对患者淋巴细胞免疫功能进行评估，甚至达到对临床诸如感染、肿瘤、自身免疫病等的诊断与鉴别、疗效评估、预后判断，对机体亚健康状态进行诊断并预测发生相关性疾病的风险。

第一节 T 淋巴细胞及其亚群的检测 ▼

T 淋巴细胞（T lymphocyte，TL）简称 T 细胞，由骨髓的淋巴样干细胞在胸腺中发育而来，因此也称胸腺依赖性淋巴细胞（thymus dependent lymphocyte，TDL）。成熟的 T 细胞经血液循环和淋巴管运行，定居于周围免疫器官，并通过淋巴管、血液循环和组织液等进行再循环，而发挥其免疫功能。

T 细胞在形态上为小淋巴细胞，直径为 5～8μm，细胞呈圆形或椭圆形，细胞核占细胞体积的绝大部分，细胞质很少，核染色致密，着色较深。单纯依靠大小和形态，很难与其他小淋巴细胞（如小 B 淋巴细胞）区分。但是，利用 T 细胞表面含有的分化发育标志——白细胞分化抗原（LDA），很容易将其区分出来，并可对它的亚型细胞进行测定。

图 11-1 为 T 细胞分化发育过程及亚型示意，其中造血祖细胞（HPC）和共同淋巴样细胞（CLP）阶段均处于骨髓中，从三阴性细胞（TN）到双阴性细胞（DN）、到双阳性细胞（DP）、再到单阳性细胞（SP）均在胸腺中，然后被释放进入外周血。在上述 T 细胞的分化发育过程中，实际上包含了 T 细胞的双阴性亚型（CD3$^+$CD4$^-$CD8$^-$）、双阳性亚型（CD3$^+$CD4$^+$CD8$^+$）、T4 细胞亚型（CD3$^+$CD4$^+$CD8$^-$）和 T8 细胞亚型（CD3$^+$CD4$^-$CD8$^+$）。T 细胞的上述命名规则是 CD3 为 T 细胞的共同标志，CD4 和 CD8 视为亚型标志，CD4 和 CD8 均为阴性的 T 细胞，称为 CD4$^-$CD8$^-$T 细胞，简称双阴性 T 细胞；CD4 和 CD8 均为阳性的 T 细胞，称为 CD4$^+$CD8$^+$ T 细胞，简称双阳性 T 细胞；CD4 阳性而 CD8 阴性的 T 细胞，称为 CD4$^+$CD8$^-$ T 细胞或 CD4$^+$ T 细胞，简称 T4 细胞；将 CD4 阴性而 CD8 阳性的 T 细胞称为 CD4$^-$CD8$^+$ T 细胞或 CD8$^+$ T 细胞，简称 T8 细胞；T4 细胞和 T8 细胞统称为单阳性 T 细胞。双阳性 T 细胞、T4 细胞和 T8 细胞表面均存在由 α 和 β 两个亚基组成的 T 细胞受体（TCRαβ），故也称为 αβ T 细胞。人体的绝大多数 T 细胞均属于 αβ T 细胞，在体内发挥重要的免疫功能。相对于 αβ T 细胞而言，人们还发现了另外一种 T 细胞类型，它们的 T 细胞受体是由 γ 和 δ 两个亚基组成的，称为 γδ T 细胞。αβ T 细胞的含量一般在 95% 以上，γδ T 细胞一般小于 5%。

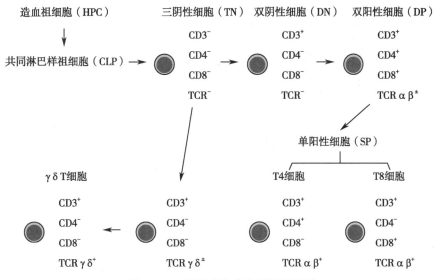

图 11-1　T 细胞分化发育过程及亚型

目前有多种 T 细胞分类法。按 T 细胞表面是否存在 CD4 和 CD8 分子进行分类,可将 T 细胞分为 T4 细胞和 T8 细胞;按 T 细胞表面 TCR 的类型进行分类,可将 T 细胞分为 αβ T 细胞(TCR Ⅱ 型)和 γδ T 细胞(TCR Ⅰ 型);按 T 细胞的功能进行分类,还可以将 T 细胞分为辅助性 T 细胞(Th)、细胞毒性 T 细胞(CTL 或 Tc)、抑制性 T 细胞(Ts)和诱导性 T 细胞(Ti);按照 Th 细胞和 Tc 细胞是否表达 IL-4 和 TNFα,甚至可以将它们进一步分为 Th0、Th1、Th2 和 Tc0、Tc1、Tc2 细胞;按 T 细胞所处的不同抗原应答的阶段来分,还可将 T 细胞分为初始 T 细胞、活化 T 细胞和记忆 T 细胞等。

总之,T 细胞的上述分类是流式细胞术对 T 细胞及其亚型进行分类诊断的基础。

一、总 T 淋巴细胞及其 CD3/CD4/CD8 分类亚群的检测

(一)双平台法总 T 淋巴细胞及其 CD3/CD4/CD8 分类亚群的检测(FS/SS 设门)

1. 基本原理　FS 可以反映被检测细胞的大小,SS 可以反映被检测细胞内部的结构,如细胞质中的颗粒成分的多少等,因此,利用细胞表现出来的 FS 和 SS 两种散射光特征,即可将外周血中的淋巴细胞、单核细胞和粒细胞区分开来,然后设门将淋巴细胞群圈定,即可对淋巴细胞群进行分析。

CD3 是 T 淋巴细胞表面具有的共同标志分子,T4 淋巴细胞表面除具有 CD3 表达外还存在 CD4 表达,T8 淋巴细胞表面除具有 CD3 表达外还存在 CD8 表达,因此,利用 T 淋巴细胞、T4 淋巴细胞和 T8 淋巴细胞表面含有的 CD3、CD4 和 CD8 表达的特点,采用针对 CD3、CD4 和 CD8 的带不同荧光标记的单克隆抗体,流式即可将 T 淋巴细胞、T4 淋巴细胞和 T8 淋巴细胞从淋巴细胞群中区分出来并加以检测。

双平台法检验,顾名思义就是需要两个技术平台,即流式细胞仪和细胞分析仪,后者是检验科血液常规检验必备仪器,且利用全自动细胞分析仪定量测定血液的白细胞总数,技术上已经十分成熟,准确性、重复性均有保障。因此,利用全自动细胞分析仪测得白细胞总数,流式细胞仪测得的淋巴细胞百分数、总 T 细胞及其各种亚型的百分数,即可计算出淋巴

细胞百分数、总 T 细胞及其各种亚型在血液中的绝对含量。

2．主要试剂

（1）同型对照抗体：IgG$_1$-FITC、IgG$_1$-PE 和 IgG$_1$-PC5 3 色抗体。

（2）测定抗体：CD4-FITC、CD8-PE 和 CD3-PC5 3 色抗体。

（3）阳性对照血：可用商售免疫质控细胞或收集的经过鉴定的健康人静脉血。

（4）标本预处理试剂：溶液 A（溶血剂）、溶液 B（终止剂）和溶液 C（固定剂），如商售全血细胞裂解液，也可以自行配制（详见附录 2）。

（5）鞘液：即 PBS 溶液，可以使用流式细胞仪专用鞘液，也可采用检验科血液常规分析仪使用的鞘液，进口或国产试剂均可。

（6）清洁液：可以使用流式细胞仪专用清洁液，也可使用检验科血液常规分析仪使用的清洁液，进口或国产试剂均可。

3．主要仪器　流式细胞仪，旋涡振荡器，全自动细胞分析仪。

4．检验步骤

（1）样品采集：临床静脉抽血 2.0～2.5ml，EDTA-K$_2$ 抗凝（紫头管）。其他标本详见第四章相关部分。

（2）按表 11-1 加样。

表 11-1　总 T 淋巴细胞及其 CD3/CD4/CD8 分类亚群的检测加样方法

加样内容	同型对照管	阳性对照管	测定管
同型对照抗体	10μl	—	—
测定抗体	—	10μl	10μl
血液标本	50μl	—	50μl
阳性对照血	—	50μl	—

（3）手持试管轻轻摇匀，室温（18～22℃），避光放置 20～30 分钟。

（4）依次向各试管加入溶液 A 625μl，旋涡振荡器上混匀 5～10 秒。

（5）依次向各试管加入溶液 B 265μl，旋涡振荡器上继续混匀 5～10 秒。

（6）依次向各试管加入溶液 C 100μl，旋涡振荡器上继续混匀 5～10 秒。

（7）上机测定

1）打开 T 淋巴细胞亚群流式检测方案（CD3-PC5/CD4-FITC/CD8-PE），见图 11-2。

2）将同型对照管插入流式细胞仪主机的样品台上，打开仪器快速补偿通道，通过电压调节使 IgG$_1$-FITC、IgG$_2$-PE 和 IgG$_1$-PC5 对应的 B 门、C 门和 D 门阳性率为零，停止上样，保存对照检测结果，取下同型对照管。

3）将阳性对照管插入样品台，仪器自动进行测定，待 A 门细胞数量达到 2 000 个以上或总采集细胞数达到 10 000 个以上，停止上样，记录检验结果并保存图像信息。

4）将测定管插入样品台，仪器自动进行测定，待 A 门细胞数量达到 2 000 个以上，或总采集细胞数达到 10 000 个以上，停止上样，记录检验结果并保存图像信息（图 11-2）。

在图 11-2 中，总淋巴细胞百分数为 SS/FS 图中 A 门细胞百分数；总 T 细胞百分数为 FL4 CD3$^-$PC5 图中 D 门细胞百分数；T4 细胞百分数，即 PRISM 图中 FL1 CD4$^-$FITC$^+$/FL2 CD8$^-$PE$^-$/FL4 CD3$^-$PC5$^+$ 所示细胞百分数；T8 细胞百分数，即 PRISM 图中 FL4 CD3$^-$PC5$^+$/FL2 CD8$^-$PE$^+$/FL4 CD3$^-$PC5$^-$ 所示细胞百分数；全阴性细胞百分数，即 PRISM 图中 FL4

CD3⁻PC5⁻/FL2 CD8⁻PE⁻/FL4 CD3⁻PC5⁻ 所示细胞百分数；双阴性细胞百分数，即 PRISM 图中 FL4 CD3⁻PC5⁺/FL2 CD8⁻PE⁻/FL4 CD3⁻PC5⁻ 所示细胞百分数；双阳性细胞百分数，即 PRISM 图中 FL4 CD3⁻PC5⁺/FL2 CD8⁻PE⁺/FL4 CD3⁻PC5⁺ 所示细胞百分数。

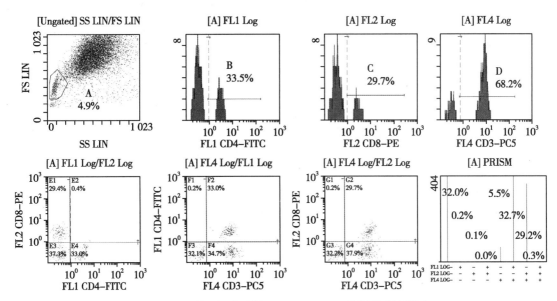

图 11-2　T 淋巴细胞及其 CD3/CD4/CD8 分类亚群的检测

5）进入下一份标本的测定，直至全部标本测定完毕。

（8）利用全自动细胞计数仪测定的白细胞总数，计算各种 T 淋巴细胞亚型的含量。具体计算方法如下。

淋巴细胞绝对含量（×10⁹/L）= 细胞计数仪测得的白细胞总数（×10⁹/L）× 流式仪测得的淋巴细胞百分比

总 T 淋巴细胞绝对含量（×10⁹/L）= 淋巴细胞绝对含量（×10⁹/L）× 流式仪测得的总 T 淋巴细胞百分比

T4 淋巴细胞绝对含量（×10⁹/L）= 淋巴细胞绝对含量（×10⁹/L）× 流式仪测得的 T4 淋巴细胞百分比

T8 淋巴细胞绝对含量（×10⁹/L）= 淋巴细胞绝对含量（×10⁹/L）× 流式仪测得的 T8 淋巴细胞百分比

全阴性细胞绝对含量（×10⁹/L）= 淋巴细胞绝对含量（×10⁹/L）× 流式仪测得的全阴性细胞百分比

双阴性细胞绝对含量（×10⁹/L）= 淋巴细胞绝对含量（×10⁹/L）× 流式仪测得的双阴性细胞百分比

双阳性细胞绝对含量（×10⁹/L）= 淋巴细胞绝对含量（×10⁹/L）× 流式仪测得的双阳性细胞百分比

T4/T8 细胞比值 = 流式仪测得的 T4 淋巴细胞百分比 / 流式仪测得的 T8 淋巴细胞百分比

5. 仪器参数　FS 阈值 100，电压 155，增益 5.0；SS 电压 415，增益 20.0；FL1（FITC）电压 645，增益 1.0；FL2（PE）电压 670，增益 1.0；FL4（PC5）电压 750，增益 1.0。

6. 注意事项

(1) 方案中的第 5 张图（CD4-FITC/CD8-PE 图），其象限 2 细胞的百分数应小于 2%，因为正常人外周血中没有 CD4 和 CD8 同时呈阳性的双阳性细胞。

(2) 同型对照管十分重要，每天的每批检验必须进行同型对照管的平行测定，甚至每一份标本需要进行平行同型对照管的测定。一方面同型对照管可用于每次测定各荧光通道电压是否合适的再次审核与调节参考，另一方面也有助于发现个别标本存在污染荧光物质的情况，如患者输入了某种可以自发特定荧光的药物等。

(3) 阳性对照管十分重要，原则上每天的每批检验均需要进行阳性对照管的平行测定。其好处在于：①当遇到某种 T 细胞缺如或严重减少的标本时，需要排除因试剂失效等影响抗原抗体反应环节的因素对检验结果造成的假象缺如与减少；②当遇到 CD4 和 CD8 同时阳性的双阳性细胞异常增多的标本时，需要排除 FL1 CD4-FITC 和 FL2 CD8-PE 电压调节不好，造成方案第 5 张图（CD4-FITC/CD8-PE 图）象限 2 细胞增多的假象。

(4) 加样表中的血液标本用量适合于血液白细胞数在 $(4.0\sim10.0)\times10^9$/L 之间的大多数情况。如果白细胞数大于 10.0×10^9/L，需要视白细胞的实际数量，用 PBS 对血液标本进行适当倍数的稀释，将白细胞数调整到 $(4.0\sim10.0)\times10^9$/L，再按照加样表进行检验；如果遇到白细胞数小于 4.0×10^9/L 的标本，可以加入 100μl 的血液标本进行检验，或者分离单个核细胞再进行检验。单个核细胞分离制备方法详见第三章第二节。

(5) 标本采集后应立即检验，特殊情况不能及时检验，标本应放于室温（18～22℃），但不能超过 48 小时。不提倡将标本放入 4℃冰箱存放，因为细胞遇冷收缩，细胞表面标志特别是那些表达量低的标志容易发生内陷或脱落，即使取出标本放室温平衡，也难于完全恢复。当然淋巴细胞 CD3、CD4 和 CD8 分子的表达量较高，血液标本放 4℃冰箱存放 3 天，取出后室温平衡 30～40 分钟再检验，结果无明显改变。

(6) 溶血标本原则上不能检验。

7. 参考范围（表 11-2）

表 11-2 总 T 淋巴细胞及其 CD3/CD4/CD8 分类亚群的检测参考范围

报告内容	特征标志	参考范围（$\bar{x}\pm2s$）	单位
总淋巴细胞百分数	（FS/SS）	19.85～40.56	%
总 T 细胞百分数	CD3$^+$	58.40～81.56	%
T4 细胞百分数	CD3$^+$CD4$^+$	24.93～45.57	%
T8 细胞百分数	CD3$^+$CD8$^+$	16.40～33.76	%
T4/T8 细胞比值	—	0.89～2.01	—
全阴性细胞百分数	CD3$^-$CD4$^-$CD8$^-$	15.55～44.77	%
双阴性细胞百分数	CD3$^+$CD4$^-$CD8$^-$	0～12.33	%
双阳性细胞百分数	CD3$^+$CD4$^+$CD8$^+$	0～1.42	%
总淋巴细胞绝对数	（FS/SS）	0.79～4.21	$\times10^9$/L
总 T 细胞绝对数	CD3$^+$	0.47～3.26	$\times10^9$/L
T4 细胞绝对数	CD3$^+$CD4$^+$	0.20～1.82	$\times10^9$/L
T8 细胞绝对数	CD3$^+$CD8$^+$	0.13～1.35	$\times10^9$/L
全阴性细胞绝对数	CD3$^-$CD4$^-$CD8$^-$	0.24～1.08	$\times10^9$/L
双阴性细胞绝对数	CD3$^+$CD4$^-$CD8$^-$	0～0.29	$\times10^9$/L
双阳性细胞绝对数	CD3$^+$CD4$^+$CD8$^+$	0～0.03	$\times10^9$/L

8. 临床意义

（1）总淋巴细胞数

1）增多：见于百日咳、传染性单核细胞增多症、慢性淋巴细胞白血病、麻疹、腮腺炎、结核、传染性肝炎等。

2）减少：见于传染病急性期、放射病和细胞免疫缺陷等。

（2）总 T 细胞（CD3$^+$ 淋巴细胞）

1）增高：提示体内的 T 细胞免疫功能增强，见于临床某些自身免疫病（如 SLE）、重症肌无力、慢性活动性肝炎、甲状腺功能亢进、淋巴细胞性甲状腺炎、器官移植排斥反应、T 细胞性白血病等。

2）降低：提示体内的 T 细胞免疫功能减弱，见于某些白血病、应用免疫抑制剂、放疗过程中、先天性细胞免疫缺陷、艾滋病、多发性骨髓瘤、传染性单核细胞增多症，以及过劳等造成机体免疫功能处于相对较低的其他一些情况。

（3）T4 细胞

1）增高：提示体内存在细菌等病原微生物感染，主要见于临床各种细菌性感染性疾病。

2）降低：提示体内存在病毒等病原微生物感染，主要见于临床各种病毒感染性疾病，以 HIV 感染时减少最为明显，因为少量的 HIV 病毒进入人体后主要感染 T4 细胞并在 T4 细胞内大量增殖，导致被感染 T4 细胞破坏，增殖的病毒被释放入血，继续感染更多的 T4 细胞……最终引起大量 T4 细胞破坏，甚至造成 T4 细胞缺乏。因此，T4 细胞百分数及绝对含量测定有助于临床艾滋病的诊断、疾病分期判断和疗效监测等。值得注意的是，处于不同临床分期的艾滋病患者，其外周血 T4 细胞百分数及绝对含量的减少程度存在差别，一般感染时间越长，T4 细胞百分数及绝对含量越低；病情越重，T4 细胞百分数及绝对含量也越低，直至 T4 细胞完全缺如。

T4 细胞减少也见于 γ 免疫球蛋白缺乏症、胸腺发育不良、严重联合免疫缺陷病、严重创伤、大手术等。

（4）T8 细胞

1）增高：提示体内存在病毒或胞内寄生菌等病原微生物感染，主要见于 HBV、CMV、EB 等病毒及结核杆菌感染等。

2）降低：T8 细胞减少见于 γ 免疫球蛋白缺乏症、胸腺发育不良、严重联合免疫缺陷病、糖尿病等。

（5）T4/T8 细胞比值

1）增高：可以是 T4 淋巴细胞增高或 T8 淋巴细胞减少所致，见于某些自身免疫病，如 SLE、多发性硬化、器官移植排斥反应等。

2）降低：可以是 T4 淋巴细胞减少或 T8 淋巴细胞增加所致，见于艾滋病、再生障碍性贫血、某些白血病、传染性单核细胞增多症、免疫缺陷综合征、某些病毒感染、恶性肿瘤、结核病等。一般来说，导致 T4/T8 细胞比值倒置，以全身性、侵袭和破坏机体免疫系统的感染引起的倒置变化幅度最大。临床抗感染治疗有效时，可以观察 T4/T8 细胞比值的逐步恢复。

3）T4/T8 细胞比值检测在器官移植受者免疫功能监测、个体化免疫治疗疗效判断中具有重要意义。器官移植受者口服免疫抑制类药物，目的在于抑制机体免疫功能，防止移植排斥发生，确保移植器官的长期存活，但是受者免疫功能抑制过度，极容易发生感染，一样将导致移植失败。因此，受者需要的是一种恰当的免疫抑制，将免疫功能控制在较低的一个范围内。为此，需要经常性监测受者的免疫功能，T4/T8 细胞比值是非常好的一个监测指标。当受者 T4/T8 细胞比值出现小于 0.2 的情况时，必须立即停用免疫抑制剂，等待免疫功能的适当恢复。

（6）全阴性细胞含量增高，并且排除了 B 细胞或 NK 细胞增高的情况，提示淋巴细胞分化发育成为 T 细胞的过程受阻，临床可见于淋巴细胞白血病、骨髓异常增生综合征等。

（7）双阴性细胞含量增高，提示 T4 和 T8 细胞分化发育受阻，临床可见于淋巴细胞白血病、骨髓异常增生综合征等。也见于严重急性感染患者，尚未表达 CD4 和 CD8 的不完全成熟 T 细胞提前释放进入外周血的情况。

（8）双阳性细胞增高，提示 T 细胞分化发育紊乱，见于淋巴细胞白血病、骨髓异常增生综合征等。也见于严重急性感染患者，尚未完成阳性筛选的 T 细胞提前释放进入外周血的情况。

（二）单平台法总 T 淋巴细胞及其 CD3/CD4/CD8 分类亚群的检测（FS/SS 设门）

1. 基本原理　与双平台法一样，利用淋巴细胞的 FS 和 SS 散射光特征将淋巴细胞与单核细胞和粒细胞分开，设门圈定淋巴细胞群即可对淋巴细胞群进行分析。再利用 T 淋巴细胞、T4 淋巴细胞和 T8 淋巴细胞表面含有的 CD3、CD4 和 CD8 表达的特点，采用针对 CD3、CD4 和 CD8 的带不同荧光标记的单克隆抗体，流式即可将它们从其他淋巴细胞中区分出来加以检测。

单平台法检验，顾名思义就是只需要一个技术平台（流式细胞仪），就可以对标本中总 T 细胞及其各种亚型的百分数及绝对含量进行测定。具体的原理是利用一种已知颗粒浓度的标准荧光微球悬液，将其与标本按照一定的比例（一般采用 1:1 的比例）加入到标本处理体系中，流式细胞仪上样后同时对标准荧光微球、总 T 细胞及其各种亚型的百分含量进行测定，经过简单的数学运算即可得到总 T 细胞及其各种亚型的绝对含量。

注意：Beckman-Coulter 临床型流式仪带有相应自动计算功能，只需要输入标准荧光微球的浓度值，并在实际测定中将标准荧光微球的"细胞"采集数量达到标准荧光微球对应浓度值，仪器上测定的总 T 细胞及其各种亚型的细胞采集数量即是相应的绝对含量值。

2. 主要试剂

（1）同型对照抗体：IgG_1-FITC、IgG_1-PE 和 IgG_1-PC5 3 色抗体。

（2）测定抗体：CD4-FITC、CD8-PE 和 CD3-PC5 3 色抗体。

（3）阳性对照血：可采用商售免疫质控细胞或收集的经过鉴定的健康人静脉血。

（4）标准微球：如 Flow-Count 等。

（5）标本预处理试剂：溶液 A（溶血剂）、溶液 B（终止剂）和溶液 C（固定剂），如商售全血细胞裂解液，也可以自行配制（详见附录2）。

（6）鞘液：即 PBS 溶液，可以使用流式细胞仪专用鞘液，也可采用检验科血液常规分析仪使用的鞘液，进口或国产试剂均可。

（7）清洁液：可以使用流式细胞仪专用清洁液，也可使用检验科血液常规分析仪使用的清洁液，进口或国产试剂均可。

3. 主要仪器　流式细胞仪和旋涡振荡器。

4．检验步骤

（1）样品采集：临床静脉抽血 2ml，EDTA-K$_2$ 抗凝（紫头管）。其他标本详见第四章相关部分。

（2）按表 11-3 加样。

表 11-3　单平台法总 T 淋巴细胞及其 CD3/CD4/CD8 分类亚群的检测加样方法

加样内容	同型对照管	阳性对照管	测定管
同型对照抗体	10μl	—	—
测定抗体	—	10μl	10μl
血液标本	50μl	—	50μl
阳性对照血	—	50μl	—
标准微球	—	50μl	50μl

（3）手持试管轻轻摇匀，室温（18～22℃），避光放置 20～30 分钟。

（4）依次向各试管加入溶液 A 625μl，旋涡振荡器上混匀 5～10 秒。

（5）依次向各试管加入溶液 B 265μl，旋涡振荡器上继续混匀 5～10 秒。

（6）依次向各试管加入溶液 C 100μl，旋涡振荡器上继续混匀 5～10 秒。

（7）上机测定

1）打开 T 淋巴细胞亚群单平台流式检测方案（CD3-PC5/CD4-FITC/CD8-PE/Flow-Count），见图 11-3。

2）输入标准荧光微球浓度值（此步骤用于 DOS 界面下测定）。

3）将同型对照管插入流式细胞仪主机上的样品台上，打开仪器快速补偿通道，通过电压调节使 IgG$_1$-FITC、IgG$_2$-PE 和 IgG$_1$-PC5 对应的 B 门、C 门和 D 门阳性率为零，停止上样，保存对照检测结果，取下同型对照管。

4）将阳性对照管插入样品台，仪器自动进行测定，待 A 门细胞数量达到 2 000 个以上或总采集细胞数达到 10 000 个以上，停止上样，记录检验结果并保存图像信息。

5）将测定管插入样品台，仪器自动进行测定，待 A 门细胞数量达到 2 000 个以上，或总采集细胞数达到 10 000 个以上，停止上样，记录检验结果并保存图像信息（图 11-3）。

在图 11-3 中，流式仪采集的标准微球的数量即 FL3 Flow-Count 图中进入 H 门细胞的数量（数量单位为"个"，以下同）；流式细胞仪同时采集的淋巴细胞数量即 SS/FS 图中进入 A 门细胞的数量；总 T 细胞百分数为 FL4 CD3-PC5 图中 D 门细胞百分数；T4 细胞百分数即 FL1 CD4$^-$FITC$^+$/FL2$^-$CD8$^-$PE$^-$/FL4 CD3$^-$PC5$^+$ 所示细胞百分数；T8 细胞百分数即 FL1 CD4$^-$FITC$^-$/FL2 CD8$^-$PE$^+$/FL4 CD3$^-$PC5$^+$ 所示细胞百分数；双阴性细胞百分数即 FL2 CD8$^-$PE$^-$/FL4 CD3$^-$PC5$^-$ 所示细胞百分数；双阳性细胞百分数即 FL2 CD8$^-$PE$^+$/FL4 CD3$^-$PC5$^+$ 所示细胞百分数。总 T 细胞及各亚群细胞的数量分别见于总 T 细胞、T4 细胞、T8 细胞、双阴性细胞、双阳性细胞百分数对应门，仪器自动计数的细胞个数。

6）进入下一份标本的测定，直至全部标本测定完毕。

（8）总 T 淋巴细胞及其亚群绝对含量的计算：公式如下。

淋巴细胞绝对含量（×10^9/L）=[流式仪采集的淋巴细胞数量（个）/流式仪同时采集的标准微球的数量（个）]×标准微球的浓度（10^9/L）

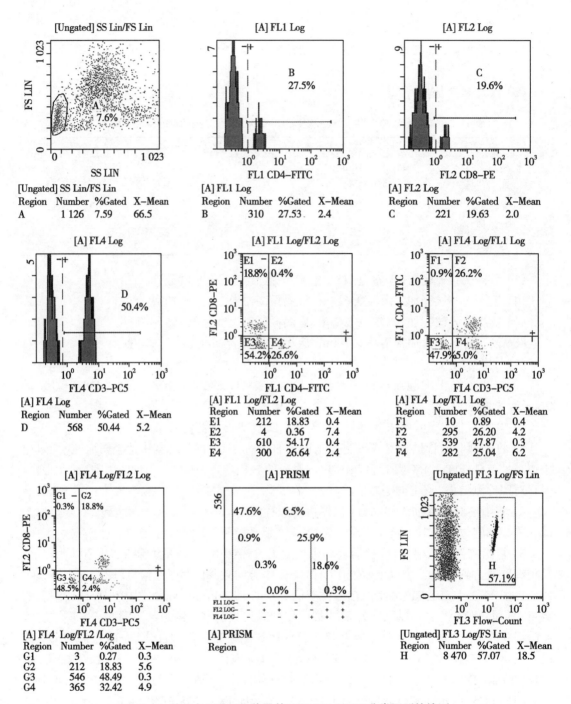

图 11-3 单平台 T 淋巴细胞及其 CD3/CD4/CD8 分类亚群的检测

总 T 淋巴细胞绝对含量$(10^9/L)$＝淋巴细胞绝对含量$(\times 10^9/L)$×流式仪测得的总 T 淋巴细胞百分比

T4 淋巴细胞绝对含量$(\times 10^9/L)$＝淋巴细胞绝对含量$(\times 10^9/L)$×流式仪测得的 T4 淋巴细胞百分比

T8 淋巴细胞绝对含量$(\times 10^9/L)$＝淋巴细胞绝对含量$(\times 10^9/L)$×流式仪测得的 T8 淋巴

细胞百分比

　　双阴性细胞绝对含量（×10⁹/L）＝淋巴细胞绝对含量（×10⁹/L）×流式仪测得的双阴性细胞百分比

　　双阳性细胞绝对含量（×10⁹/L）＝淋巴细胞绝对含量（×10⁹/L）×流式仪测得的双阳性细胞百分比

　　T4/T8 细胞比值＝流式仪测得的 T4 淋巴细胞百分比／流式仪测得的 T8 淋巴细胞百分比

　　5. 仪器参数　FS 阈值 100，电压 155，增益 5.0；SS 电压 415，增益 20.0；FL1（FITC）电压 645，增益 1.0；FL2（PE）电压 670，增益 1.0；FL4（PC5）电压 750，增益 1.0。

　　6. 注意事项

　　（1）检验前从冰箱取出 Flow-Count 标准荧光微球后，应放置于室温环境平衡 30～40 分钟。

　　（2）加样前一定要混匀 Flow-Count 标准荧光微球并用与血液标本加样的同一支加样枪进行加样，尽量减少加样枪带来的误差。

　　（3）为了方便结果的读取，尽量按照 1∶1 的比例加样血液标本和 Flow-Count 标准荧光微球。

　　（4）同本节双平台法总 T 淋巴细胞、T4 淋巴细胞和 T8 淋巴细胞的检测第 1～6 条（略）。

　　（5）注意 Flow-Count 的有效期，失效后的试剂不能再继续使用。

　　（6）单平台 T 淋巴细胞及其亚群绝对含量的计算举例。如图 11-3 所示检测结果，所使用的 Flow-Count 标准荧光微球浓度为 1 064 个 /μl，加样量与血液标本的加样量相同，仪器采集的标准荧光微球数量显示值达到 8 470 个（见 FL3 Flow-Count/FS 图），仪器同时采集的总 T 细胞（即 CD3⁺ 细胞）数为 568 个（见 FL4 CD3-PC5 图），则总 T 细胞浓度为（568/8 470）×1 064 个 /μl=71 个 /μl，报告时按照国际通用计量单位即为 0.07×10⁹/L。

　　（7）单平台 T 淋巴细胞及其亚群绝对含量测定的精度和准确度较双平台法差，因为单平台法依靠手工加样将标准荧光微球加入到流式检测体系中，一方面手工加样环节多，结果与加样器自身精密度和加样手法及稳定性密切相关外，另一方面标准荧光微球的质量和浓度的准确性也直接影响测量结果。在实际工作中，我们往往可以观察到标准荧光微球在 FL3 FLOW-COUNT 图像中的确存在不均一的现象，而我们的 H 门只能将大多数性质接近的标准荧光微球致密斑圈定，在 H 门外还散落着部分标准荧光微球，这样即使不考虑加样器自身精密和手工加样技法上的不稳定性等对结果的影响，测量结果也较真实值偏高。而双平台法计算用的白细胞总数来自全自动细胞计数仪的全血样品中白细胞总数的测定，其中无手工加样环节，仪器自动吸样精密度和准确度均高于手工加样法，因此，利用双平台法测量 T 淋巴细胞及其亚群的绝对含量，实际上就是将全自动细胞计数仪测量白细胞总数的优势和流式细胞仪测量 T 淋巴细胞及其亚群百分含量的优势，进行了扬长避短的强强联合，使检验结果更接近于真实值。

　　7. 参考范围　同本节双平台法总 T 淋巴细胞及其 CD3/CD4/CD8 分类亚群的检测。

　　8. 临床意义　同本节双平台法总 T 淋巴细胞及其 CD3/CD4/CD8 分类亚群的检测。

（三）CD45/SS 设门双平台法总 T 淋巴细胞及其 CD3/CD4/CD8 分类亚群细胞的检测

　　1. 基本原理　外周血有核细胞均表达 CD45，但淋巴细胞表达相对较强，单核细胞表达次之，粒细胞表达最弱；SS 可以反映被检测细胞内颗粒成分的多少，由于粒细胞的颗粒成分最多，单核细胞次之，淋巴细胞最少，因此利用细胞 CD45 表达的强度和 SS 散射信号的强度,即可将外周血中的淋巴细胞、单核细胞和粒细胞区分开来,然后对淋巴细胞群设门,就可对淋巴细胞群进行分析。

CD3 是 T 淋巴细胞表面具有的共同标志分子,T4 淋巴细胞表面除具有 CD3 表达外还存在 CD4 表达,T8 淋巴细胞表面除具有 CD3 表达外还存在 CD8 表达,因此,利用 T 淋巴细胞、T4 淋巴细胞和 T8 淋巴细胞表面含有的 CD3、CD4 和 CD8 表达的特点,采用针对 CD3、CD4 和 CD8 的带不同荧光标记的单克隆抗体,流式即可将 T 淋巴细胞、T4 淋巴细胞和 T8 淋巴细胞从淋巴细胞群中区分出来并加以检测。利用全自动细胞分析仪测得白细胞总数,流式细胞仪测得的淋巴细胞百分数、总 T 细胞及其各种亚型的百分数,即可计算出淋巴细胞百分数、总 T 细胞及其各种亚型在血液中的绝对含量。

2. 主要试剂

(1) 同型对照抗体: CD45-FITC/IgG$_1$-RD1/IgG$_1$-PC5 和 IgG$_1$-ECD 3 色抗体。

(2) 测定抗体: CD45-FITC、CD4-RD1、CD8-ECD 和 CD3-PC5 4 色抗体。

(3) 阳性对照血: 可采用商售免疫质控细胞或收集的经过鉴定的健康人静脉血。

(4) 标本预处理试剂: 溶液 A(溶血剂)、溶液 B(终止剂)和溶液 C(固定剂),如商售全血细胞裂解液,也可以自行配制(详见附录 2)。

(5) 鞘液: 即 PBS 溶液,可以使用流式细胞仪专用鞘液,也可采用检验科血液常规分析仪使用的鞘液,进口或国产试剂均可。

(6) 清洁液: 可以使用流式细胞仪专用清洁液,也可使用检验科血液常规分析仪使用的清洁液,进口或国产试剂均可。

3. 主要仪器 流式细胞仪,旋涡振荡器,全自动细胞分析仪。

4. 检验步骤

(1) 样品采集: 临床静脉抽血 2.0～2.5ml,EDTA-K$_2$ 抗凝(紫头管)。其他标本详见第四章相关部分。

(2) 按表 11-4 加样。

表 11-4 CD45/SS 设门双平台法总 T 淋巴细胞及其 CD3/CD4/CD8 分类亚群细胞的检测加样方法

加样内容	同型对照管	阳性对照管	测定管
CD45-FITC/IgG$_1$-RD1/IgG$_1$-PC5	10μl	—	—
IgG$_1$-ECD	10μl	—	—
CD45-FIT/CD4-RD1/CD8-ECD/CD3-PC5	—	10μl	10μl
血液标本	50μl	—	50μl
阳性对照血	—	50μl	—

(3) 手持试管轻轻摇匀,室温(18～22℃),避光放置 20～30 分钟。

(4) 依次向各试管加入溶液 A 625μl,旋涡振荡器上混匀 5～10 秒。

(5) 依次向各试管加入溶液 B 265μl,旋涡振荡器上继续混匀 5～10 秒。

(6) 依次向各试管加入溶液 C 100μl,旋涡振荡器上继续混匀 5～10 秒。

(7) 上机测定

1) 打开 T 淋巴细胞亚群流式检测方案(CD45-FITC/CD4-DR1/CD8-ECD/CD3-PC5),见图 11-4。

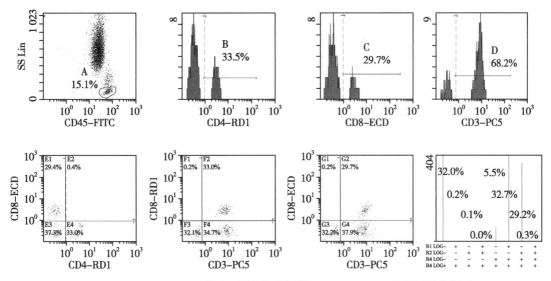

图 11-4 CD45/SS 双平台法 T 淋巴细胞及其 CD3/CD4/CD8 分类亚群的检测

2）将同型对照管插入流式细胞仪主机的样品台上，打开仪器快速补偿通道，通过电压调节使 IgG_1-RD1、IgG_2-ECD 和 IgG_1-PC5 对应的 B 门、C 门和 D 门阳性率为零，停止上样，保存对照检测结果，取下同型对照管。

3）将阳性对照管插入样品台，仪器自动进行测定，待 A 门细胞数量达到 2 000 个以上或总采集细胞数达到 10 000 个以上，停止上样，记录检验结果并保存图像信息。

4）将测定管插入样品台，仪器自动进行测定，待 A 门细胞数量达到 2 000 个以上，或总采集细胞数达到 10 000 个以上，停止上样，记录检验结果并保存图像信息（图 11-4）。

在图 11-4 中，总淋巴细胞百分数为 CD45/SS 图中 A 门细胞百分数；总 T 细胞百分数为 FL4 CD3⁻PC5 图中 D 门细胞百分数；T4 细胞百分数即 PRISM 图中 CD45⁻FITC⁺/CD4⁻DR1⁺/CD8⁻ECD⁻/CD3⁻PC5⁺ 所示细胞百分数；T8 细胞百分数即 PRISM 图中 CD45⁻FITC⁺/CD4⁻DR1⁻/CD8⁻ECD⁺/CD3⁻PC5⁺ 所示细胞百分数；全阴性细胞百分数即 PRISM 图中 CD45⁻FITC⁺/CD4⁻DR1⁻/CD8⁻ECD⁻/CD3⁻PC5⁻ 所示细胞百分数；双阴性细胞百分数即 PRISM 图中 CD45⁻FITC⁺/CD4⁻DR1⁻/CD8⁻ECD⁻/CD3⁻PC5⁺ 所示细胞百分数；双阳性细胞百分数即 PRISM 图中 CD45⁻FITC⁺/CD4⁻DR1⁺/CD8⁻ECD⁺/CD3⁻PC5⁺ 所示细胞百分数。

5）进入下一份标本的测定，直至全部标本测定完毕。

（8）利用全自动细胞计数仪测定的白细胞总数，计算各种 T 淋巴细胞亚型的含量。具体计算方法如下。

淋巴细胞绝对含量（×10⁹/L）= 细胞计数仪测得的白细胞总数（×10⁹/L）× 流式仪测得的淋巴细胞百分比

总 T 淋巴细胞绝对含量（×10⁹/L）= 淋巴细胞绝对含量（×10⁹/L）× 流式仪测得的总 T 淋巴细胞百分比

T4 淋巴细胞绝对含量（×10⁹/L）= 淋巴细胞绝对含量（×10⁹/L）× 流式仪测得的 T4 淋巴细胞百分比

T8 淋巴细胞绝对含量（×10⁹/L）= 淋巴细胞绝对含量（×10⁹/L）× 流式仪测得的 T8 淋巴

细胞百分比

全阴性细胞绝对含量（$×10^9$/L）＝淋巴细胞绝对含量（$×10^9$/L）× 流式仪测得的全阴性细胞百分比

双阴性细胞绝对含量（$×10^9$/L）＝淋巴细胞绝对含量（$×10^9$/L）× 流式仪测得的双阴性细胞百分比

双阳性细胞绝对含量（$×10^9$/L）＝淋巴细胞绝对含量（$×10^9$/L）× 流式仪测得的双阳性细胞百分比

T4/T8 细胞比值＝流式仪测得的 T4 淋巴细胞百分率 / 流式仪测得的 T8 淋巴细胞百分比

5. 仪器参数　FS 阈值 100，电压 155，增益 5.0；SS 电压 415，增益 20.0；FL1（FITC）电压 645，增益 1.0；FL2（PE）电压 670，增益 1.0；FL3（ECD）电压 745，增益 1.0；FL4（PC5）电压 750，增益 1.0。

6. 注意事项

（1）CD45/SS 设门的优点在于考虑了不同白细胞表面 CD45 的表达差异和细胞内部颗粒成分的多寡，适用于当 SS/FS 设门不能区分白细胞亚群的情况，如临床上白细胞大小总体上偏小，淋巴细胞、单核细胞，甚至包括粒细胞在细胞大小上差别不是非常显著的个例。CD45/SS 设门的缺点是试剂成本较 SS/FS 设门高，4 色分析荧光补偿调节较 3 色分析难度更大。

（2）其余同本节双平台法总 T 淋巴细胞、T4 淋巴细胞和 T8 淋巴细胞检测的注意事项。

（3）CD45/SS 设门也可用于除 T 淋巴细胞细胞以外的其余各种淋巴细胞的测定，其原理和方案设计大同小异，本书中不再赘述，读者可以参照本节"CD45/SS 设门双平台法总 T 淋巴细胞、T4 淋巴细胞和 T8 淋巴细胞的检测"方法自行设计。

7. 参考范围　同本节双平台法总 T 淋巴细胞及其 CD3/CD4/CD8 分类亚群细胞的检测部分。

8. 临床意义　同本节双平台法总 T 淋巴细胞及其 CD3/CD4/CD8 分类亚群细胞的检测部分。

（四）CD45/SS 设门单平台法总 T 淋巴细胞及其 CD3/CD4/CD8 分类亚群的检测

1. 基本原理　外周血有核细胞均表达 CD45，但淋巴细胞表达相对较强，单核细胞表达次之，粒细胞表达最弱；SS 可以反映被检测细胞内颗粒成分的多少，由于粒细胞的颗粒成分最多，单核细胞次之，淋巴细胞最少，因此利用细胞 CD45 表达的强度和 SS 散射信号的强度，即可将外周血中的淋巴细胞、单核细胞和粒细胞区分开来，然后对淋巴细胞群设门，就可对淋巴细胞群进行分析。

CD3 是 T 淋巴细胞表面具有的共同标志分子，T4 淋巴细胞表面除具有 CD3 表达外还存在 CD4 表达，T8 淋巴细胞表面除具有 CD3 表达外还存在 CD8 表达，因此，利用 T 淋巴细胞、T4 淋巴细胞和 T8 淋巴细胞表面含有的 CD3、CD4 和 CD8 表达的特点，采用针对 CD3、CD4 和 CD8 的带不同荧光标记的单克隆抗体，流式即可将 T 淋巴细胞、T4 淋巴细胞和 T8 淋巴细胞从淋巴细胞群中区分出来并加以检测。利用在测定体系中加入的与标本用量 1:1 加入的已知浓度的标准荧光微球悬液，流式细胞仪上样后同时对标准荧光微球、总 T 细胞及其各种亚型细胞的百分含量及数量进行测定，经过简单的数学运算即可得到总 T 细胞及其各种亚型的绝对含量。

2. 主要试剂

（1）同型对照抗体：CD45-FITC/IgG$_1$-RD1/IgG$_1$-PC5 和 IgG$_1$-ECD 3 色抗体。

（2）测定抗体：CD45-ECD、CD4-FITC、CD8-PE 和 CD3-PC5 4 色抗体。

（3）阳性对照血：可采用商售免疫质控细胞或收集的经过鉴定的健康人静脉血。

（4）标准微球：如 Flow-Count 等。

（5）标本预处理试剂：溶液 A（溶血剂）、溶液 B（终止剂）和溶液 C（固定剂），如商售全血细胞裂解液，也可以自行配制（详见附录2）。

（6）鞘液：即 PBS 溶液，可以使用流式细胞仪专用鞘液，也可采用检验科血液常规分析仪使用的鞘液，进口或国产试剂均可。

（7）清洁液：可以使用流式细胞仪专用清洁液，也可使用检验科血液常规分析仪使用的清洁液，进口或国产试剂均可。

3. 主要仪器　流式细胞仪和旋涡振荡器。

4. 检验步骤

（1）样品采集：临床静脉抽血 2.0～2.5ml，EDTA-K$_2$ 抗凝（紫头管）。其他标本详见第四章相关部分。

（2）按表 11-5 加样。

表 11-5　CD45/SS 设门单平台法总 T 淋巴细胞及其 CD3/CD4/CD8 分类亚群的检测加样方法

加样内容	同型对照管	阳性对照管	测定管
CD45-FITC/IgG$_1$-RD1/IgG$_1$-PC5	10μl	—	—
IgG$_1$-ECD	10μl	—	—
CD45-FIT/CD4-RD1/CD8-ECD/CD3-PC5	—	10μl	10μl
血液标本	50μl	—	50μl
阳性对照血	—	50μl	—
标准荧光微球	—	50μl	50μl

（3）手持试管轻轻摇匀，室温（18～22℃），避光放置 20～30 分钟。

（4）依次向各试管加入溶液 A 625μl，旋涡振荡器上混匀 5～10 秒。

（5）依次向各试管加入溶液 B 265μl，旋涡振荡器上继续混匀 5～10 秒。

（6）依次向各试管加入溶液 C 100μl，旋涡振荡器上继续混匀 5～10 秒。

（7）上机测定

1）打开 T 淋巴细胞亚群流式检测方案（CD45-FITC/CD4-DR1/CD8-ECD/CD3-PC5/Flow-Count），见图 11-5。

2）将同型对照管插入流式细胞仪主机的样品台上，打开仪器快速补偿通道，通过电压调节使 IgG$_1$-RD1、IgG$_2$-ECD 和 IgG$_1$-PC5 对应的 B 门、C 门和 D 门阳性率为零，停止上样，保存对照检测结果，取下同型对照管。

3）将阳性对照管插入样品台，仪器自动进行测定，待 A 门细胞数量达到 2 000 个以上或总采集细胞数达到 10 000 个以上，且标准荧光微球数量超过其已经浓度值时，停止上样，记录检验结果并保存图像信息。

4）将测定管插入样品台，仪器自动进行测定，待 A 门细胞数量达到 2 000 个以上，或总采集细胞数达到 10 000 个以上，且标准荧光微球数量超过其已经浓度值时，停止上样，记录检验结果并保存图像信息（图 11-5）。

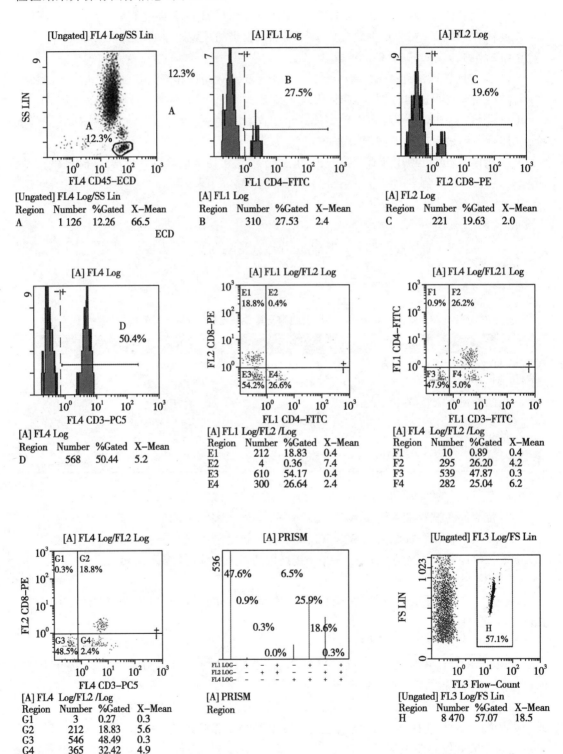

图 11-5　CD45/SS 单平台法 T 淋巴细胞及其 CD3/CD4/CD8 分类亚群的检测

在图 11-5 中,流式仪采集的标准微球的数量即 FL3 Flow-Count 图中进入 H 门细胞的数量(number,数量单位为"个",以下同);总淋巴细胞百分数为 CD45/SS 图中 A 门细胞百分数;总 T 细胞百分数为 FL4 CD3⁻PC5 图中 D 门细胞百分数;T4 细胞百分数即 FL2 CD4⁻DR1⁺/FL4 CD3⁻PC5⁺ 所示细胞百分数;T8 细胞百分数即 FL3 CD8⁻ECD⁺/FL4 CD3⁻PC5⁺ 所示细胞百分数;双阴性细胞百分数即 FL2 CD4⁻DR1⁻/FL3 CD8⁻ECD⁻ 所示细胞百分数;双阳性细胞百分数即 FL2 CD4⁻DR1⁺/FL3 CD8⁻ECD⁺ 所示细胞百分数。总 T 细胞及其亚群细胞的数量分别见于总 T 细胞、T4 细胞、T8 细胞、双阴性细胞、双阳性细胞百分数对应门,仪器自动显示的细胞数量。

5)进入下一份标本的测定,直至全部标本测定完毕。

(8)各种 T 淋巴细胞的含量计算方法:公式如下。

淋巴细胞绝对含量(×10⁹/L)=[流式仪采集的淋巴细胞数量(个)/流式仪同时采集的标准微球的数量(个)]× 标准微球的浓度(10⁹/L)

总 T 淋巴细胞绝对含量(×10⁹/L)= 淋巴细胞绝对含量(×10⁹/L)× 流式仪测得的总 T 淋巴细胞百分比

T4 淋巴细胞绝对含量(×10⁹/L)= 淋巴细胞绝对含量(×10⁹/L)× 流式仪测得的 T4 淋巴细胞百分比

T8 淋巴细胞绝对含量(×10⁹/L)= 淋巴细胞绝对含量(×10⁹/L)× 流式仪测得的 T8 淋巴细胞百分比

双阴性细胞绝对含量(×10⁹/L)= 淋巴细胞绝对含量(×10⁹/L)× 流式仪测得的双阴性细胞百分比

双阳性细胞绝对含量(×10⁹/L)= 淋巴细胞绝对含量(×10⁹/L)× 流式仪测得的双阳性细胞百分比

T4/T8 细胞比值 = 流式仪测得的 T4 淋巴细胞百分比 / 流式仪测得的 T8 淋巴细胞百分比

5. 仪器参数 FS 阈值 100,电压 155,增益 5.0;SS 电压 415,增益 20.0;FL1(FITC)电压 645,增益 1.0;FL2(PE)电压 670,增益 1.0;FL3(ECD)电压 745,增益 1.0;FL4(PC5)电压 750,增益 1.0。

6. 注意事项

(1)CD45/SS 设门的优点在于考虑了不同白细胞表面 CD45 的表达差异和细胞内部颗粒成分的多少,适用于当 SS/FS 设门不能区分白细胞亚群的情况,如临床上白细胞大小总体上偏小,淋巴细胞、单核细胞,甚至包括粒细胞在细胞大小上差别不是非常显著的个例。CD45/SS 设门的缺点是试剂成本较 SS/FS 设门高,4 色分析荧光补偿调节较 3 色分析难度更大。

(2)其余同本节单平台法总 T 淋巴细胞、T4 淋巴细胞和 T8 淋巴细胞检测的注意事项。

(3)CD45/SS 设门也可用于除 T 淋巴细胞细胞以外的其余各种淋巴细胞的测定,其原理和方案设计大同小异,本书中不再赘述,读者可以参照本节"CD45/SS 设门单平台法总 T 淋巴细胞、T4 淋巴细胞和 T8 淋巴细胞的检测"方法自行设计。

7. 参考范围 同本节双平台法总 T 淋巴细胞及其 CD3/CD4/CD8 分类亚群的参考范围。

8. 临床意义 同本节双平台法总 T 淋巴细胞及其 CD3/CD4/CD8 分类亚群的临床意义。

二、Th 细胞和 Ti 细胞的检测

1. 基本原理　Th 细胞即辅助性 T 细胞,是 T4 细胞的一个亚群,其免疫学标志是 $CD3^+CD4^+CD29^+$;Ti 细胞即诱导性 T 细胞,是 T4 细胞的另一个亚群,其免疫学标志是 $CD3^+CD4^+CD29^-$。利用 CD3、CD4 和 CD29 3 种不同荧光素标记抗体,即可对 Th 细胞和 Ti 细胞进行检测。

2. 主要试剂

(1) 同型对照抗体:IgG_{2a}-FITC、IgG_1-PE 和 IgG_1-PC5 3 种不同的荧光素标记抗体。

(2) 测定抗体:CD29-FITC、CD4-PE 和 CD3-PC5 3 种不同的荧光素标记抗体。

(3) 阳性对照血:可采用商售免疫质控细胞或收集的经过鉴定的健康人静脉血。

(4) 标本预处理试剂:溶液 A(溶血剂),溶液 B(终止剂)和溶液 C(固定剂),如商售全血细胞裂解液,也可以自行配制(详见附录 2)。

(5) 鞘液:即 PBS 溶液,可以使用流式细胞仪专用鞘液,也可采用检验科血液常规分析仪使用的鞘液,进口或国产试剂均可。

(6) 清洁液:可以使用流式细胞仪专用清洁液,也可使用检验科血液常规分析仪使用的清洁液,进口或国产试剂均可。

3. 主要仪器　流式细胞仪,旋涡振荡器,全自动细胞计数仪。

4. 检验步骤

(1) 样品采集:临床静脉抽血 2ml,EDTA-K_2 抗凝(紫头管)。其他标本详见第四章相关部分。

(2) 按表 11-6 加样。

表 11-6　Th 细胞和 Ti 细胞的检测加样方法

加样内容	同型对照管	阳性对照管	测定管
IgG_{2a}-FITC	10μl	—	—
IgG_1-PE	10μl	—	—
IgG_1-PC5	10μl	—	—
CD29-FITC	—	10μl	10μl
CD4-PE	—	10μl	10μl
CD3-PC5	—	10μl	10μl
血液标本	50μl	—	50μl
阳性对照血	—	50μl	—

(3) 手持试管轻轻摇匀,室温(18~22℃),避光放置 20~30 分钟。

(4) 依次向各试管加入溶液 A 625μl,旋涡振荡器上混匀 5~10 秒。

(5) 依次向各试管加入溶液 B 265μl,旋涡振荡器上继续混匀 5~10 秒。

(6) 依次向各试管加入溶液 C 100μl,旋涡振荡器上继续混匀 5~10 秒。

(7) 上机测定

1) 打开 Th/Ti 细胞亚群流式检测方案(CD3-PC5/CD4-PE/CD29-FITC),见图 11-6。

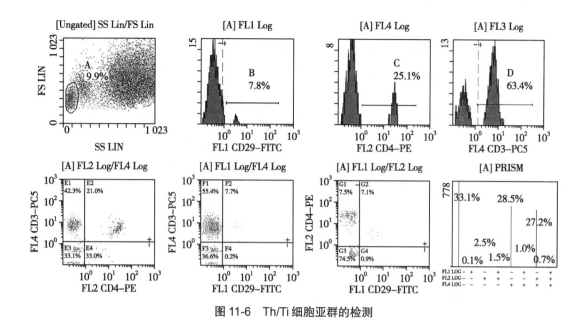

图 11-6　Th/Ti 细胞亚群的检测

2）将同型对照管插入流式细胞仪主机的样品台上，打开仪器快速补偿通道，通过电压调节使 IgG_1-FITC、IgG_2-PE 和 IgG_1-PC5 对应的 B 门、C 门和 D 门阳性率为零，停止上样，保存对照检测结果，取下同型对照管。

3）将阳性对照管插入样品台，仪器自动进行测定，待 A 门细胞数量达到 2 000 个以上或总采集细胞数达到 10 000 个以上，停止上样，记录检验结果并保存图像信息。

4）将测定管插入样品台，仪器自动进行测定，待 A 门细胞数量达到 2 000 个以上，或总采集细胞数达到 10 000 个以上，停止上样，记录检验结果并保存图像信息（见图 11-6）。

在图 11-6 中，淋巴细胞百分数即 SS/FS 图中 A 门细胞的百分数；Th 细胞百分数即 PRISM 图中 FL1 CD29$^-$FITC$^+$/FL2 CD4$^-$PE$^+$/FL4 CD3$^-$PC5$^+$ 对应细胞的百分数；Ti 细胞百分率即 PRISM 图中 FL1 CD29$^-$FITC$^-$/FL2 CD4$^-$PE$^+$/FL4 CD3$^-$PC5$^+$ 对应细胞的百分数。

5）进入下一份标本的测定，直至全部标本测定完毕。

（8）利用全自动细胞计数仪测定的白细胞含量，计算 Th 和 Ti 淋巴细胞的含量。具体计算方法如下。

淋巴细胞绝对含量（$\times 10^9$/L）= 细胞计数仪测得的白细胞总数（$\times 10^9$/L）$\times$ 流式仪测得的淋巴细胞百分数

Th 细胞绝对含量（$\times 10^9$/L）= 淋巴细胞绝对含量（$\times 10^9$/L）$\times$ 流式仪测得的 Th 细胞百分数

Ti 淋巴细胞绝对含量（$\times 10^9$/L）= 淋巴细胞绝对含量（$\times 10^9$/L）$\times$ 流式仪测得的 Ti 细胞百分数

5. 仪器参数　FS 阈值 100，电压 160，增益 5.0；SS 电压 480，增益 20.0；FL1（FITC）电压 650，增益 1.0；FL2（PE）电压 717，增益 1.0；FL4（PC5）电压 700，增益 1.0。

6. 注意事项

（1）标本采集后应立即送检验科，要求在 1 小时内开始检测，因为血液细胞离体后，环境因素的改变容易造成 Th、Ti 细胞含量的变化，不能真实地反映出体内自发性 Th、Ti 细胞的情况。

（2）其余同双平台 T 淋巴细胞及其 CD3/CD4/CD8 分类亚型检测的注意事项。

7. 参考范围 见表 11-7。

表 11-7 Th 细胞和 Ti 细胞的检测参考范围

报告内容	特征标志	参考范围($\bar{x}\pm 2s$)	单位
Th 细胞百分数	$CD3^+CD4^+CD29^+$	0.35～12.16	%
Ti 细胞百分数	$CD3^+CD4^+CD29^-$	17.62～37.08	%
Th 细胞绝对数	$CD3^+CD4^+CD29^+$	0～0.12	$\times 10^9$/L
Ti 细胞绝对数	$CD3^+CD4^+CD29^-$	0.07～0.37	$\times 10^9$/L

8. 临床意义

（1）Th 细胞（$CD4^+CD29^+$）减少见于免疫缺陷、严重感染、肿瘤患者等；可作为肿瘤诊断及疗效监测的指标；增多见于各种感染。

（2）Ti 细胞（$CD4^+CD29^-$）具有诱发免疫应答的功能。

三、Tc 细胞和 Ts 细胞的检测

1. 基本原理 Tc 细胞即细胞毒性 T 细胞，是 T8 细胞的一个亚群，其免疫学标志是 $CD3^+CD8^+CD28^+$；Ts 细胞即抑制性 T 细胞，是 T8 细胞的另一个亚群，其免疫学标志是 $CD3^+CD8^+CD28^-$。利用 CD3、CD8 和 CD28 3 色荧光素标记抗体，即可对 Tc 细胞和 Ts 细胞进行检测。

2. 主要试剂

（1）同型对照抗体：IgG_1-FITC、IgG_1-PE 和 IgG_1-PC5 3 色抗体。

（2）测定抗体：CD28-FITC、CD8-PE 和 CD3-PC5 3 色抗体。

（3）阳性对照血：可采用商售免疫质控细胞或收集的经过鉴定的健康人静脉血。

（4）标本预处理试剂：溶液 A（溶血剂）、溶液 B（终止剂）和溶液 C（固定剂），如商售全血细胞裂解液，也可以自行配制（详见附录 2）。

（5）鞘液：即 PBS 溶液，可以使用流式细胞仪专用鞘液，也可采用检验科血液常规分析仪使用的鞘液，进口或国产试剂均可。

（6）清洁液：可以使用流式细胞仪专用清洁液，也可使用检验科血液常规分析仪使用的清洁液，进口或国产试剂均可。

3. 主要仪器 流式细胞仪，旋涡振荡器，全自动细胞计数仪。

4. 检验步骤

（1）样品采集临床静脉抽血 2ml，EDTA-K_2 抗凝（紫头管）。其他标本详见第四章相关部分。

（2）按表 11-8 加样。

（3）手持试管轻轻摇匀，室温（18～22℃），避光放置 20～30 分钟。

（4）依次向各试管加入溶液 A 625μl，旋涡振荡器上混匀 5～10 秒。

（5）依次向各试管加入溶液 B 265μl，旋涡振荡器上继续混匀 5～10 秒。

（6）依次向各试管加入溶液 C 100μl，旋涡振荡器上继续混匀 5～10 秒。

表 11-8　Tc 细胞和 Ts 细胞的检测加样方法

加样内容	同型对照管	阳性对照管	测定管
同型对照抗体	10μl	—	—
CD28-FITC	—	10μl	10μl
CD8-PE	. —	10μl	10μl
CD3-PC5	—	10μl	10μl
血液标本	50μl	—	50μl
阳性对照血	—	50μl	—

（7）上机测定

1）打开 Tc/Ts 细胞亚群流式检测方案（CD3-PC5/CD8-PE/CD28-FITC，图 11-7）。

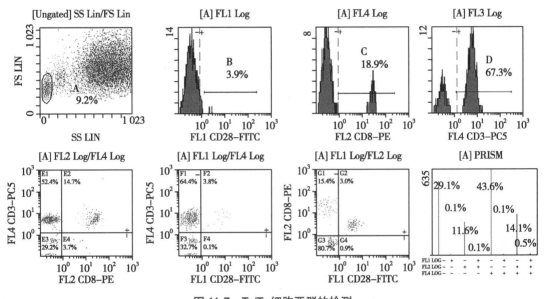

图 11-7　Tc/Ts 细胞亚群的检测

2）将同型对照管插入流式细胞仪主机的样品台上，打开仪器快速补偿通道，通过电压调节使 IgG1-FITC、IgG2-PE 和 IgG1-PC5 对应的 B 门、C 门和 D 门阳性率为零，停止上样，保存对照检测结果，取下同型对照管。

3）将阳性对照管插入样品台，仪器自动进行测定，待 A 门细胞数量达到 2 000 个以上或总采集细胞数达到 10 000 个以上，停止上样，记录检验结果并保存图像信息。

4）将测定管插入样品台，仪器自动进行测定，待 A 门细胞数量达到 2 000 个以上，或总采集细胞数达到 10 000 个以上，停止上样，记录检验结果并保存图像信息（图 11-7）。

在图 11-7 中，淋巴细胞百分数即 SS/FS 图中 A 门细胞的百分数；Tc 细胞百分数即 PRISM 图中 FL1 CD28$^-$FITC$^+$/FL2 CD8$^-$PE$^+$/FL4 CD3$^-$PC5$^+$ 对应细胞的百分数；Ts 细胞百分比即 PRISM 图中 FL1 CD28$^-$FITC$^-$/FL2 CD8$^-$PE$^+$/FL4 CD3$^-$PC5$^+$ 对应细胞的百分数。

5）进入下一份标本的测定，直至全部标本测定完毕。

（8）利用全自动细胞计数仪测定的白细胞含量，计算 Tc 和 Ts 淋巴细胞的含量。具体计算方法如下。

淋巴细胞绝对含量（×10⁹/L）＝细胞计数仪测得的白细胞总数（×10⁹/L）×流式仪测得的淋巴细胞百分数

Tc 细胞绝对含量（×10⁹/L）＝淋巴细胞绝对含量（×10⁹/L）×流式仪测得的 Tc 细胞百分数

Ts 淋巴细胞绝对含量（×10⁹/L）＝淋巴细胞绝对含量（×10⁹/L）×流式仪测得的 Ts 细胞百分数

5. 仪器参数　FS 阈值 100，电压 160，增益 5.0；SS 电压 480，增益 20.0；FL1（FITC）电压 650，增益 1.0；FL2（PE）电压 717，增益 1.0；FL4（PC5）电压 700，增益 1.0。

6. 注意事项

（1）标本采集后应在 30 分钟内送检验科并尽快进行检测，因为血液细胞离体后其中的 Tc、Ts 细胞含量容易因环境改变而变化，不能真实反映体内自发性 Tc、Ts 细胞的情况。

（2）其余同双平台 T 淋巴细胞及其 CD3/CD4/CD8 分类亚型检测的注意事项。

7. 参考范围　见表 11-9。

表 11-9　Tc 细胞和 Ts 细胞的检测参考范围

报告内容	特征标志	参考范围（$\bar{x}\pm2s$）	单位
Tc 细胞百分数	$CD3^+CD8^+CD28^+$	0～1.25	%
Ts 细胞百分数	$CD3^+CD8^+CD28^-$	11.02～39.54	%
Tc 细胞绝对数	$CD3^+CD8^+CD28^+$	0～0.01	×10⁹/L
Ts 细胞绝对数	$CD3^+CD8^+CD28^-$	0.04～0.40	×10⁹/L

8. 临床意义

（1）Tc 细胞具有杀伤带靶抗原细胞的功能。病毒感染人体后在体细胞内寄居，要么在细胞内大量自我复制，最终导致细胞的溶解，进而释放出更多的病毒去感染更多的细胞，引起疾病的发生；要么在细胞内潜伏起来，随时等待机体免疫功能的降低，再大举地复制，侵犯机体。某些胞内菌如结核杆菌、单核李斯特菌等，感染人体后也会进入到人体细胞内……这些感染了病原微生物的细胞，在体内均是通过 Tc 细胞的直接杀伤作用而被清除的。因此，Tc 细胞增加提示体内存在病毒或胞内菌感染，Tc 细胞减少提示存在严重感染，Tc 细胞可能消耗过多，Tc 细胞减少的程度与感染的严重程度相关。

（2）Ts 细胞升高可见于预后好的自身免疫性疾病、不稳定型心绞痛、抗病毒和抗肿瘤能力下降等。

四、Th1 和 Th2 细胞的检测

（一）体内 Th1 和 Th2 细胞水平的检测

1. 基本原理　T4 细胞可分 3 个亚群，即 Th0、Th1 和 Th2。其中，Th0 是 Th1 和 Th2 的前体细胞，即是指 Th0 细胞继续发育可以分化成为 Th1 和 Th2 两种亚型。区分 Th1 和 Th2 是根据细胞产生 IL-4 和 IFN-γ 的不同进行的，Th1 细胞产生 IFN-γ，不产生 IL-4；Th2 细胞产生 IL-4，不产生 IFN-γ；Th0 则同时产生 IFN-γ 和 IL-4。利用 Th0、Th1 和 Th2 细胞表面的 CD3、CD4 标志和细胞质内是否存在 IFN-γ 和 IL-4，采用流式 4 色荧光标记，就可以对 Th0、Th1 和 Th2 细胞进行鉴别和检测。

Th1 和 Th2 细胞的检测属于效应 T 细胞测定行列。

2．主要试剂

（1）同型对照抗体：IgG$_1$-FITC、IgG$_1$-PE、IgG$_1$-ECD 和 IgG$_1$-PC5 4 种不同的荧光素标记抗体。

（2）测定抗体：CD3-ECD、CD4-PC5、IFN-γ-FITC 和 IL-4-PE 4 种不同的荧光素标记抗体。

（3）阳性对照血：可采用体外经佛波醇乙酯（phorbol myristate acetate，PMA）、伊屋诺霉素（ionomycin）和布雷非德菌素（BFA）刺激并培养 4～6 小时的健康人静脉血。

（4）破膜剂：如商售 IntraPrep，包括试剂 1 和试剂 2。也可以自行配制类似液（详见附录 2）。

（5）R/MI 1640 培养基：配制方法详见附录 2。

（6）1% 多聚甲醛：配制方法详见附录 2。

（7）鞘液：即 PBS 溶液，可以用流式细胞仪专用鞘液，也可采用检验科血液常规分析仪使用的鞘液，进口或国产试剂均可。

（8）清洁液：可以用流式细胞仪专用清洁液，也可使用检验科血液常规分析仪使用的清洁液，进口或国产试剂均可。

（9）其他：如佛波醇乙酯、伊屋诺霉素和布雷非德菌素等，均为 Sigma 产品，工作液配制方法详见附录 2。

3．主要仪器　流式细胞仪，旋涡振荡器，二氧化碳培养箱，离心机，全自动细胞计数仪。

4．检验步骤

（1）阳性对照血制备

1）按照无菌采集技术，以绿头管（肝素钠）采集健康献血员静脉血 2ml。

2）取灭菌干燥的清洁试管 1 支，加入血液 100μl、R/MI 1640 培养基 100μl、刺激剂 1μg/ml 的佛波醇乙酯 5μl、50μg/ml 的伊屋诺霉素 4μl、0.5mg/ml 的布雷非德菌素 4μl，轻轻混匀，放入 37℃ 5% CO$_2$ 的培养箱内，静置培养 4～6 小时。

（2）标本采集：以紫头管（EDTA-K$_2$ 抗凝）采集患者静脉抽血 2ml。其他标本详见第四章相关部分采集。

（3）按表 11-10 加样。

表 11-10　阳性对照血制备加样方法

加样内容	同型对照管①	同型对照管②	阳性对照管	测定管
IgG$_1$-ECD	10μl	—	—	—
IgG$_1$-PC5	10μl	—	—	—
CD3-ECD	—	10μl	10μl	10μl
CD4-PC5	—	10μl	10μl	10μl
血液标本	50μl	50μl	—	50μl
阳性对照血	—	—	50μl	—

（4）手持试管轻轻摇匀，室温（18～22℃），避光放置 20～30 分钟。

（5）向上述各试管内分别加入破膜剂的试剂 1 各 100μl，加样同时在旋涡振荡器上混匀 2～3 秒，室温避光静置 15 分钟。

（6）向上述各试管内分别加入 PBS 液 600～800μl，混匀，室温转速 1 200r/min 离心 5 分钟，去上清液。

（7）向上述各试管内分别加入破膜剂的试剂 2 各 100μl，手持试管轻摇 1 次混匀。

（8）继续按照表 11-11 加样。

表 11-11　继续加样方法

加样内容	同型对照管①	同型对照管②	阳性对照管	测定管
IgG$_1$-FITC	10μl	10μl	—	—
IgG$_1$-PE	10μl	10μl	—	—
IFN-γ-FITC	—	—	10μl	10μl
IL-4-PE	—	—	10μl	10μl

（9）手持试管轻摇 1 次混匀，室温（18～22℃）避光静置 20～30 分钟。

（10）向上述各试管内分别加入 PBS 液 600～800μl，混匀，室温转速 1 200r/min 离心 5 分钟，去上清液。

（11）依次向各试管加入溶液 C 500μl，旋涡振荡器上混匀 5～10 秒。

（12）上机测定

1）打开 Th1/Th2 细胞亚群流式检测方案（CD3-ECD/CD4-PC5/IFN-γ-FITC/IL-4-PE，图 11-8）。

2）将同型对照管①插入流式细胞仪主机的样品台上，打开仪器快速补偿通道，通过电压调节使 IgG$_1$-FITC、IgG$_1$-PE、IgG$_1$-ECD、IgG$_1$-PC5 对应的 B 门、C 门、D 门和 E 门阳性率为零，停止上样，保存检测结果，取下试管。

注意：图 11-8 中的 B 门、C 门、D 门和 E 门与图 11-2 T 淋巴细胞及其亚群的检测的 B 门、C 门、D 门相似，均为对应的 FL1 FITC、FL2 PE、FL3 ECD、FL4 PC5 的线性门，便于观察 FITC、PE、ECD、PC5 荧光信号并方便调节。只是结合 Th1/Th2 检测需要 4 色荧光，较图 11-2 增加了 FL3 ECD 的线性直方图，其中 D 门用以测量 CD3 阳性细胞的百分比，即对应的 ECD 荧光阳性率。

3）将同型对照管②插入流式细胞仪主机上的样品台上，校正图 11-6 中[A] FL3 Log、[A] FL4 Log 图中的 D 门和 E 门，依靠电压调节进一步矫正 CD3$^+$ 细胞峰和 CD4$^+$ 细胞峰的位置，使其处于阳性区域内。此时，B 门和 C 门阳性细胞百分数应尽量低，以刚好为零最佳。

4）将阳性对照管插入样品台，由于阳性对照管为体外刺激分化的血液细胞，在 B 门和 C 门中应该出现一定量的 IL-4$^+$、IFN-γ$^+$ 细胞。

注意：十字门散点图的横坐标能够直观地读取横轴荧光强度的绝对值（X-Mean），因此设计了[A] FL2 IL-4-PE/FL1 IFN-γ-FITC 散点图和[A] FL1 IFN-γ-FITC/FL2 IL-4-PE 散点图，用以进一步了解 IL-4 和 IFN-γ 的表达强度。

5）将测定管插入样品台，仪器自动进行测定，待 A 门细胞数量达到 2 000 个以上，或总采集细胞数达到 10 000 个以上，停止上样，记录检验结果并保存图像信息（见图 11-6）。

在图 11-8 中，淋巴细胞百分数即 SS/FS 图中 A 门细胞的百分数；在图 PRISM 中，FL1、FL2、FL3 和 FL4 同时为阳性的细胞即 Th0 细胞，FL2 阴性且 FL1、FL3 和 FL4 同时为阳性的细胞即 Th1 细胞；FL1 阴性且 FL2、FL3 和 FL4 同时为阳性的细胞即 Th2 细胞，它们的阳性率直接在图 PRISM 读取。

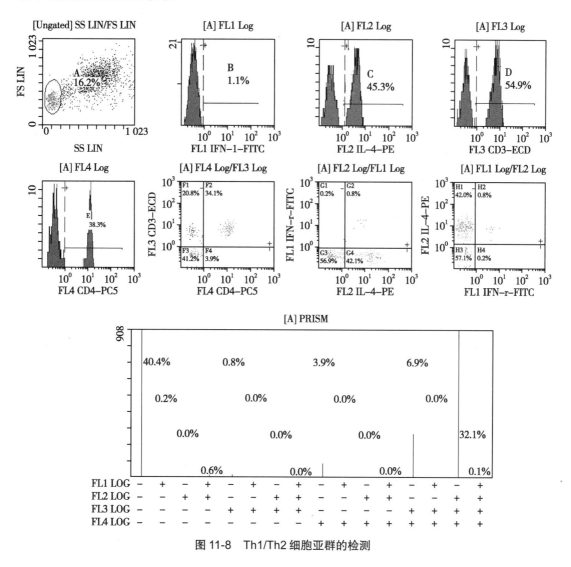

图 11-8　Th1/Th2 细胞亚群的检测

6）进入下一份标本的测定，直至全部标本测定完毕。

（13）利用全自动细胞计数仪测定的白细胞含量，计算 Th0、Th1 和 Th2 淋巴细胞的含量。具体计算方法如下。

淋巴细胞绝对含量（$\times 10^9$/L）= 细胞计数仪测得的白细胞总数（$\times 10^9$/L）× 流式仪测得的淋巴细胞百分数

Th0 细胞绝对含量（$\times 10^6$/L）= 淋巴细胞绝对含量（$\times 10^9$/L）× 流式仪测得的 Th0 细胞百分数 ×1 000

Th1 细胞绝对含量（$\times 10^6$/L）= 淋巴细胞绝对含量（$\times 10^9$/L）× 流式仪测得的 Th1 细胞百分数 ×1 000

Th2 细胞绝对含量（$\times 10^6$/L）= 淋巴细胞绝对含量（$\times 10^9$/L）× 流式仪测得的 Th2 细胞百

分数×1 000

5. 仪器参数 FS 阈值 100, 电压 195, 增益 5.0; SS 电压 450, 增益 20.0; FL1 (FITC) 电压 650, 增益 1.0; FL2 (PE) 电压 715, 增益 1.0; FL3 (ECD) 电压 650, 增益 1.0; FL4 (PC5) 电压 750, 增益 1.0。

6. 注意事项

(1) 临床标本采集后应立即送检验科并在 60 分钟内开始检验。因为血液细胞离体后, 各种环境因素可能引起细胞功能状态的改变, 使检验结果不能真实反映出体内情形。

(2) 破膜剂用于对细胞膜的通透性进行处理, 目的是提高细胞膜的通透性, 以方便针对细胞内抗原的荧光素标记抗体穿过细胞膜, 进入到细胞质内, 与细胞质内的抗原成分发生结合。破膜剂处理时间很重要: 太短, 达不到提高细胞膜通透性的目标; 太长, 细胞膜通透性过度容易造成细胞破坏。因此, 针对不同的细胞, 破膜剂处理时间均事先进行摸索, 不能生硬地按照试剂盒说明进行。

(3) 阳性对照血制备很有必要, 可以帮助鉴别假阴性结果, 每天至少应该带有 1 支阳性对照管。制备好的阳性对照管一次上样测定可以有节余, 可放入冰箱 4℃存放, 3 日内均可使用。

(4) 其他同双平台 T 淋巴细胞及其 CD3/CD4/CD8 分类亚型检测的注意事项。

7. 参考范围 见表 11-12。

表 11-12 Th1/Th2 细胞亚群的检测参考范围

报告内容	特征标志	参考范围 ($\bar{x} \pm 2s$)	单位
Th0 细胞百分数	$CD3^+CD4^+IFN\text{-}\gamma^+IL\text{-}4^+$	0～0.31	%
Th1 细胞百分数	$CD3^+CD4^+IFN\text{-}\gamma^+IL\text{-}4^-$	0.02～0.46	%
Th2 细胞百分数	$CD3^+CD4^+IFN\text{-}\gamma^-IL\text{-}4^+$	3.12～51.72	%
Th1/ Th2 比值	—	<0.01	—
Th0 细胞绝对数	$CD3^+CD4^+IFN\text{-}\gamma^+IL\text{-}4^+$	0～6.4	$\times10^6/L$
Th1 细胞绝对数	$CD3^+CD4^+IFN\text{-}\gamma^+IL\text{-}4^-$	0.04～8.87	$\times10^6/L$
Th2 细胞绝对数	$CD3^+CD4^+IFN\text{-}\gamma^-IL\text{-}4^+$	60.15～997.16	$\times10^6/L$

8. 临床意义

(1) Th1 细胞增多见于临床各种炎症性疾病, 如病原微生物感染等。

(2) Th2 细胞增多见于临床各种过敏性和体液免疫性疾病等。

(二) 体外诱导 Th1 和 Th2 水平的检测

1. 基本原理 辅助性 T 细胞在体外培养环境中遭受丝裂原 (mitogen) 刺激活化, 细胞将进一步分化产生 IFNγ 或 IL-4, 而转化为 Th1 和 Th2 细胞。利用与体内 Th1 和 Th2 细胞测定相同的方法, 即可对辅助性 T 细胞 Th1 和 Th2 细胞分化倾向性及分化能力进行调查。

体外诱导 Th1 和 Th2 水平的检测时, 常用的丝裂原如佛波醇乙酯 (phorbol myristate acetate, PMA)、伊屋诺霉素 (ionomycin) 等。为了提高检出率, 在丝裂原刺激的同时, 向反应体系中加入蛋白质转运抑制剂莫能霉素 (monesin), 以阻止细胞内生成的 IFN-γ、IL-4 等细胞因子的胞外分泌, 使细胞内细胞因子浓度得到提高。

2. 主要试剂

（1）同型对照抗体：IgG₁-FITC、IgG₁-PE 两种不同的荧光素标记抗体。

（2）测定抗体：CD3-ECD、CD4-PC5、IFN-γ-FITC 和 IL-4-PE 4 种不同的荧光素标记抗体。

（3）刺激剂（丝裂原）：佛波醇乙酯（PMA）、伊屋诺霉素（ionomycin）和莫能霉素（monesin）均为 sigma 产品，其工作液配制方法详见附录2。

（4）RPMI1640 培养液：配制方法详见附录2。

（5）破膜剂：如商售 IntraPrep，包括试剂①和试剂②。也可以自行配制类似液（详见附录2）。

（6）1% 多聚甲醛：配制方法详见附录2。

（7）鞘液：即 PBS 溶液，可以使用流式细胞仪专用鞘液，也可采用检验科血液常规分析仪使用的鞘液，进口或国产试剂均可。

（8）清洁液：可以使用流式细胞仪专用清洁液，也可使用检验科血液常规分析仪使用的清洁液，进口或国产试剂均可。

3. 主要仪器　流式细胞仪，旋涡振荡器，二氧化碳培养箱，离心机。

4. 检验步骤

（1）标本采集：以绿头管（肝素抗凝）采集患者静脉抽血 2ml。

（2）膜抗原染色。

1）按表 11-13 加样。

表 11-13　体外诱导 Th1 和 Th2 水平的检测加样方法

加样内容	对照管 A	测定管 A
血液标本	100μl	100μl
CD3-ECD	10μl	10μl
CD4-PC5	10μl	10μl

2）轻轻混匀，室温（18～22℃）避光放置 20～30 分钟。

（3）刺激培养

1）按表 11-14 继续加样。

表 11-14　刺激培养检测加样方法

加样内容	对照管 A	测定管 A
RPMI 1640 培养液	100μl	100μl
佛波醇乙酯	—	5μl
伊屋诺霉素	—	10μl
莫能霉素	2μl	2μl

2）轻轻混匀，将上述各管放入 37℃ 5% 二氧化碳培养箱，培养 4 小时。

（4）细胞内抗原染色

1）向对照管 A 和测定管 A 中分别加入破膜剂的试剂 1 各 100μl，加样同时在旋涡振荡器上混匀 2～3 秒,室温避光静置 3 小时。

2)向各管分别加入 PBS 液 600～800μl,混匀,室温转速 1 200r/min 离心 5 分钟,去上清液。

3)向各管分别加入破膜剂的试剂 2 各 100μl,手持试管轻摇 1 次混匀。

4)按表 11-15 加样。

表 11-15　细胞内抗原染色检测加样方法

加样内容	同型对照管①	同型对照管②	对照管 B	测定管 B
IgG₁-FITC	10μl	10μl	—	—
IgG₁-PE	10μl	10μl	—	—
IFN-γ-FITC	—	—	10μl	10μl
IL-4-PE	—	—	10μl	10μl
对照管 A 破膜处理后细胞	50μl	—	50μl	—
测定管 A 破膜处理后细胞	—	50μl	—	50μl

5)手持试管轻摇 1 次混匀,室温(18～22℃)避光静置 20～30 分钟。

(5)向上述各试管内分别加入 PBS 液 600～800μl,混匀,室温转速 1 200r/min 离心 5 分钟,去上清液。

(6)依次向各试管加入 PBS 液 500μl,1% 多聚甲醛 50μl,旋涡振荡器上混匀 5～10 秒。

(7)上机测定

1)打开 Th1/Th2 细胞亚群流式检测方案(CD3-ECD/CD4-PC5/IFN-γ-FITC/IL-4-PE,图 11-8)。

2)将同型对照管①插入流式细胞仪主机的样品台上,打开仪器快速补偿通道,通过电压调节使 IgG₁-FITC、IgG₁-PE 对应的 B 门、C 门阳性率为零,D 门和 E 门有与阴性峰完全分离的阳性峰出现,停止上样,保存检测结果,取下试管。

3)将同型对照管②插入流式细胞仪主机上的样品台上,此时 B 门、C 门阳性率应小于 0.1% 或为零最好,D 门和 E 门阳性峰明显。

4)将对照管 B 插入样品台,此时在 B 门和 C 门中可能有少量的 IL-4⁺、IFN-γ⁺ 细胞,但是应小于 0.5%。

5)将测定管 B 插入样品台,仪器自动进行测定,待 A 门细胞数量达到 2 000 个以上,或总采集细胞数达到 10 000 个以上,停止上样,记录 Th1、Th2 和 Th0 细胞百分数并保存图像信息(图 11-6)。

6)计算 Th1/Th2 比值:Th1/Th2 比值 =Th1 细胞百分数 /Th2 细胞百分数。

7)进入下一份标本的测定,直至全部标本测定完毕。

5. 仪器参数　FS 阈值 100,电压 195,增益 5.0;SS 电压 450,增益 20.0;FL1(FITC)电压 650,增益 1.0;FL2(PE)电压 715,增益 1.0;FL3(ECD)电压 650,增益 1.0;FL4(PC5)电压 750,增益 1.0。

6. 注意事项

(1)体外诱导 Th1 和 Th2 水平与体内 Th1 和 Th2 水平是有差别的。体内 Th1 和 Th2 水平反映的是采血当时患者所处的病理生理状态下体内 Th1/Th2 平衡的现状,体外诱导 Th1

和 Th2 水平仅仅反映的是患者辅助性 T 细胞对丝裂原刺激反应性,包括向 Th1 或 Th2 分化的倾向性和分化的能力。

(2)刺激物配制好后应小分分装冻存,临用前从冻室取出稀释为工作液后新鲜使用,未用完的刺激物工作液应丢弃,继续使用的刺激效果差。

(3)刺激物佛波醇乙酯对红细胞有影响,穿孔处理时难于裂解,处理办法是延长穿孔时间至 3 小时。

(4)用于刺激试验的标本只能用肝素抗凝的绿头管,肝素锂或肝素均可,原因是刺激实验需要钙离子的参与,但是紫头管使用的 EDTA 盐抗凝血药,其 EDTA 为螯合物,螯合物反应体系中的钙而影响刺激反应。

(5)用于刺激试验的血液标本一定要新鲜,否则细胞对刺激物的反应性差。一般建议在采血后 6 小时内应尽快实验。

(6)刺激物加入到血液标本中后,需要加入细胞培养液并在 37℃、含有 5% CO_2 的二氧化碳培养箱中培养。经观察该步骤对培养环境的 CO_2 浓度要求并不高,在普通 37℃孵箱中放置 4 小时的效果与在 37℃、含有 5% CO_2 的二氧化碳培养箱中放置 4 小时的效果没有明显差异。

(7)佛波醇乙酯处理会影响 CD4 抗体对 Th1 细胞的识别,降低 CD4 抗体的结合率,在后续流式细胞仪上机测定时会看到 CD4 阴性和阳性表达界限很不清楚的情况,为了解决这个问题,我们采用先进行膜抗原标记后刺激的方法(见本法),实践证实很好地解决了这个问题。某些文献报道用 CD3 和 CD8 抗体来区分 Th1 细胞是不可取的,因为 CD3$^+$CD8$^-$ 细胞不仅包括 CD3$^+$CD4$^+$ 细胞,还包括双阴性细胞(CD3$^+$CD4$^-$CD8$^-$)等其他一些细胞。

7. 参考范围 见表 11-16。

表 11-16 体外诱导 Th1 和 Th2 水平的检测参考范围

报告内容	特征标志	参考范围($\bar{x} \pm 2s$)	单位
Th1 细胞百分数	CD3$^+$CD4$^+$IFN-γ^+IL-4$^-$	8.39~24.07	%
Th2 细胞百分数	CD3$^+$CD4$^+$IFN-γ^-IL-4$^+$	0.98~3.70	%
Th1/Th2 比值	—	4.26~10.10	—

表中数据来源:游文伟,杜新,张琼丽,等. 白血病患者 Th、Tc 细胞 IFN-γ、IL-4 表达研究[J]. 中国热带医学,2007,7(6):874-875.

8. 临床意义

(1)了解患者体内辅助性 T 细胞遭受丝裂原刺激时的分化倾向和分化能力。

(2)及时发现临床辅助性 T 细胞向 Th1 或 Th2 分化障碍个例。

五、Tc1 和 Tc2 细胞的检测

1. 基本原理 T8 细胞可分 3 个亚群,即 Tc0、Tc1 和 Tc2。其中,Tc0 是 Tc1 和 Tc2 的前体细胞,即是指 Tc0 细胞继续发育可以分化成为 Tc1 和 Tc2 两种亚型。区分 Tc1 和 Tc2 是根据细胞产生 IL-4 和 IFN-γ 的不同进行的,Tc1 细胞产生 IFN-γ,不产生 IL-4;Tc2 细胞产生 IL-4,不产生 IFN-γ;Tc0 则同时产生 IFN-γ 和 IL-4。利用 Tc0、Tc1 和 Tc2 细胞表面的 CD3、CD8 标志和细胞质内是否存在 IFN-γ 和 IL-4,采用流式 4 色荧光标记,就可以对 Tc0、Tc1 和

Tc2 细胞进行鉴别和检测。

Tc1 和 Tc2 细胞的检测属于效应 T 细胞测定行列。

2．主要试剂

（1）同型对照抗体：IgG$_1$-FITC、IgG$_1$-PE、IgG$_1$-ECD 和 IgG$_1$-PC5 4 种不同的荧光素标记抗体。

（2）测定抗体：CD3-ECD、CD8-PC5，IFN-γ-FITC 和 IL-4-PE 4 种不同的荧光素标记抗体。

（3）阳性对照血：可采用体外经佛波醇乙酯（PMA）、伊屋诺霉素（ionomycin）和布雷非德菌素（BFA）刺激并培养 4～6 小时的健康人静脉血。

（4）1% 多聚甲醛：配制方法详见附录 2。

（5）破膜剂：如商售 IntraPrep，包括试剂 1 和试剂 2。也可以自行配制类似液（详见附录 2）。

（6）R/MI 1640 培养液：配制方法详见附录 2。

（7）鞘液：即 PBS 溶液，可以使用流式细胞仪专用鞘液，也可采用检验科血液常规分析仪使用的鞘液，进口或国产试剂均可。

（8）清洁液：可以使用流式细胞仪专用清洁液，也可使用检验科血液常规分析仪使用的清洁液，进口或国产试剂均可。

3．主要仪器　流式细胞仪，旋涡振荡器，二氧化碳培养箱，离心机，全自动细胞计数仪。

4．检验步骤

（1）阳性对照血制备

1）按照无菌采集技术，以紫头管（EDTA-K$_2$ 抗凝）采集健康献血员静脉血 2ml。

2）取灭菌干燥的清洁试管 1 支，加入血液 100μl、R/MI 1640 培养液 100μl、刺激剂 1μg/ml 的佛波醇乙酯 5μl、50μg/ml 的伊屋诺霉素 4μl、0.5mg/ml 的布雷非德菌素 4μl，轻轻混匀，放入 37℃ 5% CO$_2$ 的培养箱内，静置培养 4～6 小时。

（2）标本采集：以紫头管（EDTA-K$_2$ 抗凝）采集患者静脉抽血 2ml。其他标本详见第四章相关部分。

（3）按表 11-17 加样。

表 11-17　Tc1 和 Tc2 细胞的检测加样方法

加样内容	同型对照管①	同型对照管②	阳性对照管	测定管
IgG$_1$-ECD	10μl	—	—	—
IgG$_1$-PC5	10μl	—	—	—
CD3-ECD	—	10μl	10μl	10μl
CD8-PC5	—	10μl	10μl	10μl
血液标本	50μl	50μl	—	50μl
阳性对照血	—	—	50μl	—

（4）手持试管轻轻摇匀，室温（18～22℃），避光放置 20～30 分钟。

（5）向上述各试管内分别加入破膜剂的试剂①各 100μl，加样同时在旋涡振荡器上混匀 2～3 秒，室温避光静置 15 分钟。

（6）向上述各试管内分别加入 PBS 液 600～800μl，混匀，室温转速 1 200r/min 离心 5 分钟，去上清液。

（7）向上述各试管内分别加入破膜剂的试剂②各 100μl，手持试管轻摇 1 次混匀，重悬细胞。

（8）继续按表 11-18 加样。

表 11-18　继续加样方法

加样内容	同型对照管①	同型对照管②	阳性对照管	测定管
IgG₁-FITC	10μl	10μl	—	—
IgG₁-PE	10μl	10μl	—	—
IFN-γ-FITC	—	—	10μl	10μl
IL-4-PE	—	—	10μl	10μl

（9）手持试管轻摇 1 次混匀，室温避光静置 20～30 分钟。

（10）向上述各试管内分别加入 PBS 液 600～800μl，混匀，室温 1 200r/min 离心 5 分钟，去上清液。

（11）依次向各试管加入 PBS 液 500μl，1% 多聚甲醛 50μl，旋涡振荡器上混匀 5～10 秒。

（12）上机测定

1）打开 Tc1/Tc2 细胞亚群流式检测方案（CD3-ECD/CD8-PC5/IFN-γ-FITC/IT-4-PE，见图 11-9）。

2）将同型对照管①插入流式细胞仪主机的样品台上，打开仪器快速补偿通道，通过电压调节使 IgG₁-FITC、IgG₁-PE、IgG₁-ECD、IgG₁-PC5 对应的 B 门、C 门、D 门和 E 门阳性率为零，停止上样，保存检测结果，取下试管。

注意：B 门、C 门、D 门和 E 门与图 11-2 T 淋巴细胞及其亚群的检测的 B 门、C 门、D 门相似，均为对应的 FL1 FITC、FL2 PE、FL3 ECD、FL4 PC5 的线性门，便于观察 FITC、PE、ECD、PC5 荧光信号并方便调节。结合 Tc1/Tc2 检测需要 4 色荧光，较图 11-2 只是增加了 FL3 ECD 的线性直方图，并在图中设门 DE 用以测量 CD3 阳性细胞的百分率，即对应的 ECD 荧光阳性率。

3）将同型对照管②插入流式细胞仪主机上的样品台上，校正图 11-9 中 FL3/FS、FL4/FS 散点图门 I 和 J，分别将 CD3⁺ 细胞和 CD3⁺CD8⁺ 细胞圈入门内。

注意：FL3/FS 散点图与 A 门关联，意思是 I 门内是 A 门所示淋巴细胞中 CD3⁺ 细胞，即 T 细胞；FL4/FS 散点图与 I 门关联，意思是 J 门内是 I 门中 CD8⁺ 的细胞，即 J 门内为 CD3⁺CD8⁺ 淋巴细胞。

4）将阳性对照管插入样品台，由于阳性对照管为体外刺激分化的血液细胞，在 FL2 IL-4-PE/FL1 IFN-γ-FITC 散点图和 FL1 IFN-γ-FITC/FL2 IL-4-PE 散点图中，应该出现一定量的 IL-4⁺、IFN-γ⁺ 的细胞。

注意：FL2 IL-4-PE/FL1 IFN-γ-FITC 散点图和 FL1 IFN-γ-FITC/FL2 IL-4-PE 散点图的横坐标能够直观地读取荧光强度绝对值，可用以分别了解细胞 IL-4 和 IFN-γ 的表达强度。

5）将测定管插入样品台，仪器自动进行测定，待 A 门细胞数量达到 2 000 个以上，或总采集细胞数达到 10 000 个以上，停止上样，记录检验结果并保存图像信息（图 11-9）。

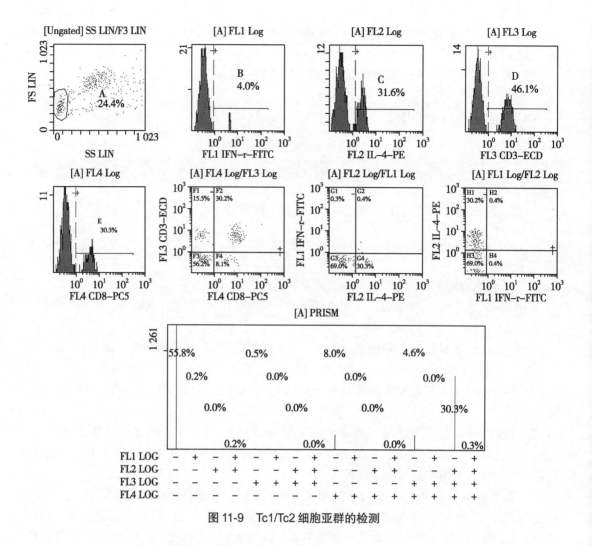

图 11-9　Tc1/Tc2 细胞亚群的检测

在图 11-9 中，淋巴细胞百分数即 SS/FS 图中 A 门细胞的百分数；在图 PRISM 中，FL1、FL2、FL3 和 FL4 同时为阳性的细胞即 Tc0 细胞，FL2 阴性且 FL1、FL3 和 FL4 同时为阳性的细胞即 Tc1 细胞；FL1 阴性且 FL2、FL3 和 FL4 同时为阳性的细胞即 Tc2 细胞，它们的阳性率直接在图 PRISM 读取。

6）进入下一份标本的测定，直至全部标本测定完毕。

（13）根据全自动细胞分析仪测定的白细胞含量，计算 Tc0、Tc1 和 Tc2 的含量。具体计算方法如下。

淋巴细胞绝对含量（$\times 10^9$/L）= 细胞计数仪测得的白细胞总数（$\times 10^9$/L）$\times$ 流式仪测得的淋巴细胞百分数

Tc0 细胞绝对含量（$\times 10^9$/L）= 淋巴细胞绝对含量（$\times 10^9$/L）$\times$ 流式仪测得的 Tc0 细胞百分数 $\times 1\ 000$

Tc1 细胞绝对含量（$\times 10^9$/L）= 淋巴细胞绝对含量（$\times 10^9$/L）$\times$ 流式仪测得的 Tc1 细胞百分数 $\times 1\ 000$

Tc2 细胞绝对含量（$\times 10^9$/L）= 淋巴细胞绝对含量（$\times 10^9$/L）$\times$ 流式仪测得的 Tc2 细胞百分

数 ×1 000

5. 仪器参数　FS 阈值 100，电压 195，增益 5.0；SS 电压 450，增益 20.0；FL1（FITC）电压 650，增益 1.0；FL2（PE）电压 717，增益 1.0；FL3（ECD）电压 650，增益 1.0；FL4（PC5）电压 700，增益 1.0。

6. 注意事项

（1）临床标本采集后应立即送检验科并在 30 分钟内开始检验。因为血细胞离体后，各种环境因素可能引起细胞功能状态的改变，使检验结果不能真实反映出体内情形。

（2）破膜剂用于对细胞膜的通透性进行处理，目的是提高细胞膜的通透性，以方便针对细胞内抗原的荧光素标记抗体穿过细胞膜，进入到细胞质内，与细胞质内的抗原成分发生结合。破膜剂处理时间很重要：太短，达不到提高细胞膜通透性的目标；太长，细胞膜通透性过度容易造成细胞破坏。因此，针对不同的细胞，破膜剂处理时间均事先进行摸索，不能生硬地按照试剂盒说明进行。

（3）阳性对照血制备很有必要，可以帮助鉴别假阴性结果，每天至少应该带有 1 支阳性对照管。制备好的阳性对照管一次上样测定可以有节余，可放入冰箱 4℃ 存放，3 日内均可使用。

（4）其他同双平台 T 淋巴细胞及其亚型检测的注意事项。

（5）体外诱导 Tc1/Tc2 细胞水平的测定可以参照体外诱导 Th1/Th2 水平测定方法进行，将 CD4 单抗换用 CD8 单抗，标本预处理中按照先丝裂原刺激再进行膜标记的顺序进行即可。

7. 参考范围　见表 11-19。

表 11-19　Tc1 和 Tc2 细胞的检测参考范围

报告内容	特征标志	参考范围（$\bar{x} \pm 2s$）	单位
Tc0 细胞百分数	CD3$^+$CD8$^+$IFN-γ^+IL-4$^+$	0～0.30	%
Tc1 细胞百分数	CD3$^+$CD8$^+$IFN-γ^+IL-4$^-$	0～0.08	%
Tc2 细胞百分数	CD3$^+$CD8$^+$IFN-γ^-IL-4$^+$	18.21～53.71	%
Tc1/Tc2 比值	—	<1:256	—
Tc0 细胞绝对数	CD3$^+$CD8$^+$IFN-γ^+IL-4$^+$	2.02～6.06	×10^6/L
Tc1 细胞绝对数	CD3$^+$CD8$^+$IFN-γ^+IL-4$^-$	0～1.22	×10^6/L
Tc2 细胞绝对数	CD3$^+$CD8$^+$IFN-γ^-IL-4$^+$	219.84～1 185.90	×10^6/L

8. 临床意义　Tc1 细胞增多见于各种胞内病原微生物感染，如临床病毒性感染、结核杆菌感染等。

六、αβ T 淋巴细胞和 γδ T 淋巴细胞的检测

1. 基本原理　T 细胞受体（TCR）有 α、β、γ 和 δ 4 种多肽链，T 细胞的 TCR 由 α 链和 β 链组成的称 αβ T 淋巴细胞（简称 αβ T 细胞），由 γ 链和 δ 链组成的称 γδ T 淋巴细胞（简称 γδ T 细胞）。正常情况下，绝大多数外周血 T 细胞均属于 αβ T 细胞，γδ T 细胞只占很少的份额，但是在皮肤、小肠、肺及生殖器官等黏膜及皮下组织，γδ T 细胞所占比例却比较高，如在肠黏膜中可占到 30% 甚至更高水平。αβ T 细胞识别抗原需要抗原提呈细胞（APC）参与，受到

MHC 限制，抗原需要被处理为小分子肽段才能被识别，对非多肽抗原不具备识别能力。与 αβ T 细胞截然不同是，γδ T 细胞识别抗原不需要 APC 参与，不受 MHC 限制，抗原以完整分子形式被识别，识别抗原的类型包括多肽抗原和非多肽抗原。αβ T 细胞和 γδ T 细胞在机体免疫中均具有重要作用，对它们数量的测定对于临床疾病的辅助诊断、疗效监测等均有重要意义。

利用 T 细胞表面标志 CD3、TCR$_{αβ}$ 和 TCR$_{γδ}$ 3 种不同荧光标记的抗体，即可将 αβ T 淋巴细胞和 γδ T 淋巴细胞加以区分和测定。

2. 主要试剂

（1）同型对照抗体：IgG$_1$-FITC、IgG$_1$-PE 和 IgG$_{2a}$-PC5。

（2）测定抗体：CD3-FITC、TCR$_{γδ}$-PE 和 TCR$_{αβ}$-PC5。

（3）阳性对照血：可采用经过鉴定的健康人静脉血。

（4）标本预处理试剂：溶液 A（溶血剂）、溶液 B（终止剂）和溶液 C（固定剂），如商售全血细胞裂解液，也可以自行配制（详见附录2）。

（5）鞘液：即 PBS 溶液，可以使用流式细胞仪专用鞘液，也可采用检验科血液常规分析仪使用的鞘液，进口或国产试剂均可。

（6）清洁液：可以使用流式细胞仪专用清洁液，也可使用检验科血液常规分析仪使用的清洁液，进口或国产试剂均可。

3. 主要仪器　流式细胞仪，旋涡振荡器，全自动细胞计数仪。

4. 检验步骤

（1）样品采集：临床静脉抽血 2ml，EDTA-K$_2$ 抗凝（紫头管）。其他标本详见第四章相关部分。

（2）按表 11-20 加样。

表 11-20　αβ T 淋巴细胞和 γδ T 淋巴细胞的检测加样方法

加样内容	同型对照管	阳性对照管	测定管
IgG$_1$-FITC	10μl	—	—
IgG$_1$-PE	10μl	—	—
IgG$_{2a}$-PC5	10μl	—	—
CD3-FITC	—	10μl	10μl
TCR$_{αβ}$-PC5	—	10μl	10μl
TCR$_{γδ}$-PE	—	10μl	10μl
血液标本	50μl	—	50μl
阳性对照血	—	50μl	—

（3）手持试管轻轻摇匀，室温（18～22℃），避光放置 20～30 分钟。

（4）依次向各试管加入溶液 A 625μl，旋涡振荡器上混匀 5～10 秒。

（5）依次向各试管加入溶液 B 265μl，旋涡振荡器上继续混匀 5～10 秒。

（6）依次向各试管加入溶液 C 100μl，旋涡振荡器上继续混匀 5～10 秒。

（7）上机测定

1）打开 TCR 亚型流式检测方案（CD3-FITC/TCR$_{αβ}$-PE/TCR$_{γδ}$-PC5，图 11-10）。

2）将同型对照管插入流式细胞仪主机的样品台上，打开仪器快速补偿通道，通过电压调节使 IgG$_1$-FITC、IgG$_{2b}$-PE 和 IgG$_1$-PC5 对应的 B 门、C 门和 D 门阳性率为零，停止上样，保存对照检测结果，取下同型对照管。

3）将阳性对照管插入样品台，仪器自动进行测定，待 A 门细胞数量达到 2 000 个以上或总采集细胞数达到 10 000 个以上，停止上样，记录检验结果并保存图像信息。

4）将测定管插入样品台，仪器自动进行测定，待 A 门细胞数量达到 2 000 个以上，或总采集细胞数达到 10 000 个以上，停止上样，记录检验结果并保存图像信息（图 11-10）。

在图 11-10 中，淋巴细胞百分数即 SS/FS 图中 A 门细胞的百分数；αβ T 淋巴细胞百分数即 PRISM 图中 FL2 阴性且 FL1 和 FL4 阳性细胞的百分数；γδ T 淋巴细胞百分数即 PRISM 图中 FL4 阴性且 FL1 和 FL2 阳性细胞的百分数。

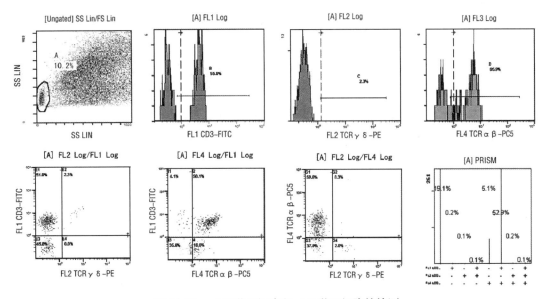

图 11-10　αβ T 淋巴细胞和 γδ T 淋巴细胞的检测

5）进入下一份标本的测定，直至全部标本测定完毕。

（8）利用全自动细胞计数仪测定的白细胞含量，计算 αβ T 淋巴细胞和 γδ T 淋巴细胞的含量。具体计算方法如下。

淋巴细胞绝对含量（×10^9/L）= 细胞计数仪测得的白细胞总数（×10^9/L）× 流式仪测得的淋巴细胞百分数

αβ T 淋巴细胞绝对含量（×10^9/L）= 淋巴细胞绝对含量（×10^9/L）× 流式仪测得的 αβ T 淋巴细胞百分数

γδ T 淋巴细胞绝对含量（×10^9/L）= 淋巴细胞绝对含量（×10^9/L）× 流式仪测得的 γδ T 淋巴细胞百分数

5. 仪器参数　FS 阈值 100，电压 155，增益 5.0；SS 电压 415，增益 20.0；FL1（FITC）电压 645，增益 1.0；FL2（PE）电压 670，增益 1.0；FL4（PC5）电压 750，增益 1.0。

6. 注意事项　同本节双平台 T 淋巴细胞及其 CD3/CD4/CD8 分类亚型检测的注意事项。

7. 参考范围　见表 11-21。

表 11-21　αβ T 淋巴细胞和 γδ T 淋巴细胞的检测参考范围

报告内容	特征标志	参考范围($\bar{x}\pm2S$)	单位
αβ T 淋巴细胞百分数	CD3$^+$TCR$_{\alpha\beta}^+$	24.90～78.83	%
γδ T 淋巴细胞百分数	CD3$^+$TCR$_{\gamma\delta}^+$	0～8.62	%
αβ T 淋巴细胞绝对数	CD3$^+$TCR$_{\alpha\beta}^+$	0.75～1.82	×10^9/L
γδ T 淋巴细胞绝对数	CD3$^+$TCR$_{\gamma\delta}^+$	0～0.17	×10^9/L

8. 临床意义

（1）αβ T 淋巴细胞增多

1）见于各种感染。

2）CD4$^+$ αβ T 淋巴细胞即 T4 淋巴细胞，增多详见 T4 增多的临床意义。

CD8$^+$ αβ T 淋巴细胞增多即 T8 淋巴细胞，增多详见 T8 增多的临床意义。

（2）αβ T 淋巴细胞减少

1）见于各种严重感染，如 AIDS 中晚期。

2）αβ T 淋巴细胞缺乏症。

（3）γδ T 淋巴细胞增多

1）是感染的早期诊断指标。γδ T 淋巴细胞产生的细胞因子类型和杀伤功能与 αβ T 淋巴细胞相同，但 γδ T 淋巴细胞活化早于 αβ T 淋巴细胞，因而能够填补早期 NK 细胞和炎症吞噬细胞介导的非特异抵抗力和晚期 γδ T 淋巴细胞介导的特异免疫应答之间的"空隙"。

2）见于某些病毒感染，如流感病毒、EB 病毒、HIV 感染等。

3）见于胞内菌感染，如结核杆菌、单核李斯特菌等。

4）某些肿瘤发生。

5）αβ T 淋巴细胞缺乏症。患者缺乏 αβ T 淋巴细胞，γδ T 淋巴细胞代偿性增多，以部分替代 αβ T 淋巴细胞的功能。

6）见于某些自身免疫病，如类风湿关节炎。

七、初始 T 细胞和记忆 T 细胞的检测

1. 基本原理　初始 T 细胞即新生成刚释放入血的 T 细胞，尚未受到过任何外来抗原的刺激，属于外周血中的 T 细胞幼稚亚群。外周血中保持一定数量的初始 T 细胞，是 T 细胞不断自我更新的标志。初始 T 细胞的表面标志特征为 CD3$^+$CD45RA$^+$CD45RO$^-$，其中 CD3$^+$CD4$^+$CD45RA$^+$CD45RO$^-$ 细胞为初始 T4 细胞亚群，CD3$^+$CD8$^+$CD45RA$^+$CD45RO$^-$ 细胞为初始 T8 细胞亚群。原发性免疫应答主要涉及初始 T 细胞。

初始 T 细胞遭受抗原刺激成为活化 T 细胞，进而发育分化为效应 T 细胞，其中少部分细胞可以转化成体积小、光镜下无法与初始 T 细胞区分的记忆 T 细胞。记忆 T 细胞与继发性免疫应答有关，记忆 T 细胞对第一次抗原刺激存在记忆能力，对相同抗原的第二次刺激非常敏感并且反应极为激烈。记忆 T 细胞的表面标志特征为 CD3$^+$CD45RA$^-$CD45RO$^+$。

另外,人们也发现体内还存在 CD3$^+$CD45RA$^+$CD45RO$^+$ 的 T 细胞亚群。

因此,利用 CD3、CD45RA 和 CD45RO 3 种膜蛋白分子,采用流式 3 色荧光分析,即可对初始 T 细胞和记忆 T 细胞进行测定。

2. 主要试剂

(1)同型对照抗体:IgG$_1$-FITC、IgG$_{2a}$-PE 和 IgG$_1$-PC5。

(2)测定抗体:CD45RA-FITC、CD45RO-PE 和 CD3-PC5。

(3)阳性对照血:可采用体检健康人静脉血标本。

(4)标本预处理试剂:溶液 A(溶血剂)、溶液 B(终止剂)和溶液 C(固定剂),如商售全血细胞裂解液,也可以自行配制(详见附录2)。

(5)鞘液:即 PBS 溶液,可以使用流式细胞仪专用鞘液,也可采用检验科血液常规分析仪使用的鞘液,进口或国产试剂均可。

(6)清洁液:可以使用流式细胞仪专用清洁液,也可使用检验科血液常规分析仪使用的清洁液,进口或国产试剂均可。

3. 主要仪器　流式细胞仪,旋涡振荡器,全自动细胞计数仪。

4. 检验步骤

(1)样品采集:临床静脉抽血 2ml,EDTA-K$_2$ 抗凝(紫头管)。其他标本详见第四章相关部分。

(2)按表 11-22 加样。

表 11-22　初始 T 细胞和记忆 T 细胞的检测加样方法

加样内容	同型对照管	阳性对照管	测定管
IgG$_1$-FITC	10µl	—	—
IgG$_{2a}$-PE	10µl	—	—
IgG$_1$-PC5	10µl	—	—
CD45RA-FITC	—	10µl	10µl
CD45RO-PE	—	10µl	10µl
CD3-PC5	—	10µl	10µl
血液标本	50µl	—	50µl
阳性对照血	—	50µl	—

(3)手持试管轻轻摇匀,室温(18～22℃),避光放置 20～30 分钟。

(4)依次向各试管加入溶液 A 625µl,旋涡振荡器上混匀 5～10 秒。

(5)依次向各试管加入溶液 B 265µl,旋涡振荡器上继续混匀 5～10 秒。

(6)依次向各试管加入溶液 C 100µl,旋涡振荡器上继续混匀 5～10 秒。

(7)上机测定

1)打开初始/记忆 T 细胞流式检测方案(CD3-PC5/CD45RA-FITC/CD45RO-PE,图 11-11)。

2)将同型对照管插入流式细胞仪主机的样品台上,打开仪器快速补偿通道,通过电压调节使 IgG$_1$-FITC、IgG$_{2a}$-PE 和 IgG$_1$-PC5 对应的 B 门、C 门和 D 门阳性率为零,停止上样,保存对照检测结果,取下同型对照管。

3）将阳性对照管插入样品台,仪器自动进行测定,待 A 门细胞数量达到 2 000 个以上或总采集细胞数达到 10 000 个以上,停止上样,记录检验结果并保存图像信息。

4）将测定管插入样品台,仪器自动进行测定,待 A 门细胞数量达到 2 000 个以上,或总采集细胞数达到 10 000 个以上,停止上样,记录检验结果并保存图像信息(见图 11-11)。

在图 11-11 中,淋巴细胞百分数即 SS/FS 图中 A 门细胞的百分数;初始 T 细胞百分数即 PRISM 图中 FL1$^+$/FL2$^-$/FL4$^+$ 细胞的百分数;记忆 T 细胞百分数即 PRISM 图中 FL1$^-$/FL2$^+$/FL4$^+$ 细胞的百分数;CD45RA$^+$CD45RO$^+$T 细胞百分数即 PRISM 图中 FL1$^+$/FL2$^+$/FL4$^+$ 细胞的百分数。

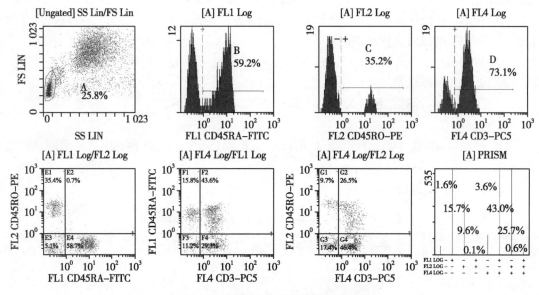

图 11-11　初始 / 记忆 T 淋巴细胞的检测

5）进入下一份标本的测定,直至全部标本测定完毕。

(8)利用全自动细胞计数仪测定的白细胞含量,计算初始 T 淋巴细胞和记忆 T 淋巴细胞的含量。具体计算方法如下。

淋巴细胞绝对含量(×10^9/L)= 细胞计数仪测得的白细胞总数(×10^9/L)× 流式仪测得的淋巴细胞百分数

初始 T 细胞绝对含量(×10^9/L)= 淋巴细胞绝对含量(×10^9/L)× 流式仪测得的初始 T 细胞百分数

记忆 T 细胞绝对含量(×10^9/L)= 淋巴细胞绝对含量(×10^9/L)× 流式仪测得的记忆 T 细胞百分数

CD45RA$^+$CD45RO$^+$T 细胞绝对含量(×10^9/L)5 淋巴细胞绝对含量(×10^9/L)× 流式仪测得的 CD45RA$^+$CD45RO$^+$T 细胞百分数

5. **仪器参数**　FS 阈值 100,电压 155,增益 5.0;SS 电压 415,增益 20.0;FL1(FITC)电压 645,增益 1.0;FL2(PE)电压 670,增益 1.0;FL4(PC5)电压 750,增益 1.0。

6. **注意事项**　同本节双平台 T 淋巴细胞及其 CD3/CD4/CD8 分类亚型检测的注意事项。

7. 参考范围　见表 11-23。

表 11-23　初始 T 细胞和记忆 T 细胞的检测参考范围

报告内容	特征标志	参考范围($\bar{x} \pm 2s$)	单位
初始 T 淋巴细胞百分数	$CD3^+CD45RA^+CD45RO^-$	6.54～39.99	%
记忆 T 淋巴细胞百分数	$CD3^+CD45RA^-CD45RO^+$	16.74～41.98	%
$CD45RA^+CD45RO^+$T 细胞百分数	$CD3^+CD45RA^+CD45RO^+$	0～1.16	%
初始 T 淋巴细胞绝对数	$CD3^+CD45RA^+CD45RO^-$	0.03～0.98	$\times 10^9$/L
记忆 T 淋巴细胞绝对数	$CD3^+CD45RA^-CD45RO^+$	0.17～0.86	$\times 10^9$/L
$CD45RA^+CD45RO^+$T 细胞绝对数	$CD3^+CD45RA^+CD45RO^+$	0～0.02	$\times 10^9$/L

8. 临床意义

（1）初始 T 细胞减少，提示 T 细胞生成与释放减少，骨髓造血功能异常，是监测机体免疫能力降低的一个良好指标。其中初始 T4 细胞亚群减少，标志着机体免疫系统没有能力更新 T4 细胞；初始 T8 细胞亚群减少，标志着机体免疫系统没有能力更新 T8 细胞。

（2）记忆 T 细胞在感染性疾病时通常会增加，特别是临床的急性感染性疾病。相反，在慢性感染性疾病中反而可以降低，如 HIV 的慢性感染。

（3）$CD3^+CD45RA^+CD45RO^+$ T 细胞亚群在感染性疾病发生时也会增加。

八、活化 T 细胞的检测

1. 基本原理　胸腺中成熟的 T 细胞迁移到外周血即为初始 T 细胞。初始 T 细胞经抗原刺激后被活化，体积增大，称为活化 T 细胞。从初始 T 细胞到活化 T 细胞，再到效应 / 记忆 T 细胞，是成熟 T 细胞进一步发育成为具有发挥免疫功能性 T 细胞的过程。

活化 T 细胞表面标志与初始 T 细胞相比发生了明显变化。HLA-DR 属于 MHCⅡ类分子，一般由抗原提呈细胞（APC）表达，即由 B 细胞、单核细胞、巨噬细胞和胸腺细胞表达，但是某些活化 T 细胞却表达 HLA-DR；另外，某些活化 T 细胞还可以表达 CD25（即 IL-2R α链），以使活化 T 细胞表达由 IL-2R α、β、γ 链组成的高亲和力受体，赋予活化 T 细胞在 IL-2 相对浓度较低的环境中发生增殖的能力。因此，通过 T 细胞表面的共同标志 CD3 和活化 T 细胞表面标志 HLA-DR 和 CD25，即可对活化 T 细胞亚群加以测定。

2. 主要试剂

（1）同型对照抗体：IgG_1-FITC、IgG_1-PE 和 IgG_{2a}-PC5。

（2）测定抗体：CD3-FITC、HLA-DR-PE 和 CD25-PC5。

（3）阳性对照血：可采用经过鉴定的患者静脉血。

（4）标本预处理试剂：溶液 A（溶血剂）、溶液 B（终止剂）和溶液 C（固定剂），如商售全血细胞裂解液，也可以自行配制（详见附录 2）。

（5）鞘液：即 PBS 溶液，可以使用流式细胞仪专用鞘液，也可采用检验科血液常规分析仪使用的鞘液，进口或国产试剂均可。

（6）清洁液：可以使用流式细胞仪专用清洁液，也可使用检验科血液常规分析仪使用的清洁液，进口或国产试剂均可。

3. 主要仪器　流式细胞仪，旋涡振荡器，全自动细胞计数仪。

4. 检验步骤

（1）样品采集：临床静脉抽血 2ml，EDTA-K$_2$ 抗凝（紫头管）。其他标本详见第四章相关部分。

（2）按表 11-24 加样。

表 11-24　活化 T 细胞的检测加样方法

加样内容	同型对照管	阳性对照管	测定管
IgG$_1$-FITC	10μl	—	—
IgG$_1$-PE	10μl	—	—
IgG$_{2a}$-PC5	10μl	—	—
CD3-FITC	—	10μl	10μl
HLA-DR-PE	—	10μl	10μl
CD25-PC5	—	10μl	10μl
血液标本	50μl	—	50μl
阳性对照血	—	50μl	—

（3）手持试管轻轻摇匀，室温（18～22℃），避光放置 20～30 分钟。

（4）依次向各试管加入溶液 A 625μl，旋涡振荡器上混匀 5～10 秒。

（5）依次向各试管加入溶液 B 265μl，旋涡振荡器上继续混匀 5～10 秒。

（6）依次向各试管加入溶液 C 100μl，旋涡振荡器上继续混匀 5～10 秒。

（7）上机测定

1）打开活化 T 细胞流式检测方案（CD3-FITC/HLA-DR-PE/CD25-PC5，图 11-12）。

2）将同型对照管插入流式细胞仪主机的样品台上，打开仪器快速补偿通道，通过电压调节使 IgG$_1$-FITC、IgG$_{2b}$-PE 和 IgG$_1$-PC5 对应的 B 门、C 门和 D 门阳性率为零，停止上样，保存对照检测结果，取下同型对照管。

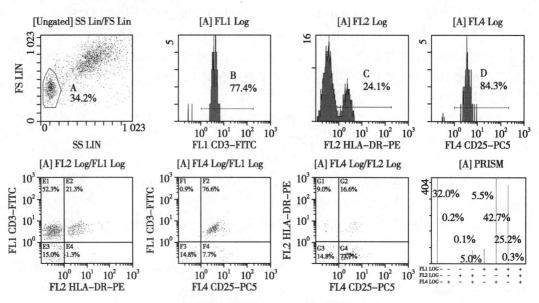

图 11-12　活化 T 淋巴细胞的检测

3）将阳性对照管插入样品台，仪器自动进行测定，待 A 门细胞数量达到 2 000 个以上或总采集细胞数达到 10 000 个以上，停止上样，记录检验结果并保存图像信息。

4）将测定管插入样品台，仪器自动进行测定，待 A 门细胞数量达到 2 000 个以上，或总采集细胞数达到 10 000 个以上，停止上样，记录检验结果并保存图像信息（图 11-12）。

在图 11-12 中，淋巴细胞百分数即 SS/FS 图中 A 门细胞的百分数；HLA-DR$^+$T 淋巴细胞百分数即 PRISM 图中 FL1$^+$/FL2$^+$/FL4$^-$ 细胞的百分数；CD25$^+$ T 淋巴细胞百分数即 PRISM 图中 FL1$^+$/FL2$^-$/FL4$^+$ 细胞的百分数。

5）进入下一份标本的测定，直至全部标本测定完毕。

（8）利用全自动细胞计数仪测定的白细胞含量，计算 HLA-DR$^+$ T 淋巴细胞和 CD25$^+$ T 淋巴细胞的含量。具体计算方法如下。

淋巴细胞绝对含量（×10^9/L）＝细胞计数仪测得的白细胞总数（×10^9/L）×流式仪测得的淋巴细胞百分数

HLA-DR$^+$T 淋巴细胞绝对含量（×10^9/L）＝淋巴细胞绝对含量（×10^9/L）×流式仪测得的 HLA-DR$^+$ T 淋巴细胞百分数

CD25$^+$T 淋巴细胞绝对含量（×10^9/L）＝淋巴细胞绝对含量（×10^9/L）×流式仪测得的 CD25$^+$ T 淋巴细胞百分数

5.仪器参数　FS 阈值 100，电压 155，增益 5.0；SS 电压 415，增益 20.0；FL1（FITC）电压 645，增益 1.0；FL2（PE）电压 670，增益 1.0；FL4（PC5）电压 750，增益 1.0。

6.注意事项

（1）标本采集后应立即进行检测，因为体外因素很容易造成 T 细胞活化。

（2）其余注意事项同本节双平台 T 淋巴细胞及其亚型检测的注意事项。

7.参考范围　见表 11-25。

表 11-25　活化 T 细胞的检测参考范围

报告内容	特征标志	参考范围（$\bar{x} \pm 2s$）	单位
活化 T 淋巴细胞百分数	CD3$^+$HLA-DR$^+$	0.37～5.73	%
活化 T 淋巴细胞百分数	CD3$^+$CD25$^+$	8.60～23.28	%
活化 T 淋巴细胞绝对数	CD3$^+$HLA-DR$^+$	0.003～0.046	×10^9/L
活化 T 淋巴细胞绝对数	CD3$^+$CD25$^+$	0.07～0.93	×10^9/L

8.临床意义

（1）活化 T 细胞增加，提示体内免疫应答增强，见于病原微生物感染及其他一些诱因导致的免疫功能被激发的情况。

（2）活化 T 细胞检测在器官移植受者免疫功能监测及发生排斥或巨细胞病毒（HMCV）感染的鉴别中具有重要意义。CD25$^+$ T 细胞（即 CD3$^+$CD25$^+$ 淋巴细胞）增高，提示发生排斥；如果持续升高提示肾衰竭，需要对移植物做病理活检。HLA-DR$^+$ T 细胞（即 CD3$^+$HLA-DR$^+$ 淋巴细胞）增高，但却不伴随 CD25$^+$ T 细胞的增高，说明发生了巨细胞病毒的感染。

（吴丽娟）

第二节 B 淋巴细胞及其亚群的检测 ▼

B 淋巴细胞（B lymphocyte，BL）简称 B 细胞，是骨髓依赖性淋巴细胞，由骨髓多能干细胞分化而来，占外周血淋巴细胞的 10%～15%。B 细胞在抗原刺激下被活化，体积增大，胞质变得更加丰富，即成为浆细胞，浆细胞再通过合成和分泌免疫球蛋白，执行体液免疫功能。因此，B 细胞是机体的体液免疫功能细胞。

B 细胞在骨髓阶段包括祖 B 细胞（pro-B）、前 B 细胞（pre-B）、未成熟 B 细胞（immature B）和成熟 B 细胞（mature B）。正常情况下，外周血中只能见到成熟 B 细胞。所有阶段的 B 细胞均表达 CD19，近成熟阶段逐渐开始表达 CD20，且 CD20 的表达量随着成熟的进度逐渐增强。B 细胞转化为浆细胞后，将仍然保留 CD19 的表达，但是不再表达 CD20。因此，CD19 和 CD20 是 B 细胞的重要标志。

一、B 淋巴细胞的检测

1. 基本原理　利用 B 细胞的表面标志 CD19 或 CD20 及 T 细胞的表面标志 CD3，采用流式双色荧光标记检验技术，即可从淋巴细胞中将 B 细胞准确地识别出来并加以测定。

2. 主要试剂

（1）同型对照抗体：IgG_1-FITC 和 IgG_1-PE。

（2）测定抗体：CD3-FITC 和 CD19-PE。

（3）阳性对照血：可采用体检健康人静脉血标本。

（4）标本预处理试剂：溶液 A（溶血剂），溶液 B（终止剂）和溶液 C（固定剂），如商售全血细胞裂解液，也可以自行配制（详见附录2）。

（5）鞘液：即 PBS 溶液，可以使用流式细胞仪专用鞘液，也可采用检验科血液常规分析仪使用的鞘液，进口或国产试剂均可。

（6）清洁液：可以使用流式细胞仪专用清洁液，也可使用检验科血液常规分析仪使用的清洁液，进口或国产试剂均可。

3. 主要仪器　流式细胞仪，旋涡振荡器，全自动细胞计数仪。

4. 检验步骤

（1）样品采集：临床静脉抽血 2ml，EDTA-K_2 抗凝（紫头管）。其他标本详见第四章相关部分。

（2）按表 11-26 加样。

表 11-26　B 淋巴细胞的检测加样方法

加样内容	同型对照管	阳性对照管	测定管
IgG_1-FITC	10μl	—	—
IgG_1-PE	10μl	—	—
CD3-FITC	—	10μl	10μl
CD19-PE	—	10μl	10μl
血液标本	50μl	—	50μl
阳性对照血	—	50μl	—

（3）手持试管轻轻摇匀，室温（18～22℃），避光放置20～30分钟。

（4）依次向各试管加入溶液 A 625μl，旋涡振荡器上混匀5～10秒。

（5）依次向各试管加入溶液 B 265μl，旋涡振荡器上继续混匀5～10秒。

（6）依次向各试管加入溶液 C 100μl，旋涡振荡器上继续混匀5～10秒。

（7）上机测定

1）打开 B 细胞流式检测方案（CD3-FITC/CD419-PE，图11-13）。

2）将同型对照管插入流式细胞仪主机的样品台上，打开仪器快速补偿通道，通过电压调节使 IgG$_1$-FITC 和 IgG1-PE 对应的 B 门和 C 门阳性率为零，停止上样，保存对照检测结果，取下同型对照管。

3）将阳性对照管插入样品台，仪器自动进行测定，待 A 门细胞数量达到2 000个以上或总采集细胞数达到10 000个以上，停止上样，记录检验结果并保存图像信息。

4）将测定管插入样品台，仪器自动进行测定，待 A 门细胞数量达到2 000个以上，或总采集细胞数达到10 000个以上，停止上样，记录检验结果并保存图像信息（图11-13）。

在图11-13中，淋巴细胞百分数即 SS/FS 图中 A 门细胞的百分数；B 淋巴细胞百分数即 FL2 CD19-PE/FL1 CD3-FITC 图中 D4 象限细胞的百分数。

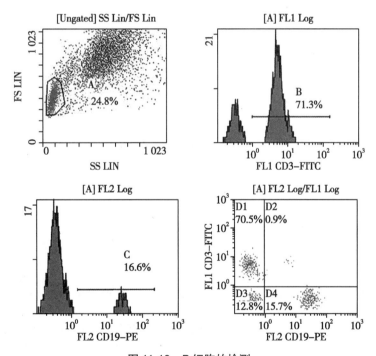

图11-13　B 细胞的检测

5）进入下一份标本的测定，直至全部标本测定完毕。

（8）利用全自动细胞计数仪测定的白细胞含量，计算 B 细胞含量。具体计算方法如下。

淋巴细胞绝对含量（×10^9/L）＝细胞计数仪测得的白细胞总数（×10^9/L）× 流式仪测得的淋巴细胞百分数

B 淋巴细胞绝对数（×10^9/L）＝淋巴细胞绝对含量（×10^9/L）× 流式仪测得的 B 淋巴细胞

百分数

5. 仪器参数　FS 阈值 100,电压 155,增益 5.0；SS 电压 415,增益 20.0；FL1（FITC）电压 645,增益 1.0；FL2（PE）电压 670,增益 1.0。

6. 注意事项　同本章第一节双平台 T 淋巴细胞及其亚 CD3/CD4/CD8 分类亚型检测的注意事项。

7. 参考范围　见表 11-27。

表 11-27　B 淋巴细胞的检测参考范围

报告内容	特征标志	参考范围($\bar{x}\pm2s$)	单位
B 淋巴细胞百分数	CD3⁻CD19⁺	6.48~16.64	%
B 淋巴细胞绝对数	CD3⁻CD19⁺	0.05~0.67	×10⁹/L

8. 临床意义

（1）B 细胞减少：见于原发及继发性免疫功能低下,临床可出现反复发作的呼吸及消化道感染。B 细胞减少还可见于临床严重病毒性感染、免疫抑制剂使用等。

（2）B 细胞增高：提示机体体液免疫功能增强,此时体内高亲和力抗体的产生也增加,见于临床各种细菌性感染。B 细胞增高也见于 B 细胞白血病等。

二、B1 和 B2 淋巴细胞的检测

1. 基本原理　B 淋巴细胞根据是否表达 CD5 分子可以分为两个细胞亚型,即 B1 细胞和 B2 细胞。B1 细胞的免疫标志为 CD3⁻CD19⁺CD5⁺,分泌的 IgM 多于 IgG,即分泌多反应性抗体为主,主要参与先天性免疫应答,无免疫记忆,主要存在于胎儿时期,一旦出生 CD5 表达即迅速关闭；B2 细胞即通常所说的 B 细胞,其免疫标志为 CD3⁻CD19⁺CD5⁻,分泌的 IgG 多于 IgM,即分泌特异性抗体为主,主要参与获得性免疫应答,具有免疫记忆。

利用 CD3、CD19 和 CD5 的 3 色荧光标记抗体,即可将它们进行区分并加以测定。

2. 主要试剂

（1）同型对照抗体：IgG₁-FITC、IgG₁-PE 和 IgG₁-PC5。

（2）测定抗体：CD3-FITC、CD19-PE 和 CD5-PC5。

（3）阳性对照血：可采用体检健康人静脉血标本。

（4）标本预处理试剂：溶液 A（溶血剂）、溶液 B（终止剂）和溶液 C（固定剂）,如商售全血细胞裂解液,也可以自行配制（详见附录 2）。

（5）鞘液：即 PBS 溶液,可以使用流式细胞仪专用鞘液,也可采用检验科血液常规分析仪使用的鞘液,进口或国产试剂均可。

（6）清洁液：可以使用流式细胞仪专用清洁液,也可使用检验科血液常规分析仪使用的清洁液,进口或国产试剂均可。

3. 主要仪器　流式细胞仪,旋涡振荡器,全自动细胞计数仪。

4. 检验步骤

（1）样品采集　临床静脉抽血 2ml,EDTA-K₂ 抗凝（紫头管）。其他标本详见第四章相关部分。

（2）按表 11-28 加样。

表 11-28　B1 和 B2 淋巴细胞的检测加样方法

加样内容	同型对照管	阳性对照管	测定管
IgG$_1$-FITC	10μl	—	—
IgG$_1$-PE	10μl	—	—
IgG$_1$-PC5	10μl	—	—
CD3-FITC	—	10μl	10μl
CD19-PE	—	10μl	10μl
CD5-PC5	—	10μl	10μl
血液标本	50μl	—	50μl
阳性对照血	—	50μl	—

（3）手持试管轻轻摇匀，室温（18～22℃），避光放置 20～30 分钟。

（4）依次向各试管加入溶液 A 625μl，旋涡振荡器上混匀 5～10 秒。

（5）依次向各试管加入溶液 B 265μl，旋涡振荡器上继续混匀 5～10 秒。

（6）依次向各试管加入溶液 C 100μl，旋涡振荡器上继续混匀 5～10 秒。

（7）上机测定

1）打开 B1/B2 细胞流式检测方案（CD3-FITC/CD19-PE/CD5-PC5，图 11-14）。

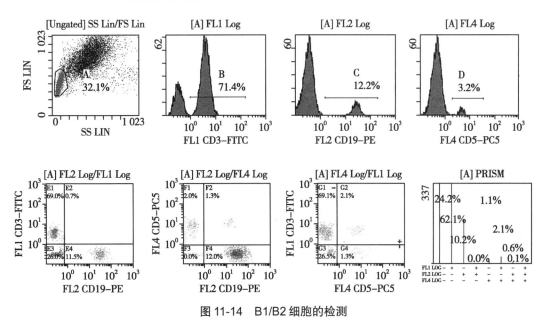

图 11-14　B1/B2 细胞的检测

2）将同型对照管插入流式细胞仪主机的样品台上，打开仪器快速补偿通道，通过电压调节使 IgG$_1$-FITC 和 IgG$_1$-PE 对应的 B 门、C 门和 D 门阳性率为零，停止上样，保存对照检测结果，取下同型对照管。

3）将阳性对照管插入样品台，仪器自动进行测定，待 A 门细胞数量达到 2 000 个以上或总采集细胞数达到 10 000 个以上，停止上样，记录检验结果并保存图像信息。

4）将测定管插入样品台，仪器自动进行测定，待 A 门细胞数量达到 2 000 个以上，或总采集细胞数达到 10 000 个以上，停止上样，记录检验结果并保存图像信息（见图 11-14）。

在图 11-14 中，淋巴细胞百分数即 SS/FS 图中 A 门细胞的百分数；B1 细胞百分数即 PRISM 图中 FL1$^-$/FL2$^+$/FL4$^+$ 细胞的百分数；B2 细胞百分数即 PRISM 图中 FL1$^-$/FL2$^+$/FL4$^-$ 细胞的百分数。

5）进入下一份标本的测定，直至全部标本测定完毕。

（8）利用全自动细胞计数仪测定的白细胞含量，计算 B 细胞含量，进而计算 B1 细胞和 B2 细胞含量。具体计算方法如下。

淋巴细胞绝对含量（×10^9/L）= 细胞计数仪测得的白细胞总数（×10^9/L）× 流式仪测得的淋巴细胞百分数

B1 细胞的绝对含量（×10^9/L）= 淋巴细胞绝对含量（×10^9/L）× 流式仪测得的 B1 细胞百分数

B2 细胞的绝对含量（×10^9/L）= 淋巴细胞绝对含量（×10^9/L）× 流式仪测得的 B2 细胞百分数

5. 仪器参数　FS 阈值 100，电压 155，增益 5.0；SS 电压 415，增益 20.0；FL1（FITC）电压 645，增益 1.0；FL2（PE）电压 670，增益 1.0；FL4（PC5）电压 750，增益 1.0。

6. 注意事项　同本章第一节双平台 T 淋巴细胞及其 CD3/CD4/CD8 分类亚型检测的注意事项。

7. 参考范围　见表 11-29。

表 11-29　B1 和 B2 淋巴细胞的检测参考范围

报告内容	特征标志	参考范围（$\bar{x} \pm 2s$）	单位
B1 淋巴细胞百分数	CD3$^-$CD19$^+$CD5$^+$	0～1.44	%
B2 淋巴细胞百分数	CD3$^-$CD19$^+$CD5$^-$	4.74～16.74	%
B1 淋巴细胞绝对数	CD3$^-$CD19$^+$CD5$^+$	0～0.03	×10^9/L
B2 淋巴细胞绝对数	CD3$^-$CD19$^+$CD5$^-$	0.05～0.69	×10^9/L

8. 临床意义

（1）B1 细胞增多

1）见于各种自身免疫病，如类风湿关节炎（RA）、系统性红斑狼疮（SLE）活动期、特发性血小板减少性紫癜（ITP）、桥本甲状腺炎、格雷夫斯（Graves）病、强直性脊柱炎（AS）、重症肌无力、1 型糖尿病（DM）、RF 阴性的青少年关节炎等。

2）见于某些病原微生物感染。已经发现 HIV 感染患者血液中 B1 细胞增高。

3）见于慢性 B 细胞白血病（B-CLL）。B-CLL 主要是 CD5$^+$CD23$^+$ 和 CD5$^+$CD23$^-$ 两种亚型，患者体内均发现 CD5$^+$ B 细胞数量升高及多反应性抗体的产生。

4）精神病患者血液中 B1 细胞也增高。

（2）B2 细胞（即通常所说的 B 细胞）增高，提示机体体液免疫功能被增强，此时体内高亲和力抗体的产生也增加，见于临床各种细菌性感染。

（3）B2 细胞减少，提示机体体液免疫功能被减弱，见于临床严重病毒性感染、免疫抑制剂使用等。

（王　卓　陈　芳）

第三节　NK 细胞的检测 ▼

自然杀伤细胞（NK 细胞）源于造血干细胞，与 T 细胞同源，是一类具有自发细胞毒活性的淋巴细胞，可自发地杀伤靶细胞，无须抗原刺激，也无再次应答及免疫记忆能力，属于先天性免疫。NK 细胞内含有较大的细胞毒颗粒，所以又属于大颗粒淋巴细胞。NK 细胞通过细胞毒作用和分泌细胞因子，在机体抗肿瘤、抗感染、免疫调节和造血调控等方面发挥重要作用，与临床许多疾病的发生、发展与转归密切相关。

（一）基本原理

NK 细胞表面含有 CD16 分子，是 IgG 的低亲和力受体，介导抗体依赖细胞介导的细胞毒作用（ADCC）。另外，NK 及少数活化 T 淋巴细胞表面含有 CD56 分子。因此，利用 T 细胞共同表面标志 CD3、NK 细胞膜分子 CD16 和 CD56，即可对 NK 细胞进行测定。

（二）主要试剂

1. 同型对照抗体　IgG_1-FITC 和 IgG_1-PE。

2. 测定抗体　CD3-FITC 和 CD16/56-PE。

3. 阳性对照血　可采用体检健康人静脉血标本。

4. 标本预处理试剂　溶液 A（溶血剂）、溶液 B（终止剂）和溶液 C（固定剂），如商售全血细胞裂解液，也可以自行配制（详见附录2）。

5. 鞘液　即 PBS 溶液，可以使用流式细胞仪专用鞘液，也可采用检验科血液常规分析仪使用的鞘液，进口或国产试剂均可。

6. 清洁液　可以使用流式细胞仪专用清洁液，也可使用检验科血液常规分析仪使用的清洁液，进口或国产试剂均可。

（三）主要仪器

流式细胞仪，旋涡振荡器，全自动细胞计数仪。

（四）检验步骤

1. 样品采集　临床静脉抽血 2ml，$EDTA-K_2$ 抗凝（紫头管）。其他标本详见第四章相关部分。

2. 按表 11-30 加样。

表 11-30　NK 细胞的检测加样方法

加样内容	同型对照管	阳性对照管	测定管
IgG_1-FITC/IgG_1-PE	10μl	—	—
CD3-FITC/CD16/56-PE	—	10μl	10μl
血液标本	50μl	—	50μl
阳性对照血	—	50μl	—

3. 手持试管轻轻摇匀，室温（18～22℃），避光放置 20～30 分钟。

4. 依次向各试管加入溶液 A 625μl，旋涡振荡器上混匀 5～10 秒。

5. 依次向各试管加入溶液 B 265μl，旋涡振荡器上继续混匀 5～10 秒。

6. 依次向各试管加入溶液 C 100μl，旋涡振荡器上继续混匀 5～10 秒。

7. 上机测定

（1）打开 NK 细胞流式检测方案（CD3-FITC/CD16/56-PE，图 11-15）。

（2）将同型对照管插入流式细胞仪主机的样品台上，打开仪器快速补偿通道，通过电压调节使 IgG_1-FITC 和 IgG_1-PE 对应的 B 门和 C 门阳性率为零，停止上样，保存对照检测结果，取下同型对照管。

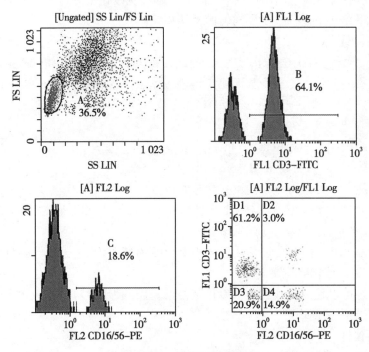

图 11-15　NK 细胞的检测

（3）将阳性对照管插入样品台，仪器自动进行测定，待 A 门细胞数量达到 2 000 个以上或总采集细胞数达到 10 000 个以上，停止上样，记录检验结果并保存图像信息。

（4）将测定管插入样品台，仪器自动进行测定，待 A 门细胞数量达到 2 000 个以上，或总采集细胞数达到 10 000 个以上，停止上样，记录检验结果并保存图像信息（图见 11-15）。

在图 11-15 中，淋巴细胞百分数即 SS/FS 图中 A 门细胞的百分数；NK 细胞百分数即 FL2 CD16/56-PE/FL1 CD3-FITC 图中 D4 象限细胞的百分数。

（5）进入下一份标本的测定，直至全部标本测定完毕。

8. 利用全自动细胞计数仪测定的百细胞含量，计算 NK 细胞含量。具体计算方法如下。

淋巴细胞绝对含量（$\times 10^9$/L）＝细胞计数仪测得的白细胞总数（$\times 10^9$/L）$\times$ 流式仪测得的淋巴细胞百分数

NK 细胞绝对含量（$\times 10^9$/L）＝淋巴细胞绝对含量（$\times 10^9$/L）$\times$ 流式仪测得的 NK 细胞百分数

（五）仪器参数

FS 阈值 100，电压 155，增益 5.0；SS 电压 415，增益 20.0；FL1（FITC）电压 645，增益 1.0；FL2（PE）电压 670，增益 1.0。

（六）注意事项

同本章第一节双平台 T 淋巴细胞及其 CD3/CD4/CD8 分类亚型检测的注意事项。

（七）参考范围（表 11-31）

表 11-31　NK 细胞的检测参考范围

报告内容	特征标志	参考范围（$\bar{x}\pm 2s$）	单位
NK 淋巴细胞百分数	CD3$^-$CD（16/56）$^+$	6.48～16.64	%
NK 淋巴细胞绝对数	CD3$^-$CD（16/56）$^+$	0.05～0.67	×10^9/L

（八）临床意义

1. NK 细胞与肿瘤性疾病的发生发展和转归密切相关，一般而言，肿瘤患者 NK 细胞数量较正常人减少，且减少的程度与肿瘤病情的严重程度密切相关；病情好转，NK 细胞数量回升。因此，NK 细胞数量是肿瘤临床病情判断、疗效监测的指标。

2. NK 细胞是机体抗某些病毒、细菌、寄生虫、真菌感染的重要免疫因素，NK 细胞异常在病毒感染时尤其突出。NK 细胞减少见于柯萨奇病毒、脑心肌炎病毒、流感病毒、EB 病毒、HSV-Ⅰ型等感染。

3. NK 细胞也参与Ⅱ型超敏反应和移植物抗宿主反应，IL-2 治疗后外周血 NK 细胞数量增加。

（徐世兰　吴丽娟）

第四节　单平台淋巴细胞亚群定量分析 ▼

淋巴细胞是构成机体免疫系统的主要细胞群体，包括许多具有不同免疫功能的亚群，如 T 淋巴细胞、B 淋巴细胞、NK 细胞等。通过对淋巴细胞及其亚群所占百分比、绝对计数的检测，可以了解机体所处的免疫功能状态，对疾病的诊断与鉴别、疗效评估、预后判断等十分重要，对机体亚健康状态的诊断及发生相关疾病的风险评估，也具有重要意义。

一、T 淋巴细胞亚群（T4、T8）定量分析

（一）基本原理

外周血有核细胞均表达 CD45，但淋巴细胞表达相对较强，单核细胞表达次之，粒细胞表达最弱；侧向散射光 SSC 可以反映被检测细胞内颗粒的多少，其中粒细胞颗粒成分最多，单核细胞次之，淋巴细胞最少，因此，利用 CD45 表达强度和 SSC 信号强度，即可将外周血进行淋巴细胞、单核细胞、粒细胞三分群。通过对淋巴细胞群设门，即可对淋巴细胞进一步分析。

人类淋巴细胞根据其生理功能和细胞表面抗原的不同，可以分为三大类：T 淋巴细胞、B 淋巴细胞和 NK 细胞。CD3 是 T 淋巴细胞表面共有标志分子，又可分为辅助 / 诱导 T 淋巴细胞（T4）和抑制 / 细胞毒 T 淋巴细胞（T8）。CD4 主要表达于辅助 / 诱导 T 淋巴细胞（T4），CD8 主要表达于抑制 / 细胞毒 T 淋巴细胞（T8）。

根据淋巴细胞亚群表面标志的特点，采用 4 种荧光素标记的 CD3、CD8、CD45、CD4

单抗组合,流式细胞仪即可对淋巴细胞中 T 淋巴细胞(CD3$^+$)亚群、辅助 / 诱导 T 淋巴细胞(CD3$^+$CD4$^+$)亚群和抑制 / 细胞毒 T 淋巴细胞(CD3$^+$CD8$^+$)亚群进行分类。BriCyte E6 流式细胞仪采用单平台体积测量法(高精度流量传感器),除了获得各亚群百分比结果外,还能同步计算得到细胞绝对计数(absolute counts)。

(二)主要试剂

1. 抗体试剂 流式法 PerCP-CD45/FITC-CD3/APC-CD4/PE-CD8 4 色试剂。

2. 溶血剂 10× 溶血剂(使用时需用蒸馏水稀释成 1×)。

3. 鞘液 流式细胞仪配套鞘液。

4. 清洗液 流式细胞仪配套清洗液。

(三)主要仪器

BriCyte E6 流式细胞仪,旋涡混匀器。

(四)检验步骤

1. 样本采集 临床静脉抽血 2.0~2.5ml,EDTA-Na$_2$ 抗凝(紫头管)。

2. 样本制备

(1)(反向加样)精确吸取 20μl PerCP-CD45/FITC-CD3/APC-CD4/PE-CD8 四色试剂,加入试管底部。

(2)(反向加样)精确吸取 50μl EDTA 抗凝静脉血加入试管底部(避免将血样沾到试管壁上)。

(3)试管在涡旋混匀器上轻旋混匀,室温(20~25℃)避光孵育 15 分钟。

(4)(反向加样)向试管中精确加入 450μl 1× 溶血剂,在涡旋混匀器上轻旋混匀,室温(20~25℃)避光孵育 15 分钟。

3. 上机测定

(1)点击"工作单"—"新建样本"按钮,在列表区新增样本,从"检验项目"下拉菜单"自动算法"中选择"CD3/CD8/CD45/CD4-Auto"(自动算法项目仪器设置参数和方案模版已预设,无须编辑)。

(2)(手动上样机型)将试管放入托架,点击"仪器控制"区 " ●(记录)"按钮,仪器自动进行测定,待淋巴细胞门内细胞数量达到 5 000 个,仪器自动停止记录并保存结果和报告。

(3)(自动进样机型)将试管插入样本盘对应孔位(工作单中设定位置),点击"仪器控制"区 " ●(启动自动进样)"按钮,仪器自动进行测定。待淋巴细胞门内细胞数量达到 5 000 个,仪器自动停止记录并保存结果和报告。

在图 11-16 中,淋巴细胞为 CD45/SSC 图中 Lym 门内细胞,总 T 细胞为 CD3/CD4 图中 Q2 和 Q4 门内细胞之和(或逻辑门 CD3$^+$),T4 细胞为 CD3/CD4 图中 Q2 门内细胞,T8 细胞为 CD3/CD8 图中 Q6 门内细胞。总 T 细胞、T4 细胞、T8 细胞亚群百分比见统计表中第 2 列(% Parent),淋巴细胞和各亚群绝对计数见统计表中第 4 列(个 /μl)。

(五)仪器参数

自动算法项目仪器根据质控定标结果自动设置参数,无须用户调整。仪器参数示例:FSC 电压 134,SSC 电压 417,FL1(FITC)电压 403,FL2(PE)电压 368,FL3(PerCP)电压 519,阈值 5000,FL4(APC)电压 515。

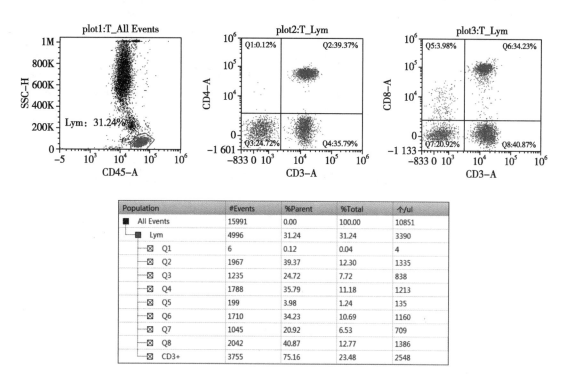

图 11-16　T 淋巴细胞亚群(T4、T8)定量分析

（六）注意事项

1. 高胆红素样本、乳糜血样本、溶血样本均有可能导致错误的检测结果，原则上不能检验。

2. 标本采集后应立即检验，特殊情况不能及时检验，标本应放于室温（16～22℃），48 小时内进行染色，染色后 24 小时内上机检测。

3. 样本达到最佳染色效果的白细胞浓度为（3～10）×10³ 个细胞 /μl，在此浓度范围以外可能需要进行浓缩或稀释。

4. 禁止使用固定保存的患者样本。在染色前冷冻的血液样本会产生错误的结果。如果样本取自使用免疫抑制剂的患者，其结果分辨率较差。未成熟细胞会干扰试验结果。

（七）参考范围（表 11-32）

表 11-32　T 淋巴细胞亚群(T4、T8)定量分析参考范围

报告内容	特征标志	参考范围	单位
总 T 淋巴细胞百分比	$CD3^+$	56～86	%
辅助 / 诱导 T 淋巴细胞(T4)百分比	$CD3^+CD4^+$	33～58	%
抑制 / 细胞毒 T 淋巴细胞(T8)百分比	$CD3^+CD8^+$	13～39	%
辅助 / 抑制 T 淋巴细胞比值	$CD4^+/CD8^+$	0.71～2.78	—
淋巴细胞计数	（CD45/SSC）	1 530～3 700	个 /μl
总 T 淋巴细胞计数	$CD3^+$	723～2 737	个 /μl
辅助 / 诱导 T 淋巴细胞(T4)计数	$CD3^+CD4^+$	404～1 612	个 /μl
抑制 / 细胞毒 T 淋巴细胞(T8)计数	$CD3^+CD8^+$	220～1 129	个 /μl

（八）临床意义

1. 淋巴细胞计数

（1）增高：见于病毒感染，如麻疹、腮腺炎、传染性单核细胞增多症，巨细胞病毒感染；某些细菌感染，如百日咳、结核、传染性肝炎；淋巴系统疾病，如慢性淋巴细胞白血病。

（2）降低：见于传染病急性期、细胞免疫缺陷、放射病及应用肾上腺皮质激素治疗时。

2. 总 T 淋巴细胞（$CD3^+$ 细胞）

（1）增高：提示体内的 T 细胞免疫功能增强，见于临床某些自身免疫病，如 SLE、重度肌无力、慢性活动性肝炎、甲状腺功能亢进、淋巴细胞性甲状腺炎、器官移植物排斥反应、T 细胞白血病等。

（2）降低：提示体内的 T 细胞免疫功能减弱，见于某些白血病、应用免疫抑制剂、放疗过程中、先天性细胞免疫缺陷、艾滋病、多发性骨髓瘤、传染性单核细胞增多症，以及过劳等造成机体免疫功能相对较低的其他一些情况。

3. T4 淋巴细胞（$CD3^+CD4^+$ 细胞）

（1）增高：提示体内存在细菌等病原微生物感染，主要见于临床各种细菌性感染性疾病。某些自身免疫病，如 SLE、重度肌无力、甲状腺功能亢进、淋巴细胞性甲状腺炎、器官移植排斥反应、T 细胞白血病等。

（2）降低：提示体内存在病毒等病原微生物感染，主要见于临床各种病毒感染性疾病，如巨细胞病毒感染、慢性活动性肝炎、恶性肿瘤、遗传性免疫缺陷病、应用免疫抑制剂、艾滋病等。T4 淋巴细胞计数的变化可用于艾滋病的免疫状态分析、疗效观察及预后判断。

4. T8 淋巴细胞（$CD3^+CD8^+$ 细胞）

（1）增高：提示体内存在病毒或胞内寄生菌等病原微生物感染，主要见于传染性单核细胞增多症急性期、自身免疫病，如 SLE、艾滋病初期、慢性活动性肝炎、肿瘤及病毒感染等。

（2）降低：见于 γ 免疫球蛋白缺乏症、胸腺发育不良、严重联合免疫缺陷病、糖尿病等。

5. $CD4^+/CD8^+$ 比值

（1）增高：见于肺腺癌、扁平上皮癌、类风湿关节炎、1 型糖尿病等。此外，还可用于监测器官移植的排斥反应，若移植后 $CD4^+/CD8^+$ 比值较之前明显增高，则可能发生排斥反应。

（2）降低：见于 SLE 肾病、传染性单核细胞增多症、急性巨细胞病毒感染、骨髓移植恢复期等。

一般来说，出现 $CD4^+/CD8^+$ 比值倒置时，以全身性、侵袭和破坏机体免疫系统的感染引起的倒置变化幅度最大。临床抗感染治疗有效时，可以观察 $CD4^+/CD8^+$ 比值的逐步恢复情况。

二、T、B 淋巴细胞和 NK 细胞定量分析

（一）基本原理

外周血有核细胞均表达 CD45，但淋巴细胞表达相对较强，单核细胞表达次之，粒细胞表达最弱；侧向散射光 SSC 可以反映被检测细胞内颗粒的多少，其中粒细胞颗粒成分最多，单核细胞次之，淋巴细胞最少，因此，利用 CD45 表达强度和 SSC 信号强度，即可将外周血进行淋巴细胞、单核细胞、粒细胞三分群。通过对淋巴细胞群设门，即可对淋巴细胞进一步分析。

人类淋巴细胞根据其生理功能和细胞表面抗原的不同,可以分为三大类:T淋巴细胞、B淋巴细胞和NK细胞。CD3是T淋巴细胞表面共有标志分子,CD16和CD56主要表达于NK细胞,CD19主要表达于B淋巴细胞。

根据淋巴细胞亚群表面标志的特点,采用4种荧光素标记的CD3、CD16/CD56、CD45、CD19单抗组合,流式细胞仪即可对淋巴细胞中T淋巴细胞(CD3$^+$)亚群、B淋巴细胞(CD3$^-$CD19$^+$)亚群和NK细胞(CD3$^-$CD16/56$^+$)亚群进行分类。BriCyte E6流式细胞仪采用单平台体积测量法(高精度流量传感器),除了获得各亚群百分比结果外,还能同步计算得到细胞绝对计数(Absolute counts)。

(二)主要试剂

1. 抗体试剂　流式法PerCP-CD45/FITC-CD3/APC-CD19/PE-CD16$^+$56四色试剂。

2. 溶血剂　10×溶血剂(使用时需用蒸馏水稀释成1×)。

3. 鞘液　流式细胞仪配套鞘液。

4. 清洗液　流式细胞仪配套清洗液。

(三)主要仪器

BriCyte E6流式细胞仪,涡旋混匀器。

(四)检验步骤

1. 样本采集　临床静脉抽血2.0~2.5ml,EDTA-Na$_2$抗凝(紫头管)。

2. 样本制备

(1)反向加样:精确吸取20μl PerCP-CD45/FITC-CD3/APC-CD19/PE-CD16$^+$56 4色试剂,加入试管底部。

(2)反向加样:精确吸取50μl EDTA抗凝静脉血加入试管底部(避免将血样沾到试管壁上)。

(3)试管在涡旋混匀器上轻旋混匀,室温(20~25℃)避光孵育15分钟。

(4)(反向加样)向试管中精确加入450μl 1×溶血剂,在涡旋混匀器上轻旋混匀,室温(20~25℃)避光孵育15分钟。

3. 上机测定

(1)点击"工作单"—"新建样本"按钮,在列表区新增样本,从"检验项目"下拉菜单"自动算法"中选择"CD3/16$^+$56/45/19-Auto"。(自动算法项目仪器设置参数和方案模版已预设,无须编辑。)

(2)(手动上样机型)将试管放入托架,点击"仪器控制"区 "●(记录)"按钮,仪器自动进行测定,待淋巴细胞门内细胞数量达到5 000个,仪器自动停止记录并保存结果和报告。

(3)(自动进样机型)将试管插入样本盘对应孔位(工作单中设定位置),点击"仪器控制"区 "●(启动自动进样)"按钮,仪器自动进行测定。待淋巴细胞门内细胞数量达到5 000个,仪器自动停止记录并保存结果和报告。

在图11-17中,淋巴细胞为CD45/SSC图中Lym门内细胞,总T细胞为CD3/CD19图中Q2和Q4门内细胞之和,B细胞为CD3/CD19图中Q1门内细胞,NK细胞为CD3/CD16$^+$56图中Q5门内细胞。总T细胞、B细胞、NK细胞亚群百分比见统计表中第2列(% Parent),淋巴细胞和各亚群绝对计数见统计表中第4列(个/μl)。

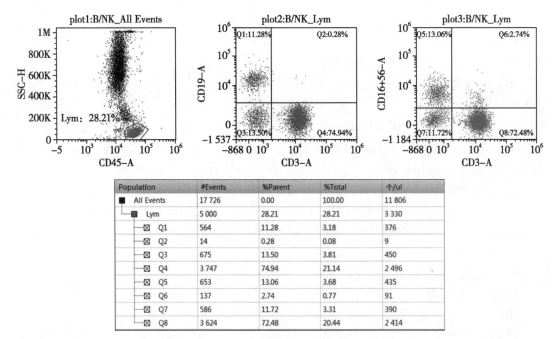

图 11-17　T、B 淋巴细胞和 NK 细胞定量分析

（五）仪器参数

自动算法项目仪器根据质控定标结果自动设置参数，无须用户调整。仪器参数示例：FSC 电压 134，SSC 电压 417，FL1（FITC）电压 403，FL2（PE）电压 368，FL3（PerCP）电压 519，阈值 5 000，FL4（APC）电压 515。

（六）注意事项

1. 高胆红素样本、乳糜血样本、溶血样本均有可能导致错误的检测结果，原则上不能检验。

2. 标本采集后应尽量在 6 小时内检验，特殊情况不能及时检验，标本应放于室温（16～22℃），48 小时内进行染色，染色后 24 小时内上机检测。

3. 样本达到最佳染色效果的白细胞浓度为 $(3\sim10)\times10^3$ 个细胞 /μl，在此浓度范围以外可能需要进行浓缩或稀释。

4. 禁止使用固定保存的患者样本。在染色前冷冻的血液样本会产生错误的结果。如果样本取自使用免疫抑制剂的患者，其结果分辨率较差。未成熟细胞会干扰试验结果。

（七）参考范围（表 11-33）

表 11-33　T、B 淋巴细胞和 NK 细胞定量分析参考范围

报告内容	特征标志	参考范围	单位
总 T 淋巴细胞百分比	$CD3^+$	56～86	%
B 淋巴细胞百分比	$CD3^-CD19^+$	5～22	%
NK 细胞百分比	$CD3^-CD16/56^+$	5～26	%
淋巴细胞计数	（CD45/SSC）	1 530～3 700	个 /μl
总 T 淋巴细胞计数	$CD3^+$	723～2 737	个 /μl
B 淋巴细胞计数	$CD3^-CD19^+$	80～616	个 /μl
NK 细胞计数	$CD3^-CD16/56^+$	84～724	个 /μl

（八）临床意义

1. 淋巴细胞计数

（1）增高：见于病毒感染，如麻疹、腮腺炎、传染性单核细胞增多症；巨细胞病毒感染；某些细菌感染，如百日咳、结核、传染性肝炎；淋巴系统疾病，如慢性淋巴细胞白血病。

（2）降低：见于传染病急性期、细胞免疫缺陷、放射病及应用肾上腺皮质激素治疗时。

2. 总 T 淋巴细胞（CD3⁺细胞）

（1）增高：提示体内的 T 细胞免疫功能增强，见于临床某些自身免疫病，如 SLE、重度肌无力、慢性活动性肝炎、甲状腺功能亢进、淋巴细胞性甲状腺炎、器官移植物排斥反应、T 细胞性白血病等。

（2）降低：提示体内的 T 细胞免疫功能减弱，见于某些白血病、应用免疫抑制剂、放疗过程中、先天性细胞免疫缺陷、艾滋病、多发性骨髓瘤、传染性单核细胞增多症，以及过劳等造成机体免疫功能相对较低的其他一些情况。

3. B 淋巴细胞（CD3⁻CD19⁺细胞）

（1）增高：提示 B 细胞增殖增加，常见于 B 细胞恶性增殖性疾病和自身免疫病中，如急性淋巴细胞白血病、慢性淋巴细胞白血病、多发性骨髓瘤及系统性红斑狼疮等。

（2）降低：见于体液免疫缺陷病，如严重联合免疫缺陷病、性联丙种球蛋白缺乏症等。

4. NK 细胞（CD3⁻CD16/56⁺细胞）

（1）增高：见于宿主抗移植物反应者。

（2）降低：见于血液系统肿瘤、实体瘤、免疫缺陷病、艾滋病和某些病毒感染患者。

三、淋巴细胞亚群（T、T4、T8、B、NK）定量分析

（一）基本原理

外周血有核细胞均表达 CD45，但淋巴细胞表达相对较强，单核细胞表达次之，粒细胞表达最弱；侧向散射光 SSC 可以反映被检测细胞内颗粒的多少，其中粒细胞颗粒成分最多，单核细胞次之，淋巴细胞最少，因此，利用 CD45 表达强度和 SSC 信号强度，即可将外周血进行淋巴细胞、单核细胞、粒细胞三分群。通过对淋巴细胞群设门，即可对淋巴细胞进一步分析。

人类淋巴细胞根据其生理功能和细胞表面抗原的不同，可以分为三大类：T 淋巴细胞、B 淋巴细胞和 NK 细胞。CD3 是 T 淋巴细胞表面共有标志分子，又可分为辅助 / 诱导 T 淋巴细胞（T4）和抑制 / 细胞毒 T 淋巴细胞（T8）。CD4 主要表达于辅助 / 诱导 T 淋巴细胞（T4），CD8 主要表达于抑制 / 细胞毒 T 淋巴细胞（T8）。CD16 和 CD56 主要表达于 NK 细胞，CD19 主要表达于 B 淋巴细胞。

根据淋巴细胞亚群表面标志的特点，采用 4 种荧光素标记的 CD3、CD8、CD45、CD4 单抗组合 1，4 种荧光素标记的 CD3、CD16/CD56、CD45、CD19 单抗组合 2，流式细胞仪即可对淋巴细胞中 T 淋巴细胞（CD3⁺）亚群、辅助 / 诱导 T 淋巴细胞（CD3⁺CD4⁺）亚群和抑制 / 细胞毒 T 淋巴细胞（CD3⁺CD8⁺）亚群、B 淋巴细胞（CD3⁻CD19⁺）亚群和 NK 细胞（CD3⁻CD16/56⁺）亚群进行分类。

BriCyte E6 流式细胞仪采用单平台体积测量法（高精度流量传感器），除了获得各亚群百分比结果外，还能同步计算得到细胞绝对计数（absolute counts）。

（二）主要试剂

1. 抗体试剂 流式法 PerCP-CD45/FITC-CD3/APC-CD4/PE-CD8 4 色试剂，PerCP-CD45/FITC-CD3/APC-CD19/PE-CD16$^+$56 4 色试剂。

2. 溶血剂 10× 溶血剂（使用时需用蒸馏水稀释成 1×）。

3. 鞘液 流式细胞仪配套鞘液。

4. 清洗液 流式细胞仪配套清洗液。

（三）主要仪器

BriCyte E6 流式细胞仪，旋涡混匀器。

（四）检验步骤

1. 样本采集 临床静脉抽血 2.0～2.5ml，EDTA-Na$_2$ 抗凝（紫头管）。

2. 样本制备

（1）准备两支试管，分别标记为试管 T 和试管 B/NK。

（2）反向加样：精确吸取 20μl PerCP-CD45/FITC-CD3/APC-CD4/PE-CD8 4 色试剂，加入试管 T 底部；精确吸取 20μl PerCP-CD45/FITC-CD3/APC-CD19/PE-CD16+56 4 色试剂，加入试管 B/NK 底部。

（3）反向加样：分别精确吸取 50μl EDTA 抗凝静脉血加入试管 T 和试管 B/NK 底部（避免将血样沾到试管壁上）。

（4）试管在涡旋混匀器上轻旋混匀，室温（20～25℃）避光孵育 15 分钟。

（5）（反向加样）向试管 T 和试管 B/NK 中各精确加入 450μl 1× 溶血剂，在涡旋混匀器上轻旋混匀，室温（20～25℃）避光孵育 15 分钟。

3. 上机测定

（1）点击"工作单"—"新建样本"按钮，在列表区新增样本，从"检验项目"下拉菜单"自动算法"中选择"T/B/NK-Auto"（自动算法项目仪器设置参数和方案模版已预设，无须编辑）。

（2）（手动上样机型）选中工作单中试管 T 所在行，将试管 T 放入托架，点击"仪器控制"区"●（记录）"按钮，仪器自动进行测定，待淋巴细胞门内细胞数量达到 5 000 个，仪器自动停止记录并保存结果和报告。选中工作单中试管 B/NK 所在行，按照相同方法进行试管 B/NK 测试。

（3）（自动进样机型）选中工作单中试管 T 所在行，将试管 T 和试管 B/NK 分别插入样本盘对应孔位（工作单中设定位置），点击"仪器控制"区"●（启动自动进样）"按钮，仪器自动依次进行两试管测定。每管淋巴细胞门内细胞数量达到 5 000 个，仪器自动停止记录并保存结果和报告。

在图 11-18 和图 11-19 中，淋巴细胞为 CD45/SSC 图中 Lym 门内细胞，总 T 细胞为 CD3/CD4 图或 CD3/CD19 图中 Q2 和 Q4 门内细胞之和。

图 11-18 中，T4 细胞为 CD3/CD4 图中 Q2 门内细胞，T8 细胞为 CD3/CD8 图中 Q6 门内细胞。

图 11-19 中，B 细胞为 CD3/CD19 图中 Q1 门内细胞，NK 细胞为 CD3/CD16$^+$56 图中 Q5 门内细胞。

总 T 细胞、T4 细胞、T8 细胞、B 细胞、NK 细胞亚群百分比分见对应试管统计表中第 2 列（% parent），淋巴细胞和各亚群绝对计数见对应试管统计表中第 4 列（个/μl）。

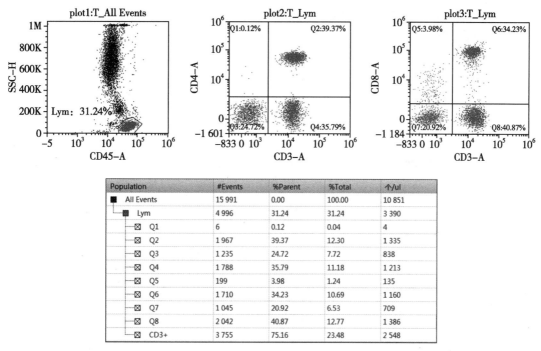

图 11-18 淋巴细胞亚群定量分析 T 管

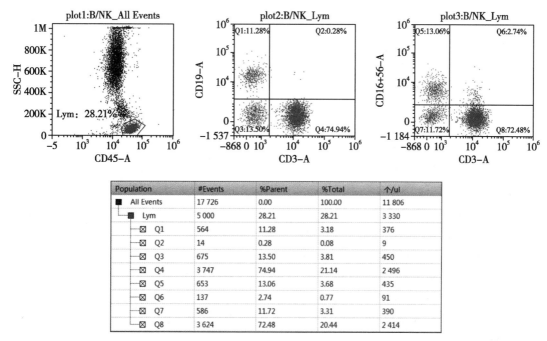

图 11-19 淋巴细胞亚群定量分析 B/NK 管

（五）仪器参数

自动算法项目仪器根据质控定标结果自动设置参数，无须用户调整。仪器参数示例：
FSC 电压 134，SSC 电压 417，FL1（FITC）电压 403，FL2（PE）电压 368，FL3（PerCP）电压

519，阈值 5 000，FL4（APC）电压 515。

（六）注意事项

1. 高胆红素样本、乳糜血样本、溶血样本均有可能导致错误的检测结果，原则上不能检验。

2. 标本采集后应尽量在 6 小时内检验，特殊情况不能及时检验，标本应放于室温（16～22℃），48 小时内进行染色，染色后 24 小时内上机检测。

3. 样本达到最佳染色效果的白细胞浓度为（3～10）×10^3 个细胞 /μl，在此浓度范围以外可能需要进行浓缩或稀释

4. 禁止使用固定保存的患者样本。在染色前冷冻的血液样本会产生错误的结果。如果样本取自使用免疫抑制剂的患者，其结果分辨率较差。未成熟细胞会干扰试验结果。

（七）参考范（表 11-34）

表 11-34　淋巴细胞亚群（T、T4、T8、B、NK）定量分析参考范围

报告内容	特征标志	参考范围	单位
总 T 淋巴细胞百分比	$CD3^+$	56～86	%
辅助 / 诱导 T 淋巴细胞（T4）百分比	$CD3^+CD4^+$	33～58	%
抑制 / 细胞毒 T 淋巴细胞（T8）百分比	$CD3^+CD8^+$	13～39	%
B 淋巴细胞百分比	$CD3^-CD19^+$	5～22	%
NK 细胞百分比	$CD3^-CD16/56^+$	5～26	%
辅助 / 抑制 T 淋巴细胞比值	$CD4^+/CD8^+$	0.71～2.78	—
淋巴细胞计数	（CD45/SSC）	1 530～3 700	个 /μl
总 T 淋巴细胞计数	$CD3^+$	723～2 737	个 /μl
辅助 / 诱导 T 淋巴细胞（T4）计数	$CD3^+CD4^+$	404～1 612	个 /μl
抑制 / 细胞毒 T 淋巴细胞（T8）计数	$CD3^+CD8^+$	220～1 129	个 /μl
B 淋巴细胞计数	$CD3^-CD19^+$	80～616	个 /μl
NK 细胞计数	$CD3^-CD16/56^+$	84～724	个 /μl

（八）临床意义

1. 淋巴细胞计数

（1）增高：见于病毒感染，如麻疹、腮腺炎、传染性单核细胞增多症；巨细胞病毒感染；某些细菌感染，如百日咳、结核、传染性肝炎；淋巴系统疾病，如慢性淋巴细胞白血病。

（2）降低：见于传染病急性期、细胞免疫缺陷、放射病及应用肾上腺皮质激素治疗时。

2. 总 T 淋巴细胞（$CD3^+$ 细胞）

（1）增高：提示体内的 T 细胞免疫功能增强，见于临床某些自身免疫病，如 SLE、重度肌无力、慢性活动性肝炎、甲状腺功能亢进、淋巴细胞性甲状腺炎、器官移植排斥反应、T 细胞白血病等。

（2）降低：提示体内的 T 细胞免疫功能减弱，见于某些白血病、应用免疫抑制剂、放疗过程中、先天性细胞免疫缺陷、艾滋病、多发性骨髓瘤、传染性单核细胞增多症，以及过劳等造成机体免疫功能处于相对较低的其他一些情况。

3. T4 淋巴细胞（$CD3^+CD4^+$ 细胞）

（1）增高：提示体内存在细菌等病原微生物感染，主要见于临床各种细菌性感染性疾病。某些自身免疫病，如 SLE、重度肌无力、甲状腺功能亢进、淋巴细胞性甲状腺炎、器官移植物排斥反应、T 细胞白血病等。

（2）降低：提示体内存在病毒等病原微生物感染，主要见于临床各种病毒感染性疾病，如巨细胞病毒感染、慢性活动性肝炎、恶性肿瘤、遗传性免疫缺陷病、应用免疫抑制剂、艾滋病等。T4 淋巴细胞计数的变化可用于艾滋病的免疫状态分析、疗效观察及预后判断。

4. T8 淋巴细胞（CD3$^+$CD8$^+$ 细胞）

（1）增高：提示体内存在病毒或胞内寄生菌等病原微生物感染，主要见于传染性单核细胞增多症急性期、自身免疫病，如 SLE、艾滋病初期、慢性活动性肝炎、肿瘤及病毒感染等。

（2）降低：见于 γ 免疫球蛋白缺乏症、胸腺发育不良、严重联合免疫缺陷病、糖尿病等。

5. CD4$^+$/CD8$^+$ 比值

（1）增高：见于肺腺癌、扁平上皮癌、类风湿关节炎、1 型糖尿病等。此外，还可用于监测器官移植的排斥反应，若移植后 CD4$^+$/CD8$^+$ 比值较之前明显增高，则可能发生排斥反应。

（2）降低：见于 SLE 肾病、传染性单核细胞增多症、急性巨细胞病毒感染、骨髓移植恢复期等。

一般来说，出现 CD4$^+$/CD8$^+$ 比值倒置时，以全身性、侵袭和破坏机体免疫系统的感染引起的倒置变化幅度最大。临床抗感染治疗有效时，可以观察 CD4$^+$/CD8$^+$ 比值的逐步恢复情况。

6. B 淋巴细胞（CD3$^-$CD19$^+$ 细胞）

（1）增高：提示 B 细胞增殖增加，常见于 B 细胞恶性增殖性疾病和自身免疫病中，如急性淋巴细胞白血病、慢性淋巴细胞白血病、多发性骨髓瘤及系统性红斑狼疮等。

（2）降低：见于体液免疫缺陷病，如严重联合免疫缺陷病、性联丙种球蛋白缺乏症等。

7. NK 细胞（CD3$^-$CD16/56$^+$ 细胞）

（1）增高：见于宿主抗移植物反应者。

（2）降低：见于血液系统肿瘤、实体瘤、免疫缺陷病、艾滋病和某些病毒感染患者中。

（刘　鹤）

第五节　淋巴细胞亚群检测的质量控制

做淋巴细胞亚群检测时，需要特别注意以下问题。

第一，检查样品的实际采集时间。一般地，应当在清晨空腹采集流式分析样品，此时血液中脂质、葡萄糖等的含量相对稳定，患者精神状态较平静，检验结果的可比性较好。

第二，观察标本的外观是否异常。有严重溶血、脂血、凝集的标本应弃用。

第三，检查标本采集时使用的抗凝剂是否合适。外周血标本一般采用 EDTA-K$_2$ 抗凝，活化淋巴细胞、活化单核细胞分析时最好采用肝素抗凝。

第四，了解样品采集时间及保存是否正确。流式分析要求样品只能在室温（18～25℃）下保存，不能将样品放入冰箱 4℃ 冷藏，因为细胞遇冷后会收缩，导致细胞表面抗原成分的部分脱落，将影响细胞的免疫荧光标记反应。另外，抗凝药在室温（16～25℃）条件下，可以使样品保存较长时间，实验调查显示，EDTA-K$_2$ 抗凝的外周血可保存 24～48 小时，肝素抗凝的外周血可保存48~72小时。

第五，尽量使用全血标记-溶血-直接测定法进行测定。因为任何事先分离细胞再行免疫染色的方法，都将或多或少地丢失部分待检测细胞，造成流式最终检测结果存在误差。先溶血再标记的方法，在溶血环节上即可造成细胞表面抗原成分的改变，甚至抗原丢失，对结果的影响较大。先标记再溶血和洗涤的方法，也将导致部分待分析细胞的丢失，一样影响流式最终的检查结果。

第六，单平台分析时，使用已知浓度的标准微球法时，加样要特别注意，这是造成结果误差的重要原因。要求用于样品加样和用于标准荧光微球加样的加样器应为同一把加样器，操作人员的加样指法习惯要尽量保持一致。虽然双平台法也可以定量，但是毕竟引入了两个分析系统，误差相对来说偏高，还要要求标本是同一位患者同一时间同一批抽血，甚至是同一份标本，这对于流式细胞仪未放置在检验科的医院来说，实际执行起来还是颇有难度。总之，建议尽量采用单平台法进行定量检测，结果稳定性好，精准度高。有条件的单位，建议尽量采购具有进样量自动测量的新一代临床型流式细胞仪，其好处是既节省成本，不用购买已知浓度的标准微球，又在精准定量的前提下减少了实验室的工作量，对于淋巴细胞亚群、干细胞、间充质干细胞定量分析来说，是非常有益的。

第七，多色分析时，无论是SS/FS作图还是CD45/SS作图，要求设门时要将待分析的细胞类型的95%以上的细胞圈定在门内，即细胞群的遗漏率需要控制在5%以内。

第八，流式检验时细胞固定液的终浓度一般都很低，如多聚甲醛的使用终浓度仅为1%，其固定力很弱，所以实际操作时可以不使用固定步骤，但是固定处理可以延长保存时间。

第九，一般情况下，在T细胞及亚群、B细胞及亚群和NK细胞亚群测定时，CD3$^+$细胞百分数的变化应控制在3%以内，即T细胞、B细胞和NK细胞百分数的总和应该在100%±5%，否则提示存在明显的加样误差。

第十，一般情况下，T细胞及亚群测定时，T4和T8细胞百分数的总和应该等于CD3$^+$细胞的百分数。当然，对于临床的T淋巴细胞白血病患者、急性失血患者、使用了刺激白细胞向外周血释放药物的患者，以及急性感染患者，此时外周血中的双阴性T淋巴细胞、双阳性T淋巴细胞可能异常增高，T4和T8细胞百分数的总和将低于CD3$^+$细胞的百分数。

最后，做外周血免疫细胞分群检测，3日内接受过免疫球蛋白、白蛋白输注治疗的患者，血液中大量游离的免疫球蛋白可抑制检测抗体对血细胞的标记，因此这类患者需用药3日后才可申请流式检验。

（吴丽娟　陈　芳）

参 考 文 献

1. 窦肇华，张远强，郭顺根. 主编免疫细胞学与疾病[M]. 北京：中国医药科技出版社，2004：1-127.

2. 罗小雨，陈建昌，洪小苏，等. Th1/Th2细胞失衡与急性冠脉综合征[J]. 江苏医药，2008，34（6）：547-548.

3. 王忠堂，姚咏明，盛志勇. HMGB1对淋巴细胞增殖、凋亡及Th1/Th2、Tc1/Tc2漂移的影响[J]. 细胞与分子免疫学杂志，2008，24（4）：324-328.

4. 唐志玲，彭林，江雁，等. 肾移植急性排斥反应中TH和TC类细胞失衡[J]. 中华微生物学和免疫学杂志，2007，27（1）：50-54.

5. 黄花荣，刘甜甜，魏菁，等.哮喘患儿的外周血淋巴细胞 CD40/CD40L 的表达及其与 Tc1 和 Tc2 的关系[J].中山大学学报（医学科学版），2007，28（1）：79-83.

6. 游伟文，杜新，张琼丽，等.白血病患者 Th、Tc 细胞 IFN-γ、IL-4 表达研究[J].中国热带医学，2007，7（6）：874-878.

7. 吕婷婷，朱平，李晓燕，等.类风湿关节炎患者外周血 Th 细胞亚群的变化及依那西普的调节作用[J].细胞与分子免疫学杂志，2008，24（5）：495-497.

8. 董宁，姚咏明，金伯泉，等.CD14 基因多态性与严重烧伤患者预后及白细胞抗原 DR 表达的相关性[J].中华创伤杂志，2008，22（8）：565-569.

9. 宁勇，王宇学，陈家春.成年人不同年龄组人白细胞抗原 -DRα 单核细胞百分率参考值探讨[J].微循环学杂志，2005，15（3）：34-35.

10. 孙健，张葵，陈军浩，等.检测外周血单核细胞 HLA-DR 的表达及临床意义[J].临床检验杂志，2005，23（6）：433-434.

11. 袁劲，吴轲，向芙莉，等.转化生长因子 $β_1$ 对同种反应性 T 细胞增殖能力及 CD25 表达的影响[J].医学研究生学报，2007，20（6）：563-566.

12. AHMAD SF，KHAN B，BANI S，et al. Amelioration of adjuvant-induced arthritis by ursolic acid through altered Th1/Th2 cytokine production[J]. Pharmacol Res.，2006，53（3）：233-240.

13. COLIN IM，ISAAC J，DUPRET P，et al. Functional lymphocyte subset assessment of the Th1/Th2 profile in patients with autoimmune thyroiditis by flowcytometric analysis of peripheral lymphocytes[J]. J Biol Regul Homeost Agents.，2004，18（1）：72-76.

第十二章

单核细胞的检测

单核细胞由骨髓中的造血干细胞增殖分化而来并被释放入血,单核细胞在血液中停留12~36小时后即进入组织,成为巨噬细胞。单核细胞在骨髓中的储存量并不多,但是一旦机体需要,幼稚单核细胞能够迅速增殖发育,生成大量的单核细胞,源源不断地进入靶组织中,参与机体的多种病理生理过程,如抗原递呈、抗感染免疫、淋巴细胞活化、损伤愈合及炎症反应等。因此,对血液中单核细胞检测十分重要。

第一节　单核细胞抗原提成能力检测

一、基本原理

CD14 是脂多糖(LPS)和脂多糖结合蛋白(LBP)复合物的高亲和力受体,见于髓单细胞谱系,在单核细胞和巨噬细胞中强烈表达,在中性粒细胞、B 细胞中表达十分微弱,但在 T 细胞、NK 细胞、红细胞和血小板中则无表达,因此被认为是单核巨噬细胞的特征性标志。

抗原呈递是单核巨噬细胞参与机体免疫的重要作用,单核细胞表达的 HLA-DR 是发挥抗原呈递作用的关键性效应分子,其表达的高低可以反映单核细胞抗原呈递能力的高低,代表着机体的免疫功能状态。

利用 CD14 和 HLA-DR 的双色荧光素标记抗体,即可对血液中的单核细胞数量及其HLA-DR 表达进行测定。

二、主要试剂

1. 同型对照抗体　IgG_{2a}-FITC 和 IgG_1-PE。
2. 测定抗体　CD14-FITC 和 HLA-DR-PE。
3. 阳性对照血　可采用体检健康人静脉血标本。
4. 标本预处理试剂　溶液 A(溶血剂),溶液 B(终止剂)和溶液 C(固定剂),如商售全血细胞裂解液,也可以自行配制(见附录Ⅱ)。
5. 鞘液　即 PBS 溶液,可以使用流式细胞仪专用鞘液,也可采用检验科血液常规分析仪使用的鞘液,进口或国产试剂均可。
6. 清洁液　可以使用流式细胞仪专用清洁液,也可使用检验科血液常规分析仪使用的清洁液,进口或国产试剂均可。

三、主要仪器

流式细胞仪,旋涡振荡器,全自动细胞计数仪。

四、检验步骤

1. 样品采集 临床静脉抽血 2ml,EDTA-K₂ 抗凝(紫头管)。其他标本详见第四章相关部分。

2. 按表 12-1 加样。

表 12-1 单核细胞抗原提成能力检测的加样方法

加样内容	同型对照管	阳性对照管	测定管
IgG$_{2a}$-FITC	10μl	—	—
IgG$_1$-PE	10μl	—	—
CD14-FITC	—	10μl	10μl
HLA-DR-PE	—	10μl	10μl
血液标本	50μl	—	50μl
阳性对照血	—	50μl	—

3. 手持试管轻轻摇匀,室温(18~22℃),避光放置 20~30 分钟。

4. 依次向各试管加入溶液 A 625μl,旋涡振荡器上混匀 5~10 秒。

5. 依次向各试管加入溶液 B 265μl,旋涡振荡器上继续混匀 5~10 秒。

6. 依次向各试管加入溶液 C 100μl,旋涡振荡器上继续混匀 5~10 秒。

7. 上机测定

(1)打开单核细胞流式检测方案(CD14-FITC/HLA-DR-PE,见图 12-1)。

(2)将同型对照管插入流式细胞仪主机的样品台上,打开仪器快速补偿通道,通过电压调节使 IgG$_1$-FITC 和 IgG$_1$-PE 对应的 A 门和 B 门阳性率为零,停止上样,保存对照检测结果,取下同型对照管。

(3)将阳性对照管插入样品台,仪器自动进行测定,待 A 门细胞数量达到 2 000 个以上或总采集细胞数达到 10 000 个以上,停止上样,记录检验结果并保存图像信息。

(4)将测定管插入样品台,仪器自动进行测定,待 A 门细胞数量达到 2 000 个以上,或总采集细胞数达到 10 000 个以上,停止上样,记录检验结果并保存图像信息(图 12-1)。

在图 12-1 中,单核细胞百分数即 FL1 CD14-FITC/FS 图中 A 门细胞的百分数;HLA-DR⁺ 单核细胞百分数即 FL2 HLA-DR-PE/FL1 CD14-FITC 图中 F2 象限细胞的百分数;单核细胞 HLA-DR 表达强度即 FL2 HLA-DR-PE/FL1 CD14-FITC 图中 F2 象限细胞对应的横轴荧光强度平均值(X-mean)。

(5)进入下一份标本的测定,直至全部标本测定完毕。

8. 利用全自动细胞计数仪测定的白细胞含量,计算单核细胞和 HLA-DR 阳性表达单核细胞含量。具体计算方法如下。

单核细胞绝对含量($\times 10^9$/L)= 血细胞计数仪测得的白细胞总数($\times 10^9$/L)× 流式仪测得的单核细胞百分数

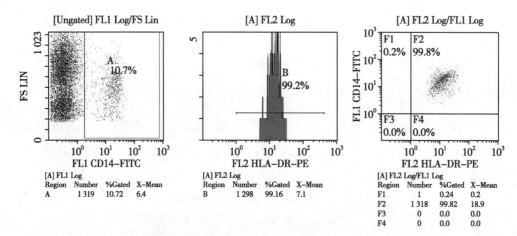

图 12-1 单核细胞 CD14/HLA-DR 的检测

HLA-DR$^+$ 单核细胞绝对含量(×10^9/L)= 单核细胞绝对含量(×10^9/L)× 流式仪测得的 HLA-DR$^+$ 单核细胞百分数

五、仪器参数

FS 阈值 100，电压 155，增益 5.0；SS 电压 415，增益 20.0；FL1（FITC）电压 645，增益 1.0；FL2（PE）电压 670，增益 1.0。

六、注意事项

同本篇第十一章双平台 T 淋巴细胞及其 CD3/CD4/CD8 分类亚型检测的注意事项。

七、参考范围

单核细胞流式检测的参考范围见表 12-2。

表 12-2 单核细胞流式检测的参考范围

报告内容	特征标志	参考范围($\bar{x} \pm 2s$)	单位
单核细胞百分数	CD14$^+$	1.73～7.05	%
单核细胞绝对数	CD14$^+$	0.01～0.16	×10^9/L
HLA-DR$^+$ 单核细胞百分数	CD14$^+$ HLA-DR$^+$	98.26～100	%
HLA-DR$^+$ 单核细胞绝对数	CD14$^+$ HLA-DR$^+$	0.01～0.16	×10^9/L
HLA-DR 表达强度	HLA-DR	16.80～32.12	—

八、临床意义

1. 单核细胞增多见于结核、伤寒、亚急性感染性心内膜炎、疟疾、黑热病、单核细胞白血病、急性传染病恢复期等。

2. HLA-DR$^+$ 单核细胞数量减少或单核细胞 HLA-DR 表达强度降低，提示单核细胞抗原提呈能力下降，机体免疫功能下降，提示预后不良。

（曾家伟 吴丽娟）

第二节　单核细胞 CD16 表达检测 ▼

单核细胞是机体巨噬细胞系统的重要组成部分。病原微生物如细菌进入机体后,单核细胞被激活,活化的单核细胞能够吞噬病原微生物,成为巨噬细胞并分泌 TNF-α、IFN-γ、IL-6、IL-8 等炎性细胞因子,启动体内病原微生物感染的炎症免疫应答程序,随着 TNF-α 等细胞因子的正反馈性调节,炎症细胞进一步大量产生炎性细胞因子,最终炎症反应被级联放大,走向失控,进而诱发多器官功能障碍综合征发生,导致感染患者的死亡。因此,单核巨噬细胞在机体感染免疫应答中起着重要作用。

一、基本原理

业已证实,CD16 属于免疫球蛋白超家族的跨膜糖蛋白,CD16 分子量 50 000～70 000Da,能识别免疫球蛋白的 Fc 段,其表达受细胞因子的调控,是连接体液免疫和细胞免疫的桥梁。正常情况下,外周血单核细胞几乎不表达 CD16,感染发生后表达明显升高,因此人们将外周血单核细胞按照是否高表达 CD16 划分为两个亚群,高表达 CD16 的单核细胞被称为促炎性单核细胞,不表达 CD16 的单核细胞被称为非促炎性单核细胞。

利用 CD45 和 CD16 的双色荧光素标记抗体,流式细胞术即可对血液中的促炎性单核细胞和非促炎性单核细胞进行亚群分析。

二、主要试剂

1. 同型对照抗体　IgG1-PC5 和 IgG1-PE。

2. 测定抗体　CD45-PC5 和 CD16-PE。

3. 标本预处理试剂　溶液 A(溶血剂),溶液 B(终止剂)和溶液 C(固定剂),如商售全血细胞裂解液,也可以自行配制(见附录Ⅱ)。

4. 阳性对照血　实验室收集的脓毒症患者经过流式鉴定的血标本。

5. 鞘液　即 PBS 溶液,可以使用流式细胞仪专用鞘液,也可采用检验科血液常规分析仪使用的鞘液,进口或国产试剂均可。

6. 清洁液　可以使用流式细胞仪专用清洁液,也可使用检验科血液常规分析仪使用的清洁液,进口或国产试剂均可。

三、主要仪器

流式细胞仪,旋涡振荡器,全自动细胞计数仪。

四、检验步骤

1. 样品采集　临床静脉抽血 2ml,EDTA-K$_2$ 抗凝(紫头管)。

2. 按表 12-3 加样。

3. 手持试管轻轻摇匀,室温(18～22℃),避光放置 20～30 分钟。

4. 依次向各试管加入溶液 A 625μl,旋涡振荡器上混匀 5～10 秒。

5. 依次向各试管加入溶液 B 265μl,旋涡振荡器上继续混匀 5～10 秒。

表 12-3　单核细胞 CD16 表达检测的加样方法

加样内容	同型对照管 /μl	阳性对照管 /μl	测定管 /μl
IgG$_1$-PC5	10	—	—
IgG$_1$-PE	10	—	—
CD45-PC5	—	10	10
CD16-PE	—	10	10
血液标本	50	—	50
阳性对照血	—	50	—

6. 依次向各试管加入溶液 C 100μl，旋涡振荡器上继续混匀 5～10 秒。

7. 上机测定

（1）打开单核细胞 CD16 流式检测方案（CD14-FITC/HLA-DR-PE，图 12-2）。

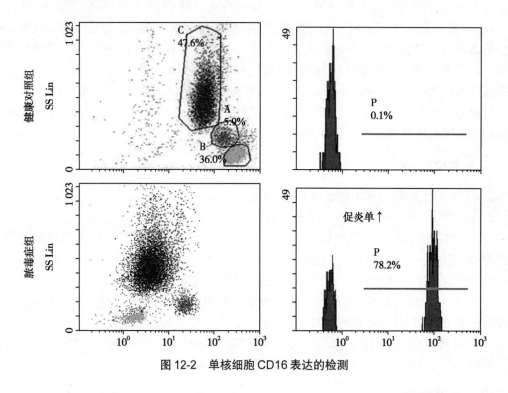

图 12-2　单核细胞 CD16 表达的检测

（2）将同型对照管插入流式细胞仪主机的样品台上，打开仪器快速补偿通道，通过电压调节使 IgG$_1$-PC5 和 IgG$_1$-PE 对应的 P 门阳性率为零，停止上样，保存对照检测结果，取下同型对照管。

（3）将阳性对照管插入样品台，仪器自动进行测定，待 P 门细胞数量达到 2 000 个以上或总采集细胞数达到 10 000 个以上，停止上样，记录检验结果并保存图像信息。

（4）将测定管插入样品台，仪器自动进行测定，待 P 门细胞数量达到 2 000 个以上，或总采集细胞数达到 10 000 个以上，停止上样，记录检验结果并保存图像信息（见图 12-2）。

在图 12-2 中，单核细胞百分数即 A 门细胞的百分数；促炎性单核细胞百分数即 P 门阳性细胞的百分数；促炎性单核细胞 CD16 表达强度 P 门细胞对应的横轴荧光强度平均值

（X-mean）。

（5）进入下一份标本的测定，直至全部标本测定完毕。

8. 利用全自动血细胞计数仪测定的白细胞含量，计算促炎性单核细胞的含量。具体计算方法如下。

促炎性单核细胞绝对含量（$\times 10^9/L$）＝细胞计数仪测得的白细胞总数（$\times 10^9/L$）×流式仪测得的促炎性单核细胞百分数

五、仪器参数

FS 阈值 100，电压 155，增益 5.0；SS 电压 415，增益 20.0；FL4（PC5）电压 750，增益 1.0；FL2（PE）电压 670，增益 1.0。

六、注意事项

同本篇第十一章双平台 T 淋巴细胞及其 CD3/CD4/CD8 分类亚型检测的注意事项。

七、参考范围

促炎性单核细胞流式检测的参考范围见表 12-4。

表 12-4　促炎性单核细胞流式检测的参考范围

报告内容	特征标志	参考范围（$\bar{x} \pm 2s$）	单位
促炎性单核细胞百分数	CD45+CD16+	0～2.98	%
促炎性单核细胞绝对数	CD45+CD16+	0～0.05	$\times 10^9/L$
促炎性单核细胞 CD16 表达强度	CD45+CD16+	—	—

八、临床意义

机体发生感染时，外周血促炎性单核细胞的含量明显升高，如菌血症时外周血促炎性单核细胞的绝对含量可以达到 5.0×10^8 个 /L 以上，临床见于革兰氏阴性菌全身感染、新生儿菌血症、透析患者并发菌血症等；也可用于脓毒症患者临床抗感染治疗和预后判断；对于手术创伤性全身炎症反应和感染性全身炎症反应的鉴别也有非常重要的作用。

（朱　杰　陈　杰）

参 考 文 献

1. KHALIFA KA, BADAWY HM, RADWAN WM, et al. CD14（+）HLA-DR low/（−）monocytes as indicator of disease aggressiveness in B-cell non-Hodgkin lymphoma［J］. Int J Lab Hematol, 2014, 36（6）: 650-655.

2. VESTER H, DARGATZ P, HUBER-WAGNER S, et al. HLA-DR expression on monocytes is decreased in polytraumatized patients［J］. Eur J Med Res, 2015, 20: 84. doi: 10.118 6/s40001-015-0180-y.

3. SCHEFOLD JC, PORZ L, UEBE B, et al. Diminished HLA-DR expression on monocyte and dendritic cell subsets indicating impairment of cellular immunity in pre-term neonates: a prospective observational analysis［J］. J Perinat Med, 2015, 43（5）: 609-618.

4. PALOJÄRVI A, PETÄJÄ J, SIITONEN S, et al. Low monocyte HLA-DR expression as an indicator of

immunodepression in very low birth weight infants[J]. Pediatr Res, 2013, 73 (4 Pt 1): 469-475.

5. DEMARET J, WALENCIK A, JACOB MC, et al. Inter-laboratory assessment of flow cytometric monocyte HLA-DR expression in clinical samples[J]. Cytometry B Clin Cytom, 2013, 84 (1): 59-62.

6. AHOUT IM, JANS J, HAROUTIOUNIAN L, et al. Reduced Expression of HLA-DR on Monocytes During Severe Respiratory Syncytial Virus Infections[J]. Pediatr Infect Dis J, 2016, 35 (3): e89-96.

7. TILLINGER W, JILCH R, WALDHOER T, et al. Monocyte human leukocyte antigen-DR expression-a tool to distinguish intestinal bacterial infections from inflammatory bowel disease?[J]. Shock. 2013, 40 (2): 89-94.

8. JAGANNATHAN R, LAVU V, RAO SR. Comparison of the proportion of non-classic (CD14+CD16+) monocytes/macrophages in peripheral blood and gingiva of healthy individuals and patients with chronic periodontitis[J]. J Periodontol, 2014, 85 (6): 852-858.

9. ZIEGLER HEITBROCK L. The CD14+ CD16+ blood monocytes: their role in infection and inflammation[J]. J Leukoc Biol, 2007, 81 (3): 584-592.

10. KWISSA M, NAKAYA HI, ONLAMOON N, et al. Dengue virus infection induces expansion of a CD14 (+) CD16 (+) monocyte population that stimulates plasmablast differentiation[J]. Cell Host Microbe, 2014, 16 (1): 115-127.

11. NAZARETH N, MAGRO F, SILVA J, et al. Infliximab therapy increases the frequency of circulating CD16[(+)] monocytes and modifies macrophage cytokine response to bacterial infection[J]. Clin Exp Immunol, 2014, 177 (3): 703-711.

12. ZHENG J, LIANG H, XU C, et al. An unbalanced PD-L1/CD86 ratio in CD14 (++) CD16 (+) monocytes is correlated with HCV viremia during chronic HCV infection[J]. Cell Mol Immunol, 2014, 11 (3): 294-304.

13. ANTONELLI LR, LEORATTI FM, COSTA PA, et al. The CD14+ CD16+ inflammatory monocyte subset displays increased mitochondrial activity and effector function during acute Plasmodium vivax malaria[J]. PLoS Pathog. 2014, 10 (9): e1004393. doi: 10.137 1/journal. ppat. 1004393. eCollection 2014 Sep.

14. ZHANG D, HE J, SHEN M, et al. CD16 inhibition increases host survival in a murine model of severe sepsis[J]. J Surg Res, 2014, 187 (2): 605-609.

15. TOLOUEI SEMNANI R, MOORE V, BENNURU S, et al. Human monocyte subsets at homeostasis and their perturbation in numbers and function in filarial infection[J]. Infect Immun, 2014, 82 (11): 4438-4446.

16. FRANKENBERGER M, EKICI AB, ANGSTWURM MW, et al. A defect of CD16-positive monocytes can occur without disease[J]. Immunobiology, 2013, 218 (2): 169-174.

17. CASTAÑO D, GARCÍA LF, ROJAS M. Increased frequency and cell death of CD16[+] monocytes with Mycobacterium tuberculosis infection[J]. Tuberculosis (Edinb), 2011, 91 (5): 348-360.

第十三章

中性粒细胞的检测

中性粒细胞是固有免疫系统中重要的效应细胞,是机体抵抗病原体入侵的第一道防线。在激活状态下,中性粒细胞发生呼吸爆发,产生大量活性氧和超氧阴离子。正常中性粒细胞呼吸爆发功能对机体抵抗外来病原体感染、清除机体异常及衰老细胞、维持自身免疫稳态具有重要作用。

第一节 中性粒细胞呼吸爆发功能的测定

一、基本原理

无荧光染料二氢罗丹明 123(dihydrorhodamine 123,DHR)在中性粒细胞吞噬作用发挥时,通过呼吸爆发使其在氧化反应中还原为具有高度绿色荧光的罗丹明 123(rhodamine 123,Rho123)。通过流式细胞仪可以对罗丹明 123 发射的绿色荧光进行检测,因此,通过流式细胞仪便可直接检测中性粒细胞被刺激后其功能增强的表现。

二、主要试剂

1. 二氢罗丹明 123(DHR) D1054#,2mg。
(1)储存液:2mg DHR 溶于 2ml DMSO,可按 200μl 分装,-70℃保存。
(2)工作液:20μl DHR 储存液,溶于 650μl PBS,配制成 670μl DHR 工作液(0.03mg/ml)4℃保存 1 周。

2. 佛菠脂(phorbolmyristate acetate,PMA) P8139#,1mg。
(1)储存液:1mg PMA 溶于 1ml DMSO,可按 150μl 分装,-70℃保存。
(2)工作液:15μl PMA 储存液,溶于 1 485μl PBS,配制成 1.5ml PMA 工作液(0.01mg/ml)4℃保存 1 周。

3. 溶血素 氯化铵 8.29g,碳酸钾 1.0g,EDTA 二钠 0.037g 溶于 1 000ml 去离子水,过滤,4℃保存。

三、主要仪器

BD FACS Canto 流式细胞仪,恒温水浴箱。

四、检测步骤

1. 样品采集抽取静脉血 1.0～2.0ml，肝素抗凝。

2. 标本处理

（1）每个标本标记两管：一管为无刺激对照管（PBS 对照管），另一管为刺激管（PMA 对照管），分别加入 50μl 全血和 50μl PBS 或 PMA（0.01mg/ml）。

（2）混匀，37℃孵育 15 分钟。

（3）每管加入 25μl DHR（0.03mg/ml），混匀，37℃孵育 5 分钟。

（4）每管加入 2ml 溶血素，混匀，37℃孵育 5 分钟。

（5）1 200r/min 离心 5min，弃上清液，用 PBS 洗 1 次。

（6）弃上清液，加入 PBS 200μl，混匀，30 分钟之内上机。

3. 上机测定

（1）打开中性粒细胞呼吸爆发功能流式检测方案（图 13-1）。

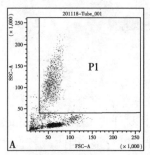
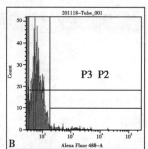
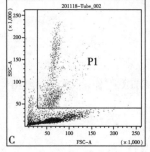
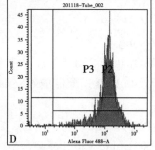

图 13-1　中性粒细胞呼吸爆发功能检测（文末有彩图）

（2）将 PBS 管插入流式细胞仪主机的样品台，通过电压调节尽量使 FITC 对应中性粒细胞的阳性表达率<10%，待 P1 门细胞数量达到 1 000 个以上，或总采集细胞数达到 10 000 个以上，停止上样，记录检验结果并保存图像信息（图 13-1）。

（3）将 PMA 管插入样品台，待 P1 门细胞数量达到 1 000 个以上，或总采集细胞数达到 10 000 个以上，停止上样，记录检验结果并保存图像信息（见图 13-1）。

图 A 和图 B 为 PBS 对照管，图 A 中，P1 门为中性粒细胞群，在与 P1 门关联的图 B 中，P2 门的百分数为中性粒细胞的阳性表达率，与 P4 门对应的 X-mean 为活化中性粒细胞荧光强度的几何平均数；图C和图D为PMA刺激管，图D中，P2门的百分数为中性粒细胞的阳性表达率，与P4门对应的X-mean为活化中性粒细胞荧光强度的几何平均数。

4. 结果与计算

（1）PBS对照管中性粒细胞活化率（P2门的百分数）。

（2）PMA刺激管中性粒细胞活化率（P2门的百分数）。

（3）刺激指数（SI）=PMA刺激管活化中性粒细胞荧光强度的几何平均数（P4门）/PBS对照管活化中性粒细胞荧光强度的几何平均数（P4门）。

五、注意事项

1. 严重脂血、凝血标本原则上不能检验。

2. 标本采集后应尽量在6小时内检验，特殊情况不能及时检验，标本应放于室温（18～22℃），但不能超过24小时。不可将标本放入4℃冰箱存放，会影响中性粒细胞吞噬功能。

六、临床意义

1. 正常儿童参考值：PBS对照中性粒细胞活化率<10%；PMA刺激后中性粒细胞活化率>90%；刺激指数（SI）>100（图13-1）。

2. 正常儿童PBS对照中性粒细胞活化率<10%；受一些疾病和药物影响，如川崎病急性期、全身型幼年特发性关节炎、抗癫痫药，中性粒细胞出现自身活化，活化率>10%。

3. 刺激指数（SI）<10，提示患者的中性粒细胞吞噬或氧化功能有严重缺陷，常见于慢性肉芽肿病，尤其*CYBB*基因突变患儿，如图13-2中A所示：CGD患儿SI=3.7；刺激指数（SI）介于10～100，提示患者的中性粒细胞吞噬或氧化功能异常，见于部分常染色体隐性遗传的慢性肉芽肿病及慢性肉芽肿病的携带者；如图13-2中B所示：CGD患儿母亲（携带者）SI=96.5；图13-2中C所示：CGD患儿父亲（正常人）SI=190。

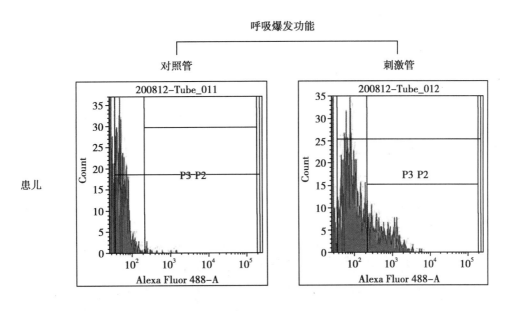

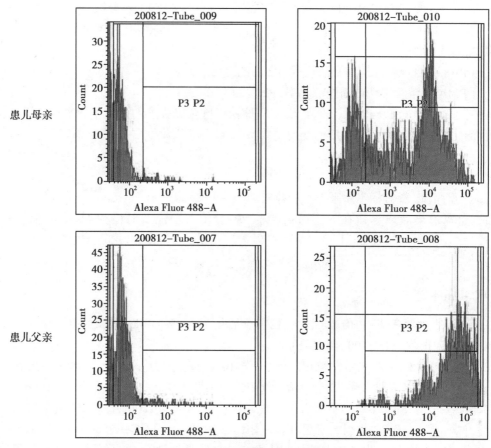

图 13-2 中性粒细胞功能检测结果

（侯　佳　王晓川）

第二节　中性粒细胞 CD64 指数测定 ▼

当中性粒细胞在体内或体外暴露于炎症介质，如 γ 干扰素（interferon gamma，IFN-γ）或粒细胞集落刺激因子（granulocyte colony-stimulating factor，G-CSF）时，其膜表面 CD64 分子的表达数小时内即可快速上升。许多研究表明，中性粒细胞膜表面 CD64（neutrophil CD64，nCD64）的定量检测是针对成人、新生儿和儿童感染败血症或全身急性炎症反应的敏感而特异的实验室指标。

一、基本原理

CD64 即 FcγR I 类，是免疫球蛋白 G（IgG）的 Fc 受体之一，主要分布于单核细胞、巨噬细胞及树突状细胞表面。正常生理状态下，作为组成性表达存在的 CD64 在外周血单核细胞表面表达较高，而在淋巴细胞和中性粒细胞膜表面低表达。当机体处于感染状态时，CD64 在单核细胞表面（感染前后均为高表达）和淋巴细胞表面（感染前后均为低表达）变化均不显著；而在中性粒细胞表面表达大幅上调，且在感染后 3~6 小时即可上升，因此中性粒细胞膜表面 CD64（neutrophil CD64，nCD64）可作为细菌感染的早期诊断指标。

由于 nCD64 阳性百分率并不能反映中性粒细胞膜表面的 CD64 表达量的变化程度，故许多文献报道采用 nCD64 平均荧光强度（mean fluorescence intensity，MFI）的变化反映中性粒细胞膜表面 CD64 分子数量的上调程度。为了使不同实验室之间及同一实验室不同批次之间的检测结果具有可比性，目前看来用 nCD64 指数代替传统的百分比更为合理。

目前，关于 nCD64 指数的计算方式尚无统一定论，国内一些实验室将 nCD64 指数定义为 $MFI_{PMN\ CD64}/MFI_{Lym\ CD64}$，而未在 CD64 指数的计算公式中充分考虑 CD64 分子呈组成性表达的单核细胞上的 CD64 MFI；我们将其定义为 $(MFI_{PMN\ CD64}/MFI_{Lym\ CD64})/(MFI_{Mo\ CD64}/MFI_{PMN\ CD64})$，后者综合考虑了作为阴性对照的淋巴细胞及作为阳性对照的单核细胞的 MFI 值的因素。

二、主要试剂

1. 检测抗体　BD 公司的藻红蛋白（P-phycoerythrin，PE）标记小鼠抗人 CD64（$IgG_1.\kappa$）（克隆号 10.1），多甲藻叶绿素蛋白（Peridinin-Chlorophyll-Protein，PerCP）标记小鼠抗人 CD45（$IgG_1.\kappa$）（克隆号 2D1）。

2. 溶血素　如 BD 公司的 FACS Lysing Solution。

3. 鞘液　流式细胞仪专用鞘液。

三、主要仪器

BDFACS Calibur 流式细胞仪，振荡器，离心机。

四、检验步骤

1. 标本采集：抽取静脉血 2ml，EDTA-K_2 抗凝。

2. 取流式专用管，依次加入 CD64-PE 抗体 5μl、CD45-PerCP 抗体 5μl 和 50μl 全血。

3. 用振荡器低速混匀后，25℃温箱内避光孵育 20～30 分钟。

4. 每管加入 500μl 已作 1∶10 稀释的 FACS Lysing 裂解液，振荡器上混匀后 25℃温箱内避光静置 10 分钟。

5. 126×g 离心 5 分钟，弃上清液并加入磷酸缓冲盐溶液（PBS）1ml，振荡器上混匀，126×g 离心 5 分钟。

6. 弃上清液再加入 PBS 300μl 重悬，振荡器上混匀。

7. 上机检测

（1）打开 Cell Quest 软件，在 CD45-PerCP/SSC 双参数图上选取中性粒细胞群（R1）、淋巴细胞群（R2）及单核细胞群（R3）（图 13-3）。

（2）可在单参数直方图中检测各群细胞表

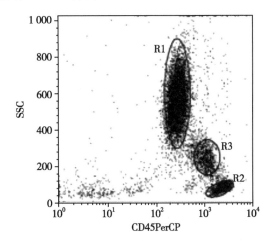

图 13-3　在 CD45-PerCP/SSC 双参数图上选取目的细胞群

面 CD64 MFI。

1）nCD64 低表达病例：见图 13-4。

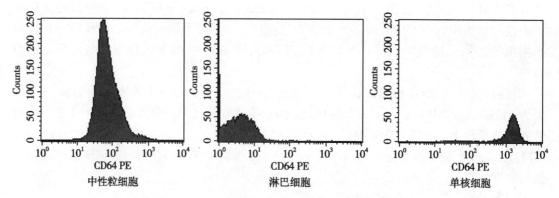

图 13-4　nCD64 低表达患者各群细胞 CD64 表达情况

2）nCD64 高表达病例：见图 13-5。

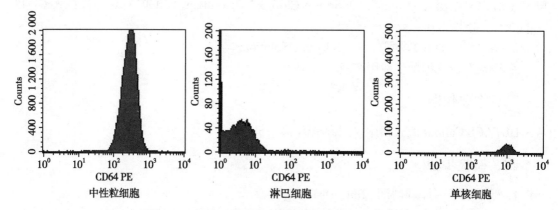

图 13-5　nCD64 高表达患者各群细胞 CD64 表达情况

3）每个样本收集 10 000 个细胞，需 2 小时内完成检测以保证准确性。

8．计算 nCD64 指数　计算公式如下。

$$nCD64 \text{ 指数} = (MFI_{PMN\ CD64}/MFI_{Lym\ CD64})/(MFI_{Mo\ CD64}/MFI_{PMN\ CD64})$$

（注：PMN. 中性粒细胞；Lym. 淋巴细胞；Mo. 单核细胞；MFI. 平均荧光强度）。

反映 nCD64 表达量的各种指标中，nCD64 MFI 不利于不同批次或不同实验室的结果比较，因此国际上 nCD64 指数的使用更为广泛。但 nCD64 指数目前却并无统一的定义，我们通过 ROC 曲线进行统计比较，结果表明（$MFI_{PMN\ CD64}/MFI_{Lym\ CD64}$）/（$MFI_{Mo\ CD64}/MFI_{PMN\ CD64}$）的特异性和灵敏度均优于 $MFI_{PMN\ CD64}/MFI_{Lym\ CD64}$ 以及 $MFI_{PMN\ CD64}$。

五、仪器参数

由于不同品牌、型号的仪器，甚至是同一型号的不同仪器使用同一参数设置时，并不一定能获得一致的效果，因此建议荧光补偿根据在各自仪器上使用单染样本管调节补偿的参数条件进行设定。

六、注意事项

1. 全血样本储存于室温环境，并于样本采集后应尽快上机测定完毕。

2. 为了保证检测结果的可比性，将抗体和样本混匀后在25℃温箱中避光孵育固定的时间更易于操作步骤的标准化。

七、参考范围

在建立参考范围时，设定的健康对照组为健康体检者42例，其中男24例，女18例，外周血白细胞（WBC）计数在（5.9~9.9）×10⁹/L，中性粒细胞百分比（Neu%）在53%~68.7%，无肝、肾功能和心血管异常，年龄为26~69岁。患者组为回顾性分析患者91例，其中男45例，女46例，年龄为21~95岁，其中根据临床诊断及病原体分离结果而分为细菌感染组41例和非感染组50例（细菌感染组：选择临床诊断和细菌培养结果均为阳性者入组）。根据ROC曲线计算得到nCD64指数最佳诊断阈值为1.84。

此nCD64指数计算方式也同样适用于新生儿和儿童，但各实验室应各自建立不同年龄段的参考范围。

八、临床意义

此章节所定义的nCD64指数计算方式在诊断感染性疾病中兼具了较高的灵敏度、最高的特异度及最高的约登指数，因而较WBC（Neu%）和CRP更有诊断价值。nCD64指数低于1.84时可排除感染性疾病，而nCD64指数高于1.84时可对感染性疾病进行初步诊断。

（闫佩毅　朱晴晖　徐　翀）

参 考 文 献

1. REPP R，VALERIUS T，SENDLER A，et al. Neutrophils express the high affinity receptor for IgG（Fc gamma RI，CD64）after in vivo application of recombinant human granulocyte colony-stimulating factor[J]. Blood，1991，78（4）：885-889.

2. VAN DER MEER W，PICKKERS P，SCOTT CS，et al. Hematological indices，inflammatory markers and neutrophil CD64 expression：comparative trends during experimental human endotoxemia[J]. J Endotoxin Res，2007，13（2）：94-100.

3. CID J，AGUINACO R，SANCHEZ R，et al. Neutrophil CD64 expression as marker of bacterial infection：a systematic review and meta-analysis[J]. J Infect，2010，60（5）：313-319.

4. ICARDI M，ERICKSON Y，KILBORN S，et al. CD64 index provides simple and predictive testing for detection and monitoring of sepsis and bacterial infection in hospital patients[J]. J Clin Microbiol，2009，47（12）：3914-3919.

5. DIMOULA A，PRADIER O，KASSENGERA Z，et al. Serial determinations of neutrophil CD64 expression for the diagnosis and monitoring of sepsis in critically ill patients[J]. Clin Infect Dis，2014，58（6）：820-829.

6. WONG L，HILL BL，HUNSBERGER BC，et al. Automated analysis of flow cytometric data for measuring neutrophil CD64 expression using a multi-instrument compatible probability state model[J]. Cytometry B Clin Cytom，2015，88（4）：227-235.

7. SHI J, TANG J, CHEN D. Meta-analysis of diagnostic accuracy of neutrophil CD64 for neonatal sepsis[J]. Ital J Pediatr, 2016, 42(1): 57.

8. LEINO L, SORVAJARVI K, KATAJISTO J, et al. Febrile infection changes the expression of IgG Fc receptors and complement receptors in human neutrophils in vivo[J]. Clin Exp Immunol, 1997, 107(1): 37-43.

9. ROGINA P, STUBLJAR D, LEJKO-ZUPANC T, et al. Expression of CD64 on neutrophils(CD64 index): diagnostic accuracy of CD64 index to predict sepsis in critically ill patients[J]. Clin Chem Lab Med, 2015, 3(4): 89-91.

10. GROS A, ROUSSEL M, SAUVADET E, et al. The sensitivity of neutrophil CD64 expression as a biomarker of bacterial infection is low in critically ill patients[J]. Intensive Care Med, 2012, 38(3): 445-452.

11. GIBOT S, BÉNÉ MC, NOEL R, et al. Combination biomarkers to diagnose sepsis in the critically ill patient [J]. Am J Respir Crit Care Med, 2012, 186(1): 65-71.

12. 孙丽, 楼燕茹, 牧启田. 中性粒细胞 CD64 指数测定在肺部感染性疾病诊断中的价值[J]. 检验医学, 2010, 25(2): 100-102.

13. 冯萍, 虞培娟, 朱雪明. 细菌感染患者外周血中性粒细胞表面 CD64 指数的变化[J]. 检验医学, 2010, 25(2): 96-99.

14. 汪文娟, 王浩, 陈哲. CD64 指数、WBC 在小儿败血症早期诊断与预后判断中的应用价值[J]. 检验医学, 2013, 28(5): 416-419.

15. RICHARDSON MP, AYLIFFE MJ, HELBERT M, et al. A simple flow cytometry assay using dihydrorhodamine for the measurement of the neutrophil respiratory burst in whole blood: comparison with the quantitative nitrobluetetrazolium test[J]. J Immunol Methods, 1998, 219: 187-193.

16. 俞晔珩, 朱文胜, 王晓川. 流式细胞仪测定成人与儿童中性粒细胞功能[J]. 复旦学报(医学版), 2005, 32(1): 101-104.

17. 周钦华, 刘丹如, 王莹, 等. 慢性肉芽肿病的实验室诊断[J]. 中华儿科杂志, 2016, 54(5): 337-343.

第十四章 ▶

10色流式细胞术分类计数外周血白细胞

外周血白细胞分类计数是全血细胞分析中必不可少的项目之一,在临床工作中广泛应用。白细胞分类计数的传统方法是人工显微镜法。随着血液分析仪的发展,白细胞分类计数可采用五分类血液分析仪实现自动化,分类计数5种正常白细胞,但识别异常白细胞的能力较差,在仪器出现异常提示或报警信息时仍需依赖人工显微镜法进行确认。2005年,国际血液学复检专家组提出通过制定血液分析仪的复检规则,筛查出进行人工显微镜形态学检查的标本。2007年,美国临床和实验室标准化协会将人工显微镜法分类计数400个白细胞的方法作为白细胞分类计数的参考方法,但是这种方法存在一定的局限性,如对工作人员的要求较高,其结果准确性受主观因素的影响,人工显微镜法计数细胞数量有限导致结果精密度较低,且能够提供的信息也较为有限。

多参数流式细胞术通过特异性的单克隆抗体标记可以对细胞进行识别,在临床实际工作中主要用于白血病免疫表型分析、淋巴细胞亚群计数等。常规血液学检查中,流式细胞仪的应用并不广泛,仅作为血小板的参考方法使用,或者某些常规血液分析仪中采用流式细胞术的原理进行计数,如血小板定量和$CD4^+$ T淋巴细胞计数。自2007年,有学者探讨采用流式细胞术结合多抗体组合进行外周血白细胞分类计数。近年来,多位研究者报道了采用单管多色多抗体组合结合流式细胞术对白细胞进行分类的方案。这些方案采用的抗体组合及荧光素各不相同,但均可分类出中性粒细胞、嗜酸性粒细胞、嗜碱性粒细胞、淋巴细胞、单核细胞、不成熟粒细胞及原始细胞。有些方案还可以分类出淋巴细胞亚群、浆细胞或者有核红细胞。

本章主要介绍采用10色12抗体组合进行白细胞分类计数的方法。

一、基本原理

骨髓和外周血中的正常血细胞在分化、发育、成熟的过程中,其细胞膜表面的抗原表达具有系列和阶段的特异性。利用荧光素标记的单克隆抗体作为分子探针,特异结合细胞膜表面的抗原成分,在流式细胞仪上进行测定,并根据细胞表面的抗原表达类型和强度的差别,结合不同细胞的光散射特点进行多参数分析,采用多重逻辑设门的方法将不同种类的有核细胞分开。

流式细胞术法与人工显微镜法进行白细胞分类计数的原理有着根本的不同,前者是基于细胞表面免疫标志即从免疫学特征对白细胞进行分类计数,且可以计数大量细胞。而后者则是通过主观识别来判断。同显微镜法相比,流式细胞术分类计数白细胞的优势在于:①计数的细胞数量更多(>10 000个细胞),因此灵敏度、特异性更高,重复性更好;②更加客观,不依赖人员和经验,最终可以实现统一规则、自动化的白细胞分类计数;③提供更多的细胞类型信息,如淋巴细胞亚群、促炎性单核细胞等。

二、主要试剂

1. 12色测定抗体　CD36-FITC抗体,CD2-PE抗体,CRTH2(CD294)-PE抗体,CD16-ECD抗体,CD45-PC5.5抗体,CD56-PC7抗体,CD8-APC抗体,CD11b-APC抗体,CD19-APC-700抗体,CD3-APC-750抗体,HLA-DR-PB抗体,CD4-PO抗体。

2. 稀释液和清洗液　商售流式细胞仪配套稀释液和清洁液。

3. 溶血素　商售流式细胞仪检测配套溶血素,如Versa Lyse和Lying Solution等。

4. 校准微球　商售流式细胞仪检测配套校准微球,如Flow-Set Pro等。

5. 质控微球　商售流式细胞仪检测配套质控微球,如Flow-Check Pro等。

三、主要仪器

具有至少10色分析能力的流式细胞仪和旋涡振荡器等。

四、检验步骤

1. 样品采集　临床静脉抽血2.0～2.5ml,EDTA-K_2抗凝(紫头管)。

2. 加样

(1) 加入CD2、CRTH2(CD294)和CD36抗体各20μl。

(2) 加入CD16、CD56、CD19、CD3、DR、CD8、CD11b和CD45抗体各10μl。

(3) 加入CD4抗体5μl。

(4) 继续加入血液标本100μl。

(5) 手持试管轻轻摇匀,混匀加入的上述抗体和血液标本。

(6) 室温(18～25℃),避光放置15分钟。

3. 溶血处理　向试管中加入溶血素1ml,旋涡振荡器上混匀5～10秒。

4. 上机测定

(1) 每日流式细胞仪开机后先使用"Flow Check Pro"荧光微球上机测定,打开"service 3L.new"软件,观察FL1～FL10荧光强度的变异系数(coefficient of variance, CV)是否在要求范围内,如符合要求可检测样本。

(2) 根据预先设计的设门策略在流式细胞仪上建立10色方案,并使用"Flow-Set Pro"和单管补偿设置电压和补偿条件。测定时将样本放入流式细胞仪进样架上,应用10色方案测定相应样本。收集至少10 000个细胞,停止上样,软件自动分类计数白细胞,部分需要人工进行微调,计算各种细胞的百分比并保存图像信息。

(3) 10色流式细胞术设门策略:见图14-1～图14-3。

利用外周血中各种白细胞表面抗原表达类型不同或者荧光强度的差异,如CD45在所有白细胞上均表达,成熟细胞表达较强而不成熟细胞表达较弱,结合不同细胞光散射特点采用多重逻辑设门的方法将其分开。逻辑设门分为AND/NOT/OR/NOR四种逻辑运算,根据不同情况采用不同的方法,具体策略见流程图(图14-1)、荧光散点图(图14-2)和未成熟粒细胞参考线划分图(图14-3)。总计可以分类计数至少15种外周血白细胞,包括成熟中

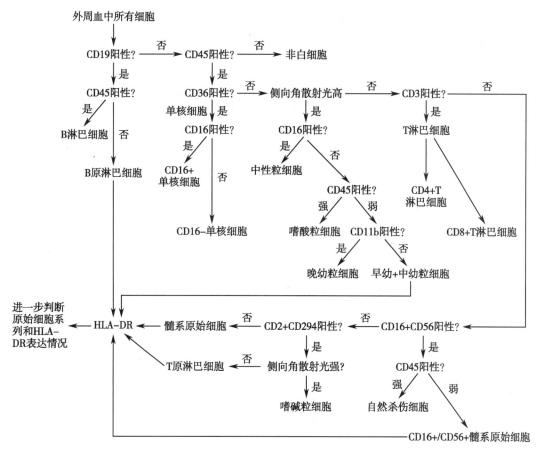

图 14-1　十色流式细胞术分类计数外周血白细胞的设门流程示意

性粒细胞、嗜酸性粒细胞、嗜碱性粒细胞、淋巴细胞（包括 $CD3^+$、$CD4^+$、$CD8^+$ T 淋巴细胞和 $CD19^+$ B 淋巴细胞、$CD16^+CD56^+$ 自然杀伤细胞）、单核细胞（包括 $CD16^+$ 和 $CD16^-$）、原始细胞（包括髓系原始细胞、T 原淋巴细胞和 B 原淋巴细胞）、早期未成熟粒细胞（早中幼粒细胞）和晚幼粒细胞。

图 14-2 中，首先用 CD19/SSC 作图（a 图），画出"CD19 阳性细胞"；然后用 CD45/SSC 作图（b 图），选中所有白细胞（CD45 阳性细胞）；c 图为 CD45/CD36，圈中非白细胞（CD45 阴性）；d 图为 CD36/CD2+CD294，选择单核细胞（$CD36^+$、$CD2^-$、$CD294^-$）；e 图为 CD16/SSC，圈出侧向角散射光强度高的细胞，包括未成熟粒细胞、嗜酸性粒细胞和成熟中性粒细胞；f 图为 CD16/CD8+CD11b，将粒细胞分为早中幼粒细胞（$CD16^-$，$CD11b^-$）、晚幼粒细胞（$CD16^-$，$CD11b^+$）和成熟中性粒细胞（$CD16^+$，$CD11b^+$），参考线设置见图 14-3；g 图为 CD45/CD2+CD294，圈出嗜酸性粒细胞（$CD45^+$，$CD294^+$）；h 图为 CD3/CD2+CD294，圈出 T 淋巴细胞（$CD3^+$）；i 图为 CD4/CD8，在 T 淋巴细胞中分出 $CD4^+$ 和 $CD8^+$ 的 T 淋巴细胞；j 图为 CD16/CD56，圈出自然杀伤细胞、CD16 或 CD56 阳性的髓系原始细胞（$CD16^+$ 或 $CD56^+$）；k 图为 CD45/SSC，分出自然杀伤细胞（$CD45^+$）和 CD16 或 CD56 阳性的髓系原始细胞（CD45 弱阳性）；l 图为 CD45/CD2+CRTH2，分出髓系原始细胞（$CD2^-$、$CD294^-$），嗜碱性粒细胞和 T 原始淋巴细胞（$CD2^+$、$CD294^+$）；m 图为 CD45/CD8+CD11b，分出嗜碱性粒细胞和 T 原淋

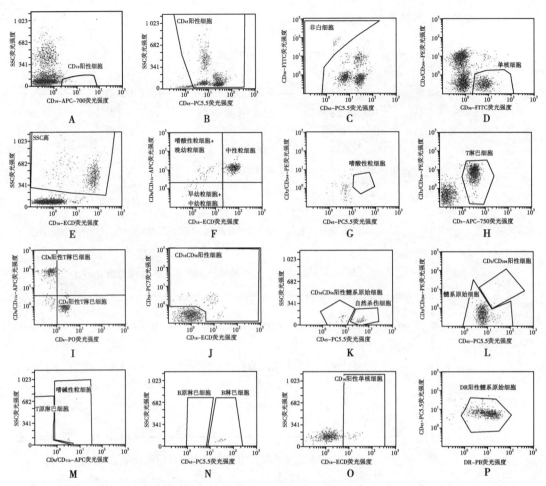

图 14-2 十色流式细胞术分类计数外周血白细胞的设门策略（文末有彩图）

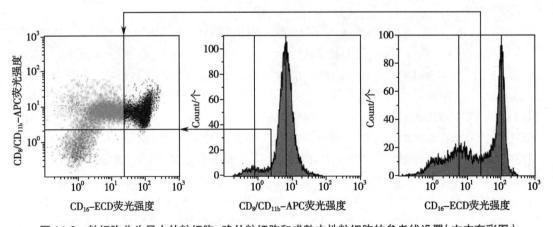

图 14-3 粒细胞分为早中幼粒细胞、晚幼粒细胞和成熟中性粒细胞的参考线设置（文末有彩图）

巴细胞；n 图为 CD45/SSC，分开成熟 B 淋巴细胞和 B 原淋巴细胞；o 图为 CD16/SSC，分出 CD16+单核细胞；p 图为 DR/CD45，可看出髓系原始细胞 DR 表达情况。

图 14-3 是以 1 例 CML 患者为例，分别在 CD16 和 CD11b 直方图中，以其两细胞峰的中点为基准，作为 CD16-/+ 和 CD11b-/+ 参考线的界限。

五、注意事项

1. 严重脂血、凝血标本原则上不能检验。

2. 标本采集后应尽量在 6 小时内检验，特殊情况不能及时检验，标本应放于室温（18～25℃），但不能超过 48 小时。不提倡将标本放入 4℃冰箱存放，因为细胞遇冷收缩，细胞表面抗原成分将或多或少丢失。

3. 当标本中白细胞计数 $>10.0 \times 10^9/L$ 时，需以生理盐水稀释标本使白细胞数量在 $10.0 \times 10^9/L$ 之内方可进行标记染色。

4. 10 色流式细胞术用 12 种抗体对外周血白细胞进行分类计数，可以分类计数 15 种以上白细胞，并提供更多的白细胞分类信息。但本方案尚处于探索阶段，在技术上仍有待进一步完善。

六、参考范围

各实验室应建立自己的参考范围。

七、临床意义

1. 用于白细胞分类计数 流式细胞术法与人工显微镜法在中性粒细胞、淋巴细胞和单核细胞之间具有良好相关性（相关系数分别为 0.972、0.951、0.783），嗜酸性粒细胞相关性稍低（相关系数为 0.701），而嗜碱性粒细胞的相关性最差（相关系数 0.587）。流式细胞术白细胞分类计数将是白细胞分类计数的候选参考方法。

2. 原始细胞的识别 流式细胞术白细胞分类计数可以准确计数原始细胞，以显微镜法检出外周血原始细胞 0.5% 为临界值，"单管 10 色"流式细胞术检出原始细胞敏感度为 99%，特异度为 92%，两者相关系数为 0.91。因此，该方法可以用于评价急性白血病疗效以及预后判断。

3. 外周血淋巴细胞亚群分类 该方法可以提供淋巴细胞亚群计数，可用于人类免疫缺陷病毒（HIV）感染患者 CD4+T 淋巴细胞重度减低、原发性免疫缺陷病、自身免疫性疾病、慢性淋巴细胞增殖病、HBV 感染及多种病毒感染性疾病的辅助诊断和鉴别诊断。

（屈晨雪 刘雪凯）

参 考 文 献

1. 刘雪凯，王建中，邢莹，等. 单管十色流式细胞术分类计数外周血白细胞[J]. 中华检验医学杂志，2011，34（5）：395-402.

2. Clinical and Laboratory Standards Institute. Reference leukocyte（WBC）differential count（proportional）and evaluation of instrumental methods：Approved standard.2nd ed.CLSI Document H20-A2[M]. North Carolina：CLSI，2007，27.

3. BJÖRNSSON S, WAHLSTRÖM S, NORSTRÖM E, et al. Total Nucleated Cell Differential for Blood and Bone Marrow Using a Single Tube in a Five-Color Flow Cytometer[J]. Cytometry B Clin Cytom, 2008, 74: 91-103.

4. FAUCHER JL, LACRONIQUE-GAZAILLE C, FREBE E, et al. "6 Markers/5 Colors" Extended White Blood Cell Differential by Flow Cytometry[J]. Cytometry A, 2007, 71: 934-944.

5. 王建中. 流式细胞术分析血液淋巴细胞免疫表型方法学研究[J]. 中华检验医学杂志, 2000, 23: 203-207.

6. 屈晨雪, 普程伟, 尚柯, 等. 快速流式细胞术分类计数外周血白细胞生物参考区间的建立及验证[J]. 中华医学杂志, 2016, 95(26): 2079-2083.

第十五章 ▶

凝血功能检测

正常凝血功能有赖于血管壁、血小板、凝血因子、抗凝因子、纤溶系统的完整性及它们之间的生理性调节和平衡，其中血小板在机体的正常止血与凝血机制中发挥着重要作用。

流式细胞术作为单细胞分析技术用于血小板分析，较其他检验技术更具优势和特色。因此，利用流式细胞仪分析血小板相关参数变化，在临床相关疾病的诊断与治疗中具有广阔的应用前景。

第一节 血小板的形态、结构与功能 ▼

一、血小板的形态

血小板由骨髓中成熟的巨核细胞产生，是巨核细胞的胞质成分被分割、脱落形成的直径在 $2\sim3\mu m$、厚 $1\mu m$ 的血液有形成分，半衰期为 $7\sim10$ 天。血小板没有细胞核，是外周血中体积最小的无核细胞。

（一）静止血小板的形态

健康人循环血液中的血小板处于一种未活化的静息状态，称为静止血小板（resting platelet），光镜下呈圆形、卵圆形或豆点状，散在分布；电镜下呈两面微凸的圆盘状，表面光滑。

健康人外周血中的血小板在数量、大小和密度方面均表现出异质性，波动范围较宽。一般新生成血小板的密度较老血小板大，新生成血小板的代谢活性也较老血小板高；不同 DNA 倍体的巨核细胞产生的血小板体积和密度不同，多倍体巨核细胞产生的血小板体积和密度更大，胞质内颗粒成分更多；机体在应激状态下生成的血小板，其体积一般也较大。血小板异质性表现最为突出的是其体积，健康人静止血小板的直径可以在 $1\sim4\mu m$ 间波动，活化后形成的血小板微粒直径可以小于 $0.1\mu m$。疾病状态下，血小板体积的变化幅度也非常大，大的可以与小淋巴细胞的大小相同。

（二）活化血小板的形态

静止血小板受到刺激或者与受损的血管壁、血管外组织接触时，形态发生改变，产生黏附、聚集和释放反应，称为血小板活化（platelet activation）。处于血小板活化过程中的血小板被称为活化血小板（activated platelet）。

活化血小板光镜下形态极不规则，表面伸出较多细丝样的伪足，呈星芒状或者聚集成堆。电镜下，处于不同活化时期的血小板表现不同。活化初期，血小板内的颗粒物质集中到胞质中央；之后，可见颗粒膜与开放管道系统膜融合；最后，颗粒内容物通过开放管道系统被全部释放出去,血小板成为无颗粒的空壳状。

二、血小板的结构

血小板在结构上,主要包括其表面结构、骨架系统、细胞器、特殊膜系统几个部分(表15-1)。

表 15-1　血小板的结构、组成与特性

结构	组成	命名	分子量/kD	特性或功能
膜糖蛋白(GP)				
GP Ib/IX/V 复合物	GP Ib α	CD42b	145	是 vWF 的受体,参与血小板骨架连接和黏附;缺乏时可导致血小板体积增大,甚至出现异常巨大的血小板
	GP Ib β	CD42c	24	
	GPIX	CD42a	22	
	GP V	CD42d	82	
GPIIb/IIIa 复合物	GPIIb	CD41	147	为 Ca^{2+} 依赖性异二聚体复合物,是 Fg 的受体,参与血小板聚集、黏附反应;是血小板表面含量最丰富的糖蛋白
	GPIIIa	CD61	90	
GP Ia/IIa 复合物	GP Ia	CD49b	165	为血小板胶原受体
	GPIIa	CD29	130	
GP Ic/IIa 复合物	GP Ic α5	CD49e		是纤维连接蛋白的受体
	GP Ic α6	CD49f		
	GPIIa	CD29	130	
GPIV(也称 GPIIIb)	GPIV 或 GPIIIb	CD36	88	是 TSP 的受体,参与血小板黏附和聚集
GPVI	GPVI	—	62	参与胶原诱导的血小板黏附和活化及促凝血反应
膜磷脂				
甘油磷脂	磷脂酰胆碱(PC)			在静息血小板,主要分布于膜的内侧面;在活化血小板,由内侧面转向外侧面,可能是血小板第 3 因子,为凝血提供催化表面
	磷脂酰乙醇胺(PE)			
	磷脂酰肌醇(PI)			
	磷脂酰丝氨酸(PS)	PF3		
鞘磷脂				
血小板颗粒				
δ 颗粒(致密颗粒)				
δ 颗粒内容物	ADP			活化血小板释放,促使血小板聚集;提供血小板活化能量;参与血小板活化
	ATP			
	Ca^{2+}			
	5-HT			
	抗纤溶酶			
α 颗粒				

结构	组成	命名	分子量/kD	特性或功能
α颗粒膜蛋白		CD62p	140	又称P-选择素；参与活化血小板与白细胞的黏附；存在于血小板α颗粒膜上及巨核细胞和血管内皮细胞的weibel-palade小体上
α颗粒内容物	β-TG		35.8	参与血小板栓的形成
	PF4		350	中和肝素
	PDGF		30	促进成纤维细胞生长和粥样斑块形成
	TSP		450	促进血小板/红细胞聚集
	凝血因子			参与凝血作用
	抗凝因子			参与抗凝血作用
λ颗粒（溶酶体）				
λ颗粒膜蛋白	溶酶体完整膜糖蛋白（LIMP）	CD63	53	与细胞黏附相关
	溶酶体相关膜蛋白-1（LAMP-1）	CD107a	110	
	溶酶体相关膜蛋白-2（LAMP-2）	CD107b	110～120	
γ颗粒内容物	组织蛋白酶(D、E、O等)酸性水解酶			为血小板消化器,水解蛋白质
血小板骨架蛋白				
微管蛋白	二聚体		110	组成微管系统,维持血小板形态
	肌动蛋白		42	组成微丝,收缩作用
	肌动蛋白结合蛋白		25	使肌动蛋白微丝交联车工束
	α辅肌动蛋白		100	在膜上连接肌动蛋白微丝
	肌球蛋白(肌凝蛋白)			
膜下细丝				参与血小板变形、伸展和形成伪足
血小板特殊膜系统				
开放管道系统(OCS)	与血小板质膜相连			与血小板外联通,是释放反应中血小板颗粒内容物排除的通道
致密管道系统(DTS)				与血小板外不联通,参与血小板内Ca^{2+}运转

（一）血小板的表面结构

正常血小板表面主要由细胞外衣和细胞膜组成。

细胞外衣上存在着许多血小板膜受体,如ADP、肾上腺素、胶原、凝血酶等的受体。

细胞膜主要由膜脂质和膜蛋白组成。膜脂质由磷脂、胆固醇和糖脂组成。磷脂主要由鞘磷脂（SPH）和甘油磷脂组成，后者包括磷脂酰胆碱（PC）、磷脂酰乙醇胺（PE）、磷脂酰丝氨酸（PS）、磷脂酰肌醇（PI）和少量溶血卵磷脂等，其中的 PS 可能是血小板第 3 因子（PF_3）。膜蛋白主要是糖蛋白（glycoprotein，GP）。另外，血小板质膜上还有钠泵（Na^+-K^+-ATP 酶）、钙泵（Ca^{2+}-Mg^{2+}-ATP 酶）和其他阴离子泵，均对维持血小板膜内外的离子梯度和平衡起着重要作用。

血小板膜糖蛋白是血小板功能的分子基础，主要有 5 种，根据其在 SDS-PAGE 电泳、考马斯亮蓝染色、PAS 染色、表面放射免疫标记和在遗传性血小板功能缺陷病中的特点，以罗马数字命名，以 a、b、c、d……为下标，分别被命名为 GP I、GP II、GP III、GP IV 和 GP V，与各自的通用名 GP I b、GP II b、GP III a、GP III b 和 GP V 对应。其中的 GP I 和 GP II 分别为一组糖蛋白，GP I 包括 GP I a、GP I b 和 GP I c，GP II 包括 GP II a、GP II b 和 GP II c。后来又新发现了 GP VI、GP IX 等，截至目前血小板膜糖蛋白的总数已经达到 10 余种。

按照血小板膜糖蛋白在血小板的分布部位的不同，将其分为质膜糖蛋白和颗粒膜糖蛋白，前者存在于静止血小板膜表面，后者存在于静止血小板胞质内的 α 颗粒、δ 颗粒和 λ 颗粒膜表面及活化血小板质膜上。血小板膜糖蛋白可以形成多种复合物，其中较为重要的复合物如 GP1b-IX 复合物和 GP II b-III a 复合物，前者与血小板黏附功能有关，后者与血小板聚集功能有关。

（二）血小板的骨架系统

血小板胞质中的微管、微丝及膜下细丝等构成了血小板的骨架系统，对维持血小板的形态、释放和收缩反应起到重要作用。

（三）血小板的细胞器

血小板的细胞器最为重要的是 α 颗粒、δ 颗粒（致密颗粒）和 λ 颗粒（溶酶体颗粒）3 种，另外还包括线粒体等。

1. α 颗粒　α 颗粒含有 β- 血小板球蛋白（β-TG）、血小板第 4 因子（PF_4）、凝血栓蛋白（TSP）和血小板衍生生长因子（PDGF），其中 β-TG 是血小板特异性蛋白质，能抑制血管内皮细胞产生 PGI_2，间接促进血小板聚集和血栓形成；PF_4 也是血小板特异性蛋白质，具有中和肝素的抗凝活性、促进血栓形成的作用；TSP 是一种糖蛋白，主要存在于血小板 α 颗粒和血管内皮细胞中，为非血小板特异性蛋白质，有促进血小板聚集的作用；PDGF 是一种碱性糖蛋白，来自巨核细胞，可促进细胞生长和细胞内胆固醇酯化，导致动脉粥样硬化斑块的形成。

2. δ 颗粒（致密颗粒）　δ 颗粒含有 ATP、ADP 和 5- 羟色胺（5-HT），其中的 ADP 是促进血小板聚集和释放的物质；ATP 是维持血小板代谢活动所需能量的来源；5-HT 则贮存于致密颗粒中，有促进血小板聚集和血管收缩的作用。

3. λ 颗粒（溶酶体颗粒）　λ 颗粒含有多种酸性水解酶和组织蛋白酶，是血小板的消化结构。

（四）血小板的特殊膜系统

包括开放管道系统（open canalicular system，OCS）和致密管道系统（dense tubular system，DTS）。

1. 开放管道系统　是血小板内与血浆物质交换的通道，在释放反应中血小板贮存颗粒内容物经该系统排放到细胞外。

2. 致密管道系统　分布于血小板胞质中,不与外界相通,与花生四烯酸代谢、前列腺素合成和血小板释放反应有关。

三、血小板的功能

(一)血小板的凝血与止血功能

正常情况下,血液中流动的血小板是没有黏性的,也不相互聚集成团。血管壁破损时,血小板迅速定位于应当形成血栓的位置,并与破损血管内皮暴露出来的胶原纤维和基膜结合,快速黏附到血管壁上,继之血小板被活化发生聚集,释放出多种促凝血物质(如血小板因子和 GPIb、GPⅡb/Ⅲa 和 PAF 等)。血小板因子和 GPIb 是凝血过程的始动因子,GPⅡb/Ⅲa 和 PAF 是血小板黏附与聚集的关键,其中 PAF 是最有效的血小板凝聚剂。在这些促凝血物质的作用下,血小板在破损血管处形成白色的血小板栓,堵住出血口,完成以血小板为主的初期止血,即血小板第一聚集相,这是一种可逆性反应。与此同时,在破损血管处,血液中的几种凝血因子相继发生瀑布式激活反应,形成凝血酶,催化可溶性纤维蛋白原转变成不溶性纤维蛋白并交织成网,将血细胞和血浆网络其中,形成较牢固的止血栓堵塞伤口,形成不可逆的第二聚集相。最后在 Ca^{2+} 的作用下,血小板内的微丝收缩,使止血栓成为更加坚实的塞子。至此,完成整个止血过程。

血小板在机体的正常止血与凝血过程中起关键性作用。值得注意的是,不同数量、大小、密度和年龄的血小板,其代谢与功能状态均存在异质性。血小板的聚集速度随血小板数量的增多而加快;体积大的血小板,其聚集速度较体积小的血小板快,聚集程度较体积小的血小板高,代谢与释放反应也较强;致密血小板的功能强于低密度血小板。

(二)血小板的修复功能

血小板参与血管内皮细胞的再生和修复过程,降低血管壁的通透性和脆性,维护血管内皮的完整性。血小板的修复功能是通过黏附于血管壁和插入内皮细胞之间或并入内皮细胞的细胞质中来完成的。

血小板还能参与止血后的创伤愈合。在创伤愈合早期,血小板释放一种引起增生的因子刺激纤维母细胞增生,同时释放 5-HT 刺激纤维母细胞分泌胶原。

(三)血小板在纤溶中的作用

血小板不仅是凝血与血栓形成的主要成分,而且对纤溶的调节具有重要作用。

纤溶过程大致可分为两个步骤:第一步是血浆中血纤维蛋白溶酶原(plasminogen, PIg)在各种激活物的作用下转变为血纤维蛋白溶酶(plasmin, PI);第二步是 PI 使凝胶状态的纤维蛋白溶解,产生可溶性的纤维蛋白裂解产物(FDP),以达到溶栓的目的。

在纤溶系统中最重要的成分是 PI,其水平高低决定着机体纤溶活性的强弱,而血小板糖蛋白(如 TSP 和 FN)及血小板的其他成分(如血小板纤溶增强物)对 PI 的活性又具有显著的影响。

1. 凝血栓蛋白(thrombostondin, TSP)与纤溶的作用　TSP 为血小板 α 颗粒分泌的一种多功能糖蛋白,可与多种大分子物质结合,对血管表面的血栓形成具有重要的调节作用。TSP 也可对 PIg 的活化起抑制性调节作用。

2. 纤维连接蛋白(fibronectin, FN)对纤溶的作用　FN 也是血小板 α 颗粒上的一种糖蛋白。在血液凝固过程中，FN 通过分子中的纤维蛋白结合区域与纤维蛋白结合，从而抑制纤维蛋白凝块的形成。FN 与 PI 结合后，PI 的分子结构发生改变，溶解活性增强，其结果是达到对抗血栓形成的作用。

3. 血小板纤溶增强物（fibrinolysis-potentiating substance，FPS）对纤溶的作用 纤溶增强物是指存在于血小板上，与 TPA 发生相互作用，增强 PIg 活化的成分。血小板通过与 TPA 的相互作用，增强对 PIg 的活化。为此，将血小板与 TPA 作用的成分称为纤溶增强物，其作用机制为：①血小板使结合在自身表面的 PIg 活化为 PI，促进纤维蛋白的溶解；②结合着 PIg 的血小板被纤维蛋白网罗于血凝块内，有利于 PIg 活化及对纤维蛋白发挥水解作用，这就是血栓溶解多从内部开始的原因之一。

总之，在血管受损处，凝血酶与血小板的相应激活，促进血栓的形成；而 PI 与血小板的相互作用，又促进血栓的溶解。这种促进血栓形成和促进血栓溶解的机制共同存在，体现了机体凝血与纤溶既对立又统一的相互关系。

第二节 血小板流式分析的现状 ▼

流式细胞术用于血栓与止血性疾病的监测一直是非常活跃的领域，监测对象主要包括血小板和血管内皮细胞，尤其是在对血小板结构与功能的监测方面更是热点。由于单克隆抗体标记技术的快速发展和血小板研究的日益深入，越来越普遍地使用流式细胞术分析血小板的数量、结构（如 GP）、功能（如 GPⅡb//Ⅲa 的 PACI 表位）及活化（如 P- 选择素）等，在临床遗传性与获得性血小板功能缺陷病的诊断与治疗、血小板减少性紫癜、血小板输血、血栓前状态与血栓性疾病的诊断与治疗等领域均有成功应用，并显示出了其他传统检验技术无法比拟的优势。

第三节 血小板精确计数 ▼

血小板的数量与机体的止血与凝血功能密切相关，血小板数量的测定在临床中的应用十分广泛。传统的血小板计数方法是将血液标本用适当的稀释液进行定量稀释后，注入计数池，在显微镜视野内人工计数血小板的个数，再计算出一定体积血液中血小板的数量。此方法影响因素较多，且手工操作，计数缓慢，准确性和重复性均较差。目前临床多采用自动血细胞分析仪进行血小板的测定，这是一种基于电阻抗的定量测定方法。根据血细胞的非传导性质，将血细胞悬浮在电解质溶液中，当悬浮的血细胞颗粒通过仪器的计数小孔时，引起电阻变化，且不同的血细胞大小不同，引起的电阻变化幅度不同，从而对血液中一定大小范围内的血小板进行数量测定和体积测定。仪器法的优点是简便、快速，自动化程度高，当血小板数量在正常范围内且形态正常时，其准确性和重复性都较为满意。但是，由于电阻抗测量技术本身的限制，该方法天生不足，不能将血小板与小红细胞、有核红细胞、小淋巴细胞、细胞碎片及其他一些与血小板大小相似的杂质颗粒区分开来，常常导致血小板计数过高或过低；如遇巨大血小板、血小板聚集等异常情况，仪器法也不能识别这些异形血小板。因此，目前血小板计数的参考方法仍然是流式细胞学计数法。

一、单平台法血小板精确计数

（一）基本原理

血小板表面富含特异性血小板膜糖蛋白 CD41 或 CD61，利用荧光素标记的 CD41 或 CD61 单克隆抗体对血液标本中的血小板进行示踪，同时参考血小板大小方面的信息，流式细胞仪即可对血液中的血小板进行直接测定。由于在测试样品中定量加入了一种已知浓度的标准荧光微球悬液，根据该标准荧光微球的浓度、仪器同时测得的该标准荧光微球的数量和血小板的数量，就可计算得到血液标本中血小板的浓度（含量）。

（二）主要试剂

1. 同型对照抗体　IgG$_1$-PE。

2. 示踪抗体　CD41-PE。

3. 已知浓度标准微球　如 Flow-Count 等。

4. 阳性对照血　可采用经过鉴定的健康人静脉血。

5. pH 7.4 PBS　可以自行配制（见附录 2），也可以使用检验科血液常规分析使用的鞘液，进口或国产均可。

6. 固定液　可以直接使用标本预处理试剂的 C 液，或者 1% 多聚甲醛（见附录 2）。

7. 鞘液　即 PBS 溶液，可以是流式细胞仪专用鞘液，也可采用检验科血液常规分析仪使用的鞘液，进口或国产试剂均可。

8. 清洁液　可以使用流式细胞仪专用清洁液，也可使用检验科血液常规分析仪使用的清洁液，进口或国产试剂均可。

（三）主要仪器

流式细胞仪和旋涡振荡器。

（四）检验步骤

1. 标本采集：临床静脉抽血 2.7ml，采用 109mmol/L 的枸橼酸钠按照 1∶9 的比例抗凝（蓝头管）。

2. 按表 15-2 加样。

表 15-2　单平台法血小板精确计数检查加样方法

加样内容	同型对照管 /µl	阳性对照管 /µl	测定管 /µl
IgG$_1$-PE	10	—	—
CD41-PE	—	10	10
pH 7.4 PBS	40	40	40
血液标本	5	—	5
阳性对照血	—	5	—

3. 手持试管轻轻摇匀，室温（18～22℃），避光放置 20～30 分钟。

4. 向各试管中加入 Flow-Count 已知浓度标准微球各 5µl。

5. 依次向各试管加入固定液 500µl，旋涡振荡器上混匀 5～10 秒。

6. 上机测定

（1）打开单平台血小板精确计数方案（CD41-PE/FS/Flow-Count，图 15-1）。

（2）Flow-Count 标准荧光微球浓度值输入（此步骤用于 DOS 界面下测定）。

（3）将同型对照管插入流式细胞仪主机的样品台上，打开仪器快速补偿通道，通过电压调节使 IgG1-PE 对应的 B 门阳性率刚好为零，停止上样，保存对照检测结果，取下同型对照管。

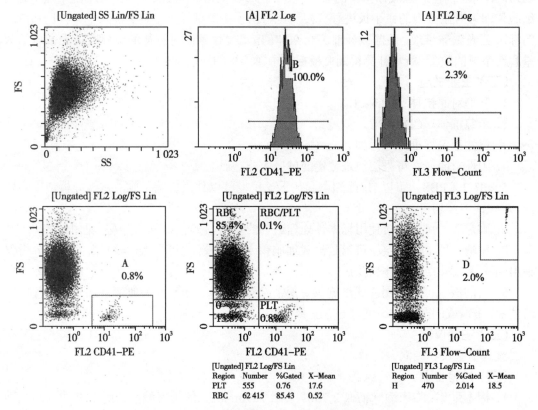

图 15-1　单平台法血小板精确计数

（4）将阳性对照管插入样品台，仪器自动进行测定，待 A 门细胞数量达到 1 000 个以上或总细胞数达到 100 000 个以上，停止上样，记录检验结果并保存图像信息。

（5）将测定管插入样品台，仪器自动进行测定，待 A 门细胞数量达到 1 000 个以上，或总采集细胞数达到 100 000 个以上，停止上样，记录检验结果并保存图像信息（图 15-1）。

在图 15-1 中，图 FL2 CD41-PE/FS 中，十字门第四象限为血小板（PLT），该象限对应的细胞采集数为血小板采集数，百分数为全血中血小板的百分含量；图 FL3 Flow-Count/FS 中，D 门为标准微球的百分数，D 门对应的细胞采集数为标准微球的采集数。

（6）进入下一份标本的测定，直至全部标本测定完毕。

7. 血小板含量计算，具体方法如下。

血小板总数（×10^9/L）=［流式仪采集的血小板个数 / 流式仪采集的标准微球个数］× 标准微球的浓度（个 /μl）×1.11×1 000，其中 1.11 为血液稀释倍数。

（五）仪器参数

FS 阈值 30，电压 375，增益 5.0；SS 电压 515，增益 20.0；FL2（PE）电压 770，增益 1.0；

FL3（ECD）电压 625，增益 1.0。

（六）注意事项

1. 蓝头管内含 0.3ml 的抗凝药，抽血量 2.7ml 要求准确，否则影响血液稀释倍数，结果不准确。

2. 标本采集后要颠倒并旋转试管 3～5 次，使血液标本和抗凝剂充分混合均匀。

3. 抗凝药应使用 109mmol/L 的枸橼酸钠，血标本和枸橼酸钠的比例为 9:1。不能使用 EDTA 类抗凝药，因为 EDTA 可引起血小板膜 CD41/CD61 二聚体复合物分离，减弱与 CD41 或 CD61 单抗的结合能力；也不能使用肝素抗凝，肝素可以引起血小板活化，造成体外刺激引起的聚集。

4. 标本采集后应尽快送检验科，一般 2 小时内应开始检验。特殊情况不能及时检验，标本应放于室温（18～22℃）。

5. 检验前从冰箱取出 Flow-Count 标准荧光微球后，应放置于室温环境平衡 30～40 分钟。

6. 加样前一定要混匀 Flow-Count 标准荧光微球，并用与血液标本加样的同一支加样枪进行加样，尽量减少加样枪带来的误差。

7. 为了方便结果计算，尽量按照 1:1 的比例加样血液标本和 Flow-Count 标准荧光微球。

8. 注意 Flow-Count 标准荧光微球的有效期，失效后的试剂不能继续使用。

9. 同型对照管十分重要，每天的每批标本，甚至每份标本，都应该设置同型对照管，以便仪器电压调节时使用和发现个别标本存在的荧光污染情况。

10. 阳性对照管十分重要，原则上每天的每批标本，甚至每份标本，都应该设置阳性对照管，以鉴别示踪抗体失效还是血小板膜糖蛋白表达减低或缺陷的情况，确保检验结果的准确性。

11. 加样表中血标本的用量适合于血小板在（100～400）×10⁹/L 的情况，对于已知血小板减少的患者应适当增加标本的用量，相反对于已知血小板增加的患者应适当减少标本的用量。

（七）参考范围

见表 15-3。

表 15-3 单平台法血小板精确计数的参考范围

报告内容	特征标志	参考范围（$\bar{x} \pm 2s$）	单位
血小板百分数	CD41⁺ 或 CD61⁺	1.24～22.72	%
血小板绝对含量	CD41⁺ 或 CD61⁺	92～313	×10⁹/L

（八）临床意义

1. 血小板减少

（1）血小板生成减少，原因是造血功能障碍，如急性白血病、再生障碍性贫血等。

（2）血小板破坏增多，如原发性血小板减少性紫癜、脾功能亢进、系统性红斑狼疮等。

（3）血小板消耗增加，如 DIC、血栓性血小板减少性紫癜等。

2．血小板增加 见于临床急性大出血、急性溶血、真性红细胞增多症、原发性血小板增多症、慢性粒细胞白血病等。

二、双平台法血小板精确计数

（一）基本原理

血小板表面富含特异性血小板膜糖蛋白 CD41 或 CD61，利用荧光素标记的 CD41 或 CD61 单克隆抗体对血液标本中的血小板进行示踪，同时参考血小板大小方面的信息，流式细胞仪即可对血液中的血小板进行直接测定。与此同时，设置红细胞计数窗口，在流式细胞仪计数血小板的同时对标本中的红细胞数进行测定，得到标本中所含血小板与红细胞的比例。再利用全自动血细胞分析仪测定标本中的红细胞浓度，即可计算出标本中的血小板浓度（含量）。

（二）主要试剂

1．同型对照抗体 IgG_1-PE。

2．示踪抗体 CD41-PE。

3．阳性对照血 可采用经过鉴定的健康人静脉血。

4．pH 7.4 PBS 可以自行配置（见附录 2），也可以使用检验科血液常规分析使用的鞘液，进口或国产均可。

5．固定液 可以直接使用标本预处理试剂的 C 液，或者 1% 多聚甲醛（见附录 2）。

6．鞘液 即 PBS 溶液，可以使用流式细胞仪专用鞘液，也可采用检验科血液常规分析仪使用的鞘液，进口或国产试剂均可。

7．清洁液 可以使用流式细胞仪专用清洁液，也可使用检验科血液常规分析仪使用的清洁液，进口或国产试剂均可。

（三）主要仪器

流式细胞仪，旋涡振荡器，全自动血细胞分析仪。

（四）检验步骤

1．标本采集 临床静脉抽血 2.7ml，采用 109mmol/L 的枸橼酸钠按照 1:9 的比例抗凝（蓝头管）。

2．按表 15-4 加样。

表 15-4 双平台法血小板精确计数加样方法

加样内容	同型对照管 /μl	阳性对照管 /μl	测定管 /μl
IgG_1-PE	10	—	—
CD41-PE	—	10	10
pH 7.4 PBS	40	40	40
血液标本	5	—	5
阳性对照血	—	5	—

3．手持试管轻轻摇匀，室温（18～22℃），避光放置 20～30 分钟。

4．依次向各试管加入固定液 500μl，旋涡振荡器上混匀 5～10 秒。

5.上机测定

（1）打开双平台法血小板精确计数方案（CD41-PE/FS，图15-2）。

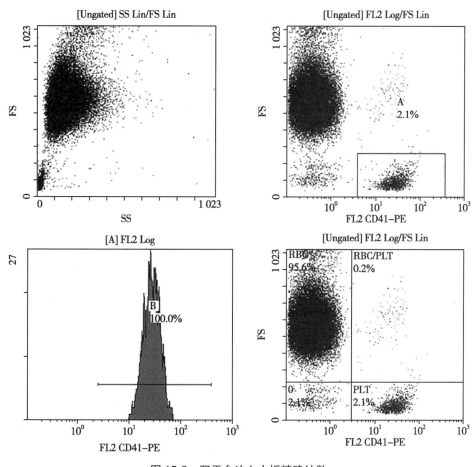

图15-2 双平台法血小板精确计数

（2）将同型对照管插入流式细胞仪主机的样品台上，打开仪器快速补偿通道，通过电压调节使 IgG₁-PE 对应的 B 门阳性率刚好为零，停止上样，保存对照检测结果，取下同型对照管。

（3）将阳性对照管插入样品台，仪器自动进行测定，待 A 门细胞数量达到 1 000 个以上或总采集细胞数达到 100 000 个以上，停止上样，记录检验结果并保存图像信息。

（4）将测定管插入样品台，仪器自动进行测定，待 A 门细胞数量达到 1 000 个以上，或总采集细胞数达到 100 000 个以上，停止上样，记录检验结果并保存图像信息（图15-2）。

在图 15-2 中，图 FL2 CD41-PE/FS 中，十字门第四象限为血小板（PLT），该象限对应的细胞采集数为血小板采集数，百分数为全血中血小板的百分含量；第一象限为红细胞区（包含白细胞），该象限对应的细胞采集数为红细胞采集数，百分数为全血中红细胞的百分含量。

（5）进入下一份标本的测定，直至全部标本测定完毕。

6.利用全自动血细胞计数仪测定的红细胞总数，计算血小板的含量。具体计算方法如下。

血小板总数（×10⁹/L）=[流式仪采集的血小板个数 / 流式仪采集的红细胞个数]×全自动血细胞计数仪测定的红细胞总数（×10¹²/L）×1 000

（五）仪器参数

FS 阈值 30，电压 375，增益 5.0；SS 电压 515，增益 20.0；FL2（PE）电压 770，增益 1.0。

（六）注意事项

1. 标本采集后要颠倒并旋转试管 3～5 次，使血液标本和抗凝药充分混合均匀。

2. 抗凝药应使用 109mmol/L 的枸橼酸钠，血标本和枸橼酸钠的比例为 9∶1。不能使用 EDTA 类抗凝药，因为 EDTA 可引起血小板膜 CD41/CD61 二聚体复合物分离，减弱与 CD41 或 CD61 单抗的结合能力；也不能使用肝素抗凝，肝素可以引起血小板活化，造成体外刺激引起的聚集。

3. 标本采集后应尽快送检验科，一般要求 2 小时内开始检验。特殊情况不能及时检验，标本应放于室温（18～22℃）。

4. 同型对照管十分重要，每天的每批标本，甚至每份标本，都应该设置同型对照管，以便仪器电压调节时使用和发现个别标本存在的荧光污染情况。

5. 阳性对照管十分重要，原则上每天的每批标本，甚至每份标本，都应该设置阳性对照管，以鉴别示踪抗体失效还是血小板膜糖蛋白表达减低或缺陷的情况，确保检验结果的准确性。

6. 加样表中血标本的用量适合于血小板在（100～400）×10⁹/L 的情况，对于已知血小板减少的患者应适当增加标本的用量，相反对于已知血小板增加的患者应适当减少标本的用量。

7. 流式细胞仪和全自动血细胞计数仪测量红细胞时都包含了白细胞在内，而流式细胞仪在采集血小板时考虑了 CD41 和 FS 双参数指标，已经将白细胞排除在外，因此本方法最终计算得到的血小板数量是准确、可靠的，已经排除了白细胞的干扰。

8. 因为是双平台测量方法，采集血液标本时，需要同时加采一支紫头管血，用于全自动血细胞计数仪测定红细胞数量。

（七）参考范围

同单平台法血小板精确计数。

（八）临床意义

同单平台法血小板精确计数。

第四节　活化血小板测定 ▼

健康人循环血小板处于静止状态，当一些刺激剂如 ADP、凝血酶、胶原、肾上腺素、花生四烯酸等与血小板上的相应受体结合后，血小板被活化。

活化血小板与静止血小板具有明显的不同，主要表现在：①胞质中的 Ca^{2+} 浓度迅速增加；②形态上伸出伪足和胞质中颗粒的消失导致光散射特征（FS、SS）明显改变；③血小板膜糖蛋白发生明显变化，GPⅡb/Ⅲa 复合物（即 CD41/CD61）含量增加，GPⅠb/Ⅸ/Ⅴ复合物（即 CD42b/CD42a/CD42d）含量减少，纤维蛋白原受体（PAC-1）等从无到有；④促凝血表面被暴露，如磷脂酰丝氨酸（PS）、磷脂酰肌醇（PI）等外翻；⑤血小板颗粒膜蛋白出现在血小板质膜表面,如 α 颗粒膜上的 P- 选择素(CD62p)、溶酶体膜上的 LIMP(CD63)等。

流式细胞术利用活化血小板出现的上述改变,即可对血液中的活化血小板进行测定。

一、循环活化血小板检测

循环活化血小板(circulating activated platelet,CAP)检测用于特异性评价体内血小板活化程度。

(一)基本原理

利用血小板表面富含的特异性血小板膜糖蛋白 CD41 或 CD61 的荧光素标记单抗对血液标本中的血小板进行示踪,采用荧光素标记的 CD62p 和 CD63 单抗,即可分别对血液标本中血小板表面是否含有的 CD62p 和 CD63 进行测定,通过 CD62p 和 CD63 阳性率及荧光强度,了解活化血小板的相对含量及活化程度。通过与仪器同时采集的红细胞数量的比较和全自动血细胞计数仪计数的红细胞浓度,计算活化血小板的绝对含量。

(二)主要试剂

1. 同型对照抗体 IgG_1-FITC。

2. 示踪抗体 CD41-PE。

3. 测定抗体 CD62p-FITC 和 CD63-FITC。

4. pH 7.4 PBS 可以自行配制(详见附录2),也可以使用检验科血液常规分析使用的鞘液,进口或国产均可。

5. 固定液 可以直接使用标本预处理试剂的 C 液,或者 1% 多聚甲醛(详见附录2)。

6. 鞘液 即 PBS 溶液,可以使用流式细胞仪专用鞘液,也可采用检验科血液常规分析仪使用的鞘液,进口或国产试剂均可。

7. 清洁液 可以使用流式细胞仪专用清洁液,也可使用检验科血液常规分析仪使用的清洁液,进口或国产试剂均可。

(三)主要仪器

流式细胞仪,旋涡振荡器,全自动血细胞分析仪。

(四)检验步骤

1. 标本采集 临床静脉抽血 2.7ml,采用 109mmol/L 的枸橼酸钠按照 1:9 的比例抗凝(蓝头管)。

2. 采血后 10 分钟内,立即按表 15-5 加样。

表 15-5 循环活化血小板检测加样方法

加样内容	同型对照管 /μl	CD62p 测定管 /μl	CD63 测定管 /μl
IgG_1-FITC	10	—	—
CD41-PE	10	10	10
CD62p-FITC	—	10	—
CD63-FITC	—	—	10
pH 7.4 PBS	40	40	40
血液标本	5	5	5

3. 手持试管振摇 1 次,室温(18～22℃),避光放置 15～18 分钟。

4. 依次向各试管加入 1% 的多聚甲醛 500μl 固定。

5. 上机测定

(1) 打开血小板活化测定方案(CD41-PE/CD62p-CD63-FITC,图 15-3)。

(2) 将同型对照管插入流式细胞仪主机的样品台上,打开仪器快速补偿通道,通过电压调节使 IgG$_1$-FITC 对应的 C 门阳性率刚好为零,停止上样,保存对照检测结果,取下同型对照管。

(3) 将 CD62p 测定管插入样品台,仪器自动进行测定,待 A 门细胞数量达到 1 000 个以上,或总采集细胞数达到 100 000 个以上,停止上样,记录血小板 CD62p 表达检验结果并保存图像信息。

在图 15-3 中,图 FL2 CD41-PE/FS 中 A 门或十字门中第四象限(E4)的细胞百分数为全血中血小板的百分数,第四象限对应的细胞数为流式细胞仪采集的血小板个数,第一象限(E1)的细胞百分数为全血中红细胞的百分数,第一象限对应的细胞数为流式细胞仪采集的红细胞个数;与 A 门关联的图 FL1 CD62p/CD63-FITC/FL2 CD41-PE 中,第二象限(D2)的百分数为血小板中膜表面含有 CD62p 或 CD63 的活化血小板的百分数,第二象限对应的平均荧光强度(X-mean)反映活化血小板表面含有 CD62p 或 CD63 的强度。

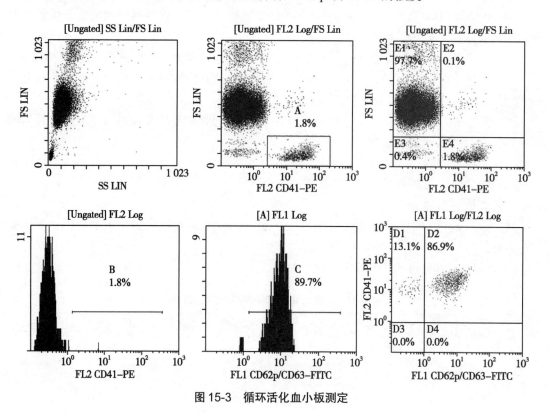

图 15-3 循环活化血小板测定

(4) 进入下一份标本的测定,直至全部 CD62p 检测管测定完毕。

(5) 将 CD63 测定管插入样品台,仪器自动进行测定,待 A 门细胞数量达到 1 000 个以上,或总采集细胞数达到 100 000 个以上,停止上样,记录血小板 CD63 表达检验结果并保存图像信息，直至将全部 CD63 检测管测定完毕。

（五）仪器参数

FS 阈值 30，电压 300，增益 5.0；SS 电压 450，增益 20.0；FL1（FITC）电压 670，增益 1.0；FL2（PE）电压 770，增益 1.0。

（六）注意事项

1. 血小板活化分析对采血过程要求严格，应尽量避免采血操作带来的血小板活化对检验结果的影响。要求：①采血前患者需要空腹，可以喝水，防止血管塌陷影响进针；②用 20ml 塑料注射器抽血，防止血小板接触异物活化；③尽量用 21 号大针头抽血，防止抽血过程产生较大应切力使血小板活化；④尽量不使用止血带，或者轻扎止血带；⑤要求进针后一针见血；⑥抽血时，拉动注射器要轻，抽出的前 2ml 血应丢弃；⑦采用真空管盛放血标本，应先打开管塞，取下针头，再沿管壁将血标本轻轻推入试管内，并轻轻旋转试管，使血标本与抗凝药混合均匀。

2. 血标本采集后应安排专人立即送检，要求运送过程中保持试管直立并尽量做到平稳，不能颠倒或摇晃试管，防止震动造成血小板活化。

3. 抗凝药应使用 109mmol/L 的枸橼酸钠，血标本和枸橼酸钠的比例为 9∶1。也可以使用 10μg/L 的重组水蛭素抗凝。不能使用 EDTA 和肝素类抗凝药，因为它们可以引起血小板体外活化。也不能使用 ACD 抗凝，会导致血液 pH 偏低，使 PAC-1 结合率下降。

4. 采用先加固定剂再进行免疫标记反应的方法，可以有效抑制血小板的体外活化，方便临床应用，如抽血时同时固定的策略，在抗凝药中添加一定浓度的多聚甲醛；或抽血后固定的策略，将抽取的血液标本取出部分，加入到大量的低浓度的多聚甲醛中冷藏固定。但是，先固定再免疫标记对检验结果有一定的影响，因为固定剂将导致单抗结合率的下降。如果需要采取先固定再免疫标记的方法，可以吸取 100μl 血液加入到 1ml 2～8℃预冷的 0.1% 的多聚甲醛中，2～8℃固定 2 小时以上，该固定血小板可在 2～8℃稳定保存 4～5 天。免疫染色前，从冰箱取出固定血液标本，1 200g 离心 5 分钟，去上清液，PBS 洗涤 1 次，再按照加样表进行加样。

5. 流式细胞仪和全自动血细胞计数仪测量红细胞时都包含了白细胞在内，而流式细胞仪在采集血小板和活化血小板时考虑了 CD41 和 FS 双参数指标，已经将白细胞排除在外，因此本方法最终计算得到的血小板和活化血小板数量是准确、可靠的，已经排除了白细胞的干扰。

6. 利用本测定同时检测血小板数量，采用了双平台测量方法，因此采集血液标本时需要同时加采一支紫头管血，用于全自动血细胞计数仪测定红细胞数量。

7. 对血液中的游离血小板和活化血小板进行精确计数时，具体计算方法如下。

游离血小板总数（$\times 10^9$/L）＝［流式仪 E4 象限对应的血小板个数 / 流式仪 E1 象限对应的红细胞个数］× 全自动血细胞计数仪测定的红细胞总数（$\times 10^{12}$/L）× 1 000

CD62p$^+$ 活化血小板数（$\times 10^9$/L）＝［流式仪 D2 象限对应的 CD62p$^+$ 活化血小板的个数 / 流式仪 E1 象限对应的红细胞个数］× 全自动血细胞计数仪测定的红细胞总数（$\times 10^{12}$/L）× 1 000

CD63$^+$ 活化血小板数（$\times 10^9$/L）＝［流式仪 D2 象限对应的 CD63$^+$ 活化血小板的个数 / 流式仪 E1 象限对应的红细胞个数］× 全自动血细胞计数仪测定的红细胞总数（$\times 10^{12}$/L）× 1 000

8. 注意处于活化血小板表面的 CD62p 可以脱落,且脱落后的活化血小板可以继续在血液中循环并发挥生物学作用,因此临床常常可见到 CD62p 阳性血小板及其平均荧光强度正常或轻度增高,而 CD63 阳性血小板及其平均荧光强度明显增高的情况。

(七)参考范围

见表 15-6。

表 15-6 循环活化血小板检测的参考范围

报告内容	特征标志	参考范围($\bar{x} \pm 2s$)	单位
CD62p 阳性血小板百分数	CD62p$^+$	0.01～3.05	%
CD63 阳性血小板百分数	CD63$^+$	0.03～1.83	%
CD62p 平均荧光强度	CD62p$^+$	14.58～47.26	—
CD63 平均荧光强度	CD63$^+$	13.56～40.02	—

(八)临床意义

1. 用于血栓前状态及血栓性疾病的诊断。血小板活化在动脉血栓形成中起重要作用。活化血小板增高,提示体内处于血栓前状态或有局部血栓形成,如缺血性卒中、心肌梗死、周围血管病变等。

2. 用于缺血性心血管病、卒中等疾病的预后判断和治疗监测。

3. 用于动脉粥样硬化、糖尿病、高血压、高脂血症、动脉高黏滞血症等并发心脑血管疾病的监测。

4. 用于临床抗血小板治疗的动态监测。

5. 用于作血小板减少性疾病的分类及指导治疗。

肝素治疗最严重的并发症就是肝素诱导的血小板减少症(HIT)和血栓症。FCM 检测发现体内血小板处于活化状态时,应停用肝素,HIT 相应症状将得到缓解。

二、体外刺激活化血小板测定

体外刺激活化血小板测定用于特异性评价血小板体外活化能力,即对刺激剂的反应性,一般需与循环活化血小板测定同时进行。

(一)基本原理

利用体外血小板活化刺激剂如 ADP、肾上腺素、凝血酶等使血小板体外活化,通过刺激后血小板活化率及活化程度的测定了解血小板对活化剂的反应性。具体方法学原理是测定活化血小板表面蛋白质表达上的变化,与循环活化血小板测定原理一致。

(二)主要试剂

1. 体外活化刺激剂 采用 0.4mmol/L 的 ADP 溶液。配制方法详见附录 2。

2. 同型对照抗体 IgG$_1$-FITC。

3. 示踪抗体 CD41-PE。

4. 测定抗体 CD62p-FITC 和 CD63-FITC。

5. pH 7.4 PBS 可以自行配制(详见附录 2),也可以使用检验科血液常规分析使用的鞘液,进口或国产均可。

6. 固定液 可以直接使用标本预处理试剂的 C 液,或者 1% 多聚甲醛(详见附录 2)。

7. 鞘液 即 PBS 溶液,可以使用流式细胞仪专用鞘液,也可采用检验科血液常规分析仪使用的鞘液,进口或国产试剂均可。

8. 清洁液 可以使用流式细胞仪专用清洁液,也可使用检验科血液常规分析仪使用的清洁液,进口或国产试剂均可。

(三)主要仪器

流式细胞仪,旋涡振荡器,全自动血细胞分析仪,恒温孵箱。

(四)检验步骤

1. 标本采集 临床静脉抽血 2.7ml,采用 109mmol/L 的枸橼酸钠按照 1:9 的比例抗凝(蓝头管)。

2. 采血后 10 分钟内,取血液标本 450μl,加入到含有 50μl 的 0.4mmol/L ADP 的试管中,盖上管盖,轻轻混匀,置 37℃ 放置 5 分钟。

3. 立即按表 15-7 加样。

表 15-7 体外刺激活化血小板测定加样方法

加样内容	同型对照管 /μl	CD62p 测定管 /μl	CD63 测定管 /μl
IgG₁-FITC	10	—	—
CD41-PE	10	10	10
CD62p-FITC	—	10	—
CD63-FITC	—	—	10
pH 7.4 PBS	40	40	40
ADP 处理血标本	50	50	5

4. 手持试管振摇 1 次,室温(18～22℃),避光放置 15～18 分钟。

5. 依次向各试管加入 1% 的多聚甲醛 500μl 固定。

6. 上机测定(与循环活化血小板测定策略相同)

(1)打开血小板活化测定方案(CD41-PE/CD62p-CD63-FITC,图 15-3)。

(2)将同型对照管插入流式细胞仪主机的样品台上,打开仪器快速补偿通道,通过电压调节使 IgG₁-FITC 对应的 C 门阳性率刚好为零,停止上样,保存对照检测结果,取下同型对照管。

(3)将 CD62p 测定管插入样品台,仪器自动进行测定,待 A 门细胞数量达到 1 000 个以上,或总采集细胞数达到 100 000 个以上,停止上样,记录血小板 CD62p 表达检验结果并保存图像信息。

在图 15-3 中,图 FL2 CD41-PE/FS 中 A 门或十字门中第四象限(E4)的细胞百分数为全血中血小板的百分数,第四象限对应的细胞数为流式细胞仪采集的血小板个数,第一象限(E1)的细胞百分数为全血中红细胞的百分数,第一象限对应的细胞数为流式细胞仪采集的红细胞个数;与 A 门关联的图 FL1 CD62p/CD63-FITC/FL2 CD41-PE 中,第二象限(D2)的百分数为血小板中膜表面含有 CD62p 或 CD63 的活化血小板的百分数,第二象限对应的平均荧光强度(X-mean)反映活化血小板表面含有 CD62p 或 CD63 的强度。

(4)进入下一份标本的测定,直至全部 CD62p 检测管测定完毕。

(5)将 CD63 测定管插入样品台,仪器自动进行测定,待 A 门细胞数量达到 1 000 个以上，或总采集细胞数达到 100 000 个以上，停止上样，记录血小板 CD63 表达检验结果并保存图像信息，直至将全部 CD63 检测管测定完毕。

（五）仪器参数

FS 阈值 30，电压 300，增益 5.0；SS 电压 450，增益 20.0；FL1（FITC）电压 670，增益 1.0；FL2（PE）电压 770，增益 1.0。

（六）注意事项

1. 体外刺激血小板活化测定一般需要与循环血小板活化测定同时进行。

2. 本测定分析血小板体外活化能力，因此需要防止采血过程造成的血小板活化，要求：①采血前患者需要空腹，可以喝水，防止血管塌陷影响进针；②用 20ml 塑料注射器抽血，防止血小板接触异物活化；③尽量用 21 号大针头抽血，防止抽血过程产生较大应切力使血小板活化；④尽量不使用止血带，或者轻扎止血带；⑤要求进针后一针见血；⑥抽血时，拉动注射器要轻，抽出的前 2ml 血应丢弃；⑦采用真空管盛放血标本，应先打开管塞，取下针头，再沿管壁将血标本轻轻推入试管内，并轻轻旋转试管，使血标本与抗凝药混合均匀。

3. 血标本采集后应安排专人立即送检，要求运送过程中保持试管直立并尽量做到平稳，不能颠倒或摇晃试管，防止震动造成血小板活化。

4. 抗凝药应使用 109mmol/L 的枸橼酸钠，血标本和枸橼酸钠的比例为 9∶1。也可以使用 10μg/L 的重组水蛭素抗凝。不能使用 EDTA 和肝素类抗凝药，因为它们可以引起血小板体外活化。

5. 本方法可以同时对 ADP 处理后血液标本中的游离血小板和活化血小板进行精确计数，由于采用的是双平台测量法，要求采集血液标本时加一支紫头管血，用于全自动血细胞计数仪测定红细胞数量。游离血小板和活化血小板的具体计算方法如下。

游离血小板总数（$\times 10^9$/L）=[流式仪 E4 象限对应的血小板个数 / 流式仪 E1 象限对应的红细胞个数]× 全自动血细胞计数仪测定的红细胞总数（$\times 10^{12}$/L）×1 000

CD62p$^+$ 活化血小板数（$\times 10^9$/L）=[流式仪 D2 象限对应的 CD62p$^+$ 活化血小板的个数 / 流式仪 E1 象限对应的红细胞个数]× 全自动血细胞计数仪测定的红细胞总数（$\times 10^{12}$/L）× 1 000

CD63$^+$ 活化血小板数（$\times 10^9$/L）=[流式仪 D2 象限对应的 CD63$^+$ 活化血小板的个数 / 流式仪 E1 象限对应的红细胞个数]× 全自动血细胞计数仪测定的红细胞总数（$\times 10^{12}$/L）×1 000

（七）参考范围

见表 15-8。

表 15-8　体外刺激活化血小板测定的参考范围

报告内容	特征标志	参考范围（$\bar{x} \pm 2s$）	单位
CD62p 阳性血小板百分数	CD62p$^+$	≥85	%
CD63 阳性血小板百分数	CD63$^+$	≥85	%
CD62p 平均荧光强度	CD62p$^+$	≥65.74	—
CD63 平均荧光强度	CD63$^+$	≥62.85	—

（八）临床意义

1. 如果循环活化血小板测定结果未见增高，体外刺激活化血小板测定结果增高，提示血小板活化功能正常,循环活化血小板测定结果可靠。

2. 如果循环活化血小板测定结果未见增高,体外刺激活化血小板测定结果也无增高,提示血小板活化功能异常,对刺激剂反应性弱或无,即血小板活化能力弱或无。

3. 如果循环活化血小板测定结果增高,体外刺激活化血小板测定结果也增高,且两者水平一致,提示体内血小板已经充分活化。

三、血小板 - 白细胞聚集体检测

活化血小板与静止血小板相比,其膜表面可以呈现出许多特征性标志,其中 P- 选择素(CD62p)就是目前公认的活化血小板标志。值得注意的是,体内血小板活化高表达的 CD62p 可以快速丢失,且丢失 CD62p 后的活化血小板能够继续循环于血液中发挥生物学作用,因此测定 CD62p 表达检测活化血小板的准确性受到一定程度限制,导致方法不够灵敏。由于活化血小板不仅在膜表面标志上表现出与静止血小板的某些不同,在行为上更是具有显著的差异,因此测定血小板活化,不仅可以测定血小板膜表面标志,也可以测定血小板行为上的改变,常常采用多种策略、多项指标相互补充,以达到最为准确的效果。其中,血小板 - 白细胞聚集体测定就是对血小板活化行为的测定,而且是一个灵敏度较 P- 选择素测定更高的指标。

(一)基本原理

血小板 - 白细胞聚集体(platelet-leukocyte aggregates,PLA)是活化血小板利用其表面暴露的 CD62p 与白细胞膜上的相应受体发生特异性结合(黏附),形成的血小板 - 白细胞黏附体。一个白细胞可以黏附许多个活化血小板,这些被黏附的活化血小板成为白细胞的表面点缀。利用荧光色素标记的特异性血小板膜糖蛋白抗体(如 CD41 或 CD61),就可以对血液中结合了活化血小板的白细胞进行示踪,借助流式细胞仪对其进行测定。

(二)主要试剂

1. 同型对照抗体　IgG_1-PC5 和 IgG_1-PE。

2. 示踪抗体　CD45-PC5 和 CD41-PE。

3. 固定液　可以直接使用标本预处理试剂的 C 液,或者 1% 多聚甲醛(详见附录 2)。

4. pH 7.4 PBS　可以自行配制(详见附录 2),也可以使用检验科血液常规分析使用的鞘液,进口或国产均可。

5. 鞘液　即 PBS 溶液,可以使用流式细胞仪专用鞘液,也可采用检验科血液常规分析仪使用的鞘液,进口或国产试剂均可。

6. 清洁液　可以使用流式细胞仪专用清洁液,也可使用检验科血液常规分析仪使用的清洁液,进口或国产试剂均可。

(三)主要仪器

流式细胞仪,旋涡振荡器。

(四)检验步骤

1. 标本采集　临床静脉抽血 2.7ml,采用 109mmol/L 的枸橼酸钠按照 1:9 的比例抗凝(蓝头管)。

2. 采血后 10 分钟内,立即按表 15-9 加样。

表 15-9 血小板 - 白细胞聚集体检测加样方法

加样内容	同型对照管 /μl	测定管 /μl
IgG₁-PE	10	—
CD45-PC5	10	10
CD41-PE	—	10
血液标本	50	50

3. 手持试管轻轻摇匀，室温（18～22℃），避光放置 15～18 分钟。

4. 依次向各试管加入溶液 A 625μl，旋涡振荡器上混匀 5～10 秒。

5. 依次向各试管加入溶液 B 265μl，旋涡振荡器上继续混匀 5～10 秒。

6. 依次向各试管加入溶液 C 100μl，旋涡振荡器上继续混匀 5～10 秒。

7. 上机测定

（1）打开血小板 - 白细胞聚集体测定方案（CD45-PC5/CD41-PE，图 15-4）

（2）将同型对照管插入流式细胞仪主机的样品台上，打开仪器快速补偿通道，通过电压调节使 IgG₁-PE 对应的 B 门阳性率刚好为零，停止上样，保存对照检测结果，取下同型对照管。

（3）将测定管插入样品台，仪器自动进行测定，待 A 门细胞数量达到 5 000 个以上，或总采集细胞数达到 10 000 个以上，停止上样，记录检验结果并保存图像信息。

在图 15-4 中，图 FL2 CD41-PE/FL4 CD45-PC5 十字门第二象限（E2）的细胞百分数为黏附了血小板的白细胞百分数，即血小板 - 白细胞聚集体的百分数，第二象限对应的平均荧光强度（X-mean）为白细胞表面黏附血小板的平均强度。

（4）进入下一份标本的测定，直至全部标本测定完毕。

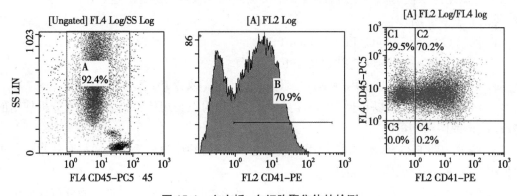

图 15-4 血小板 - 白细胞聚集体的检测

8. 利用全自动血细胞计数仪测定的白细胞含量，可以计算血小板 - 白细胞聚集体的含量。具体计算方法如下。

血小板 - 白细胞聚集体含量（×10⁹/L）= 全自动血细胞计数仪测得的白细胞总数 × 流式细胞仪测得的血小板 - 白细胞聚集体百分数 ×1.11，其中 1.11 为血液稀释倍数。

（五）仪器参数

FS 阈值 30，电压 300，增益 5.0；SS 电压 450，增益 20.0；FL2（PE）电压 670，增益 1.0；

FL4（PC5）电压 770，增益 1.0。

（六）注意事项

1. 血小板 - 白细胞聚集体测定属于血小板活化分析，对采血过程要求严格，应尽量避免采血操作带来的血小板活化对检验结果的影响。要求：①采血前患者需要空腹，可以喝水，防止血管塌陷影响进针；②用 20ml 塑料注射器抽血，防止血小板接触异物活化；③尽量用 21 号大针头抽血，防止抽血过程产生较大应切力使血小板活化；④尽量不使用止血带，或者轻扎止血带；⑤要求进针后一针见血；⑥抽血时，拉动注射器要轻，抽出的前 2ml 血应放弃；⑦采用真空管盛放血标本，应先打开管塞，取下针头，再沿管壁将血标本轻轻推入试管内，并轻轻旋转试管，使血标本与抗凝药混合均匀。

2. 血标本采集后应安排专人立即送检，要求运送过程中保持试管直立并尽量做到平稳，不能颠倒或摇晃试管，防止震动造成血小板活化。

3. 抗凝药应使用 109mmol/L 的枸橼酸钠，血标本和枸橼酸钠的比例为 9:1。也可以使用 10μg/L 的重组水蛭素抗凝。不能使用 EDTA 和肝素类抗凝药，因为它们可以引起血小板体外活化。

4. 采用先加固定剂再进行免疫标记反应的方法，可以有效抑制血小板的体外活化，方便临床应用，如抽血时同时固定的策略，在抗凝药中添加一定浓度的多聚甲醛；或抽血后固定的策略，将抽取的血液标本取出部分，加入到大量的低浓度的多聚甲醛中冷藏固定。但是，先固定再免疫标记对检验结果有一定的影响，因为固定剂将导致单抗结合率的下降。如果需要采取先固定再免疫标记的方法，可以吸取 100μl 血液加入到 1ml 2～8℃预冷的 0.1% 的多聚甲醛中，2～8℃固定 2 小时以上，该固定血小板可在 2～8℃稳定保存 4～5 天。免疫染色前，从冰箱取出固定血液标本，1 200g 离心 5 分钟，去上清液，PBS 洗涤 1 次，再按照加样表进行加样。

（七）参考范围

见表 15-10。

表 15-10　血小板 - 白细胞聚集体检测的参考范围

报告内容	特征标志	参考范围（$\bar{x} \pm 2s$）	单位
血小板 - 白细胞聚集体百分数	CD45$^+$CD41$^+$	0～6.82	%
血小板 - 白细胞聚集体含量	CD45$^+$CD41$^+$	0～0.24	×10^9/L
血小板 - 白细胞聚集体平均荧光强度	CD45$^+$CD41$^+$	30.85～70.53	—

（八）临床意义

用于假性血小板减少的鉴别；血小板活化、血小板与白细胞的相互作用鉴别，以及血栓性疾病的辅助诊断与再发作危险性判断等。

四、血小板 - 单核细胞聚集体测定

适合于活化血小板表面 P- 选择素（CD62p）含量较低时对活化血小板的检测，该法诊断活化血小板灵敏度较高。

（一）基本原理

活化血小板表面暴露 CD62p 可以与单核细胞表面的相应受体结合，使活化血小板黏附

在单核细胞表面,形成单核细胞 - 血小板聚集物(monocyte-platelet aggregates,MPA),在血栓形成、炎症反应过程中起重要作用。利用荧光素标记的单核细胞特异性标志物 CD14 和血小板特异性膜糖蛋白 CD41 或 CD61,借助流式细胞仪,即可对血小板 - 单核细胞聚集体进行检测。由于血小板表面膜糖蛋白 CD41 或 CD61 含量丰富,利用其示踪活化血小板,较使用含量有限且体内活化后很容易脱落的活化标志 CD62p,方法的灵敏度提高显著。

(二)主要试剂

1. 同型对照抗体 IgG_1-FITC 和 IgG_1-PE。

2. 示踪抗体 CD14-FITC 和 CD41-PE。

3. pH 7.4 PBS 可以自行配制(详见附录 2),也可以使用检验科血液常规分析使用的鞘液,进口或国产均可。

4. 固定液 可以直接使用标本预处理试剂的 C 液,或者 1% 多聚甲醛(详见附录 2)。

5. 鞘液 即 PBS 溶液,可以使用流式细胞仪专用鞘液,也可采用检验科血液常规分析仪使用的鞘液,进口或国产试剂均可。

6. 清洁液 可以使用流式细胞仪专用清洁液,也可使用检验科血液常规分析仪使用的清洁液,进口或国产试剂均可。

(三)主要仪器

流式细胞仪,旋涡振荡器,全自动细胞计数仪。

(四)检验步骤

1. 标本采集 临床静脉抽血 2.7ml,采用 109mmol/L 的枸橼酸钠按照 1:9 的比例抗凝(蓝头管)。

2. 采血后 10 分钟内,立即按表 15-11 加样。

表 15-11 血小板 - 单核细胞聚集体测定加样方法

加样内容	同型对照管 /μl	测定管 /μl
IgG_1-PE	10	—
CD14-FITC	10	10
CD41-PE	—	10
血液标本	50	50

3. 手持试管轻轻摇匀,室温(18～22℃),避光放置 15～18 分钟。

4. 依次向各试管加入溶液 A 625μl,旋涡振荡器上混匀 5～10 秒。

5. 依次向各试管加入溶液 B 265μl,旋涡振荡器上继续混匀 5～10 秒。

6. 依次向各试管加入溶液 C 100μl,旋涡振荡器上继续混匀 5～10 秒。

7. 上机测定

(1)打开血小板 - 单核细胞聚集体测定方案(CD14-FITC/CD41-PE,图 15-5)。

(2)将同型对照管插入流式细胞仪主机的样品台上,打开仪器快速补偿通道,通过电压调节使 IgG_1-PE 对应的 B 门阳性率刚好为零,停止上样,保存对照检测结果,取下同型对照管。

(3)将测定管插入样品台,仪器自动进行测定,待 A 门细胞数量达到 5 000 个以上,或总采集细胞数达到 10 000 个以上,停止上样,记录检验结果并保存图像信息。

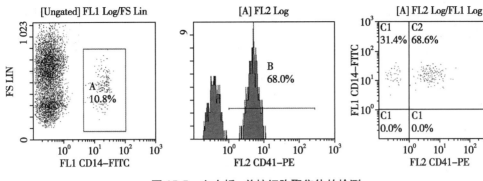

图 15-5　血小板 - 单核细胞聚集体的检测

在图 15-5 中,图 FL1 CD14-FITC/FS 中的 A 门细胞百分数为流式仪测得的单核细胞百分数;图 FL2 CD41-PE/FL1 CD14-FITC 十字门第二象限(E2)的细胞百分数为黏附了血小板的单核细胞百分数,即血小板 - 单核细胞聚集体的百分数,第二象限对应的平均荧光强度(X-mean)为单核细胞表面黏附血小板的平均强度。

(4)进入下一份标本的测定,直至全部标本测定完毕。

8.利用全自动细胞计数仪测定的白细胞含量,可以计算血小板 - 单核细胞聚集体的含量。具体计算方法如下。

血小板 - 单核细胞聚集体含量($\times 10^9$/L)= 全自动细胞计数仪测得的白细胞总数 × 流式仪测得的单核细胞百分数 × 流式细胞仪测得的血小板 - 单核细胞聚集体百分数 ×1.11,其中 1.11 为血液稀释倍数。

（五）仪器参数

FS 阈值 30,电压 300,增益 5.0;SS 电压 450,增益 20.0;FL2(PE)电压 670,增益 1.0;FL4(PC5)电压 770,增益 1.0。

（六）注意事项

1.本项目属于血小板活化分析,对采血过程要求严格,应尽量避免采血操作带来的血小板活化对检验结果的影响。要求:①采血前患者需要空腹,可以喝水,防止血管塌陷影响进针;②用 20ml 塑料注射器抽血,防止血小板接触异物活化;③尽量用 21 号大针头抽血,防止抽血过程产生较大应切力使血小板活化;④尽量不使用止血带,或者轻扎止血带;⑤要求进针后一针见血;⑥抽血时,拉动注射器要轻,抽出的前 2ml 血应放弃;⑦采用真空管盛放血标本,应先打开管塞,取下针头,再沿管壁将血标本轻轻推入试管内,并轻轻旋转试管,使血标本与抗凝药混合均匀。

2.血标本采集后应安排专人立即送检,要求运送过程中保持试管直立并尽量做到平稳,不能颠倒或摇晃试管,防止震动造成血小板活化。

3.抗凝药应使用 109mmol/L 的枸橼酸钠,血标本和枸橼酸钠的比例为 9∶1。也可以使用 10μg/L 的重组水蛭素抗凝。不能使用 EDTA 和肝素类抗凝药,因为它们可以引起血小板体外活化。

4.采用先加固定剂再进行免疫标记反应的方法,可以有效抑制血小板的体外活化,方便临床应用,如抽血时同时固定的策略,在抗凝剂中添加一定浓度的多聚甲醛;或抽血后固定的策略,将抽取的血液标本取出部分,加入到大量的低浓度的多聚甲醛中冷藏固定。但是,先固定再免疫标记对检验结果有一定的影响,因为固定剂将导致单抗结合率的下降。如果需要采取先固定再免疫标记的方法,可以吸取 100μl 血液加入到 1ml 2～8℃预冷的0.1% 的多聚甲醛中,2～8℃固定 2 小时以上,该固定血小板可在 2～8℃稳定保存 4～5 天。免疫染色前,从冰箱取出固定血液标本,1 200g 离心 5 分钟,去上清液,PBS 洗涤 1 次,再按照加样表进行加样。

(七)参考范围

见表 15-12。

表 15-12　血小板 - 单核细胞聚集体测定的参考范围

报告内容	特征标志	参考范围($\bar{x}\pm2s$)	单位
血小板 - 单核细胞聚集体百分数	CD14$^+$CD41$^+$	5.40～14.66	%
血小板 - 单核细胞聚集体含量	CD14$^+$CD41$^+$	0.01～0.02	×10^9/L
血小板 - 单核细胞聚集体平均荧光强度	CD14$^+$CD41$^+$	20.03～34.76	—

(八)临床意义

1. 用于假性血小板减少的鉴别。

2. 用于血小板活化、血小板与白细胞的相互作用鉴别。

3. 用于血栓性疾病、动脉粥样硬化等心脑血管疾病的辅助诊断与疗效监测,以及再发危险性判断等。

第五节　血小板膜糖蛋白检测 ▼

血小板膜糖蛋白是血小板功能的物质基础,其结构异常、数量减少或缺失,将导致临床出血性疾病发生。因此,对血小板膜糖蛋白的检测属于血小板功能分析。

(一)基本原理

利用不同荧光素标记的血小板膜糖蛋白单克隆抗体(如 CD41-PE、CD42b-FITC 和CD61-FITC)对血小板膜糖蛋白进行染色,依据血小板颗粒的大小信号(FS)和荧光种类与强度,达到对血小板膜糖蛋白的表达的检测。

(二)主要试剂

1. 同型对照抗体　IgG$_1$-FITC 和 IgG$_1$-PE。

2. 测定抗体　CD41-PE、CD42b-FITC 和 CD61-FITC。

3. pH 7.4 PBS　可以自行配制(详见附录 2),也可以使用检验科血液常规分析使用的鞘液,进口或国产均可。

4. 固定液　1% 多聚甲醛(详见附录 2)。

5. 鞘液　即 PBS 溶液,可以使用流式细胞仪专用鞘液,也可采用检验科血液常规分析仪使用的鞘液,进口或国产试剂均可。

6. 清洁液　可以使用流式细胞仪专用清洁液,也可使用检验科血液常规分析仪使用的清洁液,进口或国产试剂均可。

(三)主要仪器

流式细胞仪和旋涡振荡器。

（四）检验步骤

1. 枸橼酸钠抗凝管（蓝头管）采集静脉血 2.7ml。注意采血顺序，应收集第 2～3 管的血标本。

2. 按照表 15-13 加样。

表 15-13　血小板膜糖蛋白检测加样方法

加样内容	同型对照管 /μl	测定管① /μl	测定管② /μl
IgG₁-FITC	10	—	—
IgG₁-PE	10	—	—
CD41-PE	—	10	10
CD42b-FITC	—	10	—
CD61-FITC	—	—	10
PBS	40	40	40
血液标本	5	5	5

3. 手持试管轻轻摇匀，室温（18～22℃），避光放置 20～30 分钟。

4. 向各试管加入 1% 多聚甲醛 500μl，混匀。

5. 上机测定。

（1）打开血小板膜糖蛋白测定方案（CD41-PE/CD42b/CD61-FITC/FS，图 15-6）。

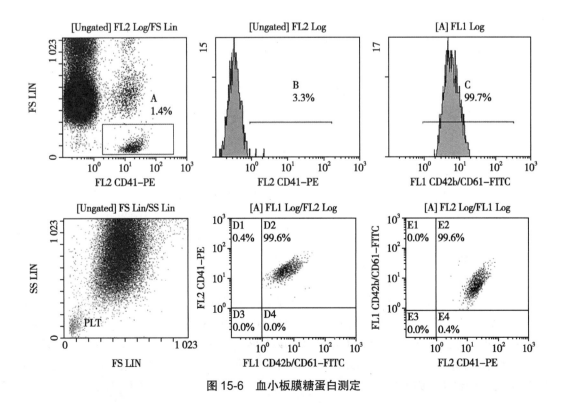

图 15-6　血小板膜糖蛋白测定

（2）将同型对照管插入流式细胞仪主机的样品台上，打开仪器快速补偿通道，通过电压调节使 IgG_1-PE 和 IgG_1-FITC 对应的 B、C 门阳性率刚好为零，停止上样，保存检测结果，取下同型对照管。

（3）将测定管①插入样品台，仪器自动进行测定，待 A 门细胞数量达到 1 000 个以上，或总采集细胞数达到 100 000 个以上，停止上样，记录 CD42b 检验结果并保存图像信息。

在图 15-6 中，图 FL2 CD41-PE/FS 中 A 门为游离血小板；与 A 门关联的图 FL1 CD42b-CD61-FITC/FL2 CD41-PE 中，十字门第二象限（D2）的细胞百分数为表达 CD42b 的血小板的百分数，第二象限对应的平均荧光强度（X-mean）为血小板表达 CD42b 的平均强度；与 A 门关联的图 FL2 CD41-PE/FL1 CD42b-CD61-FITC 中，十字门第二象限（E2）的细胞百分数为表达 CD41 的血小板的百分数，第二象限对应的平均荧光强度（X-mean）为血小板表达 CD41 的平均强度。

（4）进入下一份标本的测定，直至全部 CD42b 测定管测定完毕。

（5）将测定管②插入样品台，与测定管①同样的方法测定 CD61 的表达。

注意，测定管②检测结果中，图 FL1 CD42b-CD61-FITC/FL2 CD41-PE 十字门第二象限（D2）的细胞百分数为表达 CD61 的血小板的百分数，第二象限对应的平均荧光强度（X-mean）为血小板表达 CD61 的平均强度。

（五）仪器参数

FS 阈值 30，电压 327，增益 5.0；SS 电压 400，增益 20.0；FL1（FITC）电压 680，增益 1.0；FL2（PE）电压 750，增益 1.0。

（六）注意事项

1. 标本采集时抗凝药应使用 109mmol/L 的枸橼酸钠，血标本和枸橼酸钠的比例为 9∶1。不能使用 EDTA 类抗凝药，因为 EDTA 可引起血小板膜 CD41/CD61 二聚体复合物分离，减弱与 CD41 或 CD61 单抗的结合能力；也不能使用肝素抗凝，肝素可以引起血小板活化，造成体外刺激引起的聚集。

2. 标本采集后要颠倒并旋转试管 3～5 次，使血液标本和抗凝药充分混合均匀。

3. 标本采集后应尽快送检验科，一般要求 2 小时内开始检验。特殊情况不能及时检验，标本应放于室温（18～22℃）。

4. 同型对照管十分重要，每天的每批标本，甚至每份标本，都应该设置同型对照管，以便仪器电压调节时使用和发现个别标本存在的荧光污染情况。

5. 加样表中血标本的用量适合于血小板在（100～400）×10^9/L 的情况，对于已知血小板减少的患者应适当增加标本的用量，相反对于已知血小板增加的患者应适当减少标本的用量。

6. 本方法介绍的是全血直接测定法，也可以先分离富含血小板的血浆，再按照操作步骤 2 加样，测定血小板膜糖蛋白含量。具体的富含血小板血浆分离方法是：血样直接 1 500r/min 离心 5 分钟或静置 30 分钟，上面出现的淡黄色的血浆即含血小板血浆。

7. 血小板膜糖蛋白包括多种，如 GPⅡb/Ⅲa 复合物（CD41/CD61）、GPⅠb/Ⅸ/Ⅴ复合物（CD42b/CD42a/CD42d）、GPⅠa/Ⅱa 复合物（CD49b/CD29）、GPⅠc/Ⅱa 复合物（CD49e/CD49f/CD29）、GPⅣ（CD36）和 GPⅥ。本方法以 CD41 单抗示踪血小板，测定 CD61 和 CD42b 的表达以反映 GPⅡb/Ⅲa 复合物和 GPⅠb/Ⅸ/Ⅴ复合物的量。实验室可以结合各自医院实际的医疗情况，开展 GPⅠa/Ⅱa 复合物、GPⅠc/Ⅱa 复合物、GPⅣ（CD36）和 GPⅥ的检测。

8. 注意本方法以 CD41PE 为血小板标识,临床遇到血小板表面 CD41 含量减少的患者时,将影响检验结果。因此,实际检验时发现 A 门血小板数量明显减低或全无的情况,应换用其他血小板表面标志进行检验,并在报告中报告 CD41 的表达情况。

9. 血小板膜糖蛋白测定也可以测定血小板膜糖蛋白复合物,已有商品化血小板膜糖蛋白复合物荧光标记单克隆抗体出售。测定复合物或直接对某种血小板膜糖蛋白进行测定,各有优劣,以满足临床实际应用需要为宜。

(七) 参考范围

见表 15-14。

表 15-14　血小板膜糖蛋白检测的参考范围

名称	特征标志	参考范围($\bar{x} \pm 2s$)	单位
血小板膜糖蛋白 GPⅠb 阳性百分数	CD42b$^+$	81.86～100	%
血小板膜糖蛋白 GPⅡb 阳性百分数	CD41$^+$	83.60～100	%
血小板膜糖蛋白 GPⅢa 阳性百分数	CD61$^+$	82.15～100	%
血小板膜糖蛋白 GPⅠb 荧光强度	CD42b$^+$	11.56～64.01	—
血小板膜糖蛋白 GPⅡb 荧光强度	CD41$^+$	18.17～72.44	—
血小板膜糖蛋白 GPⅢa 荧光强度	CD61$^+$	15.27～67.78	—

(八) 临床意义

1. 用于血小板无力症(thrombocytasthenia)的诊断　CD41 和 CD61 是血小板无力症的诊断指标。血小板无力症是由于 GPⅡb 或 GPⅢa 基因缺陷导致血小板膜糖蛋白Ⅱb/Ⅲa(GPⅡb 或 GPⅢa)减少或质量异常,引起的血小板无凝集状态或反应降低。血小板 GP 检测对诊断血小板无力症等血小板功能缺陷疾病有重要价值。以往常用的 SDS-PAGE 法、放射免疫法和免疫印迹法等,标本用量大、操作复杂、耗时长、涉及放射线、膜纯化过程中易发生 GP 的变化及丢失,且不能进行血小板亚群的分析,故不便于临床常规分析。而用荧光单抗直接标记血小板,用 FCM 直接检测血小板 GP 的缺陷,简单、快速、灵敏而且特异性好,适合于临床 GT 的筛查与确诊。

2. 用于巨血小板综合征(Bernard-Soulier syndrome,BSS)的诊断　CD42b 是 BSS 的诊断指标。BSS 是由于 GPⅠb/Ⅸ复合物缺陷,导致血小板功能异常所致。

3. 用于 BSS 和常染色体显性遗传性血小板减少症(autosomal dominant inheritance thrombocytopenia,ADIT)的鉴别诊断　一些常染色体显性遗传性血小板减少症无任何临床症状,很容易被误诊为 BSS 杂合子型,而被延误治疗。

4. 临床慢性肾病、慢性肝病、DIC 等多种疾病并发血小板功能障碍的诊断。

5. 药物引起的血小板功能障碍的诊断。

第六节　血小板微粒测定 ▼

血小板微粒(platelet microparticle,PMP)是活化血小板表面伸出的伪足断裂形成的,直径为 0.1～1.0μl 的颗粒物。由于 PMP 表面含有血小板特异性膜糖蛋白(GPⅠb、GPⅡb 和 GPⅢa 等)和凝血因子膜受体,可为凝血酶原反应提供催化表面,所以在止血和血栓形成中发挥重要作用,并成为血栓性疾病监测的重要指标。

PMP 极小,直径仅有 0.031mm,因此常规方法不能检测,直到 20 世纪 90 年代末期,人们才开始利用流式细胞仪对 PMP 进行检测。

(一)基本原理

利用血小板微粒表面含有血小板特有 CD61(GP Ⅲa)和 CD41(GPⅡb),用事先包被了 CD61 单抗的微球捕获标本中的血小板微粒,再利用 CD41-PE 单抗与血小板微粒 CD41 的结合,从而通过流式细胞仪对标本中的血小板微粒进行测定。

(二)主要试剂

1. 示踪抗体　CD41-PE。

2. 同型对照抗体　IgG_1-PE。

3. 包被 CD61 的微球　用 CD61 单抗自行包被(详细方法参见本章参考文献 22)。

4. CTAD 抗凝管　含有枸橼酸钠、嘌呤、嘧啶和双嘧达莫(潘生丁)的抗凝采血管。

5. pH 7.4 的 PBS　可以自行配制(详见附录 2),可以使用流式细胞仪专用鞘液,也可以使用检验科血液常规分析使用的鞘液,进口或国产均可。

6. 0.2mmol/L 的 ADP　配制方法详见附录 2。

7. 1% 多聚甲醛　配制方法详见附录 2。

(三)主要仪器

流式细胞仪,全自动血细胞计数仪,台式离心机,恒温振荡器。

(四)检验步骤

1. 无血小板血浆标本的制备(用于 PMP 测定)

(1)抽取患者静脉血 2.7ml,以枸橼酸钠抗凝,轻轻混匀。

(2)迅速以 3 500r/min 离心 20 分钟,分离血浆,此为无血小板血浆标本。

(3)用全自动血细胞分析仪计数,确认制备的无血小板血浆标本的血小板含量为 $0×10^9$/L。

2. 阳性对照血浆的制备

(1)抽取健康人静脉血 2.7ml,以枸橼酸钠抗凝,轻轻混匀。

(2)迅速以 750r/min 离心 5 分钟,得到富含血小板血浆。

(3)用全自动血细胞分析仪计数,测定富含血小板血浆的血小板浓度。如果血小板含量大于 $300×10^9$/L,需用 pH 7.4 的 PBS 将血小板浓度调至 $300×10^9$/L 内。

(4)取 500μl 富含血小板血浆,加入 0.2mmol/L 的 ADP 25μl(终浓度约为 10μmol/L),混匀,37℃孵育 20 分钟使血小板活化产生 PMPs。

(5)3 500r/min 离心 20 分钟,收集上清液,此为富含 PMPs 的血浆,即阳性对照血浆。

3. 按照表 15-15 加样。

表 15-15　血小板微粒测定加样方法

加样内容	同型对照管①	同型对照管②	阳性对照管	测定管
IgG_1-PE	IgG_1-PE	IgG_1-PE	—	—
CD61 包被微球	—	5μl	5μl	5μl
阳性对照血浆	100μl	100μl	100μl	—
无血小板血浆标本	—	—	—	100μl

4. 室温（18～22℃），在摇床中以 30r/min 的转速，轻轻振荡孵育 4 小时。

5. 加入 5ml pH 7.4 的 PBS，1 500r/min 离心 5 分钟，小心去掉上清液。

6. 向阳性对照管和测定管加入 5μl 的 CD41-PE，室温（18～22℃），避光反应 20 分钟。

7. 向全部试管加入 1% 多聚甲醛 200μl 固定，测定前补充 PBS 至 1ml。

8. 上机测定

（1）打开血小板微粒测定方案（CD41-PE/ PMPs，图 15-7）。

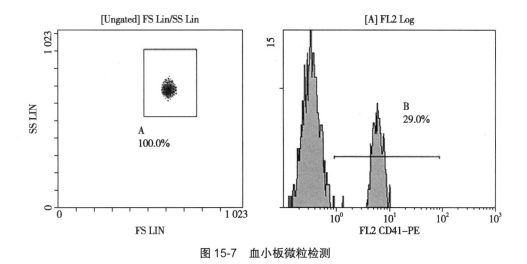

图 15-7　血小板微粒检测

（2）将同型对照管①插入流式细胞仪主机的样品台上，打开仪器快速补偿通道，通过电压调节使 IgG_1-PE 对应的 B 门阳性率刚好为零，停止上样，保存对照检测结果，取下同型对照管①。

（3）将同型对照管②插入流式细胞仪主机的样品台上，通过电压调节使 IgG_1-PE 对应的 B 门阳性率刚好为零，停止上样，保存对照检测结果，取下同型对照管②。

（4）将阳性管插入样品台，仪器自动进行测定，待 A 门细胞数量达到 5 000 个以上，停止上样，记录检验结果并保存图像信息。此时，B 门应有较高的阳性率。

（5）将测定管插入样品台，待 A 门细胞数量达到 5 000 个以上，停止上样，记录检验结果并保存图像信息。

在图 15-7 FL2 CD41-PE 中，B 门百分数为结合了 PMP 的微球百分数，对应的平均荧光强度（X-mean）反映了单个微球表面结合的 PMP 的量。

（6）继续进行下一份标本的测定，直到全部标本测定完毕。

（五）仪器参数

FS 阈值 120，电压 327，增益 5.0；SS 电压 400，增益 20.0；FL1（FITC）电压 650，增益 1.0。

（六）注意事项

1. 本项目属于血小板活化分析，对采血过程要求严格，应尽量避免采血操作带来的血小板活化对检验结果的影响。要求：①采血前患者需要空腹，可以喝水，防止血管塌陷影响进针；②用 20ml 塑料注射器抽血，防止血小板接触异物活化；③尽量用 21 号大针头抽血，防止抽血过程产生较大应切力使血小板活化；④尽量不使用止血带，或者轻扎止血带；⑤要求进针后一针见血；⑥抽血时，拉动注射器要轻，抽出的前 2ml 血应放弃；⑦采用真空管盛放血标本，应先打开管塞，取下针头，再沿管壁将血标本轻轻推入试管内，并轻轻旋转试管，使血标本与抗凝药混合均匀。

2. 抗凝药应使用 109mmol/L 的枸橼酸钠，血标本和枸橼酸钠的比例为 9∶1。也可以使用 10μg/L 的重组水蛭素抗凝。不能使用 EDTA 和肝素类抗凝药，因为它们可以引起血小板体外活化。

3. 血标本采集后，应安排专人立即送检，要求运送过程中保持试管直立并尽量做到平稳，不能颠倒或摇晃试管，防止震动造成血小板活化。

4. 检验科收到标本后应立即进行检验，尽量减少血小板体外活化生成 PMP 对检验结果的影响。

5. 无血小板血浆标本的制备为本实验成功的关键步骤，离心的转速和时间条件要求严格，要确保收获的无血小板血浆中血小板含量为 0，血浆中的 PMP 无丢失或丢失量少。

6. 同型对照管十分重要，每天的每批标本，甚至每份标本，原则上均需要做同型对照。一方面可以利用同型对照管方便仪器电压调节，另一方面可以发现临床标本中含有 PE 荧光污染的个例，如某些抗生素药物、抗肿瘤药物等。

7. 阳性对照管十分重要，每天的每批标本，甚至每份标本，原则上都应该设置阳性对照管，以鉴别抗体失效出现的假阴性情况，确保检验结果的准确性。

（七）参考范围

见表 15-16。

表 15-16　血小板微粒测定的参考范围

名称	特征标志	参考范围（$\bar{x} \pm 2s$）	单位
微球阳性率	CD41+	0.03～17.22	%
微球平均荧光强度	CD41+	1.02～2.25	—

（八）临床意义

PMP 为凝血酶原反应提供更大的催化表面，在正常的止血过程与出血和血栓性疾病的发生中起着重要的作用，特发性血小板减少性紫癜、肝素引起的血小板减少症、急性冠脉综合征、糖尿病、外科手术等多种出血和血栓性疾病中均可观察到 PMP 数量的改变。

（吴丽娟　黄伍蓉）

参 考 文 献

1. 王鸿利. 出血、凝血与止血（1）—正常止血、凝血和纤溶机制［J］. 外科理论与实践，2000，5（1）：1-4.

2. 王鸿利. 止血与凝血机制研究进展［J］. 继续医学教育，2006，20（26）：13-20.

3. 彭黎明，王鸿利. 血栓与止血实验室检测的进展和应用［J］. 血栓与止血，2007，13（1）：29-34.

4. 王春妮. 止血与血栓疾病的检测［J］. 中国疗养医学，2006，15（1）：66-67.

5. 杨东霞. 浅谈血小板的生理功能［J］. 丹东纺专学报，2001，8（1）：49-50.

6. 刘祥红，沈小琴，张冬青. 血细胞分析仪的测定结果评价［J］. 宁夏医学院学报，2002（04）：42-43.

7. 王建中. 临床流式细胞分析［M］. 上海：上海科学技术出版社，2005：383-443.

8. 王志杰,丛雅琴,侯明.流式细胞术在血小板疾病中的应用[J].血栓与止血学,2004,10(1):38-40.

9. 李艳,陈永生,徐化高,等.2型糖尿病患者血小板微粒检测及其临床意义研究[J].医学检验与临床,2007,18(1):17-20.

10. 王丹,朱浩佳,杨前进.脑出血患者血小板膜表面糖蛋白分子的表达及其临床意义[J].临床荟萃,2008,23(13):949-951.

11. 钟毓琼,陈玲,梁淑连,等.脑梗死患者血小板膜糖蛋白和血流变相关参数的观察[J].中国热带医学,2008,8(8):1340-1342.

12. 邬伟明,金莉子,叶礼红,等.慢性肺心病患者PAC-1及CD62p的变化及临床意义[J].中国免疫学杂志,2008,24(8):754-756.

13. 张洪霞,柳方娥,刘雪梅.过敏性紫癜患儿血小板膜糖蛋白GPⅡb及GPⅢa改变的临床意义[J].中国实用医药,2008,3(24):14-21.

14. 顾伟英,曹祥山,邱国强,等.特发性血小板减少性紫癜患者血小板相关抗体水平与预后的关系[J].临床血液学杂志,2007,20(6):329-331.

15. 谢妮,丁芳林,王秀.急性心肌梗塞患者溶栓前后血栓标志物和血小板活化状态研究[J].热带医学杂志,2007,7(8):782-784.

16. 孙冬兰,冯春来,黄兴富.特发性血小板减少性紫癜患者PAC-1、CD62p、PAIgG检测及意义[J].山东医药,2007,47(16):52-53.

17. 沈洁,董强.脑梗死急性期血小板功能定量分析[J].中国临床神经科学,2007,15(3):291-296.

18. 裴红梅,于增国,宋光.脑梗死患者血小板活化状态及功能的研究[J].海南医学院学报,2007,13(2):115-118.

19. 邵良,季美华,陶国华,等.进展性卒中患者血小板膜糖蛋白CD41和CD61及CD62p的表达[J].中国脑血管病杂志,2007,4(4):156-160.

20. 林杰,张国华,史福平,等.脑出血患者急性期血小板活化的临床意义[J].临床神经病学杂志,2006,19(5):385-388.

21. 苏冰,王前,孙德华,等.血栓性心脑血管疾病与血小板微颗粒及其膜功能蛋白表达的关系[J].第四军医大学学报,2006,27(22):2029-2031.

22. 李传保,王建中,吴煦,等.流式微球技术检测血小板微粒的方法建立及其评价[J].中华医学杂志,2005,85(23):1629-1631.

第十六章

自身免疫病的检测

第一节　红细胞表面相关免疫球蛋白测定

机体免疫功能异常产生了针对自身红细胞的免疫球蛋白，引起外周血中成熟红细胞的破坏加速，寿命缩短，称为免疫性溶血性贫血（immune hemolytic anemia，IHA）。存在于红细胞表面、针对红细胞表面自身抗原成分的这些免疫球蛋白，称为红细胞表面相关免疫球蛋白（erythrocyte-surface associated immunoglobulin，EAIg），包括 IgG、IgM、IgA 等类型。过去人们用直接抗球蛋白试验（DAT）诊断 IHA，该法具有较高的特异性，但敏感性差，假阴性率高。采用流式细胞仪进行检验，可以对 IgG、IgM、IgA 等类型的 EAIg 进行测定，且操作简便，快速，标本用量少，特异性和灵敏度均有保障。

一、基本原理

红细胞表面结合有 EAIg，利用荧光素标记的 EAIg 特异性抗体，即可对结合有 EAIg 的红细胞进行染色，利用流式细胞仪对 EAIg 特异性抗体上标记的荧光素进行检测，即可达到对结合有 EAIg 的红细胞的测定。

二、主要试剂

1. 同型对照抗体　Goat IgG-FITC。

2. 测定抗体　Goat F（ab′）2 Anti-human IgG-FITC，Goat F（ab′）2 Anti-human IgA-FITC 和 Goat F（ab′）2 Anti-human IgM-FITC。

3. 固定液　1% 多聚甲醛（详见附录Ⅱ）。

4. 鞘液　即 PBS 溶液，可以使用流式细胞仪专用鞘液，也可采用检验科血液常规分析仪使用的鞘液，进口或国产试剂均可。

5. 清洁液　可以使用流式细胞仪专用鞘液，也可使用检验科血液常规分析仪使用的清洁液，进口或国产试剂均可。

三、主要仪器

流式细胞仪和旋涡振荡器。

四、检验步骤

1. 样品采集　临床静脉抽血 2ml，EDTA-K_2 抗凝（紫头管）。

2. 按表 16-1 加样。

表 16-1　红细胞表面相关免疫球蛋白测定加样方法

加样内容	同型对照管①/μl	同型对照管②/μl	同型对照管③/μl	测定管①/μl	测定管②/μl	测定管③/μl
羊 IgG-FITC	10	10	10	—	—	—
羊抗人 IgG-FITC	—	—	—	10	—	—
羊抗人 IgA-FITC	—	—	—	—	10	—
羊抗人 IgM-FITC	—	—	—	—	—	10
血液标本	5	5	5	5	5	5
PBS	35	35	35	35	35	35

3. 手持试管轻轻摇匀，室温（18～22℃），避光放置 20～30 分钟。

4. 依次向各试管加入溶液 C 500μl，旋涡振荡器上继续混匀 5～10 秒。

5. 上机测定

（1）打开 EAIg G 流式检测方案（EAIgG-FITC，图 16-1）。

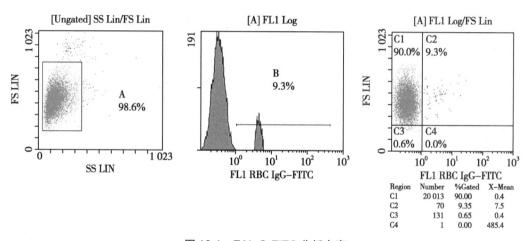

图 16-1　EAIgG-FITC 分析方案

（2）将同型对照管①插入流式细胞仪主机的样品台上，打开仪器快速补偿通道，通过电压调节使 IgG-FITC 对应的 B 门阳性率为零，停止上样，保存对照检测结果，取下同型对照管。

（3）将测定管①插入样品台，仪器自动进行测定，待 A 门细胞数量达到 10 000 个以上，停止上样，记录检验结果并保存图像信息。继续测定其他标本的 EAIgG 项目直至完毕，关闭 EAIgG 流式检测方案。

在图 16-1 中，A 门为红细胞，C2 象限内为表面结合有 IgG 型红细胞抗体的红细胞。与 C2 象限对应的细胞百分数为表面结合有 IgG 型红细胞抗体的红细胞的百分数，对应的 X-mean 值为平均荧光强度，反映红细胞表面平均结合的 IgG 型红细胞抗体数量的多少。

（4）打开 EAIgA 流式检测方案（与 EAIgG 方案相同，只是将图 16-1 中的横坐标换为 FL1 RBC IgA-FITC），按照 EAIgG 流式检测步骤，先将同型对照管②插入样品台进行测定，调节 B 门阳性率刚好为零为止,再将测定管②插入样品台进行测定并记录检测结果。

注意,此时 C2 象限内为表面结合有 IgA 型红细胞抗体的红细胞。与 C2 象限对应的细胞百分数为表面结合有 IgA 型红细胞抗体的红细胞的百分数,对应的 X-Mean 值为平均荧光强度,反映红细胞表面平均结合的 IgA 型红细胞抗体数量的多少。

(5)打开 EAIgM 流式检测方案(与 EAIgG 方案相同,只是将图 16-1 中的横坐标换为 FL1 RBC IgM-FITC),按照 EAIgG 流式检测步骤,先将同型对照管③插入样品台进行测定,调节 B 门阳性率刚好为零为止,再将测定管③插入样品台进行测定并记录检测结果。

注意,此时 C2 象限内为表面结合有 IgM 型红细胞抗体的红细胞。与 C2 象限对应的细胞百分数为表面结合有 IgM 型红细胞抗体的红细胞的百分数,对应的 X-Mean 值为平均荧光强度,反映红细胞表面平均结合的 IgM 型红细胞抗体数量的多少。

6. 按程序清洗并关闭流式细胞仪。

五、仪器参数

FS 阈值 80;FS 电压 415,增益 5.0;SS 电压 270,增益 50.0;FL1(FITC)电压 528,增益 1.0。

六、注意事项

1. 标本采集后应尽量在 2 小时内检验,因为结合自身抗体的红细胞容易发生破裂造成假阴性结果。特殊情况不能及时检验时,标本应放于室温(18~22℃),但不能超过 6 小时。

2. 不提倡将标本放入 4℃冰箱存放,因为红细胞遇冷收缩,细胞表面结合的自身抗体容易脱落。

3. 同型对照管十分重要,每天的每批检验必须进行同型对照管的平行测定,甚至每一份标本需要进行平行同型对照管的测定。一方面同型对照管可以用于每次测定各荧光通道电压是否合适的再次审核与调节参考,另一方面也有助于发现个别标本存在污染荧光物质的情况,如患者输入了某种可以自发特定荧光的药物等。

4. 如果红细胞上结合有大量自身抗体,这种红细胞本身就容易破裂,使流式细胞仪很难捕捉到阳性信号。因此,病情较重的 IHA 病例流式检验结果为阴性,这是方法学无法规避的问题,需要向临床解释清楚。至少流式检验的灵敏度还是很高的,对于 IHA 病例的诊断与鉴别诊断仍然具有一定价值。

5. 在分析 IgA 和 IgM 时,最好使用 Goat IgA-FITC 和 Goat IgM-FITC 试剂,这样与检测对象更匹配。

七、参考范围

见表 16-2。

表 16-2 红细胞表面相关免疫球蛋白测定的参考范围

报告内容	特征标志	参考范围($\bar{x}\pm2s$)	单位
EAIgG 阳性红细胞百分比	EAIgG⁺	0~1.33	%
EAIgA 阳性红细胞百分比	EAIgA⁺	0~1.49	%
EAIgM 阳性红细胞百分比	EAIgM	0~2.16	%

八、临床意义

1. 阳性见于临床免疫性溶血性贫血（IHA）、系统性红斑狼疮等疾病。
2. 用于 IHA 的鉴别诊断与亚型分类。
3. 用于新生儿溶血性疾病的监测。

第二节 粒细胞表面相关免疫球蛋白测定 ▼

白细胞减少（leucopenia）主要是由于粒细胞减少所致。临床发生粒细胞减少（granulo-cytopenia）的主要原因包括化学物质中毒和免疫性因素减少，且免疫性因素减少占绝大多数。免疫性因素引起粒细胞减少，一方面是针对成熟粒细胞，导致成熟粒细胞破坏增加；另一方面是针对粒细胞巨噬细胞集落生成单位或其他粒系前体细胞，导致粒细胞生成障碍。研究表明，自身抗体及其亚型与发病机制和粒细胞减少的程度密切相关，由于各型自身抗体对粒细胞造成破坏的机制不同，因而与粒细胞减少的程度及预后有密切关系。利用流式细胞仪可以直接对结合在粒细胞表面的免疫球蛋白进行测定并分型，对于粒细胞减少症的诊断与治疗具有重要意义。

一、基本原理

粒细胞表面结合有粒细胞表面相关免疫球蛋白（granulocytes-surface associated immunoglobulin，GAIg），利用荧光素标记的 GAIg 特异性抗体，即可对结合有 GAIg 的粒细胞进行染色，利用流式细胞仪对 GAIg 特异性抗体上标记的荧光素进行检测，即可达到对结合有 GAIg 的粒细胞的测定。

二、主要试剂

1. 同型对照抗体 Goat IgG-FITC。
2. 测定抗体 Goat F（ab′）2 Anti-human IgG-FITC，Goat F（ab′）2 Anti-human IgA-FITC 和 Goat F（ab′）2 Anti-human IgM-FITC。
3. 标本预处理试剂 溶液 A（溶血剂），溶液 B（终止剂）和溶液 C（固定剂），可以自行配制（详见附录 2）。
4. 鞘液 即 PBS 溶液，可以使用流式细胞仪专用鞘液，也可采用检验科血液常规分析仪使用的鞘液，进口或国产试剂均可。
5. 清洁液 可以使用流式细胞仪专用清洁液，也可使用检验科血液常规分析仪使用的清洁液，进口或国产试剂均可。

三、主要仪器

流式细胞仪和旋涡振荡器。

四、检验步骤

1. 样品采集 临床静脉抽血 2ml，EDTA-K$_2$ 抗凝（紫头管）。

2. 按表 16-3 加样

表 16-3　粒细胞表面相关免疫球蛋白测定加样方法

加样内容	同型对照管①/μl	同型对照管②/μl	同型对照管③/μl	测定管①/μl	测定管②/μl	测定管③/μl
羊 IgG-FITC	10	10	10	—	—	—
羊抗人 IgG-FITC	—	—	—	10	—	—
羊抗人 IgA-FITC	—	—	—	—	10	—
羊抗人 IgM-FITC	—	—	—	—	—	10
血液标本	50	50	50	50	50	50

3. 手持试管轻轻摇匀,室温(18～22℃),避光放置 20～30 分钟。

4. 依次向各试管加入溶液 A 625μl,旋涡振荡器上混匀 5～10 秒。

5. 依次向各试管加入溶液 B 265μl,旋涡振荡器上继续混匀 5～10 秒。

6. 依次向各试管加入溶液 C 100μl,旋涡振荡器上继续混匀 5～10 秒。

7. 上机测定

(1) 打开 GAIgG 流式检测方案(GAIgG-FITC,图 16-2)。

(2) 将同型对照管①插入流式细胞仪主机的样品台上,打开仪器快速补偿通道,通过电压调节使 IgG-FITC 对应的 B 门阳性率为零,停止上样,保存对照检测结果,取下同型对照管。

(3) 将测定管①插入样品台,仪器自动进行测定,待 A 门细胞数量达到 5 000 个以上,停止上样,记录检验结果并保存图像信息。继续测定其他标本的 GAIgG 项目直至完毕,关闭 GAIgG 流式检测方案。

在图 16-2 中,A 门为粒细胞,C2 象限内为表面结合有 IgG 型粒细胞抗体的粒细胞。与 C2 象限对应的细胞百分数为表面结合有 IgG 型粒细胞抗体的粒细胞的百分数,对应的 X-mean 值为平均荧光强度,反映粒细胞表面平均结合的 IgG 型粒细胞抗体数量的多少。

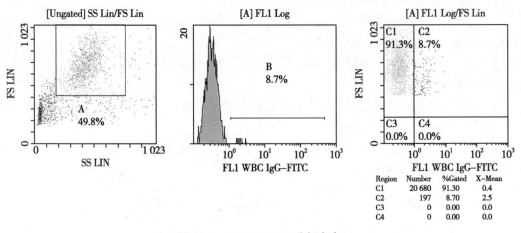

图 16-2　GAIgG-FITC 分析方案

(4) 打开 GAIgA 流式检测方案(与 GAIgG 方案相同,只是将图 16-2 中的横坐标换为 FL1 GAIgA-FITC),按照 GAIgG 流式检测步骤,先将同型对照管②插入样品台进行测定,调节B门阳性率刚好为零为止,再将测定管②插入样品台进行测定并记录检测结果。

注意,此时C2象限内为表面结合有IgA型粒细胞抗体的粒细胞。与C2象限对应的细胞百分数为表面结合有IgA型粒细胞抗体的粒细胞的百分数,对应的X-Mean值为平均荧光强度,反映粒细胞表面平均结合的IgA型粒细胞抗体数量的多少。

(5)打开GAIgM流式检测方案(与GAIgG方案相同,只是将图16-2中的横坐标换为FL1 GAIgM-FITC),按照GAIgG流式检测步骤,先将同型对照管③插入样品台进行测定,调节B门阳性率刚好为零为止,再将测定管③插入样品台进行测定并记录检测结果。

注意,此时C2象限内为表面结合有IgM型粒细胞抗体的粒细胞。与C2象限对应的细胞百分数为表面结合有IgM型粒细胞抗体的粒细胞的百分数,对应的X-Mean值为平均荧光强度,反映粒细胞表面平均结合的IgM型粒细胞抗体数量的多少。

8.按程序清洗并关闭流式细胞仪。

五、仪器参数

FS阈值120;FS电压258,增益5.0;SS电压300,增益520.0;FL1(FITC)电压528,增益1.0。

六、注意事项

1.采集后应尽量在2小时内检验,因为结合自身抗体的粒细胞容易发生破裂造成假阴性结果。特殊情况不能及时检验时,标本应放于室温(18～22℃),但不能超过6小时。

2.不提倡将标本放入4℃冰箱存放,因为粒细胞遇冷收缩,细胞表面结合的自身抗体容易脱落。

3.同型对照管十分重要,每天的每批检验必须进行同型对照管的平行测定,甚至每一份标本需要进行平行同型对照管的测定。一方面同型对照管可以用于每次测定各荧光通道电压是否合适的再次审核与调节参考,另一方面也有助于发现个别标本存在污染荧光物质的情况,如患者输入了某种可以自发特定荧光的药物等。

4.如果粒细胞上结合有大量自身抗体,这种粒细胞本身就容易破裂,使流式细胞仪很难捕捉到阳性信号。因此,病情较重的粒细胞减少症病例流式检验结果为阴性,这是方法学无法规避的问题,需要向临床解释清楚。至少流式检验的灵敏度还是很高的,对于免疫性粒细胞减少症的诊断与亚型分类仍然具有一定价值。

5.在分析IgA和IgM时,最好使用Goat IgA-FITC和Goat IgM-FITC试剂,这样与检测对象更匹配。

七、参考范围

见表16-4。

表16-4 粒细胞表面相关免疫球蛋白测定的参考范围

报告内容	特征标志	参考范围($\bar{x}\pm2s$)	单位
GAIgG阳性粒红细胞百分比	GAIgG$^+$	0～2.91	%
GAIgA阳性粒细胞百分比	GAIgA$^+$	0～4.53	%
GAIgM阳性粒细胞百分比	GAIgM$^+$	0～4.51	%

八、临床意义

1. 阳性见于临床自身免疫性白细胞减少，如系统性红斑狼疮（SIE）、类风湿关节炎、Felty 综合征、脾大、白细胞减少症等，也可见于霍奇金病、慢性自身免疫性肝病、克罗恩病等。

2. 用于自身免疫性白细胞减少症的鉴别诊断与亚型分类。

第三节　血小板表面相关免疫球蛋白测定 ▼

特发性血小板减少紫癜（ITP）是临床最为常见的出血性疾病，以血小板减少，皮肤、黏膜出血为特征。研究发现，在某些自身免疫性疾病、某些药物治疗后及输血处置后等情况下，机体内产生了针对一种或多种血小板表面抗原的自身抗体，这些血小板自身抗体与血小板结合，通过活化补体或通过巨噬细胞表面的 Fc 受体在脾脏中被巨噬细胞吞噬，破坏增多。另外，由于巨核细胞表面也表达一些血小板表面抗原（如 GP IIb/IIa 和 GP Ib），如果体内产生的血小板自身抗体的类型刚好也针对巨核细胞上的抗原[GP IIb/IIa 和（或）GP Ib]，该类血小板自身抗体即可结合到巨核细胞表面，从而影响巨核细胞的增殖和血小板的产生。

血小板自身抗体包括针对各种血小板特异性糖蛋白的自身抗体、药物相关自身抗体、抗同种血小板抗体等。如果要对每一种血小板自身抗体进行检测，将是一个非常庞大、复杂的检测体系。从检测原理上出发，无论是哪一种血小板自身抗体，只要它与血小板发生了结合，利用种属特异性二抗，即可以对血小板表面是否结合有抗体进行检测，达到对血小板自身抗体的整体性测定。对血小板自身抗体的整体性测定，习惯性将其称为血小板相关免疫球蛋白（platelet associated immunoglobulin, PAIg）。PAIg 可分为 IgG、IgA 和 IgM3 个亚类。采用荧光素标记的二抗，使用流式细胞仪就很容易对 PAIg 进行测定并分类。

一、基本原理

利用荧光素标记的二抗，如小鼠抗人 IgG-FITC、小鼠抗人 IgA-FITC 和小鼠抗人 IgM-FITC，或者羊抗人 IgG-FITC、羊抗人 IgA-FITC 和羊抗人 IgM-FITC，对血液标本中结合有血小板自身抗体的血小板进行染色，利用流式细胞仪即可对结合有血小板自身抗体的血小板进行分析，得到阳性率及血小板表面结合自身抗体的平均含量（X-mean）等信息。

二、主要试剂

1. 同型对照抗体　Goat IgG-FITC。

2. 测定抗体　Goat F（ab′）2 Anti-human IgG-FITC，Goat F（ab′）2 Anti-human IgA-FITC 和 Goat F（ab′）2 Anti-human IgM-FITC。

3. 固定剂　1% 多聚甲醛（详见附录2）。

4. 鞘液　即 PBS 溶液，可以使用流式细胞仪专用鞘液，也可采用检验科血液常规分析仪使用的鞘液，进口或国产试剂均可。

5. 清洁液　可以使用流式细胞仪专用清洁液，也可使用检验科血液常规分析仪使用的清洁液，进口或国产试剂均可。

三、主要仪器

流式细胞仪,旋涡振荡器,台式离心机。

四、检验步骤

1. 样品采集,枸橼酸钠抗凝管(蓝头管)采集静脉血 2.5～3.0ml。

2. 将标本插入试管架中静置 40 分钟,或者直接 1 500r/min 离心 5 分钟分离血浆。

3. 按表 16-5 加样。

表 16-5　血小板表面相关免疫球蛋白测定加样方法

加样内容	同型对照管①/µl	同型对照管②/µl	同型对照管③/µl	测定管①/µl	测定管②/µl	测定管③/µl
羊 IgG-FITC	10	10	10	—	—	—
羊抗人 IgG-FITC	—	—	—	10	—	—
羊抗人 IgA-FITC	—	—	—	—	10	—
羊抗人 IgM-FITC	—	—	—	—	—	10
血浆标本	10	10	10	10	10	10
PBS	30	30	30	30	30	30

4. 手持试管轻轻摇匀,室温(18～22℃),避光放置 20～30 分钟。

5. 向各试管加入溶液 C 500µl,旋涡振荡器上继续混匀 5～10。

6. 上机测定

(1)打开 PAIgG 流式检测方案(PAIgG-FITC,见图 16-3)。

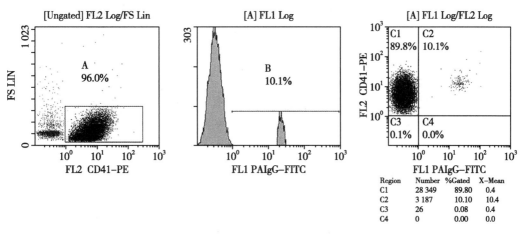

图 16-3　PAIgG-FITC 分析方案

(2)将同型对照管①插入流式细胞仪主机的样品台上,打开仪器快速补偿通道,通过电压调节使 IgG-FITC 对应的 B 门阳性率为零,停止上样,保存对照检测结果,取下同型对照管。

(3)将测定管①插入样品台,仪器自动进行测定,待 A 门细胞数量达到 10 000 个以上,停止上样,记录检验结果并保存图像信息。继续测定其他标本的 GAIgG 项目直至完毕,关闭 GAIgG 流式检测方案。

在图 16-3 中,A 群细胞为血小板,C2 象限为表面结合有 IgG 型血小板相关免疫球蛋白的血小板。与 C2 象限对应的百分数为结合有 IgG 型血小板相关免疫球蛋白的血小板的百分数,其对应 X-mean 值为 FITC 的平均荧光强度,表示血小板表面结合的 IgG 型血小板相关免疫球蛋白的数量。

(4)打开 PAIgA 流式检测方案(与 PAIgG 方案相同,只是将图 16-3 中的横坐标换为 FL1 PAIgA-FITC),按照 PAIgG 流式检测步骤,先将同型对照管②插入样品台进行测定,调节 B 门阳性率刚好为零为止,再将测定管②插入样品台进行测定并记录检测结果。

注意,此时 C2 象限为表面结合有 IgA 型血小板相关免疫球蛋白的血小板。与 C2 象限对应的百分数为结合有 IgA 型血小板相关免疫球蛋白的血小板的百分数,其对应 X-Mean 值为 FITC 的平均荧光强度,表示血小板表面结合的 IgA 型血小板相关免疫球蛋白的数量。

(5)打开 PAIgM 流式检测方案(与 PAIgG 方案相同,只是将图 16-3 中的横坐标换为 FL1 PAIgM-FITC),按照 GAIgG 流式检测步骤,先将同型对照管③插入样品台进行测定,调节 B 门阳性率刚好为零为止,再将测定管③插入样品台进行测定并记录检测结果。

注意,此时 C2 象限为表面结合有 IgM 型血小板相关免疫球蛋白的血小板。与 C2 象限对应的百分数为结合有 IgM 型血小板相关免疫球蛋白的血小板的百分数,其对应 X-mean 值为 FITC 的平均荧光强度,表示血小板表面结合的 IgM 型血小板相关免疫球蛋白的数量。

7. 按程序清洗并关闭流式细胞仪。

五、仪器参数

FS 阈值 30;FS 电压 460,增益 5.0;SS 电压 710,增益 100.0;FL1(FITC)电压 528,增益 1.0。

六、注意事项

1. 采集后应尽量在 2 小时内检验,因为结合自身抗体的血小板容易发生破裂造成假阴性结果。特殊情况不能及时检验时,标本应放于室温(18~22℃),但不能超过 6 小时。

2. 同型对照管十分重要,每天的每批检验必须进行同型对照管的平行测定,甚至每一份标本需要进行平行同型对照管的测定。一方面同型对照管可以用于每次测定各荧光通道电压是否合适的再次审核与调节参考,另一方面也有助于发现个别标本存在污染荧光物质的情况,如患者输入了某种可以自发特定荧光的药物等。

3. 如果血小板上结合有大量自身抗体,这种血小板本身就容易破裂,使流式细胞仪很难捕捉到阳性信号。因此,病情较重的血小板减少症病例流式检验结果为阴性,这是方法学无法规避的问题,需要向临床解释清楚。至少流式检验的灵敏度还是很高的,对于免疫性血小板减少症的诊断与亚型分类仍然具有一定诊断价值。

4. 上述加样表用于血小板总数在(50~100)×10⁹/L 的情况,如果标本中血小板总数减少,应适当增加血浆标本用量,按比例减少 PBS 用量,甚至不加入 PBS;如果标本中血小板总数在 100×10⁹/L 以上,应减少血浆标本的用量,按比例增加 PBS 用量。

5. 遇到血小板严重减少的病例,需要制备富含血小板血浆再行检验。富含血小板血浆的制备方法是：取枸橼酸钠抗凝血 200g 离心 5 分钟，吸上层富含血小板血浆（PRP）于含有等体积 PBS 的流式专用管中，混匀。500g 离心 5 分钟，去上清液。再加入 3ml PBS，500g 离心 5 分钟，去上清液。同法再洗涤 2 次。以 PBS 将血小板调到（50～100）×10⁶/ml。

6. 本项目也可以使用全血进行测定，其优点是在分析血小板表面相关免疫球蛋白的同时，可以及时发现标本中存在血小板 - 白细胞黏附的情况。全血测定时，血液标本用量 5μl，补充 PBS 35μl，其余加样内容与加样量不变。

7. 在分析 IgA 和 IgM 时，最好使用 Goat IgA-FITC 和 Goat IgM-FITC 试剂，这样与检测对象更匹配。

七、参考范围

见表 16-6。

表 16-6　血小板表面相关免疫球蛋白测定的参考范围

报告内容	特征标志	参考范围（$\bar{x}\pm2s$）	单位
PAIgG 阳性血小板百分比	PAIgG⁺	0～9.00	%
PAIgA 阳性血小板百分比	PAIgA⁺	0～2.56	%
PAIgM 阳性血小板百分比	PAIgM⁺	0～5.55	%
PAIgG 平均荧光强度	X-mean	0～11.00	—
PAIgA 平均荧光强度	X-mean	0～25.30	—
PAIgM 平均荧光强度	X-mean	0～35.80	—

八、临床意义

1. 用于临床特发性血小板减少性紫癜（ITP）的筛查与诊断。

2. PAIg 阳性也可见于系统性红斑狼疮（SLE）、慢性活动性肝炎、结缔组织病、新生儿同种免疫性血小板减少性紫癜（NAIT）、输血后紫癜（PTP）、药物诱导的血小板减少症（DIT）等。

（吴丽娟）

参 考 文 献

1. MONCHARMONT P, TRONCY J, RIGAL D. IgA anti-red blood cell auto-antibodies in Evans syndrome[J]. Hematology, 2007, 12(6): 587-589.

2. PRICE WR, JOHNSON ST, CURTIS BR. Immunoglobulin isotype identification in red cell antibodies using flow cytometry[J]. Transfusion, 1999, 39(7): 756-762.

3. 龚辉, 康春香, 田文洪, 等. 自身免疫性溶血性贫血红细胞相关抗体检测及临床分析[J]. 内科急危重症杂志, 2008, 14(4): 201-202.

4. COPPO P, GHEZ D, FUENTES V, et al. AntineutroPhil cytoPlasmic antibody-associated ncutro Penia[J]. Eur J Intern Med, 2004, 15(7): 451-459.

5. 周国忠, 叶飞, 胡若愚, 等. 流式细胞仪检测粒细胞抗体在白细胞减少症中的应用[J]. 放射免疫学杂志, 2006, 19(4): 339-341.

6. WANG J, BU D, ZHU X. Immunoglobulin variable region gene analysis to the autoantibody-secreting B cells from tumors in association with paraneoplastic autoimmune multiorgan syndrome[J]. Int J Dermatol, 2007, 46(11): 1146-1154.

7. VON VIETINGHOFF S, EULENBERG C, WELLNER M, et al. Neutrophil surface presentation of the anti-neutrophil cytoplasmic antibody-antigen proteinase 3 depends on N-terminal processing[J]. Clin Exp Immunol, 2008, 152(3): 508-516.

8. 郑乐朋, 高红. 特发性血小板减少性紫癜患儿外周血淋巴细胞亚群和血小板抗体及骨髓象的比较[J]. 中国优生与遗传杂志, 2008, 16(7): 112-113.

9. 顾伟英, 曹祥山, 邱国强, 等. 特发性血小板减少性紫癜患者血小板相关抗体水平与预后的关系[J]. 临床血液学杂志, 2007, 20(6): 329-331.

第十七章

肿 瘤 检 测

第一节　细胞周期与 DNA 倍体检测

细胞周期（cell cycle）是指能够持续分裂的真核细胞从一次有丝分裂结束后继续生长，到下一次有丝分裂结束所经历的全过程。在这一过程中，细胞的遗传物质复制并均匀地等分到两个子细胞之中。不同种类的细胞或同一种类的细胞处于不同的生理功能状态，其完成一个细胞周期所需要的时间不同。细胞周期通常可以划分为分裂间期（intermitosis）和分裂期（mitosis，M）。分裂间期是细胞为完成有丝分裂而进行物质准备和积累的阶段，分裂期则是细胞增殖的实施过程。分裂间期具体包括 G_1 期（gap1）、S 期（synthesis phase）和 G_2 期（gap2）3 个阶段，因此一个完整的细胞周期可以表示为：G_1 期→ S 期→ G_2 期→ M 期。

G_1 期，又称 DNA 合成前期，是指有丝分裂完成后形成的子细胞或处于静止状态的细胞接收到分裂信号开始到 DNA 复制开始前的过程。此时细胞主要是为即将开始的 DNA 复制准备原料和能量，并且合成一些酶类及 DNA 复制的前体物质，但是细胞 DNA 的含量无变化，为二倍体细胞。不同种类的细胞，G_1 期长短各异，多数细胞的 G_1 期较长。

S 期，又称 DNA 合成期，是细胞周期的关键时刻。此期，细胞 DNA 含量处于一种逐渐增加的状态，细胞从开始的二倍体变为结束时的四倍体，即经过复制 DNA 含量最终增加 1 倍。与此同时，细胞将合成组蛋白，进行中心粒复制。S 期一般需要几小时。如果将放射性核素 H^3 标记的胸腺嘧啶核苷（H^3-TDR）加入到细胞所处环境中，细胞可以利用 H^3-TDR 合成 DNA，结果 H^3 被掺入到新合成的 DNA 中，成为新合成 DNA 的标记。

G_2 期，又称 DNA 合成后期，是指 DNA 复制结束到开始有丝分裂之间的间隙期。此时中心粒复制完成，已经形成 2 个中心粒。同时，细胞还合成 RNA 和微管蛋白等。G_2 期细胞为四倍体，所需时间比较恒定，一般需要 1～1.5 小时。

M 期即细胞分裂期，共需要经过前期、中期、后期和末期 4 个亚阶段，是一个连续变化的过程，结果一个母细胞最终被分裂成为两个子细胞。M 期细胞处于正在分裂的过程中，但是还没有完成分裂，因此仍然是四倍体。M 期一般需要 1～2 小时。

G_0 期实际上是第一次细胞分裂完成后进入第二次分裂开始前的阶段，即第一次分裂完成形成的子细胞在未接受下一次分裂信号之前的状态。因此，G_0 期细胞是未参与细胞增殖的细胞，处于一种静止状态，其细胞 DNA 含量较为稳定，为二倍体，又称静止期细胞。但是，并不是所有的细胞都需要从 G_0 期进入 G_1 期才开始进入细胞增殖过程，而是刚完成一次有丝分裂，就直接从 M 期进入到下一次细胞周期的 G_1 期。

在细胞周期中，不仅是细胞 DNA 含量在发生着改变，细胞的形态也在发生着改变。G_0

期细胞体积最小，形态扁平而光滑。当细胞进入细胞周期后，从 G_1 期到 S 期、到 G_2 期，再到 M 期，细胞体积逐渐增大，形态也从扁平逐渐变成球形。

在一个增殖的细胞群体中，每一个细胞所处的细胞周期可以是不同步的。一些细胞刚经过 M 期立即又进入第二个细胞周期中；一些细胞停止在 G_2 期，被专称为 G_2 期细胞（R2），只有再次受到某种刺激后才进入细胞周期；一些细胞完成分裂后停止在被称为 G_0 期的状态，成为休止细胞或静止细胞，但是一旦受到某种刺激后仍可以进入细胞周期，开始 DNA 合成与有丝分裂；一些细胞则丧失了增殖能力，不再进行 DNA 合成与有丝分裂。尽管如此，体内处于不同周期的细胞的百分率是相对稳定在一定范围内的，其中处于 G_1 期的细胞占绝大多数。病理情况下，如放射性辐射、化学致癌物损伤、病原微生物感染等，细胞周期发生不同程度的改变，处于细胞周期不同阶段的细胞的百分数发生改变，甚至出现细胞 DNA 含量上的异常，如出现非整倍体、超四倍体细胞等。因此，利用临床流式细胞学检验技术开展细胞周期与 DNA 倍体的检测，将有助于临床某些疾病尤其是肿瘤的诊断与鉴别、预后判断、疗效评估及个体化治疗方案的决策。

众所周知，正常的人类体细胞含有 23 对 46 条染色体，也就是说每个正常的体细胞含有 23 种不同的染色体，每一种染色体又含有重复的 2 条。人们把人类体细胞中这不同的 23 种染色体看作是 1 个染色体组，因此正常的人类体细胞内就含有 2 个完全相同的染色体组。

DNA 倍体（DNA ploidy）就是指一个体细胞所含染色体组的数目。人类细胞 DNA 倍体总体上有两种类型，即整倍体（euploid）和非整倍体（aneuploid 或 anorthoploid 或 dysploid）。整倍体包括单倍体（haploid 或 haplotype；monoploid 或 onoploid）、二倍体（diploid 或 diplont）和多倍体（multiploid 或 polyploid）。单倍体只含有 1 个染色体组（23 条），如精细胞和卵细胞；二倍体含有 2 个染色体组；多倍体含有 2 个以上的染色体组（23×n 条，n 为自然数）。因此，含有 1 个染色体组的细胞称单倍体细胞（haploid cell）；含有 2 个染色体组的细胞称为二倍体细胞（diploid cell）；含有 2 个以上染色体组的细胞称为多倍体细胞（polyploid cell），如含有 4 个染色体组的细胞称为四倍体细胞（tetraploid cell），依此类推。顾名思义，非整倍体细胞（aneuploid cell 或 anorthoploid cell 或 dysploid cell）就是整倍体细胞（euploid cell）在有丝分裂时出现异常，其染色体缺少或额外增加了 1 条或若干条，如二倍体缺少了 1 条染色体称单体型（haplotype），二倍体增加了 1 条染色体称为三体型（Trisomy）。总之，处于 G_1/G_0 期的细胞是二倍体，处于 G_2/M 期的细胞是四倍体，S 期细胞则介于二倍体与四倍体之间。因此，精确掌握细胞内 DNA 含量的变化对于细胞 DNA 倍体的判别、细胞所处细胞周期的判别及了解细胞所处的增殖状态等都十分重要。

在临床流式细胞学检验技术中，DNA 含量一般用 DNA 指数（DNA index，DI）来表示，其准确的定义是：DI=（标本 G_0/G_1 期细胞峰的平均荧光均道数）/（正常二倍体细胞对照 G_0/G_1 期细胞峰的平均荧光均道数）。按此标准，二倍体细胞的理论 DI 为 1.0，四倍体细胞的理论 DI 为 2.0。但是，实际测定时得到的数据存在一定的变异系数，如公认的标准二倍体细胞的测定 CV 值为 5%，故细胞 DNA 倍体的实际判断标准如下。

二倍体 DI=1.00±2CV=1.00±0.10=0.90～1.10

近二倍体 DI=1.00±0.15=0.85～1.15

四倍体 DI=2.00±0.10=1.90～2.10

多倍体 DI>2.10（注意这里所说的多倍体是指四倍体以上的倍体）

出现以上 DI 结果以外的情况，均被认为是非整倍体。

需要注意的是，在计算异倍体（heteroploid）时，把近二倍体、多倍体、四倍体和非整倍体均计算在异倍体内。

另外，人们还习惯还将 DI 小于 1 的细胞统称为亚二倍体细胞（sub-diploid cell），将 DI 大于 1 的细胞统称为超二倍体细胞（hyperdiploid cell），将 DI 为 1.0～2.0 的细胞归为异倍体细胞（heteroploid cell）。

一、基本原理

利用某些荧光染料具有与 DNA 发生特异性结合，且被 DNA 结合的荧光染料的量与 DNA 的含量成正比及荧光强度与荧光直方图的通道数成正比的原理，运用流式细胞仪对细胞内 DNA 含量进行测定，如图 17-1（横坐标为细胞的平均荧光通道数，纵坐标为细胞数量）。在图 17-1 中可以清晰地将细胞群分出 3 个细胞峰，分别对应于 G_0/G_1 期（G_0/G_1）、S 期和 G_2/M 期（G_2/M）细胞。G_0/G_1 期细胞和 G_2/M 期细胞 DNA 含量呈正态分布，S 期细胞 DNA 含量呈一个加宽的正态分布，利用专门的分析软件很容易就可以计算出处于各细胞周期的细胞的百分含量、DNA 含量及 DNA 倍体情况，以及是否存在异常倍体峰、凋亡峰等情况。

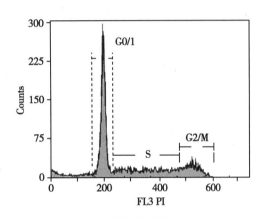

图 17-1　细胞周期 DNA 直方图

目前最常采用的荧光染料是碘化丙啶（PI），它具有与 DNA 和 RNA 结合的特性。PI 不能透过活细胞膜到达活细胞内部，因此染色前需要对活细胞进行膜通透性处理，如乙醇固定增加其通透性。染色时，PI 染色液中含有的 RNA 酶（RNAase）可以降解细胞内的 RNA，渗透到细胞核内的 PI 以特异性的嵌入方式与 DNA 结合，在 488nm 激发光照射下，发射出 610～620nm 的橙色荧光。由于 PI 结合量与 DNA 含量成正比，荧光强度与荧光直方图的通道数成正比，因此荧光直方图的通道数可以直观地反映细胞内 DNA 含量。

二、主要试剂

1. DNA 染色液　多使用 PI 染色液，也可以自行配制（详见附录 2）。

2. 正常二倍体细胞对照　可以使用鸡红细胞或鸟类红细胞，也可以使用正常人淋巴细胞作为对照。由于检验科制备淋巴细胞取材方便，可以直接从体检结果为健康的人群中选择血常规血或生化肾功能血，因此常采用正常人淋巴细胞作为正常二倍体细胞对照品。

3. 溶血剂　标本预处理试剂的溶液 A（一种甲酸溶血剂）和溶液 B，也可以自行配制（详见附录 2）。

4. 生理盐水　0.9% 的 NaCl。

5. 75% 乙醇　事先将 75% 乙醇贮存于 4℃预冷。

6. 鞘液　即 PBS 溶液，可以使用流式细胞仪专用鞘液，也可采用检验科血液常规分析仪使用的鞘液，进口或国产试剂均可。

7. 清洁液　可以使用流式细胞仪专用清洁液，也可使用检验科血液常规分析仪使用的清洁液，进口或国产试剂均可。

三、主要仪器

流式细胞仪，流式细胞仪配套专用 DNA 分析软件，台式离心机，旋涡振荡器。

四、检验步骤

1. 样品采集

（1）胸腔积液、腹水标本：临床抽取患者胸腔积液、腹水 20～30ml，EDTA-K_2 抗凝（使用 2～3 支紫头管）。

（2）血液标本：临床静脉抽血 2.0～2.5ml，EDTA-K_2 抗凝（紫头管）。

（3）组织块标本：临床采集组织块 0.5cm×0.5cm 大小，盛于含有 RPMI1640 细胞培养液的清洁无菌小瓶中送检。

（4）正常二倍体细胞对照：采用正常人淋巴细胞对照。挑选体检正常人新鲜血液常规标本备用。

2. 单细胞悬液制备

（1）胸腔积液、腹水单细胞悬液制备：将胸腔积液、腹水 800r/min 离心 5 分钟，用吸管小心吸去上清液；加入生理盐水或 PBS 5～6ml，混匀，800r/min 离心 5 分钟，去上清液，以残液打散细胞。

（2）淋巴细胞单细胞悬液制备：包括正常人淋巴细胞单细胞悬液制备和待检测血液标本淋巴细胞单细胞悬液的制备。具体方法详见第三章第二节。

（3）组织块标本单细胞悬液制备：详见第三章第二节。

3. 细胞固定

（1）取流式专用管若干支，一支用作对照管，其余用作测定管并与待检标本对应编号。

（2）在对照管中加入对照单细胞悬液 200μl，在测定管中加入检测样品单细胞悬液 200μl。

（3）在对照管和测定管中，分别加入预冷的 75% 乙醇 3～5ml，轻轻混匀，加盖。

（4）放入冰箱冷藏室，4℃固定 30 分钟以上。

（5）从冰箱中取出试管，800r/min 离心 5 分钟，去上清液，以残留液打散沉淀。

4. PI 染色

（1）在对照管和测定管中，分别加入 PI 染液各 500μl，混匀。

（2）放入冰箱冷藏室，4℃避光染色 30 分钟。

（3）从冰箱中取出试管，加入 PBS 500μl，混匀。

5. 上机测定

（1）按规定程序开机。

（2）打开 DNA 含量测定方案，如图 17-2 所示。

（3）先将对照管插入主机样品槽中，调电压，使其 G_0/G_1 期峰位于横坐标（平均荧光通道数）200 处→记数 10 000 个细胞后→按 STOP →输入对照管名称并记录流水号。

（4）将测定管插入主机样品槽中，待记数 10 000 个细胞后，按 STOP，输入测定管名称，记录流水号及 G_0/G_1 期峰平均荧光通道数。

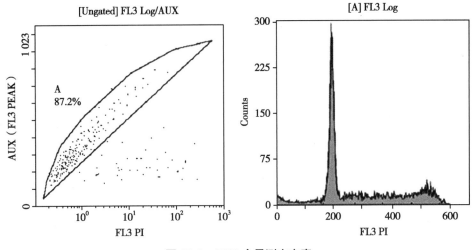

图 17-2 DNA 含量测定方案

（5）继续进行下一份标本的测定，直至测定完毕为止。

（6）退出 DNA 含量检测方案。

6. 标本细胞 DI 值的计算

$$标本 DI = 标本 G_0/G_1 期细胞峰的平均荧光均道数 \div 200$$

7. 测定结果的软件分析　不同品牌型号的流式细胞仪一般配有 DNA 含量和周期专用分析软件，以下为贝克曼库尔特专用软件分析路径。

（1）双击 Multicyle for Windows 3，打开 DNA 分析软件。

（2）打开文件夹→ LMD →找到待分析样品的流水号并点击之→确定。

（3）在弹出窗口中 FL3 对应格内画勾（"√"）→"OK"→"OK"→选择自动"结果分析"→结果将立即弹出（图 17-3），记录 G_0/G_1 期细胞百分数（%G_1）、G_2/M 期细胞百分数（%G_2）和 S 期细胞百分数（%S）。如果有凋亡峰、异倍体峰（图 17-4）出现，还需将凋亡峰、异常倍体峰的百分数一并记录下来。

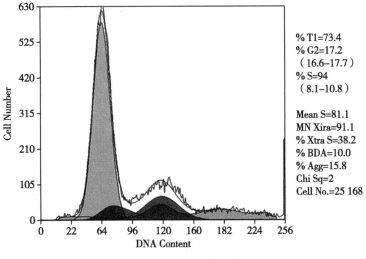

图 17-3　细胞周期分析

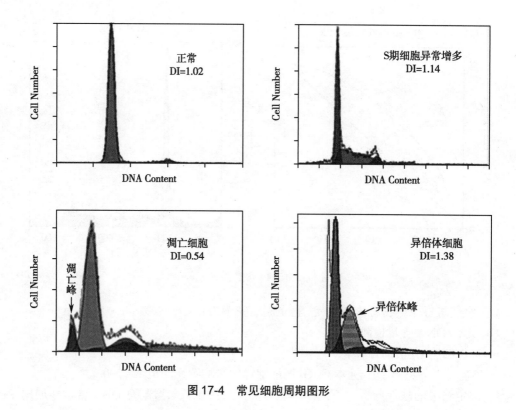

图 17-4 常见细胞周期图形

（4）再依次打开下一份标本的采集流水号，逐一进行细胞周期分析，直至全部标本采集流水号分析完成为止。

8. 录入检验结果并打印报告。

五、注意事项

1. 制备单细胞悬液时，溶血处理的目的在于去除 RBC，全血标本以及血性胸腹水标本都需要增加溶血处理步骤。

2. 标本乙醇固定时，左手手持试管轻轻摇晃，右手逐滴加入预冷 75% 乙醇，目的在于防止细胞之间形成黏附体，影响检测结果。

3. 标本乙醇固定前，是以离心去上清液后的残液打散的细胞沉淀，残液量不可过多，一般在 200μl 内，过多的残液在固定时会大幅降低乙醇的浓度，影响固定效果。为了尽量减少离心对细胞的伤害，应减少离心的次数，在残液较多的情况下进行固定，需要使用预冷无水乙醇。方法：先加入几滴预冷无水乙醇，再换用预冷 75% 乙醇。预冷无水乙醇的用量需要结合残液的量进行估算，一般加入无水乙醇的量是残液量的 2 倍，如残液量约 400μl，先逐滴加入预冷无水乙醇约 800μl，再用预冷 75% 乙醇补足 3～5ml 即可。

4. 标本 4℃ 乙醇固定最短时间 30 分钟，最长时间一般不超过 72 小时，因此临床可以利用该环节将待测标本集中后成批检测。固定后离心去乙醇，以残液打散细胞后直接加入 PI 染色液染色，少量的残留乙醇不影响后续 PI 染色反应。

5. 一般制备好的单细胞悬液中，单细胞含量在 70%～80% 以上，如果细胞黏附体生成较多，将影响细胞周期和倍体分析。

6. 制备的单细胞悬液含有过多的细胞碎片、杂质等，将使 DNA 直方图的基线不同程度地上移，也将影响细胞周期和倍体分析。

7. 正常二倍体细胞对照测定 CV 值在 8% 以上时，应当放弃。

8. 注意区分假性异倍体出现的情况。假性异倍体多出现在近二倍体肿瘤或 DNA 指数小于 1.3 以下的情况，如发生了组织自溶，或者组织固定前及固定期间细胞 DNA 发生变性，染色质结果异常，与荧光染料结合量增多或减少的情况。遇到此种情况，经验的积累在鉴别中很重要，但是仍然需要重新取样复查。

9. 细胞周期与 DNA 倍体检测分 3 步完成，首先在 DOS 界面中采集细胞，完成测定的第一步；然后，根据第一步测得的正常二倍体细胞和标本细胞 G_0/G_1 峰平均荧光通道数，计算 DI 值；最后，将第一步采集到的原始资料输入专用 DNA 分子软件，经过软件分析获得各细胞周期百分数、CV 值等指标。第一步需要在 DOS 系统中分析完成，这样采集的原始图像资料才能够用于第三步的软件分析。

10. 加样时，每管细胞用量在 $5×10^5 \sim 5×10^6$ 个，细胞浓度过高时需要进行适当稀释，同样细胞浓度过低时需要重新富集处理。

六、参考范围

见表 17-1。

表 17-1 细胞周期与 DNA 倍体检测的参考范围

报告内容	符号	参考范围（$\bar{x}±2s$）	单位
G_0/G_1 期细胞百分数	G_0/G_1	76.03～100	%
S 期细胞百分数	SPF	0～8.43	%
G_2/M 期细胞百分数	G_2/M	0～12.03	%
DNA 指数	DI	0.90～1.10	—
异倍体率	HR	0	%

其他指标如下。

1. 二倍体判断指标：DI=0.90～1.10。

2. 近二倍体判断指标：DI=0.85～1.15。

3. 四倍体判断指标：DI=1.90～2.10。

4. 多倍体判断指标：DI>2.10。

5. 非整倍体判断指标：DI<0.85 或 1.15<DI<1.90。

6. 异倍体（%）=近二倍体（%）+四倍体（%）+多倍体（%）+非整倍体（%）。

七、临床意义

1. 用于肿瘤的早期诊断与鉴别　符合下述条件之一的可判断为肿瘤细胞：①出现非整倍体细胞峰；②无明显的非整倍体细胞峰，但有一个突出的四倍体细胞峰和大于 15% 的超二倍体细胞峰（S 期细胞），且伴有 G_0/G_1 期的 CV 值大于 9%。

2. 用于可疑癌的诊断　判断标准：无明显的非整倍体细胞峰，但 G_0/G_1 期的 *CV* 值增大，且伴有大于 10%～15% 的超二倍体细胞峰和一个突出的四倍体细胞峰。

3. 用于良恶性胸腔积液、腹水的鉴别诊断

（1）良性胸腔积液、腹水，如结核性胸腔积液、腹水、其他细菌或病毒感染性胸腹水等，其 G_0/G_1 期细胞、G_2/M 期细胞比例基本正常，S 期细胞略有增加但一般不超过 15%，DI 在 $0.85\sim1.15$。

（2）恶性胸腔积液、腹水，如肝癌、肺癌、胃癌等胸腔积液、腹水，其 G_0/G_1 期细胞明显减少，G_2/M 期细胞和 S 期明显增加，且 S 期细胞往往在 15% 以上，同时 G_0/G_1 期细胞 CV% 明显增大，甚至出现各种异倍体峰。

4. 用于临床肿瘤治疗效果监测　疗效满意时，随着治疗时间的推移，可以见到临床送检的瘤组织样品（如血液、胸腔积液、腹水等）G_0/G_1 期细胞逐渐增加，G_2/M 期细胞和 S 期逐渐减少，上述指标逐渐向正常情况靠拢的改变。有明显异倍体的标本，可以见到异倍体细胞逐渐减少，甚至出现凋亡细胞且凋亡细胞峰比例逐渐增大的情形。

5. 用于临床抗肿瘤治疗时的药物选择　临床上常用的抗肿瘤药物有多种类型，根据细胞周期增殖动力学，可以将抗肿瘤药分为细胞周期特异性药物和细胞周期非特异性药物。细胞周期特异性药物仅对增殖周期中处于某一期的肿瘤细胞具有杀伤性，包括 S 期特异性药物（抗代谢药物）和 M 期特异性药物，前者如甲氨蝶呤、5-FU、阿糖胞苷、羟基脲等，后者如长春碱、长春新碱等。而非细胞周期特异性药物对增殖细胞群各期及 G_0 期细胞都具有杀伤作用，毒副作用较大，如烷化剂、抗癌抗生素、铂类、激素类等。因此，通过细胞周期和 DNA 倍体检测，掌握瘤细胞细胞周期及 DNA 倍体信息，可以有针对性地选择药物进行个体化治疗，尽量降低药物的毒副作用。

6. 用于早期淋巴瘤的诊断　淋巴瘤在病理形态学尚未出现明显异常时，其 DNA 倍体异常已经较明确，多数可以检测到非整倍体。

7. 用于良性肿瘤与中低度恶性肿瘤的鉴别　某些肿瘤如甲状腺肿瘤，其肿瘤形态学表现和生物学行为表现不一致，临床上常常遇到形态学上表现为良性，而术后复发，甚至转移的病例。遇到此种情况，采用临床流式细胞学检验，分析其瘤细胞周期与 DNA 倍体，可以将掩藏其中，甚至含有明显非整倍体峰的低恶性程度甲状腺瘤区分出来，达到鉴别诊断的目的。

8. 用于肿瘤患者的预后判断　一般 DNA 含量高且有非整倍体瘤细胞时，瘤细胞的恶性程度较高，预后较差；而二倍体和近二倍体肿瘤的恶行程度较低，预后较好。另外，S 期细胞含量可以反映肿瘤的增殖情况，也可用于肿瘤的恶性程度判断，一般 S 期细胞含量越高，恶性程度也越高，患者预后越差。

（吴丽娟）

第二节　细胞凋亡检测 ▼

一、PI 染色法

（一）基本原理

利用荧光染料碘化丙啶（PI）具有与 DNA 和 RNA 发生特异性结合的原理，事先将待检测的细胞经过有机溶剂乙醇的固定处理增加细胞膜的通透性，然后将含有 RNA 酶的 PI 染

色液与固定后的细胞混合放置,染液中的 RNA 酶渗透入细胞后将细胞内的 RNA 降解掉,剩下 DNA 成分与渗透到细胞内部的 PI 结合,当被 PI 染色后的细胞经过流式细胞仪流动室时,在 488nm 激发光照射下,发射出 $610 \sim 620$nm 的橙色荧光,且荧光的强弱与细胞内 DNA 结合的 PI 量成正比,PI 结合量又与细胞内 DNA 含量成正比,于是可以对细胞内 DNA 进行定量测定。发生凋亡的细胞,其细胞内 DNA 断裂,处于降解的过程之中,因此 DNA 含量低于处于 G_0/G_1 期的二倍体细胞,在流式细胞仪获得的荧光直方图上,在 G_0/G_1 期峰前(靠左位置)出现明显的特征性亚二倍体峰(为称凋亡峰)。通过对是否存在凋亡峰、凋亡峰百分含量、凋亡峰平均荧光强度(通道数)等信息的测采集,就可以较为准确地掌握细胞凋亡的相关信息。

(二) 主要试剂

1. PI 染色液 可以自行配制(详见附录 2)。

2. 正常二倍体细胞对照 可以使用鸡红细胞或鸟类红细胞,也可以使用正常人淋巴细胞作为对照。由于检验科制备淋巴细胞取材方便,可以直接从体检结果为健康的人群中选择血常规血或生化肾功能血,因此常常采用正常人淋巴细胞作为正常二倍体细胞对照品。

3. 生理盐水 0.9%NaCl。

4. 75% 乙醇 事先将 75% 乙醇贮存于 4℃预冷。

5. 鞘液 即 PBS 溶液,可以使用流式细胞仪专用鞘液,也可采用检验科血液常规分析仪使用的鞘液,进口或国产试剂均可。

6. 清洁液 可以使用流式细胞仪专用清洁液,也可使用检验科血液常规分析仪使用的清洁液,进口或国产试剂均可。

(三) 主要仪器

流式细胞仪,台式离心机,旋涡振荡器。

(四) 检验步骤

1. 样品采集

(1) 胸腔积液、腹水标本:临床抽取患者胸腔积液、腹水 $20 \sim 30$ml,EDTA-K$_2$ 抗凝(使用 $2 \sim 3$ 支紫头管)。

(2) 血液标本:临床静脉抽血 $2.0 \sim 2.5$ml,EDTA-K$_2$ 抗凝(紫头管)。

(3) 组织块标本:临床采集组织块 0.5cm×0.5cm 大小,盛于含有 R/MI1640 细胞培养液的清洁无菌小瓶中送检。

(4) 正常二倍体细胞对照:采用正常人淋巴细胞二倍体对照。挑选体检正常人新鲜血液常规标本备用。

2. 单细胞悬液制备

(1) 胸腔积液、腹水单细胞悬液制备:将胸腔积液、腹水 800r/min 离心 5 分钟,用吸管小心吸去上清液;加入生理盐水或 PBS $5 \sim 6$ml,混匀,800r/min 离心 5 分钟,去上清液,以残液打散细胞。

(2) 淋巴细胞单细胞悬液制备:包括正常人淋巴细胞单细胞悬液制备和待检测血液标本淋巴细胞单细胞悬液的制备。具体方法详见第三章第二节。

(3) 组织块标本单细胞悬液制备:详见第三章第二节。

3．细胞固定

（1）取流式专用管若干支，一支用作对照管，其余用作测定管并对应待检标本编号。

（2）在对照管中加入制备的正常人淋巴细胞悬液 200μl，在测定管中加入检测样品单细胞悬液 200μl。

（3）在对照管和测定管中，分别加入预冷的 75% 乙醇 3～5ml，轻轻混匀，加盖。

（4）放入冰箱冷藏室，4℃固定 30 分钟以上。

（5）从冰箱中取出试管，800r/min 离心 5min，去上清液，以残留液打散沉淀。

4．PI 染色

（1）在对照管和测定管中，分别加入 PI 染液各 0.5ml，混匀。

（2）放入冰箱冷藏室，4℃避光染色 30 分钟。

（3）从冰箱中取出试管，加入 PBS 500μl，混匀。

5．上机测定

（1）正常开机，打开 PI 染色法细胞凋亡检测方案（PI-Apoptosis，图 17-5）。

（2）将正常二倍体细胞对照（正常人淋巴细胞）管插入流式细胞仪主机的样品台上，调电压使 G_0/G_1 期细胞峰位于平均荧光强度（通道数）200、单个细胞位于 A 门内，AP 门放置于 G_0/G_1 期细胞峰前，此时 AP 门内细胞应当为零，待细胞采集数量达到 10 000 以上时，停止采样，保存对照检测结果。

（3）将测定管插入样品台上，仪器自动进行测定，待 A 门中细胞达到 10 000 以上时，停止采样，记录 AP 门细胞百分数及平均荧光强度，保存检测结果。

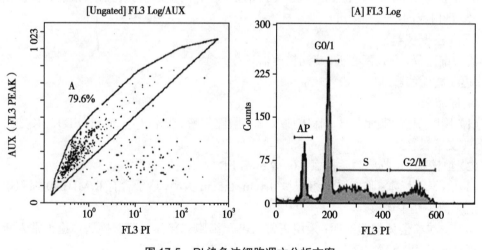

图 17-5　PI 染色法细胞凋亡分析方案

在图 17-5 中，凋亡峰（apoptosis peak，AP）门内细胞的百分数即细胞凋亡率（apoptosis rate，AR），AP 门对应的平均荧光强度即凋亡细胞 PI 发出荧光的平均强度，代表了凋亡细胞 DNA 含量的平均水平。

（4）进入下一份标本的测定，直至全部标本测定完成为止。

6．计算凋亡细胞 DNA 指数（DNA index of apoptosis cell，ACDI）值　具体方法如下。

ACDI= 流式细胞仪测得的待检标本凋亡细胞峰平均荧光强度 /200

（五）注意事项

1. 这是一种基于凋亡细胞 DNA 降解的原理开发出来的简易、快速、经济的凋亡检测方法，但是方法的准确性和敏感性较低，特异性也较低。

2. 本方法不适合于细胞早期凋亡的检测，因为细胞凋亡早期尚未出现 DNA 片段的大量丢失，不会有明显的凋亡峰显现。同时，本法也不适合晚期细胞凋亡检测，无法区分死细胞。

3. 本法不能对 G_0/G_1 期和 G_2/M 期细胞发生的凋亡进行分析，它们将被掩盖在未发生凋亡的 G_0/G_1 期和 G_2/M 期细胞中。

4. 其余同本章第一节细胞周期与 DNA 倍体检测的注意事项。

（六）参考范围

见表 17-2。

表 17-2 细胞凋亡检测的参考范围

报告内容	符号	参考范围	单位
细胞凋亡率	AR	<0.03	%
凋亡细胞 DNA 指数	ACDI	<1.0	—

（七）临床意义

用于临床抗肿瘤治疗的疗效监测与评估。

二、AnnexinⅤ-PI 染色法

（一）基本原理

在细胞凋亡发生的早期，细胞膜仍然保持完整，但是细胞膜双脂质层的不对称性特征消失，在正常未凋亡细胞存在于细胞膜内表面、带负电荷的磷脂酰丝氨酸（phosphatidyl serine，PS）发生外翻，暴露在细胞膜的外表面。利用钙依赖性磷脂结合蛋白Ⅴ（annexinⅤ）具有优先与 PS 发生结合的特异性，用荧光染料如 FITC 事先将 AnnexinⅤ标记，即可利用 AnnexinⅤ-FITC 对暴露于细胞外表面的 PS 进行染色。同时，利用活细胞具有完整细胞膜，碘化丙啶（PI）等荧光染料不能透过细胞膜进入到细胞内部，以及活细胞对外来染料具有的主动外排活性的双保险，PI 不能对活细胞核内的核酸（包括 DNA 和 RNA）进行染色。对于那些已经坏死的细胞和处于凋亡晚期的细胞，由于细胞膜的完整性已经不同程度受到损害，PI 则可以渗入细胞内部对核酸染色。因此，利用 AnnexinⅤ-FITC 对早期凋亡细胞膜表面特征性 PS 进行识别，利用 PI 染料对细胞膜的完整性进行区分，流式细胞仪即可将早期凋亡细胞与晚期凋亡细胞和坏细胞分群，达到分别测定的目标。

（二）主要试剂

1. AnnexinⅤ-FITC/PI 试剂盒 试剂 IM3675。

2. 淋巴细胞分离液 可以使用市售人淋巴细胞分离液，也可以自行配制（具体配制方法详见附录2）。

3. 生理盐水 0.9%NaCl。

4. 鞘液 即 PBS 溶液，可以使用流式细胞仪专用鞘液，也可采用检验科血液常规分析

仪使用的鞘液,进口或国产试剂均可。

5. 清洁液 可以使用流式细胞仪专用清洁液,也可使用检验科血液常规分析仪使用的清洁液,进口或国产试剂均可。

(三)主要仪器

流式细胞仪,台式离心机,旋涡振荡器。

(四)检验步骤

1. 样品采集

(1)胸腔积液、腹水标本:临床抽取患者胸腔积液、腹水 20～30ml,EDTA-K$_2$ 抗凝(使用 2～3 支紫头管)。

(2)血液标本:临床静脉抽血 2.0～2.5ml,EDTA-K$_2$ 抗凝(紫头管)。

(3)正常人淋巴细胞对照:挑选体检正常人新鲜血液常规标本备用。

2. 细胞准备

(1)胸腔积液、腹水细胞准备:将胸腔积液、腹水 4℃ 800r/min 离心 5 分钟,用吸管小心吸去上清液;加入 4～5ml 4℃预冷的 PBS 或生理盐水,轻轻混匀,4℃ 800r/min 离心 5 分钟,用吸管小心吸去上清液;加入 250μl 的结合缓冲液工作液轻轻打散细胞。

(2)淋巴细胞准备:包括正常人淋巴细胞对照和待检测血液标本淋巴细胞准备。淋巴细胞的制备方法详见第三章第二节。在最后一次 PBS 或生理盐水洗涤去上清液后,加入 250μl 的结合缓冲工作液轻轻打散细胞。

3. 细胞染色

(1)按照表 17-3 加样。

表 17-3 Annexin V-PI 染色法加样方法

加样内容	对照管 /μl	测定管 /μl
正常人淋巴细胞对照	100	—
待测标本淋巴细胞或脱落细胞	—	100
Annexin V-FITC	5	5
PI	2.5	2.5

(2)轻轻旋转试管,将试剂和细胞混匀,放入冰箱冷藏室(4℃)避光孵育 20～30 分钟。

(3)加入 4℃预冷的 PBS 400μl,混匀。

4. 上机测定

(1)打开早期细胞凋亡分析方案(Annexin V-PI 早期细胞凋亡检测,图 17-6)。

(2)将正常人淋巴细胞对照管插入主机样品槽中,打开仪器快速补偿通道,通过电压调节使图 17-6 中的 B 门和 C 门细胞阳性率刚好为零,待细胞采集总数达到 10 000 个后,停止采样,保存对照检测结果,取下对照管。

(3)将测定管插入主机样品槽中,仪器自动进行采集测定,待细胞采集总数达到 10 000 个后,停止采样,记录检测结果并保存检测图像信息(图 17-6)。

在图 17-6 中,D1 象限的细胞为 PI$^+$/Annexin V-FITC$^-$ 性细胞,主要是坏死细胞,也可能有少数晚期凋亡细胞在其中,甚至机械损伤细胞在内。D2 象限的细胞为 PI$^+$/Annexin V-FITC$^+$ 性细胞,主要是中晚期凋亡细胞;D3 象限的细胞为 PI$^-$/Annexin V-FITC$^-$ 性细胞,即既未发生凋亡也未发生坏死的未凋亡活细胞,其相应百分数为未凋亡活细胞的百分数;D4 象限的细胞为 PI$^-$/Annexin V-FITC$^+$ 性细胞,即早期凋亡细胞,其相应百分数为早期凋亡细胞的百分数。

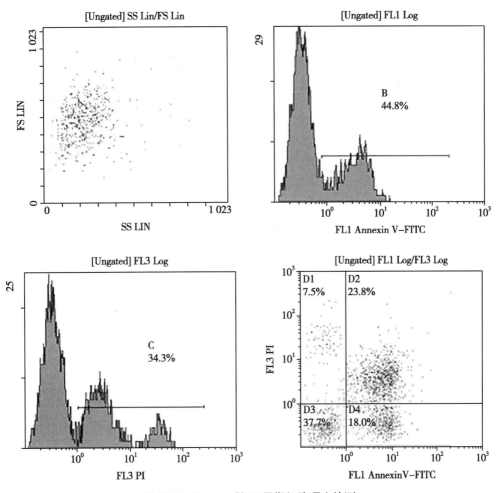

图 17-6　Annexin V-PI 早期细胞凋亡检测

(4) 进入下一份标本的测定,直至全部标本测定完毕为止。

(5) 计算:中晚期凋亡细胞和坏死细胞百分数 =D1 象限细胞百分数 +D2 象限细胞百分数。

(五)注意事项

1. 该方法适合于悬浮细胞早期凋亡的检测,如白血病细胞、浆膜腔脱落瘤细胞、培养的悬浮细胞等,不适合于瘤组织块及培养的贴壁细胞的早期凋亡检测。因为,从瘤组织块制备的单个瘤细胞悬液及从培养瓶壁刮取的或是用胰酶消化下来的贴壁培养瘤细胞悬液,在单个瘤细胞悬液制备过程中,均对瘤细胞造成了不同程度的伤害,加速了细胞凋亡过程,甚至出现过多的死亡细胞。

2. 为了尽量减少细胞制备过程造成的细胞损害,每一个技术操作环节,手法一定要柔和，离心完毕后去上清液，尽量用吸管吸；细胞沉淀重悬轻轻晃动试管即可；染色过程加样完毕后，轻轻旋转试管混匀。

3．加样时，每管细胞用量在 $5×10^5$～$5×10^6$ 个，细胞浓度过高时需要进行适当稀释，同样细胞浓度过低时需要重新富集处理。

4．检验过程注意将试管保持在较低温度状态，加入的试剂要求事先预冷，以尽量放慢细胞的凋亡进程，力争捕获细胞的极早期凋亡信息。但也有许多公司在试剂盒中要求只是 4℃，我们的经验也推荐 4℃。

5．细胞启动凋亡程序后，将自动从凋亡极早期向凋亡期过渡，并最终坏死，因此要求标本采集后要立即检验，并在标本采集后 6 小时内上机完成测定。

6．如果测定对象是科研用途的实验室培养细胞，图 17-6 的 D1 象限细胞百分数的多少则可用于粗略判断细胞机械损伤的总体情况，一般 D1 象限细胞大于 10% 表明本次实验结果不可信，研究中造成了过多培养细胞机械损伤。

7．本法的优点在于可以将早期凋亡细胞与中晚期凋亡细胞和坏死细胞加以区分测定，但是并非所有凋亡细胞的 PS 都会外翻，因此存在假阴性可能。同时，坏死细胞表面也可能含有少量 PS，因此 D2 象限也包括部分坏死细胞。在临床标本测定中，常常遇到 D1 象限细胞含量甚少的情况，一方面可以理解为标本中坏死细胞数量极少，另一方面也可以理解为待测细胞类型的细胞在已经发生坏死后，其细胞表面与中晚期凋亡细胞一样，仍然含有较多的 PS。

8．注意：被补体活化的细胞其 PS 也可以发生外翻，本法检测会将其误认为凋亡细胞。

9．总体上讲，本法准确度较高，也能区分细胞的凋亡与坏死，但只适合于悬浮细胞的检测。

（六）参考范围

见表 17-4。

表 17-4　AnnexinⅤ-PI 染色法的参考范围

报告内容	符号	参考范围	单位
早期凋亡细胞百分数	PI^-/AnnexinⅤ-FITC$^+$	<3.35	%
中晚期凋亡细胞百分数	PI^+/AnnexinⅤ-FITC$^+$	<4.12	%
坏死细胞百分数	PI^+/AnnexinⅤ-FITC$^-$	<0.7	%
未凋亡活细胞百分数	PI^-/AnnexinⅤ-FITC$^-$	>92.22	%

（七）临床意义

用于临床抗肿瘤疗效监测较 PI 染色法更加灵敏，早期凋亡细胞百分数是临床抗肿瘤治疗有效的极早期评价指标。

三、APO 2.7 测定法

（一）基本原理

APO 2.7 是一种出现在早期凋亡细胞线粒体膜上的凋亡相关蛋白，正常细胞表面及经过洋地黄皂苷（digitonin）处理提高通透性后的细胞中均不能检出，是凋亡细胞的一种特异性标志。因此，可以将 APO 2.7 的单克隆抗体经荧光素标记后用于流式细胞仪分析细胞

APO 2.7 的表达,达到对凋亡细胞的检测。

(二)主要试剂

1. 同型对照抗体 IgG_1-PE。

2. 测定抗体 APO 2.7-PE。

3. 含 100μg/ml 洋地黄皂苷的 PBS 溶液 取 1mg 洋地黄皂苷(Sigma 产品)溶于 10ml 的 PBS 溶液中。

4. 鞘液 即 PBS 溶液,可以使用流式细胞仪专用鞘液,也可采用检验科血液常规分析仪使用的鞘液,进口或国产试剂均可。

5. 清洁液 可以使用流式细胞仪专用清洁液,也可使用检验科血液常规分析仪使用的清洁液,进口或国产试剂均可。

(三)主要仪器

流式细胞仪,低温台式离心机,旋涡振荡器。

(四)检验步骤

1. 样品采集

(1)胸腔积液、腹水标本:临床抽取患者胸腔积液、腹水 20~30ml,EDTA-K_2 抗凝(使用 2~3 支紫头管)。

(2)血液标本:临床静脉抽血 2.0~2.5ml,EDTA-K_2 抗凝(紫头管)。

(3)正常人淋巴细胞对照:挑选体检正常人新鲜血液常规标本备用。

(4)贴壁培养细胞:详见第三章第二节。

(5)组织标本:临床采集组织块 0.5cm×0.5cm 大小,盛于含有 R/MI1640 细胞培养液的清洁无菌小瓶中送检。

2. 细胞准备

(1)胸腔积液、腹水细胞准备:将胸腔积液、腹水 4℃ 800r/min 离心 5 分钟,用吸管小心吸去上清液;加入 4~5ml 4℃ 预冷的 PBS 或生理盐水,轻轻混匀,4℃ 800r/min 离心 5 分钟,用吸管小心吸去上清液,以残液轻轻打散细胞。

(2)淋巴细胞准备:包括正常人淋巴细胞对照和待检测血液标本淋巴细胞准备。淋巴细胞的制备方法详见第三章第二节。

(3)贴壁培养细胞单细胞悬液:详见第三章第二节。

(4)组织来源单细胞悬液:详见第三章第二节。

3. 膜通透性处理

(1)取试管若干支,一支用作同型对照,其余用作标本测定并对应编号备用。

(2)吸取正常人淋巴细胞对照 100μl 于同型对照管中,各吸取标本细胞 100μl 于相应检测管中。

(3)向各管加入 2~3ml 冰预冷的 PBS,轻轻混匀,4℃ 800r/min 离心 5 分钟,用吸管小心吸去上清液。

(4)向各管加入 100μl 冰预冷的含 100μg/ml 洋地黄皂苷的 PBS 溶液,轻轻打散细胞,置于冰浴中孵育 20 分钟。

(5)向各管加入 4~5ml 冰预冷的 PBS,轻轻混匀,4℃ 800r/min 离心 5 分钟,用吸管小心吸去上清液。

4．细胞染色

（1）按表 17-5 加样。

表 17-5　APO 2.7 测定法加样方法

加样内容	同型对照管 /μl	测定管 /μl
IgG1-PE	20	—
APO2.7-PE	—	20
PBS	80	80

（2）轻轻旋转试管，将试剂和细胞混匀，室温（18～22℃）避光孵育 20～30 分钟。

（3）加入 4℃预冷的 PBS 400μl，混匀。

5．上机测定

（1）打开早期细胞凋亡分析方案（APO 2.7 早期细胞凋亡检测，图 17-7）。

（2）将同型对照管插入流式细胞仪主机样品台上，打开仪器快速补偿通道，通过电压调节使 B 门阳性细胞数刚好为零，待仪器采集的细胞总数达到 10 000 个以上后，停止上样，按提示保存检验结果，取下同型对照管。

（3）将待测管插入主机样品台上，仪器自动进行采样测定，待仪器采集的细胞总数达到 10 000 个以上后，停止上样，记录检验结果（图 17-7）并保存检验结果信息。

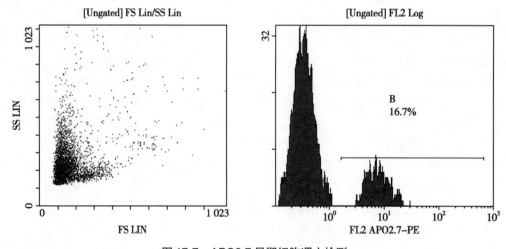

图 17-7　APO2.7 早期细胞凋亡检测

在图 17-7 中，进入 B 门的细胞为 APO2.7$^+$，即凋亡细胞，B 门细胞对应的百分数即凋亡细胞百分数，B 门对应的平均荧光强度（MnX）即反映凋亡细胞线粒体膜上 APO 2.7 表达量多与少的指标。

（4）进入下一份标本的测定，直至全部标本测定完毕。

（五）注意事项

1．本法测定细胞凋亡准确度较高，特异性较好，操作步骤较简便，既可用于悬浮细胞样品早期凋亡细胞的检测，也可用于贴壁培养细胞、临床组织块来源细胞的早期凋亡检测。

2．为了尽量减少细胞制备过程造成的细胞损害，每一个技术操作环节，手法一定要柔和,离心完毕后去上清液,尽量用吸管吸;细胞沉淀重悬轻轻晃动试管即可;染色过程加样完毕后,轻轻旋转试管混匀。

3. 加样时,每管细胞用量在 $5×10^5 \sim 5×10^6$ 个,细胞浓度过高时需要进行适当稀释,同样细胞浓度过低时需要重新富集处理。

4. 细胞染色前检验过程,注意将试管保持在较低温度状态,推荐使用冰浴。加入的试剂一般也要求事先冰浴预冷,以力争捕获细胞的极早期凋亡信息。

5. 细胞启动凋亡程序后,将自动从凋亡极早期向凋亡期过渡,并最终进入坏死阶段,因此要求标本采集后要立即检验,并在标本采集后 6 小时内上机完成测定。

6. 在 PI 染色法、Annexin V-PI 染色法和本法中,推荐采用本法进行细胞凋亡检测,结果重复性、准确性和特异性均较好。

7. 本法可以与 PI 染色法结合使用,方案编辑时以 APO 2.7-FITC 对数值(Log)与 PI 线性值(Lin)做散点图,可以区分处于不同细胞周期细胞的凋亡情况。

(六)参考范围

见表 17-6。

表 17-6　APO 2.7 测定法的参考范围

报告内容	符号	参考范围	单位
凋亡细胞百分数	APO 2.7$^+$	1.35~3.24	%
凋亡细胞线粒体 APO 2.7 表达量	APO 2.7-MnX	0.12~2.86	—

(七)临床意义

用于临床抗肿瘤疗效监测。

四、末端转移酶标记(TUNEL)法

(一)基本原理

凋亡细胞由于其内源性核酸内切酶被激活,使得核小体内 DNA 断裂成为 $50 \sim 300kb$ 的片段,并继续裂解为 200bp 的 DNA 碎片。在这些大小不同的 DNA 碎片断裂点(缺口)上,暴露出许多 3′羟基末端。利用末端脱氧核苷酸转移酶(TdT),可以将生物素(biotin)标记的 dUTP 连接到缺口处的 3′羟基末端上,对 DNA 碎片进行生物素标记。再利用亲和素(avidin)和生物素之间的高度专一性结合特性,用 FITC 标记的亲和素与标记到 DNA 碎片上的生物素结合,最终使 FITC 标记到 DNA 碎片上。由于生物素与亲和素的结合以一对多的方式发生结合,极大地放大了 FITC 对 DNA 碎片的标记,因此极大地提高了对凋亡细胞的检测灵敏度。同时,加入含 RNA 酶 A(Rnase A)的 PI 染色液对细胞中 DNA 进行染色,利用流式细胞仪即可对细胞凋亡情况进行分析。

(二)主要试剂

1. TdT 反应液　含 100mmol/L 的二甲胂酸钠(sodium cacodylate),0.1mmol/L 的二巯苏糖醇(DTT),5mmol/L 的氧化钴(cobalt monoxide),0.05mg/ml 的牛血清白蛋白(BSA),20U 的 TdT,以及 1nmol/L 的生物素标记 dUTP(biotin-dUTP)。

2. 含 FITC 标记亲和素的染色缓冲液　含有 0.60mol/L 的氯化钠,0.06mol/L 的乙酸钠,

0.1% 的 Triton X-100，5% 的脱脂奶粉，2.5μg/ml 的 FITC 标记亲和素（FITC-avidin）。

3. 不含 FITC 标记亲和素的染色缓冲液 含有 0.60mol/L 的氯化钠，0.06mol/L 的乙酸钠，0.1% 的 Triton X-100。5% 的脱脂奶粉。

4. 同型对照抗体 IgG_1-FITC。

5. pH 7.4 的 PBS 液 配制方法详见附录 2。

6. 含 1% 多聚甲醛的 PBS 液 配制方法详见附录 2。

7. 含 0.1% Triton X-100 的 PBS 液。

8. PI 染色液 配制方法详见附录 2。

9. 70% 乙醇。

10. 鞘液 即 PBS 溶液，可以使用流式细胞仪专用鞘液，也可采用检验科血液常规分析仪使用的鞘液，进口或国产试剂均可。

11. 清洁液 可使用流式细胞仪专用清洁液，也可使用检验科血液常规分析仪使用的清洁液，进口或国产试剂均可。

（三）主要仪器

流式细胞仪，温台式离心机，旋涡振荡器。

（四）检验步骤

1. 样品采集

（1）胸腔积液、腹水标本：临床抽取患者胸腔积液、腹水 20～30ml，EDTA-K_2 抗凝（使用 2～3 支紫头管）。

（2）血液标本：临床静脉抽血 2.0～2.5ml，EDTA-K_2 抗凝（紫头管）。

（3）正常人淋巴细胞对照：挑选体检正常人新鲜血液常规标本备用。

（4）贴壁培养细胞：详见第三章第二节。

（5）组织标本：临床采集组织块 0.5cm×0.5cm 大小，盛于含有 R/MI1640 细胞培养液的清洁无菌小瓶中送检。

2. 细胞准备

（1）胸腔积液、腹水细胞准备：将胸腔积液、腹水 4℃ 800r/min 离心 5 分钟，用吸管小心吸去上清液；加入 4～5ml 冰预冷的 PBS 或生理盐水，轻轻混匀，4℃ 800r/min 离心 5 分钟，用吸管小心吸去上清液，以残液轻轻打散细胞。

（2）淋巴细胞准备：包括正常人淋巴细胞对照和待检测血液标本淋巴细胞准备。淋巴细胞的制备方法详见第三章第二节。

（3）贴壁培养细胞单细胞悬液：详见第三章第二节。

（4）组织来源单细胞悬液：详见第三章第二节。

3. 细胞固定

（1）取流式专用管若干支，一支用作正常淋巴细胞对照管，一支用作同型对照管，其余用作标本测定管并与标本对应编号。

（2）分别取正常淋巴细胞悬液 100μl（为 $5×10^5$～$5×10^6$ 个细胞）于对照管和同型对照管，各取标本单细胞悬液 100μl（为 $5×10^5$～$5×10^6$ 个细胞）于相应测定管，向对照管、同型对照管和测定管各加入冰预冷的 PBS 800μl，旋涡器上混匀 10 秒，再加入 1% 多聚甲醛 100μl，继续旋涡器上混匀 10 秒，置于冰浴孵育 15 分钟。

（3）加入冰预冷 PBS 4～5ml，旋涡器上混匀 10 秒，4℃ 800r/min 离心 5 分钟，用吸管小心吸去上清液，以残液打散细胞沉淀。

（4）加入冰预冷的 70% 的乙醇 4～5ml，旋涡器上混匀 10 秒，−20℃固定 2 小时。

（5）加入 PBS 4～5ml，旋涡器上混匀 10 秒，4℃ 800r/min 离心 5 分钟，用吸管小心吸去上清液，以残液打散细胞沉淀。

4. 细胞染色

（1）加入 TdT 反应液 100μl，37℃孵育 1 小时，期间每间隔 10 分钟摇动试管一次，以防止细胞沉淀。

（2）加入 PBS 4～5ml，旋涡器上混匀 10 秒，4℃ 800r/min 离心 5 分钟，用吸管小心吸去上清液，以残液打散细胞沉淀。

（3）向同型对照管加入不含 avidin-FITC 的染色缓冲液 100μl，再补加 IgG1-FITC 20μl；向对照管和测定管各加入含 avidin-FITC 的染色缓冲液 100μl。所有各管均 37℃避光孵育 30 分钟。

（4）加入含 0.1% Triton X-100 的 PBS 4～5ml，旋涡器上混匀 10 秒，4℃ 800r/min 离心 5 分钟，用吸管小心吸去上清液，以残液打散细胞沉淀。

（5）加入 1ml 的 PI 染色液，旋涡器上混匀 10 秒，室温（18～22℃）避光染色 30 分钟。

5. 上机测定

（1）打开早期细胞凋亡分析方案（TUNEL 早期细胞凋亡检测，图 17-8）。

（2）将同型对照管插入流式细胞仪主机的样品台上，打开仪器快速补偿通道，通过电压调节使 B 门细胞阳性率刚好为零，C 门出现明显的 G_0/G_1 峰和 G_2/M 峰，G_0/G_1 峰刚好在横坐标 10° 的右边开始起势，待细胞采集总数达到 10 000 个后，停止采集，保存检测结果。

（3）将对照管插入流式细胞仪主机的样品台上，待细胞采集总数达到 10 000 个后，停止采集，保存检测结果。对照管为正常人淋巴细胞，因此 B 门细胞阳性率一般应小于 5%，C 门细胞阳性率一般应大于 80%。

（4）将测定管插入流式细胞仪主机的样品台上，待细胞采集总数达到 10 000 个后，停止采集，记录并保存检测结果（图 17-8）。

在图 17-8 中，R1 为处于 G_0/G_1 期的凋亡细胞，R1 对应的百分数为处于 G_0/G_1 期的凋亡细胞的百分数；R2 为处于 S 期的凋亡细胞，R2 对应的百分数为处于 S 期的凋亡细胞的百分数；R3 对应的百分数为处于 G_2/M 期的凋亡细胞的百分数。

（5）进入下一份标本的测定，直至全部标本测定完成为止。

6. 计算　公式如下。

凋亡率（AR,%）=R1+R2+R3

（五）仪器参数

FS 阈值 100，电压 150，增益 5.0；SS 电压 410，增益 20.0；FL1（FITC）电压 645，增益 1.0；FL3（ECD）电压 650，增益 1.0。

（六）注意事项

1. 本法测定细胞凋亡是基于对凋亡细胞内断裂 DNA 暴露的 3′羟基端而进行的检测，因此特异性非常高。

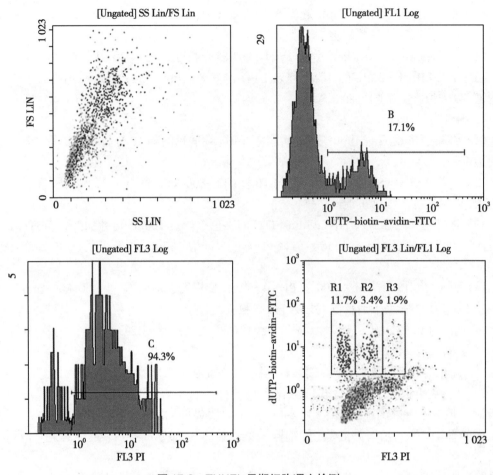

图 17-8　TUNEL 早期细胞凋亡检测

2. 本法测定细胞凋亡采用生物素 - 亲和素放大系统，DNA 断裂信息被极大地放大，因此大大提升了方法的灵敏度。

3. 由于 DNA 断裂发生在细胞凋亡的早期，此时细胞形态学改变尚未出现，因此特别适合于早期细胞凋亡的检测。

4. 本法将断裂 DNA 暴露的 3′ 羟基端 FITC 荧光染色与 DNA 的 PI 染色相结合，在流式细胞仪设置时，以 FITC 对数值（Log）与 PI 线性值（Lin）做散点图，可以将处于不同细胞周期中的凋亡细胞区分出来，这一点对于肿瘤疗效监测有非常重要的意义。

5. 细胞固定先用甲醛，再用乙醇，因为甲醛可以使低分子量 DNA 片段与细胞内其他成分发生交联而固定在细胞内，乙醇固定时低分子量 DNA 片段不能与细胞内其他成分交联固定，在后续反复洗涤过程中，很容易从细胞内弥散出来而丢失。

6. 坏死细胞内的 DNA 片段也可以在 TdT 的催化下与生物素标记 dUTP 结合，因此本法的测定结果实际上包含了凋亡细胞和坏死细胞在内，只是坏死细胞 DNA 断裂点相对较少，被生物素标记 dUTP 结合率较凋亡细胞低而已。

7. 在 70% 乙醇固定环节，前 1ml 乙醇加入时，一定要采用逐滴加入的方法，且一边滴加乙醇，一边摇动试管，以防止细胞之间的粘连。另外，-20℃，70% 乙醇可以固定 3 天，便于临床标本的集中检测。

8. 在细胞染色前的处理过程中，需要注意将试管保持在较低温度状态，推荐使用冰浴。加入的试剂一般也要求事先冰浴预冷，以力争捕获细胞的极早期凋亡信息。

9. 细胞启动凋亡程序后，将自动从凋亡极早期向凋亡期过渡，并最终进入坏死阶段，因此要求标本采集后立即开始处理，至乙醇低温固定环节才可以长时间放置，但是一般不超过 3 天。

10. 为了尽量减少细胞制备过程造成的细胞损害，每一个技术操作环节，手法一定要柔和，离心完毕后去上清液，尽量用吸管吸；细胞沉淀重悬轻轻晃动试管即可；染色过程加样完毕后，轻轻旋转试管混匀。

11. 加样时，每管细胞用量在 $5\times10^5 \sim 5\times10^6$ 个，细胞浓度过高时需要进行适当稀释，同样细胞浓度过低时需要重新富集处理。

12. TUNEL 法测定细胞凋亡时的假阳性率不容忽视，因为 DNA 上只要存在错配或损伤，就都会有断点，细胞会自动对 DNA 上的断点进行补平，于是生物素标记的 dUTP 也可以结合上去，造成假阳性结果。因此，检测细胞凋亡并不首选 TUNEL 法。

（七）参考范围

见表 17-7。

表 17-7　末端转移酶标记（TUNEL）法的参考范围

报告内容	符号	参考范围	单位
凋亡率	AR	$0.35 \sim 5.74$	%
G_0/G_1 细胞凋亡率	G_0/G_1AR	$0 \sim 4.45$	%
S 期细胞凋亡率	S-AR	$0 \sim 1.08$	%
G_2/M 细胞凋亡率	G_2/M-AR	$0 \sim 1.32$	%

（八）临床意义

用于临床肿瘤患者的疗效监测与相关科学研究。

（吴丽娟）

第三节　肿瘤化疗多药耐药性监测

　　肿瘤细胞的抗药性是指瘤细胞对某一种或多种抗肿瘤药物出现耐受的现象，是临床肿瘤化疗失败的重要原因。瘤细胞的抗药性可以分先天性抗药性和获得性抗药性两种，先天性抗药性是指瘤细胞在初次接触到化疗药物时即具有的耐受表现；获得性抗药性则是指瘤细胞在初次接触到化疗药物时十分敏感，但是却在化疗过程中产生耐受，进而对其他化疗药物均表现出耐受的情况。一旦出现获得性抗药性，即便更换化疗药物种类也无济于事，也就是说，具有抗药性的瘤细胞对许多结构和作用机制不相同的化疗药物都具有抗药性。

　　研究证实，瘤细胞出现抗药性的基础是一种被称为多药耐药基因 1 或多向性抗药基因 -1（multidrug resistance-1，MDR-1），该基因可以编码产生一类分子量在 $170 \sim 180kDa$ 的多抗药性（MDR）基因产物，称为 P- 糖蛋白（P-glucoprotein，P-gp）并被编号为 CD243，它能够促进 ATP- 依赖性的亲脂性化合物的外排，包括多种临床常用抗癌化疗药物。事实上，许多正常组织细胞表达 P-gp，如肝、胰腺、肾、结肠、肾上腺、脑、睾丸、胎盘等，甚至人类罹患的所有肿瘤类型的瘤细胞均表达 P-gp，只是某些组织来源的瘤细胞先天高表达 P-gp，能够表现出先天性抗药性，化疗效果差，如结肠癌、肝癌等；某些组织来源的瘤细胞只是低水平表达 P-gp，未能表现出先天性抗药性，化疗效果较好，如卵巢癌、肺癌、膀胱癌、头颈部癌等。临床上常用的化疗药物中，如蒽环类、长春新碱、柔红霉素、紫杉醇、放线菌素 D 等均可以诱导瘤细胞高表达 P-gp，进而引起获得性抗药性的出现。因此，开展肿瘤细胞 P-gp 表达水平测定，对于瘤细胞抗药性检测与监测十分重要，可以及时掌握瘤细胞的抗药性与抗药性变迁，为临床肿瘤治疗是采用化疗还是采用放疗提供选择依据，为化疗中出现获得性抗药性的患者提供改变治疗方案的决策依据，真正实现个体化治疗。

（一）基本原理

化疗药物对肿瘤细胞的杀伤作用，依赖于进入到细胞内部的药物浓度的高低。P-gp（即 CD243）是一种具有 ATP 酶活性的跨膜糖蛋白，如果肿瘤细胞高表达 P-gp，已经进入到细胞内部的化疗药物将被大量 P-gp 捕获，在水解 ATP 的同时获得能量，将药物从细胞内向细胞外泵出，使细胞内药物浓度下降，造成药物对瘤细胞的杀伤作用降低直至消失，最终出现抗药性现象。利用 PE 标记的识别 CD243 胞外区的单克隆抗体 CD243-PE，流式细胞仪即可对瘤细胞表达 P-gp 的百分率及表达水平进行定量测定。

（二）主要试剂

1. 同型对照抗体　IgG_{2a}-PE。

2. 测定抗体　CD243-PE。

3. 阴性对照　采用正常人外周血淋巴细胞。

4. 标本预处理试剂　溶液 A（溶血剂），溶液 B（终止液）和溶液 C（固定剂），也可以自行配制（详见附录2）。

5. 鞘液　即 PBS 溶液，可以使用流式细胞仪专用鞘液，也可以采用检验科血常规检验使用的鞘液，进口或国产均可。

6. 清洁液　可以使用流式细胞仪专用清洁液，也可以采用检验科血常规检验使用的清洁液，进口或国产均可。

（三）主要仪器

流式细胞仪，旋涡振荡器。

（四）检验步骤

1. 样品采集

（1）胸腔积液、腹水标本：临床抽取患者胸腔积液、腹水 20～30ml，EDTA-K_2 抗凝（使用 2～3 支紫头管）。

（2）血液标本：临床静脉抽血 2.0～2.5ml，EDTA-K_2 抗凝（紫头管）。

（3）组织标本：临床采集组织块 0.5cm×0.5cm 大小，盛于含有 R/MI1640 细胞培养液的清洁无菌小瓶中送检。

（4）贴壁培养细胞：详见第三章第二节。

（5）正常人淋巴细胞对照：挑选体检正常人新鲜血液常规标本备用。

2. 细胞准备

（1）胸腔积液、腹水细胞准备：将胸腔积液、腹水 800r/min 离心 5 分钟，用吸管小心吸去上清液；加入 4～5ml PBS 或生理盐水，旋涡振荡器上混匀 10 秒，800r/min 离心 5 分钟，弃去上清液，以残液轻轻打散细胞。

（2）正常人淋巴细胞准备：详见第三章第二节。

（3）贴壁培养细胞单细胞悬液：详见第三章第二节。

（4）组织来源单细胞悬液：详见第三章第二节。

3. 按表 17-8 加样。

表 17-8 肿瘤化疗多药耐药性监测加样方法

加样内容	同型对照管 /μl	阴性对照管 /μl	测定管 /μl
IgG₂ₐ-PE	20	—	—
CD243-PE	—	20	20
正常人淋巴细胞悬液对照	—	100	—
血液或其他已制备细胞悬液标本	100	—	100

4. 手持试管轻轻摇匀，室温（18~22℃）避光放置 20～30 分钟。

5. 如果是血液标本，需要进行溶血处理并固定，方法如下。

（1）依次向各管加入溶液 A 625μl，旋涡振荡器上混匀 5～10 秒。

（2）依次向各管加入溶液 B 265μl，旋涡振荡器上混匀 5～10 秒。

（3）依次向各管加入溶液 C 100μl，旋涡振荡器上混匀 5～10 秒。

6. 如果是非血液标本，只需要对标本进行固定即可，方法如下。

（1）依次向各管加入 PBS 900μl。

（2）依次向各管加入溶液 C 100μl，旋涡振荡器上混匀 5～10 秒。

7. 上机测定

（1）打开化疗多药耐药性监测方案（CD243-PE，图 17-9）。

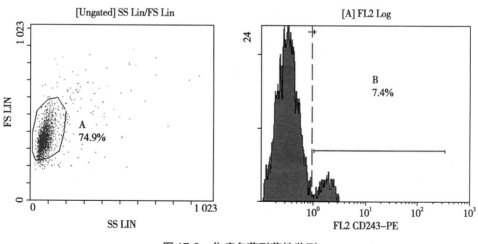

图 17-9 化疗多药耐药性监测

（2）将同型对照管插入流式细胞仪主机的样品台上，打开仪器快速补偿通道，通过电压调节使 B 门细胞阳性率刚好为零，待仪器采集的细胞总数达到 10 000 后，停止采样，保存同型对照检测结果。

（3）将阴性对照管插入主机样品台上，仪器自动进行测定，待仪器采集的细胞总数达到 10 000 后，停止采样，记录同型对照检测时 B 门细胞的百分数和 B 门细胞的平均荧光强度，保存检测的图像信息。注意：正常人淋巴细胞表达 P-gp 水平较低，一般不超过 3%。

（4）将测定管插入样品台，仪器自动进行测定，待仪器采集的细胞总数达到 10 000 后，停止采样，记录检验结果并保存图像信息（图 17-9）。

在图 17-9 中，B 门细胞为表达 P-gp 的细胞，B 门细胞百分数即 P-gp$^+$ 细胞的百分数，B 门细胞对应的平均荧光强度（MnX）即 B 门细胞 P-gp 表达强度，反映了 P-gp$^+$ 细胞表达 P-gp 量的多少。

（5）进入下一份标本的测定，直至全部标本测定完毕。

8. 计算　B 门细胞 P-gp 表达水平也可以用荧光指数（fluorescence index, FI）来表示，FI 具体计算方法如下。

FI= 测定管 B 门细胞的平均荧光强度值 ÷ 阴性对照管 B 门细胞的平均荧光强度值

（五）仪器参数

FS 阈值 100，电压 155，增益 5.0；SS 电压 400，增益 20.0；FL2（PE）电压 685，增益 1.0。

（六）注意事项

1. 标本采集后应尽量在 6 小时内检验，特殊情况下不能及时检验时，标本应放室温（18～22℃）但不宜超过 24 小时。不能将标本放入冰箱冷藏室，因为细胞遇冷后会收缩，造成细胞表面部分 P-gp 脱落，影响结果准确性。

2. 同型对照十分重要，原则上每天的每一批标本都需要做同型对照的平行测定，甚至每一份标本都需要做同型对照测定，这是流式细胞仪阴阳性表达界限界定的重要步骤。

3. 加样表中使用的标本用量适合于细胞数量在 $5 \times 10^5 \sim 5 \times 10^6$ 的情况，如果遇到血液标本细胞含量大于 $50 \times 10^9/L$ 或制备的细胞悬液浓度大于 $5 \times 10^6/100\mu l$ 时应当适当稀释后再行加样。

4. 肿瘤患者化疗前都应当作相应瘤细胞 P-gp 基础表达水平测定，化疗过程中应定期监测其表达水平并与化疗前结果进行比较，一般在每一次化疗开始前取标本检测，发现某患者瘤细胞 P-gp 表达水平呈逐步上升的态势，应加大监测密度。

（七）参考范围

表 17-9 为外周血淋巴细胞的参考范围。

表 17-9　外周血淋巴细胞的参考范围

报告内容	符号	参考范围（$\bar{x} \pm s$）	单位
P-gp 阳性细胞的百分数	P-gp$^+$	0.03～3.51	%
细胞 P-gp 表达平均荧光强度	MnX	0～1.28	—
荧光指数	FI	0～2.06	—

（八）临床意义

1. 了解瘤细胞 P-gp 表达水平，如果是高表达，提示化疗疗效可能较差，宜采取放疗。

2. 如果瘤细胞 P-gp 表达低或不能检出，化疗过程中建议定期监测瘤细胞 P-gp 表达变化,一旦发现患者瘤细胞转而高表达 P-gp,提示可能发生了获得性抗药性,需要密切注意临床疗效,必要时及时停止化疗,改用放疗。

3. 无论患者瘤细胞是先天高表达 P-gp,还是化疗过程中诱发了 P-gp 的高表达,这两种情况均提示患者预后较差。

(吴丽娟)

第四节　循环肿瘤细胞检测 ▼

循环肿瘤细胞(circulating tumor cells,CTCs)是指自发或因诊疗操作自肿瘤原发灶脱落,进入血液循环的肿瘤细胞,对肿瘤的发生、发展、早期转移、疗效监测、预后评估及个体化治疗方面都有重要的临床意义。CTCs 在外周血中数量相对较少,精确分离很困难,在已经发生肿瘤转移的患者中,CTCs 的浓度会更高些。目前还没有 CTCs 的特征性标记,也没有确定的检测患者 CTCs 的金标准。FCM 检测 CTCs 的能力主要依靠实验所用的标记,有很多标记被用于 CTCs 的检测与分离,其中最为常用的是 CD326(EpCAM)和不同的 CK 亚类。FCM 检测 CTCs 可采用多种标记的方法,可以更准确地确定 CTCs。在乳腺癌、胃癌、结肠癌和肺癌等肿瘤患者中有较多的 CTCs 基础研究及临床报道,以下以胃癌患者流式检测 CTCs 为例说明检测方法。

(一)基本原理

已经证实胃癌患者 CTCs 来源于肿瘤的原发灶,肿瘤细胞进入血液后,其细胞表面有上皮细胞的标记(CD326),还有些其他标记,如 CD44 和 CD54 等,并通过造血细胞来源的标记 CD45 排除造血细胞,即可确定是胃癌的 CTCs。

(二)主要试剂

1. 抗体　CD44-FITC、CD54-PE、CD45-BV510 和 CD326-PE-Cy7。

2. DAPI　购自 BD 公司。

3. 红细胞裂解液:10× 氯化铵溶血剂配方为 80.2g NH_4Cl(1.5mol/L)、8.4g $NaHCO_3$(100mmol/L)、3.7g Na_2EDTA(10mmol/L),蒸馏水 900ml,用 1 个当量的 HCl 或 NaOH 调节 pH 至 7.4,加蒸馏水至 1L,4℃保存 6 个月。用前,10× 氯化铵溶血剂:蒸馏水 =1:9 混合后,即成 1× 氯化铵溶血剂。

4. 磷酸盐缓冲液(PBS)　详见附录 2。

(三)主要仪器及耗材

流式细胞仪,离心机,振荡器。

(四)操作步骤

1. 标本采集　采集空腹静脉血 5.0ml,肝素抗凝。

2. 标本处理

(1)抗凝血:红细胞裂解液 1:10 混合,充分混匀后,室温静置 10 分钟,呈现透明的深红色。

(2)室温条件下,600r/min 离心 10 分钟,去上清液。

(3)5.0ml PBS 重悬细胞,600r/min 离心 8 分钟,去上清液。重复洗涤 1 次,200μl PBS 重悬细胞。

（4）分别加入 CD44、CD54、CD45 和 CD326 抗体 2.0µl，充分混匀。

（5）室温避光孵育 20 分钟。

（6）加入 2ml PBS 洗涤，室温下离心 8 分钟，500r/min，去上清液后重复用 PBS 洗 1 次。

（7）加入 0.3ml PBS，重悬细胞。

3．上机测定

（1）上机前 5 分钟，加入 5.0µl 1∶5 000 稀释的 DAPI。

（2）至少获取 $5×10^6$ 个细胞，如有可能，则尽量获取更多的细胞。

（3）分析策略。

如图 17-10 所示，A 为观察"Time"参数图，确定流式获取信号时液流稳定；B 为利用 FSC-H/FSC-A 散点图去除细胞聚集和碎片，确定用于分析的细胞（P1），见图 B；C 为利用 FSC-A/SSC-A 散点图设定 P1 细胞中的白细胞群（P2）；D 为利用 DAPI 排除死细胞，设定检测的 P2 细胞中的活细胞群（P3）；E 为用 CD45/SSC-A 设定排除 P3 细胞中的造血细胞（P4）；F 为在 P4 细胞中设定 $CD326^+$ 细胞群（P5）；G 是在 CD44/CD54 散点图中设定 P5 细胞中的 $CD44^+CD54^+$ 细胞群（P6），该群细胞为 CTCs。图 H 显示胃癌患者标本设门序列图及实测事件数量及百分比。

4．结果与计算　公式如下。

血液 CTCs 含量（%）= $CD44^+CD54^+$ 细胞数（P6）/ 检测标本中白细胞数（P2）×100

血液 CTCs 绝对值（个 /ml）= 血液 CTCs 含量（%）× 血液中白细胞浓度（个 /ml）/100

（五）结果解读

胃癌患者的初发时 CTCs 含量及绝对值均很少，在发生癌转移或病程晚期胃癌患者 CTCs 含量及绝对值均增加。

（六）注意事项

1．由于 CTCs 在血液中的含量很少，可先富集后检测。使用系列抗原（CD45、CD3、CD19、CD4、CD8、CD64、CD11b 和 CD56 等）进行阴性磁分选，去除血液中造血来源的细胞后，再使用相关抗体流式分析。

2．目前还没有 CTCs 特征性的标记，需要结合患者肿瘤病理标记特征，不同的肿瘤的 CTCs 标记不同，设计相应的抗体组合，由于这些标记的特异性和实验条件差异，每个实验室将确定本实验室的阳性界值（positive cutoff）。也可对检测出的 CTCs 经流式分选出来后，进一步进行免疫组织化学、PCR 和荧光原位杂交等鉴定。

3．对未预富集的标本获取细胞时，打开"Time"参数显示图，实时观察液流情况，及时终止液流异常时的信号获取。每份标本至少获取 $5×10^6$ 个细胞，并尽量获取更多的细胞。

4．获取细胞时，单一流式文件获取细胞过多时（>$2×10^6$ 个细胞），流式结果分析因计算处理能力的限制，分析速度将会很慢。为了便于分析，可以单个文件获取细胞量为 $2×10^6$ 个细胞，分成几个文件连续获取达到目的细胞数，然后合并同一标本的几个文件的分析结果。

5．由于上样的细胞浓度都比较大，细胞悬液易沉降并聚集，影响上样质量和进度，建议获取细胞时，使用标本振荡功能，减少细胞聚集。

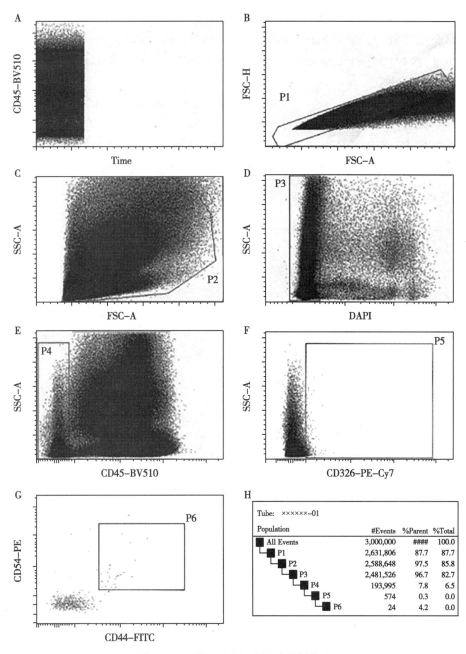

图 17-10　循环肿瘤细胞流式分析策略

（孟文彤）

参 考 文 献

1. 王建中. 临床流式细胞分析［M］. 上海：上海科学技术出版社，2005：459-486，547-566.

2. DARZYNKIEWICZ Z，HUANG X. Analysis of cellular DNA content by flow cytometry［J］. Curr Protoc Immunol，2004，Chapter 5：Unit 5.7.

3. DARZYNKIEWICZ Z，JUAN G. DNA content measurement for DNA ploidy and cell cycle analysis［J］.

Curr Protoc Cytom，2001，Chapter 7：Unit 7.5.

4. RYU DS，KIM SH，LEE DS. Anti-Proliferative Effect of Polysaccharides from Salicornia herbacea on Induction of G2/M Arrest and Apoptosis in Human Colon Cancer Cells[J]. J Microbiol Biotechnol，2009，19（11）：1482-1489.

5. NAGAHARA Y，TANAKA M，SHINOMIYA T. Mechanism of mitochondrial 7A6 antigen exposure triggered by distinct apoptotic pathways：involvement of caspases[J]. Cytometry A，2007，71（4）：232-241.

6. GAWLOWSKI T，STRATMANN B，STIRBAN AO，et al. AGEs and methylglyoxal induce apoptosis and expression of Mac-1 on neutrophils resulting in platelet-neutrophil aggregation[J]. Thromb Res，2007，121（1）：117-126.

7. MALKI A，EL-SAADANI M，SULTAN AS. Garlic constituent diallyl trisulfide induced apoptosis in MCF7 human breast cancer cells[J]. Cancer Biol Ther，2009，8（22）. [Epub ahead of print]

8. Cortada CM，Gil A，Goncalves S，et al. P-glycoprotein functional activity in peripheral blood lymphocytes in ulcerative colitis[J]. Medicina（B Aires），2009，69（4）：437-441.

9. 吕程，丁燕玲，刘宇，等. 胸腔积液 DNA 倍体分析的临床应用[J]. 齐齐哈尔医学院学报，2009，30（1）：33-34.

10. 陈建武，史桂英，肖家诚. 胰腺导管癌中血管生成、细胞增殖指数与 DNA 倍性检测的临床意义[J]. 诊断学理论与实践，2003，2（3）：208-211.

11. 毛咏秋，姜愚，雷松，等. 流式细胞术 PI、Annexin V/PI 和 APO217 法检测细胞凋亡的比较[J]. 华西医学，2005，20（3）：505-506.

12. 张文芸，周永列. 全麻前后 Fas、APO2.7 表达及中性粒细胞的变化[J]. 浙江医学，2000，22（4）：199-201.

13. 宋卫青，吕维红，陈华波. Apo2.7 抗体原位标记法在原发性肝癌病人外周血淋巴细胞凋亡检测中的应用价值[J]. 华中医学杂志，2005，29（1）：7-8.

14. CHEN T，YANG K，YU J，et al. Identification and expansion of cancer stem cells in tumor tissues and peripheral blood derived from gastric adenocarcinoma patients[J]. Cell research，2012，22（1）：248.

15. CRISTOFANILLI M，BUDD GT，ELLIS MJ，et al. Circulating tumor cells，disease progression，and survival in metastatic breast cancer[J]. The New England journal of medicine，2004，351（8）：781.

16. PANTEL K，BRAKENHOFF RH，BRANDT B. Detection，clinical relevance and specific biological properties of disseminating tumour cells[J]. Nature reviews Cancer，2008，8（5）：329.

17. UENOSONO Y，ARIGAMI T，KOZONO T，et al. Clinical significance of circulating tumor cells in peripheral blood from patients with gastric cancer[J]. Cancer，2013，119（22）：3984.

18. ULRICH H，TARNOK A. Flow cytometry detection of circulating tumor cells：achievements and limitations as prognostic parameters[J]. Cytometry Part A，2014，85（3）：201.

19. Zhou J，Ma X，Bi F，Liu M. Clinical significance of circulating tumor cells in gastric cancer patients[J]. Oncotarget，2017，28.

20. ESMAEILSABZALI H，BEISCHLAG TV，COX ME，et al. Detection and isolation of circulating tumor cells：principles and methods[J]. Biotechnology advances，2013，31（7）：1063.

21. 陈庆民，汤庆超，陈瑛罡，等. 循环肿瘤细胞检测在结直肠癌中的应用及展望[J]. 中华胃肠外科杂志，2016，19（6）：717.

第十八章 ▶

白血病免疫分型诊断

第一节　正常骨髓造血细胞分化成熟的抗原表达规律 ▼

白血病免疫分型采用的抗原标志是表达于正常造血细胞不同分化发育阶段的分化抗原。正常造血细胞不同阶段的抗原表达是受一系列基因严密控制的,在一定分化阶段哪些抗原表达及抗原表达量的多少存在着明显的规律性。造血干细胞在分化、发育、成熟过程中,细胞膜、细胞质及细胞核中各种抗原的表达强弱、消失均与细胞的成熟发育密切相关,且有表现出与细胞系列及其分化程度相关的特异性。因此,这些抗原的表达与否可作为鉴别和分类血细胞的基础。白血病是造血系统的恶性肿瘤,既能表达正常血细胞所具有的抗原,又能表达正常细胞不能表达的抗原,目前围绕诊断和治疗展开的诊断标准亦以基本的系列抗原表达情况为基础,所以必须对正常造血细胞分化抗原的表达模式有充分的了解。

一、粒系和单核系细胞抗原表达规律

粒系和单核系细胞起源于共同的祖细胞,随着细胞的分化,在前体细胞阶段才逐渐表现出粒系和单核系的不同。因此,习惯上将粒系和单核系统称为髓系(medullary system)。

(一)正常粒分化发育粒细胞的抗原表达规律

正常粒分化发育粒细胞的抗原表达规律见图18-1。

原始粒细胞(blast):表达 CD45、CD34、CD117、CD13 和 CD33,此时不表达其他成熟标志。在 CD45/SS 双参数点图上表现为 CD45 荧光强度弱或正常,SS 值弱。

早幼粒细胞(promyelocyte):表达 CD45,不表达 CD34,CD15、CD64、CD66b 和 CD65 开始表达,CD117、CD33、CD13 高表达。在 CD45/SS 双参数点图上表现为 CD45 荧光强度正常,SS 比原粒细胞增大。

中幼粒细胞(myelocyte):依然表达 CD45、CD33,主要变化为出现 CD11b、CD11c、CD66a 和 CD24,CD13 表达强度减弱甚至不表达。

晚幼粒细胞(metamelocyte):CD13 表达再次增强,CD16 表达出现并随着成熟度加强,CD33、CD66、CD64 荧光强度减弱。CD11b 和 CD15 荧光强度表达增强。

中性杆状核粒细胞(neutrophilic granulocyte band form):CD45、CD13、CD11b、CD65 荧光强度表达最强,CD15、CD16 强阳性,CD33 呈弱表达,CD35、CD87、CD14 和 CD10 开始出现。

(二)正常分化发育单核细胞的抗原表达规律

正常分化发育单核细胞的抗原表达规律见图18-2。

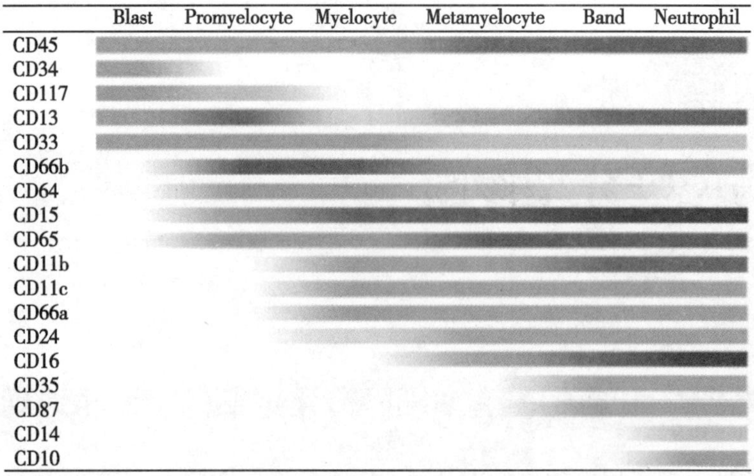

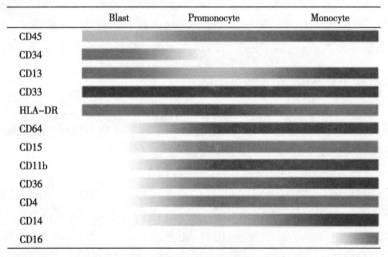

图 18-1 正常分化发育粒细胞的抗原表达规律

说明：①图源于 Wood and Borowitz（2006）Henry's Laboratory Methods. ②Blast 为原始粒细胞，Promyelocyte 为早幼粒细胞，Myelocyte 为中幼粒细胞，Metamelocyte 为晚幼粒细胞，Neutrophil 为中性粒细胞。

图 18-2 正常分化发育单核细胞的抗原表达规律

说明：①图源于 Wood and Borowitz（2006）Henry's Laboratory Methods. ②Blast 为原始单核细胞，Promonocyteo 为幼稚单核细胞，Monocyte 为成熟单核细胞。

原始单核细胞（monoblast）与原粒细胞在流式细胞点图中很难区分，CD45 荧光强度较弱，表达 CD34、CD13 和 HLA-DR，CD33 持续强表达。

幼稚单核细胞（promonocyte）：CD11b 表达增强，开始出现 CD64、CD15、CD36、CD4 和 CD14 阳性表达，CD45 荧光强度逐渐增强。

成熟单核细胞（monocyte）：CD14 表达快速增强，CD45 荧光强度增大，CD33 持续强表达，CD13 荧光强度再次增强，HLA-DR、CD15、CD14、CD36、CD4 和 CD64 阳性，在成熟后期出现 CD16 表达。

二、淋巴细胞分化发育的抗原表达规律

（一）正常分化发育 B 淋巴细胞的抗原表达规律

正常分化发育 B 淋巴细胞的抗原表达规律见图 18-3。

未成熟早期 B 淋巴细胞（immature early）：CD34、TdT 和 CD10 强表达，HLA-DR、CD38 和 CD19 较强表达，CD45、CD22 表达较弱。

未成熟中期 B 淋巴细胞（immature mid）：CD45、HLA-DR、CD22、CD19 和 CD38 荧光强度增加，CD34、TdT 变为阴性，CD20 开始表达。

未成熟晚期 B 淋巴细胞（immature late）：CD38、CD45 的强度继续增加，CD10 减弱，CD20 荧光强度增强，开始出现 IgD、IgM、Kappa 和 Lambda。

初始 / 套细胞 B 淋巴细胞（naive / mantle）：CD10 变为阴性，CD45 和 CD20 持续增强，CD38 荧光强度减弱，CD19、CD22、IgD、IgM、Kappa 和 Lambda 持续表达。

滤泡中心区 B 淋巴细胞（follicle center）：CD10 再次表达，CD38 荧光强度增加，CD45 和 CD20 依然强表达，IgD 消失，CD19、CD22、HLA-DR、IgM、Kappa 和 Lambda 阳性。

边缘区 B 淋巴细胞（marginal zone）：CD10 阴性，CD20、CD38 和 IgM 荧光强度减弱，CD45、CD19、CD22、HLA-DR、Kappa 和 Lambda 阳性。

浆细胞（plasma cell）：CD20、CD22、IgM、Kappa 和 Lambda 均消失，CD45、CD19 和 HLA-DR 荧光强度减弱，但 CD38 荧光强度迅速增强。

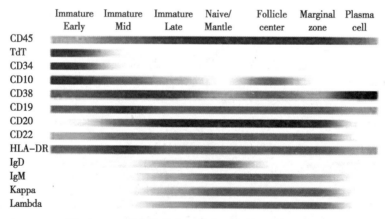

图 18-3　正常分化发育 B 淋巴细胞的抗原表达规律

说明：图片源于 Wood and Borowitz（2006）Henry's Laboratory Methods；Immature Early 为未成熟早期 B 淋巴细胞，Immature Mid 为未成熟中期 B 淋巴细胞，Immature Late 为未成熟晚期 B 淋巴细胞，Naive/Mantle 为初始 / 套细胞 B 淋巴细胞，Follicle center 为滤泡中心区 B 淋巴细胞，Marginal zone 为边缘区 B 淋巴细胞，Plasma cell 为浆细胞

（二）正常分化发育 T 淋巴细胞的抗原表达规律

正常分化发育 T 淋巴细胞的抗原表达规律见图 18-4。T 淋巴细胞在胸腺内分化发育，分为 4 期。

早期胸腺细胞（prothymocyte）：TdT 高强度表达，CD34、CD45、CD7 和 CD2 阳性。

未成熟胸腺细胞（immature thymocyte）：CD45 荧光强度逐渐增加，CD34 阴性，TdT 强

度减弱,CD7 和 CD2 荧光强度增加,出现 CD5 表达。

普通胸腺细胞(common thymocyte):TdT 荧光强度继续减弱直至消失,开始出现细胞质 CD3 抗原表达和 CD4 及 CD8 双阳性共表达。

成熟胸腺细胞(mature thymocyte)和成熟 T 细胞(mature T-cell):CD45 荧光强度增至最强,CD7、CD2、CD5 和细胞质 CD3 强阳性。CD3 和 TCR 开始出现并荧光强度逐渐加大,出现 CD4 和 CD8 单阳性细胞。

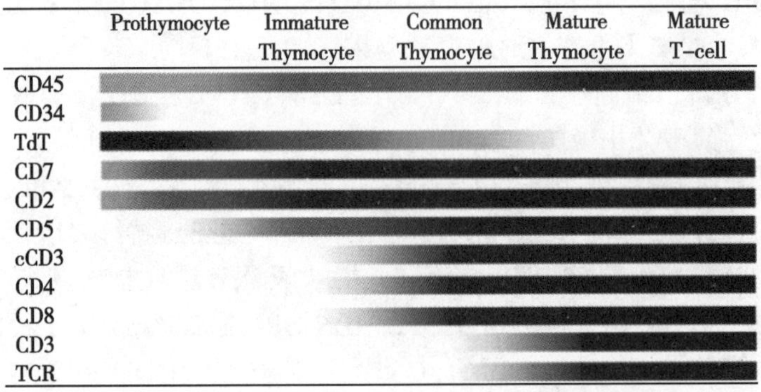

图 18-4　正常分化发育 T 淋巴细胞的抗原表达规律

说明:图片源于 Wood and Borowitz(2006)Henry's Laboratory Methods;Prothymocyte 为早期胸腺细胞,Immature Thymocyte 为未成熟胸腺细胞,Common Thymocyte 为普通胸腺细胞,Mature Thymocyte 为成熟胸腺细胞,Mature T-cell 为成熟 T 细胞

三、T 系、B 系和髓系特异性标志抗原及其表达规律

2008 年版 WHO 分类对系列特异性标志做了认定,详细规定如下。

髓系:MPO 阳性(FCM、IHC 或细胞化学);或者存在单核细胞分化,即 NSE、CD11c、CD64、CD14 和 Lyso 中至少 2 个标志阳性。

T 系:cCD3 或 mCD3 阳性,其中 mCD3 较少见。

B 系:强 CD19 表达,加 CD79a、cCD22 和 CD10 三者中至少 1 个强表达;或者弱 CD19 表达,加 CD79a、cCD22 或 CD10 三者中至少 2 个强表达。

第二节　白血病免疫分型诊断的基本原理与意义 ▽

一、白血病免疫分型的发展

白血病是一组高度异质性的造血系统恶性肿瘤。主要累及造血干细胞及造血祖细胞,由于各种致病原因导致造血干细胞/祖细胞不能正常分化成熟,阻滞于分化发育的某个阶段。在骨髓、外周血中出现大量原始/幼稚或不完全成熟的髓系或淋系细胞(或单独出现或混合出现)。白血病细胞可抑制骨髓正常造血功能而出现贫血、血小板减少和感染,并可浸润其他器官和组织出现肝、脾、淋巴结肿大等症状。

1976 年法国(F)、美国(A)、英国(B)三国协作组基于白血病细胞的形态特征和细胞化学染色,提出了急性白血病的 FAB 分型。该分型在国际上得到普遍认同,至今仍是形态学分类的主要标准。自1985年提出白血病MIC分型以来,白血病的免疫分型得到很大发展。1997年Jennings和Foon较全面地论述了恶性血液病的主要免疫学特点,并与细胞遗传学,分子遗传学的关系进行论述。1995年WHO召集世界各地的40多位病理学家开始对血液肿瘤进行重新分类计划。1997年美、法、英、德等的病理学家在美国开会,对血液及淋巴系统的恶性肿瘤提出新的建议,1999年发表会议报告,作为急性白血病WHO分型标准。

1968年第一台流式细胞仪在美国斯坦福大学研制成功,一直到20世纪80年代初,由于单克隆抗体技术的建立及生产大量特异的单克隆抗体,使流式细胞仪逐渐被广泛应用,大大推动了免疫学理论的研究及对免疫学机制的了解。流式细胞仪本身对单克隆抗体的开发和利用也提供了方便的工具。80年代中期,随着分子生物学发展,发现部分类型白血病细胞具有特异性细胞遗传学改变。国际上对ALL和AML提出了MIC(M-形态学、I-免疫学、C-细胞遗传学)分型法,标志着流式细胞仪及免疫分型在白血病诊断中的重要地位。我国自20世纪80年代中期引进流式细胞仪,20世纪90年代迅速发展,现在国内各大中型医院及第三方医学检测中心、科研机构已经开始普遍应用。流式细胞进行白血病免疫分型从最初的单色,双色到利用CD45抗体进行多色免疫标记,随着生物学计数、计算机科学、电子工程学、流体力学、激光计数等学科各自发展及相互作用,并随着单克隆抗体技术定量细胞化学和定量荧光细胞化学的应用等众多研究领域的应用有了更加突飞猛进的发展,这一切对我们流式细胞仪使用者和科研人员有了更高的要求。

二、流式细胞免疫分型的基本原理

流式细胞分析最基本的工具就是设门(gating)。设门是在以任意两个参数建立起来的分析体系(二维图)中,根据细胞通过流式仪时测得的荧光数值,将样本中各个细胞群区分成可供进一步分析的门(gate)。也有用3个参数建立的分析体系(三维图)做分析的,但在实际工作中三维图基本上用不上。最常用也是最基本的设门是以侧向散射(side scatter,SS)和CD45为参数。这是因为用于流式分析的样品(血液、骨髓抽取液、淋巴结活检、淋巴结细针穿刺)中的主要细胞为白细胞,而CD45是白细胞共同抗原。即使是分析非白细胞(红系、巨核系、癌细胞等),也可利用其CD45阴性表达这一点将其与样品中的白细胞区分开。侧向散射(SS)则可将样品中最多的粒细胞(高SS)与其他白细胞(低SS)区分开来。

在多参数流式分析中,常常需要做不止一个测试(管)。一个测试可以测得的参数受所使用的流式分析仪器的限制。早期的流式细胞仪器只用1~2个激光发射器,有3~5个荧光通道(3~5色),如BD的FACScan(3色5参数),FACScalibur(4色6参数),BC的FC-500(5色7参数)。下代的流式细胞仪利用更多的激光源和更好的荧光分离技术可以有6~10个荧光通道(6~10色),如BD的FACSCanto(6~8色8~10参数)。即使如此,一个常规流式细胞分析常常需要测20~40个参数,这就需要在每个测试(管)中都有共同的两个参数。这才可以在所有的参数中作交叉分析。如果不用CD45作为共同参数,那就需要用FS(forward scatter,FS)和SS这一对细胞自身参数。FS与细胞大小成正比,SS与细胞的光学复杂度(细胞表面是否平滑规整,胞质颗粒的大小多少,核膜是否平滑规整,核是否分叶折叠等)有关。有了FS和SS这一对细胞自身参数我们就可以把样品中的细胞分成粒细胞(高FS高SS)和单个核细胞(低SS)。后者可再分为单核细胞(高FS,略高的SS)和淋巴细胞(低FS,低SS)。在分辨率上CD45/SS设门优于FS/SS设门。根据这个基本设门(CD45/

SS）我们可以将样品中的细胞分为不同的门（gate）：粒细胞门（granulocyte gate），单核细胞门（monocyte gate），淋巴细胞门（lymphocyte gate），CD45 弱表达细胞门（CD45$^+$ dim gate），和 CD45 阴性细胞门（CD45$^-$ gate）。在用分析软件分析时我们人为地给每种常见的细胞群规定一种颜色作为标记以便在接下来的亚门分析中，特别是单个核（mononuclear gate）亚门分析中对每个细胞群做其他参数的交叉分析。

使用一组或多组荧光素标记的不同白细胞抗原的抗体，利用抗原 - 抗体结合的原理，使标本中的细胞被荧光素标记抗体染色，再通过流式细胞仪对细胞上标记的不同荧光素进行检测，达到对细胞表面或内部特异性抗原表达情况的检测，从而能确定不同的细胞群。常用免疫分型抗原见表 18-1。

表 18-1　常用免疫分型抗原

CD#	名称	正常表达	肿瘤表达	功能	注释
CD1a	T6；Leu 6	胸腺皮质网状树突细胞（CD4$^+$CD8$^+$），朗格罕细胞	朗格罕细胞增生症；部分淋巴母细胞性淋巴瘤；其他罕见肿瘤	糖蛋白 pg49；胸腺发育相关；为 CD4/8 阴性 T 细胞呈递 CHO 或者脂质抗原	CD1 家族当前表型中最重要的成员
CD2	T11；Leu5；9.6	T 细胞；NK 细胞	同上；一些髓性白血病	结合 CD58（淋巴细胞功能相关抗原 3）呈递细胞和诱导刺激信号	
CD3	T3；Leu 4	T 细胞	同上	T 细胞抗原受体结构（T 细胞受体复合物）；信号传导	cCD3 是 T 细胞分化最早的标志
CD4	T4；Leu 3a	辅助 T 细胞；少量单核细胞	一些淋巴细胞和外周 T 细胞淋巴瘤；一些急性髓性白血病，特别是单核细胞性白血病	主要组织相容性（抗原）复合物Ⅱ共同受体；HIV 受体	
CD5	T1；10.2	T 细胞；B 细胞亚型	一些 T 细胞肿瘤；慢性 B 型淋巴细胞白血病；外套细胞淋巴瘤	信号转导；介导 CD5$^+$ B 细胞产生自身反应性抗体；CD72 的配体	在大颗粒淋巴细胞增殖疾病中通常会少量表达
CD7	3A1；Leu 9；gp100	T 细胞；NK 细胞；早期的骨髓来源的细胞	近 100% 的急性 T 细胞型淋巴性白血病；部分成熟 T 淋巴细胞白血病（MF/ATL）；一些急性髓性白血病	T 细胞和 NK 细胞的活化	可以用来监测急性髓性白血病中的异常表达

续表

CD#	名称	正常表达	肿瘤表达	功能	注释
CD8	T8；Leu 2a	细胞毒性和抑制性 T 细胞；NK 细胞；NK 细胞样 T 细胞	同上	主要组织相容性（抗原）复合物 I 共同受体	
CD9	none	前 B 细胞，活化的 B 细胞、T 细胞；血小板；上皮细胞	急性 B 淋巴细胞系白血病；M_3 型急性髓性白血病和其他一些急性髓性白血病	p24；tetraspan 超家族；在血小板活化中起作用	
CD10	J5；CALLA	早期 B 细胞（原始血细胞）；滤泡中心 B 细胞；成熟的粒细胞	急性淋巴细胞白血病（多数 B 细胞前体；一些 T 细胞）；滤泡中心细胞淋巴瘤	gp100；中性肽链内切酶（肾胰岛素残基溶酶）	
CD11b	MAC-1；CR1；Mo1；OKM_1	单核细胞；粒细胞；NK 细胞；T 细胞和 B 细胞亚型（较弱）	不同类型的髓性白血病；NK 细胞肿瘤	细胞黏附分子；补体的受体；α 整联蛋白；CD11/CD18 的部分	在单核细胞中 CD11b>CD15；在成熟的髓样细胞中 CD15 > CD11b
CD11c	Leu M_5	单核细胞；巨噬细胞；NK 细胞；较弱的粒细胞；淋巴细胞亚型	在多种肿瘤中减弱；毛细胞性白血病中增强	细胞黏附分子；α 整联蛋白；CD11/CD18 的部分	慢性 B 型淋巴细胞性白血病中可见，但是在毛细胞中尤为明显；在套细胞中不可见
CD13	My7；Leu M_7	早期成熟的粒细胞和单核细胞；LGL 亚型	大多数急性髓性白血病（M_6b，M_7 多数阴性）；一些急性淋巴细胞白血病	氨肽酶 N；裂解肽 II	异硫氰酸荧光素偶联可能不显示阳性
CD14	Mo2；My4；Leu M_3	在单核细胞和巨噬细胞高表达；粒细胞中低表达	单核细胞系白血病	内毒素受体；触发并激活	不同的 CD14 抗体显示出单核细胞白血病反应性
CD15	Leu M_1	粒细胞；巨噬细胞；内皮细胞	李-斯二氏细胞；不同分化的急性髓性白血病；特殊的粒细胞	细胞黏附（路易斯-X 抗原；糖化 X 半抗原）和吞噬作用	单核细胞反应性是克隆依赖的。所有的抗体都是 IgM，结合后往往会改变光散射性

续表

CD#	名称	正常表达	肿瘤表达	功能	注释
CD16	Leu 11a	NK 细胞；成熟的粒细胞	同上	γFc 受体Ⅲ（Ⅱ免疫球蛋白 Fc 受体Ⅱ）；糖基磷脂酰肌醇结合点	
CD18	Beta chain of integrins Mac-1 (11b/18；CR3)；LFA-1 (11a/18)；(11c/18；CR4)	作为细胞表面标志（协同 CD11）		多形核白细胞或者巨细胞黏附	白血病分型不常用
CD19	B4；Leu 12	所有的成熟 B 细胞；滤泡树突细胞；在浆细胞中通常减弱，甚至消失	近 100% B 细胞来源的急性淋巴细胞白血病；大多数 B 淋巴细胞瘤；在一些急性髓性白血病中部分表达	有关 B 细胞的分化和激活的信号转导；结合会导致 Ca²⁺ 增加	急性髓性白血病 M₂ 型 t(8；21)特有阳性
CD20	B1；Leu 16	除最早的 B 前体以外的 B 细胞	大多数 B 细胞淋巴瘤；B 母细胞性急性淋巴细胞白血病常常是阴性或者多变的	钙离子通道；B 细胞活化	
CD21	B2；OKB7	边缘区 B 细胞；滤泡树突细胞；部分上皮细胞	滤泡树枝状细胞瘤；部分 B 细胞瘤；少数急性淋巴细胞白血病	CR2（补体受体）；C3d/EBV 受体；复杂的信号转导	
CD22	B3；Leu 14	B 细胞	大多数 B 细胞淋巴瘤和急性 B 母细胞白血病	细胞黏附分子，结合并调控 B 细胞受体的信号传递	急性淋巴细胞白血病和慢性淋巴细胞白血病表面有表达弱；结合呈荧光素依赖性
CD23	B6；BLAST-2	活化的 B 细胞；嗜酸细胞；单核细胞；滤泡树枝状细胞	在慢性 B 细胞性白血病有适度的高表达	IgE FcR；触发单核因子释放	除慢性淋巴细胞白血病外在许多 B 细胞肿瘤中有大量表达，但是常常不及 FMC7
CD24	BA-1	B 细胞前体和 B 细胞；成熟的粒细胞；上皮细胞	多数 B 细胞来源的急性淋巴细胞白血病；部分急性髓性白血病	糖基磷脂酰肌醇结合点；交联会增加 Ca²⁺ 浓度；在 B 细胞早期发育中起作用	与 11q23 缺失的急性淋巴细胞白血病有关

续表

CD#	名称	正常表达	肿瘤表达	功能	注释
CD25	Tac	活化的 T 细胞；活化的 B 细胞；单核细胞；NK 细胞中高表达	多毛细胞白血病和成人 T 细胞性白血病/淋巴瘤；其他高分级的淋巴瘤中高表达；在一些慢性淋巴细胞白血病中有微弱表达	白细胞介素-2受体α链	
CD30	Ki-1；Ber-H₂	活化的 T 细胞和 B 细胞；浆细胞	李-斯细胞；退行性大细胞淋巴瘤，其他一些大细胞瘤；生殖细胞瘤	生长因子受体（在肿瘤坏死因子受体家族里）；介导细胞死亡	
CD33	My9；Leu M₉	骨髓细胞；随着成熟度增加会丢失部分强度；部分 NK 细胞	大多数急性髓性白血病；常常微弱表达于急性淋巴细胞白血病	Gp67；唾液酸依赖的黏附分子	在 M₅ 或 M₃ 急性髓性白血病有高表达；异硫氰酸荧光素偶联监测少量急性髓性白血病
CD34	Qbend10；8G12；My10	干细胞，其他早期原始细胞，内皮	多数原始细胞白血病；尽管多见于 B 淋巴细胞白血病但是并不呈谱系特异性	唾液黏蛋白；细胞与细胞之间的黏附有关	
CD36	none	单核细胞；血小板；胎儿红细胞	部分见于 M₄/M₅/M₆ 型白血病	GpⅢb；血小板聚集；凝血酶敏感蛋白/胶原受体；低密度脂蛋白清除剂	
CD37	HD28	高表达于成熟 B 细胞；许多细胞都有微弱的表达	慢性 B 型淋巴细胞性白血病，其他成熟 B 细胞瘤	Tetraspan 超家族；信号转导	
CD38	T10	淋巴祖细胞；浆细胞	在浆细胞瘤中强度高；在许多肿瘤中低至中表达	环状 ADP 核糖水解酶；活化白细胞	可能在慢性淋巴细胞白血病中有预示作用
CD40	none	未成熟的 B 细胞；在浆细胞中较弱；巨噬细胞，FDC，CD34⁺ 的前体	包括急性淋巴细胞白血病在内的 B 细胞瘤	生长因子受体（NGF 同源受体）；活化 B 细胞；与 CD40 配体对 T 细胞系免疫球蛋白 M 类	白血病分型不常用

续表

CD#	名称	正常表达	肿瘤表达	功能	注释
CD41	gpⅡb	巨核细胞和血小板	M_7型白血病	α2b 整联蛋白；纤维蛋白原/纤维连接蛋白受体	在部分非 M_7 型急性淋巴细胞白血病中低表达的
CD42b	gpⅠb	血小板；巨核细胞	在 M_7 型白血病中阴性或者非常微弱的表达	利托菌素依赖的 vWF 受体	在急性髓性白血病中血小板黏附通常导致 CD42b 阳性
CD43	Leu 22	T 细胞；骨髓细胞；活化但是不静止的 B 细胞	多数慢性淋巴细胞白血病和外膜细胞，其他一些低分化淋巴细胞瘤，但是未见于滤泡中央细胞肿瘤中	Leukosialin；抗黏附分子	
CD45	T200；LCA	见于泛白细胞，而未见于有核红细胞和浆细胞中	见于多数造血细胞瘤；但许多骨髓瘤和大约 20% 的急性 B 淋巴细胞白血病是阴性的	信号转导；酪氨酸磷酸酶	不同的白细胞亚群表达上有差异
CD45RA	2H4	B 细胞；Naïve T 细胞	多数 B 细胞瘤，但是无家谱特异性	信号转导；酪氨酸磷酸酶	
CD45RO	UCHL-1	记忆 T 细胞；单核细胞，粒细胞	多数 T 细胞瘤，但是无家谱特异性	信号转导；酪氨酸磷酸酶	
CD54	ICAM-1	内皮；活化的细胞，单核细胞		CD11/CD18 整合蛋白的受体；结合会导致炎症产生	白血病分型不常用
CD56	NKH-1；Leu 19	NK 细胞	同上；常出现在急性髓性白血病；少见于急性淋巴细胞白血病	神经细胞黏附分子	
CD57	HNK-1；Leu 7	NK 样 T 细胞	出现在大多数大颗粒 T 淋巴细胞增殖疾病	糖类抗原标志物	
CD59	MIRL	许多造血细胞	不用作白血病分型	阻断补体活性（糖基磷脂酰肌醇结合位点）	糖基磷脂酰肌醇结合位点；为阵发性夜间血红蛋白尿提供依据
CD61	gpⅢA	巨核细胞和血小板	M_7型白血病	细胞黏附分子；Ⅱ/Ⅲa 复合物 β-亚单位；纤维蛋白原受体	在一些非 M_7 型急性髓性白血病中有低表达
CD64	none	粒细胞和单核细胞	单核细胞白血病（高亮）	Fc 伽马 R1 受体；IgG- 抗原复合物吞噬作用	在单核细胞白血病中高表达

续表

CD#	名称	正常表达	肿瘤表达	功能	注释
CD66c	NCA；KORSA-3544	粒细胞；上皮细胞；未见于 B 细胞前体	急性 B 淋巴细胞亚群白血病	癌胚抗原家族；调节 CD11/CD18	用于后遗症监测
CD71	T_9	有核红细胞；原淋巴细胞；所有谱系的增生细胞	在许多肿瘤中有微弱表达；高表达于急性 T 细胞型原淋巴细胞白血病中 Brighter；恶性淋巴瘤；M_6b	转铁蛋白受体；调节铁摄取	
CD79a	mb-1	泛 B 细胞（不局限于 CD20 的 B 细胞）；浆细胞	B 细胞瘤（细胞内的）；少见其他白血病	B 细胞受体复合体 IG 相关分子	大多数的抗体应答是在细胞内的
CD79b	B29	泛 B 细胞	大多数 B 细胞瘤；慢性 B 型淋巴细胞性白血病中往往不可见	和 B 细胞受体复合物的形成有关	胞外区域反应的抗体
CD99	MIC2；O13	未成熟的淋巴细胞	所有谱系中的亚顶级恶性肿瘤；阴性表达于成熟淋巴细胞；儿童时期的小圆细胞瘤	gp32；T 细胞的黏附	
CD103	HML-1；B-ly7	肠上皮淋巴细胞；其他的上皮淋巴细胞；少量的外周循环细胞	多毛细胞白血病；慢性淋巴细胞白血病是阴性的，但是其他 B 细胞肿瘤可能阳性；肠病相关 T 细胞淋巴瘤及白血病病毒 -1 相关淋巴瘤	A 整合蛋白 E 链；肠归巢受体；被其他细胞的 TBG-β 诱导	
CD117	C-kit	造血祖细胞（70% CD34$^+$）；高表达于肥大细胞	许多急性单核细胞性白血病；尤其是原始细胞性的；少见于急性 T 细胞型淋巴性白血病；不见于急性 B 母细胞型淋巴性白血病和成熟的淋巴瘤	干细胞因子受体（青灰因子[癌基因产物 c-Kit 的配体；最初发现与小鼠的青灰色表型有关]）；受体酪氨酸激酶	实体瘤有可能表达
CD122	none	T 细胞；B 细胞；NK 细胞；巨噬细胞		白细胞介素 2Rβ 链	白血病分型不常用

续表

CD#	名称	正常表达	肿瘤表达	功能	注释
CD138	Syndecan 1	浆细胞；上皮；其他的非白细胞	浆细胞肿瘤	类肝素硫酸蛋白聚糖	比 CD38 更特异的浆细胞标志物
HLA-DR	Ia；7.2	B 细胞；单核细胞；髓系祖细胞；活化的 T 细胞	许多急性髓性白血病；（非 M₃ 型；在其他的类型急性髓性白血病中偶尔阴性）；急性 B 系淋巴细胞白血病；不常见于急性 T 细胞型原淋巴细胞白血病	主要组织相容性复合体抗原Ⅱ型；抗原呈递	
IgA heavy chain（alpha）	none	B 细胞的抗原表达	B 细胞肿瘤；少见于慢性淋巴细胞白血病；淋巴质浆细胞	抗原识别；B 细胞的活化；黏膜免疫	
IgD heavy chain（delta）	none	Naïve B 细胞	慢性淋巴细胞白血病；套细胞	抗原识别；B 细胞的活化	
IgE heavy chain（epsilon）	none	B细胞的抗原表达	极少见于 B 细胞肿瘤	抗原识别；B 细胞活化；超敏反应	
IgG heavy chain（gamma）	none	B细胞的抗原表达	许多 B 细胞肿瘤，淋巴类浆细胞	抗原识别；B 细胞活化；激素免疫	
IgM heavy chain（mu）	none	Naïve B 细胞	大多数低分化的 B 细胞肿瘤；在一些急性淋巴细胞白血病 B 细胞前体的胞质内	B 细胞活化	
Kappa light chain	none	B 细胞	B 细胞肿瘤；但不包括急性非 B 细胞前体性淋巴细胞白血病	抗原识别；B 细胞活化	
Lambda light chain	none	B 细胞	B 细胞肿瘤；急性非 B 细胞前体性淋巴细胞白血病	抗原识别；B 细胞活化	
MiB-1/Ki-67	Dako-PC	增殖细胞	高分化淋巴瘤中表达更高		
Tdt	none	未成熟的淋巴细胞	前 B 细胞和 T 细胞肿瘤；急性原始髓细胞白血病可能是阳性	免疫球蛋白和 T 细胞受体重排后 N- 核苷酸插入	CD5⁺ 的肿瘤中

续表

CD#	名称	正常表达	肿瘤表达	功能	注释
FMC-7	none	大多数 B 细胞	除慢性淋巴细胞白血病之外的大多数 B 细胞肿瘤		FMC7>CD23 提示为外套细胞淋巴瘤；CD23>FMC7 提示为慢性淋巴细胞白血病
EMA	none	上皮细胞；免疫母细胞；浆细胞	浆细胞瘤；Ki-1 阳性的退行性大细胞淋巴瘤；白细胞减少型的霍奇金病		

目前比较常用的 5 种荧光包括 FITC、PE、ECD、PC5/PE 和 PC7/PE。FITC 的激发波长是 480nm，荧光波长是 530nm；PE 激发波长是 490～575nm，荧光波长是 585nm；ECD 激发波长是 485～575nm，荧光波长是 620nm；PC5/PE 激发波长是 486～580nm，荧光波长是 670nm；PC7/PE 激发波长是 630nm，荧光波长是 770nm。在流式细胞仪里，细胞逐个地通过流动室，两个不同波长的激光束同时照射细胞，在细胞前方的检测器接收到的光称为前向散射光（FSC），在细胞侧向检测器接收到的光称为侧向散射光（SS），流式细胞仪还能同时检测到 5 个不同波长的荧光。FSC 能测量细胞的大小，SS 测量细胞的颗粒。应用 FSC 和 SS 组合能确定白细胞的类型，如淋巴细胞、单核细胞和粒细胞。另外用 SS 和标有荧光的特异抗体，就能区分出一个肿瘤细胞群。如 CD45（白细胞共同抗原）或 CD19（B 细胞抗原）和 SS，根据不同的荧光强度就能区分正常细胞和肿瘤细胞。在数据分析中，阴性对照确定荧光本底，排除非特异性结合。

三、流式细胞术免疫分型的优点

用荧光素标记的单克隆抗体作为分子探针，流式细胞仪检测细胞上的特异性抗原分子，从而对细胞群进行分类鉴别，称为流式细胞免疫分型（flow cytometric analysis of immunophenotyping）。流式细胞仪可同时鉴别单个细胞上的多种抗原，而且在极短时间内能分析大量细胞，对疾病尤其白血病的诊断、治疗及发病机制研究都有重要的意义。

流式细胞免疫分型可提高恶性血液病诊断与分型的准确性，检测微小残留病并判断预后。其主要优点表现如下。

（1）区分淋巴细胞与髓系细胞，区分 T 淋巴细胞与 B 淋巴细胞。

（2）确定白血病细胞群和白血病细胞所处的阶段。

（3）敏感性高于基因和染色体，比染色体和基因分析快捷。

第三节 流式细胞免疫分型的检验方法 ▼

一、主要仪器

流式细胞仪，全自动溶血仪，离心机，旋涡混匀器等。

二、主要试剂

（一）备选抗体及该抗体的同型对照

1. T细胞系　CD2、CD3、CD4、CD5、CD7、CD8、CD38。

2. B细胞系　CD10、CD19、CD20、CD22、CD23、FMC7、cCD79a、SmIg。

3. 髓细胞系　CD11b、CD11c、CD13、CD14、CD15、CD16、CD33、CD64、CD117、cMPO。

4. NK细胞系　CD16、CD56、CD57。

5. 血小板　CD41、CD42a、CD42b、CD61、CD62p。

6. 红细胞　CD71、GlyA（CD235a）。

7. 幼稚细胞　CD34、CD38、CD117、cTdT、HLA-DR。

（二）主要试剂

1. 标本预处理试剂

（1）溶液A（溶血剂），溶液B（终止剂）和溶液C（固定剂）。

（2）也可自行配置氯化铵溶液进行溶血，详见附录Ⅱ。

（3）细胞质染色时所用的溶液A（破膜剂）和溶液B（溶血剂），详见附录Ⅱ。

2. 鞘液　即PBS，可以使用流式细胞仪专用鞘液，也可采用检验科血液常规分析仪使用的鞘液，进口或国产试剂均可。

3. 清洁液　可以使用流式细胞仪专用清洁液，也可使用检验科血液常规分析仪使用的清洁液，进口或国产试剂均可。

4. 流式细胞仪日常质控用试剂　Flow-Check和Flow-Set。

三、标本采集

（一）样本类型

流式细胞仪检测可适用于多种临床标本，如外周血、骨髓穿刺液、骨髓活检物、肿瘤组织活检物、浆液、脑脊液、皮肤、黏膜（内镜活检物）、细针穿刺物等。

就白血病免疫分型来说，一般用骨髓穿刺液，如外周血中已经明确有异常细胞存在的也可用外周血。

（二）抗凝药的选择

外周血标本可采用EDTA抗凝。骨髓穿刺标本用肝素抗凝，也可使用EDTA抗凝。抗凝管中可预先加入1ml的RPMI 1640培养液。

（三）样本的采集与保存

样本的细胞活性与抗凝药的选择、运输、保存和温度息息相关。理想状态下，样本应在采集后立刻进行处理和染色。短期（6小时或更短）或长时间（72小时内）保存血或骨髓标本在室温（18～22℃）即可。标本最长保存不能超过72小时。

四、样本制备

（一）样本评估

仔细检查样本外观，有严重溶血和血凝块的标本可能会有白细胞的损坏及细胞抗原的丢失，应弃用。

（二）细胞计数和浓度调整

厂家推荐的抗体浓度通常是假定靶细胞数量在正常范围内[（5~10）×10^6/ml]。白细胞数量上的显著变化会带来染色模式的变化。而白血病标本常常有异常的白细胞数量，骨髓标本也可能被外周血稀释，这些标本的细胞数量可能有极大的变异。因此有些标本没有足够的细胞做流式分析，有些则由于细胞量大，正常浓度下的抗体相对不足，不能饱和所有的结合位点，导致假阴性结果。所以染色前的细胞计数非常必要。

（三）推荐方法

1. 标本先做血细胞计数，根据白细胞数量来加相应的样本量。

白细胞数量<4 000 个，加样本量 100μl。

白细胞数量在 4 000~10 000 个，加样本量 40μl。

白细胞数量>10 000 个，加样本量 20μl。

2. 取全血或骨髓血 40μl 在全自动溶血仪（TQP）中溶解后在流式细胞仪中进行计数，得出结果。根据不同计数结果来决定加样量。

若低速采样细胞数为每秒>200 个，加样品量 20μl。

若低速采样细胞数为每秒>100 个，加样本量 40μl。

若低速采样细胞数为每秒<100 个，加样本量 100μl。

3. 细胞活性 死亡或凋亡细胞对许多抗体有非特异性染色，可能使某些抗原能同时存在于胞膜和胞质，所以样本的细胞活性检测尤为重要。当样本经过长时间运输和储存，利用荧光染料 PI 或者 7AAD，活细胞将拒染这些染料。通过设门分析即可得到活细胞的染色特性和活细胞百分比。

五、细胞染色

（一）细胞膜抗原染色

1. 将试管做好标记（试管号为 I~Ⅶ）。

2. 按照各抗体试剂说明书要求的量加入各种抗体到试管中。具体使用的抗体及其组合见表 18-2。

表 18-2 流式免疫分型常用的抗原与荧光抗体标记组合（FC-500）

管号	意义	FITC（504~541nm）	PE（568~590nm）	ECD（610~635nm）	PC5（660~680nm）	PC7（750~810nm）
I	同型对照	IgG1	IgG1	IgG1	IgG1	CD45
Ⅱ	T/NK- 细胞抗原	CD8	CD4	CD3	CD56	CD45
Ⅲ	B- 细胞克隆性	Kappa	Lambda	CD20	CD19	CD45
Ⅳ	B- 淋巴瘤鉴别	CD5	CD10	CD20	CD19	CD45
Ⅴ	原始幼稚细胞	HLA-DR	CD33	CD34	CD117	CD45
Ⅵ	浆细胞	CD38	CD138	CD19	CD56	CD45
Ⅶ	髓系抗原	CD11b	CD13	CD16	CD15	CD45
Ⅷ	单核系抗原	CD14	CD64	CD34	CD117	CD45
Ⅸ	泛 T 细胞抗原	CD5	CD7	CD3	CD2	CD45
Ⅹ	细胞活性 / 红系抗原	CD71	—	CD41	7-ADD	CD45
Ⅺ	系列特异抗原	cMPO	—	cCD3	cCD79a	CD45

3．加入骨髓或全血样本后混匀，室温避光保存 15 分钟。

4．加入 2ml 氯化氨溶血剂混匀后在暗处放置 10 分钟。

5．500r/min 离心 5 分钟，去上清液，加 PBS 清洗。

6．500r/min 离心 5 分钟，去上清液。

7．加入 0.5ml PBS，待机上样检测。

（二）膜抗原和胞质抗原染色

1．标记好试管（试管号Ⅺ）。

2．先把 CD45 抗体（10μl）加入到试管Ⅷ和试管Ⅸ中。

3．加入骨髓或全血样本后摇匀，室温避光保存 20 分钟。

4．加 100μl 渗透液 A 并混匀，室温避光保存 15 分钟。

5．加 PBS 3ml 混匀，转速 500r/min 离心 5 分钟，去上清液。

6．加 100μl 渗透液 B 并混匀，室温避光保存 5 分钟，再混匀 1～2 秒。

7．加入胞内特异性抗体（见表 18-2 中试管号Ⅺ），混匀，室温避光保存 15 分钟（如标本疑为 APL，应将孵育时间延长至 20 分钟）。

8．加入 3ml PBS 混匀，500r/min 离心 5 分钟，去上清液。

9．加入 0.5ml PBS 等待流式细胞仪上样检测。

备注：如果不及时分析标本的话，可将其放置在 2～8℃ 冰箱内，需要在 24 小时内分析完毕。

六、流式细胞仪测定

流式细胞仪因型号不同可检测的荧光信号也略有分别。现以目前做流式细胞免疫分型较快捷方便的 FC-500 为例观察样本获取与分析过程。单激光管同时检测 5 种荧光信号 FL1、FL2、FL3、FL4 和 FL5，分别对应荧光为 FITC、PE、PC5、ECD 和 PC7。

（一）流式细胞仪的设置和样本获取

先清理废液箱，装满鞘液，再打开流式细胞仪预热，等待状态正常后开始选择运行 Flow Check 与 Flow-Set。

1．打开文件，从 Acquisition Protocol 中点击 QC 1 L Flow-Check。

2．将 Flow-Check Beads 2 滴放入已加 1ml 蒸馏水的 12×75 试管中，把试管放进试管盘。

3．打开 MCL（FC-500 中的自动进样设备），放上试管盘，在 Acquisition Manager 上，输入试管盘号，试管位置号。

4．设定实验室能接受的所有参数平均电压，半峰的变异系数（HPCV）。

5．采样开始　①Set up Mode；②看所有的直方图；③确定所有的峰都在你设定的范围里；④开放 Set up Mode；⑤等待采样结束。

6．采样结束，打开 MCL，取出试管。

7．做好每日所有参数平均电压，半峰的变异系数（HPCV）的记录。

8．同样方法做 Flow-Set。

（二）流式细胞仪获取样本

在 Acquisition Opions 和 Workspace Preferences 下输入患者的基本信息。

1．在试管盘里放好要获取样本的试管，打开 MCL 的盖子放入试管盘，盖好盖子。

2. 使用 Acquisition Manager Toolbar 选择采样所用的 Worklist、Panel 和 Protocol。

3. 输入试管盘号到 Acquisition Manager 的 Carousel No. 和 Location 里。按 Run 键,采集样本。在状态栏里,观察每秒的细胞数,控制每秒细胞通过数应<400 个。

4. 设门:白血病免疫分型设门是根据散射光 SS 和 CD45 双参数点图中的细胞分布和不同强度来分析设定的。流式工作人员应牢牢记住正常人的骨髓细胞在 CD45 和 SS 点图上的分布,以便快速地发现异常细胞群并锁定目标。

由第一管来设门,所有样本的第一管都应该是阴性对照管。用 CD45 对 SS 来设门,根据 CD45 的荧光强度和 SS 的强弱可分为几个细胞群,与正常相比许多异常的细胞群都有 CD45 荧光强度和 SS 强弱的变化。

5. 注意:应当特别指出的是,在采集细胞内染色样本的信息时,由于细胞内分子比细胞膜染色的分子小,因此电压和增益都要放大。胞内染色需要做对照管,按新的电压设置采样。

七、数据分析与解释

流式细胞仪测定完成后,需要对仪器测得的数据进行分析并合理加以解释。数据分析是指用一组抗体做多色分析区分开正常和异常的细胞群体,进一步分析异常细胞的分型特点(对不同抗原表达与否、表达强度及其光散射特征)。数据解释是指基于综合的免疫分型分析,提出解释说明,即对临床标本的诊断,但必须注意,免疫分型结果应结合临床、形态学、细胞遗传学资料进行诊断。所以流式细胞分析技术人员不仅需要对各系列免疫表型娴熟的掌握,还需要认真观察细胞形态学特征,并能结合细胞遗传学资料进行分析。

(一)数据分析

应用 CXP 软件分析数据,分析异常细胞群。确定异常细胞群后,要进一步分析其免疫表型,即抗原表达特点。

分析抗原表达要注意如下。

1. 定性描述(阳性或阴性) 定性描述通常要比阳性百分比的计算更有价值。只有在设门内细胞全部是感兴趣的细胞而且荧光分布的形状可以非常清楚地区分阳性和阴性亚群的情况下,阳性百分比才有意义。当然,在某些抗原异质表达的群体中,可进行定性或定量的分析(X% 幼稚细胞 CDX 阳性);百分比也可用于描述异常和正常细胞的比例。

2. 评估抗原表达强度 评估抗原表达强度是分析的重要组成部分。对于一个特异的抗体而言,荧光强度是抗原密度的反映,同时也与所用的荧光素和独特的荧光素抗体复合物有关。有时确认异常群体是因为没有表达应该表达的抗原,但有时只能从抗原表达的异常强度来判断。如用一些髓系抗原 CD14、CD33 的相对表达强度和散射光特征一起来确认单核细胞系和粒细胞系的发展成熟过程。荧光强度的评估在大多数情况下可以采用定性的资料,但由于试剂和机器上的不同,仅仅基于荧光道数的简单标准可能并不足够,最好以其在相同条件下相对正常细胞的强度来表示。

3. 区分弱阳性和阴性群体 在某些情况下对诊断有较大的价值,如 B 细胞恶性肿瘤的 CD5 弱表达。

(二)数据解释

虽然对流式免疫分型结果的解释最好与形态学结果综合考虑,但流式的作用仍远远多于对形态学结果的简单证实。流式可能帮助形态学确认某些诊断，也可能提出之前没有考虑的诊断，甚至在一些典型表现下流式免疫分型可以在其他方法的辅助下诊断疾病。但应尽量解释任何流式结果和其他方法结果上的不一致。

第四节　临床常见白血病类型的免疫分型诊断要点 ▼

白血病的正确分型对于临床指导治疗及判断预后具有重要意义。传统的 FAB 分型主要是以形态学为基础，但由于白血病细胞的高度异质性和多态性，容易受主观因素的影响，不同读片者其诊断的一致率为 60%～80%。免疫分型通过细胞表面的免疫学标志来区分细胞的系别和分化阶段，使诊断的客观性大大提高。而染色体异常对于分型及判断预后的作用更是被重视。所以 WHO 分型的优势是显而易见的，下文所涉及白血病类型和范例均采用 WHO 分型。

一、细胞群分析要点

（一）淋巴细胞

1. 淋巴细胞增多可能是淋巴增生性疾病的线索之一。淋巴细胞相对增多有可能是粒细胞减少所致。淋巴细胞减少一般排除淋巴增生性疾病，但也不是没有例外。

2. 正常淋巴细胞群中 T 细胞总是多于 B 细胞。如果 B 细胞比 T 细胞多，要考虑 B 细胞病变（淋巴瘤或淋巴细胞性白血病）。

3. 正常 B 细胞群表达 Kappa 和 Lambda 的细胞大致相等。Kappa/Lambda 之比为 0.8～2.2。

4. 提示 B 细胞淋巴瘤 / 白血病的流式细胞学特征

（1）Kappa/Lambda 之比>2.2 或<0.8。注意有文献报道滤泡中心细胞偶尔可有 Kappa/Lambda 之比>14.4 或<0.13，但这些是比较极端的例子。

（2）CD19 与 CD20 的表达不同步。如 CD19 强表达、CD20 弱表达见于慢淋（CLL）；CD19 弱表达、CD20 强表达可见于滤泡淋巴瘤。

（3）异常共表达。如 B 细胞表达 CD5 或 CD10。注意正常滤泡中心 B 细胞表达 CD10。有些正常 B 细胞也表达 CD5（但只是很小的 B 细胞亚群），这在判断微小残留（MRD）时需注意。

（4）成熟 B 细胞（CD45^{+++}，CD20^{++}）不表达轻链。注意部分滤泡中心细胞轻链表达微弱。

（5）大 B 细胞：其 FS 明显高于正常淋巴细胞，在淋巴细胞中占 10% 以上。

5. 提示 T 细胞淋巴瘤 / 白血病的流式细胞学特征

（1）CD4/CD8 之比过高超过 10：1 或倒置低于 0.1。

（2）CD4CD8 双阳性（正常胸腺细胞除外）或 CD4CD8 双阴性的 T 细胞（CD3$^+$）。

（3）丢失泛 T 细胞抗原：CD2，CD3，CD5，CD7。

注意：（1）～（3）上述提示在异常细胞数较少时（MRD 除外），需要做 T 细胞克隆性分析（流式法 vβ 或 PCR 法）确认。

6. 提示 NK 细胞增生：CD3$^-$CD7$^+$CD56$^+$ 淋巴细胞超过淋巴细胞的 20% 以上。注意这一条要慎用,因为大多数情况为反应性 NK 细胞增多;诊断 NK 细胞肿瘤性增生需要临床支持;必要时要做 NK 细胞克隆性分析。

7．异常淋巴细胞群或许需要加做(add-on)进一步的检测

(1)毛细胞白血病(hairy cell leukemia, HCL):加做 CD11c、CD25 和 CD103。

(2)大 B 细胞群:DNA 含量和细胞周期分析(DRAQ-test)。

(3)流式 T 细胞克隆性分析:v-β 分析(IO test)。

8．嗜碱粒细胞在淋巴细胞门里出现。其经典表型为“不能分类的淋巴细胞(unclassifiable lymphocytes)”,不表达淋系抗原而表达特定的髓系抗原:$CD11b^+/CD13^+/CD14^-/CD15^+/CD16^-/CD33^+dim/CD117^-/HLA-DR^-$。

(二)粒细胞

1．粒细胞(主要是中性粒细胞)成熟的标志之一是表达 CD10。在外周血中,绝大多数粒细胞都表达 CD10。如果外周血中 CD10 阴性粒细胞增多提示成熟度左移(俗称“核左移”),说明骨髓新释出的粒细胞增多。骨髓样本中粒细胞 $CD10^+/CD10^-$ 的比例在 0.25 左右,即成熟粒细胞大约占粒细胞总数的 20%。如果这个比例大大增高要考虑样品被外周血稀释(hemodilution)的可能;如果大大降低,则提示造血旺盛或成熟阻滞。

2．CD13 是一个比较特殊的髓系抗原。它的表达随着粒细胞不断成熟有一个从高到低,再从低到高的双峰型变化。第一个高峰在早幼粒阶段并迅速下降。中幼粒的 CD13 表达接近谷底。晚幼粒的 CD13 表达随着成熟度增长而升高,与 CD11b 和 CD16 同时达到峰值。

3．CD11b 和 CD16 也是髓系抗原但出现得比较晚。CD11b 的表达从中幼粒开始,CD16 的表达则在晚幼粒时开始。随着粒细胞不断成熟,CD11b 和 CD16 的表达不断上升到成熟粒细胞时达到高峰。相对 CD13,CD11b 在粒细胞中的表达呈“U”形,CD16 的表达呈“R”形。如果正常的分布改变说明 CD13、CD11、CD16 的表达与正常表达不同步,提示病态造血(MDS、MPN 或者是 MDS/MPN)。要注意的是这些变化是非特异的,有些可能不是由于病态造血引起的。CD15 是一个较少提及的粒细胞抗原,其表达始于早幼粒。用 CD13 *vs* CD15 作图可以看到粒细胞呈小写的“V”形。CD15 在粒细胞病变中的变化报道不多。

4．嗜酸粒细胞($CD45^{++}$ with high SS)不表达 CD16。除此之外,PNH 细胞也不表达 CD16(CD16 需要借助 GPI 才能被固定在细胞膜表面,而 PNH 细胞不能合成 GPI)。

5．粒细胞表达 CD56 属于不正常,常见于 MDS 和 MPN。也可见于用了生长激素以后和某些自身免疫病。

6．急性早幼粒白血病的经典型往往在这一区域出现。

(三)单核细胞

1．成熟单核细胞群(如外周血单核细胞)同时表达 CD64 和 CD14。

2．较不成熟的单核细胞群(如骨髓单核细胞)CD64 的表达相对稳定,而 CD14 的表达则随着成熟度的增加而逐渐升高。

3．较幼稚的单核细胞群或成熟阻滞的单核细胞群会出现 CD14 表达的拖尾现象(CD14 的表达在同一单核细胞群中不均匀)。

4．原始单核细胞(monoblasts)CD14 往往为阴性,CD34 往往为阳性。CD14 的表达从

原单细胞开始。原单细胞 CD14 为阳性或弱阳性。

5. 单核细胞异常表达 CD56 提示 MDS 或 MPD（特别是 CML）。

6. 某些异常淋巴细胞（如毛细胞白血病 hairy cell Leukemia 中的 B 淋巴细胞）会出现在单核细胞区（gate），这是因为毛细胞表面有大量的复杂界面增加了侧向散射（SS）的缘故。

（四）CD45dim 细胞群

1. 这个区域的细胞增加是一个警号。常见的原因有急性白血病或原始细胞增加，后者也可出现在恢复期的骨髓或高危 MDS。

2. 大多数急性白血病细胞群出现在这一区域（CD45$^+$ dim gate）。要特别注意的是急性早幼粒白血病（APL 或 AML-M$_3$）的经典型往往不在这一区域而在粒细胞区域。

3. 尽管大多数急性髓系白血病（AML）可以通过免疫表型参照形态学分类标准做相应的 FAB 分型。但流式细胞学分型并不能完全与形态学分型相吻合。而且流式细胞分型和形态学分型各自都有自己的局限性。当分子诊断在 AML 治疗和预后分层中扮演越来越重要的作用，流式细胞分型和形态学分型的局限性就越来越明显。因此，过于拘泥于 FAB 分型并无必要。

4. 容易与形态学分型不相吻合的 AML 亚型中，最常见的是 AML-M$_4$ 和 AML-M$_5$。这是因为单核细胞的流式细胞学定义和单核细胞的形态学定义并不完全重叠。通过细胞表面抗原表达来定义的单核细胞在形态学上可能并不一定表现为单核细胞。所以流式分析常常需要用急性髓系白血病有单核细胞分化（AML with monocytic differentiation）来划分这类白血病（可涵盖 AML-M$_2$, M$_4$ 和 M$_5$）。这种较为宽松的分类并不会减弱其对临床治疗预后的指导意义。因为这类白血病存在很多共性，多为标危，多为染色体核型阴性，常常需要做 FLT-3, NPM$_1$, DNMT3A 等分子检测来决定治疗分层和预后评估。

5. 尽管大多数 APL 的流式特征十分明显（CD34$^-$, HLA-DR$^-$, CD117$^+$, CD33$^+$, MPO$^+$），但例外的情况屡屡发生。为了吸取以往的经验教训，严格遵循 MICM 的诊断原则实属必要。尤其是及时加做 PML-RARA 的 FISH 或 PCR 检测。流式分析和 FISH/PCR 看起来相互重叠有点多余，但 MICM 检测中必不可少的重叠正是做出正确诊断的保证。

6. 原始细胞过多（excess blasts）可出现在高危 MDS，恢复期骨髓，或用了生长激素以后。监测微小残留疾病（minimal residual disease，MRD），即在原始细胞不多的情况下鉴别正常原始细胞与异常原始细胞是对流式细胞分析的一个严峻挑战。解决这一问题的关键有两点，第一要有异常原始细胞的特异免疫表型，第二样品中要有足够的细胞。文献报道中 AML 微小残留的检测下限是 0.05%，即万分之五。这就要求样品中经过固定染色后的可检测细胞至少要在 10 万～30 万。

7. MRD 的检测有赖于异常细胞的特异免疫表型，这就需要在初诊时有较为完整的流式细胞分析。如果初诊时没有这样做，MRD 的检测就需要用常见的相关疾病的异常表型来代替。如果常见的异常表型不是这个 MRD 的特异表型，漏诊和误诊的概率就会很高。

8. 前 B 细胞或译成 B 细胞前体（precursor B-cells，又称 Hematogone）常常需要与急性 B 淋巴（母）细胞白血病相鉴别。由于两者的免疫表型相互重叠（CD19$^+$, CD10$^+$, CD45dim cells）给鉴别带来一定的挑战。在常规抗体组合中用 CD10 或 CD19 与 CD20 作图有一定帮助。Hematogones 会有不均一的 CD20 表达伴有 CD10 表达强度的逐渐降低形成一个向右下方拉长的细胞群带。而B-ALL的白血病细胞群往往不表达CD20或有比较均一的弱表达形成一个大致为圆形的细胞群带。其CD10的表达也往往更强。

（五）CD45 阴性细胞

1. 在这个门（gate）里的细胞增多提示

（1）红细胞裂解不全（镜下可见完整的RBC）。

（2）样品活性低有大量细胞碎片（表现为FS低）。

（3）癌细胞（表现为FS异常高）。

（4）骨髓瘤细胞（$CD38^{++}$，$CD138^{++}$）。

（5）急性淋巴细胞性白血病。

2. 红系病态造血可表现为红细胞前体（$CD235a^+$）丧失CD71表达。

（六）浆细胞

1. 所有的浆细胞都表达$CD38^{+++}$（强阳性）和不同程度的CD138表达。例外的情形有但不多见。

2. 浆细胞增多并没有一定的数量标准，因为样品中浆细胞的多少与骨髓里的实际情况往往差别很大。一般来说，骨髓抽吸样品中的浆细胞比骨髓活检中看到的少。

3. 浆细胞增多固然是提示多发性骨髓瘤，浆细胞肿瘤或MGUS，但最重要的是看浆细胞群中正常和异常的浆细胞各有多少。正常浆细胞一般是$CD19^+$、$CD45^+$、$CD56^-$，而异常浆细胞则为$CD19^-$、$CD45^-$、$CD56^+$。如果异常浆细胞超过所有浆细胞的95%，强烈提示多发性骨髓瘤或浆细胞肿瘤。如果异常浆细胞在50%～95%，常见的可能性有两种：骨髓瘤经过治疗后和MGUS（Monoclonal Gammopathy of Undetermined Significance），经过询问病史可以鉴别。

4. 对于所有怀疑有骨髓瘤和浆细胞肿瘤的样品，都应该加做胞质内轻链表达检测以确定浆细胞的克隆性。大多数浆细胞无表面轻链表达，故需要做胞质内轻链测定。

二、前驱 B 和 T 急性淋巴细胞白血病 / 淋巴母细胞淋巴瘤

（一）前驱 B 急性淋巴细胞白血病 / 淋巴母细胞淋巴瘤（B-ALL/B-LBL）

前驱 B 急性淋巴细胞白血病 / 淋巴母细胞淋巴瘤（precursor B lymphoblastic leukaemia, B-ALL/lymphoblastic lymphoma, B-LBL）是一种定向于 B 细胞系的淋巴母细胞（原淋巴细胞）肿瘤，典型表现是由小至中等大的母细胞组成。其胞质稀少，染色质中等致密至稀疏，核仁不明显，累及骨髓和外周血（B-ALL），有时原发于淋巴结或结外部位（B-LBL）。

根据免疫球蛋白（Ig）是否存在或者出现在细胞膜表面还是细胞质可将 B-ALL 分为 3 类：早 B 前体 -ALL，前体 B-ALL，B-ALL。

早 B 前体细胞表达干 / 祖细胞标志$CD34^+$及不成熟标志$cTdT^{+/-}$，绝大多数共同表达$CD19^+CD10^+$，其他标志有 HLA-DR、$CD22^+$、$CD20^{+/-}$ 和 $cCD79a^+$，CD45 荧光强度较弱，SS弱或正常。在 B 系急淋中，$CD10^+CD19^+$占很大部分。

前体 B-ALL 在成人中少见，占儿童 ALL 的 25%。CD20 和 TdT 表达不定，细胞表达强的$CD19^+$、$CD24^+$、$HLA-DR^+$、$CD10^+$、$CD22^+$。一般$CD34^-$、CD45 荧光强度弱。

在 B-ALL 中白血病细胞 CD45 荧光强度较前两型强，SS 也增大，主要免疫特征为sIg^+、$CD19^+$、$CD20^+$、$CD22^+$、$HLA-DR^+$、$CD10^{+/-}$、$CD34^-$ 和 TdT^-。

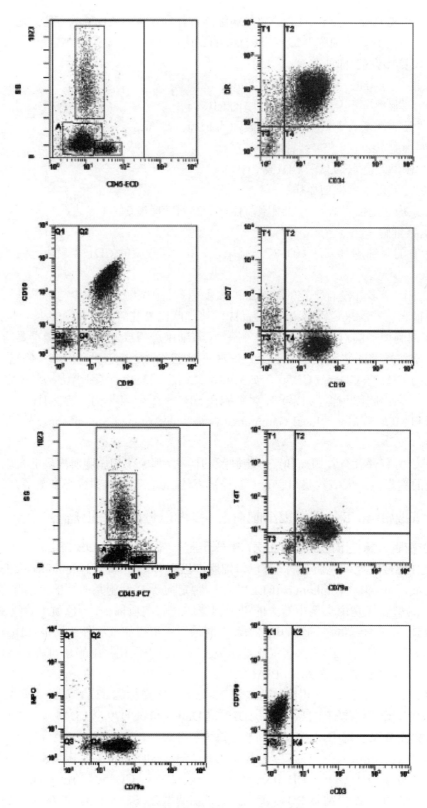

图 18-5 早 B 前体 B-ALL 免疫表型

图 18-5 为早 B 前体 B-ALL 免疫表型,A 群细胞为异常细胞,表达分析时均与 A 群细胞关联。该群细胞 CD45 弱,SS 正常,异常细胞表达 CD34$^+$、HLA-DR$^+$、CD10$^+$、CD19$^+$、cCD79a$^+$、cTdT$^+$。

注意:在 B-ALL 中,可有髓系相关抗原 CD13 和 CD33 表达,但这些表达并不能排除 B-ALL 的诊断。

(二)前驱 T 急性淋巴细胞白血病/淋巴细胞淋巴瘤(T-ALL/T-LBL)

前驱 T 急性淋巴细胞白血病/淋巴细胞淋巴瘤(precursor T lymphoblastic leukaemia,T-ALL/lymphoblastic lymphoma,T-LBL)是一种定向于 T 细胞系的淋巴母细胞肿瘤,典型表现为小至中等大的母细胞,染色质中等致密至稀疏,核仁不明显,累及骨髓和外周血(T-ALL),有时原发于淋巴结或结外部位(T-LBL)。T-ALL 占儿童 ALL 的 15%;更常见于青少年,T-ALL 约占成人 ALL 的 25%。T-LBL 占 LBL 的 80%~85%,常见于男性青少年。

习惯上根据 T 淋巴细胞在胸腺内的成熟顺序,将 T-ALL 分为早期、中期和晚期 3 类。

早期 T-ALL:表达 CD7$^+$,TdT$^+$,CD34$^+$,CD1a$^+$,CD38$^+$ 和细胞质 CD3$^+$,细胞膜表面 CD3$^-$、CD4$^-$、CD8$^-$。

中期 T-ALL:表达 CD7$^+$,CD2$^+$,TdT$^{+/-}$,CD38$^+$,CD1a$^+$,CD5$^+$,CD4$^+$,CD8$^+$,细胞质 CD3$^+$,细胞膜表面 CD3$^-$。

晚期 T-ALL:细胞膜 CD3$^+$,但 CD1a$^-$,CD7$^+$,CD2$^+$,CD5$^+$,CD4$^{+/-}$,CD8$^{+/-}$,CD38$^+$ 和细胞质 CD3$^+$。

图 18-6 为 T-ALL 骨髓细胞免疫分型结果,A 群细胞为异常 T 系淋巴细胞,表达分析时均与 A 群细胞关联。该群细胞 CD45 弱,SS 正常,强表达 CD34、CD7、CD10、CD5、CD2 和 cCD3。

在 T 系标志中,CD7 是最敏感的标志,但 CD7 也可表达于部分 AML 中,特异性差,细胞质内 CD3 的表达最为特异。

三、慢性淋巴细胞白血病/小淋巴细胞淋巴瘤免疫分型诊断要点

慢性淋巴细胞白血病/小淋巴细胞淋巴瘤(chronic lymphocytic leukemia/small lymphocytic lymphoma,CLL/SLL)是一种发生在外周血、骨髓和淋巴结的形态单一的小圆 B 细胞淋巴瘤,伴有幼稚淋巴细胞和副免疫母细胞(假滤泡),通常表达 CD5 和 CD23。SLL 与 CLL 其实为同一疾病的不同时相,SLL 是指那些具组织形态和 CLL 免疫表型,但无白血病表现的病例。在欧美国家,本病是比较常见的一类白血病,在我国也并不少见。

B-CLL/SLL 的免疫表型特点:细胞表达成熟的 B 淋巴细胞标志,如 CD19$^+$、CD20$^+$ 和 CD23$^+$,细胞质 CD79a$^+$;不表达早期造血细胞标志,如 CD34$^-$ 和 CD10$^-$。最大的特点是 B 淋巴细胞表达 CD5,即 CD5 与上述 B 系抗原共同表达。另一个典型的特点是 CD20 和 sIg 的表达强度较弱,出现单克隆性免疫球蛋白轻链 Kappa 阳性或 Lambda 阳性,或者均为阴性。部分细胞 CD11c$^+$、FMC-7$^{+/-}$、CD22$^+$ 和 CD25$^+$。

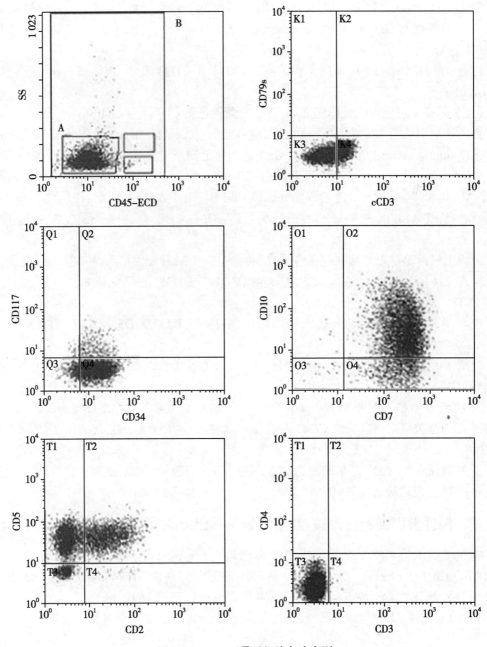

图 18-6 T-ALL 骨髓细胞免疫表型

在 B-CLL/SLL 中，CD5$^+$ 和 CD19$^+$ 双阳性及 CD23$^+$ 都非常重要。如果出现 CD5 阴性的淋巴细胞增多，在判定为 B-CLL 时应慎重。如果 CD23$^-$，则要注意与其他 B 细胞白血病的鉴别。

图 18-7 为 B-CLL 骨髓细胞免疫分型结果，A 群细胞为异常细胞，表达分析时均与 A 群细胞关联。该群细胞 CD45 正常，SS 正常，表达 CD19、CD23、HLA-DR、CD5 和 cCD79a。

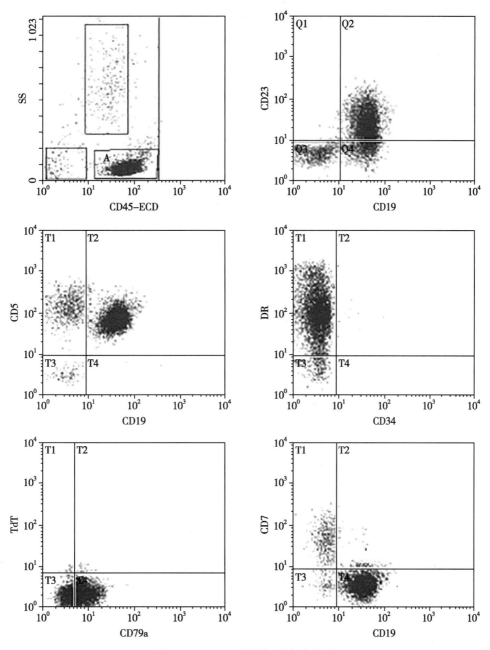

图 18-7　B-CLL 骨髓细胞免疫表型

四、急性髓系白血病免疫分型诊断要点

（一）急性髓系白血病伴有重现性细胞遗传学异常

本组疾病以重现性遗传学异常为特征，主要表现为平衡异位，完全缓解（complete remission，CR）率较高，预后较好。

1. 急性髓系白血病伴有 t(8;21)(q22;q22);(AML1/ETO)　急性髓系白血病伴有 t(8;21)(q22;q22);(AML1/ETO)是一种通常表现为异常中性中幼粒细胞伴有成熟分化的 AML。此类病例起初的骨髓片或者流式图谱呈现原始细胞数低的错觉，但骨髓原始细胞数小于 20%，也应诊断为 AML。

AML1/ETO 流式免疫分型的特点是：在 CD45/SS 图中可见正常粒细胞下方有明显的一群原始髓系细胞，原始细胞表达一种或多种髓系相关抗原，如 CD13$^+$、CD33$^+$ 和 CD15$^+$，还可表达 CD34$^+$、CD117$^+$、HLA-DR$^+$。除此之外，伴有 t(8;21)的 AML 常与淋系抗原 CD19 共表达，但 CD19 荧光强度较之淋巴细胞弱。还常有 CD56$^+$，CD56 的表达常提示预后差。偶有病例 cTdT$^+$，但荧光强度较弱。

图 18-8 为 AML1/ETO 骨髓细胞免疫分型结果，A 群（紫色）为原始细胞，表达分析时均与 A 群细胞关联。此群细胞<20%，该群细胞 CD45 弱，SS 弱，HLA-DR$^+$、CD34$^+$、CD117$^+$、CD33$^+$ 和 cMPO$^+$。

2. 急性早幼粒细胞白血病[急性髓系白血病伴有 t(15;17)(q22;q12);(PML/RARa)]　同义词：FAB：AML-M$_3$。

急性早幼粒细胞白血病（APL）[AML 伴有 t(15;17)(q22;q12);(PML/RARa)及变异型]是一种以异常早幼粒细胞增生为主的 AML，有粗颗粒型（典型）和细颗粒型（颗粒过少）两种。因此型患者对全反式维 A 酸尤为敏感，经治疗可获得较高的完全缓解率，所以明确的诊断和快速的报告非常必要。

APL 流式免疫分型的特点是：细胞的 SS 较大，类似于成熟粒细胞，白血病细胞的自身荧光较高。CD34、HLA-DR、cTdT 多为阴性，若有阳性，仅见于少部分白血病细胞。CD33 为均一性强阳性，表达 CD117、CD13、cMPO。很少表达淋巴细胞抗原标志。

图 18-9 为 APL 骨髓细胞免疫分型结果，A 群细胞为异常细胞，表达分析时均与 A 群细胞关联。该群细胞 CD45 正常，SS 弱至正常，CD34$^-$、HLA-DR$^-$、CD117$^+$、CD13$^+$、CD33$^+$ 和 cMPO$^+$，其中 CD33 为均一阳性。

3. 急性髓系白血病伴有 11q23(MLL)异常　急性髓系白血病伴有 11q23(MLL)异常者常有急性单核细胞白血病的表现，无特异性免疫表型，不同程度地表达髓系相关抗原(CD13、CD33)。形态为原始单核细胞者通常 CD34$^-$，单核细胞标志 CD14$^+$、CD4$^+$、CD11b$^+$、CD11c$^+$、CD64$^+$。

（二）急性髓系白血病（非特殊型）

1. 急性髓系白血病微分化型(acute myeloid leukaemia with minimally differentiated) 同义词：FAB：AML-M$_0$。

急性髓系白血病微分化型(M$_0$)是一种通过细胞形态学及光镜细胞化学染色很难识别髓系分化特征的急性白血病。原始细胞髓系性质须通过免疫表型或超微结构研究（包括超微结构细胞化学染色）来确定。通过免疫分型来鉴别本组疾病与急性淋巴细胞白血病是必要的。

目前公认的 M$_0$ 的诊断标准是：骨髓原始细胞≥0.20，无系列分化特征小体；组化中 MPO、SBB、NAS-DCE 阳性率<3%；无 T 和 B 系淋巴细胞抗原，细胞质 cCD3、cCD79 和 cCD22 为阴性；至少表达一种髓系抗原；不表达成熟的粒单抗原，如 CD16、CD11、CD14 等；造血干/祖细胞抗原 CD34、HLA-DR、CD38 通常为阳性。

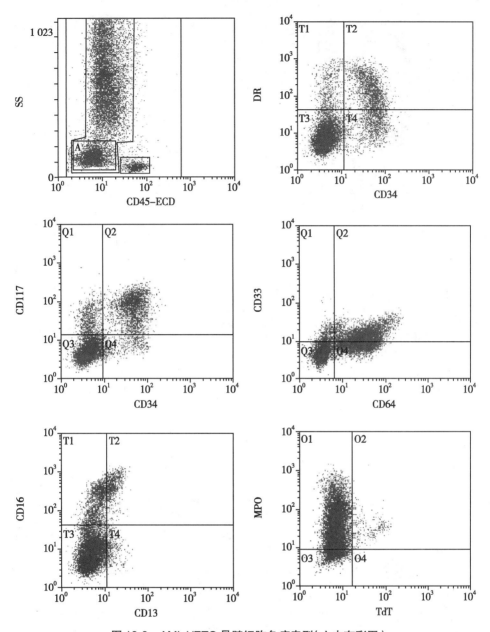

图 18-8　AML1/ETO 骨髓细胞免疫表型（文末有彩图）

　　急性髓系白血病微分化型流式免疫分型的特点是：在 CD45/SS 点图上，CD45 荧光强度弱，SS 与淋巴细胞在相同水平或略大，图形和急性淋巴细胞白血病（ALL）相似。大多数表达原始造血细胞相关抗原 CD34[+]、CD38[+]、HLA-DR[+]。髓系抗原 CD33[+]、CD13[+]、CD117[+]。不表达髓系成熟标记 CD16 和 CD10。有时急性髓系白血病微分化型的患者除表达髓系标志外，也伴随表达一个或者两个淋系标志如 CD7[+] 或 CD19[+]，但伴随表达淋巴抗原标志的荧光强度要比在 ALL 中该抗原的荧光强度弱。

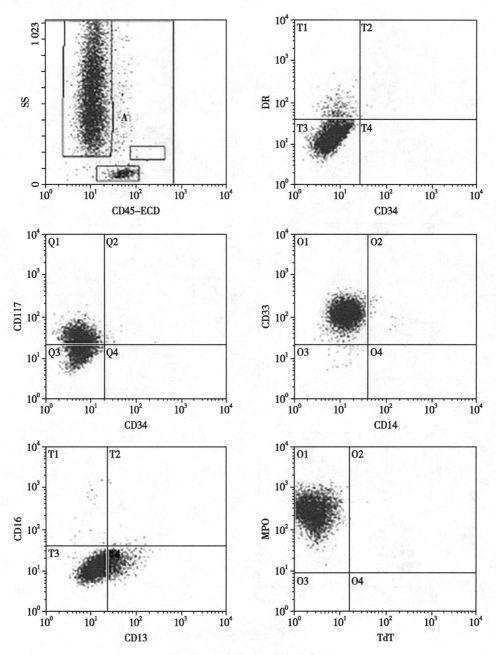

图 18-9 APL 骨髓细胞免疫表型

　　图 18-10 为急性髓系白血病微分化型骨髓细胞免疫分型结果，A 群细胞（红色）为异常髓系细胞群，表达分析时均与 A 群细胞关联。该群细胞 CD45 弱，SS 弱，HLA-DR$^+$、CD34$^+$、CD117$^+$ 和 CD33$^+$，cTdT$^\pm$，cMPO$^-$。

　　2. 急性髓系白血病未成熟型（acute myeloid leukaemia without maturation）　同义词：FAB：AML-M$_1$。

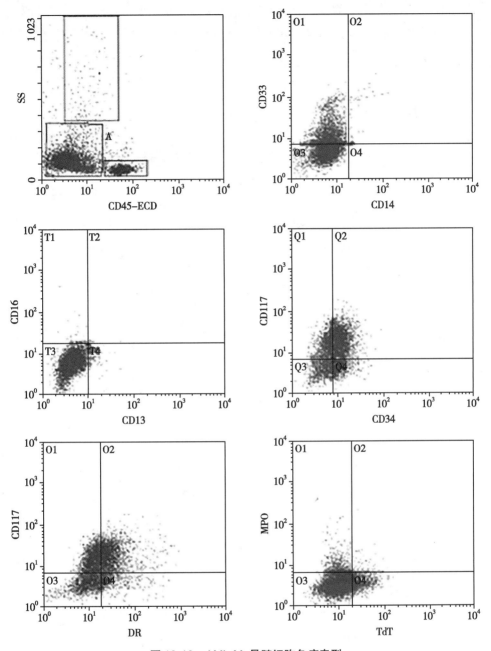

图 18-10　AML-M$_0$骨髓细胞免疫表型

　　急性髓系白血病未成熟型（M$_1$）的特点为骨髓大量的原始细胞增生，无明显的向成熟中性粒细胞分化的特征。原始细胞占非红系细胞的 90% 以上。

　　急性髓系白血病未成熟型流式免疫分型的特点是：FSC 和 SS 比淋巴细胞稍大，在 CD45/SS 图中可见幼稚细胞群在 90% 左右，原始细胞至少有 2 种髓系细胞抗原表达包括 CD117$^+$、CD33$^+$、CD13$^+$ 或 cMPO$^+$，一般 CD34$^+$。不表达成熟粒-单抗原，如 CD16$^-$、CD10$^-$、CD14$^-$ 或 CD11b$^-$。

图 18-11 为急性髓系白血病未成熟型骨髓细胞免疫分型结果，A 群（红色）细胞为异常细胞，该群细胞 CD45 弱至正常，SS 弱，HLA-DR$^+$、CD34$^+$、CD117$^+$、CD33$^+$、cMPO$^\pm$ 和 CD13$^\pm$。

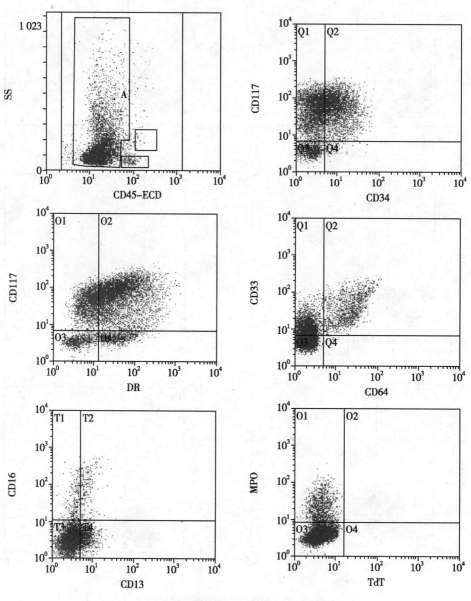

图 18-11　AML-M$_1$ 骨髓细胞免疫表型（文末有彩图）

3．急性髓系白血病成熟型（acute myeloid leukaemia with maturation）　同义词：FAB：AML-M$_2$。

急性髓系白血病成熟型（AML-M$_2$）的特点是外周血或骨髓中原始细胞≥20%，并且有向成熟阶段分化的特点（成熟阶段的中性粒细胞≥10%），骨髓中单核细胞<20%。

图 18-12 为 AML-M$_2$ 骨髓细胞免疫分型结果，A 群细胞为异常细胞，表达分析时均与 A 群细胞关联。该群细胞有 CD45$^\pm$、SS$^\pm$、CD34$^+$、CD117$^+$、CD33$^+$、CD13$^+$、cMPO$^+$ 和 cTdT$^\pm$。

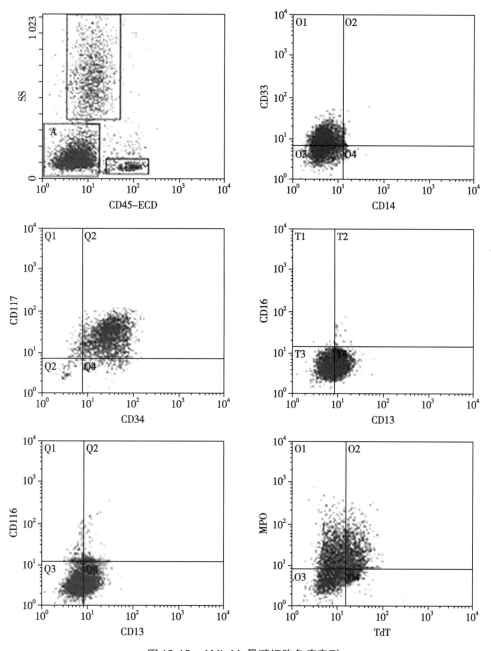

图 18-12 AML-M$_2$ 骨髓细胞免疫表型

4. 急性粒 - 单核细胞白血病（acute myelomonocytic leukemia，AMML） 同义词：FAB：
AML-M$_4$。

急性粒 - 单核细胞白血病为一种以粒系及单核系前体细胞增殖为特点的急性白血病，
骨髓中原始细胞≥20%。此硬性规定要求原始单核细胞和幼稚单核细胞最低下限为20%，
以便区别 AMML 与 AML 成熟型或未成熟型。伴有单核细胞增多者，可有外周血单核细胞
增多（通常≥5×10^9/L）。

AML-M$_4$ 流式免疫分型的特点是：在 CD45/SS 图中，幼粒细胞的位置与 M$_2$ 的位置相似，在正常粒细胞的正下方，但往往与单核细胞融合在一起，CD34$^+$，HLA-DR$^+$，CD33$^+$，CD13$^+$。而单核细胞抗原的表达与正常单核类似，常常为 CD14$^+$，CD4$^+$，CD64$^+$，CD11c$^+$。

图 18-13 为 AML-M$_4$ 骨髓细胞免疫分型结果，A 群细胞为异常细胞，表达分析时均与 A 群细胞关联。该群细胞 CD45 弱至正常，SS 弱至正常，CD14$^+$、CD64$^+$、CD33$^+$、CD11c$^+$，而 CD34、CD16 和 cMPO 部分为阳性。

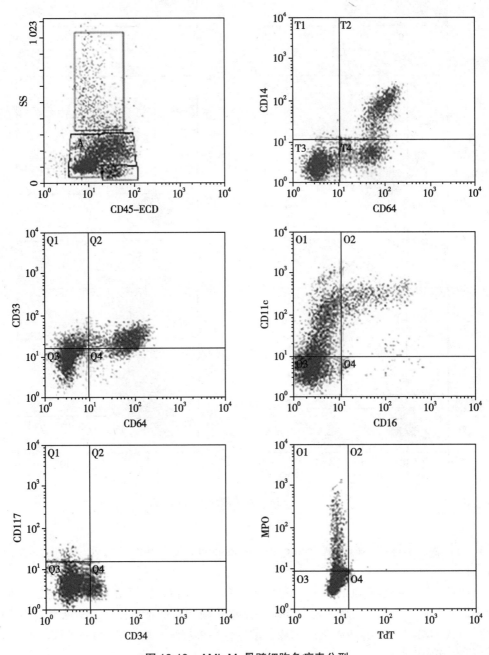

图 18-13　AML-M$_4$ 骨髓细胞免疫表分型

在流式免疫分型实践中，常常会遇到 AML-M$_2$ 与 AMML 很难区分的情形，因为 CD14 不太敏感，CD64 也不特异。且两者在遗传学上均无特异染色体核型，故一定要结合细胞形态学和细胞化学染色来区分。但区分 AML-M$_2$ 与 AMML 在临床治疗上并不十分重要。

5. 急性原始单核细胞白血病和急性单核细胞白血病（acute monoblastic leukaemia and acute monocytic leukaemia，AMBL & AMOL） 同义词：①FAB，急性原始单核细胞白血病（M$_{5a}$）；②急性单核细胞白血病（M$_{5b}$）。

急性原始单核细胞白血病（M$_{5a}$）与急性单核细胞白血病（M$_{5b}$）≥80% 的白血病细胞为单核系细胞，包括原始单核细胞、幼稚单核细胞和单核细胞。中性粒细胞<20%。急性原始单核细胞白血病与急性单核细胞白血病可通过原始单核细胞及幼稚单核细胞的比例鉴别。急性原始单核细胞白血病，以原始单核细胞为主（典型的≥80%）；急性单核细胞白血病，以幼稚单核细胞为主。

（1）急性原始单核细胞白血病：急性原始单核细胞白血病流式免疫分型的特点是：在 CD45/SS 图中，CD45 荧光强度较正常单核弱，表达髓系抗原 CD13、CD33、CD117 和 HLA-DR，CD34$^{+/-}$，CD4$^{+/-}$，通常 cMPO 阴性。

图 18-14 为急性原始单核细胞白血病（M$_{5a}$）骨髓细胞免疫分型结果，A 群细胞为异常细胞，表达分析时与 A 群细胞关联。该群细胞有 CD45$^+$、SS$^+$、CD117$^+$、CD34$^+$、HLA-DR$^+$、CD33$^+$、cMPO$^-$。

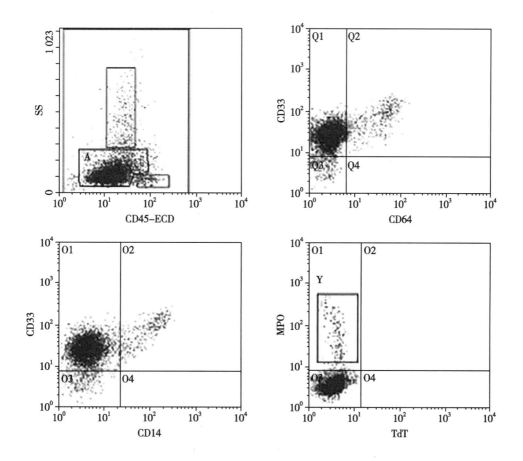

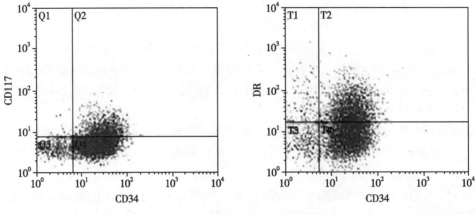

图 18-14　AML-M$_{5a}$骨髓细胞免疫表型

（2）急性单核细胞白血病：急性单核细胞白血病流式免疫分型的特点是急性单核细胞白血病细胞也表达 CD13、CD33 和 HLA-DR，CD11b$^+$、CD14$^+$、CD4$^+$ 和 CD34$^-$，但 CD4 的荧光强度低于正常淋巴细胞。急性单核细胞白血病中 cMPO 有阳性表达。

图 18-15 为急性单核细胞白血病骨髓细胞免疫分型结果，A 群细胞为异常细胞，免疫表型分析时与 A 群细胞关联。该群细胞 CD45 弱至正常，SS 弱至正常，表达 CD117$^+$、CD14$^+$、CD64$^+$、CD33$^+$、cMPO$^+$。

6. 急性红白血病（acute erythroid leukaemia）　同义词：FAB：AML-M$_{6a}$（红系 / 粒系型，红白血病）；AML-M$_{6b}$（纯红系白血病）。

急性红白血病是红系细胞增生为主的急性白血病。根据有无显著的髓系成分可分为两种亚型，即红白血病和纯红系白血病。

（1）红白血病：骨髓中红系前体细胞占有核细胞≥50%，原始粒细胞占非红系≥20%。

红白血病（红系 / 粒系型）流式免疫分型特点：在 CD45/SS 图中，CD45 阴性位置出现一群不表达任何髓系或淋巴系的抗原，表达 CD71 和 GlyA，证实为有核红细胞。因为流式样本处理需要将红细胞溶解，所以此群有核红细胞的比例不能真实表达骨髓中有核红细胞所占的百分比，可依据形态学结果。在粒系中有部分原始粒细胞表达不同程度的髓系相关抗原，包括 CD33、CD13、CD117 和细胞质 MPO。

图 18-16 为红白血病（红系 / 粒系型）骨髓细胞免疫分型结果，红色群细胞为幼稚髓系细胞，紫色细胞群为有核红细胞，两群细胞均 CD45$^±$、SS$^±$，红色细胞群 CD34$^+$、CD117$^+$ 和 HLA-DR$^+$；紫色细胞群 GlyA$^+$ 和 CD71$^+$。

（2）纯红系白血病：不成熟的红系细胞增生，占骨髓细胞的≥80%，原始粒细胞比例低，临床上较为少见。

纯红系白血病流式免疫分型特点：分化较为成熟的幼稚红细胞可表达 GlyA，不表达 MPO 及其他髓系相关抗原。CD36 虽然敏感但缺乏特异性，也表达在巨核和单核上，应结合形态学和临床综合考虑。

7. 急性原始巨核细胞白血病（acute megakaryoblastic leukaemia）　同义词：FAB：AML-M$_7$。

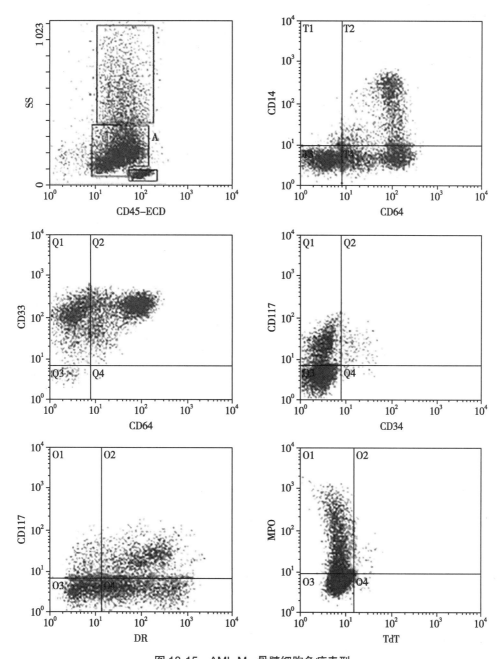

图 18-15 AML-M₅ᵦ骨髓细胞免疫表型

急性原始巨核细胞白血病是指骨髓原始细胞>20%，其中 50% 以上的为原始巨核细胞。临床上此型病例少见。

图 18-17 为急性原始巨核细胞白血病骨髓细胞免疫分型结果，A 群细胞为异常细胞，免疫表型分析时与 A 群细胞关联。该群细胞表达少量 CD34，高表达 CD61 和 CD41。

原始巨核细胞表达一种或多种血小板糖蛋白，如 CD41（GPⅡB/Ⅲa）和 CD61（GP Ⅲa），原始细胞抗 MPO 及其他髓系标记阴性，不表达淋系抗原，可异常表达 CD7。由于血小板容易黏附，常造成 CD41 和 CD61 的假阳性，但假阳性常常是自发荧光较高，不能聚集成团，而真正的阳性细胞在 CD41、CD61 双阳区域明显聚成一群，且荧光强度较高。

无论巨核系标志性抗原阴性还是阳性，判定为 M_7 还是需要结合细胞形态学，流式免疫分型作为辅助参考。

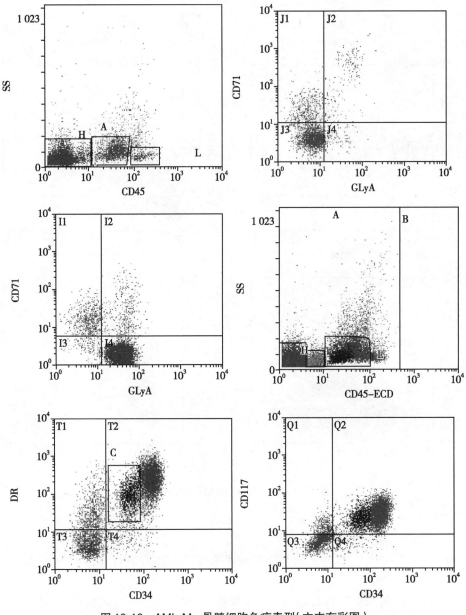

图 18-16　AML-M_{6a} 骨髓细胞免疫表型（文末有彩图）

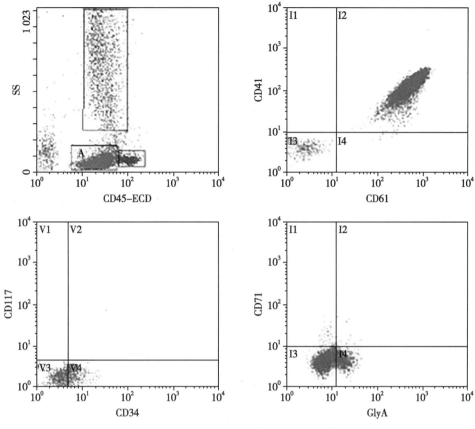

图 18-17　AML-M$_7$ 骨髓细胞免疫表型

五、急性未定系列白血病免疫分型诊断要点

急性未定系列白血病（acute leukaemia of ambiguous lineage，ALAL）包括急性未分化细胞白血病、急性双系列白血病和急性双表型白血病，在急性白血病中出现频率<4%。免疫表型分析是确诊此类疾病的依据，但形态、组化仍有一定临床意义。Owaidah 等建议必要时将电镜 MPO 作为 EGIL 的补充诊断标准。

急性未定系列白血病是急性白血病（AL）中起源较早的一种特殊类型，其白血病细胞具有两系的表现型和基因型，染色体多表现为 t（9；22）或 11q 等克隆性异常，临床预后差。细胞质内抗原 cMPO、cCD79a 和 cCD3 被认为是 AML、B-ALL 和 T-ALL 最特异性的抗原，其检测结果对诊断急性未定系列白血病或交叉系列抗原表达的白血病极为重要。

（一）急性未分化细胞白血病

原始细胞的形态学、细胞化学和免疫表型缺乏任何分化特征。系列特异性抗原 cCD79a、cCD22、cCD3、cMPO 均阴性，通常也不表达或个别表达系列相关抗原，HLA-DR$^+$、CD38$^+$、CD34$^+$、CD7$^+$ 和 cTdT$^+$。

（二）急性双系列型白血病

原始细胞分为两群，分别表达各自的系列表型特征，如髓系细胞和淋系细胞，或 B 系淋巴细胞和 T 系淋巴细胞。急性双系列白血病可发展为双表型急性白血病,这两种疾病实体间的关系目前还不清楚。

(三)急性双表型白血病

原始细胞同时表达髓系和 T 细胞 /B 细胞系特异性抗原,或者同时表达 B 细胞与 T 细胞抗原。极少数情况下,同一病例的原始细胞同时表达三系抗原,即髓系、B 细胞系、T 细胞系抗原标记。常用诊断标准包括 Kuntarjian(1990)、Catovsky(1991)和 EGIL。

总之,在对混合型急性白血病分类时,可通过特定的方法确定抗原表达情况,表 18-3 是欧洲白血病免疫分型研究组提出的一个免疫标记积分系统。

表 18-3 欧洲白血病免疫分型研究组(EGIL)提出的免疫标记积分系统

积分	B 细胞系	T 细胞系	髓系
2	CytCD79a	CD3(m/cyt)	MPO
	CytIgM	抗 -TCR	
	CytCD22		
1	CD19	CD2	CD117
	CD20	CD5	CD13
	CD10	CD8	CD33
		CD10	CD65
0.5	TdT	TdT	CD14
	CD24	CD7	CD15
		CD1a	CD64

注意:CD79a 也可表达于某些前体 T 淋巴母细胞白血病 / 淋巴瘤。

许多抗原仅为一系相关抗原的免疫标记,而且是处于造血细胞分化早期阶段的非特异性标记。因此一系或者二系相关抗原交叉表达非常常见,ALL 伴随 1 个或者 2 个髓系相关抗原表达,或者 AML 中伴随 T 系 /B 系淋巴抗原表达都不足以判定为双表型急性白血病。当病例有一系以上的多种抗原表达而难以确定细胞系列时,双表型急性白血病的诊断应予保留。有些病例发生免疫表型的"系列转化",可能发生在治疗期间或之后。其原因可能是主要的白血病细胞群被治疗抑制后,预先存在的少量另一系的原始细胞发生增殖的结果,即治疗前存在两个系列不同数量的原始细胞。另外,有些病例存在着系列的不稳定性。

第五节 临床少见白血病类型的免疫分型诊断要点 ▼

一、毛细胞白血病

毛细胞白血病(hairy-cell leukaemia,HCL)是一个小 B 细胞肿瘤,其核圆,胞质丰富,在骨髓和外周血中可见胞质有发丝样突起。该白血病细胞弥漫浸润骨髓和脾红髓,并且CD103、CD22、CD25 和 CD11c、FMC-7 强阳性。

HCL 的典型病例外周血全血细胞减少，脾大。常表达 3 个以上 HCL 的相关标志（CD103、CD22、CD25、CD11c、FMC-7）。而变异型毛细胞白血病、伴有绒毛淋巴细胞脾淋巴瘤（SLVL）、套细胞淋巴瘤（MZL）常弱表达不超过 2 个 HCL 相关标志。

二、浆细胞骨髓瘤 / 浆细胞瘤

浆细胞骨髓瘤是发生在骨髓的多灶性浆细胞恶性肿瘤，其特征是血清中存在单克隆免疫球蛋白、骨骼溶解性破坏、病理性骨折、骨痛、高钙血症和贫血等。本病的诊断应建立在病理、影像学和临床特点 3 方面综合的基础上。

浆细胞骨髓瘤典型的免疫表型是表达克隆性胞质内 Ig，并且缺乏表面 Ig。最常见的 Ig 是 IgG，偶尔是 IgA，而 IgD、IgE 和 IgM 罕见。多数病例不表达 CD19 和 CD20，但表达 CD38 和 CD138（浆细胞的归巢受体或在骨髓的锚定蛋白）。

图 18-18 为浆细胞骨髓瘤骨髓细胞免疫分型结果，A 群（红色）为异常细胞，该群细胞 CD38+、CD138+，但 CD19−。

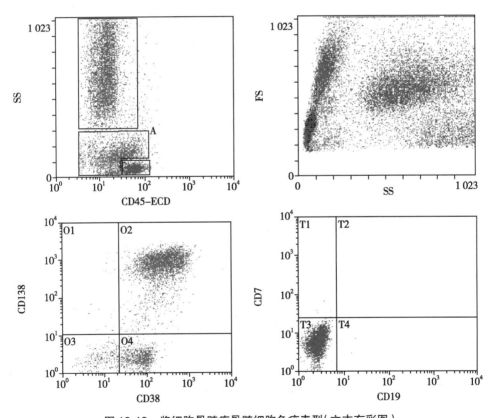

图 18-18　浆细胞骨髓瘤骨髓细胞免疫表型（文末有彩图）

三、幼稚淋巴细胞白血病（B-PLL 和 T-PLL）

（一）B- 细胞幼稚淋巴细胞白血病（B-cell prolymphocytic leukaemia，B-PLL）

B- 细胞幼稚淋巴细胞白血病是幼 B 淋巴细胞发生的恶性肿瘤。肿瘤细胞圆形，中等大小,核仁明显,常累及血、骨髓和脾。幼稚淋巴细胞比例必须超过血中淋巴细胞的55%。

免疫表型:肿瘤细胞表达B细胞相关抗原$CD19^+$、$CD20^+$、$CD22^+$、$CD79a^+$、$FMC7^+$;另外$CD5^-$、$CD10^-$、$CD23^-$,$CD38^+$;也有1/3的病例$CD5^+$,但通常$CD23^-$。

(二)T-细胞幼稚淋巴细胞白血病(T-cell prolymphocytic leukaemia, T-PLL)

T-细胞幼稚淋巴细胞性白血病是一种侵袭性T细胞淋巴瘤,可累及血液、骨髓、淋巴结、肝、脾和皮肤,非常少见。

免疫表型:肿瘤细胞表达T细胞相关抗原,如$CD2^+$、$CD3^+$、$CD7^+$;而$CD1a^-$,TdT^-。有60%的患者$CD4^+CD8^-$;有25%的患者$CD4^+CD8^+$;有15%的患者$CD4^-CD8^+$。

四、T细胞大颗粒淋巴细胞白血病

T细胞大颗粒淋巴细胞白血病(T-cell large granular lymphocyte leukaemia, T-LGL)是一种以外周血中大颗粒淋巴细胞持续增多为特征的异质性异常白血病。持续增多指外周血中大颗粒淋巴细胞增多超过6个月,数量通常在$(2\sim20)\times10^9/L$。发病原因不明。

免疫表型:T-LGL患者中普通亚型占80%,免疫标记表现为$CD2^+$、$cCD3^+$、$CD4^-$、$CD8^+$、$TCR\alpha\beta^+$。CD56和CD57的表达不定。

图18-19为T-LGL骨髓免疫分型结果,A群细胞为异常细胞,免疫表型分析时与A群细胞关联。该群细胞有$CD2^+$、$cCD3^+$、$CD8^+$、$CD7^-$、$CD56^-$。

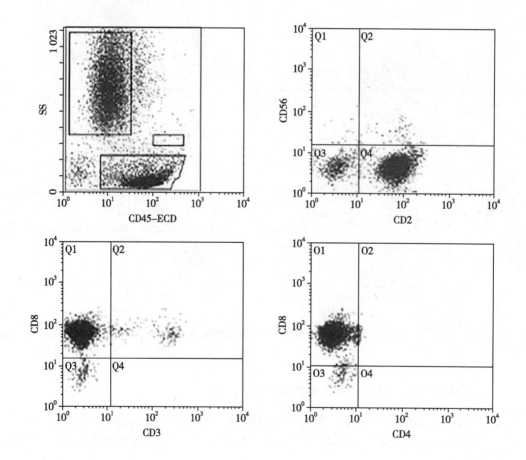

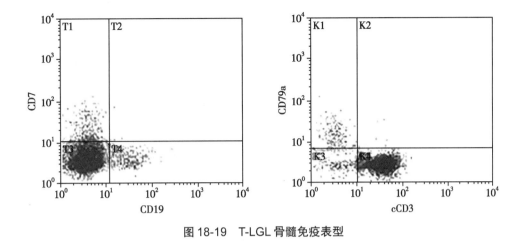

图 18-19　T-LGL 骨髓免疫表型

五、侵袭性 NK 细胞白血病

侵袭性 NK 细胞白血病（aggressive NK-cell leukaemia）是以 NK 细胞系统性增生为特征，具有侵袭性临床病程，病情进展迅速，预后差，中位生存期小于 2 个月。

免疫表型：在 CD45/SS 图中，肿瘤细胞 SS 较正常淋巴细胞大，CD45 荧光强度与正常淋巴细胞相同位置。肿瘤细胞表达 CD2$^+$、CD56$^+$、CD3$^-$，所有髓系及 B 系抗原标记均阴性，有病例 CD7$^+$。

图 18-20 为侵袭性 NK 细胞白血病骨髓免疫分型结果，A 群细胞为异常细胞，免疫表型分析时与 A 群细胞关联。该群细胞有 HLA-DR$^+$、CD2$^+$、CD56$^+$，CD7 则只有部分细胞表达并且荧光强度较弱，不表达其他抗原。

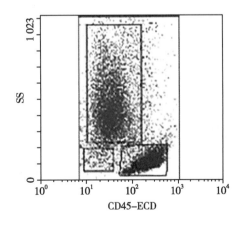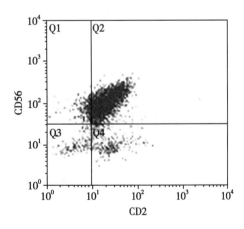

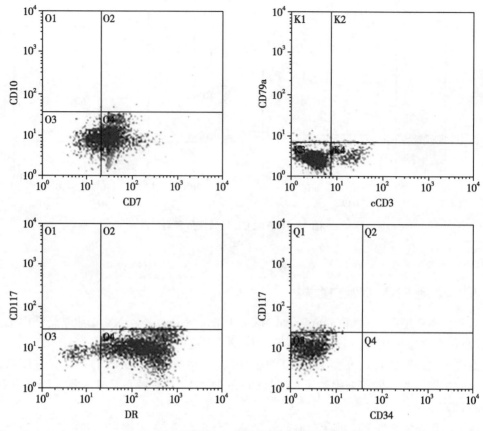

图 18-20 侵袭性 NK 细胞白血病骨髓免疫表型

六、成人 T 细胞白血病

成人 T 细胞白血病 / 淋巴瘤（adult T-cell leukaemia/lymphoma）是一种主要由高度多形性的淋巴样细胞组成的外周 T 细胞肿瘤，由人类反转录病毒、人类 T 细胞白血病病毒 -1（HTLV-1）感染引起。

免疫表型：肿瘤细胞表达 T 细胞相关抗原，如 $CD2^+$、$CD3^+$、$CD5^+$，但 $CD7^-$。大多数病例 $CD4^+CD8^-$，少数病例 $CD4^-CD8^+$ 或者 $CD4^+CD8^+$。几乎所有的病例 $CD25^+$。

第六节 白血病免疫分型诊断的新进展 ▼

自 20 世纪 80 年代流式细胞仪进入我国，三十几年来得到迅速发展。目前，全国各地三级以上医院大多开展了流式细胞的临床服务工作。流式细胞仪的临床应用与研究已成为推动临床医学发展的重要手段之一。于血液学而言，更是离不开流式细胞技术。

一、不设门流式方法的应用

临床白血病瘤细胞免疫表型异常是十分复杂的，可以是一个系列细胞表型的异常，也可以是 2 个系列，甚至 3 个或更多系列细胞表型的异常，如果单独运用常规设门 - 关联分析的方法,就很容易丢失未被设门和关联的细胞群的表型信息,发生误诊或漏诊。为了了解骨髓或外周标本中的所有细胞群的免疫表型情况,发现各系列细胞群可能存在的异常表达,对多表型白血病做出及时、准确的诊断与分类,采用不设门流式分析方法是最好的选择。

所谓不设门流式分析方法,并不是不设置任何门,不过是充分利用流式细胞仪的性能,便于分辨细胞群及其表达的一种技巧而已。可以是先以 CD45/SS 图对细胞进行分群,将 CD45/SS 图上清晰分辨的细胞群用不同的门分别圈定(如图 18-21),流式细胞仪即用不同的颜色对各群细胞进行标识,如淋巴细胞群位置细胞为绿色,单核细胞群位置细胞为黄色,粒细胞群位置细胞为红色,异常细胞群为紫色。在随后的免疫表型分析图系列中不设门,也不与任何细胞群进行关联分析,直接阅读不同颜色群细胞的免疫表型结果就知道了在 CD45/SS 图上相应细胞群的免疫分子表达情况。因此,在 CD45/SS 图之后的一系列表型分析图中,每一张图均可以对标本中的全部细胞群进行分析,识别它们的标志就是流式仪在 CD45/SS 图中赋予它们各自的颜色。图 18-21 FAB 分类为 AML-M2,该例在 CD45/SS 图中按常规设门,R1 群细胞(红色)CD71$^+$, CD33$^+$, HLADR$^+$, CD7$^+$, CD38$^+$, CD13$^+$, CD11b 部分 +, CD15 部分 +;R2 群细胞(蓝色)CD71$^+$, CD33$^+$, CD13$^+$, CD15$^+$, HLA-DR 部分 +, CD7 部分 +, CD11b 部分 +。

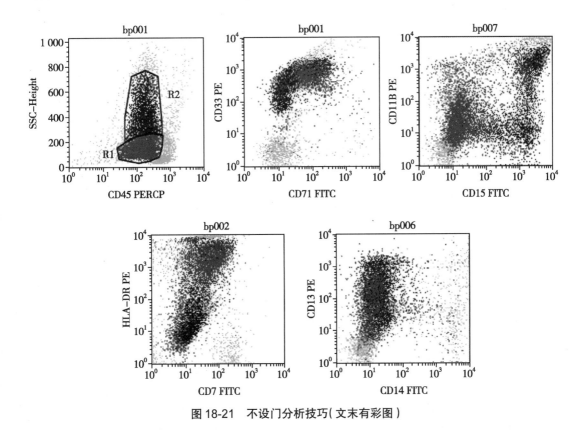

图 18-21　不设门分析技巧(文末有彩图)

不设门流式分析方法也可以是在 CD45/SS 图中不对细胞进行设门,而是在随后的免疫表型分析图中,对有阳性表达细胞群进行设门圈定,仪器即对该阳性表达细胞群以颜色标识,在 CD45/SS 图及其他免疫表型分析图中以相应颜色给出该阳性表达细胞群的位置

（图 18-22），这是一种反向设门方法。反向设门方法的优点在于可以从重叠细胞群中显示出该群细胞的位置，在随后的表型分析图中指示该群细胞的位置，利于其表型分析的准确阅读。图 18-22 FAB 分类为毛细胞白血病，该例以 CD19/SS 图中 CD19+ 细胞群进行设门，R1 群细胞（红色）CD19 表达较强，Lambda 部分 +，Kappa 部分 +，CD20+，CD10−，CD11c+，CD103+，FMC7+，CD23 部分 +，CD20+，CD25 部分 +；R2 群细胞（绿色）CD19 表达较弱，Lambda+，Kappa−，CD20+，CD10−，CD11c+，CD103+，FMC7+，CD23 部分 +，CD20+，CD25 部分 +。

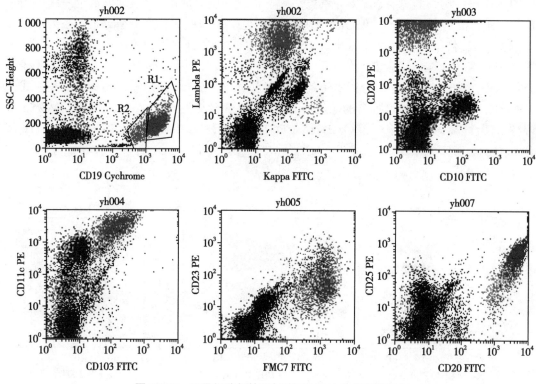

图 18-22　不设门分析技巧（反向设门）（文末有彩图）

总之，不设门流式分析方法的优点在于了解细胞免疫表型信息全面，对白血病诊断的漏诊率低，误诊率或错诊率也低，对多系发育异常或者混合型白血病的免疫诊断与分型具有突出的优势。另外，便于了解标本中各群细胞分化发育的情况，发现分化发育受阻等异常情况。不设门流式分析方法的上述优点在多色流式细胞仪，特别是 6 色、9 色或更多颜色通道流式细胞仪上，其优势表现得更为淋漓尽致。

二、介绍几个较有用的组合

抗体组合的选择没有标准化，具体考虑几个方面而定，如样本的形态学、临床信息的有用性、实验操作过程、成本的考虑等，但最基础的是一定要用 CD45/SS 来设门。

在 B 系淋巴细胞系统的慢性疾病中，CD5/CD23/CD19/CD45 是非常有用的。一个组合方案，对于判定 CLL/SLL、MCL 等意义重大。常见的 B-CLL 中，CD5+CD19+，CD23+CD19+。

在髓系的成熟表达过程中，CD16/CD13/CD11b/CD45 流式图是一组动态的成熟曲线，幼稚的髓系细胞不表达 CD16，CD16 是晚期粒细胞的标志，开始表达于杆状粒细胞，不表达于嗜酸粒细胞。CD11b出现于粒细胞成熟后期和单核系细胞。

在单核系统的急性白血病中,CD33/CD64/CD14/CD45流式图可以看到粒细胞与单核细胞的一个走势。但因为CD14不表达于单核祖细胞,在原始单核细胞白血病中,此组合没有太大意义。

毛细胞白血病有其针对性的抗体组合,即CD103/CD25/CD11c/CD45,如果怀疑是毛细胞白血病,可应用此组合。典型的毛细胞白血病,其CD103、CD25、CD11c及CD20都是强阳性的。

第七节 白血病免疫分型诊断的质量控制 ▼

一、有效的样本制备技术

(一)样本活性

由于死细胞可增加抗体的非特异结合,如果死细胞过多就可能导致错误的检测结果。因此,标本应该尽快染色并应用PI染液来观察细胞活力。

(二)样本细胞数量

样本细胞数量与多少浓度的抗体相结合能反应完全是影响免疫分型的重要因素之一。因此,样本细胞计数是必要的。

(三)选用一致的抗体

一致的反应时间和标准化的操作规程。

二、流式细胞仪的校准和优化设置

(一)流式细胞仪的校准

为了使流式细胞分析结果准确、可靠,并且在各实验室间具有可比性,仪器使用前应进行光路的校正和荧光线性和灵敏度的校准。使用散射光和荧光均一颗粒或微球(flow-check或beads)将流式细胞仪的光路达到最佳校正。大多数微球大小的均一性比典型细胞的变异更小,荧光强度的变异系数(CV)应<2%。使用标有已知等价可溶性荧光素分子的微球(flow-set),对数放大模式下进行检测,使荧光峰处于适当的直方图荧光通道位置,统计分析每个峰的平均荧光强度。使仪器有良好的线性和荧光灵敏度。

(二)流式细胞仪的优化设置

由于白血病免疫分型常选用3种以上标记不同荧光素的单抗进行多色分析,荧光素之间有部分荧光出现光谱重叠,为克服此误差最有效的办法是做荧光补偿。补偿是指从一个被检测的荧光信号中去除任何其他的干扰荧光信号。调节补偿可用正常外周血细胞或者标准荧光微球。选取对于同一样本的仪器最佳设置(阈值、电压、补偿),并固定在此设置下做样本。样本的抽吸速度不要太快,应<400个/秒。

三、细胞系别和细胞类型判定

细胞系别和细胞类型判定时需要注意以下问题。

1. 在白血病免疫表型的数据分析时,应牢记正常细胞在CD45/SS点图上的分布位置。

据此来推断样本是否有异常细胞。锁定异常细胞群后，再看此异常细胞群表达何种抗原。结合理论知识初步判定异常细胞的系别和类型。

2. 在白血病免疫分型中，会遇到很多不容易判定的异常细胞群。这就需要反复分析，反设门是常用的推理方法之一。

3. 流式细胞免疫分型不设门分析法，即对样品中的全部细胞群进行分析。在反设门应用中，将不同的细胞群用不同的颜色加以标识，然后用一系列抗体组合，展示各群细胞的表达变化，全面获悉各个细胞群的免疫标志，得到所有细胞群的免疫标记是否异常，哪个群存在异常，还是哪几个群存在异常。

另外需要结合形态学、染色体核型分析、FISH或分子生物学方面的研究帮助分析诊断。

（杨 博）

参 考 文 献

1. JENNINGS CD, FOON KA. Recent advances in flow cytometry: application to the diagnosis of hematologic malignancy[J]. Blood, 1997, 90: 2863-2892.

2. LEE HARRIS N, JAFFE ES, DIEBOLD J, et al. World Health Organization classification of neoplastic diseases of the hematopoietic and Lymphoid tissues: report of the clinical advisory committee meeting-airlie house[J]. J Clin Oncology, 1999, 12: 3835-3849.

3. 王建中. 临床流式细胞分析[M]. 上海：上海科学技术出版社, 2005: 301-304.

4. WARNKE RA, WEISS LM, CHAN JKC, et al. Tumors of the lymph nodes and spleen. In: Atlas of tumor pathology[M]. Washington, D.C: Armed Forces Institute of Pathology, 1995.

5. CRAIG F E, FOON K A. Flow cytometric immunophenotyping for hematologic neoplasms[J]. Blood, 2008, 111(8): 3941-3967.

6. VARDIMAN JW, HARRIS NL, BRUNNING RD. The World Health Organization(WHO)classification of the myeloid neoplasma[J]. Blood, 2003, 101: 2895-2896.

7. BENNETT JM. The World Health Organization(WHO)classification of the acute leukemias and myelodysplastic syndrome[J]. Inter J Hemato, 2000: 131-133.

8. 上海市中美白血病协作组. 微分化急性髓系白血病21例临床分析及诊断标准复习[J]. 中华血液学杂志, 2008, 29: 847-851.

9. 上海市中美白血病协作组. 急性髓细胞白血病微分化型流式细胞术免疫分型分析[J]. 白血病淋巴瘤, 2008, 17: 430-432.

10. ELAINE S, HARRIS N, STEIN H, et al. Pathology and genetics of tumors of haematopietic and lymphoid tissues[M]. Lyon: IARC Press, 2001: 94.

11. OWAIDAH JM, AL BEIHANY A, IQBAL MA, et al. Cytogenetics, molecμlar and μltrastrucctural characteristics of biphenotypic acute leukemia identified by the EGIL scoring system[J]. Leukemia, 2006, 20: 620-626.

12. 吴雨洁, 李建勇, 朱明清, 等. cMPO/cCD79a/cCD3/CD45抗体组合在交叉系列抗原表达急性白血病诊断中的应用[J]. 中华血液学杂志, 2006, 27: 449-451.

13. MITTERBAUER-HOHENDANNER G, MANNHALTER C. The biplogical and clinical significance of MLL abnormalities in haematological malignancies[J]. Eur J ClinInvest, 2004, 34: 12-24.

14. ROGELIO PA，LINA RG，NORMA LS，et al. Flow cytometric analysis of cell-surface and intracellμlar antigens in the diagnosis of acute leukemia. Am J Hematol，2001，68：69-74.

15. CATOVSKY D，MATUTES E，BUCCHERI V，et al. A classification of acute leukemia for the 1990s［J］. Ann. Hematol，1991，62：16-17.

16. BENE MC，BERINER M，CASANOVAS RO，et al. The reliability and specificity of c-kit for the diagnosis of acute myeloid leukemias and undifferentiated leukemias. The European Group for the Immunological classification of leukemias（EGIL）［J］. Blood，1998，92：596-599.

17. JAFFE ES，HARRIS NL，STEIN H. World Health Organization classification of tumours//Vardiman JW. Pathology and genetics of tumours of haematopoietic and lymphoid tissues［M］. Lyon：IARC Press，2001：106-107.

18. SUZUKI R，SUZUMIYA J，NAKAMURA S，et al. Aggressive natural killercell leukemia revisited：large granμlar lymphocyte leukemia of cytotoxic NK cells［J］. Leukemia，2004，18：763-770.

19. 上海市中美白血病协作组. 侵袭性 NK 细胞白血病的临床研究——附九例报告［J］. 中华血液学杂志，2006，27：116-119.

第十九章

淋巴瘤免疫分型诊断

第一节　淋巴瘤免疫分型的理论基础

流式细胞术进入临床检测以来，对于免疫分型正确诊断疾病、微小残留病变监测治疗效果和评价预后，以及帮助寻找免疫治疗的靶点、预估靶向治疗的毒性等方面都起到了举足轻重的作用。其应用领域也从最初的急性白血病检测，拓宽到成熟淋巴细胞肿瘤、其他髓系肿瘤、非造血系统肿瘤、遗传及免疫缺陷疾病等其他众多疾病的检测。与急性白血病免疫分型相比，成熟淋巴细胞肿瘤因为种类繁多、累及部位局限、取材不易、存在正常淋巴细胞背景或者反应性细胞等原因，其流式细胞术检测难度相对较大。而掌握理论基础，对于做好成熟淋巴细胞肿瘤的免疫分型检测至关重要。

一、名称演化

最初为了与霍奇金淋巴瘤区别，将淋巴瘤分为霍奇金淋巴瘤和非霍奇金淋巴瘤（non-hodgkin lymphoma, NHL），而关于 NHL 是否包括淋巴母细胞淋巴瘤（lymphoblastic lymphoma, LBL），临床上常存在分歧，从而对于没有初始表型的患者，影响流式细胞术微小残留病变的抗体选择。2015 年的美国国家综合癌症网络（National Comprehensive Cancer Network, NCCN）肿瘤临床操作指南中仍旧使用 NHL，其详细描述中没有包括淋巴母细胞淋巴瘤；但是许多儿科相关文章和书籍中，都把淋巴母细胞淋巴瘤列入 NHL 中。为了避免概念混乱，最近出版的主要参考文献中，都很少使用 NHL，如 2012 年欧洲流式联盟（Euroflow）使用慢性淋巴细胞增殖性疾病（chronic lymphoproliferative disorders, CLPD），因为多种原因（如肿瘤细胞大并且脆弱，标本处理过程中容易丢失，肿瘤细胞比例低，表达免疫学标志少等）造成霍奇金淋巴瘤的流式检测极为困难，所以欧洲流式联盟中没有提及霍奇金淋巴瘤；2008年和 2016 年世界卫生组织（World Health Organization, WHO）血液和淋巴系统肿瘤分类标准中，使用成熟淋巴细胞肿瘤，包括成熟 B 细胞和浆细胞肿瘤、成熟 NK/T 细胞肿瘤、霍奇金淋巴瘤、移植后淋巴细胞增殖性疾病等，但是其中也使用 CLPD，认为 CLPD 多指惰性，比淋巴瘤恶性程度上要轻。本章节主要采用 WHO 命名。

二、流式细胞术染色与病理免疫组化的异同

长期以来，病理一直被临床奉为是诊断成熟淋巴细胞肿瘤的"金标准"，但是某些临床情况下，其检测受到限制，如部分免疫标志丢失或者系别表达紊乱、肿瘤细胞比例低并且分散，或者两种比例悬殊的肿瘤并存等。而近年来流式细胞术的发展，成为病理的有效辅助

工具。

（一）相同或相似之处

1. 使用相似抗体，相同的诊断标准，都是根据抗原表达情况判断细胞性质。

2. 使用相似标本，均可以检测各种有活细胞的标本，如血液、体液、组织、培养细胞等。

（二）不同之处

1. 流式细胞术需要将组织研磨过滤，制备成单细胞悬液，因此会破坏组织结构，没有特殊标志的淋巴瘤亚型诊断困难，有的不同亚型淋巴瘤可以有相同或者相似的免疫表型。所以流式细胞术在淋巴瘤诊断中，主要作用是判断肿瘤细胞性质（系别、阶段、良恶性），而亚型诊断可能更多需要依赖病理学和遗传学。

2. 流式细胞术要求使用活细胞，对标本质量要求较高，不能使用蜡块、苦味酸或者甲醛（福尔马林）固定标本；死细胞较多的标本，可能会有假阳性染色。

3. 流式细胞术需要溶红细胞、离心等操作，甚至有的还需要破细胞膜，导致有些细胞脱颗粒，大细胞、易破坏细胞可能丢失。

4. 病理免疫组化一张片子只能观察 1～2 种标志，有时候不同标志的共表达或者差异性表达会存在误判；而多色流式的发展和设门技术的使用，使得流式细胞术可以精确观察特定细胞群上多个标志的表达情况，从而准确判断肿瘤的性质，尤其是部分标志丢失或者系别表达失真，或者肿瘤细胞比例低并且分散，或者两种肿瘤、两个克隆肿瘤细胞并存的情况。

5. 与病理免疫组化相比，流式细胞术操作相对快速简单，可以在几分钟之内快速获取几十万甚至上百万个细胞，尤其适用于检测低频、少量肿瘤细胞的标本。

6. 某些核标志或者细胞内标志物流式标记不佳或者不能做（CyclinD-1、ALK、Cmyc等），需要使用病理免疫组化方法确定，有些标志如 Bcl-2、TdT 等检测效果受抗体克隆株的影响。

因此，综上所述，流式细胞术主要擅长定系别、定阶段、定良恶性，也就是进行性质判断，而大多数情况下亚型的判断病理免疫组化更占优势；有些疾病因为受到多种因素（肿瘤细胞大且比例低，表达标志少，容易破坏等）限制，流式细胞术诊断极为困难，如霍奇金淋巴瘤、朗汉斯细胞肿瘤等；对于两种肿瘤或者同种肿瘤两个或者 3 个克隆并存、系别表达紊乱、肿瘤细胞比例低并且分散、细胞数量少（如脑脊液）的情况下，流式可能更占优势。因为各有所长，现代病理学应该包括流式细胞术这种手段，以弥补传统免疫组化方法的不足。

三、成熟淋巴细胞肿瘤相关免疫学标志

（一）成熟淋巴细胞肿瘤检测常用的免疫学标志

1. 白细胞分化抗原概述　白细胞分化抗原是白细胞在分化成熟为不同细胞系、不同分化阶段和活化过程中出现或消失的细胞标记。为了实现国际标准化，人白细胞分化抗原（human leukocyte differentiation antigens，HLDA）工作组，又称人细胞分化分子（human cell differentiation molecules，HCDM）工作组，决定对人类白细胞分化抗原进行整理编号，使用以单克隆抗体鉴定为主的聚类分类法，将抗体识别的同一种分化抗原归为同一个分化群，简称 CD（cluster of differentiation）。

CD 主要按其分布的细胞群分类，分为 T 细胞、B 细胞、NK 细胞、髓细胞 / 单核细胞、血

小板、黏附分子、内皮细胞、细胞因子受体、树突状细胞、干 / 祖细胞、红细胞和活化抗原 12 类标志,其中有些 CD 还有亚类。

2. 临床淋巴细胞肿瘤常用的免疫学标志　现代免疫学发展,已经有成百上千种不同 CD、CD 亚类抗体和非 CD 抗体可供使用,临床检测工作中,选择其中具有代表性的标志进行肿瘤检测。表 19-1 介绍了临床淋巴细胞肿瘤检测中常用的一些标志。

表 19-1　临床淋巴细胞肿瘤检测常用白细胞分化抗原

系列	标志
干 / 祖细胞	CD34、TdT
B 细胞系	CD19、CD22、cCD79a、CD10*、cIgM、CD20、κ、λFMC7、CD79b、CD23*、CD103*、CD5*、ki67*、CD25*、CD11c*
T 细胞系	CD2、胞质 CD3（cCD3）、CD5、CD7、CD1a*、CD4、CD8、CD3、TCRαβ、TCRγδ、CD45RA、CD45RO、CD57、CD30*、ki67*、CD10*
NK 细胞系	CD16、CD56（CD3⁻/CD56⁺)、CD8*、CD2、CD7、CD57、ki67*、CD161、CD94、CD158a、CD158b、CD158e、CD159a、CD159c
浆细胞系	CD138、CD38、ck、cλ、CD19、CD27、CD56*、CD117*

注:c 代表胞质抗体;* 为正常细胞一般不表达或弱表达,肿瘤时可能表达的标志

3. 成熟淋巴细胞肿瘤检测常用抗体分类　临床检测中,虽然各个实验室都遵循相似的诊断标准和规则,但是因为临床要求、检测习惯、经济水平的不同,可能存在一些差异。为此国际和国内权威组织和专家进行过讨论,也制定出一些最低要求和较高要求。

（1）筛查抗体

成熟 B 系肿瘤:CD5、CD10、CD19、CD20、κ 和 λ。

成熟 T/NK 系肿瘤:CD2、CD3、CD4、CD5、CD7、CD8 和 CD56（如果 CD4/CD8 双阳,还要求做 TdT 和 CD1a)。

浆细胞肿瘤 / 疾病:CD19、CD38、CD56、CD138、ck 和 c。

（2）确定性抗体

成熟 B 系肿瘤:基础标志包括 CD5、CD10、CD19、CD20、CD23、CD79b,或者 CD22、CD103、κ、FMC7、ki67 等;选做标志包括 CD25、CD11c、CD38、CD43、CD49d、CD81、CD138、CD180、CD200、CD305、Bcl-2、CyclinD-1、IgM 和 ZAP70,CD10⁺ 建议加做 TdT 和 CD34。如果有浆细胞分化,需要加做浆细胞相关标志。

浆细胞肿瘤 / 疾病:基础标志包括 CD19、CD20、CD38、CD56、CD138、cκ、cλ、κ 和 λ;选做标志包括 CD9、CD22、CD27、CD28、CD33、cCD79a、CD81、CD117、CD229、HLA-DR、cIgM 和 ki67。

成熟 T/NK 系肿瘤:基础标志包括 CD2、CD3、CD4、CD5、CD7、CD8、CD10、CD26、CD30、CD56、CD57、TCRγδ 和 ki67;选做标志包括 TCRαβ、TdT、CD1a、CD16、CD25、CD45RA、CD45RO、CD52、CD94、CD99、CD103、CD117、CD158a、CD158b、CD158e、CD161、CD279（PD1)、颗粒酶 B、穿孔素和 FOXP3。

（二）正常淋巴细胞的表达标志

1. B 淋巴细胞免疫表型　泛 B 标志包括 CD19、cCD79a 和 CD22（PE 或者胞质)。原

始阶段标志包括 TdT、CD34 和 CD10,且属于强表达。随着细胞成熟,TdT 和 CD34 表达消失,CD10 减弱直至消失,同时 CD20 和 cIgM 出现并逐渐表达增强。CD9、CD38 的表达与 CD10 几乎同步。成熟阶段的 B 细胞还表达 CD79b,CD180,膜轻链 κ 或者 λ(两者比值为 0.5～2.0)。B 细胞全程表达 HLA-DR。

2. T 淋巴细胞免疫表型　泛 T 标志包括 cCD3、CD7、CD2 和 CD5。原始阶段标志包括 TdT、CD34 和强表达(bright, bri)CD99。胸腺皮质阶段的 T 细胞表达 CD1a,CD4 和 CD8 同时表达(即双阳性),T 细胞受体(T cell receptor,TCR)弱表达(dim)。成熟 T 淋巴细胞根据 TCR 的表达分为 TCR$\alpha\beta^+$ T 细胞和 TCR$\gamma\delta^+$ T 细胞两个亚群,TCR$\alpha\beta^+$ T 细胞占 T 细胞的 90%～95%;TCR$\gamma\delta^+$ T 细胞占 T 细胞的 5%～10%,不过存在人种差异,一般东方人 TCR$\gamma\delta^+$ T 细胞比例相对偏高,甚至有的正常人可以达到 T 细胞的 20% 以上,尤其是病毒感染和某些治疗后。T 细胞尤其 TCR$\alpha\beta^+$ T 细胞主要包括 CD4$^+$/CD8$^-$ 和 CD4$^-$/CD8$^+$ 两群,还有少量 CD4$^-$/CD8$^-$ 和 CD4$^+$/CD8$^+$ 细胞。TCR$\gamma\delta$ 亚群一般不表达 CD4,部分表达 CD8^{dim},部分 CD8 阴性。

3. NK 细胞免疫表型　正常 NK 细胞分为两个亚群:CD56^{dim}/CD16^{bri} 群和 CD56^{bri}/CD16$^-$ 群。前者主要为细胞毒性活性群,产生细胞因子的能力差,常有杀伤细胞免疫球蛋白样受体(killer cell immunoglobulin like receptors,KIR)表达,后者正相反。正常 NK 细胞表达 CD56、CD16(90%～95% 细胞为 CD56^{dim}/CD16$^+$,5%～10% 细胞为 CD56^{bri}/CD16$^-$)、CD2、CD7、CD161、CD94,CD56^{dim}/CD16$^+$ NK 细胞分散表达 KIR 和 CD159 系列。部分弱表达 CD8,少量表达胞质 CD3,但是活化的 NK 细胞可以表达胞质 CD3,不表达 ki67、CD5、CD4、胞膜 CD3、TCR。

4. 浆细胞免疫表型　正常浆细胞是终末分化的 B 细胞。和成熟 B 细胞共有的免疫学标志有 CD19、cCD79a、CD229。正常浆细胞表达 CD38、CD138、CD27、CD229,弱表达 CD45、CD19、cCD79a,胞质免疫球蛋白 cκ/cλ 比值在 0.5～3(大于 10 或者小于 1/4 为单克隆性,>4 或者<1/3 可疑异常)。不表达膜免疫球蛋白、CD56 和其他 B 系、髓系标志。前向角光散射(forward scatter,FSc)和侧向角光散射(side scatter,SSc)略大于淋巴细胞。与 B 细胞的鉴别方法是,浆细胞表达 CD38^{bri}、CD138,不表达 CD22、CD79b、CD20、CD180,CD45 表达减弱,不表达或者弱表达 HLA-DR;B 细胞表达膜轻链,而正常浆细胞一般不表达膜轻链(少数情况下可以表达),多克隆表达胞质轻链。

(三)临床常见成熟淋巴细胞肿瘤的免疫表型

1. 免疫分型判断恶性疾病的依据　正常淋巴细胞的各亚群比例分布和表达存在较大共性,流式细胞术免疫分型检测淋巴肿瘤主要是根据与正常细胞相比,出现多种数量和表达标志的变化来诊断疾病。主要有以下 3 方面依据。

(1)抗原表达异常。如与正常该阶段细胞相比,抗原表达强度改变,如表达过强、过弱或者正常应该表达的抗原丢失;表达其他系列抗原;出现正常细胞不能表达或者极少表达的标志;物理性质(细胞大小或者颗粒性)发生变化;原本表达异质性的抗原,变得表达均匀一致。

(2)正常标本中罕见的细胞比例明显升高,要注意排除肿瘤。

(3)成熟淋巴细胞出现单克隆性。B 细胞单克隆表达膜免疫球蛋白轻链,如只表达 κ 或者 λ,或者成熟 B 细胞不表达任何轻链;浆细胞单克隆表达胞质免疫球蛋白轻链,如只表达

cκ 或者 cλ，或者不表达任何胞质轻链；NK 细胞单克隆表达 KIR；TCRαβ⁺ T 细胞单克隆表达 TCRVβ（某 TCRαβ⁺ T 细胞亚群中，某单一 Vβ 抗原表达率高达 40%～50% 以上，或者检测的所有 24 个 Vβ 抗原总和不足 30%）。

2. WHO 诊断标准中常见成熟淋巴细胞肿瘤的免疫学表达

（1）成熟 B 淋巴细胞和浆细胞肿瘤：成熟 B 淋巴细胞肿瘤表型为成熟淋巴细胞（即表达成熟 B 细胞标志和膜免疫球蛋白），没有不成熟标志（如 TdT、CD34 或者 CD45 弱表达）。主要包括慢性淋巴细胞白血病（CLL）和其他 B 细胞淋巴瘤，广义的成熟 B 淋巴细胞肿瘤还包括浆细胞肿瘤。肿瘤性成熟 B 细胞与正常成熟 B 细胞的鉴别包括：①免疫球蛋白轻链限制性；②异常抗原表达（如异常表达 CD5、CD23、CD10、CD103、ki67 等，或者正常表达标志的表达强度异常）。肿瘤性浆细胞与正常浆细胞的鉴别包括：①胞质免疫球蛋白轻链限制性；②异常抗原表达（如异常表达 CD56、CD117、CD28、CD33、CD13 等，丢失 CD45、CD19、CD27、cCD79a 等，或者正常表达标志表达强度异常如 CD229 表达增强、CD38 表达减弱等）。表 19-2 列举了常见成熟 B 淋巴细胞和浆细胞肿瘤的主要表达标志。

表 19-2　常见成熟 B、浆细胞肿瘤表型特点

肿瘤	sIg; cIg	CD5	CD10	CD23	CD103	Bcl-2	CyclinD1
CLL/ SLL	Dim+; +	+	−	+	−		−
LPL	+/−; +						−
脾 MZL	+; +						−
HCL	+; +	−		−	+		+/−
浆细胞瘤	−; +	−	−/+	−	−		−/+
MALT	+; +		−		−/+		−
FL	+; +	−	+/−	−/+		+	−
MCL	+; +	+					+
DLBCL	+/−; +	−/+	−/+	−	−	−/+	
BL	+; +	−	+	−	−	−	−
PLL	Dim/+; +	+/−		+/−			

注：+.>90%；+/−.>50%；−/+.<50%；−.<10%

在表 19-2 中，CLL 即 chronic lymphocytic leukemia，慢性淋巴细胞白血病；SLL 即 small lymphocytic lymphoma，小淋巴细胞淋巴瘤；LPL 即 lympho plasmacytic lymphoma，淋巴浆细胞淋巴瘤；MZL 即 marginal zone lymphoma，边缘带淋巴瘤；HCL 即 hairy cell leukemia，毛细胞白血病；MALT 即 extranodal marginal zone lymphoma of mucosa-associated lymphoid tissue，黏膜相关淋巴组织结外边缘带淋巴瘤；FL 即 follicular lymphoma，滤泡淋巴瘤；MCL 即 mantle cell lymphoma，套细胞淋巴瘤；DLBCL 即 diffuse large B cell lymphoma，弥漫大 B 细胞淋巴瘤；BL 即 Burkitt lymphoma/ leukemia，Burkitt 淋巴瘤 / 白血病；PLL 即 prolymphocytic leukemia，幼淋巴细胞白血病。

为了方便诊断，临床上经常根据 CD5 和 CD10 的表达情况，将成熟 B 淋巴细胞肿瘤分组。CD5⁺/CD10⁻ 常见肿瘤有：CLL、MCL、CD5⁺ 的 DLBCL；CD5⁻/CD10⁺ 的常见肿瘤主要有：FL、BL、CD10⁺ 的 DLBCL，少数情况下 HCL 也可以表达 CD10；CD5⁻/CD10⁻ 的常见肿瘤主要有：HCL、MZL、CD5⁻/CD10⁻ 的 DLBCL、CD10⁻FL、CD5⁻MCL；CD5⁺/CD10⁺ 的成熟 B 细胞淋巴瘤并不多见，大约只占成熟 B 淋巴细胞肿瘤的 0.4%，主要有 DLBCL，CD5⁺ FL，CD10⁺ MCL。

（2）成熟 NK/T 淋巴细胞肿瘤：正常成熟 T 细胞表达胞膜和胞质 CD3、TCR、CD5、CD2、CD7，大多数为 CD4 或者 CD8 单阳性细胞，CD4/CD8 比值为 0.5～2.5，有些部位可能某种亚群 T 细胞较多。不同亚群 CD3 表达强度有差别，TCRγδ⁺ T 细胞 CD3 表达最强，其次是 CD4⁺T 细胞，CD8⁺T 细胞表达最弱，但是差别比较细微。因为 T 细胞不是在骨髓内成熟，所以骨髓和外周血中 T 细胞不表达幼稚细胞标志 TdT 和（或）CD34、CD1a，CD99 弱表达或者阴性。

异常成熟 T 细胞表型：丢失 T 细胞抗原（如 CD2、CD3、CD5 或者 CD7）；正常表达的抗原荧光强度改变；CD4 和 CD8 双阳性；CD4 和 CD8 双阴性；异常表达非 T 系抗原 CD13、CD20、CD10、CD19、cCD79a、CD117、CD103 等；正常情况下少量表达或者不表达的抗原出现一致性表达：CD30、HLA-DR、CD38、CD25、CD57、CD56、CD16、ki67、CD69 等；正常情况下弱势细胞群比例明显增多并出现异常表达；TCRVβ 出现单一性表达（根据异常表型设门后某 TCRαβ⁺ T 细胞亚群超过 40%～50%。文献报道，如果以 40% 为界，检测淋巴瘤的灵敏度为 93%，特异性为 80%；如果以 60% 为界，检测淋巴瘤的灵敏度为 81%，特异性 100%）或者检测的 24 个抗体表达量之和明显减低（根据异常表型设门后 24 个亚群之和 <30%）。需要注意的是，T 细胞是免疫细胞，受到其他因素如感染、自身免疫病、药物、毒物等影响，会出现某一亚群细胞反应性增生，某些标志发生荧光强度改变，因此需要结合临床和其他实验室检查鉴别反应性 T 细胞和肿瘤性 T 细胞。

异常 NK 细胞表型：正常 NK 细胞表达的抗原（CD16、CD56、CD2、CD7、CD94、CD161）减弱或者丢失；正常 NK 细胞部分表达 CD8ᵈⁱᵐ，NK 细胞肿瘤时，可能会一致性表达 CD8，或者获得 CD5；异常表达 ki67；单一性表达某种 KIR 或者检测的几种 KIR 亚群抗体均不表达；与其他 NK 细胞肿瘤相比，惰性 NK 细胞大颗粒淋巴瘤除了表达 CD56 以外，还经常表达 CD57，病程类似 T 细胞大颗粒淋巴瘤。但是需要注意的是，单独丢失 CD8 或者 CD2、CD7、CD161，或者获得 CD5 等不能证明恶性；因此有时候单纯靠流式很难证明恶性 NK 细胞肿瘤。表 19-3 列举了常见成熟 NK/T 淋巴细胞肿瘤的免疫表型。

在表 19-3 中，T-PLL 即 T-prolymphocytic leukaemia，T 细胞幼淋巴细胞白血病；T-LGLL 即 T-cell large granular lymphocytic leukemia，T 细胞大颗粒淋巴细胞白血病；ATLL 即 adult T-cell leukaemia/lymphoma，成人 T 细胞白血病 / 淋巴瘤；AgNK 即 aggressive NK cell leukaemia，侵袭性 NK 细胞白血病；EATL 即 enteropathy-associated T-cell lymphoma，肠病相关 T 细胞淋巴瘤；HSTL 即 hepatosplenic T-cell lymphoma，肝脾 T 细胞淋巴瘤；SPTCL 即 subcutaneous panniculitis-like T-cell lymphoma，皮下脂膜炎样 T 细胞淋巴瘤；MF 即 mycosis fungoides，蕈样真菌病；SS 即 Sézary syndrome，Sézary 综合征；AITL 即 angioimmunoblastic T-cell lymphoma，血管免疫母 T 细胞淋巴瘤；ALCL 即 anaplastic large cell lymphoma，间变大细胞淋巴瘤。

表 19-3 常见成熟 NK/T 细胞淋巴瘤免疫表型

	CD3	CD4	CD8	CD7	CD5	CD2	CD30	CD25	CD56	CD16	CD57	CD10
T-PLL	+	+	+/-	+	+	+	-	-	-	-	-	-
T-LGLL	+	-/+	+/-	-/+	-/+	+	-	-	-	+	+	-
ATLL	+	+	-	+	+	+	-/+	++	-	-	-	-
AgNK	-	-	-/+	-/+	-	+	-	-	+	-	-	-
NK/T 淋巴瘤,鼻型	-/+	-	-/+	-/+	-	+	-	-	+	-	-	-
EATL	+	-	-/+	+	-	+	-/+	-/+	-/+	-	-	-
HSTL	+*	-	+/-	-	-	+	-	-	-	-	-	-
SPTCL	+	-	+	+	+	-/+	-	-	-	-	-	-
MF/SS	+	+	-/+	-/+	+	+/-	-	-	-	-	-	-
AITL	+	+	-	+	+	+	-	-	-	-	-	+/-
PTCL, NOS	+	+/-	-/+	-/+	-	+/-	-	-/+	-	-	-	-
ALCL ALK+	-/+	+/-	-/+	-	+/-	+/-	++	++	+/-	-	-	-
ALCL ALK-	+/-	+/-	-/+	-/+	+/-	+/-	++	++	+/-	-	-	-

注: *.TCRγδ+

(四) 淋巴瘤的单克隆性判断

1. B 细胞的轻链限制性　　正常 CD20+ 成熟 B 细胞必有轻链表达,或者表达 κ 或者表达 λ,两者比值接近 1(多数在 0.5~2)。发生成熟 B 细胞肿瘤时,因为大多数病例是一群单克隆细胞的增殖,因此一般都会出现轻链限制性表达,即单一性表达 κ 或者 λ,或者均不表达。但是关于 κ/λ 比值超过什么范围定义为轻链限制性,存在较大争议。目前大多数定义为:①κ:λ>3:1 或者<0.3:1;②或者 25% 以上的成熟 B 细胞不表达或者低水平表达膜免疫球蛋白。其实如果能够精确设门,肿瘤细胞均为单一性表达 κ 或者 λ,或者均不表达。之所以会出现其他轻链的表达,是因为有些正常的 B 细胞混杂其中,所以 B 细胞群 κ/λ 比值取决于肿瘤与正常细胞比例。但是如果做不到精确设门,使用>3,<1/3 可能有助于提示。

因此判断轻链限制性要注意下述问题:多克隆正常 B 细胞群可能会掩盖小量克隆性 B 细胞群;罕见的情况下,存在两群不同轻链限制性的肿瘤细胞群,导致整体的 κ、λ 轻链表达趋于平衡;敏感的方法是根据表型设门分别评价,但是并非所有的肿瘤细胞都有轻链限制性以外的异常表达标志,所以有时候需要使用 CD19、CD20、CD22 等这些 B 细胞标志的强度联合 FSc 和(或)SSc 进行精确设门;单克隆细胞或者轻链限制性细胞群≠肿瘤,有时候反应性增生的寡克隆细胞可以呈轻链限制性,或者某些特殊部位的细胞会有异于血液标本的异常表达,如生发中心 B 细胞可以表达 CD10,弱表达免疫球蛋白。

2. 浆细胞的轻链限制性　　典型的浆细胞肿瘤轻链限制性表达胞质免疫球蛋白(胞质 κ/λ 比值大于 10 或者小于 1/4 为单克隆性,>4 或者<1/3 可疑异常),大多数不表达膜免疫球蛋白。因为流式标本中,多种影响因素造成浆细胞经常比例偏低,因此需要设门判断胞质轻链的表达。由于灵敏度和特异性的原因,常用 CD38 和 CD138 两种抗原一起识别浆细胞。CD38 灵敏度高,但是特异性差,还见于增生的 B 淋巴祖细胞(hematogones)、一些成熟 B 细胞、活化 T 细胞、髓细胞,一般情况下,其他细胞的 CD38 表达强度都不如浆细胞,但是有的

浆细胞肿瘤 CD38 表达强度减弱,因此需要结合 CD45、CD138 等标志一起设门。CD138 见于浆细胞和一些转移癌细胞,后者弱表达。文献报道的浆细胞 CD138 表达率差别很大,可能与使用的抗体克隆及荧光素有关。

3. T细胞的单克隆性检测 TCRαβ⁺ T 细胞的克隆性可以通过 TCRVβ 受体库免疫表型分析来评价。目前大多数使用的是 TCRVβ 抗体试剂盒,包括 24 个针对不同 TCRVβ 亚类的抗体。原理是大多数正常和肿瘤性 T 细胞都是 TCRαβ⁺ T 细胞,细胞表面表达某种 β 链。目前已经定义出正常 CD4⁺ 或者 CD8⁺ T 细胞的 TCRVβ 亚类,覆盖 70% 的 Vβ 区。克隆性 T 细胞群会出现相同的或者单克隆性的 Vβ 表达:出现单一性表达(根据异常表达设门后某亚群超过 40%～50%)或者检测的 24 个抗体表达量之和明显减低(设门后 24 个亚群之和 <30%)。

4. NK 细胞的单克隆性检测 有些受体调节 NK 细胞对靶细胞的识别,根据编码的基因家族,这些受体大致分为两类:KIRs 和 CD94/NKG2 复合物。KIRs 有希望作为 NK 细胞克隆性的标志,因为正常 NK 细胞表达一系列不同的 KIRs(可以出现双阳性),表达很稳定并且可以维持很多代。而克隆性 NK 细胞限制性表达 KIR,一般临床使用 CD158a、CD158b、CD158e 三种抗体,限制性表达 KIRs 包括:异常一致性表达单一 KIR 亚型,伴有或者不伴有其他 KIR 亚型;或者不表达所有检测的 KIR 亚型。正常 NK 细胞表达 CD94/NKG2A 和 CD94/NKG2C 异二聚体。慢性 NK 细胞增殖性疾病的 NK 细胞绝大多数只强表达 CD94/NKG2A,不表达 NKG2C。KIR 和 CD94/NKG2 表达的稳定性对于鉴别诊断一过性 NK 细胞扩增和慢性 NK 细胞增殖性疾病(NK-CLPD)非常重要,大多数 NK-CLPD(文献报道 91%)都有明显稳定的异常 NK 细胞表型,即随访 3 个月到 6 个月,依旧是相同的单克隆性。在反应性情况下,如自身免疫病、病毒感染、化疗后、干细胞移植后,可以发生细胞毒性 T 细胞和 NK 细胞的一过性寡克隆扩增,KIR 和 CD94/NKG2 有助于鉴别反应性扩增和 T-LGLL 与 NK-CLPD 的克隆性扩增。

第二节 流式细胞术检测方法

一、4色流式与多色流式

20 世纪 70 年代,美国 BD 公司和斯坦福大学联合研制出第一台商品化流式细胞仪,开创了临床免疫学检测的新纪元。此后流式细胞仪和抗体不断进展,出现了一个又一个的里程碑事件:20 世纪 80 年代末 Loken 发表了血细胞各发育阶段的主要表达标志,为流式细胞术进入血液肿瘤临床检测提供了可行性;20 世纪 90 年代流式细胞术检测进入临床诊断领域,并很快开始使用 CD45/SSc 设门检测血液病;21 世纪初普遍开展了 4 色流式细胞仪的临床检测;2004 年左右几家流式细胞仪的生产商开始推出多色流式,进一步扩宽了流式细胞术的检测领域。

所谓几色流式,是指流式细胞仪最多能够识别多少个不同波长的荧光素发出的光,换句话说,就是最多能够同时检测多少个不同荧光素标记的抗体。因为 4 色流式基本上可以完成常见肿瘤的检测,因此 4 色是个分水岭;而同时检测的荧光标志越多,可以使用的设门抗体越多,组合也就越多,检测灵敏度越高,所以对于肿瘤细胞比例低、存在大量正常细胞背景、两种或者两种以上肿瘤细胞并存等情况下,多色流式更加占优势。

成熟淋巴细胞肿瘤的检测与急性白血病有很大不同,由于下述原因,淋巴瘤的检测难度相对较大,多色流式的优势也更加明显。

(一)取材方面

急性白血病绝大多数是循环系统肿瘤,取材方便;而成熟淋巴细胞肿瘤很多是局灶性病变,有时候取材不易,如淋巴结比较小,或者位置比较深或者为肝脾大,有的甚至发病隐匿,很难找到病灶。以前因为流式检测技术不成熟,只有淋巴瘤发展到 4 期,广泛累及骨髓的时候才检测,现在多色流式技术快速发展,设门和检测水平提高,流式细胞术检测淋巴瘤成为常用的技术之一。除了淋巴结或者局部肿物切除后,在做病理的同时做免疫分型检测以外,取材也开始多样化,只要有活细胞的标本都可以做流式细胞术免疫分型检测。如一般医院都会在早期就评估骨髓或者外周血的累及情况;对于最初没有明确淋巴瘤诊断,表现为噬血综合征、不明原因发热、局部包块、胸腔积液或腹水的时候,会首先采集骨髓、外周血、脑脊液、胸腔积液、腹水等液体标本进行流式细胞术检测;深处淋巴结或者纵隔后肿块也可以细针穿刺取材,做免疫分型。这些技术的采用,很大程度上提高了淋巴瘤的检测灵敏度,对于早诊断早治疗起到极大的推进作用。

(二)正常细胞的干扰

急性白血病因为肿瘤细胞比例较高,正常细胞干扰比较少,多数情况下对于设门和抗体组合的选择要求不高,4 色流式即可完成检测。而淋巴瘤因为检测标本多样性,有些标本中可能肿瘤细胞比例很低,存在大量正常淋巴细胞的干扰;加上 CD45 和 SSc 与正常细胞差别不大,多数情况下不能使用 CD45/SSc 设门,而需要靠两个或者两个以上标志来设门;并且表达多样,很多情况下很难固定设门。因此对多色流式和抗体组合要求很高,甚至需要个体化的设门和抗体组合。

二、主要试剂和抗体组合

由于很多标本中,淋巴瘤的肿瘤细胞比例低或者存在大量反应性细胞,或者存在两群肿瘤细胞等,对于流式检测要求很高。所以选择恰当的荧光标记抗体,优化抗体组合,对于提高检测的灵敏度、特异性至关重要。

(一)免疫荧光标记的选择

仪器型号决定了可以使用哪些荧光素标记的抗体。为了灵敏、特异地检测每个抗原,在选择抗体和荧光标记时,需要做一些权衡。选择时需要考虑的主要决定因素包括:①荧光素强弱;②单个细胞上的抗原表达量;③标志的权重,尤其是低频细胞标志、系别标志、重点观察的标志,一般会选择相对比较强的荧光素分子标记的抗体。

1. 荧光素强弱 每种荧光素有不同的相对强度,同种抗体使用不同荧光素标记时,检测出的荧光强度不同。虽然在不同机型的流式细胞仪上有一些差别,但是大致情况如下:4 色流式,如 BD 公司的 FACS Calibur 等,PerCP<FITC<APC<PE;8 色流式,如 BD 公司的 FACS Canto Ⅱ等,APC-H7<V500<PerCP<APC-Cy7<FITC<V450<PE-Cy7<APC<PE。

2. 抗原密度 抗原密度是指单个细胞上、某种抗原分子分布的密度,反映该抗原的表达水平或表达量。单个细胞上,各种抗原分子的表达水平不同,这种差异与细胞上该分子的数量呈正相关。因此,有些抗原密度高的标志,如成熟 T 细胞的 CD45、CD3、CD8,我们习惯性称为强表达抗原,反之称为弱表达抗原。此外,抗原表达也会随着细胞活化水平、功能差别、细胞发育程度等而改变。如骨髓的 B 细胞发育过程中,随着细胞成熟,CD10 的表达由强变弱最终消失;T 细胞活化后,CD38、CD25、HLA-DR、CD69 等标志表达会上调。

3. 抗体克隆的影响 有些特殊抗体,由于不同厂家提供的克隆不同,其检测效果也不同。这种情况主要与来源的杂交瘤细胞克隆有关,如 TdT、CD16、κ/λ、CD138 等,即便是相同荧光染料标记的抗体,由于克隆号不同,荧光染色效果可能存在差异。因此 Euroflow 于 2012 年提出一些抗体选择的推荐意见:如胞质 CD3 抗体建议选择 UCTH1 克隆,胞质与胞膜 κ/λ 选择兔抗人多克隆抗体,TdT 选择 HT-6 或 TdT-6 克隆抗体,CD16 抗体选择 CLB-Fc-gran/1 5D2 克隆(该抗体在我国使用者少,不易找到,3G8 克隆抗体也可以代替使用)。

4. 选择荧光标记抗体的原则 因为细胞上抗原密度存在差异,抗体的重要性各不相同,为了达到最佳检测效果,免疫分型抗体荧光标记的选择一般遵循下述原则:①均衡的原则。一般情况下,抗原密度高的标志选择弱荧光素标记的抗体,抗原密度低的标志选择强荧光素标记的抗体。②优先的原则。观察异常表达需要有一定的强度范围,所以重点标志选择强荧光素、低频细胞与特殊细胞表达抗原限制较多,优先占据特定荧光标记。③强表达抗原尽量不选在溢出过多的通道。④如果一个细胞上表达多种抗原,尽可能将识别这些抗原的抗体分配到不同激光激发的通道;尽量避免使用串联 / 复合染料(tandem-dye)标记这些抗原,或者选用更稳定的串联 / 复合染料。

(二)抗体组合的设计

不同的抗体组合会直接影响检测效率,甚至可能产生不同的结果和判断。因此,设计合理的抗体组合对于临床诊断至关重要,是准确进行流式细胞分析的重要前提之一。

1. 抗体组合设计原则 由于疾病的多样性和肿瘤细胞表型的不可预知性,没有一种抗体组合是完美的,淋巴瘤的检测尤其如此。只要能够覆盖绝大多数病种,不漏掉高频肿瘤细胞,就是相对合理的抗体组合。在设计抗体组合时应考虑以下因素。

(1)标本类型:不同的标本类型可能对抗体组合的设计有一定影响。如骨髓因为含有多种类型细胞,因此选择抗体组合需要整合多种因素;而脑脊液细胞数量少,对亚型检测的要求减低,加上胞质抗体操作复杂,一般用胞膜抗体代替胞质抗体。

(2)患者临床信息:患者的年龄、病史、体征及其他实验室检查如骨髓涂片检测、全血细胞分析等,对于选择适当抗体组合有一定帮助。如骨髓涂片检查是血液系统肿瘤诊断最基本的检查技术。有些医院设置的实验室可以先使用形态学进行筛查,然后根据初步印象选择抗体组合(panel)进行免疫分型检测,但是由于形态学的一些局限性和主观性,加上有些实验室形态和流式标本不同步,这一步骤并非流式免疫分型诊断时抗体选择的必需步骤。

(3)免疫标志的选择:使用免疫标志设计抗体组合一般遵循下述原则。①平衡的原则:即之前所述的高表达抗原选择弱荧光素标记的抗体,低表达抗原选择强荧光素标记抗体,低频、重要的标志选择强荧光素,尽量避免选择串联 / 复合染料;②每管都应该标记至少一个靶细胞共同表达抗原,即设门抗体,有时候设门抗体不止一个;③某系伙伴(对立)抗原与系别相关抗原组合在一起,如 CD4/CD8/CD3、κ/λ/CD19 和(或)CD20、cκ/cλ/CD19/CD138 等。

(4)抗体组合试验:在各种荧光素标记的抗体组合应用之前,必须将每种抗体单独应用和组合应用的结果进行比较,只有这种组合显示出与单独应用时无差别的结果时,这种组合才能应用于多色分析中,否则慎用。此外,还应注意抗体的稀释度和抗体滴定问题。

2. 一步法还是两步法　因为各个实验室使用的仪器、软件、抗体存在很大差异,国内外各种权威组织多数只是规定了筛查抗体,很少针对抗体组合提供意见,直到2012年欧洲流式联盟的方案出台,才提供了抗体的荧光素及组合信息。免疫表型分析的抗体组合设计分为一步法与两步法。

(1)一步法:即采用统一的Panel,一次做完所有的抗体。

该方法的优点:①节省时间,适合于人员少、工作量大的实验室;②标准化,便于数据统计和将来的信息挖掘利用;③对于初学者来说,如果选择合理的Panel,可以最大限度防止漏诊。

该方法的缺点:①使用抗体数量较多,患者经济负担较重;②对于Panel的设计要求极高,如果考虑不周全有漏诊危险;③多数情况下使用的抗体全而不精,只能确定系别和阶段,很难做出具体的亚型分析,并且可能缺乏鉴别诊断和白血病相关免疫表型信息、预后相关信息;④很难覆盖所有疾病,尤其是比例低或者表达标志少、与正常细胞表达标志重叠性高的肿瘤,如成熟T细胞淋巴瘤,仍然不能排除漏诊情况;⑤如果是根据临床资料和形态学等为依据,选择抗体组合,可能存在临床和形态资料不准确导致使用错误的抗体组合。

(2)两步法:先根据临床资料或者其他实验室信息,使用相关标志进行筛查,然后根据第一步的筛查结果,再设计第二步需要使用的荧光素标记抗体。

两步法的优点是针对靶细胞选择合适的抗体及设门方法,舍弃不必要或者不重要的抗体,即可以使用有限的抗体得出全面的信息。

缺点:①所需时间较长,报告的回报时间延长;②增加工作量,尤其是第一步没有筛查出来的时候,可能需要第三、四步,甚至更多步;③抗体组合的个体化导致统计数据相对困难;④因为该方法是在筛查的基础上进行,经验不足的实验室,如果最初判断错误,可能会浪费标本和抗体,尤其是标本量少的情况下,导致出不来结果;⑤可能会出现漏诊和误诊,尤其是在遇到两个及两个以上肿瘤克隆的情况下。

在设计方案的时候,一般一步法要求全,两步法要求精。

(三)常用的抗体组合

1. 欧洲流式联盟的成熟淋巴细胞肿瘤检测抗体组合

2012年欧洲流式联盟提出一些常用的两步法抗体组合。下面就分别进行介绍,供读者在设计抗体组合时参考。

(1)筛查管

1)淋巴系筛查管抗体组合:CD4[+] CD20 PacB/CD45 PacO/CD8[+] λFITC/CD56[+] κPE/CD5 PerCP-Cy5.5/CD19[+] TCRγδ PE-Cy7/CD3 APC/CD38 APC-H7。

2)淋巴细胞少量样本筛查管抗体组合:CD20 PacB/CD45 PacO/CD8[+] λ FITC/CD56[+]-κ PE/CD4 PerCP-Cy5.5/CD19 PE-Cy7/CD3[+]CD14 APC/CD38 APC-H7。

3)浆细胞疾病检测管抗体组合:包括两管。组合1:CD45 PacB/CD138 PacO/CD38 FITC/CD56 PE/β_2 micro PerCP-Cy5.5/CD19 PE-Cy7/cκ APC/cλ APC-H7;组合2:CD45 PacB/CD138 PacO/CD38 FITC/CD28 PE/CD27 PerCP-Cy5.5 /CD19 PE-Cy7/CD117 APC/CD81 APC-H7。

(2)确定管

1)B-慢性淋巴细胞增殖性疾病确定性抗体组合见表19-4。

表 19-4　欧洲流式联盟 B- 慢性淋巴细胞增殖性疾病确定性抗体组合

荧光标志	FITC	PE	PerCP-Cy5.5	PE-Cy7	APC	APC-H7	PacB	PacO
管 1	CD23	CD10	CD79b	CD19	CD200	CD43	CD20	CD45
管 2	CD31	CD305	CD11c	CD19	SmIgM	CD81	CD20	CD45
管 3	CD103	CD95	CD22	CD19	CD185	CD49d	CD20	CD45
管 4	CD62L	CD39	HLA-DR	CD19	CD27		CD20	CD45

B-CLPD 中大多数有特殊免疫表型，可以通过流式细胞术初步判断亚型；有的缺乏特异性标志，流式细胞术只是用来判断肿瘤的系别和阶段，亚型诊断需要结合其他实验室检测。

虽然 CD19 和 CD20 在成熟 B 细胞肿瘤中表达率很高，但是仍存在其中之一丢失或者减弱的情况，故单一使用泛 B 标志都无法覆盖所有 B-CLPD。而 CD19、CD20 均不表达的 B-CLPD 不足 0.5%，所以该抗体组合使用 CD19、CD20、CD45 作为骨架，可以覆盖绝大多数未用过 CD19、CD20 单克隆抗体药物和针对这两种标志的细胞治疗的病例。

欧洲流式联盟 2012 年版抗体组合中没有包括 CD25，该抗原在 B-CLPD 中，主要和 CD103、CD11c、CD123 联合使用，鉴别 HCL 和变异性 HCL，前者阳性，后者阴性。他们舍弃这个标志的依据是，他们认为变异性 HCL（HCL-v）非常罕见，如果需要鉴别，可以加做。Bcl-2 也没有被纳入抗体组合，该标志主要用于鉴别 CD10⁺ B-CLPD，Burkitt 淋巴瘤时不表达或者低表达，其他 B-CLPD 时较高表达，但是因为有其他更有效的标志进行诊断，加上该标志对于抗体克隆要求较高，有些实验室检测效果不理想，所以方案中舍弃。虽然 ZAP70 与 CLL 预后相关，但因为技术问题没有被纳入抗体组合。

欧洲流式联盟认为，CD20、CD45、CD19、CD5、CD38、CD23、CD10、CD79b、CD200、CD43 这 10 个标志可以有效鉴别 CLL 与其他 B-CLPD。CD305 是以前较少使用的标志，在 HCL 高表达，部分 CLL、DLBCL、MCL、MZL 和健康人有弱表达。最近研究发现，CLL 患者中 CD305 的表达与 CD38 呈负相关，在初诊病例中表达是预后较好的独立预后因素。

对于欧洲流式联盟的方案，我国的实验室最好不要全盘照搬。①能够做到如此多标志的实验室并不多。②筛查管使用了两个标志占有一个通道的情况，8 色流式本身就容易有抗体选择、补偿、荧光强度等因素的干扰造成的假象，少数情况下甚至有串系表达的情况，都会给检测带来困难。③ki67 的表达与淋巴瘤的侵袭性有关，其在判断 B-CLPD 的侵袭性方面，灵敏度和特异性都优于 CD38。虽然欧洲流式联盟的抗体组合里面没有纳入这个抗体，建议实验室还是应该做。④需要注意的是，因为 CD10 可以见于生发中心来源的 B-CLPD，也可以见于 B-ALL/LBL，少数情况下后者可以限制性表达膜轻链，因此 CD10⁺ B-CLPD 建议加做 TdT 和 CD34。⑤该方案中没有纳入 CD138，在临床提示或者检测中发现有浆细胞分化的可能性时，建议做 cκ/cλ/CD19/CD138。

2）T- 慢性淋巴细胞增殖性疾病确定性抗体组合见表 19-5。

该抗体组合使用 CD4、CD8、CD3、CD45 作为骨架。CD26 和 CD28 是检测 Sézary 综合征的有效标志，该亚型的典型表型为 CD2^{dim}/CD4^{dim}/CD3^{dim}/CD26⁻/CD28⁺。CD30 主要见于系统性 ALCL 和原发皮肤 CD30⁺ T-CLPD。cTcl1 主要见于 T-PLL，表达率为 70%～80%。CD11c、CD16、CD57、CD94、颗粒酶 B 和穿孔素主要用于识别 T-LGLL。CD10 和 CD279 主要用于检测 AITL。CD25、HLA-DR 主要见于 CD4⁺ 的 ATLL。

表 19-5 欧洲流式联盟 T- 慢性淋巴细胞增殖性疾病确定性抗体组合

荧光标志	FITC	PE	PerCP-Cy5.5	PE-Cy7	APC	APC-H7	PacB	PacO
管 1	CD7	CD26	CD3	CD2	CD28	CD8	CD4	CD45
管 2	CD27	CD197	CD3	CD45RO	CD45RA	CD8	CD4	CD45
管 3	CD5	CD25	CD3	HLA-DR	cTcl1	CD8	CD4	CD45
管 4	CD57	CD30	CD3		CD11c	CD8	CD4	CD45
管 5	胞质穿孔素	胞质颗粒酶 B	CD3	CD16	CD94	CD8	CD4	CD45
管 6		CD279	CD3			CD8	CD4	CD45

实际上,与 B-CLPD 方案相似,欧洲流式联盟方案仅供参考,在国内可能很少有实验室会实行。该方案属于两步法,但是却事先固定了设门方案。使用 CD4/CD8/CD3/CD45 设门成本较高,此外,对于比例比较高的肿瘤覆盖率尚可,但是对于比较低的病例,可能会漏诊。在第一步使用 CD3、CD4、CD8、CD2、CD5、CD7、CD56、CD45 8 色方案做筛查,找到最能够检测出肿瘤细胞的抗体组合,然后使用该组合设门,检测肿瘤细胞的表达可能是更加高效的方案。例如,第一步 8 色筛查发现一群 CD3⁻/CD5⁺ 异常 T 细胞,第二步可以使用 CD3/CD5 设门,分别检测该群细胞的 CD57、CD30、ki67 等标志的表达情况。

3)NK 慢性淋巴细胞增殖性疾病确定性抗体组合见表 19-6。

表 19-6 欧洲流式联盟 NK 慢性淋巴细胞增殖性疾病确定性抗体组合

荧光标志	FITC	PE	PerCP-Cy5.5	PE-Cy7	APC	APC-H7	PacB	PacO
管 1	CD7	CD26	CD3	CD56	CD5	CD19	CD2	CD45
管 2	CD57	CD25	CD3	CD56	CD11c	CD19	CD16	CD45
管 3	胞质穿孔素	胞质颗粒酶 B	CD3	CD56	CD94	CD19	HLA-DR	CD45

该抗体组合使用 CD3、CD56、CD19、CD45 作为骨架,欧洲流式联盟给出的解释是,因为有些异常 NK 细胞可能不表达 CD56。CD5、CD25、CD26 在正常 NK 细胞不表达,但是有些病理状态下可以表达。可疑异常时,可以加做 CD158 系列抗体帮助判断克隆性。

该方案的缺点同之前描述的 T 细胞肿瘤。而在不表达 CD56 的异常 NK 细胞时,使用 CD45 设置淋巴细胞门,选择其中 CD3⁻CD19⁻ 淋巴细胞的方法,如果在淋巴细胞比例不高的时候,或者侵袭性 NK 细胞肿瘤不在淋巴细胞门的时候,不如 CD7 或者 CD2 阳性、CD3 阴性性价比更高。

2. 其他抗体组合 欧洲流式联盟的抗体组合虽然针对大多数病例提供了相对全面统一的方法,但是淋巴瘤种类繁多,加上容易取材的骨髓、外周血、体液等,可能不是主要累及部位,因此使用流式细胞术诊断淋巴瘤是非常复杂的工作,很难在发现肿瘤细胞之前就固定抗体组合。所以临床工作中两步法的第二步应该是相对个体化的。此外,因为淋巴瘤也会存在伴有系表达,如 T 细胞淋巴瘤可能会异常表达 CD20,加上 8 色流式补偿干扰较大,一般实验室最好不要采用欧洲流式联盟的两个抗体使用一个荧光通道的筛查方法。而应该把筛查管改为两管,每个通道都是单一抗体,分别去检测 T/NK 和 B 细胞会比较好。例如,针对发热和肝、脾、淋巴结肿大等怀疑淋巴瘤的病例,第一步使用 κ FITC/λ PE/CD5 PerCP-Cy5.5/CD10 APC/ CD19 PE-Cy7/CD20 APC-Cy7/ CD45 V500, CD2 FITC/CD5 PE/CD3

PerCP/CD7 APC/CD4 PE-Cy7/CD8 APC-Cy7/CD56 V450/CD45 V500 进行筛查,找出可疑细胞群,锁定最能够代表肿瘤细胞的 1～2 个抗体作为确定管的设门方法,如 CD5^{bri}/CD3$^-$/CD2$^+$/CD7$^+$/CD4$^-$/CD8$^-$ 的 T 细胞肿瘤,使用 CD5^{bri}/CD3$^-$ 设门,做之前介绍的确定性抗体,比欧洲流式联盟的既定抗体组合要好。在抗体的选择上,也可以根据情况精简一些。

三、标本处理与荧光标记

(一)标本采集与运输

临床免疫分型可以使用所有含有活细胞的标本,包括外周血、骨髓穿刺液、骨髓活检标本、组织活检物、浆膜液、脑脊液、皮肤、黏膜(内镜活检)、肿物针刺标本等。标本采集后应该立刻在标本管上写明患者姓名和住院号。如果有多种标本,应该写明标本类型。

血液标本可以使用 EDTA 或者肝素抗凝。EDTA 抗凝标本建议采集后 24～48 小时处理。肝素抗凝标本建议 48～72 小时处理。

组织活检标本一般不需要抗凝,放到等渗液中,例如磷酸盐缓冲液(phosphate buffered saline,PBS)、生理盐水或者 1 640 培养液。注意组织标本采集后标本必须立刻浸没在等渗液体中,并且必须当天送到实验室处理,不能存放。

脑脊液(cerebral spinal fluid,CSF)一般不需要抗凝,应该在采集后尽快处理,建议不超过 8 小时。为了尽可能保持细胞活性,建议采集后加入适量血清(2%～10%)。其他体液标本如胸腔积液、腹水、心包积液、尿液等一般不需要抗凝,如果是血性标本,建议使用肝素 1U/ml 抗凝。最好当天处理,不要放置。

所有标本都应该视为有传染性的,标本采集运输及实验室操作人员都要注意操作安全。运输过程中,应该一直保持低温,温度不超过 18℃,也应该避免低于 4℃。

(二)标本接收

实验室收到标本后,先核对申请单与标本的信息,并肉眼观察标本有无凝块、沉淀、溶血或者容器破损等。申请单清楚,与标本一致,肉眼观察无凝血、沉淀、溶血及容器破损,标本量满足实验需求为合格标本,如果不合格标本应通知临床。

液体标本混匀显微镜下计数,并观察细胞活性。组织标本制备成单细胞悬液后计数检测细胞活性。标本中细胞活性不应低于 75%。细胞活性非常重要,因为死细胞可能会与许多抗体非特异性结合,无法得到准确的免疫分型结果。但是低细胞活性不是拒绝标本的绝对理由。组织标本可能会比液体标本活性低。侵袭性淋巴瘤的细胞活性一般比较低,如 Burkitt 淋巴瘤和有些 DLBCL、侵袭性 NK 细胞白血病。如果细胞活性不足 75%,但是标本又不能重新采集,应该在报告异常细胞群的时候,注明细胞活性不佳可能影响检测结果。如果没有发现异常细胞群,而细胞活性小于 75%,最好建议重新采集标本。

(三)标本处理

标本采集、运输、制备的目的是得到单细胞悬液,同时尽可能获得最多量的细胞,保持细胞活性,维持细胞的完整性,避免丢失异常细胞。

1. 细胞计数 操作之前,应该做白细胞计数,有条件的最好做分类,根据细胞计数调整细胞浓度。每管细胞数大约 $1×10^6$ 个。白细胞低的标本可能没有足够的细胞做流式分析,这种情况下需要增加标本量。反之,白细胞增多的标本可能会造成抗体不饱和,导致假阴性结果。

白细胞少的情况下，可能需要加大样本量，但是如果超过 200μl 就需要浓缩标本。先溶解红细胞再进行标记是常用的方法，因为相比密度梯度离心，该法简单、快速、回收率高，还很少丢失特异性细胞群。但是，比例可能会受到影响，因为不是所有的白细胞亚群对溶血方法的耐受性都一样，可能有些细胞会被破坏，有些细胞不易被破坏。

2. 制备单细胞悬液　需将各种标本制备成含有活细胞的单细胞悬液，常用处理方法如下。

（1）骨髓血或静脉血计数后可以直接使用。

（2）体液标本处理。收到标本后立即处理。离心弃上清液，显微镜下判断是否存在有核细胞，根据细胞数加入适量的 PBS，调整细胞浓度为 $1×10^7$/ml 备用。脑脊液等标本如果细胞量极少，根据情况调整总体积为 200～300μl 备用。

（3）组织块样本的处理。收到标本后立即处理。一般使用机械法：剪切组织为小块，加入适量 PBS 研磨成细胞悬液，用 200 目筛网过滤去渣。计有核细胞数，调整细胞浓度为 $1×10^7$/ml。

（4）特殊抗体的标本处理。如果检测抗体为免疫球蛋白相关抗体（胞膜或胞质的重链或轻链抗体），或者血小板相关抗体（CD61、CD41a、CD42b、CD36、CD9 等），或者低频细胞（如 CD34）检测标本中含有大量血小板影响标记，建议使用 3ml ABS（含 2% 白蛋白的 PBS）37℃孵育 5 分钟，离心弃上清液，重复孵育 1 次，洗涤 2 次。然后按照下述步骤进行标记。

3. 细胞膜表面标志染色　多色流式检测时，一管内可以加入不同荧光素标记的抗体，如果均为膜染色抗体，方法如下。

（1）根据确定的染色抗体及组合准备试管，并在试管上做好标记。

（2）在每支试管中加入 $5×10^5$～$1×10^6$ 细胞。

（3）按照说明书在每支试管中加入 5～20μl 不同荧光素标记的抗体，与细胞悬液充分混匀。置室温，避光 15 分钟。

（4）在每管细胞中加入 1× 溶血素（如果是 10× 溶血素，注意使用注射用水配置成 1×）2ml，充分混匀，置室温，避光 10 分钟。

（5）转速 400r/min 离心 5 分钟，弃上清液，混匀细胞。

（6）加入 ABS 2ml 后再混匀，转速 400r/min 离心 5 分钟，弃上清液，混匀细胞。

（7）加 0.5ml 1×PBS 混匀后上机检测。如果不能及时检测，加 0.5ml 1% 多聚甲醛固定，避光密闭 4～8℃保存，待上机检测。

注意：如果非血液标本含有较多红细胞，也要做红细胞裂解。根据情况减少溶血素的量和缩短溶血时间。

如果在染色之前裂解红细胞，需要注意：裂解液可能会破坏细胞的抗原性；为了保证抗体结合的细胞动力学不受影响，需要充分洗涤 2 次，确保完全去除细胞裂解液；裂解液中不能含固定剂成分（如果含有固定剂，会改变细胞活性，做表面标志分析的时候产生可疑结果）。

4. 胞膜和细胞内标志同时染色按照不同厂家的说明书，先标记膜表面抗体，再破膜后进行胞质抗体标记。

四、流式细胞术检测

流式细胞仪由 3 个主要部分组成，即液流系统、光路系统和电路系统（包括计算机），其工作原理可简单概括如下：抗体标记完成后，制备成 0.5ml 左右的单细胞悬液上机。进样针收集样本，在流动室与鞘液汇合，鞘液夹裹的细胞悬液成单个细胞形式经过激光束，激光打在细胞上时，会有直接向前走的小角度散射光 FSc，用于探测细胞大小和体表面积，以及 90°折射光，用于探测细胞的颗粒性和结构复杂性，如果细胞被荧光抗体或者染料标记，荧光分子被激光激发后外层电子进入不稳定的高能状态，回到稳定的基态时会发出光，上述光信号被相应的透镜和滤光片分光、聚焦，引导形成一个个分开的光信号束，并被探测器收集后转变为电信号，进行数字化处理，形成计算机可以识别的信号，计算机软件处理后，就成为我们在屏幕上看到的一个个图像了，而从激光束前走过的细胞已经完成使命，会被收集到机器带的废液桶里。

（一）流式细胞仪的条件设定

我们的操作主要包括仪器的日常维护与质量控制，以及上机获取。

1. 仪器的日常维护与质量控制

（1）每天开机后检查鞘液和废液情况，确定仪器状态稳定。

（2）用新的 PBS 冲洗进样针和管道 5 分钟，点击获取视窗内无非特异性颗粒。

（3）用商业校准微球和相应仪器软件校准 1 次，通过才可进行日常操作，否则应该寻找原因。

（4）使用相应软件和条件获取和分析细胞。

（5）每日操作完成后，使用次氯酸和水冲洗仪器管道各 10 分钟。运行相应的关机程序关机。

2. 条件设定　一般仪器可以通过两种方法控制信号强度：①改变光电倍增管的电压，可以增加或者减小生成信号；②改变电流的扩大倍数，电流倍增可以选择对数或者线性放大，并可以选择不同的增益。调节电压改变的是信号强度，调节增益改变的是标尺范围。

（1）对数扩增与线性扩增：根据要分析的信号强度的变化范围，选择使用线性还是对数扩增。细胞之间信号差别小的，多选择线性扩增，如正常白细胞大小 6～20μm，彼此之间差别不大，所以 FSc 一般选择线性扩增。免疫标志的荧光信号差别很大，所以常使用对数扩增。SSc 选择对数和线性扩增均可。

（2）增益：改变增益可以扩大或者缩小显示的信号区间。对数倍增时的增益常为 3 个对数级全长或者 4 个对数级全长，意思是标尺的顶端代表荧光强度为基值的 1 000 倍或者 10 000 倍。许多流式细胞仪使用包括 10^4 标尺的对数级倍增。还有一些流式细胞仪对数倍增的增益可以由操作者改变，变动范围可能是全长为 10^2～10^7。或者有的仪器软件可以使信号从 10^{-3}、10^{-2} 开始。

（3）道数与电压调节：流式细胞仪上的电信号被分成一些离散的道数（channel），每个道数代表某一特定的光强度。流式细胞仪读出的数字是相对的，可以由操作者调节，而光电倍增管（photomultiplier tube，PMT）电压高低，可以直接影响检测结果。合适的条件是，调节 FSc 和 SSc 的 PMT 大小，让正常标本的粒细胞群位于图片中间，FSc 最小的细胞不能低于阈值。同型对照管 FL 荧光信号从起点开始，不能有落在起点以下的细胞。

（4）阈值：因为流式细胞仪可以检测的范围很宽，加上大多数情况下都不是严格无菌无颗粒操作，所以需要设置电路阈值来排除干扰颗粒。只有信号大于阈值的细胞才能被流式细胞仪收集。最常使用的阈值是 FSc 道数值，即只有 FSc 信号比定义的阈值道数强的细胞才能被流式细胞仪记录。因为碎片和噪声的 FSc 信号比细胞弱，所以使用 FSc 阈值，我们可以避免灰尘、碎片、系统电子噪声引起的问题，使用阈值的时候要小心，阈值水平设置太高会隐藏重要的数据，甚至丢掉细胞。合适的 FSc 阈值是，完全显示出最小的活细胞(有核红细胞和淋巴细胞)，并能够清楚地看到活细胞与噪声之间的界限。

(5) 数据显示：流式细胞仪的数据显示方式包括一维直方图(histogram)、二维点图(dot plot)、二维等高图(contour)、假三维图(pseudo 3D)、三维图和列表模式(list mode)等。

二维点图能够显示两个独立参数与细胞相对数之间的关系。横坐标和纵坐标分别为与细胞有关的两个独立参数，可以是荧光参数或者物理参数(FSc、SSc)。平面上每一个点表示表达参数位于相应坐标的细胞，密集程度代表标本中相对细胞量(因为大多数机器可以选择显示获取数据的百分比)。二维点图因为可以清晰显示细胞群的各参数关系，所以是临床上最常用的图片形式。

(6) 补偿：因为各个通道之间虽然相互分开，但是总会有一个通道(通道 A)的信号漏出到别的通道(通道 B)里面的现象，如果不把这些信号减去，会造成通道 B 假阳性信号。从 B 通道中减去其他通道(如 A 通道)漏过来的信号的过程，就是补偿调节。

正确的补偿调节方法：二维点图 19-1 中，每群细胞都有一个假想的圆心，以图 19-1 为例，调节 FL2-FL1，如果右下象限(FL1 单阳性)细胞群的圆心和左下象限(FL1 和 FL2 双阴性)细胞群的圆心连成一条直线，与横轴平行，这个时候的补偿条件就是合适的。同样道理，调节 FL1-FL2，如果左上象限(FL2 单阳性)细胞群的圆心和左下象限(FL1 和 FL2 双阴性)细胞群的圆心连成一条直线，与纵轴平行，这个时候的补偿条件就是合适的。同型对照用于调节 PMT，只有在 PMT 调节合适后，才能检测阳性管细胞，调节补偿。补偿的调节原则就是上述讲的"横平竖直"。有些仪器需要获取的时候调节好补偿，多色流式因为补偿复杂，一般采用软件在获取后脱机调节补偿。

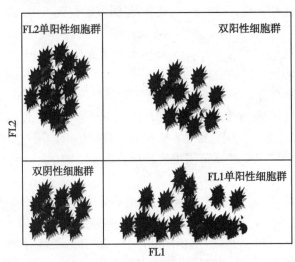

图 19-1 荧光信号 1(FL1)和荧光信号 2(FL2)二维点图

有时候在标本中有不同细胞群表达同一标志，荧光强度不同，所需的补偿就不一样，表达强度高的需要补偿大，这时一般以表达强度最高的细胞群补偿值为准，或者以选择目的细胞为准。

（二）使用流式细胞仪获取细胞

流式细胞仪要求至少 4 色。以 CellQuest pro 软件为例进行数据获取和分析：①CaliBrite 荧光微球和 FACSComp 软件设定光电倍增管（PMT）电压,调节荧光补偿,检测仪器敏感度。②打开 CellQuest pro 软件,设置 FSc/SSc、FL3（多为 CD45 PerCP）/SSc、FL1/SSc、FL2/SSc、FL4/SSc、FL1/FL2、FL2/FL3、FL3/FL4,8 个散点图获取窗口。③先上对照管标本以优化获取条件,调节 PMT 电压、FSc 的阈值。④再上试验管标本,按照上述要求调节合适补偿。⑤获取至少 30 000 个细胞。因为淋巴瘤经常比例较低,一般建议获取 10 万个细胞。

五、数据分析与结果解释

（一）设门找肿瘤细胞

1. 设门的概述　设门（gating）是指根据不同细胞群表达参数的差别（如大小、颗粒性等物理性质,是否表达某种抗原或者表达强度的差异）,将不同细胞群在流式散点图上分离开来,并用不同颜色标识这群细胞的过程。设门的目的在于清楚地显示目的细胞群的百分比、表达标志及与其他细胞群的关系；多管标记时,每管都应该标记至少一个靶细胞共同表达抗原,以便于通过设门精确追踪目的细胞群的表达；利用设门技术,我们可以分析某群细胞的无限多标志的表达情况,但是在明确诊断之前,设门方法的选择有一定猜测性,因此使用两步法的实验室经常会根据筛查管的表达情况,调整第二步设门方法。欧洲流式联盟推荐抗体组合中的骨架抗体,多数是为了设门使用的。

不同软件采用的设门有些差别,以 BD 公司常用的流式细胞仪软件为例：①Cellquest 软件使用区域（region,R）与门（gate,G）,仪器上根据细胞群的物理参数或者荧光参数自然圈出的细胞群,为 R,按照先后顺序,为 R1、R2、R3……,不可以编辑和修改名称。仪器默认 Rx=Gx。G 可以使用交集（and 或者 *）、并集（or）、排除（not）编辑,并可以重新命名：and 或者 * 代表两者交集,即同时满足两个或者更多条件的细胞群；or 为两者并集,即满足其中之一条件的细胞群；not Rx 为 Rx 以外的细胞群。②如果是 Diva 软件,使用细胞群（population,P）,即 P1、P2、P3 等,以及树形关系图显示逻辑关系,可以重新命名并能够通过 Px 和 Py 的交集（Px and Py）计算某亚群细胞占上一层母集（parent）的百分比。

2. 常见的设门方法

（1）活细胞门：流式细胞术因为检测范围较宽,加上非无菌操作,不可避免会有背景噪音、死细胞、碎片、细菌等杂质,为了排除这些物质的干扰,更好地分析活细胞门内的细胞表达,需要设活细胞门。常用的方法是 FSc/SSc,或者使用 7- 氨基放线菌素 D（7-amino-actinomycin D,7-AAD）或者碘化丙啶（propidium iodide,PI）染色法排除死细胞。

FSc/SSc 二维点图排除死细胞见图 19-2,原理是活细胞大小和颗粒性呈近正态分布,围绕

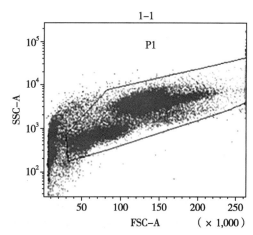

图 19-2　FSc/SSc 设活细胞门 P1

一个重心聚集成团,与死细胞、凋亡细胞、碎片及背景噪声有明显界限,该方法无须额外试剂,是最基本的方法。该法设门的时候需要注意,不要漏掉尾部的大细胞。如果死细胞和碎片过多,会造成死细胞与活细胞界限不清楚,需要使用 7-AAD 或者 PI 染色法。

活细胞有完整质膜,核酸染料 7-AAD 和 PI 都不能通过,但是随着细胞凋亡和死亡,质膜对 7-AAD 和 PI 的通透性逐渐增加,在激光的激发下发出明亮的红色荧光。阳性为死亡细胞,阴性为正常活细胞。7-AAD 发射波谱比 PI 窄,对其他检测通道的干扰小,因此比 PI 更适合于多色荧光染色。

(2)设门去除粘连体细胞:标本处理过程中,如果细胞浓度较大,或者没有充分混匀,上机时获取速度过快,可能会出现细胞粘连现象。流式细胞术检测要求单个细胞通过激光,细胞粘连会造成信号增强或者假阳性,多色流式细胞仪的软件通过 FSc- 面积(A)/ 高度(H)可以去除粘连细胞(图 19-3,P2 为去除粘连体细胞后的单个细胞门)。同样道理,DNA 倍体分析时采用 FL2 或者 FL3 的宽度(W)/ 面积(A)设门去除粘连细胞。

(3)CD45 与 SSc 设门分析各群血细胞:这个组合设门是识别常见造血细胞群的强有力工具,原理是根据造血细胞 CD45 表达荧光强度不同(成熟淋巴细胞>单核细胞>粒细胞>有核红细胞),SSc 大小差异(粒细胞>单核细胞>成熟淋巴细胞>有核红细胞),因而同一管内,可以使用 CD45/SSc 二维点图设门,将各亚群血细胞区分开(图 19-4);急性白血病细胞经常出现在原始细胞孔(blast hole)位置,CD45 减弱,SSc 偏低,因此大多数情况下,可以通过 CD45/SSc 找出肿瘤细胞群。该设门法是目前临床实验室最常用的抗体组合设计基础。

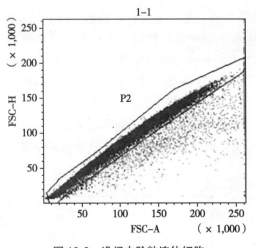
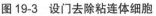

图 19-3 设门去除粘连体细胞

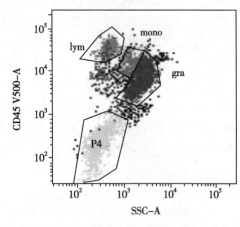

图 19-4 CD45/SSc 设门区分各群血细胞(文末有彩图)

Lym(绿色)为成熟淋巴细胞门,Mono(棕色)为分化阶段的单核细胞门,Gra(蓝色)为分化阶段的粒细胞门,P4(黄色)为有核红细胞门。这些细胞包绕的空间就是原始细胞孔。

但是没有一种设门方法是放之四海而皆准的,在目的细胞比例低,或者 CD45/SSc 上与正常细胞无法区分时,需要改变设门方法。成熟淋巴细胞肿瘤因为肿瘤细胞和正常淋巴细胞之间 CD45 的表达和 SSc 往往差别不大,很难只依靠这种方法做到肿瘤细胞的精确设门。

(4)反向设门:CD45/SSc 是最常用的设门方法,习惯上以之为“正向设门”,那么就把使用其他抗原标志（系别相关抗原或者分化阶段标志、细胞亚群标志等）进行设门的方法称为反向设门。反向设门的优点在于可以根据某种或几种抗原的表达情况，将细胞以不同的颜色在流式散点图上标识出来，然后再返过来查看这些细胞群在 CD45/SSc 散点图上位置分布。例如：①使用泛系抗原与 SSc 二维散点图，可以观察某一系别细胞的整个成熟过程，如用 CD19/SSc 设门看 B 细胞发育、用 cCD3 设门观察 T 细胞表达、怀疑浆细胞肿瘤时用 CD45/CD38 或 SSc/CD138 设门。②分化阶段相关抗原设门。有些抗原表达于特殊成熟阶段，可以用来识别特异性细胞群，最常用的是 CD34 识别早期干祖细胞，CD117 识别髓系祖细胞等。③细胞亚群设门，如怀疑 TCRγδ⁺ T 细胞淋巴瘤，可以使用 TCRγδ/SSc 设门；NK 细胞可以使用 CD3⁻/CD56⁺ 细胞设门等。

（5）多重逻辑设门：低频细胞（如微小残留病变、CD34⁺ 干祖细胞检测）或者大量正常细胞掩盖少量异常细胞（如少量累及骨髓或者外周血的成熟淋巴细胞肿瘤）的时候，单独使用一种设门方法可能不能很好地识别肿瘤细胞，这时候会根据目的细胞群的性质，采用连续逻辑设门的方法。

（二）对照的设置

流式细胞术检测抗原表达时，需要设定对照，通过与对照的比较，来判断抗原是否表达（即某一标志是阴性还是阳性）。对照分为空白对照、同型阴性对照和内对照。

1. 空白对照 不做任何染色，细胞内部荧光分子经激光照射后发出的自身荧光。细胞中能够产生自身荧光的分子（如核黄素、细胞色素等）的含量越高，自身荧光越强；细胞越大，颗粒性越大，自身荧光越强；培养细胞中死细胞/活细胞比例越高，自身荧光越强。临床很少使用空白对照，只有在同型对照本底过高或者特异性染色很弱的情况下才会考虑使用。

2. 同型阴性对照 同型阴性对照指使用与检测抗体相同标记、同种属来源、相同亚型、相同剂量的免疫球蛋白进行染色。如一抗是 FITC 标记，其抗体亚型是小鼠的 IgG₁，则同型对照要选择是 FITC 标记的小鼠 IgG₁。其作用是设置 PMT 电压，消除背景染色。

同型阴性对照是长期以来最常使用的阴性对照。因为细胞的本底背景染色受到细胞大小和颗粒性等因素影响，因此应该选择同种细胞或者大小、颗粒性相似的细胞作为同型阴性对照。

但是使用同型阴性对照来判断抗原表达也存在很多问题。免疫分型需要检测多管，就会使用同一荧光素标记的多种抗体，而这些抗体可能分别属于不同种属、不同亚型，但是临床做多管同型对照不太现实；即便是同一种属、同一亚型的相同荧光素标记抗体，也会存在抗原抗体亲和力不同、抗体浓度不同的情况，造成染色背景的差异；标本中的死细胞含量，血清中是否存在补体、药物等特殊物质，以及其他多种因素都会影响抗原表达检测。因此使用流式细胞术进行临床诊断时，强调内对照的重要性。

同型阴性对照的参考价值在于估计背景荧光高低，尤其是一些抗原表达很弱且细胞表达呈连续分布（没有截然的阳性与阴性界限）的标本，同型对照可以帮助判断阴性与阳性界限；而那些刚刚开展免疫分型的实验室，或者经常做非血液标本、非常规细胞的实验室，可能也需要同型对照作为参考。

3. 内对照 同一标本内有多种细胞，这些细胞表达标志不同，其他细胞便可作为靶细胞的对照；同一标本标记多管，做多个系别与阶段标志，靶细胞就会出现有些标志阴性，有些标志阳性,阴性标志可以为阳性标志的阴性内对照,阳性标志为阴性标志的阳性内对照。内对照是免疫分型最常用的阴性和阳性对照。做好免疫分型的基础,就是学会看内对照。

使用内对照的优点:①对抗原表达的判断相对准确。因为某些抗体的染色本底偏高,尤其是低频或者低抗原密度的标志,如果用同型对照去判断,很多细胞都会误判为部分阳性甚至阳性。②通过标本中多种细胞的染色,可以判断抗体质量及染色是否正确。如某AML患者的肿瘤细胞不表达HLA-DR,这时候需要注意该标本中的B细胞或者单核细胞是否表达HLA-DR,如果表达,为肿瘤细胞丢失该抗原;如果不表达,就不能排除是因为未加抗体或者抗体质量不好造成的假阴性。同样道理,如果肿瘤细胞表达胞质CD3,需要看其他细胞是否表达,如果标本中的所有细胞,如粒细胞、单核细胞均表达,那么就不能除外是因为该抗体染色整体位移造成的假阳性;如果标本中除了T细胞外,其他细胞均不表达,那么就是真阳性。

使用内对照的缺点是主观性强,正确判断需要经验积累。

内对照的应用与抗体有很大关系,因此注意选择信噪比强、染色指数高(即阴性和阳性细胞之间距离大,且细胞分布相对集中)的抗体。尤其需要注意挑好的克隆和好的荧光素,尽量避免使用串联/复合染料。

(三)抗原表达的描述

近30年,随着流式细胞分析的发展及临床应用的普及,在检测结果的阐述方式上有很大的转变。最初是单纯描述某种标志的百分比,后来发现这种单抗原的阐述方法并不能准确解释结果,现在绝大多数实验室改变为下述方法:先通过表达参数(物理参数或者表达抗原)找出目的细胞群,然后描述该群细胞一系列相关抗原的表达情况(表达、部分表达或者不表达,以及阳性抗原的表达强度),必要时还会观察该群细胞的几个抗原组合表达模式。

1. 抗原表达与否 流式细胞术通过抗原表达情况来判断细胞性质,因此对于既定细胞群,正确判断抗原表达与否至关重要。但是因为存在非特异染色、设门精确度、自身荧光等问题,临床检测中很难做到阳性为100%表达,阴性为绝对不表达。各个实验室选择的抗体不同,操作也有差异,造成对于表达(抗原阳性)、部分表达(部分阳性)、不表达(抗原阴性)的定义也存在差别,所以鲜少有文章和书籍涉及这个问题。临床工作中,经常采用这种方法:对于大多数膜标志,白血病细胞群中表达率超过20%,定义为阳性(又根据表达百分比,分为表达和部分表达);有些标志(如胞质CD3、MPO、TdT)可以把阴性界值降低到10%。实际上这只是一个概率,即胞膜抗体阳性率20%以上非特异性染色的可能性小,10%~20%以下非特异性染色的可能性大。实际工作中,首先要注意精确设门,排除其他细胞的干扰;其次,建议重要标志(系别标志,原始标志)选择好的克隆和荧光素,尽量避免出现20%左右这样介于阴阳性之间难以判断的比例;此外,抗原表达强度非常重要;并结合平时检测中该抗体背景高低的经验,以及其他相关抗原表达情况,进行综合判断。

2. 抗原表达强度 是指某种抗原分子在阳性细胞上表达量的多少,用荧光强度表示。采用相同的荧光标记抗体进行检测,抗原表达强度与细胞上该抗原分子的数量成正比。因此,根据抗原表达的不同荧光强度,抗原表达类型分为如下。

(1)弱表达(dim):与表达该抗原的该阶段正常细胞群相比,抗原表达减弱为dim;或者某一抗原在不同种类细胞群上表达,表达弱的细胞群为dim。

(2)强表达(bright, bri):与表达该抗原的该阶段正常细胞群相比,抗原表达增强,为bri。

（3）异质性表达（heterogeneous，Heter）：某抗原在阳性细胞群上的表达量不均一，从弱到强的情况都存在。

某种抗原的表达强度与细胞上该种抗原的表达率没有关系，可以是表达率非常高，但是属于弱表达；可以是表达率比较低，但是属于强表达。

（四）流式细胞仪数据分析

1. 4色软件数据分析　以 CELLQuest 软件分析 κFITC/λ PE/CD19 PE Cy7/CD20 APC 为例。

（1）打开 CELLQuest pro 软件，设置分析逻辑门：G1=R1，G2=R2×R1，G3=R3×R1，G4=R4×R1。

（2）设置5组散点图分析窗口，FSc/SSc、CD19 PE Cy7/SSc、CD20 APC/SSc、λ PE/κ-FITC、CD19 PE Cy7/CD20 APC。显示 no gate 细胞的 FSc/SSc，按照之前介绍的方法设置活细胞门 G1。其余散点图均显示 G1 细胞。注意 CD19 和 CD20 的表达是否吻合。

（3）G1 门 CD19 PE Cy7/SSc 二维点图中，设置 CD19$^-$/SSc 小的细胞为 G2 门，CD19$^+$ 细胞为 G3 门。分别建立两个 κFITC/λ PE PE 的二维点图，显示 G2 门内细胞和 G3 门内细胞的轻链表达情况。G2 为对照，G3 为 B 细胞门。观察 G3 的时候，注意先将门画小，来回移动，观察 CD19 不同表达强度和 SSc 不同大小的细胞，因为肿瘤细胞可能是正常 B 细胞背景中的一小群细胞，尤其要注意 SSc 过大或者过小，CD19 过强或者过弱的细胞。如果某群细胞为轻链限制性表达，则为 G3。需要注意：①罕见情况下，会存在两群不同轻链限制性的单克隆细胞；②CD19$^+$/SSc 大的有可能是浆细胞。

（4）同法使用 CD20 APC/SSc 二维点图设置 CD20$^+$ 细胞为 G4 门。观察 G4 门内细胞轻链表达情况。并注意 G3 与 G4 的吻合度。有的标本存在 B 前体细胞，可能会存在 CD19$^+$/CD20$^-$ 细胞；有的肿瘤会出现 CD19 或者 CD20 的表达不一致；正常浆细胞表达 CD19，不表达 CD20。

（5）如果 CD19、CD20 不同荧光强度和不同 SSc 大小的 B 细胞均无单克隆细胞，则显示全部 CD19$^+$/SSc 小的细胞为 G3，CD20$^+$/SSc 小的细胞 G4，显示其 κFITC/λ PE 的表达。

2. 8色软件数据分析　以 Diva 软件分析 CD2 FITC/CD5 PE/CD3 PerCP/CD4 PE Cy7/CD7 APC/CD8 APC Cy7/CD56 vioblue/CD45 V500 为例。

（1）打开 Diva 软件，设置 FSc/SSc 二维点图，显示 All Events 细胞，按照之前介绍的方法设置活细胞门 P1。在 P1 内设置二维点图 FSc-A/FSc-H，按照之前介绍的方法设置去粘连体细胞门 P2。

（2）显示 P2 细胞的 CD45/SSc 二维点图，按照之前介绍的方法，在 P2 内设置淋巴细胞门、粒细胞门、单核细胞门、有核红细胞门。

（3）设置8组二维点图，分别显示 P2 细胞门和淋巴细胞门的 CD2/CD7、CD3/CD5、CD3/CD4、CD4/CD8、CD3/CD56、CD45/CD56、CD5/CD7、CD8/CD3 的表达情况。注意除了单核细胞表达 CD4^{dim} 以外，有无淋巴细胞门外的细胞表达淋巴细胞标志。尤其是单核细胞门，和淋巴细胞门与单核细胞门交界的地方，因为有的成熟淋巴细胞肿瘤细胞大或者 SSc 增大，就会处于单核细胞门位置，因此不能只观察淋巴细胞门内细胞。

（4）淋巴细胞门内，注意观察 CD2/CD7 是否一致，CD3/CD5 表达是否一致，正常人一般情况下 CD2 与 CD7 表达大约一致，为 T 细胞（CD3$^+$/CD5$^+$ 细胞）和 NK 细胞（CD3$^-$/CD56$^+$

细胞)的总和。CD3 与 CD5 表达大约一致，为 T 细胞，包括 CD4$^+$/CD8$^-$、CD4$^-$/CD8$^+$、少量 CD4$^-$/CD8$^-$ 细胞。正常 CD4$^+$/CD8$^+$ 比值为 0.5～2，大于 10 注意可能为 MF、SS 等 CD4$^+$ T 细胞淋巴瘤。正常 T 细胞 CD3 荧光强度分为 3 群：CD3^{bri}CD4$^-$ 为 TCRγδ$^+$ T 细胞，这群细胞可能会 CD5^{dim} 甚至阴性；CD4$^+$ T 细胞 CD3 的表达强度弱于 TCRγδ$^+$ T 细胞，略强于 CD8$^+$ T 细胞。因为 T 细胞是主要的免疫细胞群，各种淋巴瘤标本中经常保留大量正常或者反应性 T 细胞，所以需要 T 细胞肿瘤的检测中，8 色流式细胞仪优于 4 色仪器，需要仔细观察多种标志组合，找出大量正常 T 细胞背景中的少量肿瘤性细胞。如发现 CD4$^+$/CD8$^-$/CD3$^-$/CD5$^+$/CD7^{dim}/CD2$^+$/CD56$^-$ 的异常表型 T 细胞，第二步以 CD4/CD3 设门，检测 CD26、CD10、CD279、CD25、ki67、CD30、CD57、TCRγδ 等标志明确诊断。

六、注意事项与质量控制

(一)操作注意事项

1. 免疫球蛋白相关标志的标本处理　如前所述，不论重链还是轻链，不论胞膜还是胞质，都需要在加抗体之前进行孵育洗涤，将血清中和细胞表面包被的免疫球蛋白洗去，排除干扰。

2. 免疫球蛋白抗体的选择　因为罕见情况下，有些健康人或者患者的 B 细胞表面的轻链独特型表位会有改变，如果使用单克隆来源的抗体，会出现抗原抗体不匹配导致的 κ、λ 双假阴性表达，极其罕见的情况下，只有一个轻链型不匹配造成的部分细胞假单克隆性表达。因此建议最好使用多克隆来源的抗体，或者备有两种不同克隆的单克隆来源的抗体。

3. 多色流式的抗体荧光素选择　多色流式在淋巴瘤的检测中具有极大优势，但是因为多色流式不可避免需要使用一些串联/复合染料(tandem-dye)，而这些荧光素或者表达过弱造成假阴性，或者因为放置时间过长、温度过高等因素分解、补偿不足等因素影响相关荧光素的表达，还有的通道因为激光不稳定，造成荧光素表达忽强忽弱，都给检测带来困难。因此在选择荧光素的时候，尤其需要注意弱表达标志和重点观察的标志，不要选择特殊荧光素。出现矛盾表达或者罕见表达的时候，需要使用比较可靠的简单荧光素如 FITC、PE、APC 重复。

4. 组织标本的制备　组织标本多数采用最简单的研磨过滤方法。研磨的时候可以使用研钵或者钢网和培养皿。操作时注意不能干研磨，应该加入适量的(可以浸没组织的)PBS 或者培养液，动作轻柔，研磨出一些过滤一些，过于粗暴或者研磨时间过长、用力过大可能会导致细胞破碎。

5. 脑脊液标本的制备　脑脊液标本因为细胞数量少，操作的时候注意尽可能多地回收细胞。比如离心的时候使用尖底塑料离心管，去上清液的时候不要倾倒，用枪尖或者吸管小心地吸取上清液。

(二)评价 B 细胞、浆细胞异常及单克隆性的注意事项

1. 轻链背景偏高　由于多种因素影响，轻链表达的抗体检测经常出现背景偏高，κ 与 λ 分界不清的情况。优化标本处理(前述的孵育、洗涤，仔细操作，减少碎片和死细胞等)，获取条件(合理的 PMT 与补偿)，精确设门(使用 B、浆细胞标志设门)等方法可能有助于改善，也有学者提出使用同种荧光标记 κ 与 λ，比较荧光强度来判断，但是如果标本中 B 淋巴细胞

或者浆细胞比例很低，含有大量其他大细胞或者大颗粒细胞等，将一对的两个抗体分散到两管可能更加难以判断。所以多数还是建议 κ 与 λ 放在一个管内，使用不同荧光标记，采用内对照，按照与 45°的距离来判断表达 κ 与 λ。而不能按照同型对照设定界限，否则就会误判为双阳性，而 κ 与 λ 的表达可以双阴性，是极少出现双阳性的。

2. 存在两群或者更多单克隆性细胞，造成假多克隆性。虽然绝大多数成熟 B 淋巴细胞或者浆细胞肿瘤只有一个克隆，但是少数情况下有两种或者以上克隆并存，如果这两个克隆分别表达不同亚型轻链，那么如果使用系别标志设门，就可能表现为 κ 与 λ 比值在正常范围。文献报道这种情况在 CLL 和其他成熟 B 淋巴细胞肿瘤中发生率约为 4.8%（3.4%～13.8%），使用异常表达标志（如 CD5、CD23、CD200、CD10 等）精确设门，有助于识别这些 B 细胞群。

3. B 细胞淋巴瘤有时候会出现某一个或者多个泛 B 标志减弱或者丢失，如 CLL 常伴有 CD20 表达减低，FL 和 DLBCL 伴有 CD19 表达减低等，因此需要注意抗体组合不能只做一个泛 B 细胞相关标志。而治疗中如果使用抗 CD20 单抗药物、CD19 Car-T 治疗，更是会造成正常和肿瘤性 B 淋巴细胞丢失 CD20 或者 CD19，给检测带来困难。因此临床使用特殊治疗应该告知实验室，检测时候需要改用其他 B 细胞相关标志如 CD22、cCD79a、CD79b 等。

（三）评价 T 细胞、NK 细胞异常的注意事项

1. 泛 T 细胞标志（CD2、CD3、CD5、CD7）的改变并非仅见于淋巴瘤，也可以见于病毒感染。

2. CD4$^+$ 或者 CD8$^+$ T 细胞亚群明显增多，CD4/CD8 比值升高或者减低，可以见于病毒感染（包括 HIV）和自身免疫病，以及霍奇金淋巴瘤的反应性 T 细胞。

3. 某些标志的表达增强如 CD25，可以见于调节性 T 细胞增多。

4. CD30$^+$ T 细胞不一定都是恶性，可能为活化 T 细胞；ki67 表达只是代表细胞增殖活性增强，也不一定都是恶性。

5. CD4/CD8 双阳性细胞可以见于病毒感染等反应性增生的 T 细胞，而 CD4/CD8 双阴性细胞增多还可以见于自身免疫性淋巴细胞增生综合征（autoimmune lymphoproliferative syndrome，ALPS）。因此，流式细胞术诊断淋巴瘤的时候需要遵循以下几项，如临床信息、异常细胞的百分比、异常表达的数量和程度、细胞群背景、排除可能引起这种异常表型的其他原因。

6. 正常 NK 细胞不表达 ki67、CD5、CD4、胞膜 CD3，多数不表达胞质 CD3。但是活化的 NK 细胞表达胞质 CD3ε 链和 ζ 链；NK 细胞获得 CD5 也不能判断为恶性；丢失 CD8 或者 CD2、CD7、CD161 等不能证明恶性。因此有时候单纯靠流式很难证明恶性 NK 细胞肿瘤。

7. TCRγδ$^+$ T 细胞在循环 T 细胞中所占比例较低，但是需要注意的是，多种原因可以引起循环 γδ T 细胞比例升高，尤其是东方人，有的反应性病例甚至正常人可以高达 T 细胞的 20%。因此必须有明确的异常表型和临床依据才能诊断淋巴瘤。此外，虽然绝大多数 γδ T 细胞淋巴瘤是成熟阶段细胞，但是也有原始幼稚细胞类型。

8. CD45RA/CD45RO 也是 T 淋巴细胞的一对抗原对，分别见于初始 T 和效应记忆 T 细胞。有学者用此来评价 T 细胞的克隆性。但是反应性增生的寡克隆 T 细胞也可以是单纯 CD45RA 或者 CD45RO，因此评价效果极为有限。相反，如果某亚群 T 细胞出现分别表达 CD45RA/CD45RO，反而可能有助于排除单克隆性。

第三节 临床常见淋巴瘤类型的免疫分型诊断和鉴别要点 ▼

成熟淋巴细胞肿瘤是成人中常见的恶性肿瘤。在西方，成熟 B 淋巴细胞肿瘤占淋巴细胞肿瘤的 90% 以上。东方人成熟 NK/T 淋巴细胞肿瘤比西方人发病率高，但是仍旧是成熟 B 淋巴细胞肿瘤占主要比例。在淋巴瘤的诊断中，流式的主要作用是判断肿瘤细胞的性质，如系别、阶段、良恶性，在亚型判断上，单独依靠免疫学标志只能诊断出有特殊标志的亚型，并且出现该亚型，可能也只是高概率情况，少数其他亚型也会出现该表型。如满足 CLL 表型的小 B 细胞淋巴瘤，80% 以上是 CLL，但是部分 MZL、LPL 等其他小 B 淋巴瘤也会出现 CLL 表型。

一、成熟 B 淋巴细胞肿瘤

成熟 B 淋巴细胞肿瘤表型为成熟淋巴细胞（即表达成熟 B 细胞标志和膜免疫球蛋白），没有不成熟标志（如 TdT、CD34 或者 CD45 弱表达）。肿瘤性与正常成熟 B 细胞的鉴别：免疫球蛋白轻链限制性表达；异常抗原表达（如异常表达 CD5、CD23、CD10、CD103、ki67 等），或者正常表达标志（如 CD19、CD20、CD22、CD79b、CD180、CD200、CD81、CD43 等）表达强度异常。

为了便于诊断与鉴别诊断，经常将成熟 B 淋巴细胞肿瘤分组研究，最常用的是根据 CD10/CD5 的表达情况进行分组。

（一）CD5⁺ 成熟 B 淋巴细胞肿瘤的鉴别诊断

CD5⁺ 最常见的小 B 细胞肿瘤是 CLL 与 MCL，现在大多数按照五分制评分标准进行鉴别诊断：即 CD23 阳性、CD5 阳性、膜免疫球蛋白弱阳性、CD79b（或者 CD22）弱阳性、FMC7 阴性，各积一分，≥4 分支持 CLL 免疫表型，≤2 分考虑其他小 B 细胞淋巴瘤。在上述积分标准难以鉴别的时候，CD20 弱表达、CD200 和 ROR1 阳性、CD81^{dim} 有助于诊断 CLL，反之倾向于套细胞淋巴瘤。

1. 慢性淋巴细胞白血病 / 小淋巴细胞淋巴瘤（chronic lymphocytic leukemia/small lymphocytic lymphoma，CLL/SLL） 由单一性小圆 B 细胞或者轻度不规则 B 细胞形成的肿瘤，主要累及外周血、骨髓、脾、淋巴结，组织浸润的标本可能混有幼稚淋巴细胞和副免疫母细胞，形成增殖中心。临床表现为大多数无症状，有些患者出现乏力、自身免疫性溶血性贫血、感染、脾大、肝大、淋巴结肿大或者髓外浸润。有些患者有少量 M 蛋白。

免疫表型：典型病例的流式细胞分析，肿瘤细胞 FSc 和 SSc 都比正常淋巴细胞小，CD45 表达比正常细胞稍弱，即 CD45/SSc 二维点图肿瘤细胞位于正常成熟淋巴细胞的左下，弱表达膜免疫球蛋白，有轻链限制性。表达成熟 B 系标志：CD20^{dim}、CD19、CD22、cCD79a，典型 CLL 表达 CD23、CD5^{dim}、CD81^{dim}、CD200^{bri}，不表达 CD10，FMC7 和 CD79b 阴性或者弱表达。部分病例表达 CD38 和 ZAP-70，可能和预后不佳有关。

2008 年 WHO 诊断标准认为：①外周血中有 CLL 表型的单克隆淋巴细胞必须 ≥5×10⁹/L；②需要淋巴细胞增多持续 3 个月以上，在细胞减少或者有疾病相关症状的患者中，如果淋巴细胞数量未达到标准也可以诊断。

SLL 是指组织形态学和免疫表型象 CLL，但是没有达到 CLL 诊断标准，而是表现为髓外病变的病例。即 SLL 一般表现为淋巴结肿大，没有因为 CLL/SLL 骨髓浸润引起的细胞减少，并且外周血中 B 细胞<5×10⁹/L。如果 CLL 和 SLL 诊断标准都达不到，只在外周血或者

骨髓可以检测到单克隆或者寡克隆 B 细胞增殖，但是没有其他淋巴瘤依据，则考虑为单克隆 B 淋巴细胞增多症(monoclonal B lymphocytosis, MBL)。西方文献报道，40 岁以上来检查的人中，3.5% 可以检测到 MBL，随着年龄增长、多色流式的使用，检出率升高。表型有典型 CLL 表型、不典型 CLL 表型、CD5⁻ 表型 3 种。

MBL 诊断标准：①外周血单克隆 B 细胞；②疾病特异性免疫表型；③重复评价，单克隆 B 细胞稳定存在 3 个月以上；④单克隆 B 细胞<5×10⁹/L(5 000/μl)；⑤没有其他 B 淋巴细胞增殖性疾病的特点。MBL 排除标准：①淋巴结肿大和器官肿大；②有相关的自身免疫病或者传染病等；③B 淋巴细胞超过 5×10⁹/L(5 000/μl)；④有其他 B 淋巴细胞增殖性疾病的特点。需要指出的是，目前报道的 MBL 几乎都是大量正常 B 细胞中发现少量单克隆 B 细胞，因此如果没有正常 B 细胞背景，几乎所有 B 细胞都是单克隆细胞，或者非典型 CLL 表型，这些情况下 MBL 的诊断需要谨慎，可能存在没有发现的髓外病变。

2016 年 WHO 诊断标准虽然尚未完全出版，但是关于成熟淋巴细胞肿瘤的章节已经发表，其中关于 CLL、SLL、MBL 有修订：①对于外周血 CLL 细胞低于 5×10⁹ 的病例，不再诊断 CLL，不管是否存在细胞减少或者疾病相关症状；②大的/融合的和(或)高增殖性增殖中心是不良预后因素；③发现一些潜在临床相关基因突变，如 TP53、NOTCH1、SF3B1、ATM、BIRC3；④现在认为所有 CLL/SLL 之前都有 MBL，必须区分低细胞数 MBL(PB 中单克隆 B 细胞不足 0.5×10⁹/L)与高细胞数 MBL。因为前者与 CLL 有显著差别，极少进展，除非出现新的证据，否则除了体检几乎不需要常规随访；而高细胞数 MBL 需要定期/每年随访，与 Rai 0 期 CLL 有非常类似的表型和遗传/分子学特点，只是 IGHV 突变在 MBL 中更常见；⑤发现淋巴结 MBL，淋巴结没有增殖中心，CT 扫描直径 1.5cm 以下的可以诊断淋巴结 MBL。⑥同时发现，非 CLL 型 MBL，有些可能与脾边缘带淋巴瘤密切相关。

图 19-5 CLL 免疫表型：R3(黑色细胞群)占有核细胞 46.89%，表达 CD19、CD20、CD5ᵈⁱᵐ、κ、CD79bᵈⁱᵐ、Cbcl-2、CD200ᵇʳⁱ、CD229、CD180，部分表达 CD81ᵈⁱᵐ、CD25、CD23，不表达 λ、FMC7、CD103、cKi67、CD11c、CD10、CD138、CyClinD1、CD279、TdT、cZAP70、CD38，细胞小，为恶性单克隆成熟小 B 细胞。符合 CLL/SLL 免疫表型。

2. 套细胞淋巴瘤(mantle cell lymphoma, MCL) 由单形性小到中等大小 B 细胞形成的肿瘤，核不规则，有累及 CCND1 位点的染色体易位。淋巴结是最常见的浸润部位，其他重要的部位是脾和骨髓，常累及其他结外部位，如胃肠道和 Waldeyer 环。大多数患者为Ⅲ或Ⅳ期，外周血累及比较常见，流式检测几乎都可以发现。

免疫表型：膜表面免疫球蛋白表达相对较强，轻链限制性。表达 CD5、FMC7、CD79bᵇʳⁱ，不表达 CD10、CD103、CD200，CD23 阴性或者弱表达。幼稚细胞型或者多形性变异型不表达 CD5，可能表达 CD10、BCL-6。几乎所有病例都特征性表达 CyclinD1，包括 CD5 阴性的变异型，但是流式检测很难做出这个抗体，所以一般建议病理或者 FISH 检测。

作为常见的 CD5⁺ 小 B 淋巴瘤，MCL 经常需要与 CLL 鉴别。主要鉴别点：①免疫球蛋白的表达强度，强表达支持 MCL，弱表达支持 CLL；②CD20 的荧光强度，强表达支持 MCL，弱表达支持 CLL；③CD22、CD79b 的表达强度，强表达支持 MCL，弱表达支持 CLL；④CLL 多表达 CD23，MCL 一般不表达或者弱表达；⑤FMC7 表达情况，强表达支持 MCL，阴性或者弱表达支持 CLL；⑥CD200 的荧光强度，阴性或者弱表达支持 MCL，强表达支持 CLL；⑦CD81 的荧光强度，强表达支持 MCL，弱表达支持 CLL。

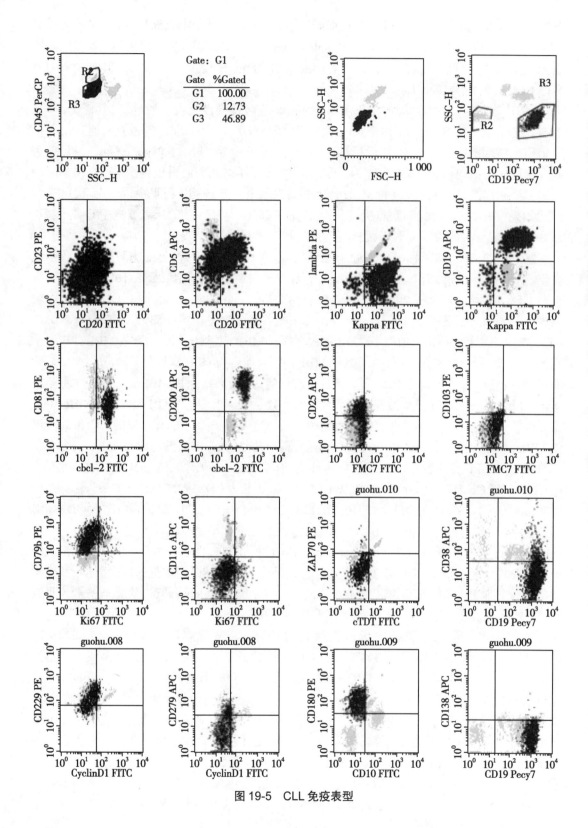

图 19-5 CLL 免疫表型

经典 MCL 被认为是侵袭性不能治愈的小 B 淋巴瘤,发生于 Naive B。2016 年 WHO 关于成熟淋巴细胞肿瘤的诊断标准中提出,发现两种临床病理表现和分子病理遗传学途径都不同的 MCL 亚型:一种主要为 IGHV 未突变 / 微突变型,大多数 SOX11$^+$,也就是经典的 MCL,典型累及淋巴结和其他结外部位;另一种主要为 IGHV 突变型,大多数 SOX11$^-$,称为惰性非淋巴结型白血病性 MCL,经常累及外周血、骨髓、脾。这些病例经常是临床惰性的,但是如果发生继发异常(通常是 TP53),会导致极端侵袭性。CCND1 阴性的 MCL 大约 1/2 有 CCND2 重排。

原位 MCL 现在被称作原位套细胞肿物,主要是为了强调该淋巴肿瘤的病程缓慢。特点是有 CCND1$^+$ 细胞,大多数典型位于滤泡的内套区,经常被偶然发现,有时候与其他淋巴瘤有关。不常见,虽然也可以播散,但是进展性低。原位套细胞肿物应该与套区生长模式的典型 MCL 鉴别,不过套区生长模式的典型 MCL 和其他低增殖性经典 MCL 也可以相对惰性。

图 19-6 为 MCL 免疫表型:R3(黑色细胞群)占有核细胞 60.43%,表达 CD20^{bri}、CD19^{bri}、Kappa^{bri}、FMC7、CD22、CD79b^{bri}、CD5^{bri}、CD25,部分表达 CD23、CyclinD1、CD38,不表达 Lambda、CD10、CD11c、CD103、ZAP70、ki67,为恶性成熟 B 细胞,细胞小,颗粒性小。符合 MCL 免疫表型。

(二)CD10$^+$ 成熟 B 淋巴细胞肿瘤的鉴别诊断

CD10$^+$ 成熟 B 淋巴细胞肿瘤首先需要排除限制性表达膜轻链的 B-ALL/LBL。因为此亚类中包括了预后差的 Burkitt 淋巴瘤 / 白血病、CD10$^+$DLBCL,以及近年来提出的介于两者之间的淋巴瘤,所以需要通过免疫表型提示惰性还是侵袭性。一般来说,Ki67 高表达、FSc 中等大小、CD10 强表达、CD44 阴性、CD54 弱阳性、Bcl-2 阴性支持 Burkitt 淋巴瘤 / 白血病;ki67 阴性、FSc 小、Bcl-2 阳性支持 FL;ki67 部分表达、FSc 中等或者大、CD44 阳性、CD54 强阳性支持 DLBCL,Bcl-2 可以阳性可以阴性。

DLBCL 的亚型诊断相对复杂,近年来更多关于双打击 DLBCL(double hitDLBCL,DHDLBCL),或者介于 Burkitt 与 DLBCL 之间的淋巴瘤的报道,从免疫表型方面,如果不是典型的 Burkitt 或者 DLBCL 表型,或者 Burkitt 表型出现了 Bcl-2 阳性,需要警惕该诊断。

1. 滤泡淋巴瘤滤泡淋巴瘤(follicular lymphoma,FL) 滤泡中心(生发中心)B 细胞肿瘤,典型由中心细胞、中心母细胞 / 大的转化细胞组成。一般至少有部分滤泡结构。如果 FL 出现大小不等的幼稚细胞为主或者完全为幼稚细胞弥漫性增殖,就要诊断 DLBCL。

累及部位:主要累及淋巴结,也可以见于脾、骨髓、外周血和 Waldeyer 环。淋巴结广泛浸润的病例可以有结外受累。临床表现:大多数在诊断的时候已经有广泛浸润,包括腹腔、胸腔和周围淋巴结肿大,脾大。40%~70% 的病例有骨髓病变。

免疫表型:表达膜表面免疫球蛋白,呈轻链限制性。表达成熟 B 系相关抗原:CD22、CD20、CD19、cCD79a,因为是生发中心来源,所以虽然是成熟细胞也表达 CD10。典型病例表达 BCL-2、BCL-6、CD10,不表达 CD5、CD43。有些病例可以 CD10 阴性。CD21、CD23 表达不一。

图 19-7 为 FL 免疫表型(胸腔积液标本):黑色细胞群占有核细胞 9.99%,表达 CD20、CD19^{dim}、CD10、Lambda、CD79b^{bri}、CD54、CD38、Cbcl-2,部分表达 FMC7,不表达 CD5、Kappa、CD23、CD25、CD11c、CD138、CD103、Cki67、cZAP70、TdT、CD34、CD44,细胞小,颗粒性小,为恶性单克隆成熟小 B 细胞。符合 FL 免疫表型。

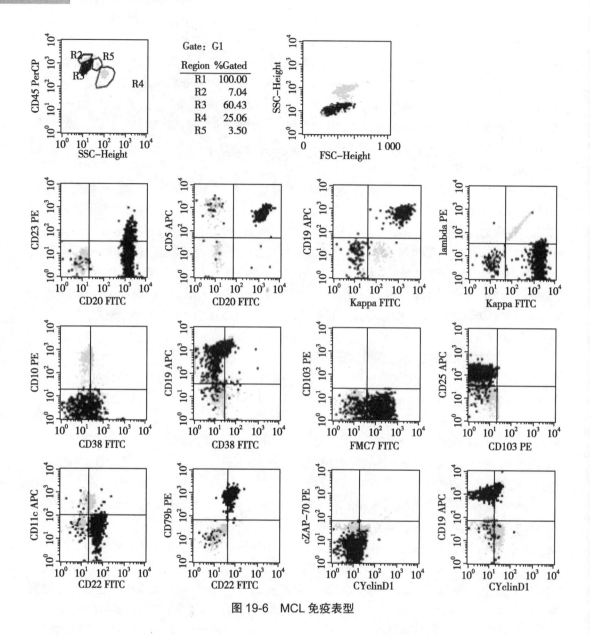

图 19-6 MCL 免疫表型

此型淋巴瘤需要与 B-ALL/LBL、Burkitt 样淋巴瘤 / 白血病、骨髓中的 B 祖细胞、淋巴结中正常生发中心细胞等表达 CD10 的 B 细胞鉴别。ALL/LBL 细胞为幼稚淋巴细胞，大多数表达原始细胞标志，不表达膜轻链，多数 CD45 表达也较低。罕见的病例可以出现限制性表达膜轻链的 B-ALL/LBL，其中表达 CD34、TdT 等原始标志，不表达 CD20 的类型容易鉴别；遇到罕见的不表达早期标志、表达 CD20 的病例，CD20、CD45 的荧光强度，CD79b、CD180 等成熟 B 细胞标志有助于鉴别。弱表达 CD20、CD45，不表达 CD79b、CD180 支持 B-ALL/LBL，反之考虑为成熟 B 淋巴细胞肿瘤。Burkitt 淋巴瘤细胞较大，有胞质空泡，ki67 几乎 100% 阳性，FSc 和 SSc 均较大，不表达 Bcl-2，CD10 表达强。而 FL 的 FSc 和 SSc 均小，表达 BCL-2，不表达 ki67。骨髓标本与正常增生的 B 祖细胞鉴别：B 祖细胞的 CD10、CD20、CD19 等标志的表达呈有规律的连续性变化，并且没有轻链限制性。淋巴结标本与正常生

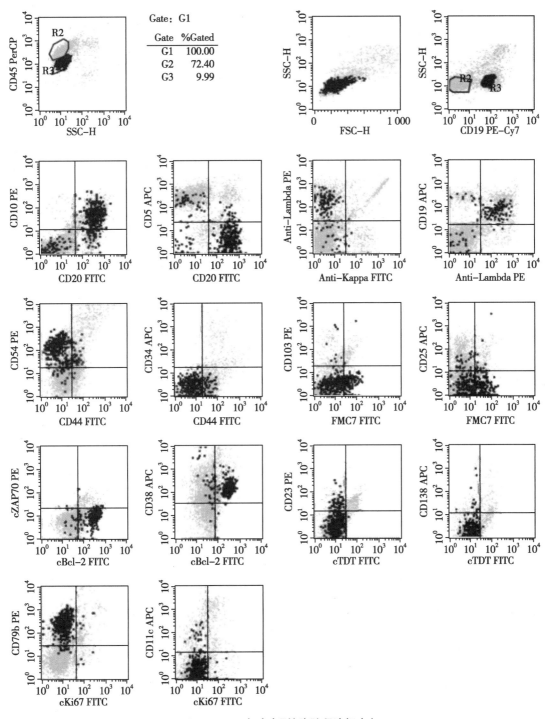

图 19-7 FL 免疫表型（胸腔积液标本）

发中心细胞的鉴别主要在于肿瘤细胞表达 Bcl-2，且为轻链限制性，正常生发中心的细胞不表达 Bcl-2，弱表达免疫球蛋白，没有轻链限制性。少数 FL 可以 Bcl-2 阴性，此时轻链限制性的判断很重要。2016 年 WHO 诊断标准中提出，有一类明显的弥漫性低度恶性 FL，典型表现为大的局灶性腹股沟团块。没有 Bcl-2 重排，伴有 1p36 缺失。但是需要注意的是，1p36 缺失不是一个特异性表现，可以见于其他淋巴瘤包括传统 FL。

2. Burkitt 淋巴瘤（Burkitt lymphoma，BL）　BL 是一种生长快速、倍增时间很短的侵袭性成熟 B 细胞肿瘤，常累及结外或者表现为急性白血病。肿瘤由单形性中等大小的肿瘤细胞组成，分裂像多见，累及 MYC 的易位是其典型特点，但是并不特异。

累及部位：常出现结外浸润，最常受累的为中枢神经系统，下颌骨、面骨（眼眶）、髂骨、空肠、回肠、网膜、性腺、肾、长骨、甲状腺、唾液腺、乳腺等器官也可以受累。大多数病例有腹部团块。淋巴结受累在成人比儿童多见，Waldeyer 环和纵隔受累罕见。免疫缺陷相关的 BL 常累及淋巴结和骨髓。有肿块的患者可以出现白血病期，但是只累及骨髓和外周血的纯急性白血病型比较罕见。这种 Burkitt 样白血病，或者 FAB 分型的 ALL-L$_3$ 型，诊断时或者疾病早期易累及中枢神经系统。

免疫分型：Burkitt 淋巴瘤（包括白血病）肿瘤细胞中等到强表达膜 IgM 和 Kappa 或者 Lambda 轻链。表达 B 细胞相关抗原：CD19、CD20、CD22、CD10、CD79b、cCD79a。表达 CD38，BCL2 常阴性或者弱阳性，原始细胞标志 TdT 和 CD34 阴性。ki67 几乎 100% 细胞阳性。

图 19-8 为 BL 免疫分型（骨髓标本）：R3 和 R7 细胞（黑色细胞群）占有核细胞 65.75%，细胞表达 CD19、HLA-DR、CD22、CD20、CD10、FMC7、Kappa、CD79b、CD38、ki67，不表达 CD7、CD117、CD15、CD34、CD61、MPO、cCD3、TdT、CD200、CD103、Bcl-2、CD23、CD5、Lambda，细胞中等大小，为恶性单克隆成熟 B 细胞。符合 BL 免疫表型。

3. 弥漫大 B 细胞淋巴瘤（diffuse large B-cell lymphoma，DLBCL）　DLBCL 是一种由大 B 细胞形成的侵袭性肿瘤，细胞核大小类似于正常巨噬细胞核，或者更大一些，细胞大小相当于正常淋巴细胞的 2 倍，呈弥漫性生长。

累及部位：淋巴结或者结外。最常见的结外部位是胃肠道，其他任何结外区域都可以是原发部位，包括骨骼、睾丸、脾、涎腺、甲状腺、肝、肾、肾上腺。11%～27% 的病例有骨髓受累。

免疫表型：肿瘤细胞表达 B 系标志：CD19、CD20、CD22、cCD79a、CD79b，但是可能丢失一个或者更多。大多数病例有胞膜和胞质免疫球蛋白表达（IgM>IgG>IgA），并有轻链限制性。CD20 阳性细胞很少共表达 CD38、CD138。部分病例表达 CD10、BCL-6。10% 的病例表达 CD5。ki67 表达通常在 40% 以上（多为 30%～70%），少数病例超过 90%。根据免疫表型可以将 DLBCL 分为 CD5 阳性 DLBCL；生发中心型（germinal centre-like，GCB）：CD10 表达率>30%，或者 CD10$^-$、BCL-6$^+$；

IRF/MUM1$^-$ 的病例；非生发中心型（non-germinal centre-like，non-GCB）。

图 19-9 为 DLBCL 免疫分型：R3（黑色细胞群）占有核细胞的 8.83%，细胞表达 CD20、CD19、Kappa、CD5、CD79b，部分表达 ki67（65.35%）、CD10、FMC7，不表达 Lambda、CD23、CD103、CD11c，细胞中等偏大，为恶性单克隆 B 细胞。符合 DLBCL 免疫表型。

（三）形态学有毛的成熟 B 细胞淋巴瘤

成熟小 B 细胞淋巴瘤中，有一组细胞有丰富的胞质，形态学可以看到边缘不整齐，类似绒毛状。这组病例主要包括 HCL、HCL-v、SLVL。

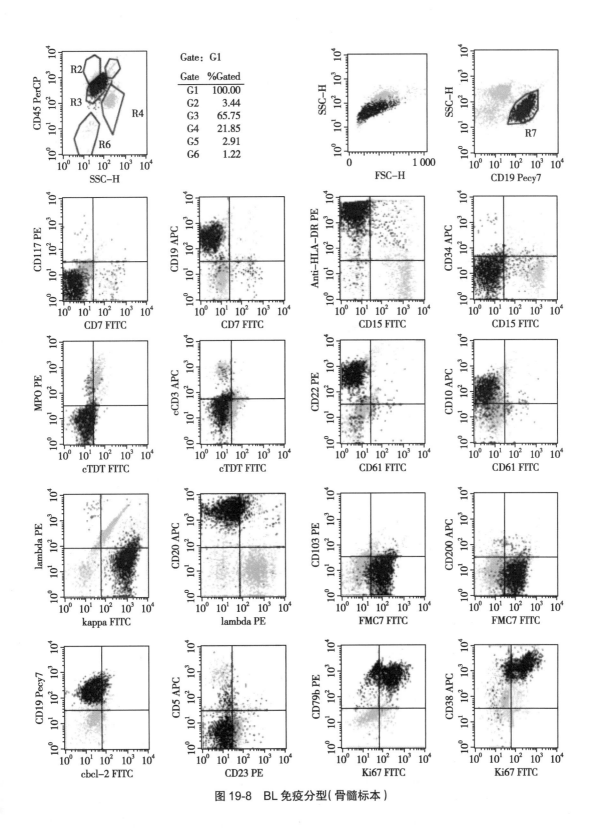

图 19-8　BL 免疫分型（骨髓标本）

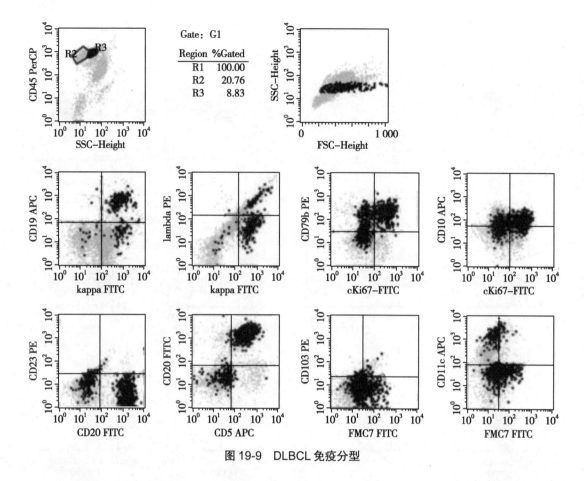

图 19-9　DLBCL 免疫分型

毛细胞白血病（hairy cell leukemia, HCL）：HCL 是一种成熟小 B 细胞形成的惰性肿瘤，肿瘤细胞有椭圆形核，有切迹，胞质丰富，有毛状突起，主要累及外周血、骨髓和脾的红髓，也可以侵犯肝和淋巴结，偶见皮肤浸润。大多数有脾大和全血细胞减少。

免疫表型：典型 HCL 免疫表型包括强表达轻链限制性膜免疫球蛋白，强表达 CD20、CD22、CD11c，表达 CD103、CD25、FMC7、CyclinD1（常弱表达）、Annexin A1。大多数 HCL 不表达 CD10 和 CD5。虽然 WHO 诊断标准中将 HCL 定义为小 B 肿瘤，但是由于肿瘤细胞胞质丰富，因此流式细胞检测中，经常发现肿瘤细胞的 FSc 较大，SSc 也偏大，CD45 强表达。

2008 年 WHO 认为，毛白没有特异性细胞遗传学异常，2016 年 WHO 在成熟淋巴细胞肿瘤诊断标准中指出，大多数 HCL 都有 *BRAF V600E* 基因突变，而毛白变异型或者其他小 B 淋巴瘤没有；几乎 1/2 的 HCL-v 和少数 *BRAF V600E* 基因突变阴性的 HCL 都可以找到编码 MEK1（BRAF 的下游基因）的 *MAP2K1* 基因突变。

从免疫表型上，鉴别 HCL、HCL-v、SLVL 主要看 CD103、CD25、CD123 的表达情况。HCL 表达 CD103、CD25、CD11c，大多数表达 CD123；HCL-v 多数只表达 CD103、CD11c，不表达 CD25 和 CD123；SLVL 一般不表达 CD103、CD25、CD123，只表达 CD11c。

图 19-10 为 HCL 免疫表型：R3（黑色细胞群）占有核细胞的 33.44%，表达 CD19、Lambda、CD20、FMC7、CD25、CD103[bri]、CD180、Cbcl-2、CD200、CD79b、CD11c，部分表达

CD123、CD5^{dim}、CD81，不表达 CD23、Kappa、CD10、ki67、CD38，为恶性单克隆成熟 B 细胞，细胞大。符合 HCL 免疫表型。

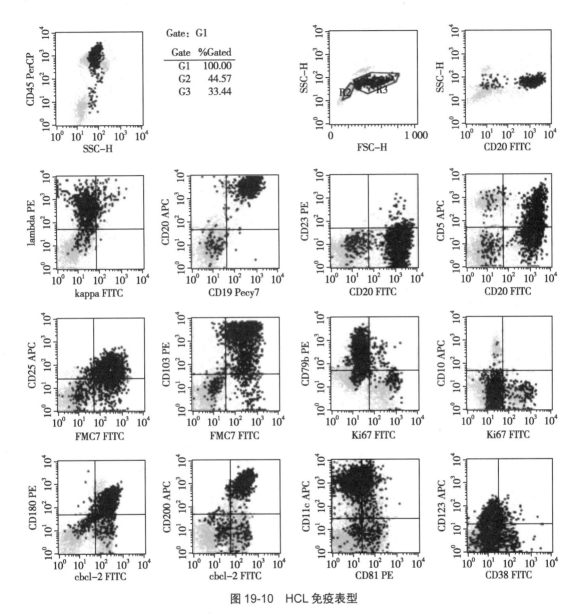

图 19-10　HCL 免疫表型

（四）有浆细胞分化的小 B 细胞淋巴瘤

有浆细胞分化的小 B 细胞淋巴瘤包括一组疾病，主要包括淋巴浆细胞淋巴瘤（lymphoplasmacytic lymphoma，LPL）和黏膜相关淋巴组织的结外边缘带淋巴瘤。免疫表型上，有的可以看到明显的单克隆小 B 细胞和单克隆浆细胞，有的浆细胞不明显，只是小 B 细胞肿瘤表达浆细胞相关标志 CD38 和（或）CD138，还有的免疫表型没有明显的浆细胞成分及浆细胞标志表达，只是形态和病理上有浆细胞分化。

淋巴浆细胞淋巴瘤（lympho plasmacytic lymphoma，LPL）为小 B 细胞、浆样淋巴细胞、浆细胞的肿瘤，常累及骨髓，有时候累及淋巴结和脾，未达到其他可能有浆细胞分化的小 B 淋巴细胞肿瘤标准。相当多的 LPL 有巨球蛋白血症（waldenstrom macroglobulinemia，WM），又称累及骨髓的 LPL，IgM 单克隆 Gamma 病。免疫表型：典型病例可以看到单克隆 B 细胞和浆细胞，虽然浆细胞比例可以很低。肿瘤细胞 FSc、SSc 都很小，B 细胞轻链限制性表达膜免疫球蛋白，浆细胞或者淋巴样浆细胞轻链限制性表达胞质免疫球蛋白，常为 IgM，有时候为 IgG，少见 IgA，典型病例 IgD 阴性。肿瘤性 B 细胞表达 B 细胞抗原：CD19、CD20、CD22、cCD79a、CD79b、FMC7。不表达 CD10、CD23、CD103、CD138，常有 CD25 和 CD38 表达，但是差异性较大。大多数病例 CD5 阴性，但是 5%～20% 的病例表达 CD5，要注意排除 CLL 和 MCL。浆细胞表达 CD138、CD38，不表达胞膜免疫球蛋白，胞质免疫球蛋白轻链限制性表达。与浆细胞肿瘤的浆细胞不同，LPL 的浆细胞常表达 CD45 和 CD19，不表达 CD56。

大多数 B 细胞增殖性疾病和 MGUS 都会有单克隆 IgM 分泌，因此出现单克隆 IgM 不等同于 WM。LPL 的 IgM 浓度会高一些，但是有相当多的重叠。LPL 与 MZL 很难区分。有学者提出，很多文献诊断和报道的结外 LPL，实际上是结外边缘带 B 细胞淋巴瘤。如果完全表达浆细胞抗原（胞质 IgM+、CD138+，不表达 CD20、CD22、CD79b），则不符合 WHO 的 LPL 标准，应诊断为 IgM 型 MM。

2008 年 WHO 认为 LPL 没有特异性染色体和原癌基因异常，但是 2016 年 WHO 成熟淋巴肿瘤诊断标准中指出，大约 90% 的 LPL 或者 WM（LPL 加 IgM 蛋白）都有 MYD88 L265P 突变。这种突变还见于 IgM 升高但是没有 IgG 或者 IgA 的 MGUS，少数其他小 B 淋巴瘤，大于 30% 的非生发中心型 DLBCL，50% 以上的原发皮肤弥漫大 B 细胞淋巴瘤（DLBCL）-腿型，以及许多免疫特权部位 DLBCL，但是不见于浆细胞骨髓瘤，包括 IgM 型。

图 19-11 为 LPL 免疫分型：R3 占有核细胞 0.38%，表达 CD19、Kappa、Ckappa、Bcl-2、CD180^bri、CD20，部分表达 FMC7、CD25，不表达 Lambda、CD103、CD10、CD23、CD5、CD138、Clambda、ki67，为单克隆成熟 B 细胞，细胞小，颗粒性小。R7 占有核细胞 1.07%，表达 CD19、Ckappa、CD38、CD138、CD45，不表达 Clambda、CD56，为单克隆浆细胞。符合有浆细胞分化的小 B 细胞淋巴瘤，临床诊断为 LPL。

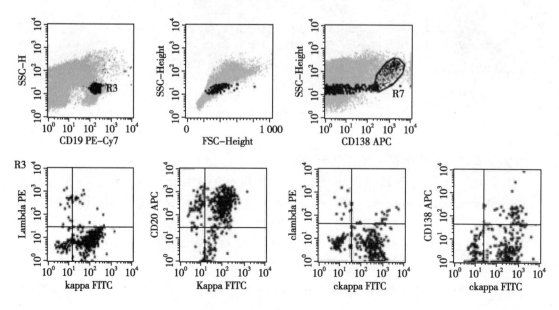

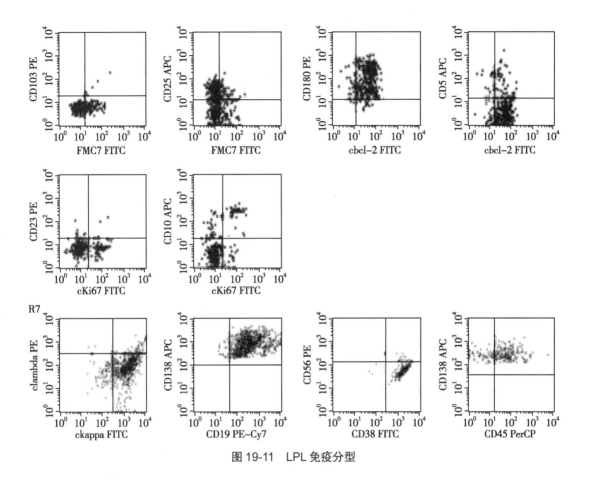

图 19-11　LPL 免疫分型

二、浆细胞肿瘤

浆细胞肿瘤（plasma cell neoplasms）是分泌免疫球蛋白的终末分化 B 细胞克隆性扩增导致的肿瘤。包括意义不明的单克隆免疫球蛋白增多症（monoclonal gammopathy of undetermined significance，MGUS）、浆细胞骨髓瘤（plasma cell myeloma）、浆细胞瘤、免疫球蛋白沉积病、骨硬化性骨髓瘤（POEMS 综合征）。

浆细胞骨髓瘤常称为多发性骨髓瘤（multiple myeloma，MM），是主要累及骨髓的多灶性浆细胞肿瘤，主要包括有症状浆细胞骨髓瘤、无症状（冒烟型）骨髓瘤、非分泌性骨髓瘤、浆细胞白血病。如果外周血中克隆性浆细胞超过 $2 \times 10^9/L$ 或者占白细胞 20% 以上，则定义为浆细胞白血病（plasma cell leukemia，PCL）。

单克隆浆细胞免疫表型特殊，流式细胞诊断比较容易，检测灵敏度可以高达 10^{-4}。但是因为常用抗体组合一般不包括浆细胞标志，加上标本稀释、灶性病变或者处理过程中浆细胞被破坏，导致检测后浆细胞比例低，易于漏诊。除了浆细胞白血病，流式细胞术对于鉴别各种亚型的浆细胞肿瘤没有太大意义。因此流式主要用于识别异常浆细胞，以及鉴别 B 细胞淋巴瘤与浆细胞肿瘤。因为浆细胞肿瘤可以表达 CD19、CD20、cCD79a、膜轻链，甚至可以表达 HLA-DR，所以鉴别诊断最特异的标志是 CD22、CD79b，这些标志几乎只在 B 系表达，极少见于浆细胞；其次是浆细胞标志 CD138，虽然有报道可以见于成熟 B 细胞淋巴瘤，但是极为罕见，鉴别诊断见表 19-7。

表 19-7　正常 B 细胞、正常浆细胞与肿瘤性浆细胞免疫表型

	成熟 B 细胞	正常浆细胞	恶性浆细胞
CD38	-/+	+	+
cIg	+（多克隆）	+（多克隆）	+（单克隆）
CD86	+	-	-/+
cCD79a	+	+/-	-
CD19	++	+	-（+ 预后差）
CD45	+	Dim	
CD20	+		-/+
sIg	+（多克隆）	-	-（少数有）
CD22/CD79b	+		
CD138	-	+	+
其他			部分表达 CD56、CD117、CD13、CD33 等

典型的浆细胞肿瘤轻链限制性表达胞质免疫球蛋白，大多数不表达膜免疫球蛋白。因为灵敏度和特异性的原因，常用 CD38（强表达）和 CD138 两种抗原一起识别浆细胞。CD38 还见于增生的 B 淋巴祖细胞（hematogones）、一些成熟 B、活化 T、髓细胞，但是强度不如浆细胞。CD138 见于浆细胞和一些转移癌细胞，后者弱表达。肿瘤性浆细胞常 CD38 和 CD138 强度减弱，大多数病例都不表达 CD45 和 CD19。FSc 和 SSc 增大，FSc 尤为明显。大多数病例异常表达 CD56。CD56⁻ 肿瘤常累及外周血，达到浆白标准，但是不能把 CD56 作为鉴别 MM 与 PCL 的指标。部分病例异常获得 CD28。丢失 CD27，但是常与疾病进展有关。部分病例异常表达 CD117、CD13、CD33、HLA-DR 等。正常浆细胞 CD19^{dim}，CD20⁻，浆细胞肿瘤 10% CD20⁺，少数 CD19⁺，但是如果同时阳性罕见，要警惕 B 细胞淋巴瘤。浆细胞肿瘤的异常表达标志出现频率见表 19-8。CD20⁺ PCN 有更多淋巴样表现，有 t(11；14)，CyclinD1⁺。

表 19-8　肿瘤性浆细胞异常表型发生频率

	正常浆细胞	肿瘤性浆细胞
cIgL	多克隆	95% 单克隆，5% 不表达
CD19	100%（+）	96%（-）
CD45	94%（+）	89%（-）
CD56	100%（-）	60%～75%（+）
CD81	100%（+）	55%（-/dim）
CD27	100%（+）	40%～50%（dim/-）
CD117	100%（-）	30%（+）
CD28	70%/30%（dim）	15%～45%（bri）
sIg	100%（-）	21%（dim）
CD33	80%（-）/20%（dim）	20%（bri）
CD20	97%（-）	17%/30%（+）

图 19-12 为 MM 免疫分型：R3（黑色细胞群）占有核细胞的 19.27%，表达 CD38、CD138、CD56、Clambda，不表达 CD45、CD28、CD27、Ckappa、CD20、CD117、Kappa、Lambda、CD19，为恶性单克隆浆细胞。

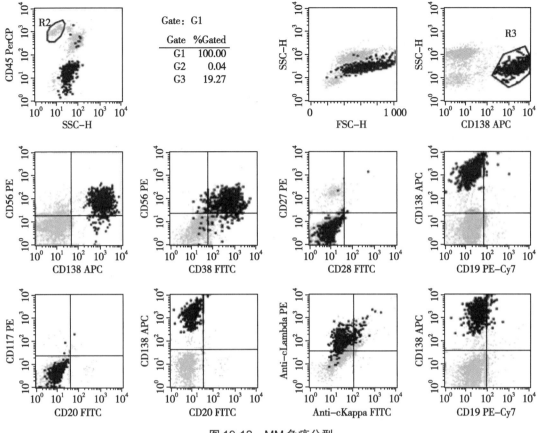

图 19-12　MM 免疫分型

　　自身免疫病、特殊感染、化疗后等情况下会有浆细胞增生,需要与浆细胞肿瘤相鉴别。这些标本中浆细胞是正常浆细胞表型,没有轻链限制性。与有浆细胞分化的 B 细胞淋巴瘤鉴别点在于,MM 的 B 细胞是正常的,肿瘤性浆细胞不表达大多数 B 细胞标志(尤其是CD22、CD79b)和膜免疫球蛋白,轻链限制性表达胞质免疫球蛋白。

三、T 细胞淋巴瘤

　　淋巴肿瘤的流式检测中,T 细胞淋巴瘤是难度比较大的。因为受感染、免疫、药物、肿瘤等很多因素影响,会导致某一亚群细胞反应性增生,这些细胞会有某些标志发生荧光强度改变,有时候很难鉴别反应性 T 细胞和肿瘤性 T 细胞;T 细胞肿瘤经常有正常 T 细胞背景,容易造成漏诊。好在大多数 T 细胞是 TCRαβ 型,可以使用 TCRVβ 帮助判断。

(一) CD4⁺ 成熟 T 细胞淋巴瘤的亚型诊断

　　成熟 T 细胞淋巴瘤中,CD4⁺ 占多数。该组疾病主要有 AITL、ATLL、MF、SS、PTCL、NOS、ALCL 等。除了有相对特异性表型的 AITL(表达 CD10、CD279),ATLL(表达 CD25、FOXP3),ALCL(表达 CD30)以外,大多数病例免疫分型主要起发现肿瘤细胞和定性作用,依赖免疫分型很难区分出亚型。

　　1. 血管免疫母 T 细胞淋巴瘤　血管免疫母 T 细胞淋巴瘤(angioimmunoblastic T-cell lymphoma,AITL)是一种相对常见的以系统性疾病为主的外周 T 细胞淋巴瘤。该肿瘤与

EBV 相关，但是肿瘤细胞却是 EBV 阴性。原发部位是淋巴结，几乎所有患者都有淋巴结肿大。脾、肝、皮肤和骨髓也常累及。

免疫表型：肿瘤性 T 细胞表达大多数泛 T 标志 CD3、CD5、CD2，绝大多数为 CD4⁺。70%～80% 的病例表达或者部分表达 CD10，几乎所有病例都表达 CD279（PD1）。

图 19-13 为 AITL 免疫分型。G3 细胞（黑色细胞群 R1×R4×R3）占有核细胞 1%，表达 CD4、CD5、CD2、CD10、CD99，部分表达 CD3^{dim}，不表达 CD20、CD23、CD19、CD103、CD34、CD1a、CD8、CD57、TCRγδ、CD7、ki67、CD56、TdT，细胞小，为恶性成熟小 T 细胞淋巴瘤。表型符合 AITL。

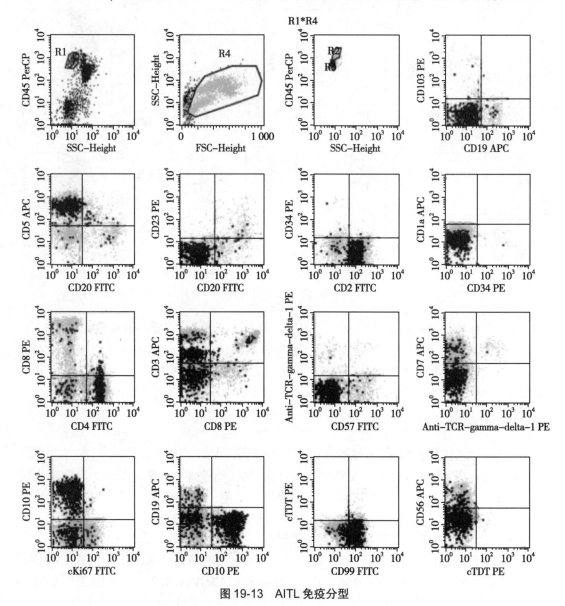

图 19-13　AITL 免疫分型

2. 外周 T 细胞淋巴瘤，不再另外分类　外周 T 细胞淋巴瘤（peripheral T-cell lymphoma not otherwise specified, PTCLNOS）是一组异质性淋巴结或者结外成熟 T 细胞淋巴瘤，不能归入任何特殊分类的 T/NK 细胞淋巴瘤中。

累及部位：大多数累及淋巴结，但是任何部位均可受累。常有骨髓、肝、脾、结外组织浸润。外周血常可发现肿瘤细胞，但是很少出现典型白血病表现。

免疫表型：异常 T 细胞表型，如 CD5、CD7、CD3 表达下调。淋巴结标本多为 CD4$^+$/CD8$^-$ 表型。有时可见 CD4/CD8 双阳性或者双阴性病例。部分病例表达 CD8、CD56、细胞毒性颗粒。TCRαβ 阳性可以与 TCRγδ 淋巴瘤和 NK 淋巴瘤鉴别。少数病例表达 CD30、CD15。偶见 CD20 和（或）cCD79a 异常表达。

图 19-14 为 PTCL，NOS 免疫分型。P3×P4（黑色细胞群）占有核细胞 12.15%，表达 CD4、CD5^{bri}、CD7、CD2、CD3^{dim}，不表达 CD56、CD8、TCRγδ、CD57、CD10、ki67、CD30、CD279，为异常表型成熟 T 细胞。因为难以与反应性细胞做鉴别，故加做 TCRVβ 检测。

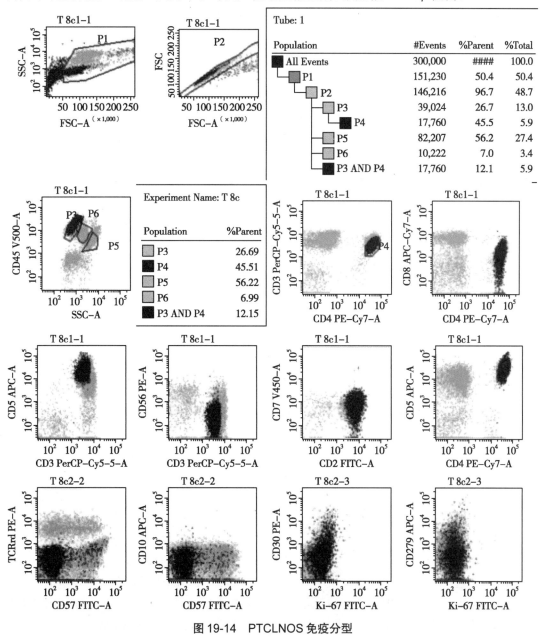

图 19-14　PTCLNOS 免疫分型

图 19-15 为 PTCLNOS 的 TCRVβ 检测。CD4$^+$CD3^{dim} 的 T 细胞单克隆性表达 TCRVβ 的 TCRVβ17 亚单位。均支持 CD4$^+$ T 细胞淋巴瘤。

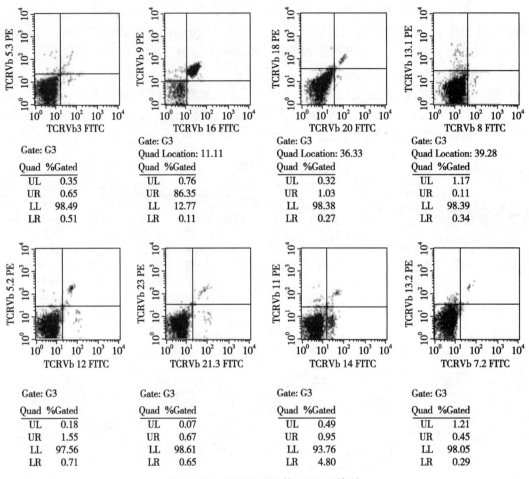

图 19-15　PTCLNOS 的 TCRVβ 检测

（二）CD8$^+$ 成熟 T 淋巴细胞肿瘤的亚型诊断

CD8$^+$ 成熟 T 淋巴细胞肿瘤主要包括 LGL、SPTCL 等。

大颗粒 T 淋巴细胞白血病（T-cell large granular lymphocytic leukemia，LGL）是一种异质性疾病，特点是无明确原因持续性（>6 个月）外周血大颗粒淋巴细胞增多，通常为（2～20）×10^9/L。

累及部位：外周血、骨髓、肝、脾，淋巴结肿大少见。临床表现：多数为惰性病程，常有严重粒细胞减少，有或无贫血，血小板降低少见。常有淋巴细胞增多，有关于 T-LGL 白血病相关红细胞增生障碍导致严重贫血的报道。体检主要有轻至中度脾大，类风湿关节炎、自身抗体、循环免疫复合物、低免疫球蛋白血症都比较常见。CD4$^+$ 病例常与潜在恶性肿瘤有关。

免疫表型：肿瘤细胞典型为 CD3$^+$、CD8$^+$、TCRαβ$^+$ 细胞毒性 T 细胞，少见变异型包括 CD4$^+$ 病例和 TCRγδ$^+$ 病例，TCRγδ 型中 60% 为 CD8$^+$，其余为 CD4、CD8 双阴性病例，还有罕见的只表达 CD2、CD7 的 NK/T 型。CD5 和（或）CD7 异常减弱或者丢失比较常见。80% 以上病例表达 CD57 和 CD16。50% 或者以上病例表达 CD94/NKG2 和 NK 相关 MHC-Ⅰ类受体 KIR 家族。T-LGL 表达细胞毒性效应蛋白 TIA1、颗粒酶 B 和颗粒酶 M。

图 19-16 为 T-LGL 免疫分型。R3 或 R4（粉红色细胞群）占有核细胞 53.34%，表达成熟
T 细胞标志：CD8^{bri}、CD3^{bri}、CD5、CD2、CD7，部分表达 CD57，不表达 CD56、TCRγδ、CD4、
CD158a/h、CD158b、CD158e，SSc 大，为恶性成熟 T 淋巴细胞。符合 T-LGL 免疫表型。

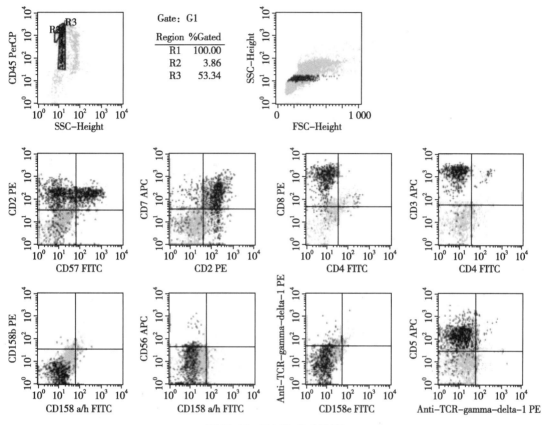

图 19-16　T-LGL 免疫分型

（三）TCRγδ$^+$ T 细胞淋巴瘤

TCRγδ$^+$ T 细胞淋巴瘤。是一组罕见的结外和髓内肿瘤，源自 γδ T 细胞。常由中等大小
淋巴细胞组成，根据累及部位，WHO 将其分为以下几种：肝脾 γδT 细胞淋巴瘤、皮肤 γδ T 淋
巴瘤、肠道 γδ T 淋巴瘤、鼻腔 γδ T 淋巴瘤，还有少见的骨髓 γδ T 淋巴瘤。最多见的为累及
肝脾的淋巴瘤，属于肝脾 T 淋巴细胞淋巴瘤（hepatosplenic T-cell lymphoma, HSTL）。γδ 细
胞主要分布于皮下、肠道、呼吸道和泌尿生殖系统黏膜及脾的红髓窦区中，正常血液中 γδ T
细胞占 T 淋巴细胞的 0.5%～10%。

由于肝脾 TCRγδ$^+$ T 细胞淋巴瘤容易累及骨髓，且形态学核仁明显，类似原始细胞，临
床上经常误诊为 MDS 或 AML。

免疫表型：TCRγδ$^+$T 细胞表型为 CD3^{bri}、TCRγδ^{bri}、CD5^{dim}，多为 CD4$^-$CD8$^-$，少数
CD8^{dim}，以 CD56$^-$ 为主。肿瘤性肝脾 γδ T 细胞常 CD56$^+$，CD3 表达比正常 γδ T 细胞弱，多不表
达 CD5、CD4、CD8。其他部位肿瘤性 TCRγδ$^+$ T 细胞表型异常多样化，如不表达 CD56，表达
CD8^{dim}，TCRγδ 和（或）CD3 强表达等，大多数均丢失 CD5。绝大多数各部位 γδ T 细胞淋巴瘤
都是成熟阶段细胞，但是也有原始幼稚细胞类型，免疫表型表达 TdT 等原始幼稚细胞标志。

　　需要注意的是，多种原因可以引起循环 TCRγδ⁺ T 细胞比例升高，尤其是东方人，有的非肿瘤病例可以高达 T 细胞的 20%。因此必须有明确的异常表型和临床依据才能诊断淋巴瘤。

　　图 19-17 为肝脾 TCRγδ⁺ T 细胞淋巴瘤免疫分型。R3（黑色细胞群）占有核细胞的 38.13%，表达 CD56、CD2^{bri}、CD3^{bri}、TCRrd、CD161、CD94^{bri}，不表达 CD5、CD7、CD117、CD4、CD8、CD16、CD13、CD11b、CD14、CD64、CD33、CD30、CD10、ki67、CD158e、CD158a/h、CD158b，为恶性成熟 TCRγδ⁺ T 细胞。结合临床病史，考虑肝脾 TCRγδ⁺ T 细胞淋巴瘤。

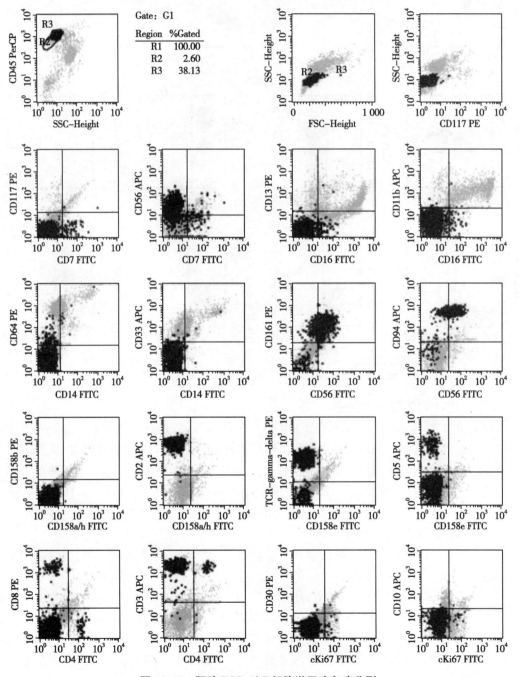

图 19-17　肝脾 TCRγδ⁺ T 细胞淋巴瘤免疫分型

四、成熟 NK 淋巴细胞肿瘤

成熟 NK 淋巴细胞肿瘤包括：慢性 NK 细胞增殖性疾病（以前认为 T-LGLL 的一个亚型）、结外 T/NK 细胞淋巴瘤、侵袭性 NK 细胞白血病。这些亚型特点相互重叠，但是最主要的是，区分出具有侵袭性的肿瘤和相对惰性的 NK 细胞大颗粒淋巴瘤，ki67 有一定参考意义，侵袭性 NK 肿瘤常高表达 ki67，而惰性肿瘤不表达。

图 19-18 为成熟 NK 淋巴细胞肿瘤免疫分型：黑色细胞群占有核细胞 11.26%，表达 $CD56^{bri}$、CD2、$CD7^{dim}$、$CD8^{dim}$、CD161、CD94、CD159a，不表达 T 细胞标志 CD3、CD5、CD4、TCRαβ、TCRγδ、CD16、CD117、CD158a/h、CD158b、CD158e、CD159c、CD30、ki67，为肿瘤性 NK 细胞。符合惰性成熟 NK 淋巴细胞肿瘤免疫表型。

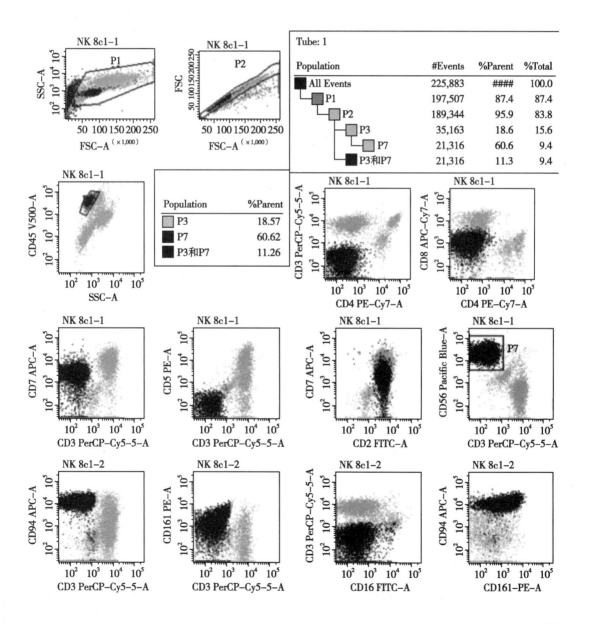

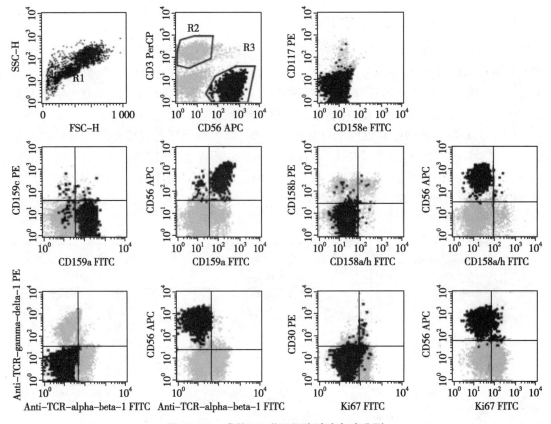

图 19-18 成熟 NK 淋巴细胞肿瘤免疫分型

　　总之,随着流式细胞技术的发展,多色流式和复杂设门技术的应用,在成熟淋巴细胞肿瘤的检测和治疗后随访中起到越来越重要的作用。因为成熟淋巴细胞肿瘤的局灶性和复杂性,第一步筛查后,选择尽可能独特的标志进行精确设门,第二步进行确定性标志检测,可能是比较可行的方法。

(王　卉)

参 考 文 献

1. WOOD BL,ARROZ M,BARNETT D,et al. 2006 Bethesda International Consensus recommendations on the immunophenotypic analysis of hematolymphoid neoplasia by flowcytometry:optimal reagents and reporting for the flowcytometric diagnosis of hematopoietic neoplasia[J]. Cytometry BClin Cytom,2007,72B:S14-S22.

2. HULSPAS R,O'GORMAN MR,WOOD BL,et al. Considerations for the control of background fluorescence in clinical flow cytometry[J]. Cytometry B Clin Cytom,2009,76(6):355-364.

3. KALINA T,FLORES-MONTERO J,VAN DER VELDEN VH,et al. EuroFlow standardization of flowcytometer instrument settings and immunophenotyping protocols[J]. Leukemia,2012,26(9):1986-2010.

4. DAVIS BH,DASGUPTA A,KUSSICK S,et al.ICSH/ICCS Working Group. Validation of cell-based

fluorescence assays: practiceguidelines from the ICSH and ICCS-part II-preanalytical issues[J]. Cytometry B Clin Cytom, 2013, 84(5): 286-290.

5. BARNETT D, LOUZAO R, GAMBELL P, et al. ICSH/ICCS Working Group. Validation of cell-based fluorescence assays: practice guidelines from the ICSH and ICCS-part IV-postanalytic considerations[J]. Cytometry B Clin Cytom, 2013, 84(5): 309-314.

6. JOHANSSON U, BLOXHAM D, COUZENS S, et al. Guidelines on the use of multicolour flow cytometry in the diagnosis of haematological neoplasms. British Committee for Standards in Haematology[J]. Br J Haematol, 2014, 165(4): 455-488.

7. CRAIG FE, FOON KA. Flow cytometric immunophenotyping for hematologic neoplasm[J]. Blood, 2008, 111: 3941-3967.

8. VAN DONGEN JJ, LHERMITTE L, BÖTTCHER S, et al. EuroFlow antibody panels for standardized n-dimensional flow cytometric immune phenotyping of normal, reactive and malignant leukocytes[J]. Leukemia, 2012, 26(9): 1908-1975.

9. CRAIG F, FOON K. Flow cytometric immunophenotyping for hematologic neoplasms[J]. Blood, 2008, 111(8): 3941-3967.

10. JAFFE ES, HARRIS NL, STEIN H, et al. Introduction and overview of the classification of the lymphoid neoplasms//SWERDLOW SH, CAMPO E, HARRIS NL, et al. WHO Classification of Tumours of Haematopoietic and Lymphoid Tissues: Fourth Edition[J]. Lyon: IARC Press, 2008: 158-166.

11. D'ARENA G, MUSTO P. Monoclonal B-cell lymphocytosis[J]. Transl Med UniSa, 2014, 8: 75-79.

12. TEMBHARE P, YUAN CM, XI L, et al. Flow cytometric immuno phenotypic assessment of T-cell clonality by Vβ repertoire analysis: detection of T-cell clonality at diagnosis and monitoring of minimal residual disease following therapy[J]. Am J Clin Pathol, 2011, 135(6): 890-900.

13. MORICE WG, JEVREMOVIC D, OLTEANU H, et al. Chronic Lymphoproliferative disorder of natural killer cells: a distinct entity with subtypes correlating with normal natural killer cell subsets[J]. Leukemia, 2010, 24(4): 881-884.

14. CAMPO E, SWERDLOW SH, HARRIS NL, et al. The 2008 WHO classification of lymphoid neoplasms and beyond: evolving concepts and practical applications[J]. Blood, 2011, 117(19): 5019-5032.

15. SWERDLOW SH, CAMPO E, PILERI SA, et al.The 2016 revision of the World Health Organization classification of lymphoid neoplasms[J]. Blood, 2016, 127(20): 2375-2390.

16. 石远凯, 孙燕, 刘彤华. 中国恶性淋巴瘤诊疗规范(2015年版)[J]. 中华肿瘤杂志, 2015, 37(2): 148-158.

17. 中华医学会血液学分会, 中国抗癌协会血液肿瘤专业委员会. 中国慢性淋巴细胞白血病/小淋巴细胞淋巴瘤的诊断与治疗指南(2015年版)[J]. 中华血液学杂志, 2015, 37(10): 809-813.

18. 中国医师协会血液科医师分会, 中华医学会血液学分会, 中国医师协会多发性骨髓瘤专业委员会. 中国多发性骨髓瘤诊治指南(2015年修订)[J]. 中华内科杂志, 2015, 54(12): 1066-1070.

19. HUNT AM, SHALLENBERGER W, TEN EYCK SP, et al. Use of internal control T-cell populations in the flow cytometric evaluation for T-cell neoplasms[J]. Cytometry B Clin Cytom, 2016, 90(5): 404-414.

第二十章 ▶

TCRVβ 受体库鉴别成熟 T 淋巴瘤和 T 细胞反应性增生

完整的 T 细胞受体（T cell receptor，TCR）表达在皮质胸腺 T 晚期阶段及以后所有成熟 T 细胞表面。TCR 是由两条不同肽链构成的异二聚体，构成 TCR 的肽链有 α、β、γ、δ4 种类型。根据所含肽链的不同，TCR 分为 TCRαβ 和 TCRγδ 两种类型。任一 T 细胞只表达 TCRαβ 或 TCRγδ 之一。正常外周血中，90% 以上的 T 细胞 TCR 由 α、β 两条肽链组成，每条肽链又可分为可变区（V 区），恒定区（C 区），跨膜区和胞质区等几部分。TCR 分子属于免疫球蛋白超家族，其抗原特异性存在于 V 区（Vα、Vβ）。在 T 细胞个体发育过程中，TCRαβ 的 α、β 两条肽链先后进行复杂随机的基因重排，最终在每一个特定克隆来源的 T 细胞表面表达单一独特的组合。人类 TCRVβ 基因座位包括大约 65 个 TCRVβ 基因片段，其中 39～47 个为有功能基因，归属于 23 个 Vβ 基因家族。其中 16 个基因家族只包含 1 个功能基因，其他家族则可能包含多个功能基因，合计表达的 Vβ 蛋白家族成员约 30 余个，称之为 TCRVβ 受体库（TCRVβ repertoire）。

正常 T 淋巴细胞的分化发育过程中形成的成熟 T 细胞为多克隆，TCRVβ 多个亚家族成员均有表达。在 T 细胞肿瘤性疾病中除出现 T 细胞表面抗原表达异常如缺失、强表达、弱表达或表达其他系别抗原等，通常还会出现某个 TCRVβ 成员单克隆性生长。在感染、过敏及其他情况所致的 T 细胞反应性增生，或 T 细胞异常破坏，如 HIV 病毒对 CD4 阳性 T 细胞的选择性杀伤等情况下，也可以出现部分 CD 分子的表达异常、CD4/CD8 比例显著的升高或降低，但 TCRVβ 成员仍呈现为多克隆增生。利用 T 细胞增生过程中 TCRVβ 成员呈现单克隆或多克隆性的增殖这一特点，可以用来辅助鉴别成熟 T 淋巴瘤与 T 细胞反应性增生等良性改变。现有传统检测方法例如形态学、免疫组化或 Southern Blot 检测 TCR 基因重排均费时费力、主观性大或敏感性不高，存在假阳性，容易漏检和误诊。PCR 检测 TCR 基因重排大大提高了阳性率，但不能定量，并且无法从细胞水平同时对不同细胞群体和参数进行分析。流式检测 TCRVβ 受体库为克隆性 T 细胞的鉴别及定量提供了有力的技术支持。TCRVβ 受体库筛查有助于准确识别异常的克隆增殖，对 T 细胞淋巴瘤诊断和反应性增生的鉴别诊断具有重要参考价值。

一、基本原理

TCRVβ 流式检测试剂目前有荧光标记组合试剂盒和荧光标记的单个抗体有售。组合试剂盒中一共包含了 8 组共 24 种抗体，涵盖了约 70% 的正常人群成熟 T 细胞的 TCRVβ 受体库家族成员。每组抗体里均包含 3 种 Vβ 抗体并耦合不同的荧光染料，第一个抗体耦合

FTIC，第二个抗体耦合 PE，第三个抗体同时耦合上 FITC+PE。可以在 FITC、PE 两个通道实现 3 个 Vβ 亚型的检测，第三个 Vβ 群体将出现在 FITC/PE 的对角线上象限中。对于多色流式检测来说，根据需要还可以加入其他 T 细胞抗体，如 CD3、CD4、CD5、CD7 等联合检测。若拟进一步增加试剂盒 24 种抗体以外的其他 TCRVβ 成员检测，也可以购买其他家族成员荧光标记抗体进行检测，并合并计算和判断结果。

二、主要试剂

1．测定抗体

（1）TCRVβ BTEA mark 试剂盒，详细参数见表 20-1。

（2）CD3-PC5（或其他荧光素标记的其他抗体，如 CD4、CD8 等）可根据实验需要和所采用的多色流式激光配置，加入其他荧光单抗，注意不要选用 FITC、PE 通道。

2．同型对照抗体　IgG₁-PC5 等抗体。

表 20-1　TCRVβ 受体库试剂盒基本参数

管号	规格	Vβ 亚型	荧光染料	克隆	亚型
A	1.0ml/50tests	Vb 5.3（TRBV5-5）	PE	3D11	IgG₁（mouse）
		Vb 7.1（TRBV4-1，TRBV4-2，TRBV4-3）	PE+FITC	ZOE	IgG2a（mouse）
		Vb 3（TRBV28）	FITC	CH92	IgM（mouse）
B	0.5ml/25tests	Vb 9（TRBV3-1）	PE	FIN9	IgG₂ₐ（mouse）
		Vb 17（TRBV19）	PE+FITC	E17.5F3	IgG₁（mouse）
		Vb 16（TRBV14）	FITC	TAMAYA1.2	IgG₁（mouse）
C	0.5ml/25tests	Vb 18（TRBV18）	PE	BA62.6	IgG₁（mouse）
		Vb 5.1（TRBV5-1）	PE+FITC	IMMU157	IgG₂ₐ（mouse）
		Vb 20（TRBV30）	FITC	ELL1.4	IgG（mouse）
D	0.5ml/25tests	Vb 13.1（TRBV6-5，TRBV6-6，TRBV6-9）	PE	IMMU222	IgG₂ᵦ（mouse）
		Vb 13.6（TRBV6-6）	PE+FITC	JU74.3	IgG₁（mouse）
		Vb 8（TRBV12-3，TRBV12-4）	FITC	56C5.2	IgG₂ₐ（mouse）
E	0.5ml/25tests	Vb 5.2（TRBV5-6）	PE	36213	IgG₁（mouse）
		Vb 2（TRBV20-1）	PE+FITC	MPB2D5	IgG₁（mouse）
		Vb 12（TRBV10-3）	FITC	VER2.32	IgG₂ₐ（mouse）
F	0.5ml/25tests	Vb 23（TRBV13）	PE	AF23	IgG₁（mouse）
		Vb 1（TRBV9）	PE+FITC	BL37.2	IgG₁（rat）
		Vb 21.3（TRBV11-2）	FITC	IG125	IgG₂ₐ（mouse）
G	0.5ml/25tests	Vb 11（TRBV25-1）	PE	C21	IgG₂ₐ（mouse）
		Vb 22（TRBV2）	PE+FITC	IMMU546	IgG₁（mouse）
		Vb 14（TRBV27）	FITC	CAS1.1.3	IgG₁（mouse）
H	0.5ml/25tests	Vb 13.2（TRBV6-2）	PE	H132	IgG₁（mouse）
		Vb 4（TRBV29-1）	PE+FITC	WJF24（not published）	IgM（rat）
		Vb 7.2（TRBV4-3）	FITC	ZIZOU4（not published）	IgG₂ₐ（mouse）

3. PBS 溶液　同鞘液。

4. 溶血素　其他溶血素。

5. 鞘液　即 PBS 溶液,可以使用流式细胞仪专用鞘液,也可采用检验科血液常规分析仪使用的鞘液,进口或国产试剂均可。

6. 清洁液　可以使用流式细胞仪专用清洁液,也可使用检验科血液常规分析仪使用的清洁液,进口或国产试剂均可。

三、主要仪器及耗材

Beckman-Coulter/BD 4 色以上流式细胞仪,旋涡振荡器。

四、操作步骤

(一)标本采集

富含可疑异常 T 细胞的多种细胞悬液标本均可用于流式 TCRVβ 检测。尽可能采集含目标细胞的外周血标本,骨髓标本背景略高;脑脊液、胸腔积液、腹水中若含可疑细胞也可进行检测,标本量 3～5ml,EDTA-Na$_2$(紫头管)或肝素(绿头管)抗凝管,活检或穿刺组织研磨成悬液。尽量采用新鲜样本检测,外周血可在室温下(18～22℃)保存不超过 24 小时,标本保存时间过长可能会出现非特异性染色。

(二)标本处理

1. 按表 20-2 加样。

表 20-2　流式 TCRVβ 检测加样方法

加样内容	Vβ 抗体 /μl	同型对照管	CD3-PC5/μl	血液标本 /μl
对照管 1	A 20	10μlIgG$_1$ PC5	—	100
对照管 2	—	—	10	100
测定管 A	A 20	—	10	100
测定管 B	B 20	—	10	100
测定管 C	C 20	—	10	100
测定管 D	D 20	—	10	100
测定管 E	E 20	—	10	100
测定管 F	F 20	—	10	100
测定管 G	G 20	—	10	100
测定管 H	H 20	—	10	100

2. 手持试管轻轻摇匀或振荡器混匀,室温(18～22℃),避光放置 20 分钟。

3. 依次向各试管加入红细胞裂解液(如 OptiLysisC 溶液)500μl,旋涡振荡器上混匀 5～10 秒,避光放置 15 分钟,血液应变成澄清透明,表明溶血完毕。

4. 依次向各试管加入 PBS 3ml,旋涡振荡器上继续混匀 5～10 秒,然后 200r/min 离心 5 分钟。

5. 弃上清液,再次向各试管内加入 PBS 3ml,旋涡振荡器上继续混匀 5～10 秒,然后 200r/min 离心 5 分钟。

6. 依次向各试管加入 PBS 500μl（含 0.5% 多聚甲醛），旋涡振荡器上继续混匀 5～10 秒，可放置 2～8℃保存。

（三）上机测定

1. 打开 TCRVβ 流式检测方案（FITC/PE，图 20-1。也可以视情况，采用 CD45/SSC 设门，圈定淋巴细胞群）。

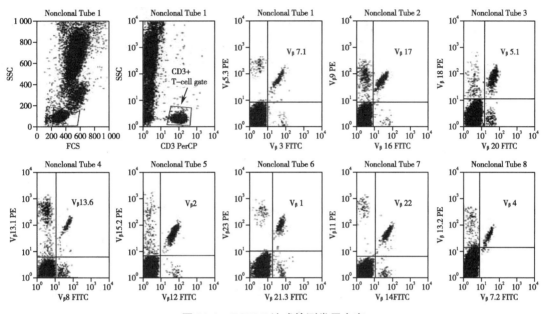

图 20-1　TCRVβ 流式检测常用方案

2. 将对照管 1 插入流式细胞仪主机的样品台上，打开仪器快速补偿通道，通过电压调节及补偿调节使 FITC/ PE 及 FITC/PC5，PE/PC5 的电压达到最佳，这一管通过 IgG$_1$-PC5 确定第四通道电压值→ 取下对照管 1。

3. 将对照管 2 插入样品台，仪器自动进行测定，打开仪器快速补偿通道，通过电压调节及补偿调节使 FITC/PC5，PE/PC5 的补偿达到最佳→ 取下对照管 2。

4. 将测定管插入样品台，仪器自动进行测定，待 CD3$^+$ T-cell gate 门细胞数量达到 10 000 个以上，或总采集细胞数达到 100 000 个以上，停止上样，记录检验结果并保存图像信息。在图 20-1 中，CD3$^+$ T-cell gate 门为 T 淋巴细胞群；在与此门关联的 FITC/PE 中，为各管 Vβ 亚群的分布情况。

5. 进入下管的测定，直至全部标本测定完毕，统计各管中 FITC/PE 左上、右上及右下 3 项限的百分比。

（四）结果与计算

按照图 20-1 分别计算测试管 A-H 流式散点图中各象限 TCRVβ 成员占 CD3 细胞的百分比，并绘制柱形图，直观显示 TCRVβ 成员的比例分布情况，可参考图 20-2。

为进一步直观比较各 TCRVβ 亚群表达的异常高表达或低表达，可同时在柱形图中绘制各 TCRVβ 亚群的正常参考值上限（图 20-3）。各 TCRVβ 亚群参考值可参照试剂盒给出的参考范围，并在本实验室进行验证。

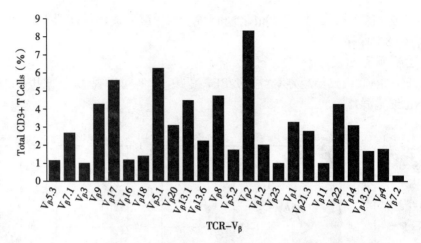

图 20-2　正常外周血 CD3 阳性 T 细胞 TCRVβ 成员比例分布柱形图

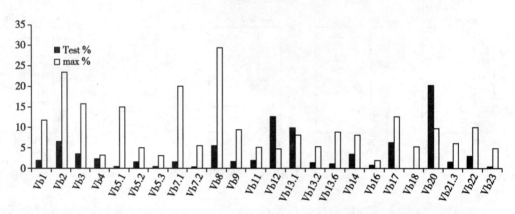

图 20-3　外周血 CD3 阳性 T 细胞 TCRVβ 成员比例分布柱形图（含正常参考值上限）

五、结果判读

直接比较 TCRVβ 亚群与其正常参考值之间的差异，并建立实验室自己的标准用于判断是否存在单个 TCRVβ 成员的明显增高，进而提示是否存在单克隆性的 T 细胞增生。可能出现的情况有如下。

1. 24 个检测 vβ 家族成员均有表达，且其表达比例与正常参考值相比变化不大；可有多个成员略高或略低于其参考值的上限或下限（图 20-3，图 20-4 左图）。提示所检测标本中 T 细胞的无异常单克隆性增殖或存在反应性多克隆性增生。

2. 24 个检测 vβ 家族成员中某一个成员比例显著升高（直接证据证实，图 20-4 中图）。实验室需要根据自己的检测系统确定显著升高的标准。文献通常采用单个 TCRVβ 成员比例超过所有检测 T 细胞的 50% 为标准，也有采用高于其参考值上限的 10 倍为标准。存在 TCRVβ 成员比例显著增高时提示有单克隆性 T 细胞扩增，结合临床考虑 T 细胞淋巴瘤可能性大。

3. 24 个检测 vβ 家族成员绝大部分均显著低表达，提示除所检测的 TCRVβ 家族成员（约占所有成员的 70%）之外，存在某个 TCRVβ 成员过表达（间接证据证实，图 20-4 右图）。

大部分检测 vβ 家族成员低表达的标准文献也略有差异,多采用所有检测 vβ 家族成员比例之和低于所有检测 T 细胞的 30% 为标准,即所圈定的 T 细胞有 70% 以上细胞未对试剂盒中24 种 TCRVβ 抗体反应。存在 TCRVβ 成员比例显著降低时,通常也提示有单克隆性 T 细胞扩增,结合临床考虑 T 细胞淋巴瘤可能性大。

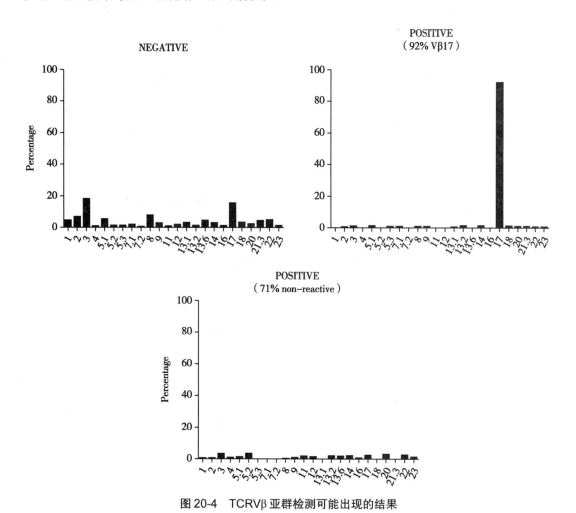

图 20-4　TCRVβ 亚群检测可能出现的结果

六、注意事项

1. 严重脂血、凝血标本原则上不能检验。

2. 标本采集后应尽量在 24 小时内检验,特殊情况或标本来源困难时,可以延长至 48 小时,72 小时之后检测可能会出现明显的非特异性染色,影响结果判断。

3. 同型对照管十分重要,每天的每批检验必须进行同型对照管的平行测定,甚至每一份标本需要进行平行同型对照管的测定。一方面同型对照管可以用于每次测定各荧光通道电压是否合适的再次审核与调节参考,另一方面也有助于发现个别标本存在污染荧光物质的情况,如患者输入了某种可以自发特定荧光的药物等。

4. 样本处理完毕后,注意洗涤,以降低非特异性结合,至少洗涤 2 遍。此外,一些骨髓来源或组织样本会与 TCR-Vβ 抗体有较高水平的非特异性结合。

5. 对于正常样本应能观察到 Vβ 亚型表达多态性，但一些血液样本有可能不表达 TCR Vβ 7.2（管 H，详见参考文献 3）或者 TCR Vβ20（管 C，详见参考文献 4）。

6. 对于检测结果位于判断标准临界值附近时，需要综合临床和其他实验室检查资料，尤其是 TCR 基因重排的 PCR 结果综合判断。

七、参考范围

每个实验室应建立符合自己实验室检测系统的参考值范围。BECKMAN-COULTER 货号 IM3497 的组合试剂给出了各 TCRVβ 参考值范围，包括在 CD3 阳性总 T 细胞（表 20-3）、CD4 阳性 T 细胞、CD8 阳性 T 细胞中各 TCRVβ 的比例分布范围。各实验室可参照其范围，验证其在本实验室的实用性。

表 20-3　TCRVβ 各家族成员占 CD3 阳性 T 细胞比例的参考值范围

TCRVβ	参考范围	
	最小值 /%	最大值 /%
Vβ1	1.89	11.7
Vβ2	4.03	23.48
Vβ3	0.52	15.71
Vβ4	0.79	3.26
Vβ5.1	3.19	14.93
Vβ5.2	0.49	4.98
Vβ5.3	0.37	2.98
Vβ7.1	0.64	20.01
Vβ7.2	0.05	5.45
Vβ8	2.26	29.47
Vβ9	1.1	9.3
Vβ11	0.25	5.11
Vβ12	1	4.76
Vβ13.1	1.62	8.16
Vβ13.2	0.8	5.28
Vβ13.6	0.84	8.8
Vβ14	1.33	8.03
Vβ16	0.42	1.9
Vβ17	2.28	12.61
Vβ18	0.58	5.23
Vβ20	0	9.73
Vβ21.3	1.08	5.97
Vβ22	1.99	9.89
Vβ23	0.28	4.76

八、临床意义

1. 主要用于 CD4/CD8 比例显著异常、膜表面 CD 分子表达异常的成熟 T 细胞良恶性的辅助诊断和鉴别诊断。通过加入其他特定 CD 分子标志，如 CD4、CD8、CD2、CADM1 等圈定潜在异常细胞群，可以大大提高方法学敏感性。

2. TCRVβ 库流式检测阴性预测值极高，可用于外周 T 细胞淋巴瘤和 T 细胞反应性增生的诊断和鉴别诊断。流式免疫表型淋巴瘤初筛发现 T 细胞可疑异常，并以 TCRαβ 细胞为主时，可用 TCRVβ 检测进一步确认 T 细胞单克隆性增生，支持 T 细胞淋巴瘤诊断；若 T 细胞亚群和（或）淋巴瘤初筛有异常但结合临床高度怀疑反应性增生，可以直接采用 TCRVβ 检测确认其是否为多克隆性增生，从而减少不必要的进一步淋巴瘤相关检查。

3. 明确为某个 TCRVβ 成员单克隆增殖的淋巴瘤患者，治疗过程中可采用流式细胞术监测标本中该成员的绝对计数和在 T 细胞中所占比例的改变，用于淋巴瘤微小残留病变（MRD）的监测，以评估疗效和调整治疗方案。TCRVβ 成员治疗后比例的变化更能反映疾病对药物的敏感性及患者的预后。

（唐古生）

<h2 align="center">参 考 文 献</h2>

1. ALLISON JP. Structure, function, and serology of the T-cell antigen receptor complex[J]. Annu. Rev. Immunol, 1987, 5: 503-539.

2. DAVIS MM, BJORKMAN PJ. T-cell antigen receptor genes and T-cell recognition[J]. Nature, 1988, 334: 395-401.

3. ZHAO TM, WHITAKER SE, ROBINSON MA. A genetically determined insertion/deletion related polymorphism in human T cell receptor b chain(TCRB)includes functional variable gene segments[J]. J. Exp. Med, 1994, 180: 1405-1414.

4. LANGERAK AW, VAN DEN BEEMD R, WOLVERS-TETTERO IL, et al. Molecular and flow cytometric analysis of the Vbeta repertoire for clonality assessment in mature TCRalphabeta T-cell proliferations[J]. Blood, 2001, 98(1): 165-173.

5. MORICE WG, KIMLINGER T, KATZMANN JA, et al. Flow cytometric assessment of TCR-Vbeta expression in the evaluation of peripheral blood involvement by T-cell lymphoproliferative disorders: a comparison with conventional T-cell immunophenotyping and molecular genetic techniques[J]. Am J Clin Pathol, 2004, 121(3): 373-383.

6. SALAMEIRE D, SOLLY F, FABRE B, et al. Accurate detection of the tumor clone in peripheral T-cell lymphoma biopsies by flow cytometric analysis of TCR-Vβ repertoire[J]. Mod Pathol, 2012, 25(9): 1246-1257.

7. TEMBHARE P, YUAN CM, MORRIS JC, et al. Flow cytometric immunophenotypic assessment of T-cell clonality by vβ repertoire analysis in fine-needle aspirates and cerebrospinal fluid[J]. Am J Clin Pathol, 2012, 137(2): 220-226.

8. ROWAN AG, WITKOVER A, MELAMED A, et al. T Cell Receptor Vβ Staining Identifies the Malignant Clone in Adult T cell Leukemia and Reveals Killing of Leukemia Cells by Autologous CD8+ T cells[J].

Plos Pathog, 2016, 12(11): e1006030.

9.　GOHAL G, MCCUSKER C, MAZER B, et al. T-cell receptor phenotype pattern in atopic children using commercial fluorescently labeled antibodies against 21 human class-specific v segments for the tcrβ chain(vβ) of peripheral blood: a cross sectional study[J]. Allergy Asthma Clin Immunol. 2016, 12: 10.

第二十一章 ▶

强直性脊柱炎的鉴别测定

强直性脊柱炎（ankylosing spondylitis，AS）是一种慢性、进行性炎症性疾病，主要累及骶髂关节、脊柱、脊柱骨软组织和四肢关节，表现为椎间盘纤维环和纤维环附近结缔组织的骨化，椎间关节和四肢关节滑膜的炎症和增生，严重者可丧失劳动力。AS 为常染色体显性遗传病，有明显家族聚集发病趋势。流行病学调查发现，AS 发病高峰为 20～30 岁，男性较女性多见。

AS 的发病机制目前仍然不清楚，但是 HLA-B27 是脊柱关节病病因及发病机制的关键，已被广泛认同，无论是连锁基因假说、免疫应答基因假说、分子模拟假说、关节源性致病肽假说，还是 T 淋巴细胞受体库和超抗原假说，均支持患者由于存在 HLA-B27 的高表达引起了体内异常的免疫应答，从而导致了脊柱关节病的发生，并且在 HLA-B27 转基因鼠自发性 AS 中得到验证。

人白细胞抗原 B27（HLA-B27）属 I 型 MHC 抗原分子，为 HLA-B 类分子，表达于机体所有有核细胞表面，其中淋巴细胞表面含量丰富。目前 HLA-B27 的检测方法主要包括补体依赖细胞毒测定法（CDC）、微淋巴细胞毒试验、基因的 PCR 分析和表达抗原的流式细胞术（FCM）分析等。由于 FCM 的普及，以及 FCM 检测的简便、快速等优点，HLA-B27 的 FCM 检测法正被广泛应用。目前 HLA-B27 表达分析的 FCM 常用试剂有两种，即美国 Beckman Coulter 公司的 HLA-B27/HLA-B7 组合试剂和美国 BD 公司的 HLA-B27/CD3 组合试剂。两种检测试剂各有特点，本章将分别对两种试剂盒 FCM 检测方法及相关事项进行介绍。

第一节　HLA-B27/HLA-B7 表达的测定 ▼

一、基本原理

业已证实，强直性脊柱炎患者的外周血淋巴细胞表面存在 HLA-B27 的高表达。利用反映细胞大小（FS）和细胞内部颗粒成分多少（SS）的细胞光散射特性，流式细胞仪可以对外周血白细胞进行分群，对淋巴细胞群进行设门即可分析淋巴细胞 HLA-B27 表达率及表达量。

由于 HLA-B27 单克隆抗体（HLA-ABC-M3）与 HLA-B27 的共刺激分子 HLA-B7 存在交叉反应，而 HLA-B7 相应的单抗为 HLA-B7 所特有，所以 Beckman-Coulter 公司推荐方法采用 HLA-B27 和 HLA-B7 双抗体对淋巴细胞表面 HLA-B27 表达进行分析，具体地以 FITC 标记 HLA-B27 单抗和以 PE 标记 HLA-B7 单抗，通过流式 2 色分析对外周血淋巴细胞表面

HLA-B27 表达进行鉴别测定。

二、主要试剂

1. 同型对照抗体 IgG$_{2a}$-FITC/IgG$_1$-PE 2 色抗体。

2. 测定抗体 HLA-B27-FITC/HLA-B7-PE 2 色抗体。

3. 阳性对照血 可采用收集的经过鉴定的 AS 患者静脉血。

4. 标本预处理试剂 溶液 A（溶血剂）、溶液 B（终止剂）和溶液 C（固定剂），也可以自行配制（详见附录 2）。

5. 鞘液 即 PBS 溶液，可以使用流式细胞仪专用鞘液，也可采用检验科血液常规分析仪使用的鞘液，进口或国产试剂均可。

6. 清洁液 可以使用流式细胞仪专用鞘液，也可使用检验科血液常规分析仪使用的清洁液，进口或国产试剂均可。

三、主要仪器

流式细胞仪，旋涡振荡器。

四、检验步骤

（一）样品采集

临床静脉抽血 2.0～2.5ml，EDTA-K$_2$ 抗凝（紫头管）。

（二）标本处理

1. 按表 21-1 加样。

表 21-1 HLA-B27/HLA-B7 表达的测定加样方法

加样内容	同型对照管 /µl	阳性对照管	测定管 /µl
同型对照抗体	10	—	—
测定抗体	—	10µl	10
血液标本	50	—	50
阳性对照血	—	50µl	—

2. 手持试管轻轻摇匀，室温（18～22℃），避光放置 20～30 分钟。

3. 依次向各试管加入溶液 A 625µl，旋涡振荡器上混匀 5～10 秒。

4. 依次向各试管加入溶液 B 265µl，旋涡振荡器上继续混匀 5～10 秒。

5. 依次向各试管加入溶液 C 100µl，旋涡振荡器上继续混匀 5～10 秒。

（三）上机测定

1. 打开 HLA-B27 流式检测方案（HLA-B27-FITC/HLA-B7-PE，图 21-1）。

2. 将同型对照管插入流式细胞仪主机的样品台上，打开仪器快速补偿通道，通过电压调节使 IgG$_{2a}$-FITC 和 IgG$_1$-PE 对应的 B 门和 C 门阳性率刚好为 0，停止上样，保存对照检测结果，取下同型对照管。

3. 将阳性对照管插入样品台，仪器自动进行测定，待 A 门细胞数量达到 2 000 个以上或总采集细胞数达到 10 000 个以上，停止上样，记录检验结果并保存图像信息。

4. 将测定管插入样品台,仪器自动进行测定,待 A 门细胞数量达到 2 000 个以上,或总采集细胞数达到 10 000 个以上,停止上样,记录检验结果并保存图像信息(图 21-1)。

在图 21-1 中,A 门为淋巴细胞群;在与 A 门关联的图 FL1 HLA-B27-FITC 中,B 门的百分数为淋巴细胞 HLA-B27 表达率,与 B 门对应的 X-Mean 为淋巴细胞 HLA-B27 表达的平均荧光强度,代表淋巴细胞表达 HLA-B27 的平均量;在与 A 门关联的图 FL1 HLA-B27-FITC/FL2 HLA-B7-PE 中,D4(第四象限)门内的淋巴细胞为 HLA-B27$^+$/HLA-B7$^-$(即只表达 HLA-B27、不表达 HLA-B7),D4 门的百分数为 HLA-B27$^+$/HLA-B7$^-$ 淋巴细胞的百分数,与 D4 门对应的 X-Mean 为 HLA-B27$^+$/HLA-B7$^-$ 淋巴细胞表达 HLA-B27 的平均荧光强度,代表 HLA-B27$^+$/HLA-B7$^-$ 淋巴细胞表达 HLA-B27 的平均量;D2(第二象限)门内的淋巴细胞为 HLA-B27$^+$/HLA-B7$^+$(即既表达 HLA-B27、也表达 HLA-B7),D2 门的百分数为 HLA-B27$^+$/HLA-B7$^+$ 淋巴细胞的百分数,与 D2 门对应的 X-Mean 为 HLA-B27$^+$/HLA-B7$^+$ 淋巴细胞表达 HLA-B27 的平均荧光强度,代表 HLA-B27$^+$/HLA-B7$^+$ 淋巴细胞表达 HLA-B27 的平均量。

5. 进入下一份标本的测定,直至全部标本测定完毕。

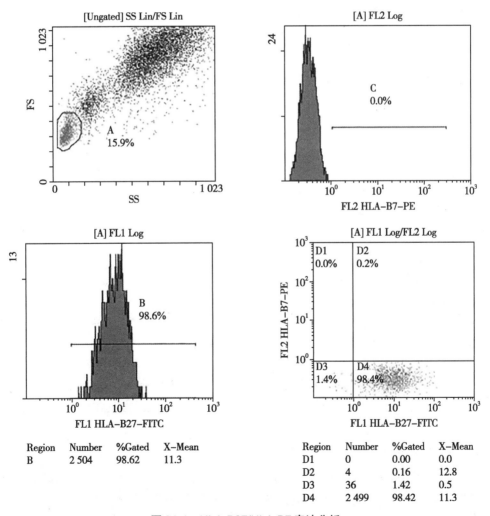

图 21-1 HLA-B27/HLA-B7 表达分析

五、仪器参数

FS 阈值 100，电压 240，增益 5.0；SS 电压 415，增益 20.0；FL1（FITC）电压 745，增益 1.0；FL2（PE）电压 600，增益 1.0。

六、注意事项

1. 严重脂血、溶血标本原则上不能检验。

2. 标本采集后应尽量在 6 小时内检验，特殊情况不能及时检验，标本应放于室温（18～22℃），但不能超过 48 小时。不提倡将标本放入 4℃ 冰箱存放，因为细胞遇冷收缩，细胞表面抗原成分将或多或少丢失。

3. 加样表中的血液标本用量适合于血液白细胞数为 $(4.0\sim10.0)\times10^9/L$ 的大多数情况。如果白细胞数量大于 $10.0\times10^9/L$，可以适当减少血标本用量；相反，如果白细胞数量小于 $4.0\times10^9/L$，则可以适当增加血液标本的用量。

4. 同型对照管十分重要，每天的每批检验必须进行同型对照管的平行测定，甚至每一份标本需要进行平行同型对照管的测定。一方面，同型对照管可以用于每次测定各荧光通道电压是否合适的再次审核与调节参考；另一方面，有助于发现个别标本存在污染荧光物质的情况，如患者输入了某种可以自发特定荧光的药物等。

5. 阳性对照管十分重要，原则上每天的每批检验均需要进行阳性对照管的平行测定，以监测仪器性能和试剂质量。

6. 本法测定的是淋巴细胞 HLA-B27 的表达水平。

七、参考范围

参考范围见表 21-2。

表 21-2 HLA-B27/HLA-B7 表达的测定参考范围

报告内容	特征标志	参考范围（$\bar{x}\pm3s$）	单位
淋巴细胞 HLA-B27 总表达率	HLA-B27+	0～60.00	%
HLA-B27+/HLA-B7− 淋巴细胞百分数	HLA-B27+/HLA-B7−	0～44.22	%
HLA-B27+/HLA-B7+ 淋巴细胞百分数	HLA-B27+/HLA-B7+	—	%
淋巴细胞 HLA-B27 表达总平均值	X-mean	0～5.00	—
HLA-B27+/HLA-B7− 淋巴细胞 HLA-B27 表达平均值	X-mean 1	0～2.92	—
HLA-B27+/HLA-B7+ 淋巴细胞 HLA-B27 表达平均值	X-mean 2	—	—

八、结果解读

由于考虑了 HLA-B27 单抗与 HLA-B7 存在交叉反应的实际情况，在淋巴细胞 HLA-B27 表达测定中，同时引进了 HLA-B7 表达的测定，因此，实际检测结果就存在以下几种解读情况。

（一）淋巴细胞 HLA-B27 总表达率未见升高

表示淋巴细胞 HLA-B27 表达水平低，提示临床为非强直性脊柱炎的可能性大。如果淋巴细胞 HLA-B27 表达总平均值也在参考范围内，排除强直性脊柱炎更有说服力，此时 HLA-B27$^+$/HLA-B7$^-$ 淋巴细胞百分数及其 HLA-B27 表达平均值往往也在参考范围内。

（二）淋巴细胞 HLA-B27 总表达率升高

这种情况可能是 HLA-B27 表达升高，也可能是 HLA-B7 升高，或者 HLA-B27 和 HLA-B7 表达都有升高。具体如下。

1. 淋巴细胞 HLA-B27 总表达率升高且伴有 HLA-B27$^+$/HLA-B7$^-$ 淋巴细胞百分数升高，HLA-B27$^+$/HLA-B7$^+$ 淋巴细胞百分数在参考范围内，提示为淋巴细胞 HLA-B27 表达水平真性升高，临床为强直性脊柱炎的可能性大。如果淋巴细胞 HLA-B27 表达总平均值及 HLA-B27$^+$/HLA-B7$^-$ 淋巴细胞 HLA-B27 表达平均值均升高，更能支持临床为强直性脊柱炎的可能性大。

2. 淋巴细胞 HLA-B27 总表达率升高，且伴有 HLA-B27$^+$/HLA-B7$^-$ 淋巴细胞百分数和 HLA-B27$^+$/HLA-B7$^+$ 淋巴细胞百分数都升高，这种情况既可能是淋巴细胞 HLA-B27 表达水平真性升高，也可能是淋巴细胞 HLA-B7 表达水平升高造成的假 HLA-B27 表达水平升高，还可能是淋巴细胞 HLA-B27 和 HLA-B7 表达水平同时真性升高。此时需要更加紧密地与患者临床症状及其他检查结果结合起来加以区分和判断。

3. 淋巴细胞 HLA-B27 总表达率升高，HLA-B27$^+$/HLA-B7$^-$ 淋巴细胞百分数在参考范围内，HLA-B27$^+$/HLA-B7$^+$ 淋巴细胞百分数与淋巴细胞 HLA-B27 总表达率接近，提示为淋巴细胞 HLA-B7 表达水平升高造成的假 HLA-B27 表达水平升高。

九、临床意义

1. 用于临床强直性脊柱炎（AS）的辅助诊断与鉴别诊断。

2. 用于临床强直性脊柱炎（AS）高危人群的筛检。

3. 阳性也可见于中轴性的肌肉骨骼慢性炎症疾病和一些其他风湿性疾病，如 Reiter 综合征、急性前葡萄膜炎和炎性肠病等。

（帖儒修　吴丽娟）

第二节　HLA-B27/CD3 表达的测定 ▽

一、基本原理

研究发现，多数 AS 患者的 CD3$^+$T 淋巴细胞上可出现 HLA-B27 的高表达。利用荧光素标记抗体 CD3-PE 识别 CD3$^+$T 淋巴细胞，再用荧光素标记抗体 HLA-B27-FITC 分析 CD3$^+$T 淋巴细胞 HLA-B27 的表达。

本试剂使用试剂盒所带标准荧光微球，BD 流式细胞仪器分析软件自动设定仪器的工作电压和补偿，在标准化的检测条件下根据不同批号试剂自身设定的 Cutoff 值确定测定标本 HLA-B27 表达阴阳性。

二、主要试剂

（一）分析抗体

试剂盒包括抗 HLA-B27-FITC/ 抗 CD3-PE 1 瓶，BD FACS 溶血剂（×10）1 瓶、HLA-B27 校准珠 1 瓶。

（二）仪器校准微球

1. Flow-check ™ fluorospheres 或 Nile Red Beads，Blue Beads 用于流式仪开机后光路与流路的校正。

2. BD FACS 7-color setup beads 或 BD CaliBrite beads 用于相应的分析软件和流式细胞仪设定 PMT 电压，荧光补偿，监测仪器的敏感性。Flow-check ™ fluorospheres 可用于监测流式细胞分析仪的各散射光和荧光通道信号变异。

3. FCM 和分析软件　HLA-B27/CD3 检测试剂盒主要适用于 BD FACSComp 或 BD AutoComp 软件及 BD HLA-B27 分析软件（针对 BD FACSCalibur，BD FACSort，BD FACScan 或 BD FACStrak FCM 流式细胞分析仪）；BD FACSCanto 临床软件（针对 BD FACSCanto 流式细胞分析仪）。

三、主要仪器

BD FACSCalibur、BD FACSort、BD FACScan、BD FACSCanto 和 BD FACSCanto Ⅱ流式细胞分析仪，旋涡振荡器。

四、检验步骤

（一）标本采集

临床抽取静脉血 2～3ml，肝素或 EDTA-K$_2$ 抗凝均可。

（二）试剂准备

1. 将试剂从冰箱取出，室温平衡。

2. 溶血剂的稀释：室温下采用蒸馏水将 BD FACS 溶血剂进行 10 倍稀释，具体方法是 1 个体积的 BD FACS 溶血剂加入到 9 个体积的蒸馏水中，贮存于玻璃器皿，20～25℃环境下稳定 1 个月。

3. HLA-B27 校准珠的准备：混匀 HLA-B27 校准珠，在 500μl 的 PBS 液中加入 1 滴 HLA-B27 校准珠，振荡混匀，于样本分析前上机，用于调整分析方案电压。

（三）仪器校准

1. 校准珠的校准　用于流式仪光路与流路的校准。具体方法：①取 500μl 蒸馏水，加入充分混匀的 Flow Check 校准珠 3～4 滴，混匀。2～8℃保存。②取 1ml 蒸馏水，加入充分混匀的 Nile Red Beads 或 Blue Beads 校准珠 1 滴，混匀。2～8℃保存。③用稀释后的校准珠于每批标本分析前上机测定，要求各荧光通道变异（CV）>5%。

2. BD FACS 7-Color Setup Beads 的校准　用于 BD FACSCanto 分析 HLA-B27 表达，具体方法：①于 7-Color Setup Beads 管中加入 BD FACS Setup Beads 稀释液至管上刻度，轻轻混匀。②上机测定。进入临床分析软件"BD FACS Clinical Software"界面，点击菜单中"Cytometry"-"Setup"-"7-Color Setup"，录入所用 7-Color Setup Beads 各荧光通道的电压靶

值,及各通道间的补偿值,将准备好的 7-Color Setup Beads 分析管放在轮盘 1 号位,按对话框提示信息进行,仪器根据录入的相关信息进行自动调整。最后以报告模式给出校准结果,直至通过为准。③进行样本分析。

(四)荧光素标记抗体标记

1．加样　50μl 全血加入到盛有 30μl 荧光素标记抗体的专用试管中。

2．避光反应　充分混匀后室温避光反应 15～20 分钟。

3．溶血处理　每个分析管中加入 2ml 稀释后 BD FACS 溶血剂,混匀后室温避光放置 10～12 分钟,至其清亮。

4．洗涤　室温 1 500r/min 离心 5 分钟,弃去上清液,再加入 2ml PBS 液体洗涤 1 次,室温 1 500r/min 离心 5 分钟弃去上清后,加入 300μl PBS 混匀后待测。

(五)上机检测

1．打开流式细胞仪,预热,初始化,进入临床分析软件"BD FACS Clinical Software",点击菜单栏"Cytometry"-"Fluid Startup"完成开机的液路冲洗。

2．使用 HLA-B27 校准珠调整仪器检测状态　进入临床分析软件"BD FACS Clinical Software"界面,于菜单的"Cytometry"-"Setup"-"HLA-B27 Setup"下,录入所用试剂盒的相关信息,其中"Beads Lot"-"Suffix";"Reagent Lot"-"Suffix"分别指试剂盒中校准珠的批号,指定电压;试剂批号,Cutoff 值。将准备好的校准珠试管放在轮盘 1 号位上,点击对话框左下角的"Start",仪器自动对电压、补偿进行调整。

3．样本测定　进入软件界面下的"Worklist",输入分析样本信息,包括样本号,分析项目名称,轮盘号等。点击样本运行命令后开始自动分析。

4．读取结果　分析软件直接给出报告模式。结果以"阳性""阴性"表示。

5．结果分析　图 21-2 显示了 HLA-B27-FITC/CD3-PE 试剂盒在 BD FACSCanto 分析系统及其临床软件的分析结果,主要针对 CD3⁺T 淋巴细胞进行细胞表面 HLA-B27 表达分析。图 21-2 中指示出的红线标志了 HLA-B27 阴阳性的 Cutoff 值界限,黑线表示了所测样本的

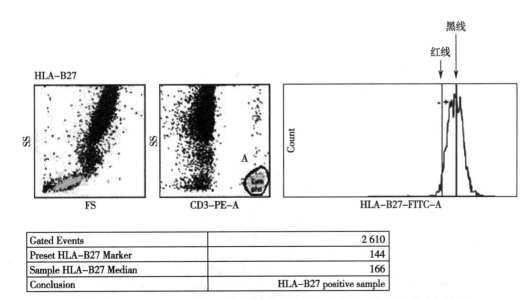

Gated Events	2 610
Preset HLA-B27 Marker	144
Sample HLA-B27 Median	166
Conclusion	HLA-B27 positive sample

图 21-2　BD FACSCanto 分析系统及其临床软件对 HLA-B27 检测的分析结果

CD3⁺T 淋巴细胞群表达 HLA-B27 的荧光强度中位数,若黑线在红线右侧则提示检测样本 HLA-B27 阳性,在左侧则为 HLA-B27 阴性。分析软件将结果以"报告"模式直接给出样本 HLA-B27 检测的阴阳性结果。

图 21-3 显示 BD FACSCalibur 流式细胞分析系统结合 BD HLA-B27 分析软件的检测结果,其与 BD FACSCanto 分析系统的分析原理相同,仅图形表示上稍有差异。也主要针对 CD3⁺T 淋巴细胞进行表面 HLA-B27 分子表达分析,图 21-3 图中所示绿线为 HLA-B27 阴阳性的 Cutoff 值界限,红线为所测样本的 CD3⁺T 淋巴细胞群表达 HLA-B27 的荧光强度中位数。其结果解释同 BD FACSCanto 分析系统结果,即红线在绿线的右侧检测结果为阳性,红线在绿线的左侧检测结果为阴性。

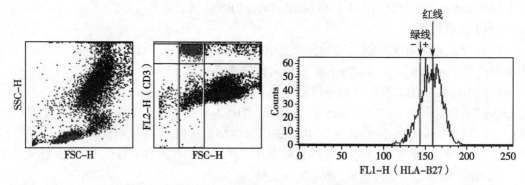

图 21-3　BD FACSCalibur 流式细胞分析系统结合 BD HLA-B27 分析软件对 HLA-B27 检测的分析

需要注意的是,针对 HLA-B27 抗体与 HLA-B27 和 HLA-B7 抗原间的交叉反应所致的假阳性样本,HLA-B27/CD3 分析系统的检测结果常显示样本的 HLA-B27 表达荧光强度中位数在 Cutoff 值 ±10 范围内(图 21-4)。因此针对这类假阳性样本,有条件者需进一步运用其他方法检测以证实 HLA-B27 表达,如微量淋巴细胞毒试验(microlymphocytotoxicity)或使用几种克隆号不同的抗 HLA-B27 抗体联合分析,在一定程度上可判定是否存在 HLA-B27 表达假阳性。

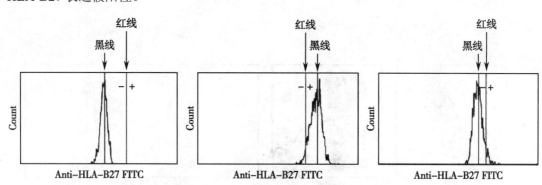

图 21-4　HLA-B27/CD3 分析系统的检测结果
左图为 HAL-B27 阴性,中图为 HLA-B27 阳性,右图为 HLA-B27 阴性(但荧光强度中位数接近 Cutoff 值,建议使用其他方法进一步确认样本结果)。

(六)清洗关机
完成样本分析后,点击菜单栏"Cytometry"-"Fluid Shutdown"进行仪器的关机清洗。最后退出软件,关机,关电脑,关显示器。

五、仪器参数

仪器状态的设定采用 HLA-B27/CD3 试剂盒的标准珠,BD FACSCanto 分析仪结合 HLA-B27 的临床分析软件自动调整和确定 FITC 检测器电压;BD FACSClibur、BD FACSort 或 BD FACSCan 流式细胞分析仪结合 FACSComp 分析软件自动调整确定 FITC 检测器的电压及 FSC 的增益。

六、注意事项

1. 新鲜标本于室温(18~25℃)下稳定 48 小时。严禁使用固定标本或冷藏标本及微生物污染样本。

2. 血液标本中有凝块会影响结果,因此标本收到后应注意检查是否有凝块。

3. 样本标记过程中气泡会影响测定,因此加抗体和加全血时尽量避免气泡,标记好后用旋涡混匀器振荡混匀。

4. 样本在上机分析前,要求充分混匀防止细胞聚集。

5. 样本标记后若不能立刻或尽快检测,要求使用 1% 的多聚甲醛固定样本,于 2~8℃ 避光保存,固定样本最好于 24 小时内检测。

6. 本方法存在局限性。HLA-B27/CD3 分析系统中由于抗 HLA-B27 抗体与 HLA-B7 分子间存在交叉反应,因此在某些 HLA-B7 高表达的患者可能出现假阳性结果。

7. HLA-B27/CD3 分析系统要求分析样本的白细胞计数在 $(3.5\sim9.4)\times10^3$ 个细胞 /μl。

8. HLA-B27/CD3 分析系统中,若出现了 $CD3^+T$ 淋巴细胞分析门错置,则无法进行结果分析,此时应对门进行调节,重新设定 $CD3^+T$ 淋巴细胞分析门的位置。

9. 在仪器和软件自动调整并设定仪器基本工作条件后不能进行任何人为改动,否则可造成检测错误。若仪器基本条件自动设定失败,则无法进行样本检测或可致检测结果错误。

10. 本法测定的是 T 淋巴细胞 HLA-B27 的表达水平。

七、参考范围

HLA-B27 阴性。

八、临床意义

同本章第一节。

(蔡 蓓 冯伟华)

参 考 文 献

1. 王建中. 淋巴细胞 HLA-B27 表型分析与强直性脊柱炎诊断[M]. 临床流式细胞分析. 上海:上海科学技术出版社,2005:491-500.

2. DAUSSET J. The major histocompatibility in man. Past, present, and future concepts.[J] Science, 1981, 213:1469-1474.

3. LOPEZ-LARRERA C, GONZALEZ-ROCES S, ALVAREZ V. HLA-B27 structure, function, and disease

association[J]. Curr Opin Rheumatol, 1996, 8: 296-308.

4.　SEIPP MT, ERALI M, WIES RL, et al. HLA-B27 typing: evaluation of an allele-specific PCR melting assay and two flow cytometric antigen assays[J]. Cytometry, 2005, 63B: 10-15.

5.　JOHNSON J, GARBUTT J, NELSON K. A monoclonal antibody specific for HLA-B27[J]. Human Immunol, 1985, 134-135.

6.　LEVERING WH, WIND H, SINTNICOLAAS K, et al. Flow cytometric HLA-B27 screening: cross-reactivity patterns of commercially available anti-HLA-B27 monoclonal antibodies with other HLA-B antigens[J]. Cytometry B Clin Cytom, 2003, 54B: 28-38.

第二十二章 ▶

阵发性睡眠性血红蛋白尿症的鉴别

阵发性睡眠性血红蛋白尿症（paroxysmal nocturnal hemoglobinuria，PNH）是一种补体介导的以血管内溶血为主要特征的获得性造血干细胞克隆性疾病。患者造血干细胞 X 连锁磷脂酰肌醇聚糖互补群 A（phosphatidylinositol glycan complementation class A，PIG-A）基因突变，造成血细胞膜多种糖基磷脂酰肌醇（glycosyl-phosphatidyl inositol，GPI）锚蛋白减少甚至缺失，以致细胞对补体异常敏感，从而出现以血管内溶血为特征的一系列症状，进而发生贫血、骨髓衰竭和血栓形成，最终导致患者死亡。因此，利用流式细胞仪对血细胞膜表面 GPI 锚蛋白表达进行检测，即可对 PNH 进行诊断。

第一节　红细胞表面 CD55 和 CD59 表达的测定 ▼

一、基本原理

C3 转化酶衰变加速因子（CD55）和反应性溶血膜抑制物（CD59）是血细胞膜表面最重要的 GPI 锚蛋白之一。利用不同荧光素标记的 CD55 和 CD59 单抗，流式细胞仪即可对外周血红细胞表面 CD55 和 CD59 表达进行测定，通过测得的红细胞膜 CD55 和 CD59 阳性率及 CD55 和 CD59 表达强度值（平均荧光强度），对 PNH 进行诊断和分类。

二、主要试剂

1. 同型对照抗体　IgG_{2a}-FITC/IgG_1-PE 2 色抗体。

2. 测定抗体　CD55-PE 和 CD59-FITC 抗体。

3. 阳性对照血　可采用收集的经过鉴定的 PNH 患者静脉血。

4. 鞘液　即 PBS 溶液，可以使用流式细胞仪专用鞘液，也可采用检验科血液常规分析仪使用的鞘液，进口或国产试剂均可。

5. 清洁液　可以使用流式细胞仪专用清洁液，也可使用检验科血液常规分析仪使用的清洁液，进口或国产试剂均可。

三、主要仪器

Beckman-Coulter XL4 流式细胞仪，旋涡振荡器。

四、检验步骤

（一）样品采集

临床静脉抽血 2.0～2.5ml，EDTA-K$_2$ 抗凝（紫头管）。

（二）标本处理

按表 22-1 加样。

表 22-1　红细胞表面 CD55 和 CD59 表达的测定加样方法

加样内容	同型对照管 /μl	阳性对照管 /μl	测定管 /μl
同型对照抗体	10	—	—
CD55-PE	—	10	10
CD59-FITC	—	10	10
血液标本	5	—	5
阳性对照血		5	

（三）试剂准备

1. 手持试管轻轻摇匀，室温（18～22℃），避光放置 20～30 分钟。

2. 依次向各试管加入 PBS 溶液 900μl，旋涡振荡器上混匀 5～10 秒。

3. 依次向各试管加入溶液 C 100μl，旋涡振荡器上继续混匀 5～10 秒。

（四）上机测定

1. 打开红细胞 CD55CD59 流式检测方案（CD55-PE/CD59-FITC，图 22-1）。

2. 将同型对照管插入流式细胞仪主机的样品台上，打开仪器快速补偿通道，通过电压调节使 IgG$_{2a}$-FITC 和 IgG$_1$-PE 对应的 B 门、C 门阳性率刚好为零，停止上样，保存对照检测结果，取下同型对照管。

3. 将阳性对照管插入样品台，仪器自动进行测定，待 A 门细胞数量达到 10 000 个以上，或总采集细胞数达到 100 000 个以上，停止上样，记录检验结果并保存图像信息。

4. 将测定管插入样品台，仪器自动进行测定，待 A 门细胞数量达到 10 000 个以上，或总采集细胞数达到 100 000 个以上，停止上样，记录检验结果并保存图像信息（图 22-1）。

在图 22-1 中，A 门为红细胞群；在与 A 门关联的图 FL2 CD55-PE 中，B 门的百分数为红细胞 CD55 阳性表达率，与 B 门对应的 X-mean 为红细胞 CD55 表达的平均荧光强度，代表红细胞表达 CD55 的平均量；在与 A 门关联的图 FL1 CD59-FITC 中，C 门的百分数为红细胞 CD59 阳性表达率，与 C 门对应的 X-mean 为红细胞 CD59 表达的平均荧光强度，代表红细胞表达 CD59 的平均量；在与 A 门关联的图 FL1 CD59-FNTCFL2/CD55-PE 中，D4（第四象限）门内的红细胞为 CD59$^+$CD55$^-$（即只表达 CD59、不表达 CD55），D4 门的百分数为 CD59$^+$CD55$^-$ 红细胞的百分数，与 D4 门对应的 X-mean 为 CD59$^+$CD55$^-$ 红细胞表达 CD59 的平均荧光强度，代表 CD59$^+$CD55$^-$ 红细胞表达 CD59 的平均量；D2（第二象限）门内的红细胞为 CD59$^+$CD55$^+$（既表达 CD59，也表达 CD55），D2 门的百分数为 CD59$^+$CD55$^+$ 红细胞的百分数，与 D2 门对应的 X-mean 为 CD59$^+$CD55$^+$ 红细胞表达 CD59 的平均荧光强度，代表 CD59$^+$CD55$^+$ 红细胞表达 CD59 的平均量。根据红细胞表面 CD59 的表达情况，可以将

PNM 分为 3 个亚型，即 CD59 表达完全阳性型、CD59 表达部分阳性型和 CD59 完全不表达型（缺如型）。

5. 进入下一份标本的测定，直至全部标本测定完毕。

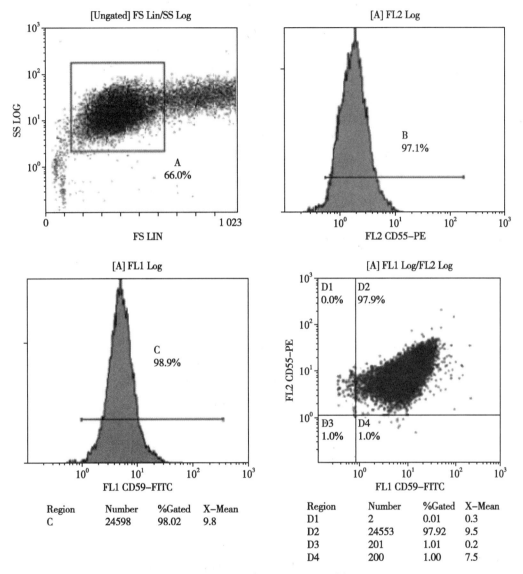

图 22-1　红细胞 CD55-CD59 测定

五、仪器参数

FS 阈值 25，电压 180，增益 5.0；SS 电压 280，增益 2.0；FL1（FITC）电压 745，增益 1.0；FL2（PE）电压 750，增益 1.0。

六、注意事项

1. 严重脂血、凝血标本原则上不能检验。

2．标本采集后应尽量在 6 小时内检验，特殊情况不能及时检验，标本应放于室温（18～22℃），但不能超过 48 小时。不提倡将标本放入 4℃冰箱存放，因为细胞遇冷收缩，细胞表面抗原成分将或多或少丢失。

3．同型对照管十分重要，每天的每批检验必须进行同型对照管的平行测定，甚至每一份标本需要进行平行同型对照管的测定。一方面同型对照管可以用于每次测定各荧光通道电压是否合适的再次审核与调节参考，另一方面也有助于发现个别标本存在污染荧光物质的情况，如患者输入了某种可以自发特定荧光的药物等。

4．阳性对照管十分重要，原则上每天的每批检验均需要进行阳性对照管的平行测定，以监测仪器性能和试剂质量。

5．红细胞表面 CD55 和 CD59 表达的测定对 PNH 的诊断效率较低，因为 CD55 和 CD59 表达低下甚至缺如的红细胞克隆很容易被破坏，剩余的红细胞往往为膜正常表达 CD55 和 CD59 的细胞，因此漏诊率高。因此，国际惯例是将红细胞和白细胞膜 CD55 和 CD59 表达进行同时测定，以提高诊断率。

6．近期接受过输血治疗的患者，由于血液中被输入了 CD55 和 CD59 表达正常的红细胞，采用本法测定红细胞 CD55 和 CD59 表达很难达到对 PNH 的诊断目标。

七、参考范围

红细胞表面 CD55 和 CD59 表达的测定参考范围见表 22-2。

表 22-2 红细胞表面 CD55 和 CD59 表达的测定参考范围

报告内容	特征标志	参考范围（$\bar{x} \pm 2s$）	单位
红细胞 CD55 表达百分数	RBC CD55+	88.14～100	%
红细胞 CD59 表达百分数	RBC CD59+	73.52～100	%
红细胞 CD55 表达强度	X-mean 1	2.52～5.95	—
红细胞 CD59 表达强度	X-mean 2	2.03～10.02	—

八、临床意义

1．用于阵发性睡眠性血红蛋白尿症的诊断与鉴别诊断及临床分类。CD55 和 CD59 表达测定是 PNH 的诊断的特异性指标，根据红细胞 CD55 和 CD59 表达水平，特别是 CD59 表达水平，可以将 PNH 分为 Ⅰ、Ⅱ、Ⅲ 3 种类型，Ⅰ型 PNH 表达正常，Ⅱ型 PNH 部分缺乏，Ⅲ型 PNH 完全缺如。现已证实，CD55 和 CD59 中，以 CD59 表达测定与 PNH 诊断及其临床表现的相关性更好。

2．用于阵发性睡眠性血红蛋白尿症高危人群的筛选。

3．用于再生障碍性贫血（AA）和骨髓异常增生综合征（MDS）患者 PNH 克隆的诊断。临床研究发现，PNH 克隆也常在再生障碍性贫血（AA）和骨髓异常增生综合征（MDS）患者血细胞中发现，其机制是一种免疫介导的血细胞生成异常。

第二节 白细胞表面CD55和CD59表达的测定 ▼

一、基本原理

在某些PNH病例，CD55和CD59表达缺如的红细胞克隆已经被破坏，只能通过测定白细胞膜表面CD55和CD59的表达做出诊断。因此，利用不同荧光素标记的CD45、CD55和CD59单抗，流式细胞仪即可对外周血白细胞表面CD55和CD59表达进行测定，通过测得的白细胞膜CD55和CD59阳性率及CD55和CD59表达强度值（平均荧光强度），对PNH进行诊断和分类。

二、主要试剂

1. 同型对照抗体 IgG_1-PC5、IgG_{2a}-FITC/IgG_1-PE 2色抗体。
2. 测定抗体 CD45-PC5、CD55-PE和CD59-FITC抗体。
3. 阳性对照血 可采用收集的经过鉴定的PNH患者静脉血。
4. 标本预处理试剂 溶液A（溶血剂）、溶液B（终止剂）和溶液C（固定剂），也可以自行配制（详见附录2）。
5. 鞘液 即PBS溶液，可以使用流式细胞仪专用鞘液，也可采用检验科血液常规分析仪使用的鞘液，进口或国产试剂均可。
6. 清洁液 可以使用流式细胞仪专用清洁液，也可使用检验科血液常规分析仪使用的清洁液，进口或国产试剂均可。

三、主要仪器

流式细胞仪，旋涡振荡器。

四、检验步骤

（一）样品采集

临床静脉抽血2.0～2.5ml，EDTA-K_2抗凝（紫头管）。

（二）标本处理

1. 按表22-3加样。

表22-3 白细胞表面CD55和CD59表达的测定加样方法

加样内容	同型对照管/μl	阳性对照管/μl	测定管/μl
IgG_1-PC5	10	—	—
IgG_{2a}-FITC/ IgG_1-PE	10	—	—
CD45-PC5	10	10	10
CD55-PE	—	10	10
CD59-FITC	—	10	10
血液标本	50	—	50
阳性对照血	—	50	—

2. 手持试管轻轻摇匀,室温(18～22℃),避光放置20～30分钟。

3. 依次向各试管加入溶液 A 625µl,旋涡振荡器上混匀5～10秒。

4. 依次向各试管加入溶液 B 265µl,旋涡振荡器上继续混匀5～10秒。

5. 依次向各试管加入溶液 C 100µl,旋涡振荡器上继续混匀5～10秒。

(三) 上机测定

1. 打开白细胞 CD55CD59 流式检测方案(CD45-PC5/CD55-PE/CD59-FITC,图 22-2)。

2. 将同型对照管插入流式细胞仪主机的样品台上,打开仪器快速补偿通道,通过电压调节使 IgG_{2a}-FITC 和 IgG_1-PE 对应的 E 门、F 门、H 门、I 门、M 门、N 门、P 门和 Q 门阳性率刚好为零,停止上样,保存对照检测结果,取下同型对照管。

3. 将阳性对照管插入样品台,仪器自动进行测定,待 A 门细胞数量达到 10 000 个以上,或 B 门、C 门、D 门细胞数量达到 5 000 个以上,停止上样,记录检验结果并保存图像信息。

4. 将测定管插入样品台,仪器自动进行测定,待 A 门细胞数量达到 10 000 个以上,或 B 门、C 门、D 门细胞数量达到 5 000 个以上,停止上样,记录检验结果并保存图像信息(图 22-2)。

在图 22-2 中,A 门为白细胞群;在与 A 门关联的图 FL2 CD55-PE 中,E 门的百分数为白细胞 CD55 阳性表达率,与 E 门对应的 X-mean 为白细胞 CD55 表达的平均荧光强度,代表白细胞表达 CD55 的平均量;在与 A 门关联的图 FL1 CD59-FITC 中,F 门的百分数为白细胞 CD59 阳性表达率,与 F 门对应的 X-mean 为白细胞 CD59 表达的平均荧光强度,代表白细胞表达 CD59 的平均量;在与 A 门关联的图 FL1 CD59-FITC/ FL2 CD55-PE 中,G4(第四象限)门内的白细胞为 $CD59^+CD55^-$(即只表达 CD59、不表达 CD55),G4 门的百分数为 $CD59^+CD55^-$ 白细胞的百分数,与 G4 门对应的 X-mean 为 $CD59^+CD55^-$ 白细胞表达 CD59 的平均荧光强度,代表 $CD59^+CD55^-$ 白细胞表达 CD59 的平均量;G2(第二象限)门内的白细胞为 $CD59^+CD55^+$(即既表达 CD59、也表达 CD55),G2 门的百分数为 $CD59^+CD55^+$ 白细胞的百分数,与 G2 门对应的 X-mean 为 $CD59^+CD55^+$ 白细胞表达 CD59 的平均荧光强度,代表 $CD59^+CD55^+$ 白细胞表达 CD59 的平均量。

在图 22-2 中,B 门为淋巴细胞群;在与 B 门关联的图 FL2 CD55-PE 中,H 门的百分数为淋巴细胞群 CD55 阳性表达率,与 H 门对应的 X-mean 为淋巴细胞群 CD55 表达的平均荧光强度,代表淋巴细胞群表达 CD55 的平均量;在与 B 门关联的图 FL1 CD59-FITC 中,I 门的百分数为淋巴细胞群 CD59 阳性表达率,与 I 门对应的 X-Mean 为淋巴细胞群 CD59 表达的平均荧光强度,代表淋巴细胞群表达 CD59 的平均量;在与 B 门关联的图 FL1 CD59-FITC/FL2 CD55-PE 中,J4(第四象限)门内的淋巴细胞群为 $CD59^+CD55^-$(即只表达 CD59、不表达 CD55),J4 门的百分数为 $CD59^+CD55^-$ 淋巴细胞群的百分数,与 J4 门对应的 X-mean 为 $CD59^+CD55^-$ 淋巴细胞群表达 CD59 的平均荧光强度,代表 $CD59^+CD55^-$ 淋巴细胞群表达 CD59 的平均量;J2(第二象限)门内的淋巴细胞群为 $CD59^+CD55^+$(即既表达 CD59、也表达 CD55),J2 门的百分数为 $CD59^+CD55^+$ 淋巴细胞群的百分数,与 J2 门对应的 X-mean 为 $CD59^+CD55^+$ 淋巴细胞群表达 CD59 的平均荧光强度,代表 $CD59^+CD55^+$ 淋巴细胞群表达 CD59 的平均量。

在图 22-2 中,C 门为单核细胞群;在与 C 门关联的图 FL2 CD55-PE 中,M 门的百分数为单核细胞群 CD55 阳性表达率，与 M 门对应的 X-mean 为单核细胞群 CD55 表达的平均荧光强度，代表单核细胞群表达 CD55 的平均量；在与 C 门关联的图 FL1 CD59-FITC 中，N 门的百分数为单核细胞群 CD59 阳性表达率，与 N 门对应的 X-mean 为单核细胞群 CD59 表达的平均荧光强度，代表单核细胞群表达 CD59 的平均量；在与 C 门关联的图 FL1 CD59-FITC/FL2 CD55-PE 中，O4（第四象限）门内的单核细胞群为 CD59$^+$CD55$^-$（即只表达 CD59、不表达 CD55），O4 门的百分数为 CD59$^+$CD55$^-$ 单核细胞群的百分数，与 O4 门对应的 X-mean 为 CD59$^+$CD55$^-$ 单核细胞群表达 CD59 的平均荧光强度，代表 CD59$^+$CD55$^-$ 单核细胞群表达 CD59 的平均量；O2（第二象限）门内的单核细胞群为 CD59$^+$CD55$^+$（即既表达 CD59、也表达 CD55），O2 门的百分数为 CD59$^+$CD55$^+$ 单核细胞群的百分数，与 O2 门对应的 X-mean 为 CD59$^+$CD55$^+$ 单核细胞群表达。

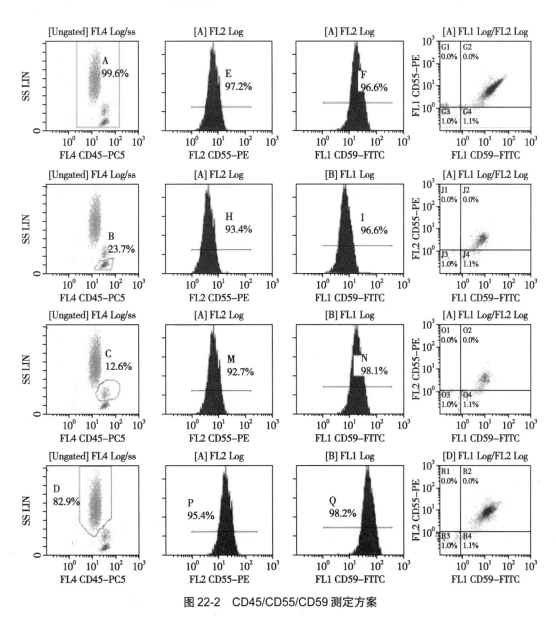

图 22-2　CD45/CD55/CD59 测定方案

在图 22-2 中，D 门为中性粒细胞群；在与 D 门关联的图 FL2 CD55-PE 中，P 门的百分数为中性粒细胞群 CD55 阳性表达率，与 P 门对应的 X-mean 为中性粒细胞群 CD55 表达的平均荧光强度，代表单核细胞群表达 CD55 的平均量；在与 D 门关联的图 FL1 CD59-FITC 中，Q 门的百分数为中性粒细胞群 CD59 阳性表达率，与 Q 门对应的 X-mean 为中性粒细胞群 CD59 表达的平均荧光强度，代表中性粒细胞群表达 CD59 的平均量；在与 D 门关联的图 FL1 CD59-FITC/FL2 CD55-PE 中，R4（第四象限）门内的中性粒细胞群为 $CD59^+CD55^-$（即只表达 CD59、不表达 CD55），R4 门的百分数为 $CD59^+CD55^-$ 中性粒细胞群的百分数，与 R4 门对应的 X-mean 为 $CD59^+CD55^-$ 中性粒细胞群表达 CD59 的平均荧光强度，代表 $CD59^+CD55^-$ 单核细胞群表达 CD59 的平均量；R2（第二象限）门内的中性粒细胞群为 $CD59^+CD55^+$（即既表达 CD59、也表达 CD55），R2 门的百分数为 $CD59^+CD55^+$ 中性粒细胞群的百分数，与 R2 门对应的 X-mean 为 $CD59^+CD55^+$ 中性粒细胞群表达 CD59 的平均荧光强度，代表 $CD59^+CD55^+$ 中性粒细胞群表达 CD59 的平均量。

5. 进入下一份标本的测定，直至全部标本测定完毕。

五、仪器参数

FS 阈值 100，电压 150，增益 5.0；SS 电压 410，增益 20.0；FL1（FITC）电压 645，增益 1.0；FL2（PE）电压 670，增益 1.0；FL4（PC5）电压 750，增益 1.0。

六、注意事项

1. 严重脂血、凝血标本原则上不能检验。

2. 标本采集后应尽量在 6 小时内检验，特殊情况不能及时检验，标本应放于室温（18～22℃），但不能超过 48 小时。不提倡将标本放入 4℃冰箱存放，因为细胞遇冷收缩，细胞表面抗原成分将或多或少丢失。

3. 同型对照管十分重要，每天的每批检验必须进行同型对照管的平行测定，甚至每一份标本需要进行平行同型对照管的测定。一方面，同型对照管可以用于每次测定各荧光通道电压是否合适的再次审核与调节参考；另一方面，也有助于发现个别标本存在污染荧光物质的情况，如患者输入了某种可以自发特定荧光的药物等。

4. 阳性对照管十分重要，原则上每天的每批检验均需要进行阳性对照管的平行测定，以监督仪器性能和试剂质量。

5. 白细胞膜 CD55 和 CD59 表达的测定十分重要，因为白细胞相对于红细胞而言，不容易被补体破坏，因此测定白细胞表面 CD55 和 CD59 表达用于 PNH 的诊断较红细胞测定更敏感，结果更稳定，可以明显降低漏诊率。

6. 测定白细胞膜 CD55 和 CD59 表达情况时，除采用本法使用的 CD45、CD55 和 CD59 3 色抗体外，也可以使用 CD3（T 淋巴细胞）、CD33（中性粒细胞）和 CD14（单核细胞）与 CD55 和 CD59 分别配合，用于淋巴细胞、单核细胞和中性粒细胞 CD55 和 CD59 表达的测定。只是 CD45-CD55-CD59 3 色组合涉及的抗体少，效果与 CD3-CD14-CD33-CD55-CD59 5 色组合相当，并且对流式细胞仪的性能要求较低，更经济、更实用而已。

7. 白细胞表面 CD55 和 CD59 表达测定与红细胞表面 CD55 和 CD59 表达测定联合应用，可以在一定程度上提高对 PNM 的诊断效率，但是仍然存在较高的临床漏诊情况。

七、参考范围

白细胞表面 CD55 和 CD59 表达的测定参考范围见表 22-4。

表 22-4　白细胞表面 CD55 和 CD59 表达的测定参考范围

报告内容	特征标志	参考范围（$\bar{x}\pm 2s$）	单位
白细胞群 CD55 表达百分数	WBC CD55+	90.05～100	%
淋巴细胞 CD55 表达百分数	LC CD55+	91.21～100	%
单核细胞 CD55 表达百分数	MC CD55+	88.56～100	%
中性粒细胞 CD55 表达百分数	NC CD55+	90.45～100	%
白细胞群 CD59 表达百分数	WBC CD59+	86.23～100	%
淋巴细胞 CD59 表达百分数	LC CD59+	89.76～100	%
单核细胞 CD59 表达百分数	MC CD59+	90.12～100	%
中性粒细胞 CD59 表达百分数	NC CD59+	89.02～100	%
白细胞群 CD55 表达强度	X-mean 1	2.33～20.96	—
淋巴细胞 CD55 表达强度	LC X-mean 1	2.15～21.05	—
单核细胞 CD55 表达强度	MC X-mean 1	2.05～20.89	—
中性粒细胞 CD55 表达强度	NC X-mean 1	2.20～21.00	—
白细胞群 CD59 表达强度	X-mean 2	2.12～34.15	—
淋巴细胞 CD59 表达强度	LC X-mean 2	2.01～36.25	—
单核细胞 CD59 表达强度	MC X-mean 2	1.99～33.78	—
中性粒细胞 CD59 表达强度	NC X-mean 2	2.25～35.02	—

八、临床意义

1. 用于阵发性睡眠性血红蛋白尿症的诊断与鉴别诊断。
2. 用于阵发性睡眠性血红蛋白尿症高危人群的筛选。
3. 用于再生障碍性贫血（AA）和骨髓异常增生综合征（MDS）患者 PNH 克隆的诊断。

第三节　白细胞的 FLAER 法测定 ▼

阵发性睡眠性血红蛋白尿症（PNH）的辅助诊断涉及红细胞和白细胞表面 CD55 和 CD59 表达的流式检测，但是其诊断效率受 PNH 红细胞破坏及临床输血后输入血细胞的影响。近年，D. Robert Sutherland 等（Am J Clin Pathol, 2009, 132：564-572.）报道了一种基于流式细胞术的多参数荧光气单胞菌溶素（fluorescent aerolysin, FLAER）分析方法，可以准确地鉴定临床 PNH、AA 和 MDS 患者的 PNH 单核细胞和中性粒细胞克隆,使实验室对 PNH 的诊断率提高近 2 倍,并且能够有效检出 AA、MDS 患者血液中含量较少的 PNH 血细胞克隆,被国外同行认为是一种更加灵敏的 PNH 克隆检测手段,适合于筛查 PNH 患者。

一、基本原理

气单胞菌溶素(aerolysin)是一种细菌毒素,具有与细胞表面 GPI 结合,最终引起细胞裂解的能力。PNH 细胞克隆缺乏 GPI,不能与气单胞菌溶素结合,细胞不会被裂解。基于上述原理,人们研制了一种被称为 FLAER 的荧光染料标记气单胞菌溶素衍生物,用于细胞表面 GPI 的检测。由于 FLAER 具有与细胞 GPI 结合的能力,却又不会引起被结合细胞的裂解,因此可以对细胞表面含有 GPI 的正常细胞加以识别,从而将 GPI 缺失的细胞区分开来,达到对 PNH 细胞克隆的诊断。

为了对不同类型白细胞来源的 PNH 克隆进行诊断,通常将 FLAER(FITC)与 CD45、CD33 和 CD14 组合,采用流式 4 色分析技术进行测定。

二、主要试剂

1. 抗体 CD45-ECD、CD14-PC5、CD33-PE 和 FLAER。
2. 阳性对照血 采用经过鉴定的 PNH 患者的静脉血。
3. 溶血剂 Optilyse C。
4. 含 3% 牛血清白蛋白的 PBS 配制方法详见附录 2。
5. 标本预处理试剂 溶液 A(溶血剂)、溶液 B(终止剂)和溶液 C(固定剂),可以自行配制(详见附录 2)。
6. 鞘液 即 PBS 溶液,可以使用流式细胞仪专用鞘液,也可采用检验科血液常规分析仪使用的鞘液,进口或国产试剂均可。
7. 清洁液 可以使用流式细胞仪专用清洁液,也可使用检验科血液常规分析仪使用的清洁液,进口或国产试剂均可。

三、主要仪器

流式细胞仪,旋涡振荡器,台式离心机。

四、检验步骤

(一)样品采集
临床静脉抽血 2.0~2.5ml,EDTA-Na$_2$ 抗凝(紫头管)。
(二)标本白细胞悬液的制备
1. 取血液标本 100μl,加入 Optilyse C 或全血细胞裂解液中的溶液 A 625μl,漩涡起上振荡混匀 10 秒。
2. 加入 PBS 3~4ml,混匀,1 500r/min 离心 5 分钟,去上清液。重复再洗涤细胞 1 次。
3. 向细胞沉淀加入 100μl 的含 3% 牛血清白蛋白的 PBS,轻轻打散细胞沉淀。
(三)白细胞悬液处理
1. 按表 22-5 加样。

表 22-5　白细胞的 FLAER 法测定加样方法

加样内容	阳性对照管	测定管
FLAER	10μl	10μl
CD45-ECD	5μl	5μl
CD14-PC5	5μl	5μl
CD33-PE	10μl	10μl
标本白细胞悬液	—	50μl
阳性对照血白细胞悬液	50μl	—

2. 手持试管轻轻摇匀,室温(18~22℃),避光放置15~20分钟。

3. 加入 PBS 4~5ml,混匀,1 500r/min 离心 5 分钟,去上清液。

4. 加入 PBS 900μl,溶液 C 100μl,混匀。

(四)上机测定

1. 打开 FLAER 流式检测方案[CD45-ECD/CD14-PC5/CD33-PE/FLAER(FITC)],见图 22-3,其中的 R1 门为白细胞群,R2 门为中性粒细胞群,R3 门为单核细胞群,R4 门为淋巴细胞群。

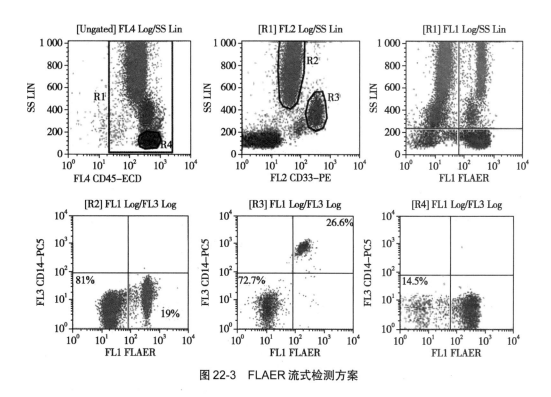

图 22-3　FLAER 流式检测方案

2. 将阳性对照管插入样品台,仪器自动进行测定。调节 FITC 对应的电压值,直到在与 R1 门(白细胞群)关联的图 FL1 FLAER/SS LIN 中,在 FLAER⁻ 与 FLAER⁺ 区域之间出现明显分离的 FLAER⁻ 细胞群和 FLAER⁺ 细胞群为止;且在与 R2 门(中性粒细胞群)关联的图 FL1 FLAER/FL3 CD14-PC5 中,在 CD14⁻FLAER⁻ 区域出现阳性对照已知的中性粒细胞 PNH 克隆百分数(一般达到 ±5% 即可)为止;且在与 R3 门(单核细胞群)关联的图 FL1 FLAER/FL3 CD14-PC5 中,在 CD14⁻FLAER⁻ 区域出现阳性对照已知的单核细胞群 PNH 克隆百分数(一般达到 ±5% 即可)为止;且在与 R4 门(淋巴细胞群)关联的图 FL1 FLAER/FL3 CD14-PC5 中,在 CD14⁻FLAER⁻ 区域出现阳性对照已知的淋巴细胞群 PNH 克隆百分数(一般达到 ±5% 即可)为止。然后,继续采集细胞,待 R1 门细胞数量达到 100 000 个以上,停止上样,保存图像信息。

3. 将测定管插入样品台,仪器自动进行测定,待 R1 门细胞数量达到 100 000 个以上,停止上样,记录检验结果并保存图像信息(图 22-3)。

在图 22-3 中,R1 门(白细胞群)关联的图 FL1 FLAER/SS LIN 中,FLAER⁻ 细胞群即为白细胞 PNH 克隆,其百分数为 FLAER⁻ 白细胞 PNH 克隆的百分数;与 R2 门(中性粒细胞群)关联的图 FL1 FLAER/FL3 CD14-PC5 中,CD14⁻FLAER⁻ 细胞即为中性粒细胞 PNH 克隆,其百分数为 CD14⁻FLAER⁻ 中性粒细胞 PNH 克隆的百分数;与 R3 门(单核细胞群)关联的图 FL1 FLAER/FL3 CD14-PC5 中,CD14⁻FLAER⁻ 细胞即为单核细胞群 PNH 克隆,其百分数为 CD14⁻FLAER⁻ 单核细胞群 PNH 克隆的百分数;R4 门(淋巴细胞群)关联的图 FL1 FLAER/FL3 CD14-PC5 中,CD14⁻FLAER⁻ 细胞即为淋巴细胞群 PNH 克隆,其百分数为 CD14⁻FLAER⁻ 淋巴粒细胞 PNH 克隆的百分数。

4. 进入下一份标本的测定,直至全部标本测定完毕。

五、仪器参数

FS 阈值 100,电压 155,增益 5.0;SS 电压 415,增益 20.0;FL1(FITC)电压 645,增益 1.0;FL2(PE)电压 670,增益 1.0;FL3(ECD)电压 750,增益 1.0;FL4(PC5)电压 760,增益 1.0。

六、注意事项

1. 严重脂血、凝血标本原则上不能检验。

2. 标本采集后应尽量在 6 小时内检验,特殊情况不能及时检验,标本应放于室温(18～22℃),但不能超过 48 小时。不提倡将标本放入 4℃冰箱存放,因为细胞遇冷收缩,细胞表面抗原成分将或多或少丢失。

3. 阳性对照管十分重要,原则上每天的每批检验均需要进行阳性对照管的平行测定,以确定各荧光通道的电压、增益选择,以及仪器性能和试剂质量监督等。

4. FLAER 法测定白细胞 PNH 克隆是一种新方法,已经得到国外同行的认同并在实际工作中采用。FLAER 法与红细胞 / 白细胞膜 CD55 和 CD59 表达联合测定法相比,对 PNH 的诊断率更高,是目前国外推荐的 PNH 筛查的最佳方法。

5. FLAER 法测定白细胞 PNH 克隆,由于 FLAER 对光异常敏感,孵育时必须严格避光,孵育后的细胞洗涤过程也应尽量在避光条件下进行,并立即上机测定。

6. FLAER 试剂有两种类型,包括液体试剂和粉剂,其中液体试剂性质更稳定,PNH 克隆阳性诊断率更高。因此,试剂采购时应尽量采购液体试剂。

七、参考范围

白细胞的 FLAER 法测定的参考范围见表 22-6。

表 22-6　白细胞的 FLAER 法测定的参考范围

报告内容	特征标志	参考范围($\bar{x}\pm2s$)	单位
白细胞 PNH 克隆的百分数	FLAER⁻ WBC		%
中性粒细胞 PNH 克隆的百分数	FLAER⁻ NC		%
单核细胞 PNH 克隆的百分数	FLAER⁻ MC		%
淋巴细胞 PNH 克隆的百分数	FLAER⁻ LC		%
白细胞 PNH 克隆 FLAER 荧光强度	MnX FLAER⁻ WBC		—
中性粒细胞 PNH 克隆 FLAER 荧光强度	MnX FLAER⁻ NC		—
单核细胞 PNH 克隆 FLAER 荧光强度	MnX FLAER⁻ MC		—
淋巴细胞 PNH 克隆 FLAER 荧光强度	MnX FLAER⁻ LC		—

八、临床意义

1. 用于阵发性睡眠性血红蛋白尿的诊断与鉴别诊断。需要说明的是，FLAER 法是现行 PNH 诊断的最敏感方法，但是也存在假阴性。D. Robert Sutherland 指出（Am J Clin Pathol，2009，132：564-572.），FLAER 法检测 PNH 患者的血液标本，其中单核细胞 PNH 克隆的阳性率为 20.39%～100%，中性粒细胞 PNH 克隆的阳性率为 21.34%～100%。

2. 用于阵发性睡眠性血红蛋白尿高危人群的筛选。

3. 用于再生障碍性贫血（AA）和骨髓异常增生综合征（MDS）患者 PNH 克隆的诊断。

（曾　平　吴丽娟）

参 考 文 献

1. RICHARDS SJ，WHITBY L，CULLEN MJ，et al. Development and evaluation of a stabilized whole-blood preparation as a process control material for screening of paroxysmal nocturnal hemoglobinuria by flow cytometry[J]. Cytometry B Clin Cytom，2008，76B（1）：47-55.

2. RICHARDS SJ，HILLMEN P. Immunophenotypic analysis of PNH cells[J]. Curr Protoc Cytom，2002，Chapter 6：Unit 6.11.

3. 王建中. CD55 和 CD59 测定诊断阵发性睡眠性血红蛋白尿症[M]. 临床流式细胞分析. 上海：上海科学技术出版社，2005：491-500.

4. DWORACKI G，SIKORA J，MIZERA-NYCZAK E，et al. Flow cytometric analysis of CD55 and CD59 expression on blood cells in paroxysmal nocturnal haemoglobinuria[J]. Folia Histochem Cytobiol，2005，43（2）：117-120.

5. HERNÁNDEZ-CAMPO PM，MARTÍN-AYUSO M，ALMEIDA J，et al. Comparative analysis of different flow cytometry-based immunophenotypic methods for the analysis of CD59 and CD55 expression on major peripheral blood cell subsets[J]. Cytometry，2002，15，50（3）：191-201.

6. OELSCHLAEGEL U, BESSON I, ARNOULET C, et al. A standardized flow cytometric method for screening paroxysmal nocturnal haemoglobinuria（PNH）measuring CD55 and CD59 expression on erythrocytes and granulocytes［J］. Clin Lab Haematol, 2001, 23（2）: 81-90.

7. SUTHERLAND DR, KUEK N, AZCONA-OLIVERA J, et al. Use of a FLAER-based WBC assay in the primary screening of PNH clones［J］. Am J Clin Pathol, 2009, 132（4）: 564-572.

第四篇 ▶
流式衍生技术与临床应用

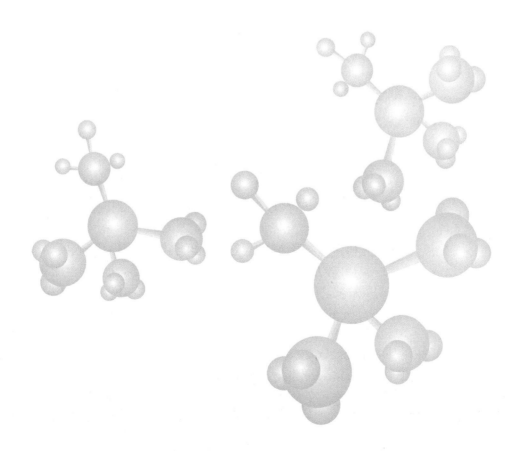

第二十三章

流式细胞技术新进展

第一节　经典流式细胞技术进展

从19世纪初开始，科学家们就在不断地探索检测细胞的新技术。流式细胞术（flow cytometry，FCM）是20世纪60年代发展起来的一种快速、准确、客观的同时检测直线流动状态中单个细胞多项物理及生物学特性（荧光信号，散射光信号），并以分析定量的技术。流式细胞术具有检测速度快、分析样本量大、结果客观准确等特点，这一技术的出现快速推动了基于细胞水平的科研及临床应用。1972年，斯坦福大学Herzenberg LA教授等研制出荧光激发细胞分选仪的原型机。1973年，BD公司与斯坦福大学合作，以FACS为商标名，推出了世界上第一台流式细胞分选仪，该仪器由斯坦福大学遗传学系购得。随着单克隆抗体技术的发展，目前流式细胞术已经广泛应用在细胞生物学、肿瘤学、血液学、免疫学、药理学、遗传学和临床检验等领域。近些年来，新型流式细胞仪不断涌现，荧光染料技术和流式分析软件也在不断发展。在本章节，将对经典流式细胞技术的相关进展进行简要介绍。

一、流式细胞仪进展

在科研和临床诊断中，多色多参数同时分析带来的优势在于：①可以同时获取更多更丰富的关于细胞的信息，每多一个荧光参数，能够同时区分的细胞群体便增加一倍（2^n）；②使检测结果更加精确，可以同时使用多个指标共同确认某一细胞群体；③多色实验减少了需要染色的管数，节省样本，节约抗体，并减少误差；④扩展了流式的应用范围，多色实验使得细胞胞内染色与表面染色可以同时进行，能够区分稀有细胞群体及标记并未明确的细胞亚群。

工欲善其事，必先利其器。更加先进、精巧、智能、可靠的流式细胞仪，就是工之利器。目前，经典流式细胞分析仪的发展方向主要是：更多的激光器，更多的检测通道，更高的荧光激发效率，更高的灵敏度，更精巧的光路系统，以及更强大的仪器性能追踪软件。经典流式细胞分选仪的发展方向主要是：更简单智能的操作方式，更安全可靠的性能，更灵活的定制产品及服务。

（一）BD LSRFortessa X-20特殊定制型流式细胞仪

多色流式细胞术（multicolor flow cytometry）是检测混合细胞群体（如血液和组织细胞）的一种非常有用的技术，在多色流式细胞术中，可以同时使用不同荧光标记的抗体或者染料鉴定多种细胞类型，并可以进一步深入研究每种细胞类型的功能性标记。随着越来越多的能够测量多种荧光和新试剂的仪器的推出，使得多色流式细胞术既越来越流行，同时又给研究人员带来了挑战。需要采取正确的荧光抗体及染料搭配，才能够有效地将目标群体识别出来，我们必须掌握足够的流式知识，以系统科学的方式进行处理，以实现成功的流式多参数染色 Panel Design。

BD LSRFortessa X-20（图 23-1）最初在美国圣地亚哥召开的国际流式细胞大会（CYTO）2013 年会上发布，是配备更多激光器，具备更多检测通道的流式细胞仪的典型代表。作为高端多激光多色流式分析平台，LSRFortessa X-20 可以同时配置 5 根激光器，同时检测 20 个参数，满足高端科研的需求。BD LSRFortessa X-20 创新的激光选项包括覆盖全光谱的各种固态激光器，目前提供 18 种波长的激光器，横跨从紫外到红外全光谱范围。最常用的激光器选择是蓝色、红色、紫外、黄绿色和紫色激光器。根据后续的实验需求，还可选择额外的

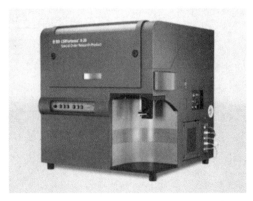

图 23-1　BD LSRFortessa X-20 流式细胞仪

激光器。除了激光波长，特殊定制项目也提供多种激光功率和滤光片以便满足最优化分析需要。

1. 光学系统　BD LSRFortessa X-20 在信号激发和收集两方面都进行了创新性设计，将信号损失降到最低。光路激发系统包括 1 个激光阵列，由多达 5 种固定波长的激光、光束形成器和单个独立小孔共同组成，可形成空间上隔离的独立的光斑，避免不同激光器之间的干扰。激光光束与样本在石英杯流动室准确聚焦，产生荧光信号。流动室通过凝胶与收集光系统偶联，从而最大化地收集检测信号。同时采用了新的信号收集系统，对透过光学滤片到达探测器的光散射光信号和荧光信号进行收集，将信号损失降到最低，同时实现荧光信号的最佳收集，从而提高灵敏度和分辨率。以上独特的多色分析设计，保证了 BD LSRFortessa X-20 卓越的性能，兼具超高的灵敏度和分辨率。

2. 流式细胞仪设置、性能追踪、数据获取与分析　BD FACSDiva™ 软件能够高效设置、获取并分析来自 BD LSRFortessa X-20 工作站的流式细胞实验数据。这一软件集成了强大的功能，如快速分层级设门、多种图形格式及批处理。BD FACSDiva 软件提供的 BD™ 流式细胞仪设置和示踪（CS & T）功能能够建立设定基线并调整仪器变量，CS & T 的使用最大限度地减小了操作误差，并通过设定多个激光器信号时间延迟和最优化 PMT 电压确保结果的一致性。

3. 应用 BD LSRFortessa™ X-20 开展 15 色免疫分型实验示例　在这个使用 5 色激光 BD LSRFortessa X-20 流式细胞仪和 BD Horizon Brilliant™ 系列染料开展的多色流式实验中，以人外周血单个核细胞（PBMCs）为样本，结合使用 BD LSRFortessa™ X-20 流式细胞仪与 BD Horizon Brilliant™ 系列流式试剂，同时分析 T 细胞、B 细胞、NK 细胞、树突状细胞（DC）和单核细胞亚群。在此实验中采用了 3 种不同的设门策略，分别用来识别 T 细胞 / NK⁻ T 细胞 / 调节性 T 细胞（Treg）群体（图 23-2）、B 细胞 /NK 细胞 /DC 细胞群体（图 23-3）和单核细胞群体（图 23-4），共 7 个细胞亚群。

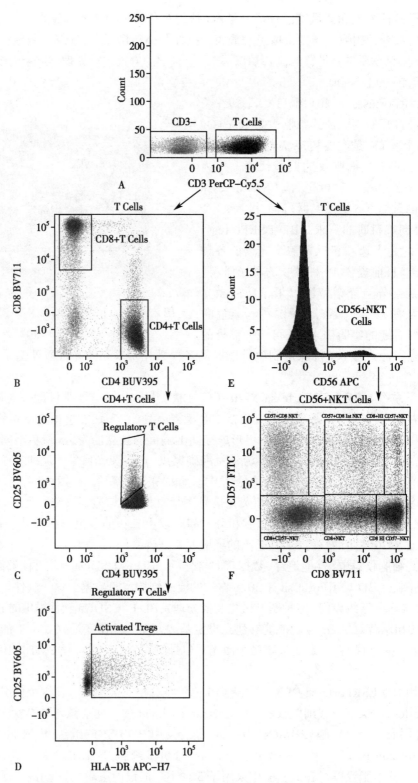

图 23-2 使用 BD LSRFortessa ™ X-20 分析 T 细胞，NKT，Treg 细胞亚群（文末有彩图）

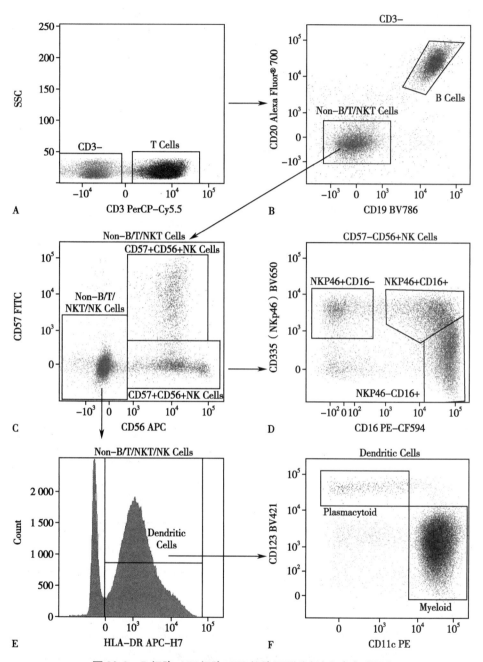

图 23-3　B 细胞，NK 细胞，DC 细胞亚群分析（文末有彩图）

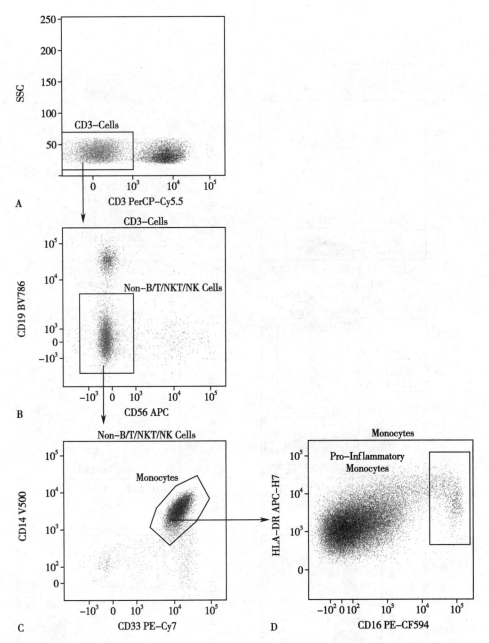

图 23-4　使用 BD LSRFortessa ™ X-20 识别 pro-inflammatory monocytes 细胞亚群（文末有彩图）

结合新型 BD Horizon ™ Brilliant Violet ™和 BD Horizon ™ Brilliant Ultraviolet ™试剂，可充分利用 BD LSRFortessa X-20 流式细胞仪的多激光多通道特性，根据抗原密度和荧光染料的亮度实现最佳流式 Panel Design（图 23-5），实现对细胞群体的最佳鉴定效果。

（二）BD FACSymphony 高参数流式细胞仪

经过 40 多年的技术发展，流式细胞技术目前已被广泛运用于从基础研究到临床实践的各个方面，涵盖了细胞生物学、免疫学、血液学、肿瘤学、药理学、遗传学及临床检验等领

Laser	Filter	Fluorochrome	Specificity	Clone
Blue 488nm	530/30	FITC	CD57	HNK–1
	695/40	PerCP–Cy™5.5	CD3	SK7
Yellow–Green 561nm	586/15	PE	CD11c	S–HCL–3
	610/20	BD Horizon™ PE–CF594	CD16	3G8
	780/60	PE–Cy™7	CD33	P67.6
Red 640nm	670/30	APC	CD56	NCAM16.2
	730/45	Alexa Fluor® 700	CD20	2H7
	780/60	APC–H7	HLA–DR	L243
Violet 405nm	450/40	BD Horizon™ BV421	CD123	9F5
	525/50	BD Horizon™ V500	CD14	MφP9
	610/20	BD Horizon™ BV605	CD25	2A3
	660/20	BD Horizon™ BV650	CD335(NKp46)	9E2/Nkp46
	710/50	BD Horizon™ BV711	CD8	RPA–T8
	780/60	BD Horizon™ BV786	CD19	SJ25C1
Ultraviolet 355nm	379/28	BD Horizon™ BUV395	CD4	SK3

图 23-5 仪器参数及 15 色配色方案

域,在各学科中发挥着重要的作用。随着"精准医疗"的提出和"细胞图谱"项目的开展,科学家尝试着对细胞进行更为精细准确的划分,对于人体的所有细胞亚群进行更为准确详细的描述,更为全面地解析这些细胞群体的性质和功能。

以 BD FACSymphony™流式细胞仪(图 23-6)为代表的高参数流式细胞仪(high parameter flow cytometer),可以帮助科学家实现这样的远大目标,进行深入广泛的表型分析并获得更丰富的科学见解。这种新型流式细胞仪可同时测量多达 30~50 种不同的荧光,是一种强大的分析工具,可以帮助科学家鉴别和分析异质细胞群体中的独特表型,能够应用于免疫学、细胞学、肿瘤、干细胞等领域,进行新的细胞亚群和新蛋白的鉴定及功能研究。高参数流式细胞仪可以同时进行 50 色的检测,这不仅仅只是一个数字的叠加,这意味着它可以一次同时检测更多的免疫球蛋白,使得科学家从目前仅对几个抗原的检测升级到对全抗原的检测,完整呈现免疫系统的全过程和全状态,并做详细的数据分析和解读,这可以称为全新的"全息"流式技术。

作为特殊定制型产品(SORP products),除了提供多达 50 个参数的配置,在检测结果的灵敏度及准确性上不断满足用户持续提高的研究需求外,BD FACSymphony™高参数流式细胞仪提供了集定制机器、定制试剂、定制服务为一体的全套解决方案。通过结合使用新开发的 BD Horizon Brilliant 系列染料,该平台可帮助科学家克服诸如从珍贵样品中收集最大信息等研究中遇到的挑战,提高研究效率(图 23-7)。

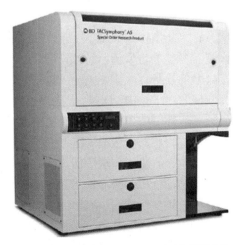

图 23-6 BD FACSymphony™流式细胞仪

Excitation Laser Line	Channel	Recommended Filter	Fluorochrome	Ex-Max (nm)	Em-Max (nm)	Relative Brightness
UV	1	379/28	BD Horizon™ BUV395	348	395	■■□□
	2	515/30	BD Horizon™ BUV496	348	496	■■□□
	3	585/15	BD Horizon™ BUV563	348	563	■■■■
	4	●	BD Horizon™ BUV615-P	349	616	■■■□
	5	670/25	BD Horizon™ BUV661	348	661	■■■■
	6	740/35	BD Horizon™ BUV737	348	737	■■■■
	7	820/60	BD Horizon™ BUV805	348	805	■□□□
Violet	8	450/40	BD Horizon™ BV421	407	421	■■■■
		450/40	BD Horizon™ V450	404	448	■□□□
		450/40	Pacific Blue™	401	452	■□□□
	9	525/40	BD Horizon™ BV480	436	478	■■■■
		525/50	BD Horizon™ V500	415	500	■□□□
		525/40	BD Horizon™ BV510	405	510	■■■□
	10	●	BD Horizon™ BV570	407	574	■■□□
	11	610/20	BD Horizon™ BV605	407	602	■■■■
	12	660/20	BD Horizon™ BV650	407	650	■■■■
	13	710/50	BD Horizon™ BV711	407	711	■■■■
	14	●	BD Horizon™ BV750-P	407	748	■■□□
	15	780/60	BD Horizon™ BV786	407	786	■■■□
Blue	16	530/30	BD Horizon™ BB515	490	515	■■■■
		530/30	Alexa Fluor® 488	495	519	■■□□
		530/30	FITC	494	519	■■□□
	17	●	BD Horizon™ BB630-P	484	631	■■■■
	18	●	BD Horizon™ BB660-P	484	667	■■■■
	19	695/40	PerCP**	482	678	■□□□
		●	BD Horizon™ BB700-P	484	695	■■■■
		695/40	PerCP-Cy™5.5**	482	695	■■□□
	20	●	BD Horizon™ BB790-P	484	793	■■■■
Yellow-Green	21	●	BD Horizon™ BYG584-P	563	584	■■■■
		575/26	PE*	496	578	■■■□
	22	610/20	BD Horizon™ PE-CF594*	564	612	■■■■
	23	670/14	PE-Cy™5*	564	667	■■■■
	24	780/60	PE-Cy™7*	564	785	■■■■
Red	25	660/20	APC	650	660	■■■□
		660/20	Alexa Fluor® 647	650	668	■■■□
	26	730/45	BD Horizon™ APC-R700	652	704	■■■□
		730/45	Alexa Fluor® 700	696	719	■□□□
	27	780/60	APC-Cy7	650	785	■□□□
		780/60	BD™ APC-H7	650	785	■□□□

● Filter recommendations will be provided based on instrument configuration
* Excited by 488nm, 532nm, and 561nm
** Excited by 488nm and 532nm

Relative Brightness Key: ☐ Dim ■ Moderate ■ Bright ■ Brightest

图 23-7　BD FACSymphony 仪器参数及常用染料选择

　　这个高度可定制的平台可以进行自由的组合配置,有 25 种激光波长可以选择,此外,检测阵列技术的革新已经允许在 1 根激光器上同时检测多达 10 个参数,也即采用了十角形接收器的设计。大多数激光器的功率还可以进行灵活的设置、存储和调用,以满足特定研究应用的要求。BD Horizon Brilliant ™染料广泛的荧光染料组合为实验中的 Panel 设计提供了灵活性,可以利用抗原密度和相对荧光亮度的原理来优化设计。科学家应在选择具体配置的过程中,与流式应用专家充分讨论各种波长的荧光染料的可用性和激发特性,以确定最佳激光的选择和功率的设置,实现选择试剂的最佳用途(图 23-8)。

(三)BD FACSMelody 智能化流式细胞分选仪

　　细胞分选正在迅速成为生命科学领域深入研究和开发工作的重要技术手段,被应用于如免疫学、干细胞研究、基因组学、生物工艺和癌症生物学等方向。研究者希望新的流式细胞分选仪器能够提供稳定、可靠的结果,同时也需要能够快速掌握、方便使用、操作智能、维护简单。

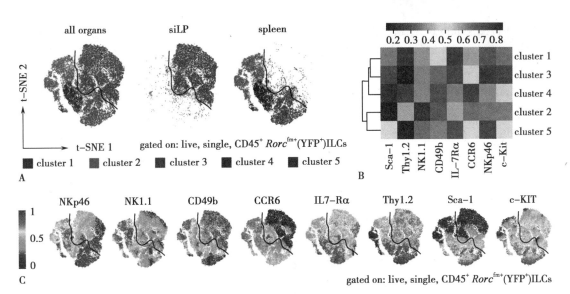

图 23-8　使用 t-SNE 对流式数据进行降维分析（文末有彩图）

A. 数据来自于 4×10^4 Rorcfm＋ILCs 细胞，使用 R software 进行 t-SNE 降维分析，之后采用 flowSOM 算法（k＝5）进行 Clustering；B. 将 ILC3 相关的和 NK 细胞相关的 Marker 绘制成热图分析，数据来自图 A 的 flowSOM clusters；C. 在两个 t-SNE 维度中描述的 ILC3 相关和 NK 细胞相关标记的表达模式

　　BD FACSMelody 细胞分选仪（图 23-9）以经典的 BD FACSAria 细胞分选仪平台技术为基础，兼顾优异性能、实验结果的稳定性和操作的便捷性，提供了研究者所需的解决方案。其软件使用智能自动化技术，引导研究者完成整个细胞分选过程，简化了工作流程，让流式细胞分选仪更易使用。软件配备直观的用户界面，操作可视化。BD FACSMelody 细胞分选仪的操作简单易学，所需培训最小化。提升研究者的工作效率，增大通量。流水线工作流程避免液流的手动设置和分选监测，最小化手动时间，提供无人值守式细胞分选。

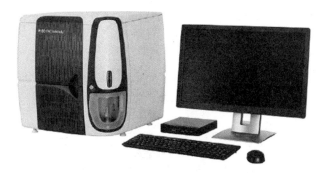

图 23-9　BD FACSMelody 流式细胞分选仪

　　BD FACSMelody 细胞分选仪具有以下优点：①系统准备时间不超过 15 分钟。②液流启动自动进行排气泡操作。③鞘液压力、液滴振动频率和振幅均为最优化。④通常根据补偿对照的结果自动计算补偿。⑤滤光片可通过内置芯片自动识别，避免硬件和软件显示不匹配的情况出现。⑥监测液流稳定性，检测并校正液流偏差。如果液流不能被校正，将暂停分选并通知操作者。⑦仪器 QC 持续监测系统以跟踪性能，确保所有检测器的性能一致，保障不同日期间和不同实验间结果的可重复性。

BD FACSMelody 细胞分选仪提供智能自动化技术简化工作流程的同时，也保证了检测的灵敏度和分选准确性，光胶耦合石英杯和固定光路确保激光可以准确聚焦样本流，激发最强信号，空间立体激发系统确保光学背景噪音小，提高检测弱表达群体的灵敏度（图 23-10）。在图 23-10 中，展现了 BD FACSMelody 细胞分选仪对弱表达群体的高敏感度检测，首先从人全血中分离出外周血单核细胞（PBMC），使用抗体组合染色，识别并分选 Treg 细胞。在纯度模式下分选速率为每秒 3 500 个。分选后分析显示细胞纯度为 99.7%。通过不同的激光激发每种荧光染色并使用交叉激光激发，最终使得不同通道之间的光谱重叠最小（<1%）。

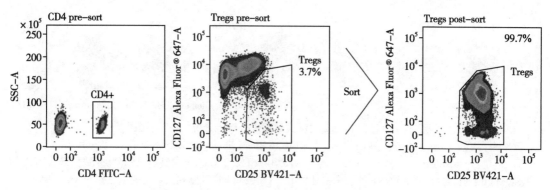

图 23-10　BD FACSMelody 流式细胞仪分选示例

从人全血中分离出外周血单核细胞（PBMC），使用抗体组合染色，识别并分选 Treg 细胞。在纯度模式下分选速率为每秒 3 500 个。分选后分析显示细胞纯度为 99.7%。通过不同的激光激发每种荧光染色并使用交叉激光激发，最终使得不同通道之间的光谱重叠最小（<1%）（文末有彩图）

二、荧光染料进展

流式细胞仪通过检测来自细胞的荧光信号和散射光信号，提供基础生物医学研究以及临床诊断所需的细胞生物学信息。当荧光素偶联抗体或者荧光染料与细胞表面或者胞内的抗原分子或者核酸分子特异性的结合后，细胞便被标记了相应的荧光素，当荧光素被特定波长的激光激发后，会发射出特定波长的荧光信号，通过检测各个荧光信号强度，便可以得到细胞表达的相应抗原分子量等生物学信息。图 23-11 以最常见的 488nm 蓝色激光激发的荧光素为例加以说明，其中 FITC 染料的最大激发光 488nm，最大发射光 525nm。

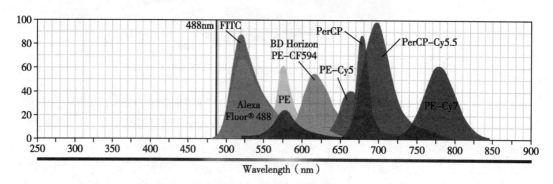

图 23-11　荧光素光谱查看器

88 蓝色激光激发的常见染料，其中 FITC 染料最大激发光 488nm，最大发射光 525nm（文末有彩图）

　　荧光素的亮度有"强""弱"之分，细胞表面或胞内的抗原表达也有"高""低"之分，一般来说，采取 stain index（SI）指数来衡量荧光染料的解析度，SI 数值越大，表明荧光染料的解析度越好，也即通常所说的荧光素"更亮"。SI 的计算公式如图 23-12 所示。选择合适的荧光素可以帮助学者更好地开展实验获取想要的细胞学信息，在荧光染料的选择中，最基本的原则就是强弱搭配，也即对于表达较低的抗原，选择较强的荧光素，对于表达较高的抗原，则选择较弱的荧光素，这样得到的荧光信号强度适中，便可以帮助我们识别所有想要区分的细胞亚群。其实，除了通常考虑的荧光素亮度以外，荧光素对其他荧光素光谱的 Spill Over、对光照、pH、温度及固定步骤的稳定性、非特异背景结合信号大小、使用的便捷性及分子量大小等，也都是决定此荧光素应用是否广泛的重要因素，在此就不进一步展开说明，感兴趣的研究者可以自行查阅相关资料。

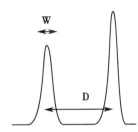

Stain Index= D/W

Resolution sensitivity（the ability to resolve a dim positive signal from background）is a function of the difference between positive and background peak means（D）and the spread of the background peak（W）. The stain index is a metric that captures both of these factors.

$$\text{stain index}=\frac{（\text{positive population median}-\text{negative population median}）}{2\times\text{negative population rSD}}$$

图 23-12　stain index 计算公式

（一）荧光素发展历史

　　自从 20 世纪 60 年代流式技术诞生以来，人们对于荧光染料的一次次探索和发现，推动了流式细胞术的重大进展和应用领域的扩展。荧光素（fluorochrome）的发展经历了几个阶段，最初得到广泛应用的是小分子有机染料如 FITC，随后藻红蛋白（PE）、多甲藻叶绿素蛋白（PerCP）和别藻青蛋白（APC）等大分子蛋白荧光素的发现，使得同时进行 4～6 色流式检测成为可能。伴随着 PE-Cy5、PE-Cy7、PE-CF594、PerCP-Cy5.5、APC-H7 等各种偶联染料的出现，流式的检测能力提高到了 10 色以上。

　　以上都是有机荧光染料，2000 年以后，随着纳米技术的发展，新的无机荧光素 QD（quantum dot）——特别是紫色激光激发的 Qdots 系列染料的使用，使得多色流式检测数量达到了 15～18 色。近年来出现的 Alexa Fluor 系列染料，由于其更亮、更稳定、对 pH 耐受性更好等特点，可以替代很多目前广泛使用的荧光素，如 Alexa Fluor 488 便可以很好地替代 FITC 使用。

　　2012 年以来，BD 基于开创性聚合物染料技术开发的 Horizon Brilliant™聚合物染料，由于其可以显著提高检测信号的强度和具备多种可选波长的优异特性，被用于各种流式分析和应用，推动了多色流式细胞术的进一步应用和发展。

　　在本节中，将分别对荧光素偶联抗体、核酸荧光染料、荧光蛋白，以及最新的 Horizon

Brilliant 染料加以简要介绍, 希望能使大家了解荧光染料的当前发展情况。在 Horizon Brilliant 小节, 还会结合染料的选择, 对多色流式实验的 Panel Design 原则进行简要介绍。

(二)荧光素偶联抗体

1975 年, Kohler 和 Milstein 发明了杂交瘤技术, 并获得 1984 年的诺贝尔生理学或医学奖, 由此发展起来的单克隆抗体技术, 大大促进了流式细胞术的应用和发展。在流式细胞术中, 最常使用的是由荧光素和抗体(单克隆抗体或者多克隆抗体)偶联得到的荧光素偶联抗体。其中单克隆抗体由于和各种荧光素偶联的方法更简单, 特异性也更高, 得到了广泛的应用, 目前使用的荧光素偶联抗体大多是单克隆抗体。

(三)核酸荧光染料

除了广泛使用的荧光素偶联抗体以外, 各种核酸荧光染料也被广泛应用于流式以检测细胞核中的核酸含量, 其中常用的 DNA 染料包括 PI、7-AAD、DAPI、Hoechst 等, 常用的 RNA 染料包括 AO、TO、PY 等。

常见荧光染料的激发光和发射光及应用见表 23-1。

表 23-1　常见荧光染料的激发光和发射光及应用 *

荧光染料	激发光 /nm	发射光 /nm	基本应用
Indo-1(未结合)	335	490	钙流检测
Indo-1(结合)	335	405	钙流检测
Hoechst 33258	343	478	DNA 分析, 特异结合 A-T
Hoechst 33342	350	461	DNA 分析, 特异结合 A-T
DAPI	350	468	DNA 分析
Alexa Fluor 350	350	442	抗原检测
V450	405	448	抗原检测
Pacific Blue	405	452	抗原检测
V500	405	500	抗原检测
AmCyan	405	491	抗原检测
SYTOX Blue	431	480	DNA 分析
Chromomycin A3	445	575	DNA 分析, 特异结合 G-C
FITC	488	525	抗原检测
Alexa Fluor 488	488	530	抗原检测, 替代 FITC
SYTOX Green	488	530	DNA 分析
PE	488/561	575	抗原检测
PE-CF594	488/561	612	抗原检测, 替代 PE-TxRed
PE-TxRed	488/561	612	抗原检测
PE-Cy5	488/561	670	抗原检测
PE-Cy7	488/561	770	抗原检测
PerCP	488/532	675	抗原检测
PerCP-Cy5.5	488/532	695	抗原检测
PI	488/561	620	DNA 分析, 细胞活性
CFSE	488	518	细胞增殖

荧光染料	激发光 /nm	发射光 /nm	基本应用
PKH26	488	567	细胞增殖
Fluo-4	488	516	钙流检测
SNARF-AM	488	575/640	细胞 pH 测定
Rhodamine 123	515	525	膜电位
7-AAD	546	655	细胞活性
TMRE	550	573	线粒体膜电位
Alexa Fluor 610	612	628	抗原检测
APC	650	660	抗原检测
Alexa Fluor 647	633/640	665	抗原检测，替代 APC
Alexa Fluor 680	633/640	702	抗原检测
Alexa Fluor 700	633/640	719	抗原检测
APC-Cy7	633/640	774	抗原检测
APC-H7	633/640	785	抗原检测，替代 APC-Cy7

注：*. 按照激发光波长排列；表格中不含 BD Horizon Brilliant 系列荧光染料。

（四）荧光蛋白

2008 年 10 月 8 日，伍兹霍尔海洋生物学实验室（Woods Hole Marine Biological Laboratory，MBL）的下村修（Osamu Shimomura），哥伦比亚大学（Columbia University）的 Martin Chalfie 及加州大学圣地亚哥分校（University of California, San Diego）的钱永健（Roger Yonchien Tsien），因在研究和发现绿色荧光蛋白（green fluorescent protein，GFP）方面做出突出贡献而获得诺贝尔化学奖。Osamu Shimomura 于 1962 年最早从水母（aequorea victoria）中分离得到绿色荧光蛋白（green fluorescent protein，GFP）的，他发现 GFP 在蓝色波长激发光照射下会发出明亮的绿色荧光。Martin Chalfie 则证明了 GFP 作为多种生物学现象发光遗传标记方面的应用价值。美籍华人科学家钱永健则为我们进一步阐明了 GFP 发光的分子机制，并且发现了除绿色荧光蛋白以外，多种其他颜色的可以应用于生物学标记的荧光蛋白。经由他发展起来的多色荧光蛋白标记技术，让科学家能够应用不同颜色同时对多个蛋白和细胞进行标记，从而实现了同时对多个生物学过程进行追踪。

荧光蛋白具有生物活性，在激光照射下可以发出可见光，因此可以很方便的应用遗传学技术将含荧光蛋白与目的蛋白基因的质粒转入宿主细胞并表达，进而进行目的基因及其表达蛋白的研究。目前荧光蛋白已在生物学各领域得到广泛应用，也促进了众多实验技术和研究方法的发展，如监测蛋白定位及化学反应、蛋白互作技术、监测基因时序表达及功能分析、转基因动物研究、荧光显微镜技术、荧光寿命成像技术、超高分辨率单分子成像技术、流式分析分选技术（FACS）等。

表 23-2 列出了目前常见荧光蛋白激发光和发射光波长。

（五）BD Horizon Brilliant 染料

2000 年 10 月，3 位科学家 Alan J Heeger，Alan G MacDiarmid 和 Hideki Shirakawa 因发现和发展了一种独特的导电聚合物材料而获得诺贝尔化学奖，这些材料为电子和显示器行业带来了革命性的变化。

表 23-2　常用荧光蛋白激发光及发射光

荧光蛋白	激发光 /nm	发射光 /nm
EBFP	383	448
ECFP	433/445	475/503
mCerulean	433/445	475/503
EGFP	488	507
mEmerald	488	509
EYFP	514	527
mVenus	515	528
mCitrine	516	529
YPet	517	530
mBanana	540	553
mKO	548	559
mOrange	548	562
tdTomato	554	581
TagRFP	555	584
DsRed	558	583
mRFP1	584	607
mCherry	587	610
mKate	588	635
mPlum	590	649
E2-Crimson	611	646

　　2012 年 8 月,一系列基于获得诺贝尔化学奖的导电聚合物材料的研发被应用于流式和其他领域的高分子材料。

　　BD Horizon Brilliant ™聚合物染料正是基于开创性聚合物染料技术开发的,可生成非常耐光的聚合物染料,然后可将这些聚合物报告分子连接到核酸探针和抗体上,用于各种流式分析和应用,它们可以显著提高检测信号的强度(最多高达 100 倍),灵敏度远远超出现有方法和试剂。BD Horizon Brilliant ™聚合物染料由于其优异的特性,大大推动了多色流式细胞术的进一步应用和发展,现在已得到了越来越广泛的应用。

　　BD Horizon Brilliant 染料对荧光信号进行放大的方式构成了其专利的基础。BD Horizon Brilliant 聚合物链可以被认为是光学区段的集合,聚合物链中的每个区段都能够吸收光线,从而产生具有极大吸收光系数(或吸收光子的可能性)的材料(图 23-13)。

　　BD Horizon Brilliant 染料有两种基本形式:基础聚合物染料和聚合物串联染料。基础聚合物染料如 BV421 或 BUV3955,是该专利技术的简单应用方式,具有高耐光性,并且与常规荧光染料相比,通常非常明亮。聚合物串联染料如 BV711 或 BUV737(图 23-14),由两种染料分子组成:基础聚合物“供体”染料和第二种常规荧光“受体”染料,两种分子通过化学连接在一起而形成串联染料,该染料通过供体的激发波长的激光激发,并发射受体发射波长的荧光。与常规串联染料相比,这些串联染料通常非常明亮。

R₁ R₁ R₂

R₂ n

π–conjugated polymers

Optical segments

hυ hυ hυ hυ hυ hυ hυ hυ hυ hυ hυ

Light–harvesting
Large absorption cross–section

图 23-13　光获取基础聚合物具有多个可发射检测荧光的光学片段

hυ hυ

Dye
"Molecular antenna"
Energy migration

Dye
"FRET transfer to reporter dye"

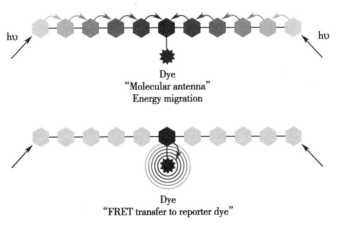

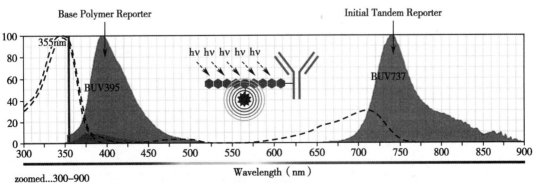

图 23-14　基础聚合物染料和聚合物串联染料

在流式实验中,对于一般的荧光染料选择来说,"越亮更好",对于抗原表达量非常低的细胞群体来说,明亮的荧光染料试剂对于能否从样本中有效分辨这些"暗淡"细胞至关重要。BD Horizon Brilliant 聚合物染料的特性使其能够实现比传统有机荧光染料甚至藻胆蛋白(如 PE 或 APC)有着更明亮的荧光信号。表 23-3 列出了目前常用的一些荧光染料的荧光亮度排序,需要注意的是,该表通过比较 stain index 染色指数(分辨率)来确定排序,仅提供了关于不同种类荧光染料的一般指导,并不表示绝对荧光亮度。许多因素都会影响特定仪器的检测相对荧光 / 试剂的性能,包括激光功率、PMT 电压、滤光片、抗体克隆号和样本本身等。

表 23-3 相对荧光染料亮度

Fluorochrome			
Very Bright	Bright	Moderate	Dim
Ultraviolet (355nm)	BD Horizon ™ BUV563 BD Horizon ™ BUV661 BD Horizon ™ BUV737	BD Horizon ™ BUV395 BD Hortzon ™ BUV496	BD Horizon ™ BUV805
Violet (405nm)	BD Horizon ™ BV421 BD Horizon ™ BV650 BD Horizon ™ BV711	BD Horizon ™ BV480 BD Horizon ™ BV605 BD Horizon ™ BV786	BD Horizon ™ BV510	BD Horizon ™ V450 BD Horizon ™ V500
Blue (488nm)	BD Horizon ™ BB515 BD Horizon ™ BB700 BD Horizon ™ PE CF594 PE-Cyf™ 5	PE PE-Cy ™ 7	FITC Alexa Fluor® 488 PerCP-Cy ™ 5.5	PerCP
Yellow/ Green (561nm)	PE BD Horizon PE CF594 PE-Cy5、 PE-Cy7			
Red (640nm)		APC Alexa Fluor® 647 BD Horizon ™ APC-R700		Alexa Fluor® 700 APC-H7 APC-Cy7

图 23-15 列出了目前 BD 已开发的部分 Horizon Brilliant ™聚合物染料,同时也包含了一些其他的常用染料,并列出可以应用在哪些对应的流式细胞仪型号上。

在多色多参数流式实验中,好的 Panel design 可能是一个困难且耗时的过程,但对获得良好数据至关重要。在多色流式配色时有许多原则需要注意,一般来说包括:①荧光试剂的亮度与抗原表达量的合理搭配(参考发表的文献或者产品说明);②了解选择的荧光试剂的更多特性(克隆号,稳定性,多激光激发特性等);③了解细胞类型、抗原表达量(antigen density)及共表达抗原情况(co-expression);④最小化荧光试剂相互之间的干扰(spillover),可以使用 BD 在线的 Fluorescence Spectrum Viewer 工具;⑤避免串联染料带来的假阳性和稳定性影响,根据串联染料批次间的差异微调补偿;⑥了解使用的流式细胞仪特性(配备了几根激光几个检测通道),并严格进行 CS & T 质控,保证仪器状态良好;⑦注意选择合适的对照（FMO 对照、同型对照、生物学对照）等。在此基础上，注意制备样本规范、合理设置模板获取样本进行数据分析，便可得到可靠的多色流式数据。

对于应用了 Horizon Brilliant™聚合物染料的多色实验设计，还可以通过 The BD Horizon™ Guided Panel Solution（GPS）工具来获得帮助，该工具根据 Panel Design 原理，为试剂选择提供了指导性工作流程，将帮助简化 Panel Design 过程，并避免可能对群体分辨率造成负面影响的试剂选择。

					Analyzers						Sorters			
Fluorochrome	Fluorescence Emission Color	Ex-Max (nm)	Excitation Laser Line (nm)†	Em-Max (nm)	BD Accuri™ C6	BD FACSCalibur™	BD FACSVerse™	BD FACSCelesta™ **	BD FACSCanto™ II	BD LSRFortessa™ / BD LSRFortessa™ X-20	BD FACSAria™ Product Family	BD Influx™	BD FACSMelody™ ****	BD FACSJazz™
BD Horizon™ BUV395	Violet	348	355	395							•	•		
Hoechst 33342	Blue	350	355, 375	461							•	•	•	
BD Horizon™ BV421	Blue	404	405	421			•	•	•	•	•	•	•	•
BD Horizon™ V450	Blue	404	405	448			•	•	•	•	•	•	•	•
Pacific Blue™	Blue	401	405	452			•	•	•	•	•	•	•	•
BD Horizon™ BV480	Green	436	405	478			•	•	•	•	•	•	•	•
BD Horizon™ BUV496	Green	348	355	496							•	•		
BD Horizon™ V500	Green	415	405	500			•	•	•	•	•	•	•	•
BD Horizon™ BV510	Green	405	405	510			•	•	•	•	•	•	•	•
BD Horizon™ BB515	Green	490	488	515			•	•	•	•	•	•	•	•
Alexa Fluor® 488	Green	495	488	519	•	•	•	•	•	•	•	•	•	•
FITC	Green	494	488	519	•	•	•	•	•	•	•	•	•	•
BD Horizon™ BUV563	Green	348	355	563							•			
PE	Yellow	496, 564	488, 532, 561	578	•	•	•	•	•	•	•	•	•	•
BD Horizon™ BV605	Orange	407	405	602			•	•	•	•	•	•	•	•
BD Horizon™ PE-CF594	Orange	496, 564	488, 532, 561	612			•	•	•	•	•	•	•	•
PI	Orange	351	488, 532, 561	617	•	•	•	•	•	•	•	•	•	•
7-AAD	Red	543	488, 532, 561	647	•	•	•	•	•	•	•	•	•	•
BD Horizon™ BV650	Red	407	405	650			•	•	•	•	•	•	•	•
APC	Red	650	633, 635, 640	660	•	•	•	•	•	•	•	•	•	•
BD Horizon™ BUV661	Red	348	355	661							•	•		
Alexa Fluor® 647	Red	650	633, 635, 640	668	•	•	•	•	•	•	•	•	•	•
PE-Cy™5	Red	496, 564	488, 532, 561	667	•	•	•	•	•	•	•	•	•	•
PerCP†	Red	482	488, 532	678	•	•	•	•	•	•	•	•	•	•
PerCP-Cy™5.5	Far Red	482	488, 532	678	•	•	•	•	•	•	•	•	•	•
BD Horizon™ BB700	Far Red	485	488	693	•		•	•	•	•	•	•	•	•
BD Horizon™ APC-R700	Far Red	652	633, 635, 640	704			•	•	•	•	•	•	•	•
Alexa Fluor® 700	Far Red	696	633, 635, 640	719			•	•	•	•	•	•	•	•
BD Horizon™ BV711	Far Red	407	405	711			•	•	•	•	•	•	•	•
BD Horizon™ BUV737	Far Red	348	355	737							•	•		
PE-Cy™7	Infrared	496, 564	488, 532, 561	785	•	•	•	•	•	•	•	•	•	•
APC-Cy7	Infrared	650	633, 635, 640	785			•	•	•	•	•	•	•	•
BD™ APC-H7	Infrared	650	633, 635, 640	785			•	•	•	•	•	•	•	•
BD Horizon™ BV786	Infrared	407	405	786			•	•	•	•	•	•	•	•
BD Horizon™ BUV805	Infrared	348	355	805							•			

图 23-15　BD 生物科学荧光染料特性

三、分析工具及软件进展

在多色多参数流式实验中，除了 Panel Design 和样本制备的复杂性以外，海量流式数据的分析也给研究人员带来了挑战，甚至可能是最大的挑战，特别是随着流式细胞仪器和开展的实验提升到 30 色以上的高参数，需要对获得的多个细胞亚群的信息进行系统全面分析的今天。常用的高维流式数据分析工具和方法包括 Bioconductor（R software），Flowjo，Cytobank（SPADE，viSNE，CITRUS），Gemstone，Cyt 等。

（一）SPADE

SPADE（spanning tree progression of density normalize events）是一种高维数据可视化分析工具，应用此工具可以将高维度数据降维到二维进行分析。其原理是检测这些事件之间的多维距离相似性，然后通过线段将这些事件连接起来。SPADE 工具进行数据分析的步骤如下：①采用 Density-Dependent Down-Sampling，使得细胞的数据点密度云处于相同的密度中；②对划分的细胞数据点进行合并聚类分析（agglomerative clustering），聚类成为不同的细胞群体；③构建 minimum spanning tree，连接所有的细胞群体；④进行 Up-Sampling 分析，把所有得到的细胞群体绘制在一张生成的树状结构图中；⑤为 SPADE tree 按照细胞异质性填充颜色，得到不同细胞群体之间的相关信息（图 23-16）。

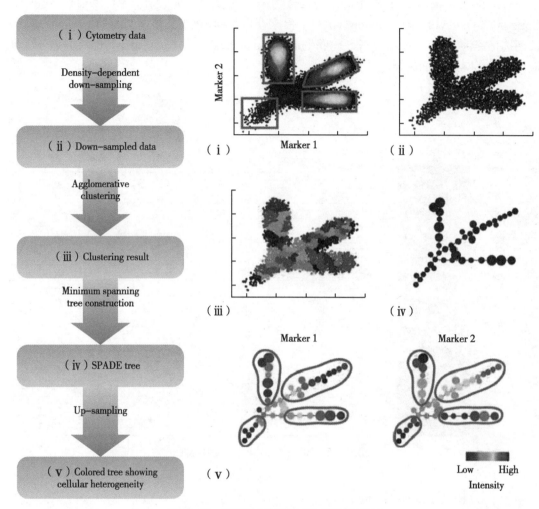

图 23-16　SPADE 分析流程（文末有彩图）

（二）viSNE（tSNE）

viSNE 是另一种常用的多维流式数据分析工具，其主要特点有：①高维的单细胞数据在二维图中的可视化；②结果图提供了单细胞数据的可视化展现方式，其中单细胞所处的位置反映了它们在升高；③维空间中的接近程度；④颜色可以被用作第三维以交互式地显现这些细胞的特征。图 23-17 展示了应用 viSNE 工具对多维流式数据进行分析的示例。

（三）FlowJo 软件

FlowJo 软件是美国斯坦福大学 Leonard Herzenberg 教授（FACS 仪器的发明者）领导的实验室在 20 世纪 90 年代研发的一款流式数据分析软件。FlowJo 软件简单易学，图形美观，分析功能强大，是目前流式数据分析软件领域得到最多应用的软件，同时也是被各相关科学期刊引用最多的流式数据分析软件，代表了流式数据分析软件的行业标准（图 23-18）。

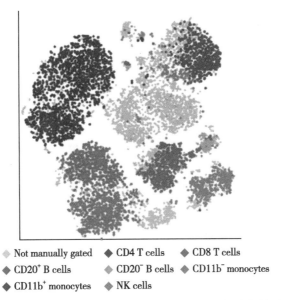

◆ Not manually gated ◆ CD4 T cells ◆ CD8 T cells
◆ CD20⁺ B cells ◆ CD20⁻ B cells ◆ CD11b⁻ monocytes
◆ CD11b⁺ monocytes ◆ NK cells

图 23-17 将 viSNE 工具应用于健康人骨髓样品质谱流式数据分析结果（文末有彩图）

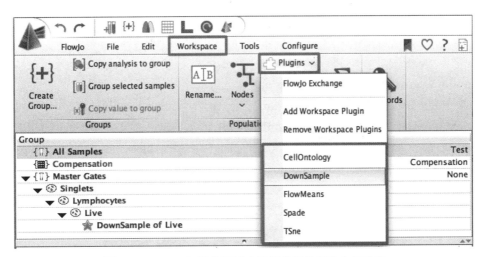

图 23-18 FlowJo 软件通过安装插件提供高阶分析功能

FlowJo 的主要特点和功能包括：①阶梯设门方式，并提供多种设门工具；②提供多种流式图形类型，提供多种数据导出格式；③灵活精确的荧光补偿功能；④具备批处理功能，可对设门、图形分析进行批处理；⑤内置细胞周期、细胞增殖、动力学（如钙流实验）等分析工具；⑥ Plate Editor 功能，可以生成统计数据热图；⑦通过安装插件，最新版本的 FlowJo X 软件可以加入 tSNE、SPADE、DownSample、FlowMeans、CellOntology 等高阶数据分析工具（图 23-19）。

（四）其他数据分析工具

更多的流式数据分析工具可以参考如下：

FlowRepository：https://flowrepository.org/

FlowCAP initiative：http://flowcap.flowsite.org/

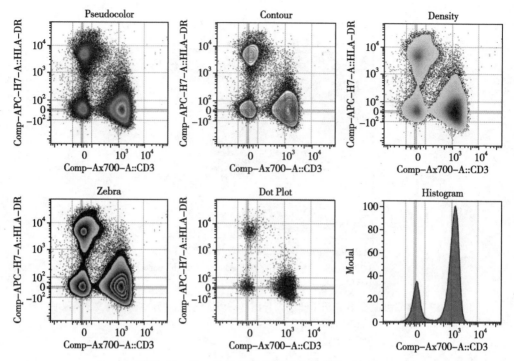

图 23-19　Flowjo 软件提供的部分流式图形类型

EuroFlow consortium：http://euroflow.org

Human Immunology Project Consortium：http://www. immuneprofiling.org

Milieu Interieur Project：http://www.milieuinterieur.fr

flowClean：https://www.bioconductor.org/packages/release/ bioc/html/flowClean.html

Cytobank：https://www.cytobank.org

Gemstone：http://www.vsh.com/products/gemstone/

第二节　流式衍生技术进展 ▼

一、微流体技术

(一) 单细胞研究方法

近年来,单细胞 RNA 测序技术迅猛发展,人类细胞图谱(human cell atlas)计划也已启动,并被 MIT Technology Review 评为十大突破技术之一。细胞是生物学的基本单位,不同细胞个体之间在酶活性、基因表达和细胞信号转导方面有很大的差异。混合样本研究只能测定样本中所有细胞的平均水平,而每个细胞都是独特的,即使是同一个群体的细胞,也会由于所受到外部压力的不同,出现基因和蛋白表达水平的差异,进而表现出不同的表型。随着对细胞研究的逐渐深入,科学家们开始解析单细胞的行为以揭示单个细胞独特表达谱。对单个细胞的测序分析和转录组分析,以及表观遗传学研究,可以提供我们关于复杂生物体的单细胞之间差异的许多重要信息。

单细胞分析方法有多种，包括流式细胞术、ELISpot、微流体、质谱流式、RNASeq 等多种，对于各种单细胞研究方法的优点和缺点比较，见图 23-20。

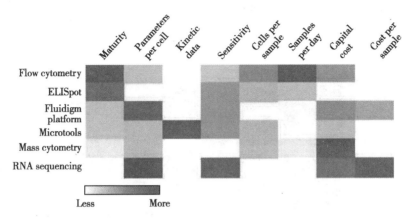

图 23-20 不同单细胞分析技术的比较分析

（二）微流体技术介绍

从异质性的细胞群体中进行单细胞的分离，是单细胞研究中最困难的步骤之一。目前主要分离单个细胞的方法有：荧光激发细胞分选（FACS）、显微操作、激光捕获显微切割（LCM）和微流体技术（microfluidic system），每种方法各有利弊。Fluidigm 是较早开始提供微流体设备的公司，这种基于弹性阀门的微流体技术能够对仅含有几百个细胞的样品进行高度平行的 RNA 和 DNA 分析。通过整合和简化单细胞工作流程中的多个步骤，可以同时为多种基因组学应用研究快速分离、处理和分析单个细胞。微流体系统的强大优势在于样品和试剂的效率，以及高精确度，对稀有的细胞——循环肿瘤细胞（CTC）已实现成功分离。目前，国内外越来越多种类的微流体技术被发明出来，应用微流体技术开展的研究工作和临床尝试也越来越广泛。

（三）微流体技术应用示例

在这个使用微流体分离并研究单细胞的 case 中（图 23-21），在微流体系统的入口处导入单细胞悬浮液，通过特别设计的允许液体试剂流过的微障碍（microhurdles）捕获单个细胞。一旦被捕获，细胞可被快速固定，通透化并用磷酸化特异性抗体染色。

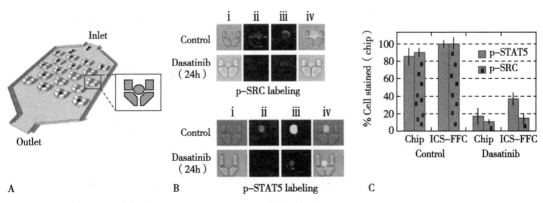

图 23-21 单细胞分泌组的多重测量

FFC，荧光流式细胞术；ICS，细胞内染色；STAT，信号转导子和转录激活子在另外一个微流体的示例中,图 23-22 显示的是使用微流体系统中从单个激活的 T 细胞(每一行显示与单一细胞相关的数据)捕获的 12 种分泌组的量。数据来自 3 名健康受试者(左图)和来自黑色素瘤患者的 MART-1⁺ T 细胞抗原受体(TCR)转基因 T 细胞(右图)的 CD8⁺ T 细胞。

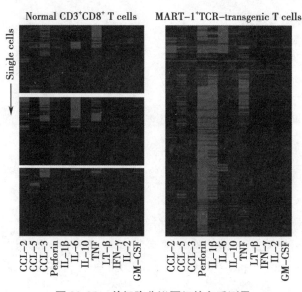

图 23-22 单细胞分泌蛋组的多重测量

二、质谱流式

(一)质谱流式介绍

质谱流式(mass cytometry)是利用质谱原理对单细胞进行多参数检测的流式技术,利用分辨力超强的质谱技术及独特的金属标记抗体。它继承了传统流式细胞仪的高速分析的特点,又具有质谱检测的高分辨能力,代表机型如 CyTOF2。

相比传统流式,质谱流式主要有两点不同:第一,标签系统的不同,前者主要使用各种荧光基团作为抗体的标签,后者则使用各种金属元素作为标签;第二,检测系统的不同,前者使用激光器和光电倍增管作为检测手段,而后者使用 ICP 质谱技术作为检测手段,实现了更多参数的检测。

质谱流式细胞术可以实现对细胞群体进行精准的免疫分型,对细胞内信号传导网络进行全面的分析,分析细胞亚群之间的功能联系,以及对于大量样品的高通量多参数检测。

(二)质谱流式特点

与传统流式细胞技术相比,质谱流式细胞技术具有以下特点:①通道数量增加到上百个。质谱流式细胞仪中的 ICP 质谱装置具有非常宽的原子量检测范围(88~210Da),因此可以对单个细胞同时检测上百个不同的参数。②通道间无干扰,无须计算补偿。ICP 质谱具有超高的分辨能力,可以完全区分用来标记的各种元素,相邻通道间的干扰<0.3%,基本可以忽略不计,无须补偿。③金属标签数量多,并具有极低的背景。④多样化的数据处理方式,实现对样品的深入分析。

质谱流式细胞仪通道数量的激增带来信息量的成倍增长。传统的流式分析方法已经不能完全满足需要，所以需要对数据进行各种降维处理，提取出其中包含的有用的生物学信息。质谱流式的 Workflow 见图 23-23。

三、成像流式

（一）成像流式介绍

ImageStream X Mark Ⅱ 成像流式（imaging flow cytometer）将流式检测技术和荧光显微成像技术集中到一个平台上，不仅能够提供细胞群体信息，还能够提供细胞的图像信息，这种新的细胞分析方法已经超出传统的流式范畴，提供了集流式与成像于一体的综合解决方案，被广泛应用于生物学研究、生物技术及制药领域的细胞研究。

显微成像技术可以提供详细的细胞图像信息，然而其通量不高，对结果的判断也带有主观性。而流式细胞术虽然具备高通量、客观、统计结果准确可靠的优点，但是丢失了细胞的图像信息。ImageStream 系列开创性地将流式细胞检测与荧光显微成像结合于一体，既能提供细胞群体的统计数据，又可以获得单个细胞的图像信息，从而提供了关于细胞结构、形态和胞内信号分布的完整信息。

（二）成像流式应用

ImageStreamX Mark Ⅱ 已经是第三代 ImageStream 成像流式细胞仪，与原先的 ImageStream 相比，Mark Ⅱ 产生了每个流动细胞的多幅高分辨率图像，包括明视场、暗视场和最多 10 个荧光标记，能实时捕获每个流动细胞最多 12 幅高分辨率图像，检测速率可达 5 000 个细胞 / 秒，速度更快，并具有更强荧光灵敏度。新的仪器可选配 7 个激光器，操作更简单，全新而直观的用户界面提供了每一个细胞的图像及实时绘图相关的图形化控件，可以帮助科学家进行多种细胞分析，包括细胞间相互作用、细胞凋亡、细胞自噬、吞噬、形态变化等。

四、体内流式

循环肿瘤细胞（circulating tumor cells，CTCs）是自肿瘤原发灶或转移灶脱落进入外周血液循环的肿

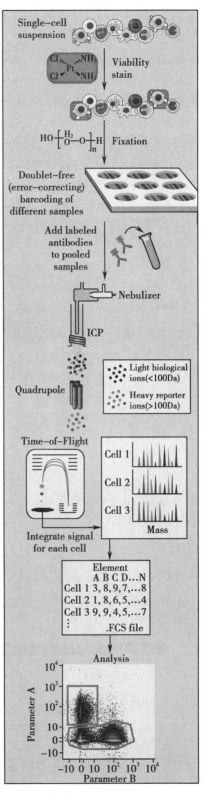

图 23-23 Mass Cytometry 质谱流式实验流程

瘤细胞,肿瘤患者血液中每 $10^6 \sim 10^7$ 个白细胞中才会发现一个 CTC。CTC 检测是发现肿瘤早期转移的新方法,无创,且比传统方法如临床表现、影像学表现及血清标志物更可靠。体内流式细胞术(in vivo flow cytometry,IVFC))特别适用于检测循环肿瘤细胞,其优点是无须采血和制备样本,提供了一种非侵入性方式,来探索疾病进展期间循环肿瘤细胞的生物学特征,并研究细胞对治疗的反应。

图 23-24 展示了一种称为 PAFFC 检测平台的体内流式检测方法,这种方法将 Photoacoustic Flow Cytometry(PAFC)平台,与 Fluorescence Flow Cytometry(FFC)平台集合使用,检测血液中的循环肿瘤细胞(CTCs)及肿瘤相关颗粒(CTPs),包括外泌体。原理简言之,用一束或几束激光直接照射血流中的循环物,这将产生分别可以用超声转换器(ultrasound transducer)和光电检测器(photodetector)检测到的 PA 波或荧光。

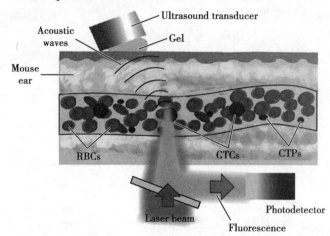

图 23-24 体内流式细胞术平台
使用集成的 PAFFC 原理体内检测 CTC 和 CTP 的示意图

目前体内流式细胞术已被确立为临床前动物研究中监测循环肿瘤细胞的有价值的研究工具,其长远目标,是在无须抽取血液样本的情况下对人体中的循环细胞进行无创性的实时检测和量化分析(图 23-25)。

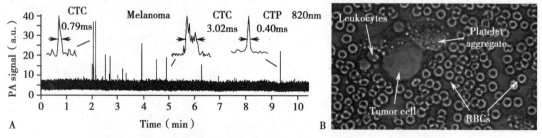

图 23-25 体内流式技术检测携带黑色素瘤的小鼠模型中的 CTC 和 CTP
A. 显示了 CTC 和 CTP 的典型峰形;B. 显示了从携带黑色素瘤小鼠收集的血液中 CTP 的图像

五、微量样本多重蛋白定量技术

(一)微量样本多重蛋白定量技术介绍

在科研和临床诊断中,常常需要对溶液体系中的可溶性蛋白进行定量分析,比如细胞培养上清或血清血浆中的细胞因子含量的检测。由于这些因子的含量通常很少（pg/ml），远低于一般常规方法的检测下限，使用传统的蛋白检测方法很难检测。同时由于样本量少，一次只检测一个因子的方法难以实现多个因子的检测。BD 公司开发的流式微球分析技术（cytometric bead array，CBA），即微量样本多重蛋白定量技术，是一个基于流式细胞检测系统的多重蛋白定量检测方法，利用流式细胞仪对荧光信号检测的高灵敏性，以及同时可区别多种荧光及多种荧光强度的特性，将待检测的可溶性因子附着于一些具有近似细胞直径的微粒上，即可对单个样品中的多种可溶性因子进行检测。

BD 的 CBA 系统的工作原理很简单，对应的每一个检测指标都有不同的捕获微球。不同的捕获微球具有不同的荧光强度，大小一致，微球上包被有特异性的捕获抗体。捕获微球与待测样品溶液混合后，微球上的特异性抗体首先与样品（血清、血浆或细胞培养液）中的相应抗原或蛋白结合。然后，与加入的 PE 荧光标记的检测抗体形成"三明治"夹心复合物，通过流式细胞仪进行荧光检测，对样品中的各检测因子的含量进行分析（图 23-26）。

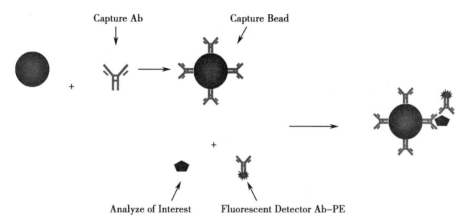

图 23-26　CBA 技术原理（文末有彩图）
一系列荧光强度不同的微球包被有特异性捕获抗体，与待测样本孵育后，与荧光标记的检测抗体形成"三明治"复合物

（二）CBA 技术应用

CBA 技术优点突出：①液相中反应，同时检测多种蛋白；②操作简单（标本制备和上机检测），省时省力；③微量样本（5～50μl）；④灵敏度高，达到 pg/ml 水平；⑤所有分析只需一组校正曲线；⑥避免酶联反应信号放大带来的假阳性；⑦更好的线性度和更宽的检测范围（5 000pg/ml）；⑧流式细胞仪采集数据，CBA 软件自动分析。

CBA 可检测的样本种类多种多样，包括血清、血浆、眼泪、房水、唾液、体腔灌洗液、细胞培养液上清、细胞裂解物，都可以用来进行 CBA 检测。目前，CBA 技术已被广泛应用在肿瘤研究及肿瘤疾病的辅助治疗，以及预后监测，感染疾病的研究及辅助治疗，免疫功能检测，干细胞研究，药物研发和疫苗研究等领域。

六、流式点阵技术及其衍生技术

（一）流式点阵技术

Luminex 流式点阵技术是标准化高通量检测技术平台，该技曾因其革命性的技术进步获得 2005 年度国际临床诊断技术革新大奖。Luminex 200 液相悬浮芯片系统是基于 Luminex xMAP 技术的检测仪，该平台有机地整合了荧光编码微球技术、激光分析技术、流式细胞技术、高速数字信号处理技术等多项技术，其技术核心是把直径为 5.6μm 的聚苯乙烯小球用荧光染色的方法进行编码，通过调节两种荧光染料的不同配比获得最多 100 种具有不同特征荧光谱的微球，然后将每种编码微球共价交联上针对特定检测物的抗原、抗体或核酸探针等捕获分子。应用时，先把针对不同检测物的编码微球混合，再加入微量待检样本，在悬液中靶分子与微球表面交联的捕获分子发生特异性结合，在一个反应孔内可以同时完成多达 100 种不同的检测反应。最后用 Luminex 仪器进行分析，仪器通过两束激光分别识别微球的编码和检测微球上报告分子的荧光强度。流式点阵技术在临床诊断、健康体检、生物制药、基因组学、蛋白质组学等研究等领域都有着广泛的应用。

流式点阵技术应用特点：①高通量，微量（10μl）标本，1 次检测 100 个指标；②高速度，最快可达 10 000 测试 / 小时；③高灵敏度，检测低限可达 1pg/ml；④重复性好，每个指标有 1 000～5 000 个反应单元，分析 100 次取平均值，CV 值<5%；⑤通用型生物芯片平台，唯一既能检测蛋白，又能检测核酸的多指标并行检测平台；⑥平台全开放、配套试剂多。

（二）雅典娜流式荧光定量分析

基于 Luminex 200 平台和酶联免疫分析技术（ELISA）研发出的全自动高通量流式定量分析方法——AtheNA 雅典娜流式荧光诊断系统，可以同时检测多个指标，灵敏度高，重复性好，节省时间，在临床可用于自身免疫项目、传染病诊断、TORCH 10 项、ANA 10 项等定量分析。

第三节 国际流式组织及专业期刊 ▼

中国的流式水平这些年来在不断进步，也得到了国际流式组织一直以来的帮助和支持。参与到国际流式大家庭，保持国际交流和合作，是我们未来需要继续努力的方向。

（一）国际流式细胞学会（International Society for Advancement of Cytometry, ISAC）

国际流式细胞学会成立于 1978 年，目前全球已有超过 1 800 名会员。ISAC 是致力于推动细胞检测技术创新、发展与学术交流的前沿国际组织（www.isac-net.org），ISAC 出版的 *Cytometry Part A* 和 *Current Protocols in Cytometry* 是细胞检测领域的经典学术期刊，其举办的 CYTO 年会是全世界细胞检测领域科学家们的学术盛宴。此外，ISAC 还通过在线的 CYTO 大学提供流式教育课程。

在中国，ISAC 一直以来也在不遗余力地推动流式技术的应用与发展，自 2016 年起，ISAC 已经在北京、上海、广州、成都、香港等地成功举办了多届高端流式交流会，会议上有来自 ISAC 的多位国际知名流式专家现场授课和进行上机演示，帮助国内科研和临床工作者了解目前国际最前沿、最热门的流式技术和应用方向。

可以通过 ISAC 网站在线申请成为 ISAC 会员，成为会员后，将有以下权利：①可以提交最新论文到 ISAC 的官方期刊 *Cytometry Part A*，分享科学发现，并学习流式领域的最新进展。②可以折扣注册 ISAC CYTO 年会，该大会提供了一个学习科学技术进展及与同行交流的绝佳机会。③免费的无限制地访问 CYTO 大学，这是 ISAC 的电子学习门户网站,提供在线课程点播,同行评议的流式细胞术教育课程,参加 webinar 的机会及获取过往 CYTO 大会的资料。④参与到全球 Cytometry 社区,拥有更加广泛的交流机会,包括和相关组织的联系及参加会议。⑤ISAC 通过 CYTO travel awards,ISAC Marylou Ingram Scholars Program 及 ISAC SRL Emerging Leaders Program 等项目,为学生和早期职业科学家提供支持。

如果需要了解更多信息,可以访问 ISAC 官方网站 www.isac-net.org。

(二)国际临床流式学会(International Clinical Cytometry Society, ICCS)

国际临床流式学会成立于 20 世纪 80 年代,最初致力于组织流式临床应用年会,后来开始为其国际会员提供可以促进高质量临床流式开发及应用的各种资源,并在倡导解决问题的方向上发表专业的意见,ICCS 可以满足那些参与到全球流式细胞术当前和新兴的临床应用的人员的需求。

可以通过 ICCS 网站在线申请成为会员,成为 ICCS 会员的好处包括:①访问在线教育资料库,包括电子学习课程,网络演示,视频和电子通信。②订阅协会杂志 Cytometry Part B(临床流式杂志)。③访问会员目录,发布工作和会议信息,以及折扣注册会议和课程。④ICCS 还提供开放式问答资源和实用的质量和标准资源。

如果需要了解更多信息,可以访问 ICCS 官方网 http://www.cytometry.org。

(三) Cytometry Part A

作为 ISAC 的官方期刊,Cytometry Part A 聚焦细胞研究,涵盖了对于细胞系统的分子研究的方方面面,并发表原创性研究文章、深度综述、通讯,"热门话题"报道和技术创新文章。Cytometry Part A 杂志涵盖以下内容:①细胞与系统生物学(cytomics and systems biology);②细胞与微生物学(cell and microbiology);③高通量与高含量筛查(high-throughput and high-content screening);④流式与滑片流式(flow and slide based cytometry);⑤多模式成像(multimodal imaging);⑥体内流式(in vivo cytometry);⑦创新流式检测与技术创新(innovative cytometric assays and technologies);⑧分析检测技术(molecular array technologies);⑨基于分光镜的细胞分析(cell-based spectroscopic analyses);⑩生物信息学与计算机方法学(bioinformatics/computational methodologies)。

Cytometry Part A 杂志专题报道包括:①与检测细胞或细胞成分相关的新型仪器和试剂的研发;②以分析细胞特征、成分和功能的新技术或新方法;③与分析细胞学和细胞组学数据相关的新分析方法、统计学方法和数学建模技术;④将分析技术和细胞组学技术应用于细胞生物学、分子生物学、病毒学、生理学、病理学、癌症、兽医学、植物科学、基因组学和蛋白质组学等领域。

(四) Cytometry Part B

Cytometry Part B 为临床流式杂志,主要聚焦于临床流式当前和未来的实践相关的分析细胞学和细胞组学的发展和应用的研究。像 Cytometry Part A 一样,本期刊还涵盖相关技术,如流式细胞术、图像细胞术、基于微球和基于玻片的阵列分析及其他基于细胞的光谱分析。此外,Clinical Cytometry 还发表临床和转化研究,以确定和验证对于患者的诊断,预后和治疗管理至关重要的特征和分子。临床流式细胞术杂志每年由 Wiley-Liss 发布 6 期,是临床流式细胞协会 ICCS 的官方出版物。

(孔祥涛)

参 考 文 献

1. 陈朱波，曹雪涛. 流式细胞术原理、操作及应用［M］. 北京：科学出版社，2010：53-62.

2. 吴后男. 流式细胞术原理与应用教程［M］. 北京：北京大学医学出版社，2008：22-28.

3. COSTAS M PITSILLIDES，JUDITH M RUNNELS，JOEL A SPENCER，et al. Cell Labeling Approaches for Fluorescence-Based In Vivo Flow Cytometry［J］. Cytometry Part A，2011，79A：758-765.

4. EL-AD DAVID AMIR，KARA L DAVIS，MICHELLE D TADMOR，et al. viSNE enables visualization of high dimensional single-cell data and reveals phenotypic heterogeneity of leukemia［J］. Nature Biotechnology，2013，31（6）：545-552.

5. NOLAN J，SARIMOLLAOGLU M，NEDOSEKIN DA1，et al. In Vivo Flow Cytometry of Circulating Tumor-Associated Exosomes［J］. Anal Cell Pathol（Amst）. 2016，2016：1628057. Epub 2016，Nov 14.

6. JING YU，JING ZHOU，ALEX SUTHERLAND，et al. Microfluidics-Based Single-Cell Functional Proteomics for Fundamental and Applied Biomedical Applications［J］. Annu Rev Anal Chem，2014，7：275-295.

7. KATHRIN NUSSBAUM，SARA H. BURKHARD，ISABEL OHS，et al. Tissue microenvironment dictates the fate and tumorsuppressive function of type 3 ILCs［J］. J Exp Med，2017，214（8），2331-2347.

8. MATTHEW H. SPITZER AND GARRY P. Nolan. Mass Cytometry：Single Cells，Many Features［J］. Cell，2016，165：780-791.

9. NATHAN C SHANER，GEORGE H. PATTERSON & MICHAEL W. DAVIDSON. Advances in fluorescent protein technology［J］. Journal of Cell Science，2007，120（24）：4247-4260.

10. NEWELL EW，SIGAL N，BENDALL SC，ET AL. Cytometry by time-of-flight shows combinatorial cytokine expression and virus-specific cell niches within a continuum of $CD8^+$ T cell phenotypes［J］. Immunity，2013，38（1）：198-199.

11. PRATIP K CHATTOPADHYAY，TODD M GIERAHN，MARIO ROEDERER，et al. Single-cell technologies for monitoring immune systems［J］. Nature Immunology，2014，15（2）：128-135.

12. QIU P，SIMONDS EF，BENDALL SC，et al. Extracting a cellular hierarchy from high-dimensional cytometry data with SPADE［J］. Nat Biotechnol，2011，29（10）：886-891.

13. RICHARD N. ZARE AND SAMUEL KIM. Microfluidic Platforms for Single-Cell Analysis［J］. Annu Rev Biomed Eng，2010，12：187-201.

14. ROGER TSIEN. Roger Tsien：Bringing Color to Cell Biology. A passion for chemistry，color，and conversations with cells is what drives Roger Tsien［J］. The Journal of Cell Biology，2007，179（1）：6-8.

第二十四章

人类 Th1/Th2 细胞因子检测

一、基本原理

将事先包被了针对 IL-2、IL-4、IL-6、IL-10、TNF-α 和 IFN-γ 特异性单克隆抗体（捕获抗体）的含有不同荧光强度的 6 种微球颗粒与标本进行孵育，使标本中待检测的 IL-2、IL-4、IL-6、IL-10、TNF-α 和 / 或 IFN-γ 与微球颗粒上的捕获抗体结合，形成微球颗粒 - 捕获抗体 - 抗原复合物；加入 PE 标记的检测抗体（二抗），如果标本中含有相应的细胞因子，则 PE 标记的检测抗体可以结合到微球颗粒上，进一步形成微球颗粒 - 捕获抗体 - 抗原 - 检测抗体（PE）复合物。由于荧光微球带有的荧光可以在流式细胞仪的第三荧光通道（FL3，橙色荧光）进行测定，且针对不同细胞因子的荧光微球含有不同强度的橙色荧光，可以在流式 FL3/Count 散点图上进行区分，故利用 FL2/FL3 散点图即可对针对不同细胞因子的荧光微球上的 PE 荧光强度进行测定，并将测定结果与校正曲线进行比较，得到不同细胞因子的含量。

二、主要试剂

1. Th1/Th2 细胞因子流式检测试剂盒　试剂盒一般包括人 IL-2 捕获微球（human IL-2 capture beads）、人 IL-4 捕获微球（human IL-4 capture beads）、人 IL-6 捕获微球（human IL-6 capture beads）、人 IL-10 捕获微球（human IL-10 capture beads）、人 TNF-α 捕获微球（human TNF-α capture beads）和人 IFN-γ 捕获微球（human IFN-γ capture beads）；PE 标记的检测抗体；PE 阳性质控；FITC 阳性质控；Th1/Th2 细胞因子标准品；电压与补偿设置微球；稀释液；洗涤液等。

2. 鞘液　即 PBS 溶液，可以使用流式细胞仪专用鞘液，也可采用检验科血液常规分析仪使用的鞘液，进口或国产试剂均可。

3. 清洁液　可以使用流式细胞仪专用清洁液，也可使用检验科血液常规分析仪使用的清洁液，进口或国产试剂均可。

三、主要仪器

流式细胞仪，旋涡振荡器，离心机。

四、检验步骤

（一）标本采集

1. 血液标本　临床采用无抗凝药的红头管静脉采血 2.0ml，室温送检。

2. 脑脊液、胸腔积液、腹水、关节液、泪液、乳汁标本　临床以无抗凝药的红头管收集这些标本 2.0ml,室温送检。

3. 细胞培养液 以无抗凝药的红头管收集细胞培养液 2.0ml,低温(4℃)送检。

(二)标本处理

2 500r/min 离心 10 分钟,以上清液备检。血液标本离心前需要 37℃孵育 30 分钟使其凝固,脑脊液、胸腔积液、腹水如果是血性标本处理方法与血液标本相同。

(三)系列浓度梯度细胞因子标准品的准备

1. 取试剂盒提供的 Th1/Th2 细胞因子标准品 1 瓶,加入 0.2ml 的稀释液,反复用吸头轻轻吹吸,保证使细胞因子冻干粉彻底溶解,此为 10× 标准品原液。

2. 取试管 9 支,编号后以稀释液分别按 1:1、1:2、1:4、1:8、1:16、1:32、1:64、1:128 和 1:256 进行倍比稀释,具体方法见表 24-1。

表 24-1 系列浓度梯度细胞因子标准品的准备方法

内容	1:1管	1:2管	1:4管	1:8管	1:16管	1:32管	1:64管	1:128管	1:256管
稀释液	300µl	300µl	300µl	300µl	300µl	300µl	300µl	300µl	300µl
10× 标准品原液	300µl	—	—	—	—	—	—	—	—
1:1 管标准品液	—	300µl	—	—	—	—	—	—	—
1:2 管标准品液	—	—	300µl	—	—	—	—	—	—
1:4 管标准品液	—	—	—	300µl	—	—	—	—	—
1:8 管标准品液	—	—	—	—	300µl	—	—	—	—
1:16 管标准品液	—	—	—	—	—	300µl	—	—	—
1:32 管标准品液	—	—	—	—	—	—	300µl	—	—
1:64 管标准品液	—	—	—	—	—	—	—	300µl	—
1:128 管标准品液	—	—	—	—	—	—	—	—	300µl

(四)细胞因子捕获微球的预混

1. 统计检测管用量 包括标本检测管、细胞因子标准品检测管和阴性对照检测管,其中细胞因子标准品检测管 9 支,阴性对照检测管 1 支,标本检测管 n 支(n 为当天需要检测的标本数量),检测管总数 =n+10。

2. 计算细胞因子捕获微球用量 各种细胞因子捕获微球的用量(N)=10µl× 检测管总数,6 种因子捕获微球的总量 =6N。

3. 漩涡器上彻底混匀 6 种细胞因子捕获微球。

4. 按照 6 种因子捕获微球的总量选择 1 支合适的清洁小烧杯预混各种细胞因子微球,方法是逐一将彻底混匀的 6 种细胞因子捕获微球各吸取 N µl 加入到小烧杯中,彻底混匀。

(五)加样与处理

1. 按照表 24-2 加样。

2. 轻轻混匀,室温(18~22℃)避光孵育 1.5 小时。

3. 每管加入 3~4ml 的洗涤液,混匀,1 500r/min 离心 5 分钟,小心去上清液。

4. 每管加入 PE- 检测抗体 50µl,轻轻混匀,室温(18~22℃)避光孵育 1.5 小时。

5. 每管加入 3~4ml 的洗涤液,混匀,1 500r/min 离心 5 分钟,小心去上清液。

6. 每管加入 0.3ml 的洗涤液,漩涡器上振荡混匀 5 秒。

表 24-2　细胞因子捕获微球的预混加样方法

内容	阴性对照管	标准品管								测定管
		①	②	③	④	⑤	⑥	⑦	⑧	
混合微球	50μl	50μl	50μl	50μl	50μl	50μl	50μl	50μl	50μl	50μl
缓冲液	50μl	—	—	—	—	—	—	—	—	—
1:2 稀释的标准品	—	50μl	—	—	—	—	—	—	—	—
1:4 稀释的标准品	—	—	50μl	—	—	—	—	—	—	—
1:8 稀释的标准品	—	—	—	50μl	—	—	—	—	—	—
1:16 稀释的标准品	—	—	—	—	50μl	—	—	—	—	—
1:32 稀释的标准品	—	—	—	—	—	50μl	—	—	—	—
1:64 稀释的标准品	—	—	—	—	—	—	50μl	—	—	—
1:128 稀释的标准品	—	—	—	—	—	—	—	50μl	—	—
1:256 稀释的标准品	—	—	—	—	—	—	—	—	50μl	—
待测标本血清	—	—	—	—	—	—	—	—	—	50μl

（六）仪器电压与补偿的设置

1. 准备 3 支试管，分别编号 A、B 和 C。

2. 按照表 24-3 加样。

表 24-3　仪器电压与补偿的加样方法

内容	A 管	B 管	C 管
电压与补偿设置微球	50μl	50μl	50μl
FITC 阳性质控	—	50μl	—
PE 阳性质控	—	—	50μl

3. 轻轻混匀，室温（18～22℃）避光孵育 30 分钟。

4. 向 A 管加入 450μl 洗涤液，向 B 管和 C 管加入 400μl 洗涤液。

5. 正常开机，打开流式细胞仪 Th1/Th2 细胞因子检测方案（图 24-1），开启仪器自动补偿功能。

6. 将 A 管上机，调整 FS 和 SS 值，使图 24-1 中 FS/SS 散点图的右上区域出现微球的集中散点，调整门 R1 的位置，使之圈定微球散点，此时在 SS/Counts 图和 FS/Counts 图中有唯一峰出现。调节 FL3 通道的电压，在 FL3/Counts 图阳性区域（右侧）出现清晰的 6 个独立峰；调节 FL1、FL2 通道的电压，直至在 FL1/Counts 图和 FL2/Counts 图的阴性区域（左侧）刚好可见一个宽峰，在 FL1 Log/FL3 Log 图和 FL2 Log/FL3 Log 图的阴性区域（左侧）可见散点区，在 FL1 Log/FL2 Log 图的第一象限出现散点区。

7. 将 B 管上机，在 FL1/Counts 图的阳性区域应该出现与阴性峰完全分离的阳性峰，在 FL1 Log/FL3 Log 图的阳性区域和 FL1 Log/FL2 Log 图的第四象限应该出现散点区。

8. 将 C 管上机，在 FL2/Counts 图的阳性区域应该出现与阴性峰完全分离的阳性峰，在 FL2 Log/FL3 Log 图的阳性区域和 FL1 Log/FL2 Log 图的第一象限应该出现散点区。

（七）上机测定

1. 将阴性对照管插入仪器主机上的样品槽中，仪器将自动进样，待 R1 门的微球数量达

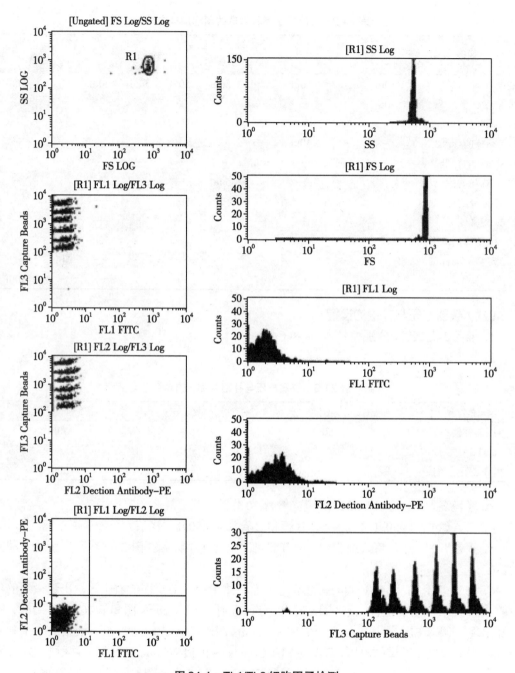

图24-1 Th1/Th2 细胞因子检测

到 100 000 个以上后，停止采样并保存检测结果。此时，在 FL2/Counts 图的阳性区域（右侧）无峰图出现。

2. 将标准品管⑧到①依次插入仪器主机上的样品槽中，仪器将自动进样，待 R1 门的微球数量达到 100 000 个以上后，停止采样并保存检测结果。

此时，在 FL2/Counts 图的阳性区域（右侧）有明显峰图出现；在 FL2 Log/FL3 Log 图中，可见到 6 条较为集中的散点，它们从上向下分别是 IL-2、IL-4、IL-6、IL-10、TNF-α 和 IFN-γ 的阳性结果。仔细观察标准品管⑧到①的结果，会发现 FL2 Log/FL3 Log 图中这 6 条较为集中的散点将从左向右移动，因为其横坐标是 PE 标记的检测抗体，从标准品管⑧到①其中的 6 种细胞因子的浓度成倍增加，当流式细胞仪的电压调节处于最佳时，标准品管⑧到①在 FL2 Log/FL3 Log 图中的 6 种细胞因子阳性散点将刚好从阳性区的起始位置移动到图片的最右侧位置。

3. 将标本管依次插入仪器主机上的样品槽中，仪器将自动进样，待 R1 门的微球数量达到 100 000 个以上后，停止采样并保存检测结果（图 24-1）。

（八）结果处理

1. 打开试剂盒商家提供的流式细胞仪细胞因子检测结果分析软件，导入系列浓度的标准品流式细胞仪检测原始结果，软件自动绘制 6 种细胞因子检测的校正曲线（图 24-2）。

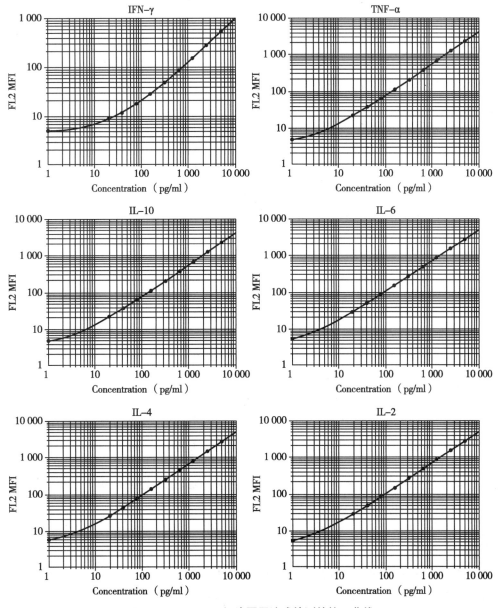

图 24-2　Th1/Th2 细胞因子流式检测的校正曲线

2．导入全部临床标本流式细胞仪检测的原始结果，软件将自动生成结果并以表格形式出现。

五、仪器参数

FS 阈值 25，电压 248，增益 2.0；SS 电压 338，增益 2.0；FL1（FITC）电压 850，增益 1.0；FL2（PE）电压 640，增益 1.0；FL3 电压 765，增益 1.0。

六、注意事项

1．本法定量检测细胞因子的线性范围宽，精密度高，批间误差小，方法学指标均优于传统的细胞因子酶联免疫吸附试验（ELISA）定量测定方法。一次检验，待检标本的数量没有限制，有多少标本可以灵活安排检测多少份标本，并且一支试管、一次反应、50μl 的血清（或其他标本）用量即可对多种细胞因子进行同时检测，极大提高了检验效率。50μl 的标本加样量，使脑脊液、关节腔积液、泪液等临床难得标本细胞因子组的检测变得容易。由于标本可以集中检验，可以将一项临床研究的标本安排在一批内同时测定，避免了批间误差对研究结果的影响，增加了数据的可比性。

2．标本需要集中检验，可以将离心后的血清、细胞培养上清液或其他体液标本的离心上清液吸出，盛放于 1.5ml 的离心管中，−20℃可以保存 1 年以上，−70℃可以保存数年以上。

3．个别临床标本细胞因子含量过高超出了检测上限时，应进行适当稀释（如 1：2、1：10、1：100），然后重新测定。

4．标本离心分离上清液很重要，一般采用 2 500r/min 离心 10 分钟，建议根据所在检验科的实际情况，适当提高转速离心，如采用 3 500～5 000r/min 离心，据观察检测结果的重复性更好。

5．细胞因子捕获微球预混前，一定要在漩涡器上彻底混匀每一种细胞因子的捕获微球。

6．标准品溶解前，可以先室温平衡 15 分钟。

7．标准品系列倍比稀释时，一定要细心，要求使用同一支加样器加样缓冲液和稀释标准品。稀释管总体积按照试剂盒说明书要求定制，切莫减量，加样量越少，加样带来的误差一般会越大。倍比稀释中，每加入的前一种比例稀释品一定要充分混均匀后才加入到下一个比例稀释管中。稀释好得到的系列浓度标准品可以小分分装（如每支 300μl），−20℃存放备用。临用前取出 1 支使用，剩余的可以 4℃保存备用 1 周。

8．细胞因子捕获微球预混前一定要彻底混匀，但是在漩涡器上混匀的时间一般仅为几秒，过长时间的剧烈振荡可能将微球上的捕获抗体弄掉，影响检验结果。预混后的捕获微球只能新鲜使用，不可冰箱贮藏下次再用。

七、参考范围

人类 Th1/Th2 细胞因子检测的参考范围见表 24-4。

表 24-4 人类 Th1/Th2 细胞因子检测的参考范围

报告内容	特征标志	参考范围($\bar{x} \pm 2s$)	单位
血清白细胞介素 2 水平	Th1 IL-2	0.74～2.86	pg/ml
血清干扰素 -γ 水平	Th1 IFN-γ	4.35～13.63	pg/ml
血清肿瘤坏死因子 -α 水平	Th1 TNF-α	4.09～11.89	pg/ml
血清白细胞介素 -4 水平	Th2 IL-4	0.52～5.48	pg/ml
血清白细胞介素 -6 水平	Th2 IL-6	3.56～7.64	pg/ml
血清白细胞介素 -10 水平	Th2 IL-10	2.10～4.98	pg/ml

说明：表中所列出的参考范围参见本章参考文献 6

八、临床意义

掌握患者体内 Th1 和 Th2 细胞因子水平，了解 Th1 和 Th2 平衡的变迁，是监测临床感染性疾病、自身免疫性疾病、肿瘤等炎症性疾病患者体内 T 细胞免疫功能的指标，也是临床相关疾病疗效监测的灵敏指标。

（吴丽娟　刘毓刚）

参 考 文 献

1. AKTAS E，CIFTCI F，BILGIC S，et al. Peripheral immune response in pulmonary tuberculosis［J］. Scand J Immunol，2009，70（3）：300-308.

2. MADIGA MC，COCKERAN R，MOKGOTHO MP，et al. Dichloromethane extract of Dicerocaryum senecioides leaves exhibits remarkable anti-inflammatory activity in human T-lymphocytes［J］. Nat Prod Res，2009，23（11）：998-1006.

3. COZMEI C，CONSTANTINESCU D，CARASEVICI E，et al. Th1 and Th2 cytokine response in patients with pulmonary tuberculosis and health care workers occupationally exposed to M. tuberculosis［J］. Rev Med Chir Soc Med Nat Iasi，2007，111（3）：702-709.

4. BARTEN MJ，RAHMEL A，BOCSI J，et al.Cytokine analysis to predict unosuppression［J］. Cytometry A，2006，69（3）：155-157.

5. 况应敏，朱月春，况颖，等. 青少年吸毒者免疫细胞细胞因子和生长激素的改变［J］. 细胞与分子免疫学杂志，2007，23（9）：821-823.

6. 陈嘉榆，余卫，刘薇薇，等. 职业性慢性铅中毒患者 T 细胞亚群及 Th1/Th2 细胞因子的变化［J］. 中华劳动卫生职业病杂志，2007，25（5）：279-283.

第二十五章

Luminex 流式点阵仪

在经典流式细胞分析仪基础上，结合荧光微球捕获技术，美国率先研发了一款高通量流式点阵仪 Luminex 100/200，开启了基于经典流式的衍生流式分析技术，开辟了流式技术检测溶解在液体中的蛋白质、多肽、核酸等物质的高通量定量分析新天地。

准确地讲，Luminex 100/200 流式点阵仪采用的是流式荧光检测技术，该技术又称xMAP 技术，或悬浮阵列、液态芯片等，是最新一代流式诊断技术平台，是唯一通过美国FDA 许可用于临床诊断的多指标并行检测技术。该技术有机地整合了荧光编码微球技术、激光分析技术、流式细胞技术、高速数字信号处理技术、计算机运算法则等多项最新科技成果，具有自由组合、高通量、高速度、低成本、准确性高、重复性好、灵敏度高、线性范围广、无须洗涤、操作简便、既能检测蛋白又能检测核酸等优点，代表着生命科学基础研究和医学诊断技术的发展方向。在临床诊断中引进流式荧光技术和产品，将极大地提高检测效率和降低检测成本。

第一节 Luminex 200 系统组成与检测原理 ▼

（一）Luminex 200 的系统组成

Luminex 200 系统是一个台式系统，它由 Luminex 200 分析仪、Luminex IS 2.3 软件、计算机、显示器、键盘、鼠标、Luminex XY 平台仪器（Luminex XYP ™）、Luminex 鞘液输送系统（Luminex SD ™）、软件、条形码阅读器、鞘液和废液容器及 xMAP 技术试剂组成。

（二）检测原理

Luminex xMAP，又称流式荧光技术，主要包含两大核心技术——荧光编码微球技术和双激光流式技术。液态芯片反应载体是微小的聚苯乙烯微球（5.6μm），各 10 种浓度梯度的两种荧光染料组成 10×10 的荧光配比矩阵，对微球进行染色，形成 100 种编码即 100 种不同光谱地址标记的编码微球。微球表面有活性基团的修饰，最常见的是羧基修饰，每个微球表面修饰有 1 亿个羧基，能与抗体或核酸上的氨基以共价交联的方式偶联。每种颜色的微球（或称为荧光编码微球）交联上一种针对某个检测物的特定生物探针。检测时，先把针对不同检测物的编码微球混合，再加入微量待检样本，在悬液中靶分子与微球表面交联的探针进行特异性结合，在 1 个反应孔内可同时完成多达 100 种不同的生物学反应。最后通过类似流式细胞技术，用 Luminex 100/200 检测仪（SFDA 注册名称为多功能流式点阵仪）逐颗分析待检微球，双激光系统中红色激光 635nm，识别不同编码的微球，鉴定检测的项目，为定性分析；绿色激光 532nm，用于检测信号的强度，为定量分析（图 25-1）。微球在液相环境中呈悬浮状态,在加热的情况下(如 37℃),具有很好的热反应动力,使得免疫反应或杂交反应非常快速,而且接近均相的反应模式,使反应更加充分、更加彻底,提高了反应的灵敏度和重现性。而且每一种编码的微球一般读取 50～100 组数据,然后取其中位数,更加有效地提高了检测的重复性。

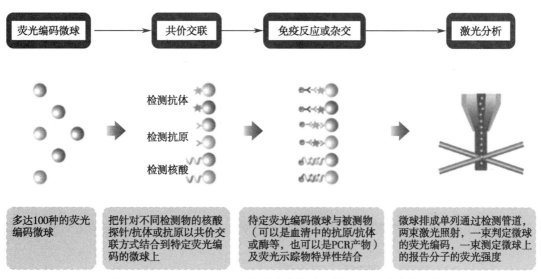

图 25-1　Luminex 100/200 流式点阵仪的工作原理(文末有彩图)

　　由于不是固定的平面阵列,液态生物芯片技术可以根据需要检测的对象有目的地进行配置微球和探针分子,大大降低了成本。信号检测过程中不存在冲洗问题,液相环境既有利于保持蛋白分子的天然构象,又有利于微球探针和待检测物的杂交反应。液态芯片有机地整合了编码微球、激光技术、应用流体学、最新的高速数字信号处理器和计算机运算法则,造就了高度的检测特异性和灵敏度,具有通量高、配套试剂多、应用领域广、重复性好、既能检测蛋白又能检测核酸等诸多优点。

第二节　技术参数与特色 ▼

　　作为临床高通量检测的代表,Luminex 200 的分析速度为 5 000～15 000beads/s。要求每种项目最低检测 50 颗(定性)或 100 颗(定量)微球。常见的检测速度为 25 孔 / 秒(根据试剂盒和要求的最低微球数会有不同),而每孔最多能检测的指标为 100 项,以此推算的检测速度能达到每小时 14 400 个测试左右,远远高于常见临床检测仪器。

　　Luminex 200 推荐使用荧光藻红蛋白(PE)作为最终的报告分子,在单个微球上最少能检测到 1 000 个 PE 分子,能达到 3.5 数量级的动态检测范围(reporter channel dynamic range∶∶3.5 decades of detection)。检测灵敏度、检测范围和主流临床检测技术一致。

　　虽然 Luminex 脱胎于流式细胞仪,但主要应用于临床,操作软件设计的更友好,使用者不用关心各种阈值、门和补偿等设置,只要导入试剂厂家提供的模板(template)就可以直接读数并自动输出结果。

第三节 使用方法与技巧 ▼

（一）开机程序

Luminex 200 的常用程序都可以使用各厂家提供的维护模板（template）自动进行，也可以按照单步形式自行运行开机程序，常用开机程序如下。

1. 打开 Luminex 200 主机、XY 平台、SD、电脑显示器、电脑主机电源，默认控制软件开机自动运行。检查鞘液和废液情况，及时更换和清理。

2. 点击运行"Prime"程序（点击 Prime 按钮），此过程需要约 1 分钟。

3. 退出 XY 平台托盘（点击 Eject/Retract 按钮），在洗液槽（Reservoir）内加入至少 1.2ml 的 70% 异丙醇或者 70% 乙醇溶液，点击运行洗涤程序（Alcohol Flush 按钮），此过程需要约 5 分钟。

4. 退出 XY 平台托盘（点击"Eject/Retract"按钮），放入一块新的 96 孔板，选择两个孔加满纯水，选择上述两个孔的位置，点击运行清洗程序（Wash 按钮）两次，此过程需要约 1 分钟。

5. Luminex 200 开机需要 30 分钟预热时间（Warm-up time），开机以后仪器自动进入倒计时，预热完成后才能进行读数操作。

（二）光路和流路的检测程序

Luminex 200 随机提供一套校准和质控微球，按照要求每个月进行一次光路和液路的校准和质控。操作流程详见本章第四节质控措施。

（三）清洗程序

在使用过程中，如出现堵塞或者作为日常的附加程序，可以执行清洗程序对仪器管路进行清洗，建议的程序如下。

1. 退出 XY 平台托盘（点击 Eject/Retract 按钮），在洗液槽（Reservoir）内加入至少 1.2ml 的 70% 异丙醇或者 70% 乙醇溶液，点击运行洗涤程序（Alcohol Flush 按钮），此过程需要约 5 分钟。

2. 点击运行 3 次反冲（Backflush）和 3 次排液（Drain），退出 XY 平台托盘（点击 Eject/Retract 按钮），在洗液槽内加入至少 1.2ml 的 70% 异丙醇或者 70% 乙醇溶液。放入一块新的 96 孔板，选择两个孔加满纯水，点击运行洗涤程序（Alcohol Flush 按钮），点击运行清洗程序（Wash 按钮）。

（四）检验方案的编辑

对于 Luminex 200 配套的试剂，各厂家提供配套的读数模板，使用者可以直接根据说明书导入读数模板，只需设定需要读的样本数量就可以进行读数。而对于研究者或者某些特殊情况，Luminex 200 提供自行设置各参数进行读数，常见程序如下。

1. 打开 Acq. Detail（获取细节）标签，在"Acquisition Detail（获取细节）"工具栏上，单击 New Advanced Batch（新建高级批处理）。打开 Options（选项）对话框并显示 General（常规）标签。输入名称、说明和操作员信息。

2. 按需要编辑下列信息：

（1）Sample Size（标本大小）：20～200μl。

（2）DD Gate（DD 门）：取值范围为 0～32 767，建议取 7 500～13 500 或根据试剂盒说明书设置。

（3）Timeout（超时）：取值范围 0～400，此处 0= 无超时，此数值表示读数时间达到相应秒数后无论是否读取足够微珠数都停止当前读数，读取下一个样本。

3．单击 100regions（100 区域）旁的下箭头选择的微珠种类，一般默认为 100。选择微珠数量限定（Bead Events），PerBead 代表每种微球要求达到最少数量，Total Beads 代表微球总数要求达到最少数量。单击微珠集合（Bead Set）标签，选择需要的微球编号。

4．编辑每个微珠集合的事件（Events）、标题（Caption）信息。编辑默认事件框（Default Events）更改默认值。单击全部应用（Apply to All）将默认值应用到所有的微珠集合。

5．单击反应板布局（Plate Layout）标签，可在此标签上为 96 孔反应板上的所需孔定义命令或读数。

6．在 XY 托盘上放入反应好的 96 孔板后，点击 Start 按钮就可以按照设定的参数进行读数。

（五）检测程序

通常，Luminex 200 配套的检测试剂都提供读数模板以方便使用，通过预设的模板，使用者可以很方便地建立一个检测程序，常见的程序如下。

在 Home 页面左侧选择所用试剂盒对应的模板，双击后出来图 25-2 的页面。在页面上填写上试验的名字和需要的样本数后点击 Apply，下方的 96 孔图会对需要读数的位置打上绿色。点击 Finish 后转到 Run Batch 页面。点击 Start Plate 开始读数。

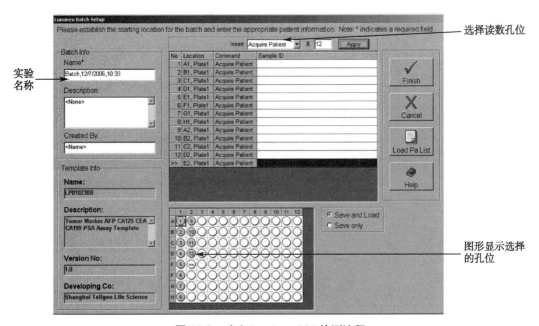

图 25-2　建立 Luminex 200 检测流程

（六）关机程序

Luminex 200 要求在使用完毕后，执行清洗程序后才能进行关机，建议的程序如下。

1．退出 XY 平台托盘（点击 Eject/Retract 按钮），在洗液槽（Reservoir）内加入至少 1.2ml

的 10%~20% 的消毒液,点击运行消毒程序(Sanitize 按钮),此过程需要约 5 分钟。

2．退出 XY 平台托盘(点击 Eject/Retract 按钮),放入一块新的 96 孔板,选择 3 个孔加满纯水,依次点击运行清洗程序(Wash 按钮)2 次,运行浸泡程序(Soak)2 次。

3．关闭仪器电源。

第四节 质控措施 ▼

为防止 Luminex 200 仪器在测试过程中发生漂移,按照仪器说明书要求对 Luminex 200 仪器进行每个月一次的校准与质控。厂家会提供校准微球与质控微球,校准微球包含两类校准微球,分别称为 CAL1 和 CAL2,其中 CAL1 用于校准识别不同编码微球红色激光检测光路系统,CAL2 用于校准检测示踪分子(藻红蛋白)的绿色激光检测光路系统;质控微球同样包含两类质控微球,分别称为 CON1 和 CON2,其中 CON1 用于对红色激光检测光路系统的结果进行质量控制与判断,CON2 用于对检测示踪分子(藻红蛋白)的绿色激光检测光路系统的结果进行质量控制与判断,最终确定仪器是否处于正常工作状态。

(一) Luminex 200 校准

使用 CAL1 与 CAL2 进行,具体方法如下。

1．运行开机操作步骤,确保分析仪激光已经预热。

2．振荡混匀校准微球,请勿稀释校准微球与质控微球。

3．取板条,按照如下顺序滴加校准微球试剂和控制微球试剂,每孔各加 200μl 左右(3~4 滴):A1 孔滴加 CAL1,B1 孔滴加 CAL2,C1 孔滴加 CON1,D1 孔滴加 CON2,E1~H1 孔加蒸馏水或去离子水(也可以在软件上根据需要改变孔位置)。

4．点击 Maintenance 标签下 Eject/Retract 按钮,弹出 XY 平台的托盘,在 Reservoir 中加 70% 乙醇或 70% 异丙醇溶液,再点击 Eject/Retract 关闭托盘。

5．点击 Maintenance 标签(图 25-3),运行 Prime;待 Prime 运行结束,点击 Alcohol Flush,待 Alcohol Flush 运行完毕。

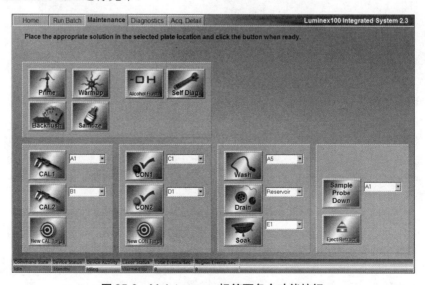

图 25-3 Maintenance 标签下各个功能按钮

6. 点击 New CAL Targ.，在 Update CAL Targets（图 25-4）界面输入或确认校准微球试剂（CAL1 和 CAL2）批号。

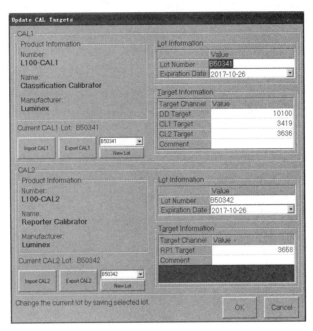

图 25-4 Update CAL Targets 界面

7. 输入 CAL1 瓶身上批号、有效期及相应数值。如果使用之前已经输入的批号，从 Current CAL1 下拉菜单中选择对应的批号即可。

8. 同步骤 7，在同一界面输入 CAL2 对应信息，点击 OK。

9. 在 Maintenance 标签中，点击 CAL1，点击 OK 确认后进行校准。

10. 点击 CAL2，点击 OK 确认后进行校准。

11. 在 Diagnostics 标签下，CAL1 与 CAL2 时间和日期显示为绿色，则表示校准成功。

（二）Luminex 200 质控

使用 CON1 与 CON2 进行，具体方法如下。

1. 在 Maintenance 标签中，点击 New CON Targ，弹出对话框（图 25-5）。

2. 输入 CON1 瓶身上的批号、失效期及相应数值，如果使用之前已经输入过的批号，只需在下拉菜单中选择对应批号即可。

3. 重复上述步骤 2，输入 CON2 信息。

4. 将 CON1 与 CON2 加入到对应板条孔内。

5. 单击 Maintenance 标签，点击 CON1，点击 OK 确认后，等待 CON1 结束。

6. 点击 CON2，点击 OK 确认后，等待 CON2 结束。

7. 系统校准结束后，使用 Wash 命令，用去蒸馏水或去离子水清洗系统 4 次。

8. 在 Diagnostics 标签下，CON1 与 CON2 时间和日期显示为绿色，则表示质控成功。

9. 提示　如果在系统校准与质控过程中有错误发生，在 Diagnostics 标签下，会有红色字体信息提示。

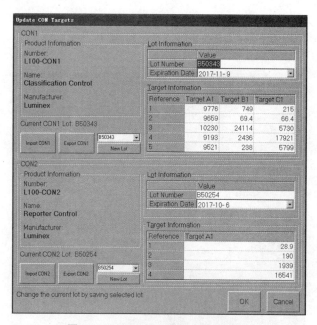

图 25-5 Update CON Targets 界面

（郭安亮 宋晓燕）

第二十六章 ▶
人乳头瘤病毒核酸分型检测

宫颈癌是女性常见恶性肿瘤之一，全世界每年约有 45 万例新发病例，其中我国的年新发病例数约为 11 万例。流行病学研究已证实，人乳头瘤病毒（human papillomavirus，HPV）持续感染是导致宫颈上皮内瘤变（cervical intraepithelial neoplasia，CIN）和宫颈癌发生的主要原因。目前，已经鉴别出 100 多种 HPV 型别，有 30 多种会感染人的生殖道。不同型别的 HPV 致病能力差异较大，依据 HPV 引起的增生性病变是否致癌，将其分为低危型和高危型两大类。低危型与外生殖器、肛周皮肤尖锐湿疣和低度宫颈上皮内瘤等良性病变有关；高危型与皮肤和黏膜恶性肿瘤宫颈癌相关，如宫颈癌、肛门癌、阴茎癌、女阴癌等，以宫颈癌最常见。目前，国际上很多发达国家已经将 HPV DNA 检测列为宫颈癌筛查必检项目，并列入宫颈癌诊断防治指南。HPV DNA 流式荧光杂交法是一种基于多能流式点阵仪的新技术，96 孔板操作，1 次检测 27 种 HPV 型别（包括 17 种高危 HPV16、26、18、31、33、35、39、45、51、52、53、56、58、59、66、68、82，10 种低危 HPV6、11、40、42、43、44、55、61、81、83）。

一、基本原理

本试剂盒采用通用引物多重 PCR 扩增，结合流式荧光杂交（即流式液相芯片）分型检测的方法，同时检测 27 种 HPV DNA。试剂盒共设置了两类探针，28 颗分类微球。其中，与 HPV DNA 杂交的探针包被在 27 个分类微球上，对应型别特异性探针的信号为阳性，将被判定为该型别 HPV 阳性。质控微球是与人 β 球蛋白（β-globin）基因杂交的探针，它的结果提示取样、抽提、PCR 和杂交整个过程是否符合要求。检测时，首先 PCR 扩增待检测样本 DNA，得到的 PCR 产物和微球上交联的探针根据碱基互补配对的原理杂交，加入荧光标志物，最后在流式分析仪上检测荧光信号。如果 PCR 产物和探针完全配对，则微球上相应探针捕获到标有生物素（biotin）的 PCR 产物，加入标记了链霉亲和素（strep avidin，SA）的藻红蛋白（R-phycoerythrin，PE）后，形成微球 - 探针 -PCR 产物 -Biotin-SA-PE 复合物，在多功能流式点阵仪上即可检测到分类微球的荧光信号。如果 PCR 产物与探针不配对，则分类微球的荧光信号为背景信号，所得到的数据经分析后可以直接判断结果。

二、主要试剂

（一）检测试剂盒

1. 核酸扩增组分

引物混合液：1 管，每管 250μl，为多条引物混合液。

PCR 预混液：1 管，每管 500μl，为 dATP、dTTP、dCTP、dGTP、$MgCl_2$ 的 Tris-HCl 缓冲液。

聚合酶：1 管，每管 40μl，含甘油和稳定剂配方的 DNA 聚合酶。

阳性质控品：1 管，每管 200μl，含克隆了 HPV 16 和 HPV 18 基因组质粒的 DNA 片段。

阴性质控品：1 管，每管 50μl，为灭菌水。

2. 杂交组分

微球杂交液：1 瓶，每瓶 1.1ml，为 28 种包被探针的微球混合悬液。

3. SA-PE　1 瓶，每瓶 3.7ml；为含 SA-PE 的 Tris HCl 和 EDTA 缓冲液。

4. 微孔杂交板　1 块，96 孔。

5. 封板纸　1 张。

6. 说明书　1 份。

（二）鞘液

可以使用流式细胞仪专用鞘液，也可采用检验科血液常规分析仪使用的鞘液，进口或国产试剂均可。

（三）清洁液

可以使用 75% 乙醇、纯化水。

三、主要仪器

多功能流式点阵仪，PCR 基因扩增仪，金属恒温浴，台式离心机，旋涡振荡器。

四、检测步骤

（一）标本类型

宫颈脱落细胞。

（二）标本采集

医护人员以扩阴器暴露宫颈口，用棉拭子擦去宫颈口的分泌物，将宫颈刷伸入宫颈口处，紧贴宫颈口顺时针轻柔转动 4～5 周，慢慢抽出宫颈刷，将其放入装有细胞保存液的洗脱管中，在管口处沿刷柄折痕将宫颈刷折断，宫颈刷头留在洗脱管中，旋紧管盖，做好样本标识，并保持洗脱管直立放置。

（三）标本保存

所采集的样本，应尽快用于测试，保存在宫颈脱落细胞样本保存液的样本常温放置 1 周、2～8℃保存 1 个月、−20℃以下保存 6 个月，避免反复冻融。

（四）标本处理

1. 抽提前请将金属浴的温度调至 100℃备用。

2. 吸取样品保存液（样品为在保存液中的宫颈脱落细胞，取样前先震荡混匀保存液）200μl，置入上述离心管中，并以 12 000r/min 的速度离心 3 分钟。

3. 小心吸弃上清，再向每管中加入 200μl 的宫颈脱落细胞核酸提取液，加入提取液后，振荡重悬细胞。

4. 100℃金属浴孵育 10 分钟。

5. 将离心管从金属恒温浴中取出，12 000r/min 离心 5 分钟。

6. 将离心管从离心机中取出，注意不要颠倒或振荡以避免沉淀物浮起。在配制 PCR 反应液时，小心吸取 5μl 上清液作为样本。如果不在当天进行扩增，应将上清液转移至另一离心管中,置于 −20℃冰箱中冷冻保存。

(五)PCR试剂配制及PCR扩增(在试剂配制室和PCR扩增室内进行)

1. 将PCR相关试剂从冰箱中取出,室温下放置30分钟,使冷冻试剂完全融解。

2. PCR反应体系的配制:根据样品数目准备相应数量的PCR反应管,每个PCR反应的体系总体积为20μl。组成为:PCR预混液10.0μl,引物混合液5.0μl,核酸模板(样品)5.0μl,聚合酶0.8μl。

3. PCR扩增:将PCR反应管放入PCR仪,设定好热盖功能。并按照以下两个退火温度的热循环条件进行扩增反应:95℃ 5分钟→95℃ 30秒,58℃ 30秒,72℃ 30秒,共计5个循环→95℃ 30秒,55℃ 30秒,72℃ 30秒,共计35个循环→72℃ 3分钟。(注:本扩增程序仅供参考,各实验室需根据自己的设备情况进行条件参数的摸索)

(六)杂交检测(在扩增产物分析区进行)

1. 将微球杂交液试剂瓶置于涡旋仪上振荡30秒,使微球充分混悬在溶液中,并在每一个杂交孔中加入22μl。

2. 每个样本吸取PCR扩增产物3μl,并依次加入到相应的上述杂交孔中,并抽吸几次加以混匀。

3. 剪取相应大小的封板纸,将微孔杂交板覆盖封口。请用指压封口数次,确保封严,以防在高温变性和杂交时溶液蒸发。

4. 将杂交板置于金属恒温浴(可以用PCR仪代替),把仪器的盖子压紧已封口的杂交板,以防封板膜在加热后张开,导致液体蒸发。变性和杂交过程运行参见如下程序:95℃变性5分钟→48℃杂交30分钟→48℃孵育15分钟。

5. 小心将封板纸撕下,每孔快速加入荧光素SA-PE 75μl。加完后将封板纸重新粘好,继续在48℃下孵育15分钟。

(七)上机检测

打开Acq.Detail界面,单击New Advanced Batch中Options选项,General窗口,设置相关名称,说明和操作人员信息,样本吸入量信息,结合检测指标信息,在Bead Set窗口输入检测的微球编码相关信息,根据检测的样本在微孔板中的位置,在Plate Layout界面设置检测孔信息。然后运行检测。

(八)结果处理

检测完成后,仪器将自动生成结果如图26-1所示。仪器内置软件会自动输出检测结果(图26-2)。

五、仪器参数

在多功能流式点阵仪上的参数设置如下。

1. Event 100 per bead。

2. Min Events 20。

3. Sample(样本数) 如30。

4. Sample Size(样本吸样量) 80μl。

5. Flowrate Fast。

6. GATE 默认。

7. Bead Set 根据实际情况填写。

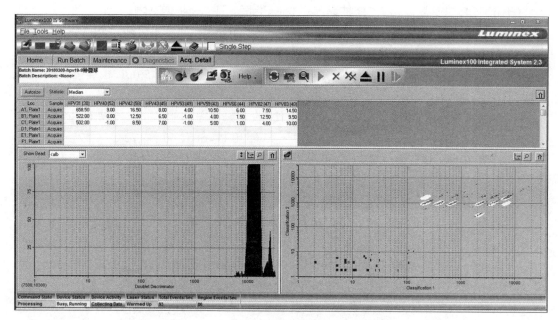

图 26-1 Luminex HPV DNA 分型结果界面

Location	Sample	Globin	HPV06	HPV11	HPV16	HPV18	HPV26	HPV31	HPV33	HPV35	HPV39	HPV40	HPV42	HPV43
1	\<unnamed>	1570	1	0	0	17	11	12	2.5	7	4	10	4	5.5
2	\<unnamed>	879.5	4	5	0	17	4	5	12	7	9	0	11	7.5
3	\<unnamed>	1812	8.5	5	10.5	8.5	9.5	15	8	11	7	6	17	13
4	\<unnamed>	1805	17	4	23	18	5.5	23	16	16	17	12	26	21.5
5	\<unnamed>	1085	6	10	11	12	2.5	18.5	7	5	4	4	14.5	9
6	\<unnamed>	1976	28	10	21	15	13.5	29	21.5	23.5	11	10.5	23.5	8.5
7	\<unnamed>	2054	32	19.5	30	43	21	67	36.5	39	14	16.5	36	36.5
8	\<unnamed>	1045	2	11	6	8	0	5	13	2.5	10	5	8	6
9	\<unnamed>	1885.5	738.5	9.5	23	25	5.5	31	35	22	20	14	31	18
10	\<unnamed>	1133	17.5	7	11	7.5	3	19	11	13	8	10.5	10.5	13.5
11	\<unnamed>	930	11	12.5	5.5	13	0	18	0	8.5	7	12	12	17
12	\<unnamed>	963	13	5	5.5	12.5	0	10	4.5	3	14	5	12	9
13	\<unnamed>	1139.5	6	6	13	12.5	7	9	4.5	4	6	1.5	12	0
14	\<unnamed>	1063.5	0	1.5	13	11	13.5	18	12	12	3	11	11	11.5
15	\<unnamed>	1340	5	15.5	16	11	8	8	11	8.5	3.5	6	9	7
16	\<unnamed>	1841.5	15	14	20.5	24	16	18.5	37	20.5	18	19.5	24	23
17	\<unnamed>	2015	21	11	19	30	12	24.5	21	26	16.5	11	22	13.5
18	\<unnamed>	1050	2	6.5	13	5.5	0.5	16	0	0	7	14.5	10	12

Results
DataType: Median

图 26-2 Luminex HPV DNA 分型结果自动输出界面示例

六、注意事项

1. 尽管生殖道型 HPV 通常是通过性接触传播，而且宫颈脱落细胞的保存液一般含有杀灭病毒的成分，但在样本采集和处理过程中仍需注意防护。

2. 为了避免 PCR 污染，实验室应分区操作，各区物品专用，为了及时发现污染造成假阳性的检测结果，建议每次实验应设外部空白对照。

3. 在实验结束后，应用 10% 次氯酸钠，75% 乙醇或低浓度 84 消毒液擦拭，并采用紫外线灯进行消毒。

4. 试剂盒的核酸扩增组分,包括引物混合液、PCR预混液、聚合酶、阳性质控品和阴性质控品都必须于−20℃以下保存。如果每次检测标本量较少,可适量分装避免反复冻融。

5. HPV高低危型的分类将随着流行病学资料的更新,可能会有所变化。

七、参考范围

正常健康个体无论是HPV高危亚型还是低危亚型,其检测结果均应为阴性。

图26-3为流式荧光杂交法HPV DNA分型检验报告示例。该患者17个高危亚型中,HPV 18亚型阳性,阳性值405.50;10个低危亚型中,HPV 61亚型阳性,阳性值101.03。属于HPV 18和HPV 61两个亚型的复合感染案例。

###医院

人乳头瘤病毒分型基因检测报告单

姓 名	张梅梅	性别	女	年龄	53
科室	妇产科门诊	门诊号		床号	
标本类型	宫颈脱落细胞		标本编号		
采样日期			送检医生		
临床诊断					
检测方法	流式荧光一液态芯片技术（Luminex 200）				

检测结果（正常值<1.00）

HPV 高危型(13种)（注：世界卫生组织（WHO）确认的与宫颈癌密切相关的13种高危型HPV）

型别	检测结果	定性结果	型别	检测结果	定性结果
HPV16	0.48	阴性	HPV51	0.53	阴性
HPV18	405.50	阳性	HPV52	0.46	阴性
HPV31	0.51	阴性	HPV56	0.29	阴性
HPV33	0.15	阴性	HPV58	0.53	阴性
HPV35	0.29	阴性	HPV59	0.00	阴性
HPV39	0.29	阴性	HPV66	0.48	阴性
HPV45	0.44	阴性			

HPV 高危型(4种)（注：与宫颈癌相关,且在中国人群中较常见的4种高危型HPV）

型别	检测结果	定性结果	型别	检测结果	定性结果
HPV68	0.27	阴性	HPV53	0.44	阴性
HPV26	0.24	阴性	HPV82	0.36	阴性

HPV 低危型(10种)（注：低危型HPV可引起尖锐湿疣等良性疾病,与宫颈癌关系不密切）

型别	检测结果	定性结果	型别	检测结果	定性结果
HPV6	0.73	阴性	HPV44	0.00	阴性
HPV11	0.28	阴性	HPV55	0.07	阴性
HPV40	0.19	阴性	HPV61	101.03	阳性
HPV42	0.27	阴性	HPV81	0.50	阴性
HPV43	0.00	阴性	HPV83	0.58	阴性

报告日期　　　　检验医师　　　　复核医师

注：
- 宫颈癌发病率在全球妇女恶性肿瘤中排行第二,仅次于乳腺癌。高危型人乳头瘤病毒（HPV）持续感染是引起宫颈癌的重要条件。
- 从感染HPV病毒到发展为癌前病变更至进一步发展为宫颈癌是一个长期的过程。HPV病毒检测有助于宫颈癌前病变及宫颈癌的早期发现。同时根据感染HPV亚型可预测受检者的发病风险。
- 本报告仅对本次标本负责,检测结果仅供临床参考。

标注说明（左侧）：HPV 18：405.50（＋）
标注说明（右侧）：HPV 61：101.03（＋）

图26-3 Luminex HPV DNA分型检验报告单示例

八、临床意义

1. HPV 单独检测或与细胞学联合使用进行宫颈癌的筛查，减少细胞学检测的假阴性结果。

2. 对细胞学检查提示不典型鳞状细胞[ASCUS 和低度鳞状上皮内病变（LSIL）]的随访分流，减少阴道镜检查及病理活检率。同一型别持续性感染，罹患宫颈癌的风险增加，应引起极大重视。

3. 明确分型，不同高危型别致癌风险不一样，HPV 16 和 HPV 18 致癌力最强，有助于进一步评估宫颈癌的风险，并可用于子宫颈上皮内瘤变（CINⅡ/CIN Ⅲ）及宫颈癌治疗后的监测和随访。

4. HPV 具体感染型别分析，有助于各地研究、使用疫苗进行 HPV 感染预防。

（郭安亮）

参 考 文 献

1. 乔友林，章文华，李凌，等. 子宫颈癌筛查方法的横断面比较研究[J]. 中国医学科学院学报，2002，24（1）：50-53.

2. SCHIFFMAN NH, BAUER HM, HOOVER RN, et al. Epidemiologic evidence showing that human papillomavirus infection causes most cervical intraepithelial neoplasia[J]. J Natl Cancer Inst, 1993, 85(12): 958-964.

3. KJAER SK, VAN DEN BRULE AJ, BOCK JE, et al. Human papillomavirus the most significant risk determinant of cervical intraepithelial neoplasia[J]. Int J Cancer, 1996, 65(5): 601-606.

4. BOSCH FX, LORINCZ A, MUNOZ N, et al. The causal relation between human papillomavirus and cervical cancer[J]. J clin Pathol, 2002, 55(4): 244-265.

5. WALBOOMERS JM, JACOBS MV, MANOS MM, et al. Human papillomavirus is a necessary cause of invasive cervical cancer worldwide[J]. J Pathol, 1999, 189(1): 12-19.

6. DE VILLIERS EM. Papillomavirus and HPV typing[J]. Clin Dermatol, 1997, 15(2): 199-206.

7. ZUR HAUSEN H. Roots and perspectives of contemporary papillomavirus research[J]. J Cancer Res Clin Oncol, 1996, 122(1): 3-13.

8. MUNOZ N, BOSCH FX, CASTELLSAGUE X, et al. Against which human papillomavirus types shall we vaccinate and screen?[J]. The international perspective. Int J Cancer, 2004, 111(2): 278-285.

9. 王鹤，乔友林. 人乳头瘤病毒型别及其相关疾病[J]. 中国医学科学院学报，2007，29（5）：678-683.

10. SCHIFFMAN M, CLIFFORD G, BUONAGURO FM.Classification of weakly carcinogenic human papillomavirus types: addressing the limits of epidemiology at the borderline[J]. Infectious Agents and Cancer, 2009, 4: 8.1-8.

第二十七章 ▶

人血清肿瘤标志物的高通量定量检测

一、基本原理

多肿瘤标志物定量检测试剂盒以 Luminex 技术为平台,采用双抗体夹心免疫检测法原理进行 7 项不同肿瘤标志物的同批、一次性检测。其基本具体原理为使用藻红蛋白(PE)标记的 7 种检测不同肿瘤标志物的抗体混合液,与血清(或者校准品)中的肿瘤标志物抗原反应后,加入分别交联有抗 7 种不同肿瘤标志物的捕获单克隆抗体的 7 种荧光编码微球的混悬液,最终形成了"微球 - 捕获抗体 - 肿瘤标志物 - 检测抗体 -PE"的复合物。

在 Luminex 多功能流式点阵分析仪上,荧光编码的微球可被微量液体传送系统排成单列,通过两束激光,一束判定微球的编码从而确定被测肿瘤标志物的种类;另一束测定微球上的藻红蛋白(R-phycoerythrin, PE)荧光强度。每种微球所带的荧光信号与血清中的肿瘤标志物浓度正相关,校准品中每种标志物的浓度对其荧光信号可拟合成标准曲线,通过曲线方程即可计算得出血清样本中各项肿瘤标志物的浓度。

试剂盒可以同时检测的肿瘤标志物见表 27-1。

表 27-1　试剂盒同时检测的肿瘤标志物项目

指标名称	英文简称
甲胎蛋白	AFP
糖类抗原 125	CA125
细胞角蛋白 19 片段	CYFRA21-1
肿瘤相关抗原 24-2	CA24-2
癌胚抗原	CEA
游离人绒毛膜促性腺激素 -β- 亚单位	free-β-hCG
神经元特异性烯醇化酶	NSE

二、主要试剂

(一)试剂

多肿瘤标志物定量检测试剂盒(流式荧光发光法),试剂主要包含以下组分。

1. 反应缓冲液　1 瓶,每瓶 2.5ml,为消除非特异性干扰,HAMA 效应及类分湿因子干扰的组分。

2. PE 标记混合抗体溶液(B 液)　1 瓶,每瓶 2.5ml/ 瓶。为藻红蛋白(PE)标记的抗相应肿瘤标志物抗原的 7 种抗体混合溶液，2～8℃避光保存。

3. 校准品 6 瓶，每瓶 0.2ml，分别为 CAL1～CAL6。为含有 7 种肿瘤标志物的冻干品，2～8℃保存。使用之前请按标识量加入纯化水复溶，溶解混匀后备用。校准品浓度提供于说明书附表页。

4. 微球混悬液（C 液） 1 瓶，每瓶 2.5ml。为分别交联抗相应肿瘤抗原的单克隆抗体的 7 种微球混合溶液，2～8℃避光保存。注意：使用前请用移液枪吹打 10 次以上，混匀后使用，以防止有微球粘连从而影响检测。微球编号详见说明书附表页。

5. 终止液（D 液） 1 瓶，每瓶 15ml。

6. AFP-HOOK 指示微球溶液（H 液） 1 瓶，每瓶 250μl。注意：使用前请先倒立震荡混匀 5 秒以上、再正立振荡混匀 5 秒以上，以使部分沉淀在瓶盖上的微球充分混悬从而保证 HOOK 指示微球浓度满足要求。

（二）鞘流液

主要为磷酸盐缓冲液。

（三）多功能流式点阵仪维护包

（四）多功能流式点阵仪定标液与质控液

三、主要仪器

多功能流式点阵仪（仪器型号为 Luminex 100 和 Luminex 200），37℃恒温培养箱，旋涡振荡器，离心机，微量振荡器（板式）。

四、检验步骤

1. 采集空腹静脉血 1ml，于 1.5ml 洁净离心管中，不抗凝。5 000r/min 离心 5 分钟，取其上清液。如果样本不立即使用，需 2～8℃（1 周内）或者<−20℃（3 个月内）保存。试剂盒所需血清样本体积为 10μl。

2. 试剂盒置于室温平衡 30 分钟，加样前充分混匀各试剂。

3. 用纯化水按标识量复溶 6 瓶校准品 CAL1～CAL6，充分混匀后备用。

4. C+H 液配制 使用前将 H 液用微球混悬液 C 液按使用量稀释 11 倍（例如，20 人份需 C 液 500μl，加入 H 液 50μl），该试剂需现配现用。注意：使用前请用移液枪吹打 10 次以上，混匀后使用。

5. 分别在 96 孔反应板上依次加入：反应缓冲液 A 液每孔 25μl，血清样本（或者校准品）每孔 10μl，PE 标记抗体混合溶液（B 液）每孔 25μl（加样可参考图 27-1），加盖封板纸，于振荡器上充分混匀，置 37℃恒温箱避光反应 5 分钟。

6. 反应后取出反应板加入（C+H）微球混合液每孔 25μl，加盖封板纸，于振荡器上充分混匀，置 37℃恒温箱避光反

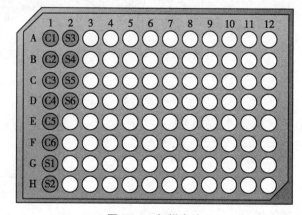

图 27-1　加样方法
C1～C6 表示校准品，S1～S6 表示待测样品

应 60 分钟。

7. 反应结束后，加入终止液（D 液）每孔 100μl，充分混匀。

8. 在多功能流式点阵分析仪（仪器型号为 Luminex 100 和 Luminex 200）上读数，读数设置可参考如下：Events 为 100 per bead；Min Events 为 20 per bead；Sample size 为 120μl；Flow rate 为 Fast；GATE 设置为默认；微球编号设定详见试剂盒说明书附表页，具体是 AFP 微球编号 12#、AFP-Hook 微球编号 14#、CA125 微球编号 45#、CYFRA21-1 微球编号 37#、CA24-2 微球编号 30#、CEA 微球编号 13#、free-β-hCG 微球编号 46#、NSE 微球编号 47#。

9. 结果结算：在多功能流式点阵分析仪上可读出各项肿瘤标志物校准品及样本荧光信号值，用配套软件拟合校准品标准曲线，通过拟合方程计算可得出血清样本中相应肿瘤标志物的浓度（图 27-2）。

多功能流式点阵仪软件读取微球软件界面见图 27-3，该图左侧为 DD 峰形图，检测微球相对尺寸分布；右侧为微球分类图，用于表示不同编号微球落入靶区的情况。不同编号微球获取有效信号微球数量进度图见图 27-4，该图提示有效微球数量一般约定设置为 100 颗。

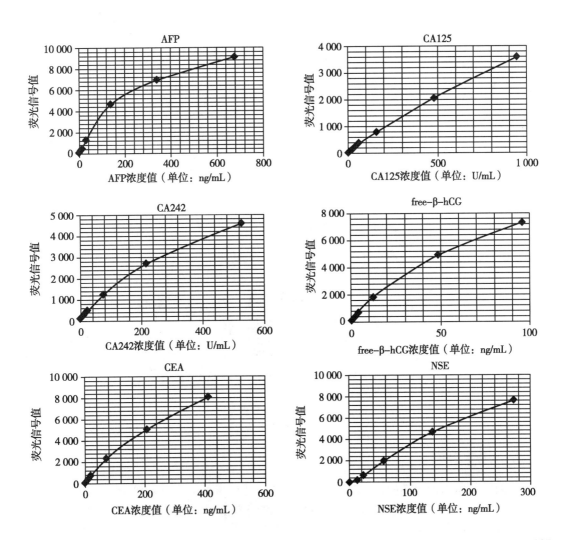

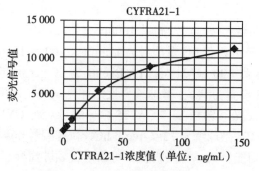

图 27-2 各个肿瘤标志物标准曲线

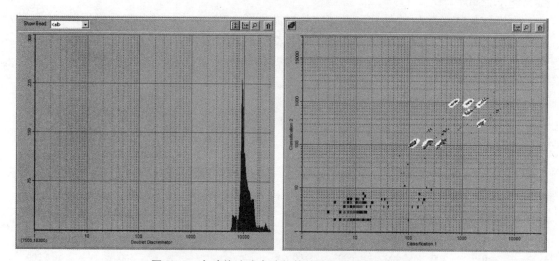

图 27-3 多功能流式点阵仪软件读取微球软件界面

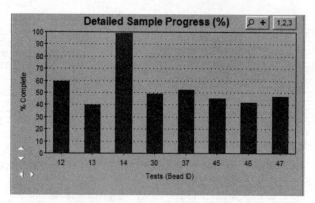

图 27-4 不同编号微球获取有效信号微球数量进度

五、注意事项

1. 因所使用的抗体不同，本试剂盒检测值与其他厂家可能会有差异。

2. 由于临床上肝癌患者的 AFP 浓度值经常高于本试剂盒出现 HOOK 效应的 AFP 浓度

值,有时甚至可以引起结果假阴性。因此,本试剂盒增加了 AFP HOOK 指示微球,在血清中 AFP 浓度高于 HOOK 效应的检测高限时,指示微球即可有信号指示,且与 AFP 检测微球没有干扰。仪器读数设定时需增加 AFP HOOK 指示微球编号。读数后,软件会自动根据指示微球的信号来判断是否为 AFP 高值样本。

3. 本试剂盒血源组分通过 HIV1/2,HCV,HBsAg 检测均为阴性,由于其他不确定安全因素,请避免直接接触试剂盒液体成分。

4. 从冷藏中取出的试剂盒,应置于室温平衡 30 分钟后方可使用。

5. 校准品复溶后请按每次实际用量分装,置于 −20℃ 以下环境保存备用。

6. 加样前必须混匀试剂,使用移液器准确加样;所有试剂避免冷冻,防止强光照射。

六、参考范围

人血清肿瘤标志物的高通量定量检测的参考范围见表 27-2。

表 27-2　人血清肿瘤标志物的高通量定量检测的参考范围

指标名称	参考范围	单位
AFP	<20	ng/ml
CA125	<35	U/ml
CYFRA21-1	<5	ng/ml
CA24-2	<20	U/ml
CEA	<5	ng/ml
Free-β-hCG	<4	ng/ml
NSE	<25	ng/ml

七、临床意义

多项肿瘤标志物联合检测可以弥补单项肿瘤标志物检测的不足,提高诊断的灵敏度和特异性。同时,由于本方法一次实验只需要加样患者血清标本 10μl,一批同时定量检测上述 7 种血清肿瘤标志物,既减少了临床抽血量,减轻了患者痛苦,又在一定程度上节约了实验室成本,还减少了实验室传统检测时大量试剂盒堆放带来的不便,极大提高了工作效率。

各个肿瘤标志物具体临床意义详解如下。

1. 甲胎蛋白(AFP)　肝细胞癌和生殖细胞肿瘤标志物。原发性肝癌诊断标准为 AFP>400ng/ml,持续 1 个月以上,可结合临床确诊肝癌。急性肝炎、慢性活动性肝炎和肝硬化患者,AFP 也可升高,但一般不超过 400ng/ml。其他如胚胎细胞瘤、卵巢畸胎瘤、胃癌、胆道癌、胰腺癌等患者 AFP 也可有不同程度的升高。孕妇血清或羊水中如有 AFP 异常升高,提示胎儿有脊柱裂、无脑儿、食管闭锁等先天畸形的可能。另外,有 15%～20% 的肝癌患者 AFP 可在正常范围内,故 AFP 正常并不能排除肝癌的可能。

2. 糖类抗原 125(CA125)　为卵巢癌首选标志物,它对卵巢癌的阳性检出率在 70%～90%。另外,它还是个广谱肿瘤标志物,在胰腺癌、乳腺癌、肝癌、肺癌、胃肠道恶性肿瘤、子宫癌等均可增高。某些良性疾病,如女性盆腔炎、子宫内膜异位、卵巢囊肿、子宫肌瘤、慢性肝炎、胰腺炎、胆囊炎、肺炎等也会升高。故 CA125 检查对大部分患者不能作为直接诊断依据，但其浓度可用于疗效观察和判断预后，CA125 水平下降表明预后良好；若肿瘤复发，CAl25 的升高要早于其他临床指征。

3. 细胞角蛋白 19 片段（Cyfra 211） 非小细胞肺癌的最好指标，肺鳞癌阳性率为 77% 左右。对于乳腺癌，Cyfra 211 则可媲美 CA153 的敏感性和特异性，阳性率约为 65%。另外，食管鳞癌中阳性率为 47.9%～57%，优于 SCCA；其他如膀胱癌、鼻咽癌、卵巢癌、胃肠道癌等都有一定的阳性率。肝炎、胰腺炎、肺炎、前列腺增生也可升高，阳性率在 10%～20%。

4. 肿瘤相关抗原 24-2（CA24-2） 在胰腺癌和胆道癌阳性率在 60%～70%，对胰腺癌的诊断灵敏度与 CA19-9 一致，但特异性比后者高。在肺癌、乳腺癌和一些妇科肿瘤中阳性率也超过 40%。在直肠、胃、头颈部恶性肿瘤等有 30%～40% 的阳性率。肝炎、肺炎、前列腺增生等良性疾病也会升高。阳性率在 15%～20%。

5. 癌胚抗原（CEA） 广谱肿瘤标志物。肿瘤早期阳性率较低，在 25%～40%。CEA 升高常见于肺癌、大肠癌、胰腺癌、胃癌、乳腺癌、甲状腺髓样癌等。CEA 超过 20ng/ml 时往往提示有消化道肿瘤。血清 CEA 水平与大肠癌的分期有明确关系，越晚期的病变，CEA 浓度越高。但吸烟、妊娠期、心血管疾病、糖尿病、非特异性结肠炎等疾病，CEA 也会有 15%～53% 的升高。

6. 游离人绒毛膜促性腺激素 β 亚单位（free beta hCG） 人绒毛膜促性腺激素（hCG）是胎盘产生的一种糖蛋白类激素，完整的 hCG 是由 α 亚单位和 β 亚单位组成。正常妊娠时，母体血清中只有约 0.5% 的 hCG 是以游离的 β 亚基状态存在。游离人绒毛膜促性腺激素 β 亚单位含量增高主要见于妇科肿瘤和非精原性睾丸癌。其他如乳腺癌、精原性睾丸癌、肺癌、肝癌等也有 20%～40% 的阳性率。此外，患子宫内膜异位症、卵巢囊肿等非肿瘤状态、肺炎、前列腺增生时，游离人绒毛膜促性腺激素 β 亚单位含量也会有所增高。

7. 神经元特异性烯醇化酶（NSE） 为小细胞肺癌（SCLC）的首选标志物。NSE 对小细胞肺癌的检出率为 70%～80%。神经内分泌肿瘤、神经母细胞瘤、APUD 系统肿瘤均可升高。NSE 还可用于病情监测，肺癌患者在病情恶化时会升高，且其值升高要比临床检出的复发早 4～12 周。标本溶血或血清在离心前放置时间过长都会引起测定值升高，中枢神经系统损伤也会升高。

（郭安亮）

参 考 文 献

1. 中华医学会检验分会，卫生部临床检验中心，中华检验医学杂志编辑委员会. 肿瘤标志物的临床应用建议［J］. 中华检验医学杂志，2012，35（2）：103-116.

2. BRUIX J, SHERMAN M. Management of hepatocellular carcinoma［J］. Hepatology，2005，42：1208-1236.

3. STURGEON C. Practice Guidelines for Tumor Marker Use in the Clinic［J］. Clin Chem，2002，48（8）：1151-1159.

4. DAOUD E, BODOR G, WEAVER CH, et al. CA-125 Concentrations in Malignant and Nonmalignant Disease［J］. Clin Chem，1991，37（11）：1968-1974.

5. EINHORN N, BAST RC JR, KNAPP RC, et al. Preoperative evaluation of serum CA125 levels in patients with primary eptithelial ovarian cancer［J］. Obstet Gynecol，1986，67：414-416.

6. UBAN N, MCINTOSH MW, ANDERSEN M, et al. Ovarian cancer screening[J]. Hematol Oncol Clin North Am, 2003, 17: 989-1005.

7. STIEBER P, HASHOLZNER U, BODENMUELLER H, et al. CYFRA 21-1: A new marker in lung cancer [J]. Cancer, 1993, 72: 707-713.

8. EBERT W, LEICHTWEIS B, SCHAPÖHLER B, et al. The new tumor marker CYFRA is superior to SCC Antigen and CEA in the primary diagnosis of lung cancer[J]. Tumor Diagnostikund Therapie, 1993, 14: 91-99.

9. C. HAGLUND, LUNDIN J, KUUSELA P, et al. CA 242, a new tumour marker for pancreatic cancer: a comparison with CA 19-9, CA 50 and CEA[J]. Ar J Caww, 1994, 70: 487-492.

10. KAWA S, TOKOO M, HASEBE O, et al.Comparative study of CA242 and CA19-9 for the diagnosis of pancreatic cancer[J]. Br. J. Cancer, 1994, 70: 481-486.

11. FLEISHER M, DNISTRIAN A M., STURGEON C M, et al. Practice guidelines and recommendations for use of tumor markers in the clinic[J]. National Academy of Clinical Biochemistry, 2002, 15: 26-29.

12. GOLD P, FREEDMAN SO. Specific carcino embryonic antigens of the human digestive system[J]. Exp Med, 1965, 122: 467-481.

13. BALLESTA AM, MOLINA R, FILELLA X, et al. Carcino embryonic Antigen in Staging and Follow-up of Patients with Solid Tumors[J]. Tumor Biol, 1995, 16: 32-41.

14. MARCILLAC I, TROALEN F, BIDART JM, et al. Free Human Chorionic Gonadotropin β Subunit in Gonadal and Nongonadal Neoplasms[J]. Cancer Res, 1992, 52: 3901-3907.

15. ALFTHAN H, STENMAN UH. Pathophysiological importance of various molecular forms of human choriogonadotropin[J]. Mol Cell Endocrinol, 1996, 125: 107-120.

16. KARDANA A, COLE LA. Polypeptide Nicks Cause Erroneous Results in Assays of Human Chorionic Gonadotropin Free β-Subunit[J]. Clin Chem, 1992, 38(1): 26-33.

17. FIZAZI K, COJEAN I, PIGNON JP, et al.Normal Serum Neuron Specific Enolase(NSE)Value after the First Cycle of Chemotherapy[J]. Cancer, 1998, 82(6): 1049-1055.

第五篇 ▶

流式细胞术临床科研应用

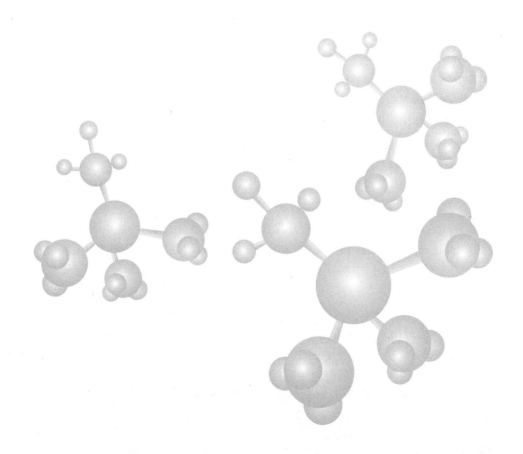

第二十八章

流式细胞术临床科研应用概论

流式细胞术（flow cytometry，FCM）是使单个颗粒（细胞）依次高速通过高能量激光光束，采集颗粒被激光照时产生的各种信号，对信号进行处理，并对各信号参数进行定性或定量分析和分选的技术的检测手段。该技术是细胞生物学、分子生物学、分子免疫学、单克隆技术、激光技术和计算机技术等学科高度发展的结晶，具有操作简单、成本低、快速、高精度、高准确性、多参数和高通量等优点，是目前先进的细胞定性及定量分析技术之一，是医学分子生物学、血液学、细胞生物学、肿瘤学、免疫学、病理学和生理学等学科研究的重要手段，已广泛用于临床实践和基础研究。本章将结合有关文献就 FCM 在临床研究中的应用作一概述。

第一节　细胞功能检测

一、DNA 和细胞增殖分析

DNA 分析是 FCM 最早应用之一。细胞周期和 DNA 异倍体是细胞生物学状态的重要参数。在细胞周期的各个时期（G_0、G_1、S、G_2 和 M），DNA 的含量随细胞生长周期各时相呈现出周期性变化。运用 FCM 对核酸染料标记的 DNA 进行分析，可以得到细胞周期各个时期的 DNA 分布状态，了解细胞的周期分布及细胞的增殖活性。有很多荧光染料适合 DNA 分析，按照它们和 DNA 碱基结合的情况，可以分为碱基特异性结合和非特异性结合染料两种，其中碱基特异性结合染料主要有：与 AT 碱基特异性结合的 Hoechst 33258、Hoechst 33342、DAPI 和 DRAQ5 等；与 GC 碱基特异性结合的 7-AAD、色霉素（chromomycin）和光神霉素（mithrmycin）等；碱基非特异性结合染料主要有：碘化丙啶（propidium iodide，PI）、溴乙啶（ethidium bromide）和吖啶橙（acridine orange）等。FCM 分析 DNA 和细胞增殖可作单参数和多参数分析，但多参数分析可确保提供高质量的 DNA 测定，近年来使用多参数分析DNA 应用越来越多。多参数 DNA 和细胞增殖 FCM 分析与一般的免疫表型分析不一样，很多与细胞周期相关的表型在细胞质内，这要求被分析的细胞必须进行固定处理，如蛋白酶、核酸酶、转运蛋白、蛋白通道和其他活化分子需要被灭活和细胞需要渗透入大分子。固定处理有两种基本方式：①使用变性剂，用甲醛先固定细胞，随后用乙醇脱水。由于甲醛能灭活的所有生物活性，如果表位对甲醛敏感，甲醛的步骤可以省略。②使用非变性剂，即在非离子或两性离子的去垢剂或皂素处理后再使用甲醛固定。在这些方法中，甲醛是必要的，因为它可以促进分子交联和大分子缓慢扩散而形成基质，使可溶性表位（epitope）染色和检测。但是有些分子经甲醛处理后可完全被暴露,有些是部分暴露,有些可能被掩盖。如果靶表位和其他分子紧密结合,变性可能掩盖这个表位;如果足量的甲醛长时间作用,可能使抗体渗透困难,对于甲醛有掩盖作用的表位的相应细胞被处理时,可降低甲醛浓度。有时,先用洗涤剂渗透再用甲醛或乙醇固定细胞,这样可导致蛋白和其他分子松散的结合解离,用这种方法显示使用增殖细胞核抗原(proliferation cell nuclear antigen,PCNA)和DNA双染比单用DNA染色更能确定S期。

DNA分析是细胞周期分析的基础,正常细胞的DNA含量是较为恒定的。细胞在癌变过程中经常发生染色体异常,这种变化在FCM分析中用DNA指数(DNA index,DI)来表现。DI为肿瘤的早期诊断、交界瘤和间叶组织肿瘤的良恶性判断提供了重要的辅助指标;检出DNA异倍体(aneuploid)和S期百分数(S-phase fraction,SPF)明显增加是恶性肿瘤的重要标志;也有助于预测和设计化疗方案,高S期的肿瘤,可以选择一些特异性作用于S期的药物,如希罗达(Xeloda)等;高G_2/M期的肿瘤则可选择紫杉醇和泰索帝(Taxotere)等特异性作用于G_2/M期的药物。FCM也可利用细胞周期蛋白(cyclin)、Ki67和PCNA等,对细胞周期进行精确的分期。在抗肿瘤药物对肿瘤细胞株的抑制作用研究中,FCM可明确地检出药物将肿瘤细胞阻滞在哪个周期,进而研究与该时期相关的细胞周期蛋白,以阐明药物的作用机制。

FCM也运用到细胞增殖实验。目前检测细胞增殖的流式实验主要有:①羧基荧光素双醋酸盐琥珀酰亚胺酯(carboxyfluorescein diacetate succinimidyl ester,CFSE)检测法。CFSE的前体是CFSE-SE,对细胞生长无毒性,当CFSE以含有两个醋酸基团和一个琥珀酰亚胺酯(succinimidyl ester)功能基团的形式存在时,不具有荧光性质,而具有细胞膜通透性,能自由穿过细胞膜,进入细胞后,细胞内的酯酶去除其醋酸盐基团,产生能发出荧光的羧基荧光素琥珀酰亚胺酯,琥珀酰亚胺酯与细胞内的细胞骨架蛋白中的游离胺基反应,形成稳定的绿色荧光偶联物。当细胞发生分裂时,结合到细胞内蛋白质上的CFSE会平均地分配到两个子代细胞,同时在488nm的激发光下其荧光强度减半,利用FCM检测细胞荧光的衰减,可确定细胞的增殖水平,主要用于淋巴细胞增殖试验。②BrdU(5-Bromo-2-deoxyuridine,5-Br-2′脱氧尿嘧啶核苷)检测法,BrdU在DNA合成时能取代尿嘧啶核苷掺入DNA中。抗BrdU单克隆抗体可以与单链DNA中掺入的BrdU结合,在一定时间内,BrdU在DNA中出现的数量能体现DNA的合成活跃程度,能准确地反映细胞的增殖情况。并可与7-AAD联合应用,可细致观察细胞增殖全部过程。③EdU(5-Ethynyl-2′-deoxyuridine,5-乙炔基-2′脱氧尿嘧啶核苷)检测法,EdU也是一种胸腺嘧啶核苷类似物,但其含有的炔羟基团在天然化合物中极少见,在细胞增殖时可以取代脱氧胸腺嘧啶核苷插入正在复制的DNA分子中,加入叠氮化合物荧光探针,探针与EdU的炔羟基团可高效、快速地反应并形成稳定的三唑环,可检测EdU的含量。该实验中的EdU只有BrdU抗体大小的1/500,在细胞内更容易扩散,无须解链DNA,有效避免样品损伤,也无须抗原抗体反应,能在细胞和组织水平更准确地反映DNA复制活性,其检测细胞增殖更为简便。④增殖标志检测。有些抗原只存在于增殖细胞中,而非增殖细胞缺乏这些抗原,通过特异性的单抗来对细胞增殖进行检测。例如PCNA、拓扑异构酶ⅡB和磷酸化组蛋白H3等。其中PCNA只存在于正常增殖细胞及肿瘤细胞内,分子量为36kD,在细胞核内合成,并存在于细胞核内,为DNA聚合酶δ的辅助蛋白。在细胞核内存在可溶性与不溶性两种PCNA,可溶性PCNA在细胞周期各期中均有表达,其浓度在 DNA 合成过程中不发生明显变化,易被去污剂洗脱和甲醇破坏;不溶性 PCNA 较稳定,不易被去污剂洗脱、甲醇破坏,这种不溶性 PCNA 在 G_0～G_1 期细胞中无明显表达,G_1 晚期,其表达大幅度增加,S 期达到高峰,G_2～M 期明显下降,其含量的变化与 DNA 合成一致,检测其在细胞中的表达,可作为评价细胞增殖状态的一个指标。

二、细胞凋亡检测

细胞凋亡(apoptosis),又称细胞程序性死亡(programmed cell death,PCD),是指在一定的生理或病理条件下,细胞遵循自身的程序,自己结束生命的过程。它是一个主动的、高度有序的、基因控制一系列酶参与的过程。尽管细胞凋亡的"金标准"是观察到凋亡小体的出现,但是形态学方法很不敏感,因此 FCM 检测细胞凋亡有极其重要的价值。FCM 检测凋亡的方法主要有:①Fas(CD95)/Fast 检测。这是一组介导细胞凋亡信号传递的分子。Fas 介导的 T/B 淋巴细胞的凋亡,在这些细胞的早期分化发育和维持机体免疫平衡中起主要作用。CTL 和 NK 等杀伤细胞也通过 Fas-FasL 介导细胞凋亡而发挥对靶细胞的杀伤效应。②磷脂酰丝氨酸(phosphatidylserine,PS)的检测。细胞在凋亡早期,细胞能量不足以维持细胞膜双层磷脂结构的不对称性,原本在细胞膜内侧的 PS 翻转到外侧,用 PS 特异探针 Annexin V 可检测到其存在。③线粒体膜电位(mitochondrial membrane potential)变化的检测:线粒体膜电位的减低是细胞凋亡早期的标志性事件,早于细胞的形态学改变,一旦线粒体膜电位损耗,细胞就会进入不可逆的凋亡过程。可以通过检测亲脂性离子荧光染料(如 Rh123、DiOC6、JC-1 和 CMXRos 等)在线粒体膜内外的分布,来测量膜电位的高低,以评价细胞的活力。其中 JC-1 可自由通过细胞膜,以单体形式存在于胞质中时呈绿色荧光,以聚合体形式存在时呈红色荧光。当线粒体膜电位下降,聚集于线粒体内的 JC-1 减少,导致细胞红色荧光下降,据此判断细胞凋亡的比例。Annexin V 和 JC-1 是目前 FCM 检测凋亡最常用的方法,在新药研制和疾病机制研究方面用途非常广泛。④半胱天冬酶(cysteinyl aspartate specific proteinase,Caspase)检测。Caspase 为一组存在于细胞质中具有类似结构并含半胱氨酸的天冬氨酸蛋白水解酶,其活性位点均包含半胱氨酸残基,能够特异性的切割靶蛋白天冬氨酸残基上的肽键。正常细胞内每一种 Caspase 都是以半胱天冬酶前体(pro-caspase)形式存在于胞质中,活化片段很少。细胞在凋亡过程中,pro-caspase 在其他蛋白酶的作用下会发生断裂成大(17～37kD)和小(10～12kD)的两个活化的半胱天冬酶片段,使用荧光标记的 Caspase 活化片段的抗体,可以检测到 Caspase 活化片段明显增多。

三、细胞自噬检测

细胞自噬(autophagy)是真核生物中进化保守的对细胞内物质进行周转的重要过程。2016 年日本科学家大隅良典(Yoshinori Ohsumi)因为在细胞自噬领域的杰出贡献而获得诺贝尔生理学或医学奖。细胞自噬过程中一些损坏的蛋白或细胞器被双层膜结构的自噬小泡包裹后,送入溶酶体中进行降解并得以循环利用。细胞自噬能快速提供燃料供以应能量或者提供材料来更新细胞部件,因此在细胞对饥饿或其他应激时,发挥着重要的作用。在机体感染时,细胞自噬能消灭入侵的细胞内细菌或病毒;自噬对胚胎发育和细胞分化也有贡献;细胞还能利用自噬来消灭受损的蛋白质和细胞器,对于细胞及机体抵抗衰老有明确的意义。细胞自噬由多个步骤组成,包括:①吞噬泡的形成;②形成自噬体(autophagosome);

③自噬体与溶酶体融合形成自噬溶酶体（autolysosome）；④自噬溶酶体的降解。这些步骤在细胞内是连续出现的动态过程，在自噬过程中由于溶酶体的融合导致更多溶酶体的生成，使自噬相关的细胞结构发生转换而被称为自噬流。自噬流中的任一环节出现障碍，自噬将无法完成其生物学功能。自噬流的活化或阻断常可以造成截然不同的生物学效应，在不同组织器官中自噬流的阻断常导致致病蛋白、错误折叠蛋白及受损细胞器清除障碍，通过诱导炎症等生物学效应引发多种疾病，包括神经退行性疾病、肿瘤、肌肉病、心血管疾病、自身免疫病和组织纤维化等。由于自噬流是细胞内的一种动态过程，微管相关蛋白 1A/1B 轻链 3B（microtubule-associated protein 1A/1B-light chain 3B，MAP-LC3B）参与了自噬的形成，并被证明了是哺乳动物细胞中常见的自噬小体标记蛋白之一。目前最常用的自噬流检测方法是检测 MAP-LC3B 表达水平，在绿色荧光蛋白标记的 LC3 过表达细胞内用 FCM 观察自噬过程中 LC3B 含量变化时，根据 LC3B 荧光强度的改变判断细胞自噬状态。当自噬流活化时，细胞内 LC3B-Ⅰ向 LC3B-Ⅱ转化，定位于自噬体或自噬溶酶体膜表面的 LC3B-Ⅱ将随着自噬的活化而逐渐降解，会观察到 LC3B 荧光强度降低。但由于细胞本身自噬活化后 LC3B-Ⅰ的产生也会增加，因此 LC3B 荧光强度降低并不明显。LC3B-Ⅰ是以游离形式弥散于细胞质中，细胞被皂素破膜后 LC3B-Ⅰ会漏出到细胞外，而 LC3B-Ⅱ主要结合在自噬体和自噬溶酶体膜表面，即使破膜也不会漏出。将破膜后的细胞内游离型 LC3B-Ⅰ与结合型 LC3B-Ⅱ相区分，可判断细胞自噬流的状态。在自噬流活化时，自噬体数量增加，自噬体和自噬溶酶体由于体积的关系，无法通过皂素在细胞膜表面所制造的微孔。因此当细胞自噬流活化时，经过皂素处理的细胞内荧光强度会增加。但使用自噬抑制剂 Baf A1 处理细胞后，由于大量自噬溶酶体无法得到清除，细胞荧光强度同样会增强。对自噬不仅限于现象的检测，同时 LC3-Ⅱ由于定位于自噬溶酶体，作为自噬的生物学标记，可以使用细胞内 LC3-Ⅱ抗体染色方案做 LC3-Ⅱ半定量试验。通过检测自噬细胞的平均荧光度值（median fluorescent intensities，MFI），比较不同诱导剂形成自噬过程，如西罗莫司（sirolimus）、氯喹（chloroquine）和饥饿等，也可和未处理的细胞比较。也有学者使用 LysoTracker 染料检测自噬，LysoTracker 能染色胞内的酸性球颗粒，被用于检测溶酶体，检测自噬并不特异，但与 LC3-Ⅱ抗体胞内染色比较，操作简单，费用明显降低。在自噬过程中由于细胞为了维持自噬流，细胞内有大量的溶酶体生成，胞内的 LysoTracker 发出的绿色荧光信号（滤片：530/30nm）也会增加，可通过检测活细胞中绿色荧光 MFI 来比较自噬过程中增加的溶酶体的相对量。以上两种方法联合使用可以获得自噬细胞更多的信息，但 LC3-Ⅱ抗体染色必须用于有自噬细胞存在的试验。最近，Lyso-ID 被作为流式检测自噬的新染料，在自噬过程中其与 LC3-Ⅱ共定位可用成像流式细胞仪（imaging flow cytometry）检测。

第二节　流式细胞术在肿瘤学中的应用 ▼

一、流式细胞术在血液肿瘤性疾病中的应用

血细胞在血液中能够呈悬浮状态，便于 FCM 对其进行分析，FCM 的细胞免疫分型已成为血液系统肿瘤性疾病的诊断与鉴别诊断、分类、分期及监测的必需工具，是目前被广泛接受和认可的免疫分型方法，也是国际公认的诊断造血细胞疾病必不可少的重要标准之一。

在白血病及淋巴瘤的免疫诊断中,FCM 采用 CD45/SSC 散点图,将骨髓中的各类细胞清晰地分成淋巴细胞、成熟粒细胞、单核细胞、原始细胞和有核红细胞群,为诊断分析提供稳定且明确的内对照细胞群,还排除了正常细胞对免疫分型诊断分析的干扰,显著提高了白血病及淋巴瘤细胞免疫分型的准确性。2012 年,由 12 个国家的 20 家实验室组成了 EuroFlow 联合体,其主要致力于快速、准确和高敏感的血液肿瘤性疾病的诊断和预后流式试验的开发和标准化,也用相应的流式试验来评估随访血液肿瘤性疾病患者的治疗有效性。在以往大量且成功的白血病及淋巴瘤的 FCM 诊断工作的基础上,提出了标准化的各类血液肿瘤性疾病的诊断和预后相关的 8 色流式实验方案,并对这些方案进行了测试,分别确定了健康个体和基于 WHO 标准确诊的疾病患者的正常和异常细胞的参考数据库,优化了各类血液肿瘤性疾病的筛查和分类;同时对实施这些方案的 FCM 的设置和免疫染色的试验操作也进行了标准化;对这些实施方案进行了为期 4 年质量保证(quality assurance)评价。EuroFlow 的这些工作重新定位了白血病与淋巴瘤的免疫表型,是白血病与淋巴瘤诊断和个体化治疗的基础,对患者诊断及治疗改善有重要的价值。2013 年,中华医学会检验医学分会等发布了有关 FCM 临床应用的专家指南与共识,推荐了 FCM 诊断和鉴别诊断各系列急性白血病的特异性标志抗体组合方案。值得注意的是:急性白血病的 FCM 免疫分型不仅需依据谱系特异性抗体和相关抗体,还要进一步结合形态学、化学染色、分子生物学和遗传学检测等综合判断。

　　急性淋巴细胞白血病(acute lymphoblastic leukemia,ALL)是一种异质性(heterogeneity)的疾病,不仅体现在临床特征的差异,也体现在肿瘤细胞的组成。在流式诊断 ALL 中,多种标记抗体使用,其免疫表型异质性的白血病细胞亚群是完全不同的细胞亚群,伴有抗原双表达或广泛表达。Obro 等对 41 例初发儿童 ALL 患者用 6 色流式免疫表型分析时发现:以抗原表达大于 10% 为阳性作为双模式表达标准(bimodal antigen expression),27 例患者的肿瘤细胞具有明显的细胞亚群,其中 18 例 CD34 双模式表达,将这些异质性的细胞亚群通过流式分选出来后,进行荧光原位杂交(fluorescence in situ hybridization,FISH)分析,10 例有确切染色体异常患者的 29 个可疑的 ALL 细胞亚群中,60%~100% 细胞显示 FISH 阳性;而缺乏 FISH 标记的 5 个 ALL 患者的 6 个细胞亚群中,显示正常核型,92%~100% 细胞为 FISH 阴性。15 例确定有 Ig/TCR 基因重排的患者中,37 个可疑的 ALL 细胞亚群中有 36 个克隆阳性,12 个正常细胞亚群中仅有 2 个克隆阳性。异质性的 ALL 细胞也通过基于对 B 淋巴细胞发育相关的抗原,包括 IL-7R(CD127)、胞质 CD79a(cCD79a)、CD19、VpreB(CD179a)和 sIgM 的分析,成人 Common B-ALL 的免疫表型模式也和儿童 ALL 呈高度的异质性,每例白血病细胞亚群都不尽相同。有学者指出针对 ALL 的治疗,实际上是表型异质的多种白血病细胞的治疗。而最近的研究证实患者间表型异质的多种白血病细胞亚群对于化疗的敏感度也是异质的。有研究发现,ALL 中 52% 的复发细胞亚群都来源于初诊时早已存在的较少的细胞亚群。对于大多数 ALL 的患者,治疗成功与否不应以初诊时优势细胞亚群的消失为诊断标准,应该以这些大量未被重视的小细胞亚群作为参考。在儿童 ALL,通过 FCM 免疫表型来鉴别 B 细胞发育阶段,包括祖细胞样 B 细胞(CD34$^+$CD38$^+$CD19$^+$)和所谓的干性 B(Stem/B)细胞(CD34$^+$CD38$^-$/LowCD19$^+$),仅见于白血病及前体 B 淋巴细胞阶段。在 BCR/ABL1 阳性的患者中,当在其他阶段的细胞中 BCR/ABL1 阳性的白血病细胞消失后,其在干性 B 细胞缓解期选择性的持续存在。相对于白血病 ProB 细胞,干性 B 细胞

在 G_0 期更静止，且在细胞增殖过程（S-M-G_2）中更不活跃，提示在复发患者中，增生细胞亚群中存在的干性 B 细胞对化疗选择性抵抗，在微小残留中持续存在且很可能成为复发的根源。这也提示了在化疗过程中流式检测数量较少但明显异于其他白血病细胞的细胞亚群的重要性及可行性。

骨髓增生异常综合征（myelodysplastic syndromes，MDS）是一组造血干细胞恶性克隆性疾病，临床表现是外周血中一系或多系血细胞减少和骨髓出现病态造血，具有向急性髓系白血病（acute myeloid leukemia，AML）转化的高风险性。从 FAB 分型到 WHO 2008，MDS 的诊断标准已从单一的形态学标准更新至多指标综合诊断。2007 年美国国家综合癌症网络、MDS 国际工作组、欧洲白血病网（ELN）等众多专家明确提出了 MDS 的最低诊断标准，但 FCM 检测并未列入 MDS 的最低诊断标准中。在 WHO 2008 中，FCM 对于 MDS 患者主要用于原始细胞（CD34$^+$）的确定和计数，也用于相应的积分系统。另外对于有细胞形态和细胞遗传学异常的 MDS 患者，FCM 结果具有良好的一致性；对于疑诊 MDS 的患者，有不明确的细胞形态异常但无细胞遗传学异常的患者，在红系、粒系和单核细胞系的成熟中有 3 个及 3 个以上的流式检测异常特征时，高度提示为 MDS，而只有一个流式检测异常特征则没有意义；如果在无确定的细胞形态和细胞遗传学异常的疑诊 MDS 患者，即使有 3 个及 3 个以上的流式检测异常特征，也需要在随后的几个月内对患者进行再评估，以确定 MDS 的细胞形态和细胞遗传学证据。2012 年和 2014 年欧洲白血病流式工作组均强调 FCM 应作为 MDS 综合诊断中必不可少的一部分。2013 年 ELN 指南将 FCM 作为一项推荐性诊断指标，用于 MDS 诊断与治疗方案的选择。2014 年美国血液学杂志建议在不典型增生的 MDS 病例诊断中 FCM 可以辅助识别异常表型。而在 2016 年的 WHO 造血与淋巴组织肿瘤分类的最新更新中，则没有提及 MDS 诊断的 FCM 标准变化。已证实 MDS 患者髓系异常细胞中，FCM 检测到的免疫表型比细胞形态学更敏感，除了单一的抗体表达，MDS 的成熟中性粒细胞颗粒度降低常导致 SSc 下调，也会出现 CD13 和 CD11b、CD13 和 CD16、CD15 和 CD10 等表达模式的改变；红系的异常细胞多见 CD36、CD71 低表达，CD105 高表达；在巨核细胞系异常细胞为 CD36、CD42a 和 CD61 表达下调。目前存在的多种 MDS-FCM 评分系统，流式积分系统（FCSS）是独立于其他已知风险因素的预后预测系统，在鉴别低危 MDS 和非克隆性血细胞减少患者中具有重要意义，其与已广泛使用的 MDS 国际预后评分系统（IPSS，IPSS-R）有显著关系，FCSS 对 IPSS-R 的补充使 MDS 预后分析更精确。最近有学者提出，三参数流式评分具有更高的预后评估能力，即 SSC 低表达、髓系祖细胞 CD117 高表达及单核细胞 CD13 低表达提示患者总生存率更低，可进一步细化分析评估 MDS 预后。随着 MDS 个体化治疗的开展，需要一些指标能够预测患者对药物的治疗反应，从而有针对性地指导用药，但 FCM 分析在 MDS 治疗上的应用较少。当髓系祖细胞表面分子异常时，提示对 EPO/G-CSF 和去甲基化药物阿扎胞苷（Azacitidine，AZA）治疗不敏感；较高的 FCSS 的 MDS 患者提示移植后复发可能性大，应考虑改变治疗方案。

微小残留病变（minimal residual disease，MRD）是白血病复发的主要根源，MRD 检测能更早地预测血液肿瘤的复发，同时以检测 MRD 得到的肿瘤细胞负荷为根据可指导造血干细胞移植时机的选择、评价自体造血干细胞移植的净化效果。FCM 在监测 MRD 中具有独到优势。虽然实时荧光定量 PCR 技术（real-time quantitative PCR，qPCR）技术是目前灵敏度最高的 MRD 检测方法，但对于多数的无分子生物学异常的血液肿瘤患者来说，由于 PCR

产物与血液肿瘤细胞数目间没有确定的比例，很难对残存的血液肿瘤细胞做出精确评估。另外，血液肿瘤细胞的异常分子标记也具有一定的不稳定性，或者其长期存在但不影响临床变化，这也为 PCR 监测 MRD 带来了困难。因此，FCM 通过对 MRD 的白血病相关免疫表型（leukemia-associated immune phenotypes，LAIPs）检测和鉴别"不同于正常"细胞群，其中 LAIPs 主要关注细胞的 4 种异常表型：跨系抗原表达、异步抗原表达、部分抗原弱 / 强表达、异位表型。流式检测 MRD 比 RT-PCR 技术更直观地对残留血液肿瘤细胞进行准确定量。FCM 可从 10^4 或更多正常细胞中检测出 1 个血液肿瘤细胞，能准确定量残余血液肿瘤细胞数。并且近年来随着 FCM 设备能力提升，可以获取和处理更大量的血液肿瘤样本，使 FCM 检测血液肿瘤 MRD 的敏感度进一步得到提高。有报道，在 ALL 患者中 FCM 通过白血病相关免疫表型检测 MRD 能够达到和 PCR 检测相似的敏感度，并在 MRD 判断中具有高度互补性。另外与 PCR 比较，FCM 还具有简单快速的特点，并且能排除死细胞，对单细胞进行分析、识别和定义稀有的细胞群，FCM 已成为检测血液肿瘤 MRD 最有前景的一种方法。

只有约 50% 的 AML 患者有可用于分子检测 MRD，但有 85% 的 AML 患者有可用于 MRD 检测的 LAIPs。德国 AML 协作组报道比较了用流式检测 AML 和 ALL 患者，发现对于确定的 MRD 阳性（0.01%）ALL 患者 MRD 在诱导化疗第 16 天持续存在，在第 1 天和 16 天间白血病细胞存在指数级差异，是影响患者完全缓解（CR）、无事件生存（EFS）、总生存（OS）和无复发生存（RFS）的独立预后因素。同时用多色流式（multicolor flow cytometry，MFC）分析异常的免疫表型来检测 MRD 存在挑战，AML 不像 ALL，诊断时，个体患者有多个 LAIPs 有规律地在原始细胞上检测到，配对比较诊断和复发的标本常显示选择性的 LAIPs 的变化，但这些免疫表型的变化不影响 MFC 检测 MRD，并可能为每个患者的 MRD 监控提供许多独立的 LAIPs。由于在正常 BM、BM 化疗后或生长因子使用后，LAIPs 抗原组合可能低比例存在，这也降低了 MRD 假阳性结果的可能。尽管许多 LAIPs 检测的敏感性和特异性会受限于背景，但 MFC 技术和更多抗体的组合，包括白血病干细胞（leukemia stem cells，LSC）和多个淋巴系抗原的抗体，可以建立高特异性的 LAIPs 组合，MFC 检测 MRD 会在正常或经治疗的 AML 中产生低水平阳性并没有发现。要是单依靠流式操作者的专家经验，抗原表达模式会被错误解释，关于这点，标准化方案和自动数据分析可能对 AML 的 MRD 检测特别有用。在有经验的实验室，MFC 检测的阳性 MRD 结果依赖于仅 20 个成群的异常细胞的鉴定。由于定量检测白血病细胞涉及标本中的其他细胞，能被确定地称为 MRD 的最小的异常细胞群依赖于分析细胞的总数。当 $2×10^5$ 细胞被获取后，20 个细胞的群落代表了实验的敏感度为 10^{-4}（0.01%）。异常细胞的数量越少，需要分析的细胞数就越多，因此如果标本含有的细胞数有限，MRD 实验的敏感度会降低，这强调了对于准确的流式 MRD 检测，标本质量也是至关重要的。

适合于 MRD 检测的抗体，主要针对 LAIPs，常包括全白细胞标记 CD45，早期造血标记（CD34、CD117 和 CD133），髓系抗原（CD33、CD13 和 CD11a），B 细胞系抗原（CD19、CD22），T 细胞系抗原（CD7）和非同步表达抗原（CD123）等，加上确定正常出现的细胞群的抗原，其中有一个或多个标记 / 标记组合被确定为异常表达。尽管正常和再生的骨髓的 LAIPs 背景水平很低，也限制了检测异常的敏感度超过 1 : 10 000。为了覆盖全部可能的异常，对于新的 AML 患者，MRD 检测需要使用涉及广泛的抗体方案，有学者报道对 AML 患者不同的 LAIPs 数量可达 100 个。有常见的基因异常的特征性的免疫表型也被称为替代标记,提供了一个备受关注的 MRD 试验方法,如 AML1/ETO AML 细胞表达 CD19、CD11a 和 CD56,或者 CBF/MYH11 AML 细胞表达 CD2;NPM1 突变的 AML 患者特征性地缺乏 CD34 和 CD133 表达。但是现在可靠的替代标记很少,并不能包括 AML 患者常见的基因突变,如 FLT3-ITD。即便没有在所有的 AML 患者中发现基因突变与免疫表型的关系,但这个关系对于 MRD 检测仍然是非常有用的。在患者复发时特征性的抗原表达消失可能提示确定的分子克隆丢失。

而鉴别"不同于正常"细胞群,实质上是识别分化异常并转化成可定量的异常细胞群(实际是 LAIPs),在疾病或治疗的所有阶段,基于正常造血分化,使用标准且稳定的抗体方案识别白血病细胞。它的优点在于 MRD 检测不再受限于只有诊断时确定的 LAIPs,而只考虑可能的免疫表型"改变"。该方法已用于儿童白血病患者,在单核细胞白血病患者的效果优于常规的 LAIPs 流式检测,而单核细胞白血病细胞也很少有异常抗原用于 LAIPs 流式检测。

已有 ALL 的研究证实骨髓标本检测 MRD 可以用外周血(peripherial blood,PB)来替代。而在 AML 患者中,用 PB 流式方法检测 MRD 是一个有吸引力的、可靠的 MRD 检测标本来源,由于特殊的目的可以经常取血标本,并用于 MRD 检测。与用骨髓(bone marrow,BM)标本做 MRD 检测相比,其敏感度低,但特异性较高,可能是由于与有"背景"的正常前体细胞群的骨髓比较,PB 中的前体细胞更低。最近,在一个纳入 114 个 AML 患者的 378 个配对标本的研究中,用 PB 和 BM 标本基于 MFC 的 MRD 检测有明显的相关性,在 78 例患者中,外周血 MRD 阴性的患者诱导化疗后的 1 年累积复发率(cumulative incidence of relapse,CIR)是 29%,而 MRD 阳性患者的 CIR 是 89%。尽管不敏感,但外周血 MRD 检测的高特异性具有明显优势,为未来的临床治疗决策提供了新的选择和重要线索。

AML 的治疗失败往往归咎于诊断时有白血病干细胞(LSC),这些细胞化疗后持续存在,而在复发时大量生长。常规的 MRD 抗体组合难于检测到 LSC,AML 患者(不含 APL)的 LSC 包含在 $CD34^+CD38^-$ 细胞群中,它不同于正常的造血干细胞(hematopoietic stem cells,HSC),高表达系列抗原,如 CD123 和 C-type lectin-like molecule-1(CLL-1)。已有研究用 LSC 相关标记建立了流式检测方法,新确定的异常用于鉴定 LSC 和鉴别 LSC 和正常的 HSC。在诊断时,确定的肿瘤部分 $CD34^+CD38^-$ 的假定干细胞的比例有很强预后影响。同样,在不同方案的治疗后,CR 患者高比例的肿瘤性的 $CD34^+CD38^-$ 细胞与患者较短的生存率有很强的相关性。鉴别假定的 LSC 和 HSC 还证实了假定 $CD34^+CD38^-$ LSC 在 AML 中的临床重要性。

对于 ALL 患者,尽管 RT-PCR 可以为伴有特殊融合基因(如 BCR/ABL 或 MLL)的 ALL 患者提供高敏感度的 MRD 检测,但受限于大部分 ALL 患者缺乏这些靶基因。流式检测 MRD 有一定的优点:可用于几乎全部的 ALL 患者、快速并定量、易于标准化和可获得正常或异常细胞的其他信息等。其敏感度依赖于分析细胞的数量,目前报道有 3～4 色流式为 $10^{-4}～10^{-3}$;6～9 色流式为 $10^{-5}～10^{-4}$。如果细胞数少,就会有定量检测误判的风险,因此 PCR 和流式在诊断和随访中都必须需要最小的细胞数量。但是应用时会受到免疫表型变化、BM 再生时幼稚淋巴细胞扩增的影响及 MFC 分析时需要广泛知识、经验和标准化分析等的限制。对于 ALL 患者 MRD 检测技术的选择主要依赖于临床试验的目的和可用的资源。如果 MRD 分析用于确定高危患者，那么使用快速但低敏感的方法就足够了；要是用于确定"超级反应患者"，有必要选择最高敏感的方法，因为在相应的 MRD 检测中标记缺乏必须绝对可靠，特别是这些 ALL 患者被安排其他治疗或被分配到减剂量治疗组。早期治疗反应对无复发生存有很好的预测性。在一个大型的前体 B 细胞白血病（precursor B-cell ALL，pcB-ALL）患者（2 143 位患者）临床研究中，发现诱导化疗第 8 天患者血中流式检测的 MRD 水平与无事件生存可能性（probability of event-free survival）有关系。0.01% 或更低比例的 MRD 患者 5 年 pEFS 为 90%±2%，而 MRD 为 10% 的患者，其 5 年 pEFS 为 54%±7%。有趣的是，在诱导化疗结束时（化疗第 29 天），BM 中清除了 MRD 的这些患者中，第 8 天患者血中 MRD 大于 1% 的患者要比在第 8 天化疗反应好的患者的预后差（5 年 pEFS 分别为 79%±4% 和 90%±1%）。另外有研究证实诱导化疗 15 天 BM 流式 MRD 结果与复发风险有很好的相关性：MRD 低于 0.1% 患者在 pcB-ALL 患者累积复发率为 8%±1.7%，而在 T-ALL 患者仅为 3.3%±3.3%。有学者认为在诱导化疗第 15 天、诱导化疗结束和其他后面的时间点时流式检测和 PCR 检测 MRD 在优化分层治疗中可以互相补充。还有学者在研究 Ph 染色体阴性成人 ALL 患者流式检测 MRD 早期化疗反应预后价值时，发现这类早期化疗效果好的 ALL 患者（在诱导化疗结束时 MRD<0.1% 和在巩固化疗结束时 MRD<0.05%）可在第 1 次 CR 后进行异体干细胞移植。

　　阵发性睡眠性血红蛋白尿症（PNH）是一种获得性克隆性造血干细胞疾病，其发病机制主要是由于体细胞 X 染色体上的 *PIG-A* 基因突变，导致血细胞膜表面糖化磷脂酰肌醇（GPI）锚合成障碍，锚链蛋白（GPI-AP）缺失。FCM 检测成熟红细胞及粒细胞的 CD55 和 CD59 已经成为诊断 PNH 的标准方法，特别是 CD59，其在红细胞上 CD59 表达强且均一，敏感性高于 CD55，在 PNH 诊断过程中被认为优于 CD55。另外在分析成熟红细胞及粒细胞时要注意：如果只分析红细胞，则会出现 PNH 克隆被低估，是由于 GPI-AP 缺乏的红细胞被补体选择性破坏，近期的输血也会影响对红细胞分析的结果。但在分析 PNH 克隆细胞系列表型时，如 PNH 克隆 1、2 和 3 型细胞的比例时，需要用流式分析红细胞群。由于检测成熟红细胞及粒细胞的 CD55 和 CD59 均没有直接检测 GPI-AP，也会受到输血、某些疾病（AA、MDS）等因素的影响，已经证实了这些方法的局限性，随着技术不断进步，开发了 FLAER（fluorescently labeled aerolysin）技术，FLAER 是荧光标记无活性的嗜水气单胞菌溶素前体的变异体，其特异性地与 GPI-AP 结合，在所有具有 GPI-AP 的粒细胞上均有特异性表达，不会因不同细胞表达 GPI-AP 的多少和种类不同造成误差。由于 FLAER 能直接检测 GPI 蛋白，有助于识别真正的 PNH 和免疫性血细胞减少症，明确真正的 GPI 阴性细胞。用 FLAER 检测诊断 PNH，与 CD55 和 CD59 检测相比，具有更高的敏感性和特异性，而采用 MFC 技术的 FLAER 检测，可以对粒细胞和单核细胞的 GPI-AP 做更敏感的分析，其敏感度可达 0.5%，对于罕见缺陷的克隆分析尤其有价值。由于 AA、低增生性 MDS 和 PNH 均属于骨髓衰竭性疾病，具有相似的临床表现和生物学特性，3 种疾病的鉴别诊断困难。而 FLAER 检测能够早期提供更为灵敏、特异的 PNH 克隆依据，对于临床症状不典型的疑诊 PNH 患者，FLAER 检测有助于早期确诊或鉴别诊断。同时，有学者推荐用 FLAER 检测随访治疗患者，当完全或部分的 GPI-AP 缺陷并伴有 PNH 克隆大于 0.01% 时就应随访检测，对于 PNH 克隆小于 1% 且无溶血症状的患者，每年检测血液的 GPI-AP；而对于如果 PNH 克隆随着时间的增加而增多，PNH 克隆超过 1% 的患者，检测至少应该 6 个月做一次。在治疗中,有可能随着 PNH 克隆的持续减少直到不能检测出,但如果临床症状加重、发生血栓和溶血增加,推荐立即进行 PNH 克隆流式检测。

PNH 与 AA 有密切关系,PNH 还和低危 MDS 有一定的关系。通过使用高分辨流式发现,50%～60% 的 AA 患者和15%～20% 低危 MDS 患者有缺乏 GPI-AP 的红细胞和粒细胞。在 90% 这些患者的外周血中,缺乏 GPI-AP 的中性粒细胞的比例低于中性粒细胞总数的25%。最近对骨髓衰竭患者的 PNH 克隆自然史的研究发现,区分亚临床型 PNH(subclinical PNH)和临床型 PNH(clinical PNH)的阈值是中性粒细胞 PNH 克隆在 20%～25%,同时相应的 3%～5% 红细胞群缺乏 GPI-AP。纵向研究显示克隆扩增的发生在 15%～50% 的患者中,10%～25% 的患者克隆消失,25%～60% 的患者克隆保持不变。已有证据显示亚临床型 PNH 患者并不发展为临床型 PNH。80% 骨髓衰竭患者有缺乏 GPI-AP 的细胞被检测到,这些缺乏 GPI-AP 的细胞低于所有外周血粒细胞的 1.0%。这种具有非常小的缺乏 GPI-AP 的细胞群的亚临床型 PNH 患者没有临床的或溶血的生化证据,不需要特殊的 PNH 治疗。有骨髓衰竭(AA 或 MDS),还有溶血的临床/生化证据的 PNH 克隆的患者被称为其他骨髓衰竭的 PNH(PNH in the setting of another bone marrow failure syndrome),这些患者骨髓衰竭决定了患者临床特点,溶血是主要临床表现,大多数 PNH/AA 和 PNH/MDS 患者有相对小的 PNH 克隆,需要进行特殊的 PNH 治疗,治疗集中在对骨髓衰竭的治疗上。而典型 PNH 患者有大量的 PNH 克隆(>50%),有明显的血管内溶血及显著升高的血清 LDH。人源型抗 C5 单克隆抗体 Eculizumab 治疗典型 PNH 可减少输血、改善贫血和解除补体介导的血管内溶血来提高患者的生活质量。随着治疗 LDH 恢复正常或接近正常,半数以上的患者可克服输血依赖,但在所有治疗的患者均有轻至中度贫血、高胆红素血症和网织红细胞增加存在。

二、流式细胞术检测肿瘤标志物

FCM 能检测肿瘤细胞表面、细胞质和细胞核中的各种成分标志和功能标志,而且还可以通过流式微球分析(cytometric bead array,CBA)技术检测肿瘤患者体液中可溶性的各种肿瘤标志物。FCM 通过对肿瘤细胞 DNA 倍体分类、细胞周期、增殖活动、细胞凋亡和分化分析,探讨肿瘤细胞生物学特性和动力学标志的特征。首先 DNA 含量的异常增高对恶性肿瘤的诊断具有决定性的意义,FCM 在肿瘤诊断中,主要是对 DNA 的含量进行精确地测定,对一些癌前病变的性质及其发展趋势做出判断,有助于恶性肿瘤的早期诊断,指导医护人员对患者进行化学药物治疗及预后护理治疗。如多发性骨髓瘤细胞中 DNA 增高的细胞占 76%;淋巴瘤细胞内 DNA 增高的细胞占为 53%。肿瘤细胞 DNA 的倍体分析对患者预后的判断具有重要的作用,二倍体肿瘤细胞患者预后较好,而非整倍体肿瘤细胞患者肿瘤的转移、复发及死亡率较高。此外,FCM 还能够依据化疗过程中 DNA 分布的变化对患者的治疗效果进行评估,及时调整治疗方案。检测肿瘤细胞相关的各种基因,如促癌基因中的 *Ras*、*Myc*、*p21*、*Bcl-2* 和 *CerbB-2* 等基因;抑癌基因如 *p53*、*RB* 和 *p16* 等;与肿瘤转移相关的基因 *CD44S*、*CD44V5*、*CD44V6* 和 *Nm23* 等;细胞凋亡相关基因 *Caspases-3*、*Annexin V*、*Survivin* 和 *CD95* 等;肿瘤相关抗原细胞角蛋白(cytokeratin,CK)、癌胚抗原(carcinoembryonic antigen,CEA)和上皮膜抗原(epithelial membrane antigen,EMA)等的检测和分析,可以获得肿瘤细胞基因表达特征;检测肿瘤患者的血液或肿瘤组织中的淋巴细胞及其亚群、巨噬细胞、树突状细胞和细胞因子等,得到各类肿瘤患者的免疫学标志特征。

总之，采用 FCM 对肿瘤及相关细胞各种参数的检测和分析，可以使肿瘤诊断学研究水平得到进一步提升。

三、流式细胞术在肿瘤干细胞检测中的应用

干细胞（stem cell）是组织及机体生长发育的基础，具有自我更新和无限增殖能力。肿瘤组织中绝大部分肿瘤细胞处于不增殖或有限增殖的状态，只存在少部分的细胞具有无限自我更新能力并能产生出异质性肿瘤细胞。由于其具有自我更新和无限增殖能力以及多向分化潜能，因此这样的细胞被称为肿瘤干细胞（cancer stem cell，CSC），其与肿瘤的发生、生长、转移和复发有密切关系，已被证实在 AML、肺癌、乳腺癌、胃肠道肿瘤和神经胶质瘤等中均存在。和正常的干细胞相比，还有其他相似之处：较高的端粒酶活性；迁移和转移有一定的组织和器官特异性；类似的表面标志物。但其与正常干细胞最明显的不同是 CSC 自我更新没有反馈调节，增殖分化是无序的。CSC 对常规治疗有抵抗性，具有再次形成肿瘤的能力，是肿瘤复发转移的根源，加深对 CSC 的理解和应用，在根治肿瘤和解决肿瘤复发转移等有极其重要的价值。CSC 在肿瘤组织中所占比例非常小，仅为 0.01%～2.00%，分离与鉴定较为困难。FCM 技术是目前应用最广泛的 CSC 的分离和鉴定方法，特异性与敏感性均较强，对已经具有明确的肿瘤干细胞表面特异性标志物的肿瘤，如胃癌（CD44$^+$）、肺癌（CD133$^+$）、肾癌（CD105$^+$）和乳腺癌（CD44$^+$/CD24$^-$/Low）等，可以直接使用肿瘤干细胞表面特异性标志物检测并分离纯化相应的 CSC。但在实际工作中，一般会采用两种或两种以上的方法来分离 CSC，以获得更多、纯度更高的 CSC，如利用无血清培养基（serum-free medium，SFM）培养富集后，再经过免疫磁珠分选法（magnetic activated cell sorting，MACS）或流式来分选出数量上和纯度上均满足要求的 CSC。对于目前仍未有表面标志物的肿瘤干细胞，可以利用侧群细胞（side population，SP）检测及分选 CSC。已证明大多数肿瘤细胞系中存在 SP 细胞，且这些 SP 细胞中富含 CSC。在 CSC 的表面有 ATP 结合区蛋白转运蛋白（ATP-binding cassette transporter，ABC）中的 ABCG2（ATP-binding cassette superfamily G member 2），其能将进入细胞内的核酸染料 Hoechst 33342 泵出细胞外，Hoechst 33342 是一种标记核酸的荧光染料，以非嵌入的方式与 DNA 链上的 A-T 碱基对特异性结合，在紫外光（最佳激发光为 355nm）激发下可发出两种荧光：蓝色和红色，发射光谱分别为 405～450nm 和 630～650nm，这种转运蛋白 ABCG2 泵出 Hoechst 33342 的功能会被维拉帕米所抑制，因此当加入维拉帕米后 SP 细胞群就会明显减少甚至消失。而 CSC 可将染料泵出，相应的荧光将明显降低，从而将这类 SP 细胞检测出来，这些 SP 细胞经鉴定就可确认为 CSC。

四、流式细胞术检测循环肿瘤细胞

循环肿瘤细胞（circulating tumor cells，CTC）是指自发或因诊疗操作自肿瘤原发灶脱落，进入血液循环的肿瘤细胞，对肿瘤的发生、发展、早期转移、疗效监测、预后评估及个体化治疗方面都有重要的临床意义。常用的 CTC 检测方法包括：免疫细胞化学、FCM、PCR、免疫磁珠分离检测法、光纤阵列扫描技术（fiber-optic array scanning technology，FAST）和 CTC 芯片等。一般情况下由于机体存在免疫识别、机械杀伤及自身凋亡等能力，大部分侵入循环系统的肿瘤细胞在短期内死亡，只有能与机体环境相匹配的极少数细胞才可存活下来。CTC 在外周血中数量相对较少，每 10^6～10^7 个白细胞中才有 1 个 CTC，精确分离很困难，

在已经发生肿瘤转移的患者中，CTC 的浓度会更高些。为了达到目前检测技术灵敏度的下限，需要对样本中的肿瘤细胞进行富集，但是富集技术本身易造成 CTC 的丢失，因此降低检测的敏感性。

FCM 检测 CTC 的能力主要依靠实验所用的标记，有很多标记被用于 CTC 的检测与分离，其中最为常用的是 CD326（EpCAM）和不同的 CK 亚类。但是，大量研究证实由于 EMT 过程，并不是所有的 CTC 都表达这些标记。考虑到 EMT 过程涉及 CSC，而在基于这些标记的试验中容易忽略 CTC。但是在几个临床研究中，使用这些上皮标记检测 CTC 的预后价值已被证实，可设想这些细胞（EpCAM$^+$ 和 / 或 CK$^+$ 细胞）是重要的转移起始细胞或 CSC 的替代品。有些报道也使用一些器官或肿瘤特异性标记来检测与分离 CTC，如 CEA、EGFR、PSA、HER-2、MUC-1、EphB4、IGF-1R、cadherin-11 和 TAG-72。总之，目前还没有报道对分离和检测所有的 CTC 有理想能力的标记（高表达和特异性），主要的问题在于这些标记在非肿瘤的正常细胞表达、白细胞异常表达或 CTC 亚群缺乏表达。早期，CTC 被确定为 CK$^+$/DAPI$^+$/CD45$^-$ 的完整细胞，特别通过 CD45 阴性来排除表达 CTC 标记的白细胞影响，以提高 CTC 检测的特异性。尽管有些细胞（CK$^+$/DAPI$^+$/CD45$^+$）的生物学及临床意义还不明确，但猜测这些细胞可能是白细胞吞噬了一个 CTC 或获得了造血细胞特征的 CSC。核染料 DAPI 用来排除带有阳性标记的细胞碎片和死细胞，有趣的是：有报道在去势抵抗性前列腺癌患者（castration-resistant prostate cancer）血液中所有 EpCAM$^+$/CK$^+$/CD45$^-$ 颗粒，其中小的肿瘤细胞的微粒，这些颗粒无论其 DAPI 的状态如何，都具有预后价值，如果一种颗粒数量的增加，该患者的生存率都是降低的。MFC 能同时检测更多的荧光参数，可增加 CTC 检测的特异性，但是常规的流式不能给予检测 CTC 的高敏感性，除了技术限制和检测的解析度，也因为抗原表达水平变化导致的设门困难。目前使用成像流式检测 CTC 更为普遍，成像流式的主要优势在于可以将几个标记、不同的分子进行原位荧光杂交（FISH）或细胞形态学（核浆比例）整合在一起观测，提高了 CTC 检测的特异性。为了进一步提高成像流式的通量和人为误差，采用计算机对获得图像进行分析，开发了 FAST，其通过收集使用大通量纤维束的荧光发射来实现比传统数字化显微镜快 500 倍的速度扫描细胞，5 分钟内可以完成 1 亿个有核细胞的扫描，此法灵敏度高，不必富集细胞就可以检测到稀少的 CTC，但设备价格昂贵。目前应用最为广泛的检测 CTC 的系统是 Cell Search 系统，它是唯一已通过美国 FDA 批准临床使用的检测 CTC 技术。其不需标本富集，使用 7.5ml 全血与包被了抗 EpCAM 抗体的磁纳米颗粒混合，然后将 EpCAM 阳性细胞用抗 CK 和抗 CD45 的荧光抗体分别检测内皮细胞及排除白细胞，最后用 DAPI 核染色来镜检细胞，确定 CK$^+$DAPI$^+$CD45$^-$ 细胞为 CTC。使用 Cell Search 系统在不同的实验室获得了比较一致的结果，其检测了不同类型的肿瘤患者 CTC 数量，已证实有预后价值，并预测化疗效果，如乳腺癌、前列腺癌和结肠癌，但 Cell Search 系统在检测 EMT CTC 时受到明显的限制。通过高通量 CTC 检测的敏感度达 99%；还能检测到部分标本中的 CTC 聚集，这些 CTC 聚集到底是从肿瘤块上掉落还是 CTC 在血管内皮上定植后在血管内形成的细胞团，目前不清楚，但是它们有很高的临床意义，因为可以推断 CTC 很容易定植在血管床并开始一个微小的癌转移。

对于特异性循环肿瘤细胞的检测技术研究还处于刚刚开始的阶段。特异性 CTC 的检测需要两个特定的前提：一是某一肿瘤特异性标志物，并且这一标志物在细胞膜上有高表达；二是需要拥有针对这一标志物的特异性强的并具高度亲和力的抗体。采用人肺腺癌细胞株 SPC.A1 的单克隆抗体 NJ001 进行荧光标记，建立 FCM 检测小细胞肺癌（small cell lung cancer，SCLCC）的方法。该技术只需要 100μl 外周血，检测 20 万个外周血单个核细胞（peripheral blood mononuclear cell，PBMC），就可对大多数的早期手术病例前后的 SCLCC 患者进行监测，且该检测技术具有较好的灵敏性、很高的准确性和特异性。通过收集 4ml 胃腺癌患者的外周血，利用其肿瘤细胞表面分子标志 CD54 和 CD44 双阳性特点，对富集的标本进行 CTC 检测，发现 CTC 数量与胃癌 TNM 分期明显相关，且细胞可继续培养；在另一项结肠癌研究中，发现结肠癌伴肝转移的患者的外周血中 CD133⁺CD54⁺CD44⁺ 的 CTC 数量高于无转移的结肠癌患者，该 CD133⁺CD54⁺CD44⁺ 细胞亚群与结肠癌的肝转移的存在相关性，结合腹部 CT 和 MRI 及 CEA 检测，可增加结肠癌患者检出肝转移的比例，敏感度为 88.2%，特异性 92.4%，为结肠癌肝转移提供了一个理想的细胞预测标记，为 FCM 检测 CTC 提供了新思路。

第三节　流式细胞术在免疫学中的应用 ▼

　　机体的免疫系统是否处于正常状态是检验机体患病与否的重要指标，因此 FCM 可为机体免疫状态的监测提供具有诊断意义的指标。FCM 分析 T、B 和 NK 等淋巴细胞水平，还分析这些淋巴细胞的亚群，计算其相互间的比例，了解淋巴细胞的分化状态和功能。同时，通过研究疾病患者的淋巴细胞亚群分析，对一些疾病如免疫性疾病、感染性疾病和肿瘤等的诊断、治疗、预后和免疫功能的重建具有重要的价值。T 细胞分为辅助性 T 细胞（helper T cell，Th cell）和抑制性 T 细胞（suppressor T cell，Ts cell），其中辅助性 T 细胞是 T 细胞中表面分化抗原簇标记为 CD4⁺ 的一种亚群，是迟发性超敏反应的启动者，是促使 B 淋巴细胞产生抗体的辅助性细胞，也是抑制性 T 细胞的诱导细胞，而抑制性 T 细胞表达 CD8，是细胞毒性 T 细胞介导反应的效应细胞，是抑制 B 细胞产生抗体的抑制性细胞，目前已经是临床检验中的常规检测项目。同时，在细胞免疫检测中还关注调节性 T 细胞（regulatory T cell，Tr cell），其免疫表型为 CD25⁺CD4⁺CD127⁻/LowFoxP3⁺，负责调节机体免疫反应，通常起着维持自身耐受和避免免疫反应过度损伤机体的重要作用。调节性 T 细胞有很多种，是目前研究最活跃的 T 细胞。记忆 T 细胞（memory T cell）表达 CD45RO⁺CDRA⁻，可记忆特异性抗原刺激，在再次免疫应答中起重要作用。通过细胞内一些细胞因子，以此来监测机体的免疫状态，并可作为诊断、治疗相关疾病的重要依据。由于细胞免疫功能受多种因素影响，如机体的生理及病理状态，故应结合临床对其做出正确判断。细胞免疫参数的异常对诊断获得性免疫缺陷病具有重要的价值。当 CD4/CD8 淋巴细胞的比值下降，CD4⁺ 淋巴细胞的绝对值明显下降，则高度疑为获得性免疫缺乏综合征（acquired immune deficiency syndrome，AIDS），但此种情况也可见于其他疾病，因此还需作进一步检查以明确诊断。其他免疫功能性疾病的诊治，例如肾移植后患者的 CD4/CD8 淋巴细胞比值>1.2 时，预示急性排斥反应即将发生；比值<0.8 时，则感染的可能性大；如系统性红斑狼疮（systemic lupus erythematosus，SLE）患者的淋巴细胞水平可反映该病的活动情况及和器官累及程度，伴有严重肾功能损害的 SLE 患者可出现低 CD4、高 CD8 的现象。有研究者用抗 CD3 单克隆抗体刺激 SLE 活动期和缓解期患者，然后用 FCM 对患者外周血 T 细胞 CD40 配体（CD40L）的表达进行分析，发现 CD40L 与 B 细胞表面的 CD40 连接后的 CD40L-CD40 的刺激作用在 SLE 发病机

制和病程中起着重要作用。HLA-B27 与强直性脊柱炎等一系列关节病有不同程度的正相关，在强直性脊柱炎患者中用 FCM 检测 HLA-B27 抗原阳性率高达 92.6%。应用 HLA-B27/HLA-B7 双色标记或 HLA-B27 及其亚型 HLA-B2708 双抗体检测，以减少干扰反应。CD23 表达的增加与变态反应性疾病、自身免疫性疾病、肾病综合征有关，而且阳性率与病情严重程度呈正相关，治疗有效后 CD23 细胞减少。

原发性免疫缺陷病（primary immunodeficiency disorders，PIDD）常发生在婴幼儿，患者反复感染，严重威胁生命，部分患者早期诊断可获得有效的治疗，故及时诊断仍很重要。目前已发现 250 种不同的 PIDD，按免疫缺陷性质的不同，可分为体液免疫缺陷为主、细胞免疫缺陷为主及两者兼有的联合性免疫缺陷三大类。此外，补体缺陷、吞噬细胞缺陷等非特异性免疫缺陷也属于 PIDD。我国各类 PIDD 的确切发病率尚不清楚，其中大多数患者为体液免疫缺陷和联合免疫缺陷。很多 PIDD 的诊断都需要流式试验结果的支持，FCM 也已成为 PIDD 诊断与分类的快速且敏感的工具。PIDD 患者的流式检测已经不仅限于直接检测特殊细胞群，也包括特殊的细胞表面及胞内蛋白的检测，最近还用于与 PIDD 相关的细胞功能的检测。PIDD 患者相关的异常淋巴细胞群（或亚群）的状态对疾病的具有重要的作用。部分患者可能有一种或几种淋巴细胞群减少，由于 T 淋巴细胞占血液中淋巴细胞的 60%～75%，任何对 T 细胞发育有干扰或障碍的疾病都会造成淋巴细胞减少，因此对 PIDD 患者的初筛方法是检测淋巴细胞的绝对数（T、B 和 NK 细胞），并将结果和相应年龄的参考值比较。在重症联合免疫缺陷病（severe combined immunodeficiency，SCID）患者可以根据其受累的淋巴细胞群分为 4 类：$T^-/B^-/NK^-$、$T^-/B^-/NK^+$、$T^-/B^+/NK^-$ 和 $T^-/B^+/NK^+$ 的 SCID。其中亚效 SCID 突变和母体植入（仅在典型的 SCID 部分患者）的患儿会导致外周血 T 淋巴细胞不是 $CD45RA^-CD45RO^+$ 的初始细胞（naïve cells），而相比正常新生儿，见到的初始 T 细胞则占大多数。另外在亚效 SCID 突变或母体植入的患者的外周血 T 淋巴细胞常表达 HLA-DR。患者有 T 细胞明显减少而 B 细胞和 NK 细胞正常，是 $T^-/B^+/NK^+$SCID，也可能是先天性胸腺萎缩（狄乔治综合征，DiGeorge syndrome）。而 $T^-/B^+/NK^+$ SCID 和 DiGeorge syndrome 最为明显的区别在于后者有颅面骨畸形、由于甲状旁腺功能低下导致的低钙血症和（或）心脏疾病。为确定诊断，将进一步通过将 CD31 或 CD62L 和 CD45RA 一起检测以确定外周血初始 T 细胞的存在。血液及淋巴组织中的双阴性 T 细胞（double negative T cell，DNT）（$\alpha\beta\ TCR^+CD3^+CD4^-CD8^-$）增加提示患有自身免疫性淋巴增生综合征（autoimmune lymphoproliferative syndrome，ALPS）。ALPS 推荐的诊断标准是在正常或升高的淋巴细胞的患者，其 TCRαβ DNT 细胞要大于或等于总淋巴细胞数的 1.5% 或总 T 淋巴细胞数的 2.5%，且 ALPS 患者的 DNT 细胞是一个均一的细胞群，表达 CD45 RA、CD57、CD27、CD28、HLA-DR 和穿孔素，缺乏 CD45RO 和 CD56。与健康人血中 DNT 细胞的异质性表达形成明显的对比。最近也发现低免疫球蛋白血症患者，特别是普通变化型免疫缺陷病（common variable immunodeficiency，CVID）患者，其 B 细胞亚群发生了变化，尤其是记忆性 B 细胞亚群（$CD27^+$）。在 X 连锁高 IgM 综合征患者（X-linked hyper IgM syndrome），发现其 $CD4^+$ 细胞在活化后 CD40L（CD154）表达。在孟德尔易感分枝杆菌病患者（mendelian susceptibility to mycobacterial disease，MSMD）检测单核细胞上干扰素 γ 受体 -1（interferon gamma receptor-1）的表达，对其亚型进行鉴别：常染色体隐性遗传异常（受体表达缺乏）或常染色体显性遗传异常（受体表达增加）。因为 IL-12 受体 β1 分子不会表达在非活化的 T 细胞上，MSMD 患者可通过流式检测活化后的 T 细胞上 IL-12 受体 β₁ 分子表达，常发现有异常。1 型白细胞黏附缺陷症（Leukocyte adhesion deficiency，LAD）的病因是白细胞表面整合素 β₂ 异常表达，可检测细胞表面的 CD18 来诊断，也可测定 CD11a、b 和 c 表达。在 1 型 LAD 患者，CD18 表达常低于正常人的 5%～10%，并且中性粒细胞活化后也不像正常人的 CD18 增加。而 2 型 LAD 患者有岩藻糖基化异常，在确定 CD15S 缺乏合并有罕见 Bombay 血型后可以确定诊断。如在先天性发育不良综合征中 FCM 分析发现外周血总的 T 细胞（CD3⁺）减少，CD4⁺ 和 CD8⁺ 细胞均减少，T 细胞受体（T cell receptor，TCR）αβ 分子表达减少，γδ 分子表达正常，CD4/CD8 比例升高，随着患者年龄的增加 CD8⁺ 细胞数增多。还有部分 PIDD 患者与其胞内蛋白表达缺陷有关，也利用流式进行诊断和评估，如 Wiskott Aldrich 综合征（Wiskott Aldrich syndrome，WAS）患者可检测胞内的 Wiskott Aldrich 蛋白（WASP）；在 X 连锁无丙种球蛋白血症患者（X-linked agammaloglobulinemia，XLA），即使在患者缺乏 B 细胞时，可检测单核细胞或血小板的 Bruton 酪氨酸激酶（Bruton's tyrosine kinase，BTK）可作为一个筛选试验。实验室筛查 X 连锁免疫异常调节、多种内分泌异常及肠病患者（immune dysregulation，polyendocrinopathy，enteropathy，X-linked，IPEX）可通过流式检测 CD4⁺T 细胞表面 CD25 和胞浆 FoxP3，IPEX 患者的确诊标准是男性患者的 CD4⁺T 细胞内无 FoxP3 表达。最近，流式还用于评估细胞特殊的功能特征，其对 PIDD 诊断也很有用。最常使用的功能试验就是利用双氢罗丹明实验（dihydrorhodamine 123，DHR）评估粒细胞活化后的氧爆发。用佛波酯（phorbol myristate acetate，PMA）活化细胞，负荷有 DHR 的正常人粒细胞的荧光明显增加（>100 倍），相反，慢性肉芽肿病（chronic granulomatous disease，CGD）患者由于 DAPDH 氧化酶的功能异常，没有氧爆发或氧爆发明显降低而导致 PMA 活化后荧光明显减弱。并且用 DHR 流式检测法得到的氧化异常的程度与患者的临床表现相关，此法也可用来评估 X 连锁的 CGD 的女性亲戚中的携带者。家族性噬血细胞综合征（familial hemophagocytic lymphohistiocytosis，FLH）与异常的 NK 细胞功能有关，常检测 NK 细胞的 CD107a，使用和特殊的靶细胞（如 K562 细胞）培养后，正常的 NK 细胞表达 CD107a。在干扰素 γ 受体 1 或干扰素 γ 受体 2 缺乏的患者，加入干扰素 γ 后流式检测到 STAT1 磷酸化缺乏，同样的原理，对于 MSMD 和 IL-12 受体缺乏的患者，可在将 IL-12 加入未活化的 T 细胞后检测 STAT4 磷酸化缺乏。

第四节 流式细胞术在临床微生物学中的应用 ▼

流式可用于直接检测细菌、真菌、寄生虫和病毒。由于培养的微生物被认为是一致的群落，用平均值足够描述，因此微生物的研究通常在群落水平。但是 FCM 具有快速、灵敏、精确并能进行多参数分析的特点，可用于研究临床微生物致病源异质性。早期，利用前向光散射和红色荧光信号可以鉴别两种念珠菌：Candida lusitaniae 和 Candida maltosa。另外可通过不同的蛋白定量来鉴别在混合培养中的不同微生物或使用双荧光参数鉴别特殊的真菌孢子，如用 Calcofluor 和 PI 检测曲霉菌、毛霉菌、芽孢菌和镰刀菌，其中 Calcofluor 结合孢子壁内的几丁质，PI 染核酸。使用几种荧光染料、抗体或寡核苷酸偶联物并结合大小是最为简单的流式鉴定微生物的方法。另外，流式也用于简单快速检测微生物活力。饥饿和环境压力对细菌膜电位的影响可以用荧光染料来鉴别死的、活的和静息的细胞。流式还可使用自发性荧光物质 NADPH 和黄素作为代谢状态标记研究微生物的代谢。也有使用两种以上的荧光染料研究微生物的 DNA、蛋白、氧化物、胞内 pH 和革兰性质确定等。

细菌核酸双染法是同时用渗透性染料（SYBR green）和非渗透性染料（PI），该方法可鉴别活的、膜损伤的和膜完整的细菌。但是其结果与传统的平板法结果不一致，比较适合于检测水中细菌的活力，也可用于快速检测细菌的活的非可培养状态（viable but non-culturable state），该状态常规方法不能检测。在鲍曼不动杆菌静止培养时，在细菌的表面形成一层生物膜（biofilm），用流式可确定与生物膜相关的蛋白；用流式光散射来确定、定量和富集由内生孢子形成的厌氧菌 Clostridium acetobutylicum 的孢子，可检测孢子形成的实际状态、准确定量参与孢子形成的细菌群的比例和分选并富集随后分析的细菌群。

也可使用包被了针对微生物的抗体的不同荧光的微球来直接检测微生物，并通过相应的标准浓度的微球来实现快速、准确定量微生物，可分别检测 10^3、10^4 和 10^5cfu/ml 的大肠埃希菌、沙门菌和李斯特菌。此法也可检测细菌毒素，霍乱毒素、葡萄球菌 B 型肠毒素和蓖麻毒素的检测低限分别为达 1.6ng/ml、0.064ng/ml 和 1.6ng/ml。

当大肠埃希菌和金黄色葡萄球菌混悬在磷酸盐缓冲液中时，流式易于检测并鉴定它们，但当它们共存在于灭菌牛奶中时则不能区分，主要是由于蛋白和脂肪球的存在，它们可以非特异性结合荧光染料和干扰细菌的染色和检测。可采用离心去除脂肪和蛋白酶 K 降解蛋白，使流式能鉴别细菌，其敏感度为 10^4 个细菌/ml 牛奶。

而对于真菌，杰氏肺孢子菌（Pneumocystis jirovecii）是一种导致免疫抑制患者严重肺炎的机会致病真菌。有学者用流式和免疫荧光法平行检测了 420 例患者呼吸道标本的杰氏肺孢子菌，并将结果与通过特异的抗肺孢子虫病治疗确定的临床诊断比较，所有免疫荧光法检测阳性的患者的流式检测结果均为阳性，有 8 位患者被常规技术诊为阴性，但流式检测为阳性，这些患者有呼吸道症状并对特异的抗肺孢子虫病治疗反应良好，最后被确认为真阳性，与临床诊断比较，流式检测杰氏肺孢子菌的敏感度和特异性均为 100%，为临床检测呼吸道标本中的杰氏肺孢子菌提供了新的诊断方法。

近年来，有很多流式应用于检测疟原虫，主要是用不对称的花氰核酸染料：SYTO 和 YOYO。这些染料是非 DNA 选择性的且结合能力强，结果背景荧光弱，可以较容易地检测到较小的疟原虫单倍体。间日疟原虫（Plasmodium vivax）易于进入网织红细胞，使用间日疟原虫达菲结合蛋白 II（P. vivax Duffy binding protein region II，PvDBP-RII）重组蛋白为模板，该蛋白结合所有表达达菲受体的红细胞，区别结合成熟红细胞和网织红细胞，开发了双色流式红细胞结合试验（flow cytometric erythrocyte binding assay，F-EBA），该方法优于传统的红细胞结合试验。也可使用隐孢子虫（Cryptosporidium parvum）特异抗体，可以特异检测非常低浓度（$2×10^3$ 个卵囊/ml）的隐孢子虫卵囊，这对于公共健康和有效治疗的研究至关重要。

对于病毒，现在可以检测多种病毒：如 CMV、HSV-1、HSV-2、HCV 和 HIV-1 等，根据它们病毒抗原量来确定患者的感染期（初始期、早期和晚期），也可以监测 HIV 患者的抗病毒治疗，如 $CD4^+$ T 细胞计数、CD4 含量和病毒负荷等。也可基于 MFC，借助于可特异性识别细胞表面单克隆抗体的特征，不但可以同时检测单个受病毒感染细胞的多个参数，而且还可以定量受病毒感染细胞数。这些参数可以是相关的特殊成分、感染细胞或病毒组分

（蛋白或核酸）。也可使用针对不同病毒的抗体同时检测标本中的几种病毒，可以实现同时检测在临床标本中来自植物、动物或人的病毒。CBA 技术是 FCM 的一个新应用，将微生物抗原与特异性抗体包被的微球结合，由于抗原的遮蔽效应，从而使荧光微球的发散光减弱，通过检测发散光强度的降低来进行诊断。用标记不同大小的荧光微球，可同时检测同一标本的多种病原体，这种方法也可用于真菌、寄生虫、病毒及这些病原体的混合感染的检测。

利用荧光标记抗体，FCM 不仅可检测病原菌及其毒素、血清抗体，还应用于抗生素的敏感性试验。借助于可特异性识别细胞表面单克隆抗体的特征，能够定性、定量地检测受感染细胞。FCM 在体外抗生素的药敏试验中，依据荧光标记的抗体与病原体结合后所产生的不同强度的荧光，间接地反映出病原体活性及其功能状态，从而判断病原体对抗生素的抗性，较短时间即可得出检测结果，尤其适用于急需药敏报告的重症感染病菌的检测，目前此方法已被临床实验室用做常规的药敏试验。

作结核分枝杆菌的药敏试验时经典的方法需要 2 个月，而使用流式试验，将分离的结核菌在有和没有抗结核药物的结核菌生长显示管中培养 72 小时，加热杀菌后，用 SYTO 16 染色，最后用流式分析，通过比较有和无抗结核药物共培养的结核菌的荧光强度，可以将结核菌分为药物敏感、中度敏感和耐药。而细菌对不同的抗生素有减少或增加它们的膜电位，对抗生素易感的活细菌显示绿色荧光降低，而死的细菌则红色荧光增加。将 GFP 或 ZsYellow 荧光标记基因导入结核菌，临床前评估证实加入利福平和链霉素可消除易感结核菌的荧光，而医源性的耐药结核菌不会，使测定结核菌耐药性能在 24 小时内完成。该检测不需要加入底物，可检测小于 100 个菌体，能检测混合菌群中的耐药菌，且荧光耐受甲醛固定，提供更安全的 MDR-TB 和 XDR-TB 检测。

第五节　流式细胞术在器官移植中的应用 ▼

流式也可纯化用于细胞治疗的特殊的细胞群，CD34+ 作为人造血干 / 祖细胞标记，可以用流式分离和纯化 CD34+ 细胞用于移植。肿瘤患者在常规化疗后复发或常规化疗不能长期缓解，可以用高强度的化疗和放疗，然后用自体干细胞解救而获得缓解。临床上，使用流式分离的自体 CD34+ 干细胞有可能有效去除污染的肿瘤细胞，减少由于在干细胞移植物中再输入污染的肿瘤细胞带来的疾病进展的风险。有研究在乳腺癌、非霍杰金淋巴瘤和多发性骨髓瘤等患者自体移植中使用了流式分选获得的高度纯化 CD34+ 干细胞。这些研究证实了高纯度的造血干细胞移植可以获得持久的造血重建并提示大于 5 个数量级的体外肿瘤细胞去除的自体干细胞产品移植可以使复发的肿瘤患者持久缓解。虽然流式可以鉴别其他有治疗潜力的细胞群，如 FoxP3+ 的 T 调节细胞，但由于其鉴定时细胞需要固定，使其流式分离活细胞用于治疗目的不能实现。

可用 FCM 对供者与受者进行人白细胞抗原（human leukocyte antigen，HLA）配型分析。也可检测受者血清中抗供者的抗 HLA 抗体，该抗体可以在输血、曾经的移植或妊娠后产生。如果受者血清中存在针对供者的循环抗体，就会同供者的淋巴细胞结合，在加入荧光素的二抗来显示这种结合，就可在移植前后发现高风险抗体，以判断供者与受者之间是否合适。近年来，开发了基于流式的同时检测 100 种 HLA 双色荧光微球。每个微球的反应，通过测定"报告"荧光的强度来确定该反应是阳性或阴性。HLA 抗原包被的微球被用来鉴定患者血清中的 HLA-Ⅰ和（或）Ⅱ抗体。已有多个研究证实由微球确定的供者特异抗体的流式配型试验阳性和早期的移植排斥及移植失败有很强的相关性。这一新技术的应用导致了全美国在致敏受者对实质器官的分配发生了明显的变化。现在这种高通量的技术能很容易地应用于每个配置了流式的 HLA 配型实验室，非常敏感且具有特异性，能够准确检测出干细胞或实质器官移植患者的具有临床意义的单个氨基酸可预测的 HLA 分子间序列的差异性。

移植后的免疫表型监测也很重要，当患者 CD3⁺、CD25⁺ 细胞持续增加时提示开始发生排异反应；CD4/CD8 比值低下的患者排斥反应发生较多，受者血清中产生抗供体细胞抗体预后较差，应及时监测以便进行抗排斥的预防和治疗；检测受者免疫系统的细胞成分及亚型，有助于排异反应、感染和药物中毒等临床症状的鉴别诊断。也分析 T 细胞受体来确定免疫抑制治疗方式及剂量，更有利于移植物在受者体内生存。

第六节　流式细胞术在中医药研究中的应用

FCM 可用于单味中药有效成分的作用效果测定分析。在复方苦参方剂对大肠癌 LoVo 细胞体外增值凋亡的影响研究中，分析 DNA 含量及细胞周期，发现 LoVo 细胞可检测亚 G_1 峰，凋亡率与对照组相对比例增高；细胞周期分析发现 S 期阻滞现象，表明复方苦参方剂具有一定的抑制肿瘤细胞增殖和诱导凋亡的作用。在慢性阻塞性肺疾病的肺气虚证、肺阴虚证患者中 CD4⁺ 和 CD4⁺/CD8⁺ 均降低，CD8⁺ 升高，说明肺气虚证与肺阴虚证患者均存在细胞免疫功能低下。中医药治疗艾滋病有很多研究，发现气阴两虚和肺肾不足型的艾滋病患者，气郁痰阻、瘀血内停型及脾肾亏虚、湿邪阻滞型患者以 CD4⁺T 细胞<100 个 /μl 多见，热毒蕴结、痰热壅肺型与肝经风火、湿毒蕴结型患者以 CD4⁺T 细胞≥100 个 /μl 多见。CD4⁺ T 细胞<100 个 /μl 的患者，症状、全身状况、心脑、肺和脾胃系积分均高于 CD4⁺ T 细胞≥100 个 /μl 的患者，差异有显著性意义。还有研究发现，艾滋病的中医证型分布与 CD4⁺T 细胞淋巴细胞的数量有关，在 0~50 个细胞 /μl 的患者以虚实夹杂证最多，51~200 个细胞 /μl 的患者以虚证最多，>200 个细胞 /μl 的患者均以热证最多见。也发现患者的中医症状和体征积分存在显著的性别差异，而 CD4⁺T 细胞计数未能表现出相应的变化。通过流式检测患者血液中的 T 淋巴细胞比例和绝对数，比较药物治疗组与非治疗组之间的差异性，判断药物的疗效，发现了很多中药能够抑制 CD4⁺T 细胞数量的快速降低，证实中药对艾滋病有确切的治疗作用。但在流式应用中存在检测指标少和缺乏质量控制等不足。自然流产连续发生 2 次或 2 次以上者，称为复发性自然流产（recurrent spontaneous abortion，RSA），免疫病因学分析证实封闭抗体（blocking antibody，BA）缺失是其主要病因之一，中医药具有良好的临床疗效。在比较中药治疗（益肾毓麟汤）、中药联合免疫治疗（淋巴细胞体外诱生注射法）两种孕前治疗方法对 BA 低下性 RSA 患者免疫调节的疗效研究中，流式检测了患者对配偶 T 淋巴细胞 CD3、CD4 及 CD8 抗原的封闭效率，发现两组患者治疗后体内封闭抗体对其丈夫的 CD3 和 CD4 抗原的封闭效率较治疗前均有所上升。治疗后，中药组妊娠成功率为 92.31%；中药联合免疫组妊娠成功率为 90.0%，均明显高于对照组。提示中药改善孕妇机体免疫状态，为今后 RSA 中医药治疗拓展了方向。

第七节 流式细胞术在精子检测中的应用 ▼

FCM 为精子功能研究提供了一种高通量、多参数的检测手段和工具，有助于阐明新型外用避孕药的药效和作用机制。在外用避孕药对精子功能评估中，主要包括精子质膜完整性、DNA 完整性、顶体反应、线粒体功能、氧化应激和精子凋亡等方面。这些同样也可用于男性不育症精子质量检测，是诊断男性不育症的重要手段。常规的精液检查只能反映精子的形态特征和有限的功能，不能为生育能力提供准确评估的依据，用 FCM 检查精液可把定性的描述变成定量的研究，提高了实验结果的准确性，得到不同时期的细胞数据及精子形态指标，对临床诊断精子发生障碍的性质、原因和程度提高了客观依据，可对少精子、弱精子和无精子症的判断、治疗及疗效的观察做出正确的评价，为客观评价男性生育能力提供有力的依据和新方法。有研究建立了荧光染料双标法 FCM 检测精子质膜完整性方法，质膜完整的活精子被 SYBR 染成绿色；质膜破损的死精子被 PI 染成红色；处于过渡状态的精子，同时染上两种荧光，这样可以判断出精子的实际生理状态，感染患者的质膜完整的精子比例明显降低，死的和过渡状态的精子明显升高，为临床治疗提供辅助诊断。在男性年龄增长对精子影响的研究中，发现男性年龄增长可能导致前向运动精子比例减少，正常形态精子比例降低，精子凋亡增加，完整精子比例降低，在生育过程中，男性年龄应引起关注。在男性不育人群中生殖道感染中起作用的主要微生物是溶脲脲原体和沙眼衣原体，它们是导致男性不育的重要危险因素。感染可通过破坏精子细胞膜导致精子损害，影响精液的理化性质，还可直接侵入生精细胞，干扰精子的发生和代谢等导致不育。近年来，基于生物标记的精子分析提升了男性不育症的治疗。MFC 可以使用更多的参数来评估精子的状态，用流式分析基于阴性标记的方法关注针对缺陷的精子特有的蛋白和配体分子，而不管精子的形态表现，包括：精细胞特异硫还原蛋白 SPTRX3/TXNDC8，该蛋白在有缺陷的精细胞的核泡及广泛的胞质中；泛素（ubiquitin），一类小分子蛋白，泛素间可以通过酶促反应相互连接，进而介导靶蛋白降解，发现在有缺陷的睾丸后精子表面上和在受损的精子生成的部位的蛋白聚集物中，精液中的泛素与生育能力和常规精液参数负相关。结合精子的凝结素扁豆凝集素（lens culinaris agglutinin，LCA），提示精子表面改变；花生凝集素（arachis hypogaea/peanut agglutinin，PNA），反映精子顶体变形或损伤。顶体后致密板 WWI 区结合蛋白（postacrosomal sheath WWI domain binding protein，PAWP），提示受孕过程中卵细胞活化，人和动物的有缺陷的精子是该蛋白缺乏或异常表达的，流式检测 PAWP 与辅助生殖治疗不育症的效果有关。基于上述标记的实验混合成 MFC 的精液筛选方案，精子的表面表达凝结素和泛素被开发出了基于纳米颗粒的牛精液纯化方法，并被牧场人工授精试验所证实是可行的。这些进展使流式技术与基于基因/蛋白组学生物标记发现携手前进，为生殖医学带来更加光明的前景。

第八节 流式细胞术研究进展 ▼

近年来，FCM 性能不断提升，主要体现在多色（多参数）和高通量。在 MFC 发展不断推进，2014 年有公司推出了 MoFlo Astrios EQ 超高速流式分选系统，该系统是一款空气中激发的分析分选系统,采用增强的双前向角散射光检测(eFSC)技术,可对直径为200nm 至 30μm 的颗粒同时执行检测和分选任务。配置 7 根激光器及独立光孔,最多可选包含散射光信号在内的 51 个参数的信号(同时采集 32 个参数信号),单文件存储能力大于 $1×10^9$ Events,具有可在单个装置内同时执行高速细胞分选和微颗粒检测的优势。最新的 FACSymphony™ A5 流式细胞仪使用了超静音 VPX 电子系统,最多可同时安装 10 个激光器,可在单一激光器上搭配多达 10 个参数的十角形检测器,支持高达 50 个高性能光电倍增管,配置满足当下的需求并为未来的提升预留空间,并且提高了检测灵敏度,可识别和分析各类稀有细胞。同时有 OptiBuild™ 定制试剂按需求提供,可得到数百种与 Horizon Brilliant™ 系列染料相关的定制试剂,可在较短周期内得到小量试剂。这种新的产品组合有超过 1 000 种新发布的染料,提供了丰富的抗体染料搭配。这些新的多参数和高通量的 FCM 的应用能极大地提升我们对于复杂细胞组群、单细胞分析和细胞功能等方面的解析力和认知。

此外,FCM 研发打破传统激光照射颗粒、发射荧光和检测荧光的局限,通过学科交叉、设计理念提升和技术融合,各流式生产商提供了系列新设备。微流控芯片 FCM(microfluidic impedance flow cytometry),是基于微流控分析技术通过微机电加工,将试样预处理、反应、分离和检测等单元集成到单片芯片内,其中的微流控芯片的通道尺度一般为几微米至数十微米间,与细胞的直径相近,并通过芯片网络化的通道结构有利于对细胞进行精确的操控。因此,采用微流控技术实现 FCM 的微型化和便携化,具有特殊的优势。这种小型 FCM 具有结构简单、操作方便、体积小、价格低廉等特点。声波聚焦 FCM 是采用 2MHz 超声波将细胞聚焦于流动室的中轴上,代替传统的流体动力,声波聚焦不受进样速率的影响,与样本 - 鞘液的比例无关,可以采集更多的光子,实现在极高的样本流量情况下的高精确度分析,最快进样速度可达 1 000μl/min,单样本实验可收集 $2×10^7$ 个颗粒信号,可快速检测稀有细胞;质谱流式细胞仪(mass cytometry)将传统 FCM 与质谱分析技术相结合,采用放射性核素标记特异性抗体,其中的电感耦合等离子体(inductively coupled plasma,ICP)质谱装置具有非常宽的原子量检测范围(88~210Da),因此可以对单个细胞同时检测上百个不同的参数;利用该原理对样本进行多参数检测,克服了常规流式荧光素发光光谱相互干扰导致的波谱重叠、影响分辨的问题;同时,用来作为标签的金属元素在细胞中的含量极低,而金属标签与细胞组分的非特异性结合能力极低,所以信号的背景极低;成像流式细胞仪(imaging flow cytometry)将传统的 FCM 的荧光信号与荧光显微镜的形态学结合,用 CCD 高速成像代替了 PMT 收集数据,基于拍摄到的每个分析细胞或颗粒的图像分析,不仅可以根据细胞或颗粒的荧光信号强度,还可以结合荧光信号的亚细胞定位及形态等,进行细胞或颗粒亚群定性及定量分析。质谱流式细胞仪和成像流式细胞仪被称为二代流式细胞仪。实时变形性 FCM(real time deformability cytometry)是利用各种细胞的内在特性 - 变形能力,对无标记的目标细胞分析,其主要用于检测细胞骨架变化、细胞周期鉴别、干细胞分化示踪和全血中的细胞组分确定等,这种无标记的细胞分析方法为流式细胞分析拓展了更大的空间。

综上所述,FCM 诞生 40 余年以来,得到突飞猛进的发展,作为临床实践和科研的一种重要手段已经得到了广泛应用。随着各研究领域的不断深入,分子生物学和荧光素技术的进一步发展,流式细胞分析技术与方法的迅速发展,FCM 在临床科研应用范围也不断拓展，将促使 FCM 在临床科研中发挥更大的作用，并将更广泛、更深入地推动临床医学发展。

（孟文彤）

参 考 文 献

1. TOOZE SA, YOSHIMORI T. The origin of the autophagosomal membrane[J]. Nat Cell Biol, 2010, 12(9): 831.

2. CHIKTE S, PANCHAL N, WARNES G. Use of LysoTracker dyes: a flow cytometric study of autophagy[J]. Cytometry Part A, 2014, 85(2): 169-178.

3. MARI M, TOOZE SA, REGGIORI F. The puzzling origin of the autophagosomal membrane[J]. Biol Rep, 2011, 3: 25.

4. THOMAS S, THURN KT, BICAKU E, et al. Addition of a histone deacetylase inhibitor redirects tamoxifen-treated breast cancer cells into apoptosis, which is opposed by the induction of autophagy[J]. Breast Cancer Res Treat, 2011, 130(2): 437.

5. PHADWAL K, ALEGRE-ABARRATEGUI J, WATSON AS, et al. A novel method for autophagy detection in primary cells: impaired levels of macroautophagy in immunosenescent T cells[J]. Autophagy, 2012, 8(4): 677.

6. VAN DONGEN JJ, LHERMITTE L, BOTTCHER S, et al. EuroFlow antibody panels for standardized n-dimensional flow cytometric immunophenotyping of normal, reactive and malignant leukocytes[J]. Leukemia, 2012, 26(9): 1908.

7. KALINA T, FLORES-MONTERO J, VAN DER VELDEN VH, et al. EuroFlow standardization of flow cytometer instrument settings and immunophenotyping protocols[J]. Leukemia, 2012, 26(9): 1986.

8. KALINA T, FLORES-MONTERO J, LECREVISSE Q, et al. Quality assessment program for EuroFlow protocols: summary results of four-year (2010-2013) quality assurance rounds[J]. Cytometry Part A, 2015, 87(2): 145.

9. VAN DONGEN JJ, ORFAO A, EUROFLOW C. EuroFlow: Resetting leukemia and lymphoma immunophenotyping. Basis for companion diagnostics and personalized medicine[J]. Leukemia, 2012, 26(9): 1899.

10. PORWIT A, VAN DE LOOSDRECHT AA, BETTELHEIM P, et al. Revisiting guidelines for integration of flow cytometry results in the WHO classification of myelodysplastic syndromes-proposal from the International/European LeukemiaNet Working Group for Flow Cytometry in MDS[J]. Leukemia, 2014, 28(9): 1793.

11. GARCIA-MANERO G. Myelodysplastic syndromes: 2014 update on diagnosis, risk-stratification, and management[J]. American journal of hematology, 2014, 89(1): 97.

12. ARBER DA, ORAZI A, HASSERJIAN R, et al. The 2016 revision to the World Health Organization classification of myeloid neoplasms and acute leukemia[J]. Blood, 2016, 127(20): 2391.

13. BURBURY KL, WESTERMAN DA. Role of flow cytometry in myelodysplastic syndromes: diagnosis, classification, prognosis and response assessment[J]. Leukemia & lymphoma, 2014, 55(4): 749.

14. EIDENSCHINK BRODERSEN L, MENSSEN AJ, WANGEN JR, et al. Assessment of erythroid dysplasia by "difference from normal" in routine clinical flow cytometry workup[J]. Cytometry Part B, 2015, 88(2): 125.

15. ALHAN C, WESTERS TM, CREMERS EM, et al. The myelodysplastic syndromes flow cytometric score: a three-parameter prognostic flow cytometric scoring system[J]. Leukemia, 2016, 30(3): 658.

16. ALHAN C, WESTERS TM, CREMERS EM, et al. High flow cytometric scores identify adverse prognostic subgroups within the revised international prognostic scoring system for myelodysplastic syndromes[J]. British journal of haematology, 2014, 167(1): 100.

17. 王斐, 徐淑琴, 崔巍. 流式细胞术检测骨髓增生异常综合征免疫表型分析及临床应用前景. 中华检验医学杂志, 2016, 39(5): 332.

18. WENG XQ, SHEN Y, SHENG Y, et al. Prognostic significance of monitoring leukemia-associated immunophenotypes by eight-color flow cytometry in adult B-acute lymphoblastic leukemia[J]. Blood cancer journal, 2013, 3: e133.

19. GARAND R, BELDJORD K, CAVE H, et al. Flow cytometry and IG/TCR quantitative PCR for minimal residual disease quantitation in acute lymphoblastic leukemia: a French multicenter prospective study on behalf of the FRALLE, EORTC and GRAALL[J]. Leukemia, 2013, 27(2): 370.

20. DEL PRINCIPE MI, BUCCISANO F, MAURILLO L, et al. Minimal Residual Disease in Acute Myeloid Leukemia of Adults: Determination, Prognostic Impact and Clinical Applications[J]. Mediterranean journal of hematology and infectious diseases, 2016, 8(1): e2016052.

21. OSSENKOPPELE G, SCHUURHUIS GJ. MRD in AML: does it already guide therapy decision-making?[J]. Hematology American Society of Hematology Education Program, 2016, 2016(1): 356.

22. ZEIJLEMAKER W, KELDER A, OUSSOREN-BROCKHOFF YJ, et al. Peripheral blood minimal residual disease may replace bone marrow minimal residual disease as an immunophenotypic biomarker for impending relapse in acute myeloid leukemia[J]. Leukemia, 2016, 30(3): 708.

23. SCHRAPPE M. Detection and management of minimal residual disease in acute lymphoblastic leukemia[J]. Hematology American Society of Hematology Education Program, 2014, 2014(1): 244.

24. SUTHERLAND DR, KEENEY M, ILLINGWORTH A. Practical guidelines for the high-sensitivity detection and monitoring of paroxysmal nocturnal hemoglobinuria clones by flow cytometry[J]. Cytometry Part B, 2012, 82(4): 195.

25. SUTHERLAND DR, KUEK N, DAVIDSON J, et al. Diagnosing PNH with FLAER and multiparameter flow cytometry[J]. Cytometry Part B, 2007, 72(3): 167.

26. SAHIN F, AKAY OM, AYER M, et al. Pesg PNH diagnosis, follow-up and treatment guidelines[J]. American journal of blood research, 2016, 6(2): 19.

27. PARKER CJ. Update on the diagnosis and management of paroxysmal nocturnal hemoglobinuria[J]. Hematology American Society of Hematology Education Program, 2016, 2016(1): 208.

28. CLEVERS H. The cancer stem cell: premises, promises and challenges[J]. Nature medicine, 2011, 17(3): 313.

29. GREVE B, KELSCH R, SPANIOL K, et al. Flow cytometry in cancer stem cell analysis and separation[J]. Cytometry Part A, 2012, 81(4): 284.

30. ESMAEILSABZALI H, BEISCHLAG TV, COX ME, et al. Detection and isolation of circulating tumor cells: principles and methods[J]. Biotechnology advances, 2013, 31(7): 1063.

31. PUNNOOSE EA, ATWAL SK, SPOERKE JM, et al. Molecular biomarker analyses using circulating tumor cells[J]. PloS one, 2010, 5(9): e12517.

32. JOOSSE SA, PANTEL K. Biologic challenges in the detection of circulating tumor cells[J]. Cancer research, 2013, 73(1): 8.

33. PANTEL K, RIETHDORF S. Pathology: are circulating tumor cells predictive of overall survival?[J]. Nature reviews Clinical oncology, 2009, 6(4): 190.

34. PANTEL K, BRAKENHOFF RH, BRANDT B. Detection, clinical relevance and specific biological properties of disseminating tumour cells[J]. Nature reviews Cancer, 2008, 8(5): 329.

35. VAN DE STOLPE A, PANTEL K, SLEIJFER S, et al. Circulating tumor cell isolation and diagnostics: toward routine clinical use[J]. Cancer research, 2011, 71(18): 5955.

36. COUMANS FA, DOGGEN CJ, ATTARD G, et al. All circulating EpCAM$^+$CK$^+$CD45$^-$ objects predict overall survival in castration-resistant prostate cancer[J]. Annals of oncology: official journal of the European Society for Medical Oncology, 2010, 21(9): 1851.

37. MAGBANUA MJ, SOSA EV, SCOTT JH, et al. Isolation and genomic analysis of circulating tumor cells from castration resistant metastatic prostate cancer[J]. BMC cancer, 2012, 12: 78.

38. ATTARD G, SWENNENHUIS JF, OLMOS D, et al. Characterization of ERG, AR and PTEN gene status in circulating tumor cells from patients with castration-resistant prostate cancer[J]. Cancer research, 2009, 69(7): 2912.

39. HSIEH HB, MARRINUCCI D, BETHEL K, et al. High speed detection of circulating tumor cells[J]. Biosensors & bioelectronics, 2006, 21(10): 1893.

40. ZHOU J, MA X, BI F, et al. Clinical significance of circulating tumor cells in gastric cancer patients[J]. Oncotarget, 2015, 8(15): 25713-25720.

41. MARRINUCCI D, BETHEL K, KOLATKAR A, et al. Fluid biopsy in patients with metastatic prostate, pancreatic and breast cancers[J]. Physical biology, 2012, 9(1): 016003.

42. STOTT SL, LEE RJ, NAGRATH S, et al. Isolation and characterization of circulating tumor cells from patients with localized and metastatic prostate cancer[J]. Science translational medicine, 2010, 2(25): 25ra3.

43. CHEN T, YANG K, YU J, et al. Identification and expansion of cancer stem cells in tumor tissues and peripheral blood derived from gastric adenocarcinoma patients[J]. Cell research, 2012, 22(1): 248.

44. FANG C, FAN C, WANG C, et al. CD133$^+$CD54$^+$CD44$^+$ circulating tumor cells as a biomarker of treatment selection and liver metastasis in patients with colorectal cancer[J]. Oncotarget, 2016, 7(47): 77389.

45. FLEISHER TA, MADKAIKAR M, ROSENZWEIG SD. Application of Flow Cytometry in the Evaluation of Primary Immunodeficiencies[J]. Indian journal of pediatrics, 2016, 83(5): 444.

46. CHO EH, WENDEL M, LUTTGEN M, et al. Characterization of circulating tumor cell aggregates identified in patients with epithelial tumors[J]. Physical biology. 2012, 9(1): 016001.

47. 李素芝. 流式细胞术在临床医学上的应用[J]. 医学理论与实践, 2015, 28(6): 732.

48. WANG Y, HAMMES F, DE ROY K, et al. Past, present and future applications of flow cytometry in aquatic

microbiology[J]. Trends in biotechnology, 2010, 28(8): 416.

49. BARBOSA J, BRAGADA C, COSTA-DE-OLIVEIRA S, et al. A new method for the detection of Pneumocystis jirovecii using flow cytometry[J]. European journal of clinical microbiology & infectious diseases, 2010, 29(9): 1147.

50. SHAPIRO HM, ULRICH H. Cytometry in malaria: from research tool to practical diagnostic approach?[J]. Cytometry Part A, 2010, 77(6): 500.

51. PIURI M, JACOBS WR, HATFULL GF. Fluoromycobacteriophages for rapid, specific, and sensitive antibiotic susceptibility testing of Mycobacterium tuberculosis[J]. PloS one, 2009, 4(3): e4870.

52. MULLER AM, KOHRT HE, CHA S, et al. Long-term outcome of patients with metastatic breast cancer treated with high-dose chemotherapy and transplantation of purified autologous hematopoietic stem cells[J]. Biology of blood and marrow transplantation, 2012, 18(1): 125.

53. QUYYUMI AA, WALLER EK, MURROW J, et al. CD34[+]cell infusion after ST elevation myocardial infarction is associated with improved perfusion and is dose dependent[J]. American heart journal, 2011, 161(1): 98.

54. 崔晓鸣. 流式细胞术应用于医学检验的研究进展. 齐齐哈尔医学院学报, 2016, 37(18): 2336.

55. COUZI L, ARAUJO C, GUIDICELLI G, et al. Interpretation of positive flow cytometric crossmatch in the era of the single-antigen bead assay[J]. Transplantation, 2011, 91(5): 527.

56. CECKA JM, KUCHERYAVAYA AY, REINSMOEN NL, et al. Calculated PRA: initial results show benefits for sensitized patients and a reduction in positive crossmatches[J]. American journal of transplantation: official journal of the American Society of Transplantation and the American Society of Transplant Surgeons, 2011, 11(4): 719.

57. CIUREA SO, DE LIMA M, CANO P, et al. High risk of graft failure in patients with anti-HLA antibodies undergoing haploidentical stem-cell transplantation[J]. Transplantation, 2009, 88(8): 1019.

58. SUTOVSKY P, AARABI M, MIRANDA-VIZUETE A, et al.Negative biomarker based male fertility evaluation: Sperm phenotypes associated with molecular-level anomalies[J]. Asian journal of andrology, 2015, 17(4): 554.

59. CHEN J, XUE C, ZHAO Y, et al. Microfluidic impedance flow cytometry enabling high-throughput single-cell electrical property characterization[J]. International journal of molecular sciences, 2015, 16(5): 9804.

60. GODDARD GR, SANDERS CK, MARTIN JC, et al. Analytical performance of an ultrasonic particle focusing flow cytometer[J]. Analytical chemistry, 2007, 79(22): 8740.

61. SPITZER MH, NOLAN GP. Mass Cytometry: Single Cells, Many Features[J]. Cell, 2016, 165(4): 780.

62. HARIDAS V, RANJBAR S, VOROBJEV IA, et al. Imaging flow cytometry analysis of intracellular pathogens[J]. Methods, 2017, 112: 91.

63. DOAN H, CHINN GM, JAHAN-TIGH RR. Flow Cytometry II: Mass and Imaging Cytometry[J]. The Journal of investigative dermatology, 2015, 135(12): 3204.

64. OTTO O, ROSENDAHL P, MIETKE A, et al. Real-time deformability cytometry: on-the-fly cell mechanical phenotyping[J]. Nature methods, 2015, 12(3): 199.

65. OBRO NF，MARQUART HV，MADSEN HO，et al. Immunophenotype-defined sub-populations are common at diagnosis in childhood B-cell precursor acute lymphoblastic leukemia［J］. Leukemia，2011，25（10）：1652.

66. ZWEIDLER-MCKAY PA. Clone wars：IgH subclones in preB-ALL［J］. Blood，2012，120（22）：4280.

第二十九章 ▶

胞内钙离子浓度测定

Ca²⁺ 是通用的第二信使，它在细胞内浓度变化可发生在细胞活化的数秒间。在静息期的细胞中，通过胞内 Ca²⁺ 依赖的 ATP 酶 Ca²⁺ 浓度维持在 100～150nmol/L 的水平。相反，生理性的细胞外 Ca²⁺ 浓度却高达 1.3mmol/L。表面受体的刺激常导致非肌肉细胞增加胞内 Ca²⁺ 浓度。细胞质膜或细胞内钙库的 Ca²⁺ 通道开启，可引起胞外钙的内流或细胞内钙库的钙释放，使胞质内 Ca²⁺ 浓度急剧升高。而 Ca²⁺ 进入胞质后，又可再经细胞质膜及钙库膜上的 Ca²⁺ 依赖 ATP 酶返回细胞外或细胞内钙库，维持细胞质的低钙状态。

一、基本原理

Fluo-3-AM 进入细胞后经非特异性酯酶脱去 AM 酯，成为脂溶性的 Fluo-3 并留在细胞内，当 Fluo-3 与细胞内的游离的 Ca²⁺ 结合，复合物的荧光强度是 Fluo-3 本身荧光强度的 40 倍以上，用 488nm 激光激发时，最大发射波长为 526nm，其荧光强度与 Ca²⁺ 浓度成正比。

二、主要试剂

1. 10mg/ml Fluo-3-AM，由 DMSO 配制。
2. 1.0mg/ml 离子霉素，由 DMSO 配制。
3. 二甲亚砜（dimethyl sulfoxide，DMSO）。
4. HEPES 缓冲液，2.5μmol/L Ca²⁺。
5. PBS 作为鞘液使用。
6. 钙 /EGTA 缓冲液的制备（表 29-1）。在 90ml 的 DPBS 中加 10ml 的 100mM K₂H₂EGTA，制成缓冲液 A；在 90ml 的 DPBS 中加 10ml 的 100mM K₂CaEGTA，制成缓冲液 B。

表 29-1　钙 /EGTA 缓冲液的制备

缓冲液	缓冲液 A（ml）	缓冲液 B（ml）	Ca²⁺ 浓度（mM）
A	—	—	0
2	40	10	0.2
3	36	10	3.74
4	32	10	5.23
5	28	12	6.67
6	24	14	7.89
7	20	18	8.89
B	—	—	10

三、主要仪器及耗材

流式细胞仪：488nm 激光光源、有 535nm 带通滤片、流式配有标本加热功能组件，离心机，水浴锅。

四、操作步骤

（一）标本采集

采集空腹静脉血 5.0ml，肝素抗凝。

（二）标本处理

1. 将 3ml 抗凝血小心地加入 5ml 淋巴细胞分离液（密度为 1.077g/ml），避免血液和淋巴细胞分离液混合。

2. 室温静置约 40 分钟，红细胞沉降进入淋巴细胞分离液，能见到明显的液体分界面，白细胞在上层液体中。

3. 小心吸取含有白细胞的上层液体 0.8ml，此液体的自体血浆中白细胞浓度约为 $2×10^7$ 个细胞 /ml。

4. 将细胞加入 HEPES 缓冲液，细胞的终浓度为 $5×10^6$ 个细胞 /ml，加入 10mg/ml Fluo-3-AM 至终浓度为 4.0μg/ml，37℃水浴 30 分钟。

5. 室温条件下，200r/min 离心 6 分钟，去上清液，留适量液体轻轻重悬细胞。

（三）上机测定

1. 使用线性参数获取 525nm 处的荧光信号。

2. 使用前向散射和侧向散射信号设定分析的细胞，用没有 Fluo-3 荧光的细胞排除死细胞。

3. 阴性对照：加入刺激剂的溶剂；阳性对照：加入离子霉素（终浓度为 2.0μg/ml），作为最大 Ca^{2+} 反应。

4. 37℃预热的标本连续测定 5 分钟，获取信号时，要获取"Time"参数。

5. 使用系列已知的胞外 Ca^{2+} 浓度并作校正曲线：将细胞（$5×10^5$ 个细胞 /ml）放入 8 种缓冲液中，37℃孵育 90 分钟使细胞内外 Ca^{2+} 浓度一致，然后加 Fluo-3-AM［方法同标本处理第 4 步骤］，用流式获取每种缓冲液中细胞 Fluo-3 荧光信号强度，以 Ca^{2+} 浓度为横坐标和 Fluo-3 荧光信号强度为纵坐标作校正曲线。

（四）结果与计算

数据分析使用前向散射与侧向散射作散点图，血液中的各种细胞（粒细胞、单核细胞和淋巴细胞）可以通过散点图来识别；对感兴趣的细胞设门，用 Fluo-3 的荧光强度与"Time"作图，细胞内 Ca^{2+} 浓度用平均荧光强度表示；如果建立了校正曲线，也可计算出标本的 Fluo-3 的平均荧光强度变化率，获得 Ca^{2+} 的绝对值。

五、结果解读

由于细胞内外 Ca^{2+} 巨大的浓度差异，当某些刺激（细胞因子、药物和炎症等）能使细胞外少量的 Ca^{2+} 进入细胞内时，就会使细胞质 Ca^{2+} 浓度大幅度增加，而使胞内 Ca^{2+} 浓度降低的刺激很少见，Ca^{2+} 浓度的变化使与之结合的某些蛋白质或酶激活，引起生理反应，实现对细胞功能的调节。

六、注意事项

1. 标本采集。不要使用 EDTA 或枸橼酸盐抗凝，因为它们有可能使细胞对随后的 Ca^{2+} 去除不发生反应。

2. 如果必要，细胞分离操作可以不用，而采用一些特定标记来从红细胞中识别白细胞，如 CD45，也可使用活体 DNA 染料，如 Hoechst 33258、SYTO 16 和 DRAQ 5 等。

3. 由于细胞内 Ca^{2+} 反应依赖较高温度，标本加热要维持在 37℃，如果标本室温放置时间较长，标本应采取保温处理。

4. 离子霉素易于黏附到流式液路内。在检测到有离子霉素的标本后，立即使用 DMSO 或 10% 的漂白剂冲洗液路 1 分钟，去除离子霉素。

5. 细胞获取的速度不能太快，保持在 200～300 个细胞/秒。

6. 由于 Fluo-3 与钙结合的敏感度会随试剂放置时间而增加，给校正带来困难。

（孟文彤）

参 考 文 献

1. OSIPCHUK Y，CAHALAN M. Cell-to-cell spread of calcium signals mediated by ATP receptors in mast cells[J]. Nature，1999，359（6392）：241.

2. VINES A，MCBEAN GJ，BLANCO-FERNANDEZ A. A flow-cytometric method for continuous measurement of intracellular Ca^{2+} concentration[J]. Cytometry A，2010，77（11）：1091-1097.

3. POSEY AD，KAWALEKAR OU，JUNE CH. Measurement of intracellular ions by flow cytometry[J]. Curr Protoc Cytom，2015，72：981.

4. JUNE CH，ABE R，RABINOVITCH PS. Measurement of intracellular calcium ions by flow cytometry[J]. Curr Protoc Cytom，2001，Chapter 9：Unit 9.8.

5. MCGUIGAN JA，KAY JW，ELDER HY，et al. Comparison between measured and calculated ionised concentrations in Mg^{2+}/ATP，Mg^{2+}/EDTA and Ca^{2+}/EGTA buffers；influence of changes in temperature，pH and pipetting errors on the ionised concentrations[J]. Magnes Res，2007，20（1）：72.

第三十章 ▶

细胞线粒体膜电位检测

膜电位（membrane potential）是细胞质膜两侧由于存在着正负离子微小差异所造成的电位差。细胞及亚细胞结构内的细胞内液和质膜外的液体都是导电的电解质，产生膜电位的离子主要有 Na^+、K^+ 和带负电荷的细胞内的大蛋白质分子，膜电位对细胞维持及实施各种生理功能有重要意义。目前流式分析膜电位主要使用膜电位敏感的荧光染料，其分为 3 类：羰花青（carbocyanine）、菁（oxonol）和罗丹明（rhodamine）。因为染料的功能限制，菁类染料通常用于胞浆膜电位测定，主要有 $DiBAC_4$ 和 $DiTBAC_4$ 等；而羰花青和罗丹明类染料常用于线粒体膜电位测定，羰花青类染料主要包括 $DiOC_5$、$DiOC_6$ 和 JC-1 等，罗丹明类染料主要有罗丹明 123 等。由于线粒体膜电位丧失是细胞凋亡过程的早期阶段，并且是不可逆转的，用 JC-1 检测线粒体膜电位是凋亡检测较好的方法，以下为使用 JC-1 和罗丹明 123 检测线粒体膜电位的具体方案。

一、基本原理

在线粒体膜电位正常或较高时，JC-1 聚集在线粒体的基质中，其中 JC-1 形成聚合物（J-aggregate），发出橙色荧光；在线粒体膜电位较低时，JC-1 在线粒体的基质中以单体形式存在，发出绿色荧光，而罗丹明 123 可透过细胞膜，在正常细胞中能够依赖线粒体跨膜电位进入线粒体基质，发出绿色荧光。在线粒体膜电位较低时，罗丹明 123 被释放出线粒体，绿色荧光强度减弱或消失，这样通过荧光颜色和强度的改变来检测线粒体膜电位的变化。

二、主要试剂

1. 1.0mg/ml JC-1 贮存液：二甲亚砜（dimethyl sulfoxide，DMSO）配制，小包装液体 -20℃可保存 1 年。

2. 1.0mg/ml 罗丹明 123 贮存液：罗丹明 123 粉剂用甲醇配制，使用时用 PBS 将其稀释工作液，浓度为 200μg/ml。

3. 悬浮生长的细胞：人早幼粒细胞白血病细胞株 NB4。

4. 药物：0.1% 三氧化二砷（arsenic trioxide，ATO），用 RPMI 1640 稀释成工作液，浓度为 200μmol/L。

5. 完全培养基：含 10% 胎牛血清的 RPMI 1640。

6. 磷酸盐缓冲液（PBS）。

三、主要仪器及耗材

流式细胞仪：配置 488nm 激光、525nm 和 590nm 带通滤片，离心机，振荡器。

四、操作步骤

（一）标本采集

将 NB4 细胞加入含 10% 新生小牛血清，100U/ml 青霉素及 100μg/ml 链霉素的 RPMI 1640 培养液中，置于 5% CO_2、饱和湿度、37℃孵箱中培养至对数生长期。

（二）标本处理

1. 将对数生长期 NB4 细胞调整浓度至 $2×10^5$ 个细胞 /ml，按不同处理分为 2 组，第 1 组 1.0μmol/L ATO；第 2 组 RPMI 1640 培养液对照。

2. 收集用药物处理后的 NB4 细胞用 PBS 洗涤两次，细胞悬液调整至 $1×10^6$ 个细胞 /ml。

3. 加入 2.5μl JC-1 贮存液到 1.0ml 细胞悬液中（终浓度为 2.5μg/ml），或加入罗丹明 123 工作液 25μl（终浓度为 5.0μg/ml），充分混匀。

4. 37℃避光孵育 20 分钟。

5. 加入 2ml PBS 洗涤，室温下离心 5 分钟，转速 200r/min，去上清液后重复用 PBS 洗 1 次。

6. 加入 0.3ml PBS，重悬细胞。

（三）上机测定

1. 使用 JC-1 染料，获得数据使用对数信号显示绿色和橙色检测通道。罗丹明 123 染料，使用对数信号显示绿色检测通道。

2. 分析　分析策略如图 30-1 所示。图 A：FSC/SSC 散点图中设定分析的未经药物处理的对照细胞（P1）；图 B：设定 P1 细胞中的线粒体膜电位正常的罗丹明 123 阳性（P2）和线粒体膜电位降低的阴性细胞（P3）；图 C：从 JC-1 green/JC-1 orange 中设定 P1 细胞中的线粒体膜电位降低的细胞（P4）。图 D、图 E 和图 F 分析的细胞是经药物 ATO 处理后的细胞。

（四）结果与计算

未经药物处理的对照细胞中，大多数细胞的线粒体膜电位正常，在使用罗丹明 123 时细胞有绿色荧光，使用 JC-1 发橙色荧光；经药物 ATO 处理后的 NB4 细胞中，有部分细胞的线粒体膜电位降低，在使用罗丹明 123 时发绿色荧光细胞比例下降，使用 JC-1 发绿色荧光细胞比例增加。计算公式如下。

罗丹明 123：线粒体膜电位降低细胞（%）= 线粒体膜电位降低的细胞 P2/ 设定分析的细胞 P1×100

使用 JC-1：线粒体膜电位降低细胞（%）= 线粒体膜电位降低的细胞 P4/ 设定分析的细胞 P1×100

五、结果解读

细胞线粒体膜电位保持与稳定是维持细胞正常生长所必需的，在一些因素（药物、细胞因子和炎症等）作用下，细胞线粒体膜电位丧失是细胞凋亡过程的早期阶段，是不可逆转的，细胞线粒体膜电位丧失的细胞越多，最后导致凋亡细胞越多。

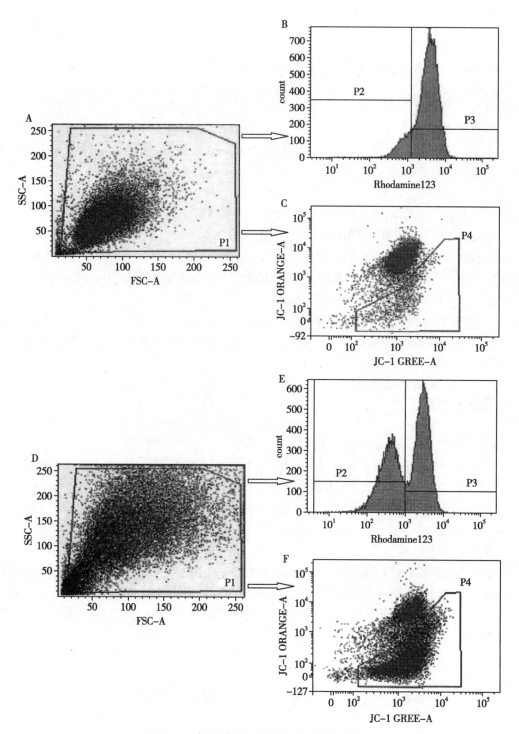

图 30-1　细胞线粒体膜电位检测分析策略

六、注意事项

1. JC-1 贮存液在 20℃保存是稳定的,但反复冻融将使其失效。

2. 向培养液中加入 JC-1 贮存液时为了避免易形成聚集，加入时应进行充分混匀。

3. JC-1 和罗丹明 123 孵育完并洗涤后尽量在 30 天内完成检测。

（孟文彤）

参 考 文 献

1. SHAPIRO HM. Cell membrane potential analysis[J]. Methods Cell Biology, 1994, 33(1): 25-35.

2. SALVIOLI S, ARDIZZONI A, FRANCESCHI C, et al. JC-1, but not DiOC6(3) or rhodamine 123, is a reliable fluorescent probe to assess delta psi changes in intact cells: implications for studies on mitochondrial functionality during apoptosis[J]. FEBS Letter, 1997, 411(1): 77-82.

3. SOLAINI G, SGARBI G, LENAZ G, et al. Evaluating mitochondrial membrane potential in cells[J]. Bioscience Reports, 2007, 27(1-3): 11-21.

4. PERRY SW, NORMAN JP, BARBIERI J, et al. Mitochondrial membrane potential probes and the proton gradient: a practical usage guide[J]. Biotechniques, 2011, 50(2): 98-115.

5. COSSARIZZA A, SALVIOLI S. Flow cytometric analysis of mitochondrial membrane potential using JC-1[J]. Curr Protoc Cytom, 2001, Chapter 9(14): Unit 9.14.

第三十一章 ▶

血浆微粒检测

微粒（microparticle）是存在于血浆中的直径为 0.1～1.0μm 的膜性小囊，血小板、红细胞、内皮细胞、单核细胞、粒细胞和淋巴细胞等受到活化或凋亡刺激时均可产生微粒，其具有促凝、促炎症、促进血管生成和调节内皮功能等作用。不同来源的微粒与多种疾病的发生密切相关，如心血管疾病、肿瘤、糖尿病、免疫性疾病和感染等；几乎所有细胞来源的微粒都具有促凝活性，但促凝活性最高的是表达组织因子（tissue factors，TF）的各类细胞来源的微粒；抑制微粒产生，可作为特定疾病治疗新策略。分析微粒的类型及数量的变化，可为诊断疾病及治疗监测提供一个潜在的和有用的工具。

一、基本原理

细胞膜内层带有负电荷的磷脂酰丝氨酸翻转暴露于膜外层，细胞膜向外伸展变形，以出芽的方式形成小泡或伪足，脱落进入微循环中形成微粒，直径为 0.1～1.0μm，并且微粒表面带有的亲本细胞抗原，通过特异识别表面抗原的荧光抗体对各种微粒进行鉴别。也可以标记微粒上的功能性分子，如 TF（CD142），检测微粒的相应的功能。如同时在实验体系中加入已知浓度的定量微球，也可对不同细胞来源的微粒进行定量检测。

二、主要试剂

1. Annexin-V-APC。

2. 细胞表面抗体：CD235a-BV421、CD41a-FITC、CD20-PerCP-Cy5.5、CD142-PE、CD3-APC-Cy7、CD14-PE-CF594 和 CD66b-PE-Cy7。

3. 平均直径为 10μm 的定量荧光微球。

4. 标准直径微球：直径范围分别为 0.1～0.3μm、0.4～0.6μm、0.7～0.9μm 和 1.0～1.9μm，标记 FITC 荧光。

5. 10× 结合缓冲液（binding buffer），1× 结合缓冲液由 10× 结合缓冲液加入 9 倍的蒸馏水。

6. 鞘液：蒸馏水或 PBS，使用前均经 0.1μm 的过滤膜过滤。

三、主要仪器及耗材

BD FACSAria 流式细胞仪，抽滤机，振荡器。

四、操作步骤

（一）标本采集

采集空腹静脉血 2.0ml，枸橼酸钠抗凝。

（二）标本处理

1. 室温条件下，2 500g 离心 10 分钟，取上清液。

2. 2 500g 再次离心 10 分钟，取上清液于塑料试管中，得到乏血小板血浆（platelet poor plasma，PPP）。

3. 取 PPP 标本 5.0μl，加入 PBS 45μl、10× 结合缓冲液 5.0μl 和 Annexin-V 1.0μl，充分混匀后室温避光孵育 10 分钟。

4. 加入各种细胞表面抗体各 1.0μl，充分混匀后室温避光孵育 20 分钟。

5. 加入 1× 结合缓冲液 150μl，再加入 5.0μl 定量荧光微球，充分混匀后上流式细胞仪检测。

（三）上机测定

1. 将前向散射（FSA）设置为记录对数参数。

2. 在有 FITC 荧光标记的标准直径微粒的指示下，将 FSA 和侧向散射（SSA）调整到微粒能够充分显示的阈值。

3. 低速获取至少记录 $2.0×10^5$ 个颗粒。

4. 分析（图 31-1）：分析策略如下。

（1）用平均直径分别为 0.1～0.3μm、0.4～0.6μm、0.7～0.9μm 和 1.0～1.9μm 的标准直径荧光微球设定前向检测区，确定微粒大小（直径为 0.1～1.0μm）。

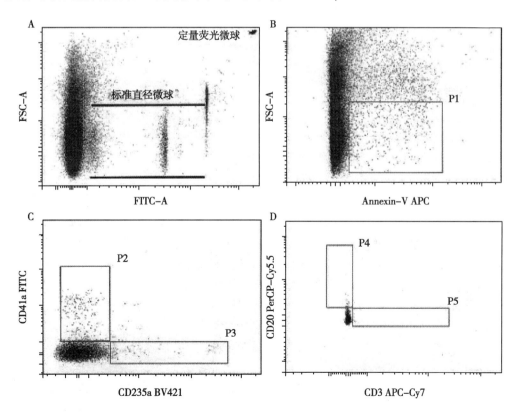

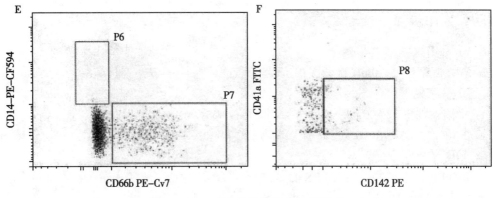

图 31-1 流式血浆微粒检测分析策略

（2）以 FSA/Annexin-V 设门来确定总微粒群（P1）。

（3）微粒群 P1 中，以 CD41a/CD235a 设门分别确定血小板（P2）及红细胞（P3）来源微粒。

（4）微粒群 P1 中，CD14/CD66b 设门分别确定单核细胞（P4）及粒细胞（P5）来源微粒。

（5）微粒群 P1 中，CD20/CD3 设门分别确定 B（P6）及 T（P7）淋巴细胞来源微粒。

（6）血小板来源微粒群 P2 中，CD41a/CD142 设门确定表达 TF 的血小板来源微粒（P8）；按照以下计算公式，分别计算不同来源微粒的浓度。

（四）结果与计算

公式如下。

血浆微粒比例（%）= 不同细胞来源荧光素标记抗体阳性微粒数 / 总微粒数 P1×100%

血浆微粒浓度（个 /μl）= 标准荧光微球密度 × 不同细胞来源荧光素标记抗体阳性颗粒检测值 / 血浆稀释倍数 × 荧光微球检测值

五、结果解读

血小板、红细胞、单核细胞、粒细胞、B 及 T 淋巴细胞都可以产生微粒。正常人血液循环的微粒含量较低，血小板是其主要来源，但是在不同疾病状态下包括心血管疾病、肿瘤、败血症和糖尿病等，微粒含量明显增加。微粒具有促凝、促炎、促进血管生成和调节内皮功能等作用，且不同细胞来源微粒与心血管疾病、肿瘤、糖尿病、免疫性疾病和感染等多种疾病密切相关。表达 TF 微粒的增加，可导致高凝状态，易于发生血栓。

六、注意事项

1. 标本最常使用的抗凝是 0.105mol/L 或 0.129mol/L（3.2% 或 3.8%）的枸橼酸盐，也有使用 ACD、EDTA 和肝素，但是肝素抗凝血标本的 Annexin 阳性微粒水平明显高于枸橼酸盐抗凝的标本。

2. 血液标本离心时，通常采用室温下离心，避免冷冻活化导致的因子Ⅶ和Ⅷ水平升高。

3. 如果使用新鲜血浆作为检测标本，即使标本中含有少量血小板，也不会影响流式检测的结果；使用富血小板血浆标本来检测微粒，限制了血小板的活化并减少实验时间，但是用这种标本实验的不足是患者之间的血小板差异很大，会给实验的稳定性带来干扰；要是使用冻存的血浆，要确定冻存的血浆是无血小板血浆，因为冻存和解冻均会造成血小板的破坏而生成微粒，从而影响检测结果。推荐在液氮中速冻无血小板血浆标本，随后放入−80℃冰箱或液氮中保存几周。

4. 使用的抗体针对的抗原在其亲本细胞表面表达丰富且特异，如人血液中 CD19 和 CD20 同为 B 淋巴细胞表面特异表达，但 CD20 的表达分子数量是 CD19 的 5 倍。有些抗原表达并不是很特异，如 CD4 在单核细胞及 CD11b 在粒细胞上能被检测到。

5. 要特别注意的是，由于结合缓冲液中含有 2.5mmol/L Ca^{2+} 能启动血浆凝固，因此孵育时间必须保持恒定，同时上机分析前必须检查有无小凝块出现。

6. 有学者用新鲜配制的多聚甲醛固定标记的标本，以防止其他产物产生和改变。

7. 为了排除影响微粒分析巧合，倍比稀释标本并测定稀释后微粒数是有用的。如果巧合是不存在的，测定的微粒数应当和稀释度成正比例下降。

8. 由于不同的标本制备方法对检测结果有不同程度的影响，各实验室应建立实验室参考值。也有学者直接使用抗凝全血检测血细胞来源的微粒。

9. 常规流式细胞仪光学系统的设计限制了微粒精确性，有公司开发了将高速荧光检测和颗粒照相技术有效组合的影像流式细胞术（imaging flow cytometry），可根据拍摄颗粒的像素来确定微粒的大小，克服常规流式光电系统检测限制的不足，提高实验稳定性，但近年来才开始商业提供，且设备昂贵，目前只有很少的临床实验室采用。

（孟文彤）

参 考 文 献

1. MOOBERRY MJ, KEY NS. Microparticle analysis in disorders of hemostasis and thrombosis[J]. Cytometry Part A, 2016, 89(2): 111.

2. NOMURA S, SHIMIZU M. Clinical significance of procoagulant microparticles[J]. Journal of intensive care, 2015, 3(1): 2.

3. YUANA Y, BERTINA RM, OSANTO S. Pre-analytical and analytical issues in the analysis of blood microparticles[J]. Thrombosis and haemostasis, 2011, 105(3): 396-408.

4. 李扬, 黄巧容, 李雪, 等. 建立九色流式细胞术定量检测血浆中不同来源微粒. 华西医学, 2016, 31(12): 1989-1994.

第三十二章 ▶

细 胞 分 选

随着生命科学的研究和流式细胞术的不断发展,市售商品化的流式细胞分选仪不仅具备了高速、高回收率、高纯度的分选和分析优势,同时还可以对特定的细胞亚群加以分选后做进一步的形态学、功能学、分子生物学方面的研究。常见的应用有以下几方面。

血液的特定成分分选:分选淋巴细胞各个亚群、单核细胞进行功能学方面的研究,分选树突细胞进行细胞治疗方面的研究。

干细胞分选:干细胞在生物体内比例非常低,但是它的功能非常强大。研究人员根据干细胞表面的特异性标志继而从细胞群体中将稀有的干细胞分选出来。干细胞经过体外培养,可以定向分化和增殖成各种组织细胞,为细胞治疗、器官移植等提供新的技术支持。例如:可以选择骨髓、胎肝和脐带血制成的单细胞悬液,利用人造血干细胞的表面标志(lin1$^-$/CD34$^+$CD38$^-$)进行人造血干细胞分离、富集和纯化。

染色体分选:利用流式细胞核型分析技术对染色体进行分类、纯化、检测或定量测量细胞表面或内部由特异基本所编码的成分。这方面的成果已用在畜类性别的预选择,以及对人类计划生育等方面的工作。单克隆细胞分选和细胞株的纯化:利用细胞定位分选装置(ACDU)将单个或指定个数的细胞定位分选到微孔培养板或者在玻片上,继续进行下一步的功能实验。

一、基本原理

流式细胞分选仪可以将所感兴趣的靶细胞快速从混杂的细胞群体中分选出来。当标记了荧光素的单细胞悬液在一定的鞘液压力下,在流动鞘液的包裹和推动下,细胞被排成单列经过流动室喷嘴处。附近的超高频压电晶体经充电后振动,使喷出的液流产生同频振动,断裂成均匀的小液滴,细胞被分散包裹在这些液滴当中。携带正负电荷的液滴流经带电偏转板,在高压电场的作用下偏转,落入指定的收集器中,实现细胞分选的目的。电荷的数量和种类决定了液滴分选的方向,从而实现二路或四路分选。流式细胞仪所测定的任何参数都可以作为细胞分选依据,被选出来的细胞的均一性与所测参数有关。

二、主要试剂

1. 鞘液 可以使用商品化的细胞计数仪用稀释液作为鞘液,也可以根据实验室条件自配 PBS 替代鞘液,用 0.22μm 滤膜或者 G4 除菌过滤后,4℃保存。

2. 分选样本缓冲液 含有 10% 小牛血清或者 0.1% 的牛血清白蛋白的 PBS。

3. 荧光素标记抗体 CD3PerCP 和 CD56APC。

4. 含 10% 小牛血清的 RPMI 1640　新鲜配制，使用前预冷。

5. 含 10% 小牛血清的磷酸盐缓冲液（PBS 0.01M）新鲜配制，使用前预冷。

三、主要仪器及耗材

FACS Aria Ⅱ流式细胞分选仪，旋涡振荡器。

四、操作步骤

样本示例：外周血淋巴细胞中 NK（CD3⁻/CD56⁺）细胞分选。

市售流式分选的仪器型号众多，实际操作也不尽相同，实验人员要根据实际情况适时调整。本节通过在 FACS Aria 分选平台上进行外周血单个核细胞（PBMC）中 NK 阳性细胞的双色分选为例，简要介绍流式分选的基本步骤如下。

（一）分选外环境清洁和液流的消毒

为了尽可能地减少潜在的细菌污染，确保相对无菌分选的环境，通过以下几项操作完成分选。

1. 分选房间地面用 0.2%～0.5% 的含有效氯的消毒剂（如次氯酸钠）拖洗地面，保持湿润 30 分钟后，用清水拖净，然后需要用紫外线灯照射 15～20 分钟（为防止紫外线或平时的日光灯照射对流动池产生影响，要盖好激光屏蔽盖板）。

2. 工作台、分选区仓内和收集架等非光学部件用棉棒占 75% 医用乙醇擦拭，分选细胞收集区域和上样区域用 75% 医用乙醇喷洒熏蒸，然后密闭。同样，鞘液桶和蒸馏水桶依次用 75% 医用乙醇喷洒熏蒸，用无菌去离子水冲洗干净，然后密闭。

3. 分选管道的清洁消毒：将 75% 的乙醇、高压过的双蒸水和鞘液分别装入专用桶内，开机并运行 FACSDiva 软件，从仪器主菜单（Instrument）进入清洁模式（Cleaning Modes），选择无菌分选准备（Prepare for Aseptic Sort），运行约 2 分钟。取一支装有 3ml 高压过的双蒸水样品管，放在进样托架上，进入清洁模式（Cleaning Modes），选择清洗流动室（Clean Flow cell），然后再运行 Fluidics Startup 命令，再选择无菌分选准备。重复以上的步骤，便可进行样本分选。外环境和管道的消毒，在后续的操作过程中应注意保持，避免污染。

4. 无菌分选用样本和相关试剂的预处理：样本制备等所有待分选样本的前处理过程均要在洁净工作台内进行。如果分选后的细胞用于继续培养，所有的相关试剂都应当提前进行灭菌处理，尽可能减少潜在的细菌污染。分选用的流式抗体等试剂最好分装成独立的小包装，方便取用。为了确保下游实验顺利进行，建议在分选细胞的接收器中除了加入培养基和血清，还要加入适当的抗生素，以减低后续污染概率。

（二）标本采集

样本尽可能当天采集，抽取临床静脉血，观测样本外观，都应保证无絮状物、无凝聚物。使用含有 EDTA-K2（1.5～2mg/ml）或者肝素（50U/ml）的抗凝管采集，放置室温保存，6 小时内处理完毕。利用 Ficoll-hypague 密度梯度离心法制备外周血单个核细胞，准确计数，分选前的细胞浓度控制在 1×10^7/ml 左右，重悬在预冷的分选缓冲液。

（三）细胞表面抗原染色

采用直接免疫荧光染色法。NK 阳性细胞表面标志是 CD3⁻/CD56⁺，分别用 CD3PerCP 和 CD56APC 两种荧光素标记抗体进行细胞表面抗原染色。

（四）上机测定

1. 流式细胞仪状态确认　首先进行无菌分选环境确认、然后完成仪器必需的质控操作，包括选定分选所需规格的喷嘴（70μm 或 100μm）、主液流参数稳定、分选速度和温度的控制。

2. 流式检测　选择 488nm 激发光，根据实验目的在工作页面建立相应的获取模板，检测并记录分选前数据。分别检测未染色样本管、CD3PerCP（FL3）和 CD56APC（FL4）单染补偿对照管、同型对照管确立阴性和阳性区位置，得到荧光补偿基础值，在此基础上，保持补偿值恒定，继续获取样本管数据，采集目的细胞总数至少 20 000 个，记录结果并保存图像信息。

3. 设门确认待分选区域　首先在 FSC/SSC 双参数点图上设门圈定淋巴细胞群区域，分析门内 CD3⁻/D56⁺、CD3⁺D56⁺ 各群分布和表达情况，定义待分选 NK（CD3⁻/CD56⁺）细胞区域。

4. 设定分选模式，分选并收集 NK 阳性（CD3⁻/CD56⁺）细胞，检查分选纯度。

五、结果解读

1. A 图　在 FSC/SSC 双参数点图设门定义淋巴细胞群 R1（图 32-1）。

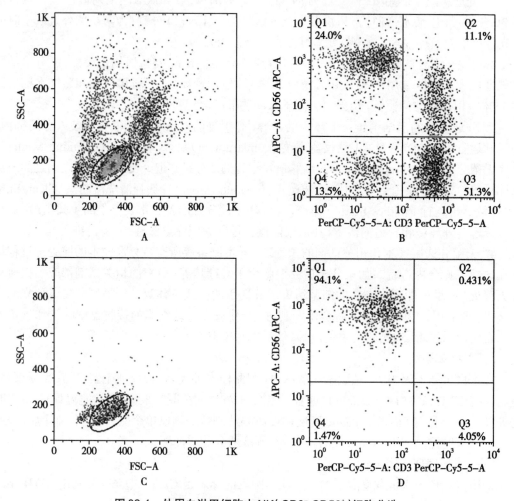

图 32-1　外周血淋巴细胞中 NK（CD3⁻ CD56⁺）细胞分选

2. B 图 以 R1 为门,建立 CD3PerCP/CD56APC 双参数点图,设置"十"字象限分析,同时设门定义待分选区域 NK(CD3⁻/CD56⁺)细胞。

3. C 图和 D 图 分选后,检测分选后 NK(CD3⁻/CD56⁺)细胞群的表达情况,检查分选纯度达到大于 95%。

六、质量控制

(一)待分选样本制备要求

尽可能保持待分选样本的新鲜,避免粘连的细胞和坏死的细胞聚集成团块,影响分选速度和分选质量。其次,尽量优化染色、洗涤、离心等步骤,保持细胞的完整性,确保细胞的生存质量和良好的生物学活性。

(二)准备足够数量的样本

由于前期分析使用的细胞和长时间分选过程中死亡的细胞会影响回收率,因此在分选之初要准备足够数量的样本,保证真正参与分选活动的细胞数量足够进行下游实验。

(三)监视液流的连续性和稳定性

在分选操作过程中,确保液流的连续性和稳定性是重中之重。造成液流中断和不稳定的主要原因有很多,我们在分选过程中发现,只要把握住以下 3 个方面,就可以确保液流的连续性和稳定性(图 32-2)。

1. 观察液流断点 Break Off 窗口的主液流 Stream,保证液束较细,没有分支。在实时分选过程中,电偏转板处于加电状态,尽量避免外界磁场干扰(注意:远离磁场较强设施),同时,为了保证电偏转板的清洁,应当尽量避免盐渍等污染的干扰,否则极易导致液束偏转(主液滴左右移动),加电不正常。为了确保电偏转板上面无盐结晶,主液滴稳定,最佳的预防办法是在电压关闭时开启液定:对分选液流形态要求是始终保持正确的液流形态,表现为连续的、流畅的液流顺流前,轻轻拨动电偏转板,用棉签蘸蒸馏水清洗并擦拭干净,包括周围可能有盐溶液溅到的地方。

2. 在分选前,鞘液要准备充足,清空废液桶。如果在分选过程中补充大量鞘液,还是会对液流造成影响的。如果流动的鞘液内有气泡的干扰,需要通过调整液流车和侧门内过滤器气阀开关去除,否则也会造成液流的不稳定。

3. 主液流参数(液流断点窗口)设立的由喷嘴流入废液槽的中间。主液流的连续性和稳定性主要通过主液流窗口上的各项参数反映。首先,观察主液流显示窗上的主液流镜像形态是否正常,液滴形状要大小均匀且以一定的距离相隔规则排列,卫星点应少于 3 个(低鞘液压力条件下),灰带位置在主液流窗的上 1/3 部. 将调试参数尽量设置到最佳,分选液滴的振动幅度(Ampl)、

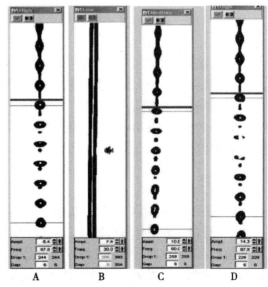

图 32-2 分选异常液流示例
A. 为正常液流,B~D. 为均为异常液流

振动频率(Freq)、第一液滴值(drop1)和液滴间隔值(Gap值)等指标的稳定是确保分选顺利进行的关键。液流如果出现异常(液流偏离中心位置、有液滴滴洒、不稳定、有断点不流畅或者无液滴形成)要及时纠正(图32-2)。可以关闭液流重新检查液流情况,或者通过改变Amplitude的大小等方法来进行调整,直至主液流形态和位置符合分选要求。

(四)分选速度和温度的控制

分选速度是由样本数量、目的细胞的比例、分选目的细胞特性(直径大小、生物学活性)等多方面因素决定的。一味追求分选速度,可能分选的结果不理想。选择低速低鞘液压力分选,激光直接照射样本流内的细胞的概率较高,获得的数据更加接近真实数据,反之,选择高速高鞘液压力分选,激光直接照射样本流内的细胞的概率较低,获得的数据偏离真实值较大。分选直径较大的样本细胞或者进行单细胞模式分选,选择低速低鞘液压力即可。如果遇到分选较珍贵样本时,尽量选择低速低鞘液压力分选。样本压力过大、速度过快都会导致液滴变形,液流不稳定,造成细胞在后续实验中生存能力下降。

选择温控冷却装置,可以保证分选过程中,上样和收集区域的温度尽量都控制在4℃,对样本有保护作用。建议分选前提前将温度装置设定在4℃,在预温完全之后进行分选。

(五)选定有效的设门区域

在分选之前,首先运行样本获取数据并进行分析,根据实验目的和分选目的细胞的特性选定有效的设门区域。

流式分选设门是建立在细胞群的基础上的。首先设门要清晰,在实际分选过程中,如果细胞的不同亚群之间界限不清,染色用抗体应用浓度较低或者待测目的细胞表面分子的荧光弱表达都会直接影响逻辑门的设门效果,继而影响分选纯度。

(六)仪器的校准和液滴延迟时间的确立

每日分选前应校正光路,确保所有的荧光信号都有最明亮和最窄的峰。通过运行商业化的标准荧光质控微球,调整光电倍增管(PMT)的电压,记录流式细胞仪的各项参数变化,从而掌握仪器各项指标的波动范围,及时分析数据,监测仪器状态的稳定性。

每日分选应在确保液流等各项参数调试稳定的情况下,运行仪器配套的标准质控物Accrodrop Beads,调整Drop delay值。各项校准指标通过,表明仪器分选前状况良好。需要注意的是,标准质控物不同批号间可能存在差异,而且鞘液压力的改变会立刻影响到分选各项参数的稳定性,样本流速不同也会影响分选的质量,因此,尽量使用同种、同批号的标准微球,同样的鞘液压力和同样的样本流速进行分选。合理有效地运行商业化的标准荧光质控微球,监测FACS Aria流式细胞仪的性能变化(电压、放大、补偿),并记录质控数据,是仪器稳定运行的保障。

七、注意事项

1. 处理过程和时间要简短和简单,尽量保持分选前较高的生存质量和良好的生物学活性。分选前在分选样本缓冲液中加入10% 小牛血清或者0.1% 牛血清白蛋白,能够尽最大可能保存细胞分选后保持生物学活性。另外,根据分选样本细胞的来源和状态,分选样本缓冲液的配方可以灵活调整。含有高比例死细胞的样本和某些经过刺激活化的细胞黏聚性较强,会阻塞液流,阻断分选过程。如果在分选缓冲液中加入25~50μg/ml DNA酶(DNAase 10U/ml),可以减少死细胞释放出来的DNA造成的聚合现象。同样,乙二胺四乙酸二钠(EDTA)也具有抑制细胞聚集的作用,可以在常用分选缓冲液配方基础上加入EDTA(5mM),会对细胞分选有利。

2. 待分选的样本在分选前应当准确计数。由于在染色离心和分选等一系列过程中,会丢失部分细胞,因此分选前的细胞计数可以帮助评估分选效率。样本浓度要根据样本形态和大小做适当调整。细胞越大,样本浓度设定越低;反之细胞越小,样本浓度设定越高。一般的细胞浓度以$1×10^7$/ml的浓度,重悬在预冷的分选缓冲液。

3. 由于鞘液压力大,分选后的液滴小,容易碰撞到收集管壁并且干渍在上面,导致细胞凋亡或者很快死亡。如果隔夜包被收集管壁,可以避免分选的细胞直接撞到管壁。当待分选的目的细胞含量较低时,分选前在收集管里多预装些含有蛋白和双抗的预冷收集缓冲液。增高收集管缓冲液液面,也能够尽最大可能保存细胞分选后数量和保持生物学活性。

4. 生物安全。任何与生物标本接触的仪器表面都有可能传播危险性疾病。在分选过程中有一定的防护措施。必须穿戴合适的防护衣、护目镜和手套。如果我们待分选的样本属于易污染物,应提前告知操作人员。需要开启具有防护作用的抽滤装置(气溶胶控制系统),并且做到定期更换滤膜,减少生物污染机会,确保实验室和人员的安全。

室内光源和仪器光源都要有良好的屏蔽设施。尽管流式仪激光束属于低能量激光,但在实施仪器维护和检修过程中,应注意避免激光束对眼睛的直接照射。不要在加电指示灯亮时接触偏转板,特别是分选时避免接触喷嘴和电极,否则不仅会损伤仪器,更会威胁到操作人员的安全。

由于很多荧光染料都属于致癌物,对皮肤有伤害(如碘化丙锭),因此,在进行样本染色和分析的过程中,必须戴乳胶手套操作,确保操作人员的安全。

(福军亮 张 晖)

第三十三章 ▶

细胞增殖检测

传统检测细胞增殖的方法主要有 3H-TdR 掺入法和 MTT 比色法等。3H-TdR 掺入法费时费力,而且放射性试剂的应用,容易造成环境污染。MTT 比色法只能反映细胞整体的增殖水平,实验敏感度和稳定性都不理想。目前,化学示踪染料被许多学者逐渐关注起来。能够用于检测细胞增殖的化学示踪染料有很多种,如示踪染料(CFSE)、PKH 系列、CellVue 系列等。CFSE(5,6-羧基荧光素二乙酸盐琥珀酰亚胺酯)是较稳定和均一的胞质内染料,应用范围广,可标记活细胞,存留于细胞整个发育和有丝分裂过程中,示踪时间长(在其标记细胞内可以稳定维持几个月),有助于鉴定细胞子代。通过观察峰值的变化(CFSE 荧光强度逐渐减少的程度),分析个体细胞在多个细胞分裂周期中的分裂情况。

一、基本原理

CFSE 可以轻易穿透细胞膜,通过赖氨酸侧链或者其他可以利用的氨基共价结合到细胞蛋白质上,使细胞着色。在增殖的细胞群体中,当细胞分裂时,母代细胞内的 CFSE 可以被平均分配到两个子代细胞中,其获得的 CFSE 荧光信号强度是亲代的一半,呈现 2 倍递减的特征,在 488nm 激光激发下能够产生绿色荧光,荧光信号被流式细胞仪的 FITC 通道(FL1)检测到,通过软件分析和拟合计算,可以判断细胞增殖能力的强弱,而且若结合其他单抗还可以反映不同细胞亚群的增殖。

二、主要试剂

1. CFSE 原液　浓度为 10mM,溶于 DMSO 中,使用前稀释。-20℃保存,用前置于 0℃冰盒内避光待用。

2. CFSE 贮存液　取 3μl CFSE 贮存液,加入 27μl 预冷的含有 0.1% BSA 的 PBS 进行 10 倍稀释。4℃保存,1 周内使用。

3. CFSE 应用液　取 5μl CFSE 贮存液,加入 250μl 预冷的含有 0.1%BSA 的 PBS 中进行 50 倍稀释。

4. 刺激剂　CD3 和 CD28、佛波酯类或植物血凝素等。

5. 荧光素标记抗体　抗 CD4APC、抗 CD8Per-CP。

6. 商品化 Ficoll(淋巴细胞分离液)　比重为 1.077。

7. 鞘液　可以使用商品化的血细胞计数仪用稀释液作为鞘液。

8. 0.01M 磷酸盐缓冲液(PBS)　商品化试剂或实验室自配,经过高压灭菌或者用

0.22μm 滤膜或者 G4 除菌过滤后,4℃保存。

9. 含 0.1% BSA 的 1640 培养液　需要预冷。

10. RPMI 1640 完全培养液。

三、主要仪器及耗材

流式细胞仪,旋涡振荡器,CO_2 孵箱,离心机,加样器和流式专用试管。

四、操作步骤

样本示例: CFSE 标记检测人的 CD3$^+$T 淋巴细胞增殖水平。

(一)标本采集

抽取临床静脉血,使用含有 EDTA-K$_2$(1.5~2mg/ml)或者肝素(50U/ml)的抗凝管采集。放置室温保存,6 小时内处理完毕。

(二)标本处理

1. 淋巴细胞悬液制备和 CFSE 标记　使用商品化 Ficoll(淋巴细胞分离液)分离制备外周血中的单个核细胞,准确计数,一般细胞浓度控制在(1~2)×10^7/ml 左右。将待标记细胞重悬于预冷的含 0.1% BSA 的 1640 培养液中,加入 CFSE 应用液使其终浓度为 2μmol/L,旋涡振荡器上混匀充分。放置 37℃,5% CO_2 孵箱内,避光 10 分钟。PBS 洗涤细胞 3 次,转速 800r/min×10 分钟离心,弃上清液,最终用 RPMI 1640 完全培养液培养重悬细胞、计数。

2. 淋巴细胞培养　将上述淋巴细胞悬液接种于培养板中,实验组加入刺激剂,设置不加刺激剂的空白对照组,37℃,5% CO_2 孵箱内进行多日培养。

3. 细胞表面标志染色　获取培养后的细胞,PBS 洗细胞 1 次,转速 1 500r/min,离心 5 分钟,弃上清液,重悬,准确计数并分管。分别加入荧光素标记细胞表面抗体抗 CD4APC 和抗 CD8PerCP,并同步设置单染补偿对照管和同型对照管。旋涡振荡器轻混,室温避光 10 分钟,PBS 洗细胞 1 次,转速 1 500r/min,离心 5 分钟,弃上清液。

(三)上机测定

1. 打开 CFSE 流式检测方案。

2. 选择 488nm 激发光,依据单染补偿对照管、同型对照管的检测条件调节补偿,固定样本管细胞获取条件,确立阴性区域和阳性区域。

3. 检测标本管,采集细胞总数至少 100 000 个,记录检验结果并保存图像信息。

4. 进入下一份标本的测定,直至全部标本测定完毕。

五、结果解读

检测结果见图 33-1。

1. A 图　建立 FSC/SSC 双参数收获点图,设门圈定淋巴细胞群区域 R1。

2. B 图　以 R1 为门建立 CD4/CD8 双参数分析点图,设门圈定 CD4$^+$ 和 CD8$^+$ T 淋巴细胞群。

3. C 图、D 图和 E 图　以 R2、R3、R4 为门建立 CFSE 单参数直方图,分别分析淋巴细胞、CD3$^+$D4$^+$、CD3$^+$D4$^-$3 群淋巴细胞上 CFSE 的不同表达情况。当细胞增殖分裂时,CFSE

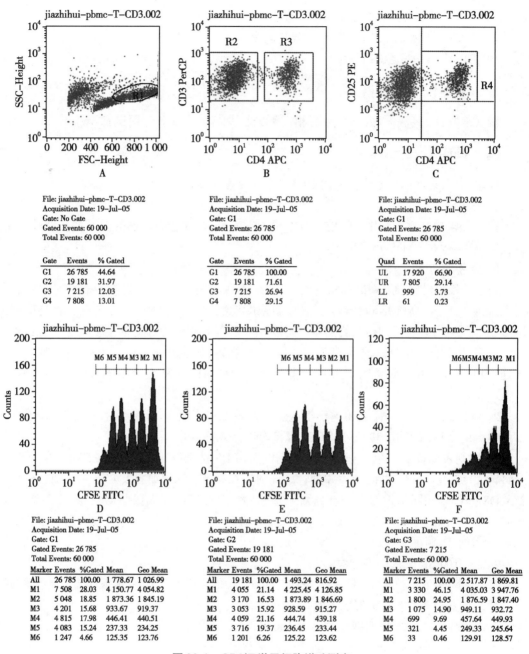

图 33-1　CD3⁺T 淋巴细胞增殖测定

能进入活细胞中,并且平均分配到两个子代细胞中,用流式细胞仪激光激发时,可以检测到荧光信号,其获得的荧光强度是亲代的一半(2 倍递减特征)。

六、注意事项

1. CFSE 的使用浓度不宜太高。浓度过高,不仅会造成细胞坏死,影响细胞的增殖功能,也可能导致流式细胞检测的补偿调节值过大。

2. CFSE 对湿度非常敏感，需要 −70℃ 干燥保存，如果 CFSE 贮存液和 CFSE 应用液变黄，其结合细胞的能力会变弱，尽量不要继续使用。

3. 在实验开始，设立未刺激对照或者亲代细胞对照，可以确定基础荧光强度值，帮助明确分析细胞的增殖活性。

（福军亮　张　晖）

第三十四章 ▶

细胞内 HIV-1 mRNA 流式检测

通过检测新鲜分离的外周血 PBMC 中总 HIV-1 mRNA 的水平,从而了解患者体内 HIV-1 复制的程度,为临床 HIV 的诊断、预防和治疗提供极为关键的细胞特异性信息。

一、基本原理

由于 HIV 在不同细胞群体中复制程度是不同的,其免疫应答也是细胞依赖性的。因此,结合荧光原位杂交原理和细胞免疫学标记原理,通过流式细胞仪定量检测 T 细胞群体、单核细胞群体中 HIV 的感染状况。

二、主要试剂

1. 艾滋病病毒细胞检测系统(viro tect in cell HIV dectection system) 包括 R①Cellperm、R②Pre-hybridization Buffer-1、R③Pre-hybridization Buffer-2、R④Hybridization Buffer(3ml Formamide-Sigam F7508)、R⑤Probe cocktail(探针)、R⑥Stringgency Wash-1 和 R⑦Stringgency Wash-2。

2. 荧光素标记抗体 抗 CD4PE-CY5、抗 CD45RO-PE,购自 Becton-Dickinson。

3. 0.01M 磷酸盐缓冲液(PBS) 商品化试剂或实验室自配,经过高压灭菌或者用 0.22μm 滤膜或者 G4 除菌过滤后,4℃保存。

4. 鞘液 可以使用商品化的细胞计数仪用稀释液作为鞘液。

5. 商品化 Ficoll(淋巴细胞分离液) 比重为 1.077。

6. 含 0.1% BSA 的 1640 培养液 需要预冷。

三、主要仪器及耗材

流式细胞仪,台式离心机,旋涡振荡器,恒温水浴箱,加样器和流式专用试管等。

四、实验步骤

(一)标本采集和预处理

分别抽取临床 HIV 阳性患者和健康人的静脉血各 10ml,使用含有 EDTA-K$_2$(1.5～2mg/ml)的抗凝管采集,室温放置,6 小时内处理完毕。使用商品化 Ficoll(淋巴细胞分离液)分离制备外周血中的单个核细胞,准确计数。加入含 0.1% BSA 的 1640 培养液重悬获取细胞,计数。

（二）细胞表面染色及破膜

分别加入荧光素标记细胞表面抗体抗 CD4PE-CY5/ 抗 CD45RO-PE，并同步设置单染补偿对照管和同型对照管，旋涡荡器轻混，室温避光 10 分钟，PBS 洗细胞 1 次，转速 1 500r/min 离心 5 分钟，弃上清液，加 300μl R①重悬获取细胞，室温避光 1～2 小时。

（三）杂交

1. 将 R⑥和 R⑦置于 43℃恒温水浴箱中预热。

2. 加入 1ml R②洗涤细胞 1 次，转速 1 800r/min 离心 5 分钟，加入 1ml R ③混匀重悬获取细胞。

3. 加入 100μl（100μl R④ +3μl R⑤），混匀，43℃水浴 2 小时。

（四）洗涤

1. 加入 1ml R⑥，混匀，转速 1 800r/min，离心 5 分钟。

2. 加入 1ml R⑦，混匀，43℃水浴 15 分钟后，转速 1 800r/min，离心 5 分钟。

3. 加入 400μl PBS，直接上机分析。

（五）上机测定

1. 打开细胞内 HIV-1 mRNA 的流式检测方案。

2. 选择 488nm 激发光，根据单染补偿对照管、同型对照管的检测数据固定细胞获取条件，确立 M1 阴性区域和 M2 阳性区域。

3. 检测标本管，采集细胞总数 100 000 个，记录检验结果并保存图像信息。

4. 进入下一份标本的测定，直至全部标本测定完毕。

五、结果解读

检测结果见图 34-1，解读如下。

1. A 图 建立 FSC/SSC 双参数收获点图，设门圈定淋巴细胞群区域 R1。

2. B 图 依据 R1 建立 CD4 PE-CY5/CD45RO PE 双参数分析点图，设门圈定 3 群淋巴细胞，CD4⁺CD45RO⁻ 区域 R2、CD4⁺CD45RO⁺ 区域 R3 和 CD4⁻CD45RO⁺ 区域 R4。

3. C 图、D 图和 E 图 以 R2、R3、R4 为门建立 gag pol-FITC 单参数直方图，依据单染补偿对照管、同型对照管的检测数据，确立 M1 阴性区域和 M2 阳性区域，分别计算出 CD4⁺CD45RO⁻、CD4⁺CD45RO⁺、CD4⁻CD45RO⁺3 群淋巴细胞上的 gag pol 阳性表达率。

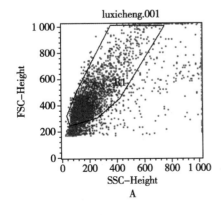

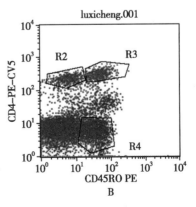

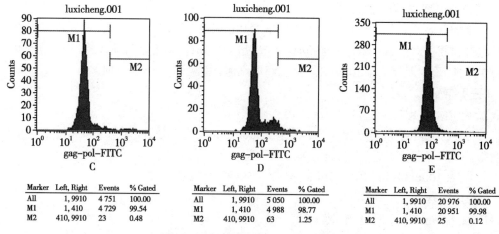

图 34-1 细胞内 HIV-1 mRNA 测定

六、注意事项

1. 本项目对检测用的荧光素标记抗体要求严格,由于在杂交步骤中,荧光素 Per-CP 易淬灭,尽量避开使用。

2. 尽量使用新鲜采集并处理的 PBMC,如果检测冻存 PBMC,可以进行 7-AAD 染色,区分死细胞和活细胞(死细胞被染色,活细胞有拒染性)。

3. 杂交液中的甲酰胺纯度要求比较高,选择近期批号,使用前平衡至实验要求的温度。

4. 细胞被破膜后,离心转速加大至 1 800r/min。

(福军亮 张 晖)

参 考 文 献

1. 王建中. 临床流式细胞分析[M]. 上海:上海科学技术出版社,2006.

2. 吴钦梅. 流式细胞仪检测 HIV 感染者细胞内病毒复制研究现状[J]. 国际病毒学杂志,2007,14(2):12-13.

3. 储福亮,张政,刘庆峰,等. 应用流式细胞术和原位荧光杂交技术检测 HIV-1 感染者 T 淋巴细胞内病毒的初步研究[J]. 中国艾滋病性病,2004,10(5):321-323.

第三十五章

CFSE/7AAD 细胞杀伤检测

细胞杀伤功能的检测是一种在体内外研究具有杀伤靶细胞功能的免疫效应细胞与分子的实验技术。

一、基本原理

5,6-羧基荧光素二乙酸盐琥珀酰亚胺脂(CFSE)是较稳定和均一的胞质内荧光染料,应用范围广,在488nm波长激发下产生绿色荧光,常用于标记靶细胞。7-氨基-放射菌素(D7AAD)是红色、嵌入型的 DNA 荧光染料,不能通过完整的细胞膜,但是能渗透受损细胞膜,用于标记细胞膜受损的靶细胞。当效应细胞杀伤标记了 CFSE 的靶细胞后,部分靶细胞膜受损,通透性随之发生变化,7AAD 使其着色,因此同时携带了 CFSE 和 7AAD 两种荧光信号,而未被杀伤的靶细胞,保持了完整的细胞膜,7AAD 不能使其着色,仍只携带 CFSE 一种荧光信号。通过流式细胞仪检测 $CFSE^+7AAD^+$ 双阳性细胞占靶细胞的比例,可以反映细胞的杀伤能力。

二、主要试剂

1. 荧光染料　CFSE 和 7AAD。
2. 鞘液　可以使用商品化的细胞计数仪用稀释液作为鞘液。
3. 0.01M 磷酸盐缓冲液(PBS)　商品化试剂或实验室自配,经过高压灭菌或者用 0.22μm 滤膜或者 G4 除菌过滤后,4℃保存。
4. 商品化 Ficoll(淋巴细胞分离液)　比密为 1.077。
5. 含 0.1% BSA 的 1640 培养液　需要预冷。

三、主要仪器及耗材

流式细胞仪,台式离心机,旋涡振荡器,恒温水浴箱,加样器和流式专用试管,0℃冰盒等。

四、实验步骤

样本示例:CFSE/7AAD 细胞杀伤检测,以 K562 杀伤活性为例。

(一)标本采集和获取效应细胞

抽取静脉血 10ml,使用含有 $EDTA-K_2$(1.5~2mg/ml)的抗凝管采集,室温放置,6 小时内处理完毕。使用商品化 Ficoll(淋巴细胞分离液)分离制备外周血中的单个核细胞,准确计数。效应细胞浓度控制在$(1\sim2)\times10^7$个细胞，重悬于 0.1% BSA 的 1640 培养液中。

（二）K562 靶细胞准备

复苏液氮冻存的 K562 细胞，用含有 0.1% BSA 的 1640 培养液洗细胞 1 次，转速 800r/min，离心 5 分钟，加入 250l 培养液 0.1% BSA 的 1640 培养液重悬细胞并计数（100 万～1 000 万），将 K562 细胞（250l 培养液）一次性加入 CFSE 应用液（250μl），混悬充分，放置 37℃，5%CO₂ 孵箱内，37℃ 避光 10 分钟，将混合液用预冷的含有 10% 小牛血清的 1640 培养液中和，旋涡振荡器混匀后置于冰盒内，0℃ 避光 10 分钟，用含有 0.1% BSA 的 1640 洗细胞两次，转速 800r/min，离心 10 分钟，加入 1ml 0.1% BSA 的 1640 重悬细胞并计数备用。

（三）效应细胞和靶细胞混合

确认反映体系，取 U 形 96 孔板，根据实验目的选择最适效靶比，平行设置实验复孔和不加效应细胞的对照孔。放置 37℃，5% CO₂ 孵箱内，孵育 2～6 小时。

（四）荧光染色

反应结束后，每孔加入 10μl 7AAD，室温避光 10 分钟，直接上机检测，30 分钟内完成检测。

（五）上机测定

1. 打开的 CFSE/7AAD 细胞杀伤检测方案。

2. 选择 488nm 激发光，根据 CFSE 和 7AAD 单染补偿对照管的检测数据得到荧光补偿基础值，固定细胞获取条件，在此基础上，保持补偿值恒定，继续获取样本管数据。

3. 检测标本管，采集细胞总数至少 10 000 个，记录检验结果并保存图像信息。

4. 进入下一份标本的测定，直至全部标本测定完毕。

五、结果解读

结果见图 35-1，详细解读如下。

1. A 图　建立 FSC/SSC 双参数收获点图，设门圈定 K562 靶细胞群 R1。

2. B 图　依据 R1 建立 CFSE/7AAD 双参数分析点图，设置"十"字象限分析，同时计算出 CFSE⁺/7AAD⁻ 和 CFSE⁺/7AAD⁺ 两群细胞的表达情况。

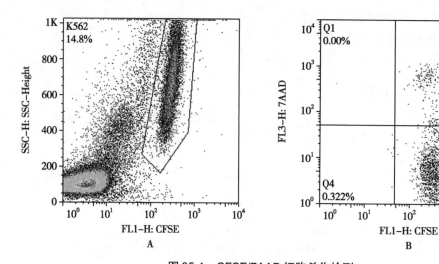

图 35-1　CFSE/7AAD 细胞杀伤检测

六、注意事项

1. CFSE 的使用浓度不宜太高。浓度过高,不仅会造成细胞坏死,也可能导致流式细胞检测的补偿调节值过大。

2. CFSE 对湿度非常敏感,需要 −70℃ 干燥保存,如果 CFSE 应用液变黄,其结合细胞的能力会变弱,尽量不要继续使用。

3. 在实验开始,必须设立平行设置实验复孔和不加效应细胞的对照孔,可以帮助明确分析细胞的增殖活性。

(福军亮 张 晖)

参 考 文 献

1. 王建中. 临床流式细胞分析[M]. 上海:上海科学技术出版社,2006.
2. 梁智辉,朱慧芬,陈九武. 流式细胞术基本原理和实验技术[M]. 武汉:华中科技大学出版社,2008.

第六篇 ▶

流式细胞术质量管理

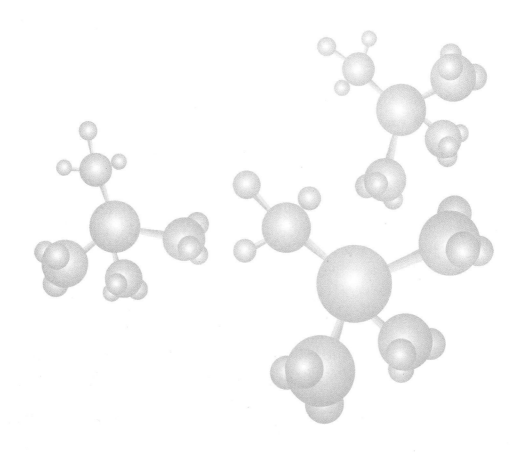

第三十六章

质量控制措施

流式临床应用日趋广泛,涉及临床许多种疾病的诊断、治疗、预后和病情监测等,以为临床提供准确、有效、可靠的检验结果,实现和完善临床流式细胞学检验的质量控制。

流式的质量控制指建立一套较为完善的流式实验室监控方法,保证流式检测结果的可靠性和准确性,具体包括流式实验室的室内质量控制和室间质量评估两部分。流式实验室的室内质量控制包括从临床医师开出化验单到拿到结果报告单的全过程,分为分析前、分析中和分析后质量控制 3 个部分。分析前质量控制主要是标本的采集、保存、运送、流式细胞仪的维护和保养等;分析中质量控制主要是仪器性能及检测过程的质量控制;分析后质量控制主要是检测结果在信息系统传输及听取临床反馈意见等。流式实验室的室间质评目前主要是指国家卫生健康委员会临床检验中心组织的全国流式实验室之间的室间质评和国际流式实验室之间的室间质评活动。

第一节 室内质量控制

建立标准化操作流程是实现实验室质量控制的第一步。因此,各个实验室首先应该对流式细胞仪的基本操作及基本维护,流式细胞仪检测项目的基本操作流程都建立各自的标准化操作流程(standard of procedure,SOP)。在此基础上完成对流式细胞检测的质量控制。

一、分析前对样本和试剂的质量控制

(一)确保样本的类型和保存条件适当

正确获取新鲜的分析样本,采用适当的方式保存、运输样本,是保证流式细胞检测质量的关键环节。目前流式细胞检测常用的临床分析样本主要包括外周血、骨髓穿刺液、骨髓活检物、组织活检物、浆膜腔积液、脑脊液、细针穿刺物等。单细胞样本是流式细胞检测的基本要求,制备合格的单细胞悬液是保证分析成功的关键,同时确保完整单细胞达到一定数量,才能保证检测的准确性和代表性。

1. 针对机体可自发凝固的体液样本 这类样本如血液、骨髓穿刺液等,为保证获取单细胞悬液,一般要求采用适当的抗凝药抗凝,同时要求样本无严重溶血、凝固现象。常用的抗凝方式为:细胞表型分析的外周血或骨髓穿刺液样本通常采用 EDTA 或肝素抗凝,外周血样本也有建议用 ACD 抗凝,但不推荐用于骨髓穿刺液;针对血小板分析的样本一般不用肝素抗凝。

2. 针对组织类样本 首先要求制备为单细胞悬液,可采用机械分离法、化学法或酶消

化法。化学法或酶消化法制备单细胞悬液，极易造成细胞破坏，使细胞碎片增加，细胞膜结构或抗原受到损伤。而对于细胞表型分析，需要尽量保证细胞结构的完整性和抗原性，建议采用机械法，并要求控制好机械用力强度以保证获取更多单细胞。样本 DNA 分析时，要避免出血坏死的组织样本，建议使用机械法结合酶消化法（如胰蛋白酶、胃蛋白酶等）制备样本，在制备过程中，注意分离出待测细胞成分，同时减少其他成分的干扰。

3. 样本的保存　为保证得到流式细胞分析的最佳结果，最好采用新鲜样本标记并及时检测。但很多情况下，可能出现延迟标记或检测的情况，陈旧样本中大量的死细胞可导致非特异性染色，导致检测结果错误，因此必须适当保存样本，尽量保证细胞有效的存活。一般认为肝素抗凝的全血或骨髓穿刺液样本标记前在室温（20～25℃）下保存时间较长，其次为 EDTA 抗凝全血或骨髓穿刺液，保存时间最短的为 ACD 抗凝的全血。但实际操作中应根据检测试剂说明书的具体要求保存，如 EDTA 抗凝全血使用 BD 公司 T 淋巴细胞表型分析试剂，则样本在标记前室温（20～25℃）下能保存 24 小时；使用 BD 公司 NK 细胞表型检测试剂，则样本在标记前室温（20～25℃）下仅能保存 8 小时；而使用 BD 公司 HLA-B27/CD3 试剂盒和 BD FACSCanto 分析系统时，样本在标记前室温（20～25℃）下保存 48 小时。对于不受固定影响细胞表面或细胞内的抗原分子，可采用固定后再标记的方法，此时样本保存时间可以延长。

（二）确定和选择适当的抗体

荧光标记抗体是流式分析最基本的试剂，其质量直接影响流式细胞分析结果的可靠性和准确性。影响抗体特性的因素主要包括 F/P 比值（标记的荧光素与免疫球蛋白分子的比值）、抗体亚型、全长或片段、抗体来源、标记荧光种类等。目前用于临床流式分析的抗体已经商品化，其质量能得到有效保证。

选择抗体时应注意如下。

1. 低表达量的抗原应尽可能选择荧光强度强的荧光素标记，如 PE、APC 等。

2. 需要使用多种荧光素标记的多抗体反应时，建议使用已经商品化的组合抗体，防止由于个人组合所致多种抗体与抗原反应时，由于空间构型阻碍导致检测结果错误。若必须使用个人组合，则要求应先了解每个抗体在对照细胞上单色标记的表达情况，以判定其在组合反应中有无异常结合。同时要注意各种荧光素能否同时使用，如同一个检测通道的荧光素不能同时使用，如 PE-Cy5 和 Percp。

3. 注意抗体适用范围，如针对胞内抗原或胞外抗原，某些针对胞外抗原分析的抗体可能不适宜用于胞内同种抗原分析，反之，某些适用于胞内染色的抗体可能不适于表面抗原分析。

4. 针对临床试验应尽量选择体外诊断（in vitro diagnosis，IVD）试剂和分析特异性（analyte specific reagents，ASR）试剂，而仅供研究用（research use only，RUO）试剂一般不能用于临床体外诊断试验。

（三）溶血剂的选择

目前临床上流式细胞分析主要样本为外周血或骨髓穿刺液样本，因此流式细胞分析前去除红细胞的干扰尤为重要。一般可采用样本标记前或标记后裂解红细胞，或将全血样本采用密度梯度离心法等去除红细胞，分离得到单个核细胞或靶细胞再进行标记。现在一般采用溶血剂溶解红细胞去除干扰，并可较好保持原始标本的白细胞分布。建议最好在样本标记后溶血。若在标记前溶血，需确认待测抗原的抗原性不会在溶血后改变；溶血剂被彻底洗去后，细胞和抗体的结合反应不受影响；所用溶血剂若含有固定剂，则可能影响细胞活性及表面标记结果。但针对红细胞或血浆成分会影响标记过程时，建议采用分离单个核细胞标记或溶血后标记，此时的溶血剂一般要求不含固定剂。

为确保临床流式细胞分析的可靠性，建议采用商品化的溶血剂，以减少自配溶血剂对检测结果的影响。使用自配溶血剂时，一定要与商品化溶血剂从溶血效果、背景干扰及抗原表达等方面进行比较分析，以确保检测结果的可靠性、有效性和正确性。

（四）细胞与抗体的比例

商品化抗体的用量一般是针对反应细胞数量在 $5×10^5 \sim 1×10^6$ 个的范围内。针对细胞过少的样本或细胞过多的样本，可出现在一定量的抗体相对抗原过量或不足，可导致检测出现假阳性或假阴性结果。因此，每个实验室应根据不同抗体厂家推荐范围，调整样本与抗体用量，确保合适的抗原抗体反应。

（五）针对操作中影响检测结果的其他因素的处理

1. 使用蛋白封闭剂封闭细胞表面或细胞内的非特异结合位点，尤其在间接免疫荧光标记时是必不可少的。

2. 荧光素标记抗体标记后应进行适当的洗涤，减少重叠细胞和细胞碎片对结果的影响。

3. 荧光素标记抗体标记时反应体系的温度一般应分别在25℃左右。

4. 荧光素标记抗体标记时反应体系的pH一般应分别在7.0～7.2。

5. 胞内染色时要保证固定和透膜不影响有关抗原与相应抗体的结合力和核酸与染料的结合，不影响细胞骨架的完整性。胞内染色的荧光素应足够小到能穿透到胞膜内。因此，建议进行胞内抗原染色时，使用专门的胞内检测抗体。

6. 胞膜和胞内抗原都需要标记时，通常先胞膜染色、固定、穿膜，再胞内染色，最后是DNA染色。

7. 标记后样本若无法及时检测，建议用1%～4%的多聚甲醛缓冲液（pH 7.4）或0.37%～1.5%的甲醛缓冲液（pH 7.4）固定后放4℃保存，于24小时内检测。

二、分析中仪器及检测过程的质量控制

为避免在流式细胞分析过程中仪器条件的漂移而引起的检测误差，必须采用参考校准标准品对仪器进行校准，以保证整个实验过程中仪器的各个光学系统和液流系统处于最佳工作状态，从而保证样品检测时的准确性和特异性。

流式细胞仪的校准过程主要包括流路、光路的稳定性、多色标记荧光颜色补偿、光电倍增管转换的线性和稳定性的检测和仪器状态的调整。校准过程中主要利用商品化的标准化微球进行监测。一般为标记一定荧光、一定大小的聚苯乙烯微球。

（一）流式细胞仪的性能校准

流式细胞仪的性能校准主要指光路、流路与光电倍增管（photomultiplier，PMT）的校准。

光路流路校准的主要目的在于确保激光光路与样品流处于正交状态，使仪器检测时的变异减少到最小，从而控制仪器检测结果的CV值。光路流路的校准物为Flow-check™ Fluorospheres或Nile Red Beads，Blue Beads等。这些校准品实质为一群具有标准大小的荧

光微球,其物理性质,生物学特性和化学特性均经过标定,用其对流式细胞仪进行校准验证,所获得的 CV 值越小,说明仪器工作状态精度越高,在用 Flow-check™ Fluorospheres 进行校准时,CV 值一般在 2%～3%,一般不超过 5%～10%,因此在流式细胞仪的光路与流路校准中,CV 值是评价精度的一个重要指标。

光电倍增管的校准是流式细胞仪在使用前进行质控的一项重要指标,流式细胞仪在使用过程中,光电倍增管随时间的增加,其放大功率会有所改变,对样品检测的灵敏度会产生影响,为保证样品检测时仪器处于最佳灵敏度工作状态,采用 Flow-Set Fluoropheres 进行 PMT 校准,必要时进行电压补偿,以使仪器检测灵敏度不会因 PMT 的放大功率降低而改变。而美国 BD 公司的 BD FACS 7-Color Setup Beads 或 BD CaliBRITE Beads 可在相应的分析软件和 BD 公司的流式分析仪上同时实现 PMT 电压的设定,荧光补偿的调整,和仪器敏感性的监测。

(二)免疫检测的质量控制

流式细胞分析时,除了需对仪器工作状态进行监控外,针对样品检测过程,也应该实行质量控制,以保证测定结果的准确性。

1. 流式检测的对照设置 是确保流式检验质量的关键措施之一。流式细胞分析中的对照主要包括了同型对照、阳性对照、阴性对照、自身对照和空白对照。其中同型对照最为重要。

(1)同型对照:主要用于设定流式分析方案的电压,确保样本检测中荧光信号的特异性,具有准确设定阴性与阳性细胞标界的重要意义。同型对照抗体通常要求与检测抗体的免疫球蛋白亚型相同,抗体种属来源相同,所标记荧光素相同,以保证其与检测抗体的匹配性,确保由此设定的检测条件的可靠性,特别是对于弱表达抗原阳性率的测定更为重要。在临床应用时,不仅要求同型对照抗体与检测抗体匹配,同时建议两种抗体均来自同一生产厂家,达到两种抗体在荧光素浓度,抗体浓度和 F:P 比值的相似性,保证检测结果的可靠。如果检测中不用或使用了不适当的同型对照抗体,则可能影响结果的可靠性。

(2)阳性对照和阴性对照:采用已知的阳性样本或阴性样本,运用与样本相同的检测方法和条件分析,通过分析检测结果是否为阳性或阴性来评价检测方法的可靠性和有效性。阴性对照的正确可用于排除由于检测条件、方法不良所致假阳性的可能性。而阳性对照结果达不到要求时,不能进行临床试验。

(3)自身对照:样本为混合细胞时,若仅针对某一细胞抗原分析,其他细胞的表达为阴性,此时它们可相互作为某一抗原表达的自身对照。对于缺少同型对照抗体的检测,也可采用具有阴性自身对照代替同型对照,运用自身对照中阴性表达的细胞群设定分析电压,但必须注意选择适当的细胞群体作为对照,一般不宜选用未进行 Fc 受体封闭的中性粒细胞作为自身对照。自身对照一定程度上发挥了阳性对照和阴性对照的作用,可以监控整个免疫分析过程的有效性。在细胞内抗原分析时,自身对照可能比外加阴性对照或阳性对照更可靠。

(4)空白对照:主要用于观察细胞和缓冲液中物质的自发荧光,但由于一般样本的自发荧光较弱,且检测时要完成同型对照检测,因此一般不需要检测空白对照。

2. 全程质控品的使用 流式检测的全程质控是确保流式检验质量的另一个关键措施。所谓全程质控是指对流式细胞标记和分析检测整个过程,包括样品标记、溶血、洗涤、仪器状态调整和上机检测等一系列连贯过程的质量监控。目前所用的质控品多为商品化的全血质控品。常用的有美国 Beckman Coulter 公司的 Immuno-Trol Cells 或美国 BD 公司的 Multi-Check Control 等。质控品和患者样本一起进行常规检验，将质控品的测定结果标记在控制图上，观测控制结果是否超过控制限来决定失控与否，以判定本次操作过程是否有效，检测结果是否可靠。质控结果在控，提示本次实验结果可靠，临床报告可发；失控时，必须寻找原因分析问题，重新分析质控品，直到在控后才能进行样本检测。

目前在临床检验质量控制中使用较多的方法是 Levey-Jennings 质控图。图中标出 $\bar{x}$、$\bar{x}\pm2s$、$\bar{x}\pm3s$ 线。$\bar{x}\pm2s$ 为上下警告限，$\bar{x}\pm3s$ 为失控限。根据不同实验室的具体情况，各个实验室可选用适合自己的质控判断原则。常用的有 Westguard 原则。我们建议出现以下条件之一为失控：①有一次结果落在 3 秒之外；②连续两次结果在 2 秒范围之外（表 36-1）。

表 36-1　流式检验全程质控品

产品名称	产品特性	用途
Flow check	10μm 的荧光微球，在 488nm 的激发光激发下，发射光光谱范围为 525～700nm	检测仪器的流路和光路的稳定性
Flow Set	3.6μm 的荧光微球，在 488nm 的激发光激发下，发射光光谱范围为 525～700nm	检测仪器的光电转换稳定性
APC Set-up Kit	Flow-check 675 荧光微球、Flow-set 675 荧光微球	检测仪器在 633nm 激光下流路和光路稳定性及光电转换稳定性
PC7 Set-up Kit	Flow-check 770 荧光微球、Flow-set 770 荧光微球	检测仪器在 770nm 激光下流路、光路稳定性及光电转换稳定性
Immuno-Brite	1 瓶无荧光，大小均一的微球；4 瓶荧光强度逐渐递增，大小均一的荧光微球	监控仪器的线性度
Cyto-Comp Reagent Kit	FITC/PE、PE/ECD、PE/PC5、ECD/PC5 共 4 组双色试剂	Cyto-Comp Reagent Kit 和 Cyto-Comp Cell
Cyto-Comp Cells Kit	冻干人淋巴细胞和复溶缓冲液	kit 联用调节颜色补偿
Cyto-Trol Control cells	表达人正常淋巴细胞表面抗原的冻干人淋巴细胞和复溶缓冲液	评估淋系单抗活性
Immuno-Trol Control Cells	光散射、细胞群分布、抗原密度等均与正常，人全血相类似的类全血品	评估血液细胞免疫表型分析、单抗活性、全血分析操作流程的质控
Immuno-Trol Low Control Cells	光散射、细胞群分布、抗原密度等均与正常人全血类似，但 CD34 计数为低水平的类全血品	低水平 CD34 计数的质控
COULTER Stem-Trol Control cells	已知浓度，经过修饰和稳定处理，表达 CD34 III类表型和 CD45 白细胞共同抗原的 KG-1a 细胞	CD34$^+$HPC 绝对计数，过程的内部质量控制
Flow-count	已知浓度的 10μm 的，大小均一，荧光强度相同的荧光微球，在 488nm 的激发光	流式细胞分析中的绝对计数

（三）流式细胞分析数据的准确获取

流式细胞仪是基于散射光信号和荧光信号进行分析的仪器，仪器散射光和荧光信号的光电倍增管电压、增益、颜色补偿等参数的设定直接影响结果,因此,流式细胞仪数据的获取必须是在仪器性能的校准均合格的基础上进行。为确保结果的可靠性,同时必须保证获取一定数量的细胞作为分析对象,一般要求目的细胞数不少于 2 000 个。但不同的实验目的对获取的细胞量要求一般是不一样的,如 DNA 倍体分析,至少应获取 10 000 个细胞;微小残留病灶(MRD)的检测,要求达到 10^4 数量级水平,则应至少分析 100 000 个细胞;干细胞移植中 CD34 的检测,应至少获取 100 个 CD34 阳性细胞或 75 000 个有核细胞。

正确适当地设门(gating)对于流式数据分析至关重要。设门实际就是确定分析区域,以避免或减少其他细胞的干扰。针对培养细胞而言,一般由于细胞成分单一,因此设门比较简单;针对多种细胞成分的样本,如外周血或骨髓样本等,其设门一般可通过前向散射光(FS)与侧向散射光(SS)设定目标细胞群,但由于 FS *vs* SS 设门中干扰因素较多,目前更倾向于采用某一荧光表标记抗体 *vs* 散射光设门选定分析细胞群,如淋巴细胞亚群分析或白血病/淋巴瘤免疫分型、CD34 检测等检测中多采用 CD45 *vs* SS 设门确定分析细胞群。针对 DNA 倍体分析中,设门的关键在于排除粘连细胞,圈定单个细胞。

流式细胞的数据分析中,采用不同的指标进行描述,常用的指标为百分比、荧光强度、DNA 指数(DI)、细胞浓度。百分比作为相对计数,仅能描述目的细胞的相对表达比例,目前主要用于 T 细胞亚群检测、网织红细胞检测等分析;荧光强度主要用于描述目的细胞上抗原量表达多少,如血小板无力症(GT)中针对血小板表面的 GPⅡb 和 GPⅢa 表达的检测等。DI 则用于 DNA 倍体分析。细胞浓度作为绝对计数,用于描述单位体积内目的细胞的数量,通常用于艾滋病患者外周血 CD4 细胞绝对计数、OKT3 治疗监测中 CD3 细胞绝对计数、干细胞移植中的 CD34 细胞绝对计数等。不同的检测目的需要选择适当的分析指标进行描述。

三、分析后数据传输的质量控制

由于实验室信息系统的出现和不断完善,仪器分析的试验结果已实现了数据传输,因此针对数据传输过程的正确性和有效性也需要进行监控,以保证报告结果的准确性。而针对信息系统方面的质控主要是依靠信息系统的管理人员进行定期的数据传输准确性的确认。只有在多个系统人员的共同进行实验室检测过程质量监控和信息系统的有效维护和监控下,才能实现现代化的临床流式分析的全面质量控制。

第二节 室间质量评价 ▼

室内质控实现并强调了实验室对自身检测结果重复性的监控,而对于实验室检测结果准确性的评价往往需要通过室间质评实现。室间质量评价主要是控制实验室工作的不准确度,是对室内质量控制的补充。室间质评是由专门机构定期向临床实验室分发质控品,要求各单位检测后返回测定结果,经过整理和统计,以数据和报告形式反映各实验室间及各分析方法间的差异,根据各单位测定结果与靶值的离散程度,计算出该实验室的分数,并反馈给参加者以便参加者了解自己实验室检测结果的准确性,便于提高实验室检测质量。

一、国家卫健委流式检验室间质评

针对流式细胞分析的室间质评,我国已于 2005 年由原国家卫生部临床检验中心组织开展,网址为 http://www.clinet.com.cn,主要包括了淋巴细胞亚群检测和 CD34 绝对计数的室间质评,但是从 2008 年开始暂停了 CD34 绝对计数的室间质评。

上述两个关于流式检验的质评项目属于"参评项目",国家卫健委临床检验中心提供相关统计结果及参加单位的评分,给予的"室间质评证书"不作是否合格的描述,仅客观描述贵单位参加全国流式细胞术室间质评的事实。其中的淋巴细胞亚群检测,要求回报 $CD3^+$ 细胞(T 细胞)、$CD3^+CD4^+$ 细胞(T4 细胞)、$CD3^+CD8^+$ 细胞(T8 细胞)和 $CD3^-CD16^+CD56^+$ 细胞(NK 细胞)的百分数,各淋巴细胞亚群的绝对计数未提要求,如果参评单位的日常检验报告中有绝对计数的内容,则希望回报相应的绝对计数结果,作为一种调查而已。CD34 绝对计数要求回报 $CD34^+$ 细胞的百分数和绝对计数。

虽然全国流式细胞术室间质评活动已经开展了近 10 年,但是由于国内各单位流式室内部质量控制措施开展的不规范,流式检测方案的不统一,以及一些其他原因(如人员素质、试剂种类、检测步骤等),致使流式检测结果室间质评仍然不尽如人意。这种现状提示我们必须认真做好流式检验的室内质控,尽快建立流式检验的学会组织,建立统一的流式检验规程,尽早在全国范围内将各单位流式检验项目纳入正规的室间质评活动之中。

二、国际流式检验室间质评

美国病理学家协会(College of American Pathology,CAP)组织的能力测试(proficiency testing,PT)即室间质评活动,其网址为 http://www.gentrace.com/accreditation/cap.php。在 CAP 组织的 PT 中,包括了很多流式细胞分析项目,如淋巴细胞免疫分型、白血病诊断、淋巴瘤诊断等,CAP 定期向各实验室发放测试样品,要求 CAP 样品与来自患者的样品按照同样的方式进行处理和检测,并将检测结果回报 CAP,CAP 将收到的回报结果经过统计学处理后反馈各实验室。CAP 组织的能力测试已针对中国用户开放。

总之,通过参加国内或国外的室间质评活动可以增强实验室对自身检测结果可靠性的认识,不断提高流式检测的质量。

（冯伟华　蔡　蓓　刘　刚）

参 考 文 献

1. 王兰兰,吴健民. 流式细胞仪分析技术及应用. 临床免疫学与检验[M]. 第 4 版. 北京:人民卫生出版社,2007:202-225.

2. 王建中. 加强临床流式细胞免疫表型分析的质量控制[J]. 中华检验医学杂志,2003,26(1):5-7.

3. 王建中. 临床流式细胞分析技术与方法. 临床流式细胞分析[M]. 上海:上海科学技术出版社,2005:99-103.

第三十七章 ▶

流式细胞免疫分群鉴定规范解读

美国临床实验室标准化委员会(CLSI/NCCLS)于2007年5月22日发布了《流式细胞免疫分群鉴定规范》(第2版),即 H42-A2 文件,对流式实验室淋巴细胞亚群检测、CD34$^+$ 造血干细胞和造血祖细胞检测过程中,有关标本采集、运送和制备、标本质量控制和染色处理、仪器校准、标本检测、数据的分析、储存和报告等环节,做出了较为详细的操作指导,以规范流式细胞免疫分群鉴定的操作过程,确保检验质量,促进流式临床应用的健康发展。原文件 H42-A 随 H42-A2 的颁布停止。

我们在阅读 H42-A2 原文的基础上,查阅了其他相关专业文献,尤其是 2007 年以来的新进展,对 H42-A2 文件中对临床流式实践具有重要价值的部分进行了编译提炼与融合,解读如下。

第一节 总 论 ▼

一、目的

H42-A2 文件旨在建立流式法淋巴细胞亚群鉴定与计数、CD34$^+$ 造血干细胞和造血祖细胞计数的操作规范。介于 CD4$^+$ T 淋巴细胞检测方法的多样性现实,H42-A2 文件中有关标本采集和转运、安全、数据分析、结果报告及解释等内容适用于任何 CD4$^+$ T 淋巴细胞检测方法,但标本制备、仪器校准及质量控制等内容由于各实验室采取的具体方法、设备、质控品等不同,没有在 H42-A2 文件进行讨论。截至目前,流式法进行淋巴细胞亚群检测尚没有一个公认的精密、准确、实验室间可兼容的标准方法,仅有血液病治疗与移植工程国际学会(International Society for Hematotherapy and Graft Engineering, ISHAGE)制定的 CD34 检测指南得到广泛公认。因此,每个实验室应根据自己实验室所使用的流式细胞仪的品牌型号建立自己的流式细胞仪操作标准,并根据自己实验室所使用的特殊试剂建立自己的细胞染色方案。

二、前言

流式细胞学技术已经从科研实验室走入临床实验室,H42-A2 文件就是为临床实验室建立质量保证程序,确保流式细胞学检测结果的准确性和精密性,保证流式检测结果被临床正确有效应用而颁布。目前,临床上大部分淋巴亚群和造血干/祖细胞计数检测都是基于免疫荧光染色、利用流式细胞仪对染色细胞激光照射下所发射的荧光进行检测而建立起来的一种荧光检测方法或称荧光检测系统，H42-A2 文件仅限于讨论此荧光检测方法。

主要内容包括：①潜在的生物安全风险和适宜的预防措施；②方法学质控的类型和频率；③淋巴细胞亚群和造血干 / 祖细胞检测方法；④细胞浓度绝对计数方法；⑤实验室记录程序与规范；⑥实验室文件程序。

三、标准化预防措施

因无法预知临床标本的传染性，所有患者和实验室的标本都需被认为具有传染性，需要按标准预防措施进行处置。标准化预防措施不仅包括普通预防措施和身体隔离的主要内容，还应涵盖所有传染性试剂的运送，因此比普通预防措施更广泛。标准预防措施和普通预防措施均源自美国疾病预防和控制中心［Garner JS, Hospital Infection Control Practices Advisory Committee. Guideline for isolation precautions in hospitals. Infect Control Hosp Epidemiol, 1996, 17（1）: 53-80.］，对具有传染性的标本及材料的运输请参照 CLSI 文件 M29（Protection of Laboratory Workers From Occupationally Acquired Infections）进行处置。

四、综述

在 H42-A 文件中，原委员会对流式细胞仪法进行血液标本淋巴细胞亚群分析的通用原则进行了概述，其中部分原则适用于 CD34$^+$ 造血干 / 祖细胞计数，新版 H42-A2 文件针对淋巴细胞亚群和 CD34$^+$ 造血干 / 祖细胞计数两者之间的不同，分别进行了更加详细的介绍。

（一）目的

血液淋巴细胞免疫分型的目标是对特异抗原标记的淋巴细胞亚群进行亚群鉴定和计数检测。T 细胞是血液中最主要的淋巴细胞亚群，通过标记其表达的 CD3 分子来识别。T 细胞亚群又包括辅助性 T 细胞（CD3$^+$CD4$^+$）和细胞毒性 T 细胞（CD3$^+$CD8$^+$CD28$^+$）。除 T 细胞亚群外，血液淋巴细胞亚群还包括 B 细胞（CD3$^-$CD19$^+$）和 NK 细胞（CD3$^-$CD56$^+$）［注意：H42-A2 在 T 细胞亚群描述中指出 T 细胞亚群包括辅助性 T 细胞（CD3$^+$CD4$^+$）和细胞毒性 T 细胞（CD3$^+$CD8$^+$），该描述不够准确，实际上 T 细胞的主要亚群不仅包括辅助性 T 细胞（CD3$^+$CD4$^+$CD29$^+$）和细胞毒性 T 细胞（CD3$^+$CD8$^+$CD28$^+$），还包括诱导性 T 细胞（CD3$^+$CD4$^+$CD29$^-$）、抑制性 T 细胞（CD3$^+$CD8$^+$CD28$^-$）等亚群］。

CD34$^+$ 细胞计数是临床评价造血干 / 祖细胞移植用到的一个分析项目。CD34$^+$ 是一种表达于造血干 / 祖细胞的抗原。

（二）质控程序

CD34$^+$ 细胞计数方法的建立与淋巴细胞计数是相似的，但需用 7- 氨基放线菌素 D（7-aminoa-ctinomycin D，7-ADD）染料以保证精确计数。

（三）标本准备

外周血标本处理方法也可以用于骨髓、脐带血、单采血及其他类型的标本，但必须保证细胞浓度与抗体用量合适，同时红细胞裂解方法也不能影响待检测细胞的活力。

（四）试剂

淋巴细胞亚群计数试剂组合已经标准化，通常以 CD45 和（或）CD3 作为设门试剂，CD4 和 CD8 则作为 CD3$^+$ 细胞的亚型鉴别试剂。值得注意的是，一定要排除其他可能与 CD3、CD4、CD8 抗体结合的细胞群，如 CD4$^+$ 单核细胞，CD8$^+$NK 细胞等。以 CD45 和 SSC 设门做 CD4$^+$ 细胞计数是目前性价比最好的试剂组合。

CD34 抗体主要分为 3 型，通常推荐Ⅲ型抗体，该型抗体可以和所有标本类型中的 CD34$^+$ 细胞结合，而不用考虑它们结合的荧光素类型。

（五）标本分析

通常记录几千个 CD3$^+$ 细胞信号就可以进行淋巴细胞亚群的精确计数，但 CD34$^+$ 细胞可能只占细胞分析群中很小的一部分，而大数据量信号分析需要收集足够的细胞信号数据。设定一个排除 CD45$^-$ 和 CD34$^-$ 信号的"门"有助于减少总体文件大小，尤其对于红细胞裂解不完全的血液标本、脐带血或骨髓标本尤为重要。由于一起采集获得的数据复杂且包括几个不同的细胞群的信息，因此后期的数据分析需要设许多不同的"门"才能达到检测目标。

（六）数据分析和解释

1. 数据分析　淋巴细胞亚群分析的结果通常包括百分比和绝对计数。

在 CD34 分析中，绝对计数的应用日益受到重视，然而传统直方图分析方法（临界线设置在阴性对照细胞群的边缘，在界线的右侧被认为是阳性信号）不适合分析 CD34$^+$ 细胞分布，因为对照细胞群经常与低表达的阳性细胞群有重合。在 CD34$^+$ 细胞分析中，荧光强度是一个重要的变量，对这类稀少细胞群的分析主要依靠细胞的荧光强度与阴性细胞群区分并计数。

2. 数据解释　流式法检测淋巴细胞亚群的报告应该包括各淋巴细胞亚群的百分比和绝对含量，CD4/CD8 比值也是临床诊治中非常有价值的数据。对于 CD34 细胞分析，报告应是绝对计数值。对于单采血标本，报告患者"CD34$^+$ 细胞数 /kg 体重"很重要。

五、术语

（一）名词解释

1. 别藻蓝蛋白（allophycocyanin，APC）　为藻胆蛋白荧光素之一，来源于藻类和细菌，可以与抗体结合用于免疫分型，分子量 80 000Da（105kD），虽然其最适激发光为 655nm，当使用氦 - 氖激光器或二极管激光器在 635nm 给一个足够的激发时，其在 660nm 达到发射荧光的峰值。

2. 分界线（临界线）　在直方图或双参数图中的分隔线，可以将那些被认为是阳性或能与特异性抗体反应的细胞与阴性或非反应细胞相辨别。分界线通常用阴性对照抗体检测信号并在直方图中进行设定。

3. 自身荧光（autofluorescence）　是指没有经过抗体染色的细胞具有的内在荧光，通常由嘧啶（pyrimidine）和黄素核苷酸（flavin nucleotides）产生。自身荧光产生的程度受激发波长、细胞类型及细胞活性状态影响，中性粒细胞和巨噬细胞在 488nm 处的自身荧光较高，而在 635nm 处的自身荧光较低。标本处理可以在一定程度上降低细胞的自身荧光。

4. 事件（event）　被流式细胞仪识别的一个单微粒或细胞。

5. 颜色补偿　是对流式检测数据进行的一种修正。不同荧光素在同一波长区域发出的荧光信号会有部分重叠，因此必须将其他波长荧光的重叠部分进行扣除。

6. 计数微球　是一种已知浓度的荧光标准微球。将计数微球与等体积的全血标本一起加入反应体系中混合，流式细胞仪检测到的计数微球信息可以作为参考浓度，用于其他细胞群的绝对计数。

7. 双参数显示 / 直方图 / 等直（高）线图 / 二维点图　以同一细胞群检测的两个参数值作为 x 轴和 y 轴获得的流式图像，用以分析细胞性质。

8. 双平台方法　一种用于细胞亚群绝对计数的方法。双平台通常是指流式细胞仪平台和细胞计数仪平台。通过流式细胞仪平台，可以获得细胞亚群所占比例（通常为占白细胞或淋巴细胞的百分比），通过血细胞计数仪平台可以获得白细胞总数或淋巴细胞总数，于是通过简单数学运算即可获得各细胞亚群的绝对含量。

9. 单平台方法　一种用于细胞绝对计数的方法，所有检测数据均来自流式细胞仪一个分析平台。单平台绝对含量分析，如果流式细胞仪在计数流动池经过的靶细胞群百分含量的同时，没有对进样体积进行采集，则需要使用已知浓度的标准荧光微球作为浓度参考，才能够通过检测后的计算获得靶细胞的绝对含量。如果流式细胞仪在计数流动池经过的靶细胞群百分含量的同时，能够同时对进样体积进行采集，则无须使用已知浓度的标准荧光微球，仪器即可自动生成靶细胞群的绝对含量。

10. 藻红蛋白（PE）　在红藻中发现的一种可以进行光合作用的荧光色素，分子量 240kD，在藻细胞内可将光的能量转换为叶绿素，PE 的最大吸收峰为 564nm，以 488nm 激光激发后其发射荧光的峰值在 576nm。单激光器流式用（585±21）nm 带通滤光片可以测到最佳荧光信号，双激光器流式用（575±13）nm 带通滤光片可以测到最佳荧光信号。

11. 异硫氰酸荧光素（FITC）　分子量 389Da，最大吸收峰 495nm，以 488nm 激光激发后其发射荧光峰值在 520nm，用（530±15）nm 带通滤光片可以测到最佳荧光信号，FITC 具有很高的量子产量，但易受 pH 影响。

12. 多甲藻叶绿素蛋白（PerCP）　在甲藻和薄甲藻的光合作用器中发现的，分子量 35kD，是一种蛋白复合物，最大激发波长的峰值在 490nm，以 488nm 激光激发后其发射荧光的峰值在 677nm，PerCP 与 FITC、PE 荧光光谱重叠较小，在多色荧光染色时产生的非特异性结合也少，PerCP 量子产量不高，一般用于检测表达较高的抗原上。PerCP-Cy5.5 是 PerCP 与花青苷类染料 Cy5 的偶联结合物，可以被 488nm 激光激发，量子产量高，与 PE 荧光光谱重叠范围非常小。

13. 不可替代标本　取样困难或重复取样不能替代的标本，如手术切除的标本、脾、淋巴结等。

14. 列表模式　一种数据储存模式，将标本中各类细胞的检测参数保存下来，持续应用。

15. 门　在二维散点图中依据特定检测指标（FSC、SSC、CD 分子荧光检测强度等）设定的区域，用以分析目的细胞。

（二）名词缩写

7-AAD：7-aminoactinomycin D，7- 氨基放线菌素 D。

ACD：acid citrate dextrose，枸橼酸葡萄糖。

Amp：amplifier，放大器。

APC：allophycocyanate，别藻青蛋白。

BSL-2：Biosafety Level 2，生物安全标准 2。

BSC：biological safety cabinet，生物安全柜。

CSF：cerebrospinal fluid，脑脊液。

CV：coefficient of variation，变异系数。

（六）吸样

禁止用嘴进行吸样操作，必须使用手动或电动移液器。

（七）尖锐器皿

尽量避免使用尖头器皿（针头、玻璃巴斯德吸管、玻璃管等）。

（八）血液溅出

如果发生血液外漏，必须立刻用恰当的消毒液去除污染，如新鲜配制的 1∶10 稀释 0.71mol/L 次氯酸钠（非稀释家用漂白剂），或恰当稀释的传染病医院用消毒剂，更多信息参照 CLSI 指南文件 GP17（Clinical Laboratory Safety for additional information）。

（九）废液处理和标本灭活

收集用过的标本和所有一次性实验室用品（包括针头和尖锐物），放入专用容器中（锐器盒等），通过恰当的方法进行处理（焚化或高压），操作必须符合当地法规。

所有感染性标本在处理之前必须采用化学或物理的方法清除污染，如将标本用广谱碘或漂白粉处理 24 小时，再进行恰当的处置，但应注意漂白粉不能和含氯化铵的溶液混用，否则会产生具有危险性的氯气。更多信息参照 CLSI 指南文件 GP5（Clinical Laboratory Waste Management）。

（十）标本储存

应确保用于分析的标本中的感染因素失活，目前有商品化的溶液（包含裂解液和固定液）可以将病毒（如 HIV）量降低 3～5log 值，但单独使用氯化铵效果不佳。如果标本没有用病毒失活裂解液处理，则应该以多聚甲醛或甲醛冲悬，并储存于 4℃，但最低的处理时间还不明确。固定液也可以用来稳定标本，以备后续分析，由于在不同的实验室中标本的准备和固定技术是不同的，因此在每个独立实验室中应自行确定多聚甲醛的浓度和标本储存时间。

（十一）非固定标本

如果在流式细胞仪分析非固定标本，实验室应该进行恰当的生物安全操作规程，以保证最小化暴露于感染材料中，在流式细胞仪中随液流产生的气溶胶是一个潜在危害因素，因此工作人员根据厂商的生物安全建议小心操作仪器。

（十二）仪器消毒

流式细胞仪的废液收集器中应加入 1∶10 稀释的次氯酸钠（或未稀释的家用漂白剂），在仪器维修或维护之前，应使用含有已知消毒剂或新鲜配制的 10% 家用漂白剂对仪器进行消毒。

七、细胞绝对计数方法

早在 20 世纪 80 年代，流式细胞仪已广泛用于检测疑似获得性免疫缺陷患者的免疫状态，具体做法是先用密度梯度离心法分离血液标本中的白细胞，经洗涤后用于荧光免疫染色，再上机检测进行分型鉴定。这种细胞处理方法适合当时大部分细胞计数仪的开放流体液流分析系统，其检测的关键是从标本中获取足够数量的细胞以保证得到有统计学意义的原始数据，而不是限定分析标本的量。随着红细胞裂解液的采用，免洗裂解法用于全血细胞染色逐渐流行，临床对 T 淋巴细胞亚群计数的需求不断增加。

然而，除 BriCyte E6 型流式细胞仪、DxFlex 型流式细胞仪和 NovoCyte 流式细胞仪以外，目前临床应用的绝大多数流式细胞仪均不能对标本进样体积进行精确测量，只能用基于已知浓度标准荧光微球的单平台法或双平台法进行细胞绝对计数。

单平台法（SP）则只从流式细胞仪上同时检测获得的一组检测数据，通过数学运算获得细胞亚群的绝对含量值。由于单平台法获得结果的准确性与已知浓度标准微球、临床血液标本的加样量密切相关，因此对血液标本和试剂进样的准确度要求高。总体上讲，单平台法比双平台法有更高的准确性，可以减少实验室之间检测结果的差异性。因此，H42-A2 文件重点介绍以单平台法为基础的淋巴细胞亚群和 CD34$^+$ 细胞浓度绝对计数的方法。

（一）双平台法（DP）

双平台法是指依赖血细胞计数仪和流式细胞仪两个大型仪器平台的测量数据才能获得细胞亚群绝对含量的方法。由于引入了两个平台进行检测，分析误差相对较大。

采用双平台法测定细胞亚群的绝对含量的主要原因是目前大多数临床用台式流式细胞仪都没有对进样体积进行自动测量的功能，只能检测细胞亚群占靶细胞群的百分含量。因此，细胞亚群的绝对含量需要引进细胞计数仪，获得靶细胞群如总白细胞绝对浓度值，通过数学运算才能最终获得。

T 淋巴细胞亚群绝对计数来源于细胞计数仪和流式细胞仪这两台仪器的 3 个检测数据，即白细胞绝对计数、淋巴细胞占白细胞的比例和 CD4$^+$T 淋巴细胞占总淋巴细胞的比例。白细胞绝对计数值来源于细胞计数仪，淋巴细胞占白细胞的比例值可以来源于细胞计数仪和流式细胞仪，CD4$^+$ T 淋巴细胞占总淋巴细胞的比例值来源于流式细胞仪。计算上比较混乱，不同的实验室习惯不一样，有的使用细胞计数仪测量的淋巴细胞占白细胞的比例来计算淋巴细胞绝对浓度值，有的则使用流式细胞仪测量的淋巴细胞占白细胞的比例来计算淋巴细胞绝对浓度，然后再乘以流式细胞仪测量的 CD4$^+$T 淋巴细胞占总淋巴细胞的比例获得 CD4$^+$T 淋巴细胞的绝对浓度。如此，造成结果的可比性差，准确性也大打折扣。

后来，PanLeucogating 提出了改进方案，即使用流式细胞仪测量的 CD4$^+$T 淋巴细胞占白细胞的比例，直接乘以细胞计数仪测量的白细胞总浓度的方法。该法避免使用由细胞计数仪测定的淋巴细胞百分比（该数据相对不准确），也避免了使用流式细胞仪测得的淋巴细胞占白细胞的比例值和 CD4$^+$T 淋巴细胞占总淋巴细胞的比例值的二次计算，从而减少了双平台法数学运算上的乱象，简化了步骤，缩小了结果的变异性，提高了准确度。

同样，ISHAGE 最初建立的 CD34$^+$ 细胞计数方法也是基于双平台法的，之后也建立了单平台法的版本。

总之，随着单平台法的优势被逐步认可，双平台法已经被单平台法取代。

（二）单平台法（SP）

1. 基于已知浓度标准荧光微球的单平台法　是指利用流式细胞仪一个检测平台，在反应体系里加入与标本加样量相同体积的已知浓度的标准荧光微球，以此标准荧光微球作为测量体系的参比物，流式细胞仪在计数靶细胞亚群的百分含量的同时，也在同时对标准荧光微球进行百分含量计数，那么在相同的进样量的前提下，所测得的待检测靶细胞亚群的百分含量与标准荧光微球的百分含量的比值就与待检测靶细胞亚群的绝对含量与标准荧微球的绝对含量的比值相等,因此待检测靶细胞亚群的绝对含量等于待检测靶细胞亚群的百分含量与标准荧光微球的百分含量的比值乘以标准荧光微球的绝对浓度。

该方法用一个单管同时得出淋巴细胞亚群的百分比的值和绝对计数(结果/数值),或 CD34$^+$ 细胞绝对计数值,仅仅是在流式检测单管中额外加入了一定体积的定量荧光微球。该方法需要对标本和试剂进行精确的加样,为避免加样过程中损失计数微球,必须用裂解免洗法进行标本处理。

总之,计数标准荧光微球在流式单平台细胞计数中的应用,在一定程度上改善了流式定量细胞计数的误差,较双平台法有了明显进步。

2. 基于进样体积测量的单平台法　近年来,BriCyte E6 型流式细胞仪和 DxFlex 型流式细胞仪,在保持了流式细胞仪检测某种细胞亚群占单位时间内通过流式细胞仪检测孔的全部细胞的百分含量的功能的同时,还开发了对流式细胞仪检测孔进样体积同步进行自动精确测量的功能。该功能使这两款流式细胞仪一次上样测定能够同时对靶细胞的百分含量和绝对含量进行检测,使流式细胞仪定量测定细胞数量实现了质的飞跃。

综上所述,鉴于目前新一代流式细胞仪具有检测细胞荧光特性的同时能够对进样量进行精确定量的功能,细胞亚群的绝对计数已经在细胞亚群定性的同时得到解决。为了区分传统流式细胞仪细胞亚群绝对含量测定的双平台法和单平台法,笔者建议将新一代流式细胞仪细胞亚群绝对含量测定称为"单平台体积测量法",将传统流式细胞仪利用已知浓度的标准荧光微球进行细胞亚群绝对含量测定称为"单平台标准微球法"。上述 3 种方法的准确性依次为:单平台体积测量法>单平台标准微球法>双平台法。

(三)单平台标准微球法技术程序

鉴于目前大多数实验室具有的流式细胞仪没有进样体积同步精确定量的功能,实验室完成细胞亚群绝对含量测定需要依赖单平台标准微球法的事实,以下为 H42-A2 推荐的单平台标准微球法技术流程。

1. 淋巴细胞异常标本的计数　淋巴细胞显著减少的标本可能没有足够的淋巴细胞供流式细胞仪分析,淋巴细胞显著增多的标本检测中使用正常浓度的抗体可能不够和所有目的靶细胞结合,这些情况都会导致检测结果的不准确。因此,每个实验室必须建立检测标本中白细胞浓度的方法,通常进行直接检测或采用同一患者同时在血常规仪检测的结果。一般地,当白细胞浓度<20×10^9/L 时,目前常用的淋巴细胞亚群计数抗体可以进行有效检测。当标本中白细胞浓度>20×10^9/L 时,用含 1% 白蛋白的 PBS 液稀释,以保证白细胞浓度在适当范围内。

2. 精密和准确的移液技术

(1)移液器精密度的评价:移液器的精密度应定期进行校正以保证结果的准确性,校正(过程)记录应予保存,程序如下。

1)以反吸样技术,吸取 10 份血样并记录重量,吸样体积应选择实际检测中吸取的体积。

2)以反吸样技术,吸取 10 份冲悬的微球并记录重量。注意微球必须加到管子中。

3)计算平均值、标准差及变异系数(CV)。CV 值应<2%。

(2)移液器准确度的验证

1)以反吸样技术,吸取 10 份蒸馏水并记录重量,每份 100μl(100μl 水重量为 0.100g)。

2）计算平均值、标准差及变异系数（CV）。CV 值应<2%（重量范围应为 0.098～0.102g）。

3. 移液程序　以下信息来自几个移液器生产厂家的仪器操作手册，完整的信息和更多的细节请参照移液器生产厂家的仪器操作手册。

（1）选择移液体积及模式。

（2）预冲洗：移液体积≥10μl 时，每个新的吸头需要预冲洗 2～3 次；移液体积<10μl 时不用预冲洗。

（3）吸样：确保枪头套紧，将移液器垂直，吸样时保持枪头深入到液面下一定深度，慢慢滑动控制钮至吸满。

（4）打样：使枪头呈一定角度靠于管壁，慢慢按钮将液体缓缓排出。

4. 对于精确移液的建议

（1）为确保达到理想操作，液体、移液器和吸头的温度应保持一致，不要吸取>70℃的液体标本。

（2）当标本是与水有较大差异的高气压或高密度/黏度的液体时，吸样体积往往会出现误差，通常使用水来校正移液器，并检查不准确性和不精密度的液体。

（3）应定期检查移液器的准确性和精密度。

（4）移液器应进行定期维护。

第二节　淋巴细胞亚群计数

一、标本收集

（一）患者信息和标本标签

所有检测标本应在抽取后立刻贴标签，内容包括患者全名、ID 号、检测项目、抽取日期和时间，每个标本应附一个检测申请单，内容包括 ID 号、年龄、性别、采样时间、申请医生姓名和标本性质等，若用"双平台法"进行淋巴细胞亚群计数，则需要进行白细胞浓度检测。

（二）真空采血技术

参照 CLSI 文件 H3（Procedures for the Collection of Diagnostic Blood Specimens by Venipuncture）。

（三）抗凝药选择

通常选用 EDTA 或肝素作为抗凝药。如果使用"双平台法"，即对同一标本进行白细胞计数、分类及流式细胞检测，则选用 EDTA 抗凝。肝素抗凝标本在 48～72 小时稳定，EDTA 抗凝标本在 12～24 小时稳定，EDTA 抗凝标本保存超过 24 小时后粒细胞将减少。

二、标本转运

（一）标本的处理和包装

所有标本应当被看作具有传染性来处理，标本转运应遵循的原则是使人员暴露于潜在感染因素的危险性降到最低，标本置于密闭的管子中，管子应放置于含有足够吸收剂的安全密闭容器内进行转运。

所有标本应当被看作具有传染性，必须以降低实验室人员和第三方标本转运人员危险性的方式处理，标本的处理、包装、贴标签和运输需依据 UN 602（Committee of Experts on the Transport of Dangerous Goods and on the Globally Harmonized System of Classification and Labelling of Chemical；Subcommittee of experts on the transport of dangerous goods：25th session；Geneva，5-14 July，2004．）。简言之，将标本检测管放在防漏双层容器内，容器内应有足够的可吸收材料，以保证发生泄漏时将容器内物质全部吸收。

小心包裹和缠绕玻璃制品以消除其锐利的边角，双层容器内应有足够的隔热空间，以保证运输温度可以保持在室温（18～22℃），通常使用 1 英寸厚的隔热容器。

（二）储存情况对检测的影响

全血中 T 淋巴细胞收集的量受多种因素影响，标本采集后应立即处理，如果不能做到立即处理，实验室应保证抗凝剂、保存温度、保存标本的准备方法和处理新鲜标本一致。

标本的处理和运输过程中应尽可能保持标本中细胞的活性，标本应在室温（18～22℃）下保存。一般地，建议采集后应立即进行处理和流式细胞仪分析，不宜长时间放置。4℃冷藏储存可以保持 CD34 细胞和粒细胞稳定，可以延长相应分析项目标本的储存期。但是，冷藏储存可能会选择性地影响部分淋巴细胞亚群如 CD4$^+$ 细胞，因此冷藏储存不适合用于淋巴细胞亚群的分析。

三、标本准备

标本准备的目的是将全血标本处理成适合流式细胞仪分析的状态。由于红细胞的数量远多于白细胞，会干扰流式细胞仪数据的获取，所以检测前应去除红细胞。在细胞处理过程中避免淋巴细胞亚群之间的差别损失，细胞冲悬次数越多，细胞损失的机会就越大（所有淋巴细胞亚群之间的损失是不一样的）。因此，建议用全血 - 染色 - 裂解免洗的方法作为处理程序，因为此方法的操作步骤最少，带来的细胞损失相对较少。

（一）肉眼检查

1. 外观发生变化或破坏的标本应立即退回。

2. 在标本准备过程中发生错误的，应进行评估，记录错误处理的情况，为后续准备、分析标本及解释结果提供信息。

（二）溶血

指血液标本已经暴露于可以使红细胞裂解的条件下，这意味白细胞可能也被破坏了，因此这类标本应退回。

（三）凝血

仅仅微小的凝块就可以导致细胞亚群的选择性丢失或改变，因此所有有凝块的血液标本的检测结果都不能反映其体内真实情况，有凝块的血液标本应退回。如果标本为不可替代品，应尽量处理以获得有用信息，除去血凝块，将凝块中的细胞吹散并过滤，在报告中标注"结果受到影响"。

（四）抗凝药填充错误

抗凝药填充不准确的抗凝管中可能会形成导致对细胞有破坏作用的高渗环境，依据抗凝管中抗凝药的填充程度，可以决定接收或拒绝标本，观察的结果应记录在案。

（五）极端温度

标本管从室外环境运送到实验室的过程中可能暴露于极端温度下，因此除当天可送达的标本外，建议在运输容器内放置一个温度计，用来记录在运输过程中标本保存环境是否达到极端温度，温度监测的结果应记录在案。

（六）标本标签错误

检测标本必须在抽取时立即贴好标签，标签内容应包括患者全名、唯一的 ID 号、申请检测项目及抽取的时间和日期，如果标本标签出现错误，实验室应按既定程序处理此类标本，若不能获得确定的信息，则应将标本退回。

（七）标本完整性

对标本进行肉眼检查，将任何非正常情况（如脂血）记录在案。

（八）基于计数微球的单平台技术（SPT）的标本处理程序

SPT 法用一个单管检测即可得出淋巴细胞亚群的绝对计数和百分比，该方法处理过程中需添加定量荧光微球到已知体积的标本中，移液操作必须精确，有两种方法：①用包含已知定量荧光微球冻干品的检测管进行标本处理；②标本分析前将冲悬的定量微球加入检测管。前者包括 1 步移液（加样）过程，后者需要两步，两者都需要对标本、试剂及微球进行精确加样。

1. 全血裂解　SPT 法采用全血 - 染色 - 裂解 - 免洗法。

2. 裂解液的选择　非商品化的裂解液包括 Tris 缓冲的氯化铵和高渗缓冲液，有多种商品化裂解试剂供使用。

四、免疫染色试剂

（一）淋巴细胞免疫分型试剂

进行外周血淋巴细胞免疫分型的关键步骤是选择特异性抗体和标记的荧光素，表 37-1 是给定的检测方案。

表 37-1　抗体对照

抗体试剂	检测细胞
CD3	T 淋巴细胞
CD4	辅助性 / 诱导性 T 细胞、单核细胞
CD8	细胞毒性 T 细胞、NK 淋巴细胞
CD19	B 淋巴细胞
CD45	所有白细胞
CD16[a]	NK 淋巴细胞、单核 / 树突状细胞
CD56	NK 淋巴细胞、细胞毒性 T 细胞

"双通道四色"设门法可以对主要的淋巴细胞亚群（T、B、NK）进行分类，这些试剂可以计数一个健康个体的所有主要的淋巴细胞，实验室应当根据具体临床问题选择试剂，很多情况下可能需要多种抗体的组合以保证检测出所有重要的淋巴细胞，不建议使用单个抗体来鉴定细胞，见表 37-2。

表 37-2 对"双通道四色"设门法推荐的抗体组合

检测管	抗体	混合目的
1[a]	CD3/CD19/CD56/CD45	以 CD45[++] 和 SSC 设门,计数总 T、B 和 NK 淋巴细胞
2*	CD3/CD4/CD8/CD45	以 CD45[++] 和 SSC 设门,计数 CD3[+]、CD4[+] 和 CD8[+]T 淋巴细胞

*. CD3 的重复应用是为了提供不同检测管之间的内参

[a]. 虽然为了增加 CD16[+]CD56[+]NK 细胞的信号强度,CD16 和 CD56 抗体经常同时用一种颜色,若使用具有较好信噪比的 CD56 单抗,那么加入 CD16 抗体就是多余的,在抗体组合中除去 CD16 抗体可以避免其他 CD16[+] 单核 / 树突状细胞(这些细胞可能落入淋巴细胞门)导致的 NK 细胞计数的不准确

(二)染色程序的优化

1. 体积 全血用量在 50~400μl,标本和试剂加起来超过 0.2ml 时(如淋巴结标本),应在抗体孵育过程中混匀并增加孵育时间。

2. 反应温度 建议室温下(18~22℃)反应。

3. 抗体孵育时间 抗体孵育时间受标本体积和抗体标记的荧光素的性质影响,单抗厂商建议的孵育时间一般在 10~30 分钟,任何对标准实验室和厂商操作程序的修改都必须进行验证。

4. 试剂浓度的优化 大部分商品化单抗会给出针对一定体积全血用量的抗体用量参考,该抗体用量建议来源于获得阴性细胞群的最小荧光值(非特异性的)和阳性细胞群最大的荧光强度所需要的试剂量。

对于每个批号试剂,实验室都应验证:阴阳性信号之间的分辨率,非特异性和阳性信号强度之间的分辨率。

若实验室对厂商建议的反应条件(时间、体积、温度、细胞数)进行修改,则必须确定获得理想阴阳性信号之间的分辨率和理想的阳性信号强度的最小抗体用量。

值得注意的是,抗体过量会增加阴性细胞的非特异性结合,导致分辨率不好,且应用过量的单抗会导致荧光信号的淬灭,减少荧光强度和阳性细胞的比例。

五、标本质控程序

应做同型对照染色。

1. 针对操作程序的对照 目的是验证标本准备和处理过程是否正确,通常选用长期稳定的血液标本作为阳性对照,与常规标本的同时进行处理,若阳性对照标本的检测结果落在限定范围外,则应查找原因。

2. 针对试剂的阳性质控 以健康人血液标本作为阳性质控品来验证新批号试剂的效能。

六、标本分析

(一)关于生物安全

淋巴细胞亚群计数检测中,仪器的操作环境应对操作人员的生物危害最小,并最大化去除废液的污染。

(二)检测标本中细胞活力的评估

死细胞是造成假阳性信号的主要来源,每个实验室应建立评估标本活力的方法,取样超过 24 小时或肉眼检查确认已经被污染的标本需进行活力评估。

推荐使用 7-AAD（7- 氨基放线菌素 D）与 CD45 联合染色，标本细胞活力应至少达到 75%，若标本细胞活力较低且为不可替代标本，可以将表 37-1 抗体对照表推荐的抗体组合调整如下。

（1）7-AAD+CD45+CD3+CD4。

（2）7-AAD+CD45+CD3+CD8。

（3）7-AAD+CD45+CD3+CD16 和 CD56。

（4）7-AAD+CD45+CD3+CD19。

注意：使用此方法得到的检测数据需做标记。

（三）典型抽样的确认

为避免不同沉降率导致的误差，标本在上机检测前应充分混匀。当检测标本的散射光特征数据不正常时，典型抽样 / 试样将十分重要，这种观察可以看出染色细胞之间大小和密度的差异，典型抽样 / 试样可以通过分析比较同一标本在混匀和放置一段时间后的检测结果而确认。

（四）淋巴细胞亚群分析中的设"门"法

流式细胞仪获取数据的第一步是设定将淋巴细胞从标本中其他细胞群鉴别的"门"，淋巴细胞可根据其明显表达 CD45 和低 SCC 来识别（图 37-1A），设定一个界限以排除 CD45⁻ 信号（细胞碎片），调整接收 SSC 的成像倍增管，使所有的白细胞都能显现在散点图中，在 CD45⁺ 细胞群显示处设定一个"门"或"区域"，以决定数据收取停止与否。

应至少从标本中收取 5 000 个淋巴细胞，以保证有足够的细胞用于计数，对于少量的淋巴细胞亚群也可以准确分析。

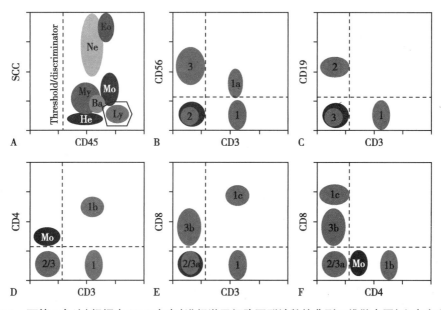

图 37-1　两管 4 色法（根据表 37-2 方案）进行淋巴细胞亚群计数的典型二维散点图（文末有彩图）

如图 37-1 所示，管 1 为 CD3/CD19/CD56/CD45 联合染色，见 A、B、C，管 2 为 CD3/CD4/CD8/CD45 联合染色，见 D、E、F。A 部分为以 CD45/SSC 设散点图，设定 CD45 阴性表达临

界线以排除细胞碎片,淋巴细胞(Ly)显示为绿色,单核细胞(MO)显示为蓝色,嗜酸粒细胞(Eo)显示为红色,中性粒细胞(Ne)显示为橘黄色,嗜碱粒细胞(Ba)显示为青色,前体 B 细胞(He)显示为紫色,骨髓原始细胞(My)显示为粉色。B~F 部分显示的是 A 部分中淋巴细胞分群的情况,其中包括少量的单核细胞,"1"为 CD3$^+$ T 细胞,"1a"为 CD56$^+$ T 细胞亚群,"1b"为 CD3$^+$/4$^+$ T 细胞亚群,"1c"为 CD3$^+$/8$^+$ T 细胞亚群,"2"为 CD19$^+$B 细胞,"3a"为 CD3$^-$/56$^+$/8$^-$ NK 细胞群,"3b"为 CD3$^-$/56$^+$/8$^+$ NK 细胞群。

七、数据分析

(一)CD45 设门

第一步选择淋巴细胞,淋巴细胞高表达 CD45,SSC 值低(图 37-1A),应仔细将所有淋巴细胞包括在内,并且尽量将单核细胞(CD45 表达较淋巴细胞低,SSC 值中等)和嗜碱粒细胞(CD45 表达较淋巴细胞低,SSC 值低)排除。淋巴细胞亚群中,B 细胞表达 CD45 的强度较 T 细胞弱,后者是典型的淋巴细胞亚群,NK 细胞表达 CD45 的强度与 T 细胞相同,但 SSC 值较 T 细胞略高。

以 CD45/SSC 设门法可以将 95% 以上的淋巴细胞测出,且淋巴细胞的纯度很高,因此不需要(为去除其他白细胞污染的影响)对淋巴细胞亚群的检测值进行校正。

注意:通过 CD45/SSC 设门可以观察 T、B、NK 细胞的 CD45 表达和 SSC 值的情况,且能确认他们落在淋巴细胞门里,分别在 CD3/SSC、CD19/SSC、CD56/SSC 直方图中圈出 T、B、NK 细胞,就会在 CD45/SSC 二维直方图中这些细胞的位置。

(二)淋巴细胞亚群分析

CD3/CD56、CD3/CD19、CD3/CD4、CD3/CD8 直方图中设置临界线,以将图中阴性和阳性细胞群明确分开(图 37-1)。

可用以下质控方法来保证结果的可靠性。

1. 单平台法,可用以下方法保证绝对计数的准确性:"吸样时间"用来决定获取一定数量计数微球(相当于分析一定量的血液标本)的时间,在获取过程中"时间"应作为活动性的参数。如果血液的吸取没有明显的错误,计数微球也准确地加入检测管中,那么分析预定数量计数微球需要的"时间"应该是固定的,如果不同标本的这种"时间"存在明显差异,那么应怀疑在标本准备过程中可能出现严重问题,需重新处理标本。

2. 在大部分病例中,CD3$^+$/CD4$^+$ 和 CD3$^+$/CD8$^+$ 细胞的百分比之和应在 CD3$^+$ 细胞百分比 ±5% 之间,最多不超过 ±10%,但是有些标本中包含一定数量的非常见 T 细胞亚群,如 TCRγδ$^+$ T 细胞、CD3$^+$/CD4$^-$/CD8$^-$ 或 CD3$^+$/CD4$^+$/CD8^{dim} 细胞,这类标本的结果可能超过以上限制。

(三)计数微球的分析(仅对单平台法)

以单平台法对细胞亚群进行绝对计数,需要对标本和计数微球进行精确加样,目前常用的商品化绝对计数检测管中包含了已知数量计数微球冻干品。

八、数据存储

(一)信息存储

所有原始数据、报告及工作单应保存 2 年,数据以电子版形式保存并进行备份(以防软件、硬件问题),保存期过后由实验室管理者决定数据怎样处理。

室间/室内质评数据应包括所有参数、分析范围、分析结果,以验证检测系统(仪器和方法)的性能。

(二)数据存储类型

1. 纸质版备份 如果数据以纸质版形式备份,所有直方图和分析图也必须记录在纸质上。

2. 档案文件 不同实验室,数据存储媒介可以多样化,包括软盘、可读写硬盘、光盘、磁带等。

3. 数据存储期限 患者数据应至少保存2年,或按当地法律的要求,存在多种规定时选择时间要求长的,保存期过后由实验室主任决定继续保存或丢弃数据,室间/室内质评数据应至少保存2年。

九、数据报告和解释

(一)工作单

标准的实验室工作单应报告免疫分型数据,所有数据以CD名称报告,且应包含对名称意义的简短介绍。

(二)监督检查

实验室数据的记录和计算应由实验室权威部门检查。

(三)检测图像(散点图/直方图)的回顾

报告数据时,实验室工作人员依据检测图像(散点图/直方图)进行审定,包括临界值的设定、设门情况、分群、抗体染色情况、荧光设置等。

(四)数据报告

数据报告应包括每个淋巴细胞亚群(T、B、NK细胞)和T细胞亚群(CD3$^+$/CD4$^+$和CD3$^+$/CD8$^+$)的绝对计数和百分比,细胞亚群的百分比对于小儿科患者病情的监控是十分重要的,这些计算结果可由软件直接计算出来。

采用双平台法时,需获得精确的白细胞浓度,应在抽取检测标本的同时抽取一份相同标本,用于白细胞浓度检测,检测须在6小时内完成。如果不能获得精确的白细胞浓度,则不能用双平台法进行淋巴细胞亚群绝对计数,必须使用单平台法。

注意:对于双平台法,应使用白细胞浓度(而不是淋巴细胞绝对计数)计算T细胞的绝对计数,因为白细胞浓度是比淋巴细胞绝对计数更加稳定的分母,且不同血液分析仪之间淋巴细胞的绝对计数差异很大。

对于单平台法,绝对计数的结果直接来源于流式细胞仪数据,这些计算直接通过专用软件实现,若为人工计算,应用以下公式计算淋巴细胞绝对计数。

$$淋巴细胞绝对浓度 = \frac{淋巴细胞检测数量(events)}{荧光微球检测数量(events)} \times \frac{荧光微球浓度}{血液标本加样体积}$$

(五)数据解释和包含参考范围

用已建立的实验室参考范围进行数据解释,两者均应包括在最终报告中。

(六)质控标本检测结果超范围的标记

如果阳性质控标本的检测结果超出实验室参考范围,且原因不确定,则应对标本准备过程怀疑,并记录在检测报告中。

十、参考范围

参考范围的获取方式与患者标本(检测结果的获取方式)相似,每个实验室必须确定免疫分型检测结果的参考范围,并分开建立成人和儿童的参考范围,对患者标本应报告合适的参考范围。

第三节 CD34⁺造血干细胞和造血祖细胞计数 ▼

一、标本采集

(一)患者信息和标本标签

所有检测标本在采集后应立刻贴标签,内容包括患者全名、ID 号、标本类型、抽取日期和时间。每个标本应附一个检测申请单,内容包括 ID 号、年龄、性别、采样时间、申请医生姓名、标本性质、检测项目和有关的临床信息。若使用双平台法进行 CD34⁺细胞计数,应获得白细胞计数及分类信息。

(二)真空采血技术

参照美国临床实验室标准化委员会 H3 和 M29 文件执行,血液标本应视为具有潜在感染性。

(三)抗凝药选择

乙二胺四乙酸(EDTA)用于血液标本抗凝,机采血标本用枸橼酸葡萄糖(ACD 溶液 A)抗凝,EDTA、肝素和 ACDA 用于脐带血和骨髓标本抗凝。注意,不同抗凝药对标本的稳定性是不同的,若使用双平台法,应选择 EDTA;检测机采血和脐带血,应选择单平台法。

二、标本转运

(一)标本的处理和包装

所有标本应当被看作具有传染性(可能包含肝炎病毒、HIV 及其他传染性因素)来处理,转运包含传染性因素的标本应遵循的原则是使个人暴露于潜在感染因素的危险性降到最低。

(二)储存条件的影响

外周血、脐带血、骨髓和机采标本中 CD34⁺细胞受多种因素影响,标本抽取后应立即进行处理,若不能及时处理,实验室应保证抗凝药、保存温度、保存标本的准备方法和新鲜标本处理完全一致。与 T 细胞亚群不同,CD34⁺细胞和粒细胞需在冷藏条件下进行最大限度保存,标本在运输和储存时应置于 2~6℃环境下。

三、标本准备

标本准备的目的是将外周血、脐带血、骨髓或机采标本处理成可以进入流式细胞仪进行分析的状态,确定 CD34⁺细胞特异的细胞学特性和免疫学标记,最大限度去除所有可能干扰检测的无关细胞(如红细胞)。细胞处理过程中须避免白细胞亚群之间的差异性损失

（不同细胞亚群在标本处理过程中的损失程度不同），这种差异性损失会导致 CD34$^+$ 细胞检测结果出现误差，细胞处理的步骤越多，细胞就越容易损失，这种损失在不同白细胞亚群之间是不同的。建议用"全血染色 - 裂解 - 免洗法"进行标本处理，因为这种方法操作过程少，引起的细胞损失相对较少。

（一）肉眼检查

1. 外观发生变化或破坏的标本应立即退回。

2. 在标本准备过程发生错误的，应进行评估，记录错误处理的情况，为后续准备、分析标本及解释结果提供信息。

（二）标本完整性

溶血是指血液标本已经暴露于可以使红细胞裂解的环境中，这意味造血干细胞可能也被破坏，严重溶血标本应退回，预先冰冻的脐带血或红细胞机采标本除外，冷冻保存不能保护红细胞，标本融化时红细胞会裂解，但不会影响标本中 CD34$^+$ 细胞的检测结果。若标本外观有其他不正常但可接受的问题，应记录下来以备后续处理、解释和分析过程中参考。

（三）凝血

仅仅微小的凝块就可以导致细胞亚群的选择性丢失或改变，因此有凝块的血液标本的检测结果都不能反映其体内真实情况，应予以退回。机采标本中偶尔会出现小凝块，这类标本是准备回输给患者的，因此是不可替代标本，这种情况下必须在检测前用过滤法将血凝块除去，在报告中标注"标本部分凝血，结果受到影响"。

（四）抗凝药填充错误

抗凝药填充不准确的抗凝管中可能会形成导致对细胞有破坏作用的高渗环境，依据抗凝管中抗凝药的填充程度，可以决定接收或拒绝标本，观察的结果应记录在案。

（五）极端温度

如果标本转运到实验室的过程较长，其可能已经暴露于极端温度下，即使其他所有评价标准都是符合要求的，都必须检查标本是否处于极端的冷或热环境下，并将结果记录在案。

（六）标本标签错误

检测标本必须在抽取时立即贴好标签，标签内容应包括患者全名、唯一的 ID 号、申请检测项目及抽取的时间和日期，如果标本标签出现错误，实验室应按既定程序处理此类标本，若不能获得确定的信息，则应将标本退回。机采标本不可替代品，对这类标本的处理应与相关医生进行探讨。

（七）标本处理时限和储存环境

标本采集后应及时处理，不能及时处理的标本应储存在 2～6℃，实验室需保证储存的标本与新鲜采集标本用相同的方法进行处理（如储存条件、裂解程序）。

标本经过处理和免疫染色后，应放置于冰上，在 1 小时内检测完毕。脐带血、骨髓和冻融标本中的细胞在处理过程中更容易死亡，因此这类标本处理之后应立即上机检测。

（八）标本准备程序

1. 白细胞悬液制备方法 白细胞悬液制备方法又称全血裂解法和密度梯度离心法，通常选择全血裂解法，因为密度梯度离心法会导致各白细胞亚群的差异性损失，而全血裂解法对所有白细胞亚群获得相同的回收比例。注意：冷藏标本不需要进行红细胞裂解。

DP: dual platform，双平台。

FCM: flow cytometry，流式细胞术。

FITC: fluorescein isothiocyanate，异硫氰酸荧光素。

FSC: forward angle light scatter，前向散射光。

HPC: hematopoietic progenitor cells，造血祖细胞。

HPC-A: hematopoietic progenitor cells-apheresis，机采造血祖细胞。

HPC-C: hematopoietic progenitor cells-cord blood，脐带血造血祖细胞。

HPC-M: hematopoietic progenitor cells-marrow，骨髓血造血祖细胞。

IC: isotope control，同型对照。

ISHAGE: International Society for Hematotherapy and Graft Engineering，国际血液病治疗及移植工程学会。

LS: light scatter，散射光。

mAb: monoclonal antibody，单克隆抗体。

PE: phycoerythrin，藻红蛋白。

PerCP: peridinyl chlorophyllin，多甲藻叶绿素蛋白。

PI: propidium iodide，碘化丙啶。

QFCM: quantitative flow cytometry，定量流式细胞术。

SP: single platform，单平台法。

SSC: side scatter，侧向散射光。

六、安全

来自临床的体液和血液标本均存在生物安全风险，必须当作潜在的传染物进行无公害性处理。生物安全防范详细内容参照 CLSI 指南文件 H3（Procedures for the Collection of Diagnostic Blood Specimens by Venipuncture）和 M29（Protection of Laboratory Workers from Occupationally Acquired Infections）。

（一）标本采集

来自临床的体液和组织标本应当被当作潜在传染物处理，血液标本采集参照 CLSI 指南文件 M29，小心操作防止针头刺伤，采集后将针头丢弃到锐器盒，不要重复使用。

（二）个人防护

所有工作人员处理血液标本过程中应该穿工作服并戴手套，为防止液体标本溅出带来的伤害，还应佩戴口罩和护目镜，操作完成后应丢弃手套并洗手，再离开实验室。

（三）生物安全柜

所有操作应在生物安全柜中操作，如果条件不允许，任何可能产生液滴和气溶胶的操作（真空管拔盖、旋涡振荡等）均应在生物安全柜中操作（CLASS I 或Ⅱ）。

（四）标本容器

所有标本应该分装于有盖管子中或有密封条的酶标板（微量滴定板）中，除从容器中加样或取样以外，容器的盖子或密封条（覆盖物）必须盖好。

（五）离心

若标本需要离心，应小心操作以避免产生气溶胶。

2. 裂解液的选择　建议选择 Tris 缓冲的氯化铵溶液和低渗缓冲液作为裂解液,若使用商品化试剂,需遵从供应商给出的操作程序。

注意:若使用非混合裂解液(如氯化铵),必须将标本至于冰上直至上机检测,检测应在标本准备后 1 小时内完成;另外,标本准备好以后,不正确的储存和处理会导致标本中细胞的死亡,也会影响检测结果。

四、CD34 和 CD45 表面抗原的免疫染色

1. 用于 CD34$^+$ 造血干细胞计数的单克隆抗体(表 37-3)。

表 37-3　抗体对照

试剂	反应活性
CD34	造血干细胞和造血祖细胞
CD45	泛白细胞标志
7 氨基放线菌素 D(7-AAD)	活力染料

应选择可以和Ⅲ型表位结合的 CD34 抗体,以检测表达于造血干/祖细胞的 CD34 分子所有的糖链异质体。CD45 抗体试剂应能与 CD45 所有的亚型和糖链异质体结合(是指表达于除部分浆细胞和急性淋巴细胞白血病细胞外的所有白细胞)。7-AAD 是一种非渗透的活力染料,非跳跃时有低量子产额,当跳跃时其对无完整细胞膜的细胞内 DNA 的量子产额急剧增加。7-AAD 阴性细胞的荧光背景很低,是一种理想的活力染料,用于在检测中排除死细胞。

2. 染色程序优化

(1)体积:抗体和试剂体积不超过 200μl。

(2)温度:建议于室温(18~22℃)下进行免疫分型染色,标本染色后置于 4℃保存,以保护细胞活力。

(3)抗体孵育时间:抗体反应时间受多种因素影响,如标本体积、荧光素类型、抗体种类及抗原表位性质等,PE 结合抗体比 FITC 结合抗体反应时间要长,商品化试剂一般建议 10~30 分钟,实验室可根据具体情况进行调整,但必须进行验证。

(4)细胞计数:商品化抗体建议的用量一般可与 100μl 白细胞计数在正常范围即(4~10)×10^9/L 内的全血反应,实际上优质的 CD45 抗体的建议用量可以检测白细胞计数高于正常值但小于 20×10^9/L 的标本,由于 CD34 细胞仅占白细胞的很少一部分(通常<1%),CD34 抗体的饱和度也显著提高,可以与有较高白细胞数的标本反应,白细胞计数超量的标本应以 PBS 进行稀释。

五、标本质控程序

(一)试剂阴性对照

因无法避免非特异性染色,不建议使用同型对照,CD34$^+$ 细胞计数为(1~7)×10^9/L 的血液标本较同型对照质控更合适。

(二)试剂阳性对照

当试剂发生改变时应做试剂阳性对照,通常使用新鲜血液标本、商品化质控全血或

CD34$^+$细胞株作为质控品。

（三）操作程序的阳性质控

操作程序的阳性质控用于验证标本的准备和处理程序是否正确,和标本同时进行处理,通常使用稳定的血液标本,若检测结果超出理论值,则应查找操作程序的问题。

六、标本分析

（一）仪器工作环境

仪器运行环境应把对工作人员的危害降到最低,尽量去除污染性。

（二）分析顺序

1. 质控标本

（1）调整颜色补偿的质控。

（2）建立用于分析白细胞的 SSC 门的质控。

（3）确定标本染色和准备方法的质控。

2. 患者标本

（1）建立用于定义白细胞的低 SSC 门的质控。

（2）单克隆抗体染色的患者标本。

（三）标本细胞活性的验证

由于标本中的死细胞会造成假阳性,因此应建立方法来评价标本细胞的活性,通常用荧光活力染料检测,如 7-AAD 染色。

每个实验室应针对所有类型标本建立自己实验室可以接受的细胞活性下限值。对于没有经过冷藏的标本,建议标本最低应达 75% 的活性,但此标准不适用于脐带血、骨髓及冻融的标本。细胞活性低于规定下限值的标本,其检测结果不准确。

（四）典型抽样的确认

为避免不同沉降率导致的误差,标本在上机检测前应充分混匀。当检测标本的散射光特征数据不正常时,典型抽样将十分重要。典型抽样可以通过分析比较同一标本在混匀和放置一段时间后的检测结果,了解染色细胞群之间大小和密度的差异,明确标本是否发生了某些细胞群的沉降,细胞是否存在真实的异常。

七、CD34$^+$细胞绝对计数

（一）前言

CD34 与 CD45 抗体复合染色可以去除细胞碎片和非特异性信号的影响,也可以利用造血祖细胞 CD45 表达强度低于淋巴细胞和单核细胞的特征,将造血祖细胞与淋巴细胞和单核细胞区分开。具体采用 FSC、SSC、CD34 和 CD45 4 个参数设门法,适用于外周血、脐带血、骨髓、单采血、CD34$^+$细胞悬液等标本分析。

CD34$^+$细胞计数需用 7-AAD 染料分析细胞活性,以去除死细胞对结果的影响。一般地,放置超过 4 小时的单采血、新鲜取样的脐带血和骨髓、经过处理的标本均应进行细胞活性监测,7-AAD 在 488nm 激发,在 660nm 有最大激发光,因此也可在有 FITC 和 PE 的单激光系统中应用。

（二）程序建立

1. 建立以下二维直方图

（1）CD45-FITC（绿色荧光）/SSC。

（2）CD34-PE（橘红色荧光）/SSC。

（3）CD45-FITC（绿色荧光）/SSC。

（4）FSC/SSC。

（5）CD45-FITC（绿色荧光）/ CD34-PE（橘红色荧光）。

（6）FSC/SSC。

（7）TIME/ 荧光计数微球（图 37-2）或 TIME/FSC（图 37-3）。

（8）7-AAD/SSC。

2. 设门方法　图 37-2 和图 37-3 为两种不同流式细胞仪进行的 CD34$^+$ 细胞检测的方案举例，上面提到的 8 个二维直方图的具体意义如下图所示。

如图 37-2 所示，检测标本为预稀释的机采血，在"7-AAD"图中显示死细胞占 12%，有活性的 CD34$^+$ 细胞计数为 200 个 /μl，稀释因子为 1/10，在区域 D 的"门"中检测到 1 120 个有活性的 CD34$^+$ 细胞，在区域 H 中检测到 4 020 个计数微球，微球的浓度为 1 004/μl。

如图 37-3 所示，检测标本为室温下过夜保存的机采血，10 倍稀释，在"7-AAD"散点图的 R8"门"中显示死细胞占 10%，有活性的 CD34$^+$ 细胞计数为 146 个 /μl，在 R4"门"中检测到 711 个有活性的 CD34$^+$ 细胞，在 R7"门"中检测到 4 800 个计数微球，微球的浓度为998/μl。

图 37-2 和图 37-3 方案设计要点如下。

（1）CD45-FITC/SSC：白细胞"门"，显示所有细胞，设置一个长方形区域（A 和 R1），将所有弱表达到高表达 CD45 的细胞包括在内，并排除细胞碎片、血小板和红细胞等（CD45）。

图 37-2 中设置 A"门"（为白细胞"门"）时应控制好范围，区域不应过大，尤其右侧边界不应超过表达 CD45$^+$ 最强的细胞所在区域过远，以将计数微球（位于右上角）排除在外。

图 37-3 中计数微球主要以绿色、橙红色和红色显示，SSC 值较高，由于图 37-3 中各组设门数据均来源于 R1"门"，因此 R1"门"时应将所有的 CD45$^+$ 细胞和计数微球全部包括进去，显示排除 R8"门"的细胞。

（2）CD34-PE/SSC：总 CD34$^+$ 细胞"门"，显示 A 或 R1"门"的细胞，设置多边形区域（B 和 R2），将 CD34$^+$ 细胞包括在内。

（3）CD45-FITC/SSC：CD34$^+$ 祖细胞"门"，显示同时符合 A/B 或 R1/R2"门"条件的细胞，设置多边形区域（C 和 R3），将 SSC 值中等偏下和弱表达 CD45 的细胞群包括在内。

（4）FSC/SSC：淋巴祖细胞"门"，显示同时符合 A/B/C 或 R1/R2/R3"门"条件的细胞，设置多边形区域（D 和 R4），将 SSC 值中等偏下和 FSC 值由低到高的细胞群包括在内。设置此"门"的目的是排除血小板和细胞碎片，它们可能会非特异性的结合 CD34 和 CD45 抗体，FSC 值的下限在二维散点图 F 中确定。

（5）CD45-FITC/CD34-PE：未设门数据，设置四格区域，临界限为 CD34$^+$ 和低表达CD45，再设置一个小的长方形区域（H 和 R6），将绿色和橘红色荧光信号（即 FITC 和 PE 荧光值）最强的信号群包括在内，所有的计数微球在这个区域内，在散点图中常常不明显。

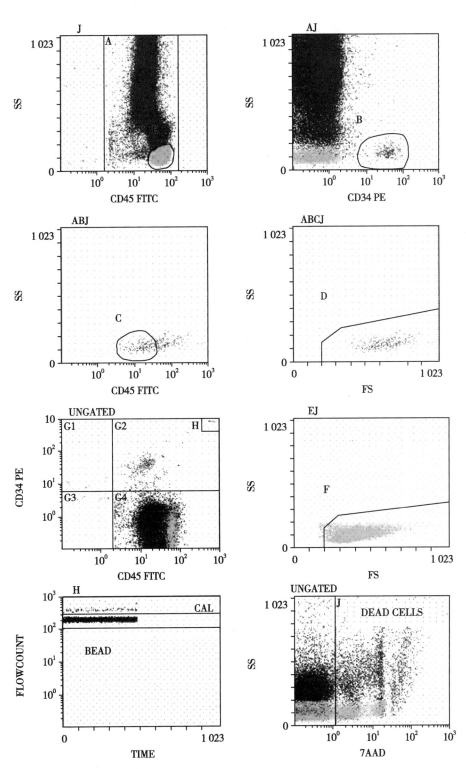

图 37-2 以 A 型 4 色荧光流式细胞仪进行 CD34⁺ 细胞计数（以 7-AAD 去除死细胞）（文末有彩图）

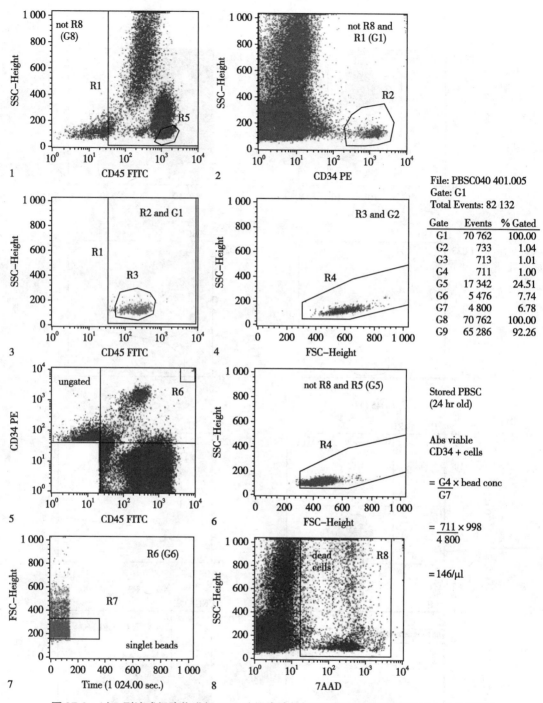

图 37-3 以 B 型流式细胞仪进行 CD34⁺ 细胞计数（以 7-AAD 去除死细胞）（文末有彩图）

（6）FSC/SSC：重复设置的淋巴祖细胞"门"，在二维散点图 A 中设置一个多边形"门"（E 和 R5），将淋巴细胞包括在内（高表达 CD45，低 SSC 值），以该"门"中的细胞显示在二维散点图（6）。

对于图 37-2 的举例，设置一个多边形"门"F，二维散点图 D 的 D"门"相似，为重复设置的淋巴祖细胞"门"，调整 F"门"使其只显示 E"门"中的淋巴细胞，F"门"调整好以后，以同样方法调整好 D"门"。

对于图 37-3 的举例，复制二维散点图 D 的 R4"门"到二维散点图 F 中以建立重复设置的淋巴祖细胞"门"，调整位置使其只显示 R5"门"中的淋巴细胞，同时二维散点图 D 的 R4"门"也会自动移动到二维散点图 D 中的相应位置。

这个步骤在二维散点图 F 建立了淋巴祖细胞"门"（F 和 R4）FSC 和 SSC 值的下限。

（7）微球"门"：对于图 37-2 的举例，为 TIME/ 计数微球，设置一个长方形"门"（G），将单颗粒的计数微球包括在内，调高电压使所有微球均能显示出来，检测软件依据二维散点图 E 的 H"门"和二维散点图 G 的 G"门"检测的数据自动计算 CD34+ 细胞的绝对计数值。对于图 37-3 的举例，为 TIME/FSC，显示二维散点图 E R6"门"中的细胞，调整 FSC 下限，直至显示出单颗粒的计数微球，设置 R7"门"将单颗粒的计数微球包括在内，G7=R6 和 R7。

（8）7-AAD/SSC：排除死细胞。对于图 37-2 的举例，二维散点图 H 设置一个长方形"门"（J），将活细胞包括在内（7-AAD 检测阴性），二维散点图 A～F 均显示 J"门"内的细胞。对于图 37-3 的举例，二维散点图 H 设置一个长方形"门"（R8），将死细胞包括在内（7-AAD 检测阳性），但将计数微球排除在外（SSC 值最高的信号），在二维散点图 A～F 的分析中将死细胞排除（表 37-4）。

表 37-4 各"门"检测数据对应的逻辑关系总结

散点图	A 例（图 37-2）	B 例（图 37-3）
（1）	图 J 中设"门"	"G8"为图 A 中排除"R8 门"后活细胞检测数据
（2）	图 AJ 中设"门"	"G1"为图 B 中"R2 门"的细胞检测数据
（3）	图 ABJ 中设"门"	"G2"为图 C 中"R3 门"的细胞检测数据
（4）	图 ABCJ 中设"门"	"G3"为图 D 中"R4 门"的细胞检测数据
（5）	图 Ungated（CD45/CD34）	图 5
（6）	图 EJ 中设"门"	"G5"为图 F 中"R4 门"的细胞检测数据
（7）	图 H 中设"门"	"G6"为图 E 中"R6 门"的细胞检测数据
（8）	图 Ungated（SS/7AAD）	图 H

3. 数据获取　检测时应至少收集 100 个 CD34+ 细胞（区域 D，G4=R4 和 R3）。收集细胞的总数依据期望的检测敏感度，如果检测敏感度为 0.1%，则最少收集 50 000 个 CD45+ 细胞（区域 A，R1）。目前临床用主流流式细胞仪的检测敏感度可达到 0.01%。

4. 数据分析　若两个检测管区域 D（G4=R4 和 R3）检测细胞数之和小于 100，则按以下公式进行计算。

$$CD34^+ 细胞绝对计数（个 /\mu l）= \frac{\#CD34^+ 细胞 \times B \times DF}{\# 微球}$$

该公式中，"#CD34+ 细胞"代表区域 D 中检测到的 CD34+ 细胞数，"# 微球"代表区域 G 中检测到的微球数（G7），"B"代表计数微球的浓度，"DF"代表标本稀释系数。

目前商品化的检测管均预装定量微球，可以减少不精确移液导致的误差，但检测标本仍然要进行精确移液。另外，标本处理采用"裂解 - 非洗法"，这会造成检测管中存在大量细胞碎片，检测时需要设置相应的"门"以去除 CD34−/CD45− 的信号（见二维散点图 E）。

八、数据存储

所有用于 CD34⁺ 细胞计数的原始数据和二维散点图应储存,并记录患者信息,储存的形式包括硬拷贝、多媒体文件等,所有数据应至少保存 2 年,保存期过后由实验室负责人决定是否继续保留。

室内 / 室间质控的数据保存原则同上。

九、数据的报告和解释

(一)工作单

标准的实验室工作单应报告免疫分型数据,所有数据以 CD 名称报告,且包含对名称意义的简短介绍。

(二)监督检查

实验室数据的记录和计算应由实验室权威部门检查。

(三)检测图像(散点图 / 直方图)的回顾

报告数据时,实验室工作人员依据检测图像(散点图 / 直方图)进行审定,包括临界值的设定、设门情况、分群、抗体染色情况、荧光设置等。

(四)数据报告

报告单应包括 CD34⁺ 活细胞的绝对计数值,同时给出标本的质量和标本细胞的活性率,这点对脐带血和储存时间超过 4 小时的标本十分重要。对于储存过夜的机采血标本,在冷藏之前必须进行活性检测。对于机采血和脐带血,应报告针对患者每千克体重对应的 CD34⁺ 细胞计数,以判断标本中 CD34⁺ 细胞的数量是否适合进行造血干细胞移植,这个数据的计算需要 CD34⁺ 细胞的绝对计数、机采血和脐带血体积及患者体重值。

(五)数据解释和参考范围

数据的解释应根据实验室和临床诊治需求制定,通常的 CD34⁺ 细胞计数参考范围是 5～10 个 /μl,低于下限的标本不能用于患者治疗。如果白细胞浓度小于 $7×10^9$/L,则不能机采标本,因为细胞数过低会造成目的细胞的精确定量不准确。对于机采血标本,其每千克体重的 CD34⁺ 细胞计数的参考范围通常是 $(2～5)×10^6$ 个 / 千克体重。

(六)质控标本失控

若阳性质控标本失控且原因未知,应对与质控标本同时处理的临床标本的检测结果质疑并记录在检测报告中。

(李志强　吴丽娟)

参 考 文 献

CLSI.H42-A2: Enumeration of Immunologically Defined Cell Populations by Flow Cytometry(Approved Guideline-Second Edition), 2007, 27(16): 2-69.

第三十八章

血液肿瘤细胞流式鉴定规范解读

美国临床实验室标准化委员会(CLSI/NCCLS)于2007年发布了《血液淋巴造血系统肿瘤的流式检测指南》(第2版),即H43-A2文件,对流式实验室在做白血病/淋巴瘤检测的抗体选择、染色过程、标本保存、上机检测、数据获取、结果分析、质量控制等各方面做了较为详细的指导和规范。我们在阅读原文的基础上,查阅了其他相关专业文献,在此对H43-A2文件中对临床流式实践具有重要价值的部分进行了编译提炼,将该《指南》的要点向中国流式同行推荐如下。

第一节　血液淋巴肿瘤细胞表面和胞内抗原染色

一、试剂

免疫分型的基本原理是血液淋巴肿瘤细胞表达系列或成熟相关性抗原,包括细胞表面抗原和胞内抗原,这些抗原可以用合适的抗体检测到,因此有很多种不同抗体被用于流式免疫分型。值得注意的是,很多抗原并不具有系别特异性。正常血液淋巴细胞的表达系别和分化相关抗原与肿瘤细胞的抗原表达谱是不同的,某些情况下肿瘤细胞会完全丢失一个或多个正常细胞本应表达的系别抗原;除此之外,肿瘤细胞的抗原表达强度也可能发生变化,即与正常细胞相比,肿瘤细胞的抗原表达也可以表现为表达的增强或减弱(bright or dim)。肿瘤细胞抗原表达的上述表型偏移会对正确诊断造成干扰,但却对患者治疗后微小残留的监测有好处。

如前所述,对血液肿瘤细胞的免疫分型鉴定依赖于对一系列抗原表达情况的综合判断,包括抗原表达、缺失和抗原表达强度改变。由于血液肿瘤细胞的异质性和绝对系别特异性抗原的缺乏,设计合适的抗体组合(panel)对免疫分型至关重要。总的来说,抗体组合要包括系列特异性相关抗体和对分型鉴定有意义的抗体。尽管专家们对诊断某一特定的血液肿瘤需要的抗体数量没有达成共识,但普遍认为减少抗体的使用会对疾病诊断的准确性产生影响,且抗原丢失在血液肿瘤性疾病中较为常见,因此设计抗体组合时需要有适当的抗体富余量,应尽量多包含几种抗原,宁多勿少。另外,对于急性白血病和慢性淋巴细胞白血病/淋巴瘤的诊断,所需要的抗体组合,特别是对诊断有重要意义的抗体肯定是不一样的。简而言之,就是诊断白血病和诊断淋巴瘤所用的有诊断价值的抗体是不一样。

理论上,需要的抗体试剂组合要能识别异常的肿瘤细胞,也要能识别标本中所有的正常细胞。精简的抗体组合可以用于已经明确诊断后的再确认、分类、监测或分期。抗体组合的设计有两种方法：一是用足够多的抗体试剂一次性区分出肿瘤细胞和正常细胞，即一步法；二是先用少部分抗体进行分析，然后根据初次分析结果追加抗体进一步进行区分确认，即两步法。两步法更经济，但耗时，而且选择抗体需要经验。总体来说，使用的抗体数量越多，检测出异常细胞的灵敏度和特异性就越高。在有临床资料和形态学诊断的前提下，可以减少抗体数量进行"靶向性"诊断，这样做可以降低成本，但是具有风险，特别是当临床信息不正确或不完整时，容易发生漏诊，甚至误诊。

业已证实，如果要完整、精确地识别慢性淋巴增殖性疾病、组织淋巴瘤、急性白血病和其他血液系统肿瘤，需要使用大量的抗体。一般地，如果要完全准确地识别急性白血病，至少需要 20～24 种抗体，慢性淋巴增殖性疾病也至少需要 20～24 种抗体。此外，人们近期还发现了一些被证明具有诊断和预后价值的表面和胞内抗原，因此随着血液和淋巴肿瘤中新的具有生物学意义或临床意义的标记物被不断发现，抗体组合群也在不断扩增。

（一）用于急性白血病免疫分型的细胞膜抗体

细胞膜抗体（简称膜抗体）通常用于对急性白血病分型，即 B 系、T 系或髓系。不同抗体可归为某一系别相对特异性抗体，但并不绝对，因为在其他系别细胞中也可能有表达。下面列举不同系别常见的抗原表达，值得注意的是，它们并不全面，其他抗原表达情况需要读者学习归纳。

1. 主要与 B 系细胞反应的胞膜抗体

CD19：几乎表达于所有前体 B 细胞淋巴细胞白血病（B-ALL）中，偶尔表达于髓系白血病。

CD20：在前体 B 细胞淋巴细胞白血病（B-ALL）中表达率没有 CD19 高，如果表达，其表达强度通常是异质性的。

CD22：通常表达在 B 细胞淋巴细胞白血病（B-ALL）中，其胞膜表达常为弱表达（dim）。

膜免疫球蛋白（sIg）：通常在 B-ALL 中不表达，然而在"转化的 B-ALL"中可能表达 sIg 重链而不表达轻链。少部分不典型 B-ALL 同时表达 sIg 重链和单克隆性轻链。在伯基特淋巴瘤 / 白血病和其他成熟 B 细胞肿瘤中，同时表达 sIg 重链和单克隆性轻链却是其重要特征。

2. 主要与 T 系细胞反应的胞膜抗体

CD2：又称绵羊红细胞花环受体，在大部分前体 T 细胞淋巴细胞白血病（T-ALL）中表达，但并不特异，因为它还可以表达在正常髓系细胞的不同亚群和急性髓系白血病细胞中。

CD3 和 TCR：通常不表达于前体 T 细胞淋巴细胞白血病（T-ALL）胞膜，如果表达，却对 T 系是高度特异性的。

CD5：在大部分前体 T 细胞淋巴细胞白血病（T-ALL）中表达，但常为弱表达（dim）。

CD7：是 T 系别相关性抗原标志，是 T-ALL 表达率最高的抗原，但在急性髓系白血病中也有表达。

很多 T-ALL 细胞表达胸腺皮质相关抗原（CD1a）和 / 或 CD4CD8 呈现双阳性，说明其来源于不成熟的胸腺皮质细胞。T-ALL 中 CD4 和 CD8 的表达还可能是单阳性或双阴性的。这些抗原中，CD4 的特异性最差，因为它还在很多髓系白血病中表达。

3. 主要与髓系细胞反应的胞膜抗体

CD13 和 / 或 CD33：几乎表达于所有急性髓系白血病（AML）中，当表达 CD13/CD33 而不表达上述的淋系相关抗原时，高度提示 AML。然而 CD13/CD33 并不是髓系特异性的抗原标志，因为在很多 T-ALL 和 B-ALL 中也表达。

CD117：表达于大多数 AML 中，可作为髓系相对特异性的标志。然而，偶尔可见 CD117$^+$ 的 T-ALL 和罕见 CD117$^+$ 的 B-ALL 报道。

其他髓系抗原，包括 CD11b、CD15、CDw65，一般表达在具有形态学分化的某一特定亚型髓系白血病细胞上。

CD14：是正常单核细胞的表面标志，通常表达在具有单核分化的髓系白血病细胞上。CD64 在单核细胞上强表达，在中性粒细胞上弱表达。在正常单核细胞发育过程中，先有 CD64 的强表达，然后出现 CD14 表达。类似的，在单核细胞白血病中，常见 CD64 阳性而 CD14 阴性。

血型糖蛋白：对急性红白血病的诊断有帮助。

CD41 和 CD61：与血小板相关糖蛋白反应，对诊断巨核细胞白血病有帮助。

4. 与多种系列细胞反应的胞膜抗体

CD10：又称急性白血病共同抗原，表达于大多数 B-ALL 和部分 T-ALL 中，偶尔表达在 AML 中。

CD34：前体细胞抗原，没有系别特异性，在多种急性白血病中表达，有助于从异质性细胞群中区分出正常和异常的髓系细胞。

CD58：非系别相关性黏附分子，在正常的 B 系前体细胞（原血细胞）中少量表达，而在 B-ALL 中大量表达，可作为 MRD 监测指标。

HLA-DR：表达于几乎所有 B-ALL 和部分 AML 中，T-ALL 和 AML-M$_3$ 一般不表达。

（二）用于慢性淋巴细胞白血病、淋巴瘤和浆细胞疾病的抗体

对于慢性淋巴细胞白血病、淋巴瘤的分型，首要的问题是要找出表型异常的 / 克隆性的 T/B$^-$/NK$^-$ 淋巴细胞，其次是根据其成熟相关特性和异常进行分类。B 细胞的克隆性可以通过限制性表达 Ig 轻链来确定。类似的，T 细胞的克隆性可以通过限制性表达 T 细胞受体 TCRαβ/γ/δ 某一亚型来确定。然而 NK 细胞的克隆性目前还难以确定。抗原表达谱的异常也可以在异常的肿瘤细胞中查见，如 B 细胞强表达 CD5、浆细胞强表达 CD56、T 细胞缺失 CD3 和 / 或 CD7、NK 细胞低表达 CD56 等。一旦异常细胞被发现，需要进一步用 T/B$^-$/NK$^-$ 细胞相关试剂做鉴定。下面列举不同系别常见的抗原表达，但并不全面，其他抗原表达需要读者自行学习归纳。

1. 主要与 B 系细胞反应的抗体 B 细胞慢性白血病、淋巴瘤、单克隆 γ 球蛋白血症都来源于成熟 B 细胞或终末分化的浆细胞，呈克隆性增殖，表达胞膜和 / 或胞质免疫球蛋白和克隆性 Ig 轻链（即只表达 Kappa 或 Lambda 轻链中的一种）。Ig 表达强度及定位（胞质或胞膜）有助于区分各种 B 细胞肿瘤，而且可以鉴定少见的 2 种以上混合的成熟 B 细胞肿瘤。

泛 B 系 / 成熟 B 系标志如 CD19、CD20、CD22、CD37 等通常表达在各种成熟 B 细胞白血病 / 淋巴瘤中，而很少表达在 T 系和 NK 系肿瘤中。但在某种特定的 B 细胞白血病 / 淋巴瘤中，泛 B 系标志可能一个或多个表现为弱表达或缺失，因此设计抗体组合的时候要包括多个泛 B 系标志。

CD10 通常表达在滤泡区来源的成熟 B 细胞白血病 / 淋巴瘤和伯基特淋巴瘤（BL）中，但慢性淋巴细胞白细胞（CLL）通常不表达。如果 CD10 阳性同时 bcl2 阳性，常提示 t(14,18)滤泡淋巴瘤（FL）；CD10 阳性同时 bcl2 阴性，则提示伯基特淋巴瘤（BL）。

区分慢性淋巴细胞白血病 / 小细胞淋巴瘤（CLL/SLL）和套细胞淋巴瘤（MCL）具有预后价值。CLL/SLL 通常是 CD23$^+$，CD5$^+$，弱表达 sIg，常表达 CD20、CD22 和 CD79a，一般不

表达或弱表达 FMC-7。MCL 通常是 CD23⁻ 或 dim，CD5⁺，强表达 CD20 和 FMC-7。CD103⁺ 伴随 CD20 和 CD22 强表达常提示毛细胞白血病（HCL），结合临床表现，FSC 大，伴随 CD25 和 CD11c 表达一般可对 HCL 做出诊断。

在成熟 B 细胞白血病 / 淋巴瘤中，某些抗原的表达与预后相关。如 CD38 和 ZAP-70 阳性率超过 20%～30% 常提示 CLL 预后较差。

CD138+ 伴随 CD38 强表达是正常浆细胞最具特征的标志。意义未明的单克隆 γ 球蛋白血症（MGUS）和多发性骨髓瘤（MM）中的克隆性浆细胞常表现为 CD56 异常高表达、CD45 和 CD38 表达降低、CD19 表达缺失，这是鉴定异常浆细胞的最有用的标志。由于浆细胞的自身荧光较高，应用阴性内对照如 CD3 对浆细胞染色确定阴阳界值，这样做有助于区分正常和异常浆细胞。

2. 主要与 T 系细胞反应的抗体　大多数成熟 / 慢性 T 细胞白血病 / 淋巴瘤细胞表达泛 T 系细胞或成熟 T 系细胞标志，如 CD3、CD2、CD5、CD7，它们都与 TCRα/β 相关；在小部分病例中，肿瘤性 T 细胞表型为 TCRγ/δ T 细胞，与其他泛 T 系细胞标志相关，如肝脾 γ/δ T 细胞淋巴瘤（HSTCL）和某些大颗粒性 T 细胞淋巴瘤（T-LGL）。

成熟 / 慢性 T 细胞白血病 / 淋巴瘤细胞一般来源于成熟 T 细胞，因此 CD4 或 CD8 为单阳性表达，也有少部分病例为双阳性或双阴性表达。CD4⁺ 一般与蕈样肉芽肿 / 塞扎里（Sezary）综合征（MF/SS）、血管免疫母 T 细胞淋巴瘤（AITL）、HTLV-1 感染导致的成人 T 细胞白血病 / 淋巴瘤（ATLL）相关。而 CD8⁺ 一般与其他疾病，如淋巴增殖性的大颗粒 T 细胞淋巴瘤（T-LGL）相关。

CD5 不仅表达在大多数 T 细胞淋巴瘤中，也表达在部分 B 细胞淋巴瘤如 CLL/SLL 中。

T 细胞增殖伴随泛 T 抗原的丢失常被认为异常，CD7 是最常丢失的泛 T 抗原之一。某些情况下，T 系细胞某一标志的异常高表达也被认为是恶性 T 细胞增殖的表现，如 CD2、CD3、CD4、CD5 中某一抗原相对于其他抗原的异常高表达。

除了 CD5 以外，T 系相关抗原错义表达在慢性 B 系白血病 / 淋巴瘤中并不常见，但 CD2 和 CD8 偶尔可表达于 B 系肿瘤。

3. 主要与 NK 系细胞反应的抗体　NK 细胞相关标志如 CD16、CD56、CD57 可表达于大颗粒淋巴增殖性疾病中。与正常成熟 NK 细胞一样，肿瘤性 NK 细胞也常表达与 NK 细胞活性相关的膜受体及胞内细胞毒分子，如颗粒酶和穿孔素。然而，T 细胞也可表达这些分子，因此要确定肿瘤细胞是 NK 细胞来源就必须排除细胞表达了 CD3 和 TCR 等 T 细胞相关分子和可能具有的 T 细胞特性。

4. 主要与髓系细胞及与多种系细胞反应的胞膜抗体　某些髓系相关抗原可以表达在某些淋巴系白血病 / 淋巴瘤中。如 CD11c 常表达在某些 B 系淋巴系白血病 / 淋巴瘤中，如毛细胞白血病（HCL）和克隆性细胞毒性 T/NK 大颗粒淋巴瘤（T/NK-LGL）中 CD11c 高表达。

干细胞相关标志 CD34 通常在成熟 T、B、NK 淋巴瘤中不表达。

活化相关标志 CD30 和 HLA-DR（仅限 T 系）可表达在转化的淋巴细胞来源的淋巴瘤中。其他活化标志如 CD25，也是 CD4⁺CD25⁺ Treg 中区分功能亚群的重要分子，其表达在 T 细胞肿瘤中的作用和意义尚不完全清楚，需要进一步探讨。

（三）用于急性白血病免疫分型的胞内抗体

大部分用于急性白血病免疫分型的抗体都是胞膜抗体，但是部分胞质和胞核抗体在免疫分型中非常重要。下面列举部分胞内抗体，但并不全面，其他抗原表达需要读者自行学习归纳。

胞内抗体示例：

TdT 是大部分 B- 和 T-ALL 中表达的细胞核抗原，提示细胞来源于不成熟前体细胞。TdT 也偶尔表达在部分急性髓系白血病。

胞质髓过氧化物酶（MPO）仅在急性髓系白血病中表达。尽管 MPO 是髓系白血病特异性标志，但并不灵敏，因为在微分化急性白血病（AML-M0）中不表达，在很多未成熟 AML 中也不表达或表达较弱。此外，在非单核和粒系分化的 AML 中（如肥大细胞、树突状细胞），MPO 一般也不表达。

在 T-ALL 中，尽管胞膜 CD3 经常不表达，胞质 CD3 则常表达，并且是 T 系分化最灵敏和特异的证据。

类似的，在 B-ALL 中，尽管胞膜 CD22 不表达或弱表达，胞质 CD22 则常常表达。与膜 CD22 不一样，胞质 CD22 仅表达于 B 系，而膜 CD22 还可能表达于髓系。

部分学者认为胞质 CD79a 可作为 B 系特异和灵敏的标志，但是流式法也检测到胞质 CD79a 表达在部分 T-ALL。免疫组化甚至检测到其表达在部分髓系细胞。这些发现对胞质 CD79a 作为 B 系特异性标志提出了挑战。

（四）抗体的组合

如前所述，没有一个固定的白血病免疫分型抗体组合可供参考。一般推荐应用 3 色以上多标记的单克隆抗体组合。一般在每个组合中都要应用同一个固定的抗体和散射光设门（如急性白血病中常用的 CD45，B 系肿瘤中常用 CD19），以便确定同一细胞群体。推荐每个实验室固定自己的常用组合设计，并验证正常人和不同血液肿瘤在这些组合中的表达模式。将流式原始文件保存，有多种分析方法对其进行数据分析。

二、优化染色步骤

对于每种商品化的试剂，都应该有详细的操作步骤说明，实验室也应当严格按照其步骤说明进行操作。任何步骤的修改如抗体染色、裂解红细胞和细胞固定程序的修改等，都要找出可靠的文献依据来证明该更改不影响实验结果。如果没有详细的操作说明，则需要每个实验室自己验证抗体的最佳滴度和适合的操作步骤，并记录下来。对于含有红细胞的样本，溶解红细胞的方法优于分离去除红细胞的方法。因为肿瘤细胞的密度变化大，具有很强的异质性，如果用密度梯度离心法去除红细胞则有可能会损失部分肿瘤细胞。

以下因素一般在试剂生产商推荐最佳操作步骤说明时都已经考虑到了。

（一）温度

做免疫分型，一般采用室温（18～22℃）避光孵育。

（二）孵育时间

抗体染色的孵育时间受温度、细胞数、标本中的抗原密度、抗体亲和力、抗体浓度等因素影响。常用的孵育时间一般在 10～30 分钟。当抗体组合中的抗体来源于不同的试剂商或对孵育时间有不同要求时，一般采用孵育时间最长的一个抗体的时间作为组合抗体的孵育时间。实验室也可以自己确定孵育时间以达到最优的实验结果。如果延长孵育时间得到的信号并没有增强，则没有必要再延长孵育时间。试温时，未固定细胞的 CD3 和 CD19 含量在 10 分钟后即可以开始调节,因此染色时间也不宜无限制延长。

在开始患者标本测试前,方案必须优化并经过测试验证证明其有效。一旦最优化实验方案建立后,操作时就不能随意更改了。如确需更改方案,则需要重新验证更改后方案的有效性,并记录在案,确实有效后再行更改。

(三)细胞数

大部分商品化抗体推荐染色细胞数一般为 100μl 外周血中的白细胞数,并且假定该抗原仅表达在白细胞上并且白细胞数在正常范围内。正常白细胞数应介于 $(0.2\sim2)\times10^6$ 个 /100μl 或 $(2\sim20)\times10^9$ 个 /L。

(四)标本的抗原密度

如果标本的抗原密度比较大,且有可溶性表达或在红细胞上有表达,遇到这种情况,不管样本中的白细胞数或有核细胞数是否足够,都需要采取特殊的实验步骤进行预处理处理。常见的预处理方法包括染色前溶解红细胞和 / 或洗涤细胞。另外,如果细胞高表达某一抗原,也会造成加入抗体的相对不足从而降低细胞的荧光强度。

(五)试剂浓度

很多商品化试剂对于特定体积的血液或细胞数,在特定的染色时间下都有推荐使用量。这些推荐剂量的得出,一方面是基于能够最大限度地区分阴性和阳性细胞群,另一方面是基于尽可能地保证阳性细胞群有最大的荧光强度。

对于某一试剂的新批号,每个实验室都应该根据标准操作程序与前一个批号的试剂结果做比对,包括阴阳性细胞群的区分度和阳性细胞群的荧光强度值。建议使用正常白细胞或细胞株做比对实验。当使用说明书推荐的稀释浓度实验时,抗体应该具有足够的浓度以区分阳性染色的细胞,但最佳浓度的确定仍需要做滴定实验。

当改变试剂商推荐的染色条件时(包括时间、体积、温度、细胞数、样本类型等),实验室需要确定最低抗体使用量以达到最佳的阴阳性细胞区分度和阳性细胞荧光强度值。

值得注意的是,过多的抗体用量会导致非特异性染色的增加或荧光猝灭,引起抗体对细胞的染色强度和阴阳性细胞群的分辨率降低。

第二节 标本的质量控制 ▼

一、确认肿瘤细胞群

送检免疫分型的血液或骨髓标本,在可能的情况下最好提供标本中肿瘤细胞的性质及数量信息,最好的方法便是参考形态学结果。对于淋巴结标本,需要先制备细胞悬液并再次确认其性状与未制备单细胞悬液前送验的组织标本相同。在急性白血病和大多数淋巴瘤病例中,肿瘤细胞群很容易通过散射光和某一荧光染色特性确定。肿瘤细胞的流式分型结果与形态学结果的一致性是判断标本质量好坏的重要指标。在慢性白血病或惰性淋巴瘤中,肿瘤细胞群不太容易通过散射光特性加以确定,此时形态学资料就非常重要了。

二、阴性对照

阴性对照用于监测由自发荧光或一抗 / 二抗非特异性结合导致的背景荧光水平。免疫分型的抗体组合一般来源于各种不同亚型的 Ig，有不同的非特异结合特性，不管是否已进行过 Fc 受体的封闭，都应该分别评估每种 Ig 亚型的 Fc 受体结合特性。有两种方法可以进行评估，一是通过同型对照进行分析，二是数据分析时将已知不表达该抗原的细胞群作为阴性内对照。

第一种方法，应用同型对照法。同型对照可以和分析抗体同时平行标记和检测。同型对照要求与一抗同种属同 Ig 亚型，相同浓度。如果使用直接标记一抗，要求同型对照和一抗使用相同荧光素标记，并且具有和一抗相同的荧光素抗体比例。不推荐使用多种不同 Ig 亚型的同型对照混合试剂。多数情况下很难找到一种合适的同型对照试剂，因为即使是同种亚型的 Ig 同型对照，其染色的荧光强度也可能不同。因此，也可以通过对特定细胞同时染色同型对照和染色不相干抗体的办法来进行评估。

第二种方法，应用阴性内对照法。使用阴性内对照可以分析非特异性染色。使用该法时，抗体组合中可以包含排他性的抗体组合，如 CD19 和 CD33，这样在分析时，抗体试剂就兼具同型对照的作用，对 B 系反应的 CD19 抗体就是髓系的同型对照；相反，对髓系反应的 CD33 抗体就是 B 系的同型对照。再如 CD19 和 CD3，对 B 系反应的 CD19 抗体就是 T 系的同型对照；相反，对 T 系反应的 CD3 抗体就是 B 系的通行对照。

需要强调的是，如果抗体试剂反应是弱阳性，在没有同型对照时，就不能做出确定的判断。

用于血液肿瘤细胞检测的抗 Ig 抗体一般是多克隆抗体，对这些抗体的标准化尤其困难，因为它们是异质性的，因此有必要检测同型对照以确定阴阳性细胞的界值。试剂商一般会配套经过滴定和吸附的同型对照试剂，然而即使同型对照显示没有非特异染色，抗体试剂仍然可能会有较高的非特异染色存在，因为抗体的本质是 Ig，其重链区可能和细胞表面的 Fc 受体结合，从而黏附于细胞产生非特异性染色。因此，染色前需要采取特殊步骤处理以降低这种结合。

三、阳性对照

使用阳性对照的意义在于确认目的细胞处理方法、免疫分型试剂、染色步骤等是否有效，主要包括阳性试剂对照和染色过程对照。

（一）阳性试剂对照

抗体试剂与目的细胞的反应性应该事先被确定。大多数用于急性白血病和淋巴瘤的免疫分型试剂都可与正常的白细胞反应。抗体试剂的反应性可以用正常白细胞或其他阳性目的细胞如冷藏的淋巴组织细胞来验证。抗体试剂的反应性也可通过染色肿瘤标本时，对比其与肿瘤细胞的反应性和与残余正常细胞的反应性之间的不同而得以验证。如果在一段时间内，没有遇到能和某抗体反应的阳性细胞群和阴性细胞群，那么就要采用已知反应特性的对照细胞来对抗体进行验证。

也有必要通过其他来源细胞验证抗体的有效性，如患者的骨髓细胞、人血液淋巴肿瘤细胞或细胞系、商品化保存的人血白细胞等。如果用人血液淋巴肿瘤细胞作为测试细胞，那么它应该被冷藏保存，一般冻存于液氮中，每次用前进行溶解复苏，细胞复苏后的得率、活性每次都需要记录。此外，培养的人血液淋巴肿瘤细胞系也可以作为验证抗体的细胞，但对于大多数实验室来说不太适合。

当抗体试剂批号更换时,也应当对抗体进行验证。常用的方法是将新批号试剂与当前使用批号试剂进行对比,如果观察到新批号试剂对特定细胞群染色的荧光强度不同于当前试剂,则需要记录和进一步分析。

(二)染色过程对照

最适的染色过程控制是在特定实验条件下抗体和标本能很好的反应。因此,能与血液细胞广泛反应的抗体应该包含在所有免疫分型的抗体组合中,如白细胞共同抗原 CD45 和 HLA-1 类分子。同时,大多数标本都含有 T 淋巴细胞,因此应用泛 T 系抗体可以验证反应的有效性。实际上,送流式免疫分型的血液淋巴肿瘤标本几乎都包含有正常的造血细胞,因此需要优化抗体组合使每管包含与组合抗体反应的已知的阴性和阳性细胞群。这种方法是基于血液肿瘤细胞比正常淋巴细胞更脆弱和已经失去了活力,虽然不能直接验证目的细胞与抗体的反应性,也是必需的保证措施。

如果标本中的肿瘤细胞与组合抗体中所有抗体都不反应,遇到这种情况需要进一步分析确认并小心解释结果。

某些情况下,可以将正常人标本和患者标本一起平行操作,此时的正常人标本即作为染色过程控制的阳性对照。如果实验室状态良好,批内标本的阳性对照和阴性对照结果正常,就不需要每天甚至每周加做这种对照了。但是,如果实验室不经常做免疫分型标本,就有必要在分析患者标本同时做染色过程阳性对照。免疫染色的正常人外周血标本被推荐用于调整机器设置,也可用同份正常标本做染色过程对照,验证抗体试剂与正常白细胞不同群体的反应性。

第三节 数据分析 ▼

一、目的

血液淋巴肿瘤细胞流式分析的目的包括 3 个层次:第一,将异常肿瘤细胞群或潜在的异常肿瘤细胞群从正常细胞群中区分出来;第二,描述异常细胞群的表型,包括细胞大小和抗原表达特性;第三,对正常和异常细胞群进行分型鉴定,确定它们的分群。

与做淋巴细胞亚群检测不同的是,很多用于白血病/淋巴瘤分型的抗体会与肿瘤细胞结合产生弱阳性结果,这些结果与正常对照存在交叉和重叠,分析这些结果并不是一件容易的事情。更为复杂的是,检测标本中含有的正常细胞有的也可能和这些抗体反应,产生阳性结果,因此要区分肿瘤细胞和正常细胞很困难。

准确的分析取决于以下这些因素:①样本中异常细胞的数量;②异常细胞抗原异质性表达的程度;③某一抗原标志表达强度,这取决于荧光素、仪器状态、染色条件或病理因素;④通过散射光特性和荧光特性能将正常细胞和异常细胞区分的程度;⑤正确的抗体组合。当用多参数分析时,能将正常细胞和异常细胞区分开来。

二、鉴定和分析标本中的细胞群

数据分析的重要步骤是设门,是指在分析的各管中,用相同的散射光特性和/或荧光特性将特定细胞群圈定并分析。注意:往往需要在分析完所有监测数据后才能确定。

要想精确识别不同组织中的异常细胞，必须充分了解该组织中正常细胞的散射光特性和抗原表达特征。在各种组织或体液中，相同光信号的细胞聚集成群，形成该组织或体液特有的细胞亚群特征，这些特征通常是固定的。当组织中存在异常细胞或肿瘤细胞时，表现出光谱特征上细胞大小、形态或位置发生变化，甚至在正常细胞极少出现或不会出现的区域出现细胞群。

血液淋巴肿瘤性疾病通常会出现以下一种或多种异常：①细胞的 FSC 和 / 或 SSC 与正常细胞不同；②某一系列血液淋巴细胞大量异常增殖；③少见表型细胞群大量增殖；④细胞表达某一正常抗原标志增强、减弱或缺失；⑤外周细胞表达不成熟抗原标志；⑥表达正常细胞不会出现的免疫表型。总之，分析结果时，应尽量包含初次检测的结果。

（一）分析散射光特性

通常使用 FSC 和 SSC 进行散射光作图。在 FSC vs SSC 散点图上，有时只有一群细胞，有时不止一群。有时只有一群低表达 SSC 的细胞，有时可以见到高表达 SSC 的粒细胞群。对于后者，通常应对非粒细胞群设门。如果散射光图谱不能对细胞群进行有效区分，就需要使用包含荧光参数的多参数图进行设门。通常对"大细胞"或"小细胞"，"无颗粒细胞"或"多颗粒细胞"进行分别描述。对于相同标本的不同检测管，应尽量保证不同检测管间的散射光参数结果稳定，如果结果变化较大，可能是因为标本制作环节或仪器状态出现了问题。

（二）同时分析散射光特性和荧光特性

当标本中存在多种细胞群时，分析 FSC 或 SSCvs，荧光参数可以将仅用 FSC 和 SSC 散点图不能区分的细胞群区分开来。因此应通过细胞大小、荧光参数的表达（如 CD20）或结合两者对细胞进行设门。总之，设门的策略是灵活的，根据样本特征不同而变化。以下列举一些常用的，对区分血液淋巴细胞有用的设门方式如下。

CD45：从淋巴细胞到红细胞呈不同强度的表达（淋巴细胞高表达，正常红细胞、某些幼稚细胞和浆细胞不表达）。

CD3 和 / 或 CD20：分别高表达于成熟 T 细胞和 B 细胞。

CD38 和 / 或 CD138：强表达于浆细胞。

CD56：在某些大颗粒淋巴细胞和 NK 细胞表达。

CD14：在单核细胞表达。

CD15：在成熟中性粒细胞和嗜酸粒细胞高表达。

CD71：在早期红细胞高表达。

值得注意的是，在多种异常细胞中也不同程度地表达上述抗原，因此出现上述抗原的表达不能代表就是正常细胞。由于正常细胞和肿瘤细胞的抗原表达强度往往不一致，通过 FSC 或 SSCvs。荧光参数可以有效地将正常细胞和肿瘤细胞区分开来。如急性白血病时，CD45 在幼稚细胞的表达强度常低于淋巴细胞和单核细胞，而非血液系统细胞不表达 CD45，就可以依据 FSC 或 SSCvs。CD45 的荧光参数将急性白血病案例的幼稚细胞、淋巴细胞、单核细胞、非血液细胞区分开来了。

大细胞成熟淋巴瘤中，FSC 有助于区分正常细胞和肿瘤细胞。也可以通过泛 B 标志如 CD20/CD22/CD19 结合其他标志对肿瘤细胞进行鉴定。结合 B 细胞标志和 Kappa/Lambda 抗体对 B 细胞克隆性鉴定至关重要。类似的，泛 T 标志如 CD3 在鉴定 T 系增殖性肿瘤中也非常有用。与正常 T 细胞相比，肿瘤性 T 细胞表达 CD3 荧光强度可能增强或减弱，这种

CD3 表达上的差异性有助于将肿瘤细胞从正常细胞中区分开来并进一步鉴定,特别适用于标本中只有少量或部分肿瘤细胞浸润的情况。

特定抗原表达强度的鉴定对于结果解释和肿瘤细胞分类具有重要意义,但是准确地测量抗原表达的荧光强度值的方法在截至目前尚未标准化,因此该方法当前并不适用于临床实验室。目前确定抗原表达强度的方法是与同一检测管中的不同正常细胞荧光强度值做对比,这就需要我们熟知在特定试剂和仪器条件下,各种正常细胞的某一抗原的表达规律,此时经验显得尤为珍贵。

三、抗原表达定量

除特定抗原是否表达之外,抗原的表达强度也对血液肿瘤的诊断、预后和治疗也具有重要的价值,因此,建议数据分析时同时提供抗原表达强度的信息。特定细胞群的抗原表达强度可以通过外部标准品例如 MESF 或 ABC 校准微球来进行精确定量(参考 CLSI/NCCLS 的 I/LA24 文件—荧光校准和荧光强度定量),但在白血病 / 淋巴瘤分析中通常是不必要的和浪费的,通常是采取的半定量描述来区分抗原表达强度,即通过弱表达(dim)、中等强度表达(moderate)或高表达(high)的半定量方式来描述某一抗原表达的强度即可。需要注意的是,半定量描述法受多种因素影响,如荧光素、荧光检测器的电压和增益设置、溶液 pH 等。具体操作时,通常将同一染色管中的肿瘤细胞荧光强度和正常细胞荧光强度做比对,即内对照方式,即可对特定抗原表达强度做出很好的半定量估计。这种方式适用于大多数抗原,如正常 T 细胞可以对 CD3、CD4、CD8 荧光强度进行评估,正常 B 细胞可以对 CD19、CD20 荧光强度进行评估,正常中性粒细胞可以对 CD10、CD16、CD13、CD33 荧光强度进行评估。这种对照方式有很多优势,它适用于所有实验室,并且不受荧光素选择、干扰荧光素表达和仪器荧光检测器设置等外界因素所影响。

四、多参数分析

受分析软件的限制,一般只能同时分析两个参数。多参数分析一般用散点图或等高线图同时分析两个参数。

在确认要分析的细胞群后,再开始分析其表型特征。一般采用两个参数一组的方式依次分析。双参数点图包括散射光特性和免疫荧光特性,对异常细胞群的特异表型确定具有重要价值。在每个双参数点图中,通常可分为 4 个象限,即双阴性区、双阳性区和两个单阳性区。很多软件通常采用正交的十字象限门进行区域划分,但是在某些情况下这种划分是不合适的。在一张散点图或等高线图上,一般可以分出两群以上的细胞群,我们最好对每一阳性亚群与其阴性亚群进行比较。当发现有弱阳性表达的细胞群时,其散点分布可能与阴性细胞群重叠,不宜采用划分阴阳界限的方式描述阳性细胞的比例,而应对该细胞群进行整体的定量描述如"弱表达"或"异质性表达"。

目前某些商品化分析软件支持用不同颜色代表特定的细胞亚群进行多参数分析。分析人员可以通过对某一张双参数图上的不同细胞群进行颜色标记,然后相应颜色的细胞群会显示在同一分析管中其他双参数点图上,这样就不用对某一特定细胞群设门就可以进行多参数的复杂数据分析,而且得到的散点图直观,并且具有较大的信息量。

图 38-1～图 38-6 为部分多参数分析的实例。

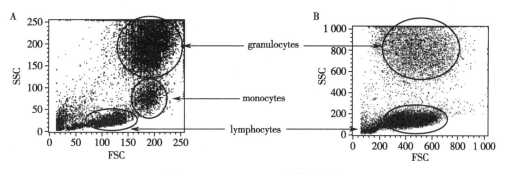

图 38-1　FSC vs SSC 线性散点图

A. 正常血液 FSC 和 SSC 散点图,淋巴细胞,单核细胞和中性粒细胞清楚的分为 3 群;B. 一例毛细胞白血病患者 FSC 和 SSC 散点图,可见淋巴细胞群和中性粒细胞群,单核细胞缺失,粒细胞数量减少

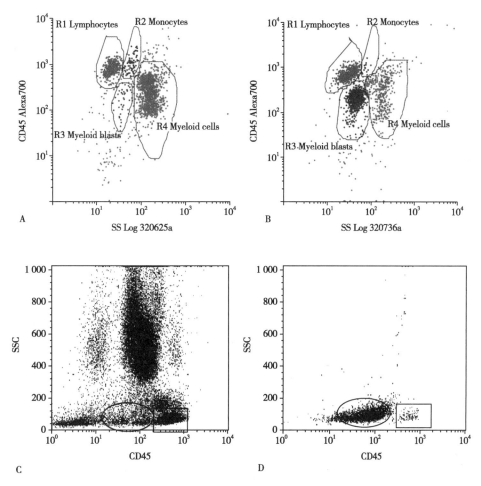

图 38-2　CD45 和 SSC 散点图(文末有彩图)

A. 正常骨髓,x 轴为 log SSC,y 轴为 CD45,细胞分群分别为:R1 成熟淋巴细胞,R2 单核细胞,R3 髓系原始细胞,R4 成熟髓系细胞;B. 急性髓系白血病 CD45 和 Log SSC 散点图,x 轴为 log SSC,y 轴为 CD45,R1 成熟淋巴细胞,R2 单核细胞,R3 髓系原始细胞,R4 成熟髓系细胞,其中 R3 髓系原始细胞数量增多;C. 正常骨髓,x 轴为 CD45,y 轴为线性 SSC,方形门内为成熟淋巴细胞,椭圆形门内为正常幼稚细胞;D. 急性淋巴细胞白血病 CD45 和线性 SSC 散点图,x 轴为 CD45,y 轴为线性 SSC,方形门内为成熟淋巴细胞,椭圆形门内为幼稚淋巴细胞

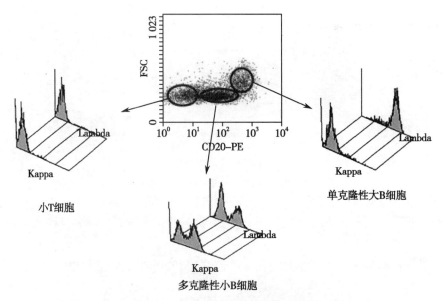

图38-3　大B细胞淋巴瘤浸润淋巴结

淋巴结细胞用 PE-CD20 和 FITC-Kappa 或 FITC-Lambda 免疫标记,中上图用 FSC 和 CD20 双参数对细胞设门,可分为 3 群:FSC 小 CD20-T 细胞,不表达 Kappa 和 Lambda;FSC 小 CD20+ 多克隆性 B 细胞,混合性表达 Kappa 或 Lambda;FSC 大 CD20 强阳性 B 细胞,只表达 Lambda 而不表达 Kappa,为淋巴瘤细胞,占所有细胞的不到 10%

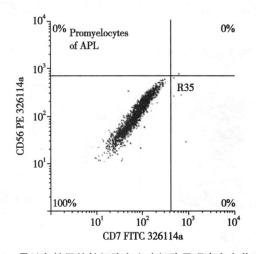

图38-4　骨髓急性早幼粒细胞白血病细胞呈现高自身荧光现象

用 CD45 和 SSC 设门对早幼粒细胞进行分析,本图仅显示早幼粒细胞,表现出高的自身荧光,"十"字门用于划定阴阳性界限,早幼粒细胞 CD7 和 CD56 均为阴性矩形门不适用于这种抗原表达分析

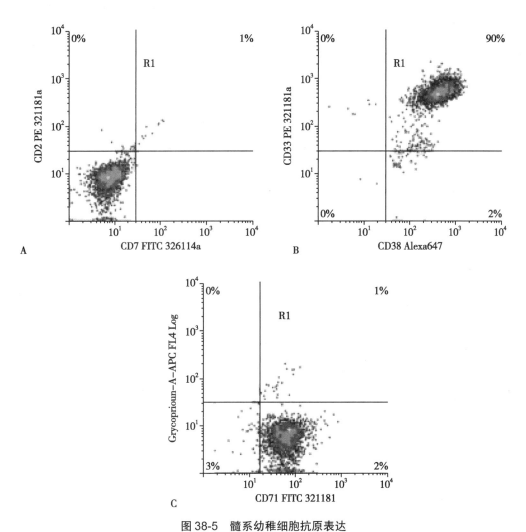

图 38-5　髓系幼稚细胞抗原表达

A. 显示 T 系标志 CD2 和 CD8 均为阴性；B. 显示 CD33 和 CD38 表达均为阳性；C. 显示 CD71
阳性而血型糖蛋白 A 阴性

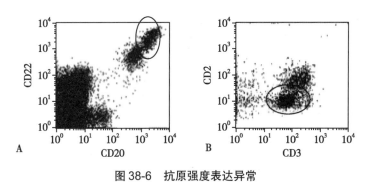

图 38-6　抗原强度表达异常

A. 一例毛细胞白血病，椭圆形门内的毛细胞表达 CD20 和 CD22
强度比正常 B 细胞强；B. 一例 T 细胞淋巴瘤细针穿刺标本，椭圆形
门内 T 淋巴瘤细胞 CD3 和 CD2 表达强度均低于正常 T 细胞

第四节 报告和结果解读 ▼

由于血液淋巴肿瘤的复杂性和异质性导致免疫分型结果的解释极具挑战性,没有固定的规则可循,潜在的陷阱很多,如果结果解释错误将导致临床误诊、漏诊发生,给临床患者的救治造成严重后果。因此,强烈建议负责结果解释和审核报告的人员最好是受过专门的系统训练并对血液肿瘤疾病具有丰富的临床经验的医师担任。流式免疫分型结果的正确解读需要熟悉仪器性能、了解抗体试剂使用、样本处理方法和质控程序等有关的全部环节,以避免潜在的陷阱和误诊。多数情况下,结合患者的临床资料和形态学资料有助于提高流式结果分析的准确性和应用范围,特别是当流式结果与临床表现或形态学资料不符合时,更要紧密结合相关资料综合分析。不建议由非流式相关技术负责人员来解释流式结果和报告。如果由缺乏系统训练,或者流式经验不足,或者不具有直接分析流式原始文件能力的人来签发报告,是对患者极度不负责任的行为。

随着临床应用免疫分型结果指导疾病诊治的经验积累,流式的临床应用也逐渐扩展。目前常规送检骨髓或血液流式白细胞免疫分型的病例主要是临床具有贫血、白细胞减少、血小板减少、白细胞增多等表现,临床怀疑为各种血液淋巴系统肿瘤(如急性白血病、MDS、淋巴增殖性疾病、浆细胞疾病等)的患者。淋巴结或结外组织活检标本送验流式白细胞免疫分型也较多见,这类标本主要来自临床可疑的淋巴结病患者,以及需要排除淋巴瘤的鉴别诊断病例。各种体液如胸腔积液、腹水、脑脊液等也可以送检流式白细胞免疫分型,这类标本则主要是来自临床可疑的淋巴增殖性疾病患者或者已经明确的淋巴增殖性疾病患者的分期诊断。在已经确诊的血液淋巴肿瘤的患者中,常随访送检血液或骨髓标本以监测疾病复发、评估药物疗效和判断预后,即通常所说的微小残留监测(MRD)。多数情况下,如果流式检测到 MRD 阳性,多预示临床复发。

流式免疫分型结果的解读和分析可以遵循的通用规则见下文。

一、急性白血病

急性白血病的诊断和分类需要临床资料、形态学、免疫分型、细胞遗传学和分子生物学结果的综合分析,其中免疫分型结果具有重要价值,包括精确计数形态学辨认困难的原始细胞数量和比例(前提是超过诊断界值)、判定系别(如 T、B、髓系)判定分化程度,有时甚至还可以根据综合的免疫分型结果预测潜在的基因异常。初诊时完整的免疫分型资料有助于鉴定异常的免疫表型,对疾病的严重程度判定和 MRD 监测均具有重要价值。

精确设门是准确鉴定混合细胞群中肿瘤细胞免疫表型的必要条件,特别是遇到肿瘤细胞在总细胞数中的比例较低的情况就更为重要了。精确设门需要保证不同管中分析的是同一细胞群,并且散射光特性相同的杂细胞如有核红细胞、淋巴细胞、单核细胞等不能出现在幼稚细胞门中干扰结果。大部分情况下,使用 CD45/SSC 设门能很好地区分幼稚细胞和其他类型单个核细胞,但是在不同的白血病患者中需要细微调整幼稚细胞门的位置。因此,在设计急性白血病分型抗体组合时,最好每管都包含 CD45 抗体。

(一)免疫分型报告的撰写

报告中应该包含原始细胞百分比及其抗原表达情况,最好还能对荧光强度进行描述。

例如："发现一群 CD45^{dim}+SSC 低表达的幼稚细胞群，大约占所有细胞的 80%，表达 HLA-DR、CD10（bright）、祖细胞标志 CD34、B 系标志 CD19、CD20（dim，部分）、CD22（dim）。不表达 T 系和髓系标志"。

如果用其他方法表示阳性细胞阳性率可能导致歧义，如"HLA-DR——62%"，读者就不清楚到底意思是"幼稚细胞有 62% 表达 HLA-DR"还是"样本中包含 62% 的幼稚细胞，均表达 HLA-DR"。所以，免疫分型报告一般不建议写出某个抗原在幼稚细胞群中的具体表达比例，而只写高表达、部分表达或低表达。

（二）免疫分型结果解释

1. B-ALL　通常所有 B-ALL 都表达 HLA-DR 和 CD19（bright），TdT 常阳性。mCD22 常表达，但多为弱表达。CD20 是更成熟的标志，如果表达，多为可变强度表达，一般都含部分 CD20 阴性细胞。CD45 的荧光强度高度可变，少部分患者的肿瘤细胞 CD45 甚至全阴性或部分阴性。

CD10 在大部分病例里为高表达，当 CD10 表达缺失时，特别是在婴儿病例中，通常预示 11q23 染色体转位。

大部分 B-ALL 病例至少部分表达 CD34。

髓系抗原在 B-ALL 也常被检测到，如 CD13 和 CD33。与 CD10 和 CD19 高表达不一样，错义表达的髓系抗原一般都是弱表达或部分表达，不能构成髓系白血病的诊断。尽管 B-ALL 中髓系抗原的错义表达与某些染色体异常有关如婴儿表达 CD15 与 11q23 相关，但目前还不能作为预后不好的指针。

当肿瘤细胞同时表达膜髓系和 B 系抗原导致定型困难时，做胞内染色有助于判断。cCD22 是 B 系最敏感和特异的标志（有一定争议），而 MPO 阳性则提示髓系来源（尽管在定型不清白血病中阳性率低）。然而还是有部分急性白血病病例通过完善的胞膜和胞内抗原标志仍不能很好地定型。

膜 Ig 通常为阴性，偶尔在"转化的 B-ALL"中可以检测到 Ig 重链表达不伴轻链表达的情况。单克隆性膜 Ig 重链和轻链（成熟 B 细胞表型）在少部分 B-ALL 也可检测到。伯基特淋巴瘤白血病（即以前 FAB 分型中的"ALL-L3"）也可以检测到单克隆性的轻链和重链表达，但它属于成熟 B 细胞肿瘤，不表达 CD34 和 TdT，均一性高表达 CD20，有 *MYC* 基因易位。

2. T-ALL　几乎所有 T-ALL 都表达 CD7，但 CD7 却并不是 T 系分化的特异性标志，在 AML 中也不少见。CD2 和 CD5 在 T-ALL 中至少部分阳性。sCD3 阳性率不高，但是相对更特异。

有些 T-ALL 表达胸腺皮质标志 CD1a，并且 CD4 和 CD8 呈现双阳性表达，而有些病例则为 CD4 和 CD8 双阴性表达或单阳性表达。

在 CD4CD8 双阴性 T-ALL 中，更常见 CD10 或 CD34 表达。

T-ALL 中 CD45 表达比 B-ALL 中 CD45 表达强，部分病例中 CD45 的荧光强度甚至达到成熟淋巴细胞的强度，与成熟淋巴细胞重叠，这种情况下就需要调整设门策略。

大多数病例表达 TdT，TdT 阴性的病例一般表现为更成熟的 T 细胞表型，如 sCD3$^+$CD4$^+$CD8$^-$。

HLA-DR 通常不表达，但弱阳性或部分表达的病例也不少。

与 B-ALL 类似，髓系抗原如 CD13 或 CD33 也常见表达。

cCD3 是 T 系相对最特异和敏感的标志。特别是当表达较少的胞膜 T 系标志或共表达 T 系和髓系标志出现定型困难时，cCD3 就非常有用。

3. AML　CD13 和 CD33 是最常表达在 AML 的标志，当表达 CD13/CD33 而不表达淋系相关抗原时，强烈提示 AML。CD117 也常表达在 AML 中，但在其他系列也可表达。

其他髓系相关抗原通常在有形态学证据证明粒细胞或单核细胞分化时表达。与粒细胞成熟相关的抗原包括 CD11b、CD15、CDw65，而单核细胞分化则常强表达 CD11b，伴或不伴 CD14/CD64 表达。因此，在 AML 中不同亚型的免疫表型是不同的，如 $CD11b^{dim+}/CD15^{bright+}CD64^{dim+}$ 提示成熟中性粒细胞细胞表型，而 $CD11b^{bright+}/CD15^{dim+}CD64^{bright+}$ 提示单核细胞表型。

急性髓系白血病还包括红白血病（红系 / 髓系）和纯红白血病。红系前体细胞一般不表达或弱表达 CD45，表达血型糖蛋白 A（GlyA），高表达转铁蛋白受体 CD71。纯红白血病中未成熟的原始红细胞可能不表达 GlyA。值得注意的是，红系细胞包括原红细胞和幼红细胞对标本制备时的溶血处理都非常敏感，可能因部分破坏而导致比例降低。

原始巨核细胞是巨核细胞白血病 M_7 的标志，表达血小板相关抗原如 CD61 和 CD41。值得注意的是，血小板常常黏附于髓系原始细胞，可能导致误诊 M_7。联合应用 CD61、CD41 和血小板成熟抗原 CD42b 可以将 M7 和血小板黏附进行区分。M7 常表现为 $CD61^+CD41^+CD42b^-$，而血小板黏附则表现为 $CD61^+CD41^+CD42b^+$。细胞离心涂片做瑞氏 - 姬姆萨染色也有助于区分两者。

大部分 AML 表达 HLA-DR 中，如果 AML 患者瘤细胞的 HLA-DR 为阴性或弱阳性，则高度怀疑是 t（15；17）的典型早幼粒细胞白血病 M_3。M_3 其他常见的髓系标志表达规律包括 $CD11b^-$，异质性表达 CD13，不表达或弱表达 CD15，均一性高表达 CD33，不表达或部分表达 CD34。

大部分 AML 表达 CD34，$CD34^-$ 的 AML（除 M_3 外）一般考虑单核系、红系或巨核系分化。

AML 中表达 T 系或 B 系抗原（包括 TdT）并不少见，常常与重现性遗传学异常有关，如表达 CD19 与 t（8；21）AML 相关，表达 CD2 与 t（15；17）或 inv（16）AML 相关。需要注意的是，共表达淋系和髓系抗原需要先排除急性系列不明白血病或混合系白血病。

4. 急性系列未明白血病　少部分急性白血病（<5%）不能通过细胞膜或胞质抗原的表达很好分型，这部分白血病在 WHO 分类中被称为"急性系列未明白血病"，包括以下 3 类。

未分化型：缺乏足够的免疫标记来将其定型，如白血病细胞表达 HLA-DR、CD34、CD7，而不表达其他胞膜和胞质标志，我们不能讲其定型为 T 系，因为 CD7 并不是 T 系特异性的标志。

双系列白血病：指检测到两群表型完全不同的白血病细胞，每群表达特定系列的免疫标记组合，如同时检测到髓系原始细胞群和 T 系原始细胞群。

双表型白血病：检测到一群白血病细胞，同时满足以下两个标准：一是表达一个系列以上的免疫标记；二是通过这些免疫标记不能明确将其划分为某一系列。严格按照第二条标准，可以避免将双表型白血病误诊为 AML 伴有淋系标志表达或 ALL 伴有髓系标志表达。白血病免疫分型欧洲小组（EGIL）推荐使用积分系统对这些病例进行评判，该积分系统是根据各系列不同的胞膜和胞质抗体的特异性进行积分,当积分达到一定值才能诊断存在某系表达。

5. 急性白血病微小残留监测 监测白血病治疗效果的传统方法是通过形态学的方式进行,当形态学查见幼稚细胞比例<5%时就认为是"形态学完全缓解"。然而,在部分"形态学完全缓解"的病例中,仍然可以通过更灵敏的流式免疫分型或分子生物学等方法查见白血病细胞,检测到微量残留(MRD)往往与预后不好有关。尽管MRD在急性白血病中具有预后价值,但是目前尚不知临床治疗是怎样影响白血病自然病程的。如前所述,白血病细胞与其对应的发育阶段正常细胞免疫表型有所不同,这些不同包括抗原缺失表达、抗原荧光强度增强或减弱、表达非本系列抗原标志或本成熟阶段抗原标志。因此,使用合理的抗体组合,可以将很小比例的白血病细胞从正常骨髓细胞中很好地区分出来。

很多用于监测MRD的抗体组合被设计出来,通常这些抗体组合在正常骨髓细胞不表达或表达量很少,低于检测下限。如同时表达TdT和cCD3是常用于T-ALL的MRD监测组合,在正常骨髓不表达。类似的,AML错义表达淋系标志或ALL错义表达髓系标志都可以用于MRD监测,前提是肿瘤细胞要至少表达2个系列以上标志。4色抗体组合适用于90%以上的ALL MRD监测,而对于AML的监测适用率要低些。

对于B-ALL的MRD监测还有其他方法。正常B系前体细胞(即原血细胞)表达抗原成熟标志具有很强的规律性和一致性。通过合理的抗体组合,能将90%以上的B-ALL和正常原血细胞区分。通过把比较白血病细胞和正常细胞表达某抗原的荧光强度作为判断依据,如白血病细胞通常表达更高强度的CD10和CD58,而CD38表达则弱于正常细胞。

通常应用上面的策略加4色流式分析,对ALL MRD的检测灵敏度可达到万分之一(0.01%),即从1万个正常细胞中识别出1个肿瘤细胞。对AML MRD的检测灵敏度则要低一些。随着同时检测抗原的数量增加,灵敏度随之提高。实际操作中,流式检测MRD灵敏度受限于细胞收集的数量,如要从肿瘤细胞含量为0.01%的标本中收集25~50个成群的肿瘤细胞,需要收集的细胞总数就要达到25万~50万个,这需要足够多的标本和较长的收集时间。当分析低比例的肿瘤细胞群时,特别要注意需要使用双荧光参数图显示细胞群,以将其和非特异荧光信号进行区分。

使用流式MRD监测时还需要注意的是,由治疗或其他因素引起的免疫表型变化和抗原漂移。治疗或复发后出现抗原漂移的情况在AML中很常见,ALL中也不少。抗原漂移会导致原来的MRD抗体组合检测不到异常,呈假阴性结果。因此,需要使用更多不同策略的抗体组合以减少假阴性结果,但目前还无法完全避免。

二、成熟淋巴肿瘤

成熟淋巴肿瘤有其独特的免疫表型特征(指纹图谱)可供识别,具体可参考相关文献和指南。需要强调的是,通常需要结合形态学和细胞遗传学结果来解读流式结果,流式的优势在于帮助鉴别形态学诊断困难的病例,甚至在某些病例可以独立于形态学结果而进行诊断。一般地,综合多种诊断方法有助于提高诊断的准确性,对于没有开展形态学和细胞遗传学的流式实验室,需要尽力取得与送验流式检查的同一位患者的同一份标本的形态学和细胞遗传学结果。将流式、形态学、细胞遗传学结果和临床表现、其他实验室结果或辅助检查结果关联起来,是很有必要的。

（一）成熟 B 细胞肿瘤

成熟 B 细胞肿瘤是来自 B 细胞的克隆性增殖，在大多数病例中，B 细胞均发生重现性的 Ig 基因重排。肿瘤性 B 细胞一般只表达一种免疫球蛋白轻链（Kappa 或 Lambda）。B 细胞淋巴瘤的瘤细胞来源于一个 B 细胞，并限制性表达 Kappa 或 Lambda 轻链中的一种，在少数情况下都不表达。与此不同的是，良性淋巴增殖性组织中的 B 细胞来源于多个祖细胞前体，既有表达 Kappa 轻链的，又有表达 Lambda 轻链的，是混合细胞。因此，B 细胞群限制性表达 Ig 轻链一般代表 B 细胞肿瘤，但也有极少数例外。Ig 轻链表达很容易通过流式细胞术检测，是免疫分型的最重要指标之一。大多数 B 细胞肿瘤表达膜 Ig 轻链，但是在成熟阶段的浆细胞和早期 B 细胞，以及少部分成熟 B 细胞可能没有膜 Ig 轻链表达。此外，胞质 Ig 轻链也可以用于确定单克隆性，特别是在浆细胞肿瘤中。

血液、骨髓、体液、淋巴结或其他组织中的非典型淋巴组织具有异常增生的现象。有必要鉴定这些异常肿瘤细胞的系列及其免疫表型特征，以区别于反应性增生和正常淋巴细胞。无论是成熟 B 细胞淋巴瘤（如 CD10$^+$ 细胞过表达 bcl-2）还是浆细胞淋巴瘤（如不表达 CD19，高表达 CD56，表达胞内 Ig 轻链）一般都表达特征性的异常免疫表型以区别于反应性增生和正常淋巴细胞。流式细胞术的优点之一是可以从正常的多克隆淋巴细胞群、碎片和黏附免疫球蛋白的其他细胞（如 NK 细胞、活化 T 细胞、单核细胞、中性粒细胞等，可呈现 Ig 轻链假阳性）中将单克隆淋巴细胞群区分并鉴定出来。一般使用 B 细胞设门，然后显示其轻链的表达情况。单克隆性 B 细胞有时也表现为细胞大小异常或抗原表达异常。通过抗原表达模式的异常，有时可以区分出极少比例的单克隆性 B 细胞，甚至达到或高于传统的分子生物学对 Ig 扩增的 PCR 方法的灵敏度。值得注意的是，肿瘤细胞轻链表位存在变异性，不是所有试剂商的抗轻链抗体都能有效识别肿瘤细胞的轻链表位，因此需要准备多种抗轻链抗体组合以确保诊断的准确性。

尽管免疫表型结果对于成熟 B 细胞肿瘤和单克隆 Gamma 球蛋白血症的分型非常有帮助（如共表达 CD5、CD23，伴有 CD22、CD20、CD79b 低表达是 CLL 的特征之一），但是流式报告的撰写时还是要非常谨慎使用诊断性术语，如"典型慢性淋巴细胞白血病"或其他诊断术语，特别是没有结合临床资料和其他实验室检查结果时，结论更需谨慎。当临床资料和其他实验室检查结果不可获取时，使用不确定性语言（如"单克隆性 CD5$^+$ B 淋巴细胞增殖性疾病，表型与 CLL 表型一致"）描述结果会更加恰当。

（二）成熟 T 细胞肿瘤

基于形态学、免疫表型和分子生物学的方法对成熟 T 淋巴细胞增殖性肿瘤的诊断和分型没有成熟 B 淋巴增殖性肿瘤那么容易确定。流式检测成熟 T 淋巴增殖性肿瘤比检测 B 系肿瘤更具挑战。

成熟 / 外周 T 淋巴细胞增殖性肿瘤没有 B 系肿瘤那么普遍。T 系肿瘤的存在不容易被确定是因为本来正常成熟 T 细胞的比例就很高，并且正常 T 细胞还可能表现出部分异常的表型。T 细胞克隆性的确定可以通过限制性表达 TCR vα、vβ、vγ、vδ 受体库中某一特定的亚型来确定。怀疑 T 细胞表型异常时，如果同时观察到限制性表达 TCR vα、vβ、vγ、vδ 受体库中某一特定的亚型，诊断就会更加确定。出现下面的异常表型可能怀疑 T 细胞肿瘤：①异常表达 T 细胞相关抗原如共表达 CD4 和 CD8；②缺失或异常低表达一个或几个泛 T 系抗原如 CD3^{dim}、CD5$^-$、CD7$^-$。

当出现较少比例的 T 细胞异常表达这些抗原时，必须小心解释结果，因为正常的活化 T 细胞或反应性 T 细胞也可能表达与肿瘤性 T 细胞相似的异常免疫表型。

当发现 T 细胞表达异常表型时，需要进一步用 TCR vα、vβ、vγ、vδ 的方法或其他方法来确认细胞是否为克隆性增殖。目前，Southern 杂交或其他基于 DNA 分析的方法如 PCR 法是确认克隆性最有用的方法，不管是利用全血还是利用分离后纯化的 T 细胞均可。

尽管免疫分型对慢性 T 淋巴增殖性疾病的诊断和分型非常重要，但是出报告的时候还是建议使用保守性语言。例如描述性的语句"非典型的 T 淋巴细胞免疫表型，可疑为 Sezary 综合征"就比直接的诊断性描述"Sezary 综合征"更恰当。在临床资料和形态学结果无法获取的情况下，流式报告即便使用保守性诊断性描述也需更加谨慎。

（三）成熟 NK 细胞肿瘤

在所有成熟淋巴系统肿瘤中，NK 细胞增殖性疾病的诊断和分型是最复杂的。首先，正常的 NK 细胞和异常的 NK 细胞免疫表型没有明显的区别。在临床使用中，除 CD56^{dim} 和 CD56$^{bright+}$ 外，再没有明确的亚型标志可以用于确定 NK 细胞的肿瘤性增殖。其次，NK 细胞不表达 T 细胞受体，仅表达用于种系确认的 TCR 和 Ig 基因。因此，流式细胞术检测 TCR 受体克隆性就不可用，检测 NK 细胞相关受体还尚未被证明是可靠的克隆性证据。然后，分子生物学方法的应用也十分有限。因此，目前诊断 NK 细胞肿瘤主要是依据特定临床环境下 NK 细胞的数量和比例增高来确定。最后，NK 细胞表达异常免疫表型（如 CD56$^-$）对 NK 细胞肿瘤的诊断也有部分提示作用。总之，确定 NK 细胞来源的淋巴增殖性肿瘤需要排除 T 系来源，并且依靠多种 NK 细胞相关表型（如共表达颗粒酶、穿孔素、CD2、CD7、CD56、CD16）而不是仅依靠一种免疫标志如 CD56。

（四）成熟淋巴系统肿瘤的 MRD 监测

流式免疫分型检测是成熟淋巴瘤和白血病 MRD 监测的敏感的方法。某些低级别淋巴瘤如毛细胞白血病（HCL）或颗粒性淋巴细胞增殖性肿瘤，常常表现为细胞数减低合并感染，肿瘤细胞很少，如果不用流式免疫分型，其诊断将非常困难。流式分析对淋巴瘤的分期也很重要，如果外周血发现异常细胞，有时可以不用再做骨髓活检。治疗后做 MRD 监测可以提供有用的预后信息，特别是可以预测那些没有临床证据和形态学证据证明已经复发时，流式就已经可以发现端倪。然而，如前面讨论的急性白血病 MRD 监测一样，目前还没有明确的证据证明治疗可以改变慢性淋巴增殖性疾病的自然病程。

目前建立的多种 MRD 检测方法分别适合于不同种类的白血病复发监测。抗原表达强度、共表达抗原、细胞大小都可以用于监测单克隆性轻链表达的肿瘤性 B 细胞 MRD。肿瘤性 B 细胞通常表达异常的 B 细胞抗原，如毛细胞白血病（HCL）高表达 CD20，滤泡淋巴瘤（FL）高表达 CD10，慢性淋巴细胞白血病（CLL）低表达 CD20 和 CD22。此外，瘤细胞的细胞大小均一，表现为 FSC 散点图上均一的大细胞或小细胞（如大细胞淋巴瘤）。利用 FSC、SSC 和 B 细胞抗原标志，可以将肿瘤性 B 细胞从多克隆性 B 细胞中区分出来。肿瘤性 B 细胞通常表达异常的抗原标志，如分析 CD20$^{bright+}$ 和 CD11c$^{bright+}$ 的 B 细胞的轻链表达，可以将含量极少的 HCL 细胞检测出来。

T 细胞淋巴瘤的 MRD 监测非常具有挑战性，其灵敏度通常比 B 系肿瘤低，因为存在大量正常反应性 T 细胞的干扰，需要采用更复杂的方案和多参数分析才能达到目标。联合分析某群特定细胞（如 CD4$^+$ T 细胞）的抗原丢失（如 CD5$^-$CD3$^+$）、抗原异常表达（如 CD20）、抗原强度异常（如 CD3 强度低于正常）可以提供最大的灵敏度。注意：T 细胞淋巴瘤可以通过分子生物学方法确认其 T 细胞克隆性。

三、骨髓增生异常综合征（MDS）

流式免疫分型对 MDS 的诊断和预后判断有很大帮助。

（一）免疫分型对 MDS 的诊断

MDS 是一组以髓系细胞异常增生为特征的异质性疾病。尽管已经建立了 MDS 的诊断标准，但还是有相当部分的患者外周血和骨髓结果难以解释，使 MDS 的诊断和分型困难，流式免疫分型则在 MDS 诊断和分型中显示了卓越性。MDS 没有特异性的免疫表型标志，MDS 中异常的免疫标志在其他疾病[如阵发性睡眠性血红蛋白尿（PNH）、巨幼细胞性贫血、使用生长因子治疗等]中也可以存在，并且样本的完整性被破坏时也可能出现类似异常。MDS 常存在多种免疫表型异常模式，是 MDS 区别于其他疾病的特征。只有使用大量抗体进行 4 色或更多色流式分析时，才能很好地确定这些异常。报告者必须非常清楚各种抗原标志在正常髓系细胞的发育模式，才能很好地解释流式数据。常见的典型异常包括抗原成熟不同步、抗原表达强度异常、SSC 表达降低（粒细胞脱颗粒）、髓系前体细胞表达淋系抗原等。

1. 抗原成熟不同步　正常髓系细胞的成熟过程伴随着一系列特异性抗原、按照特定的强度和严格的序贯次序进行表达的过程。流式免疫分型能将 MDS 细胞的抗原异常表达和正常细胞的表达模式区分开来。

MDS 中抗原成熟不同步的情况，如成熟中性粒细胞 CD16/CD11b 表达模式异常，成熟中性粒细胞 CD16/CD13 表达模式异常，成熟髓系细胞或单核细胞表达 CD34，成熟髓系细胞和单核细胞 CD11b/HLA-DR 表达模式异常，以及 CD66b/CD33 表达模式异常等。

2. 抗原表达强度异常　MDS 中抗原表达强度异常的情况，如幼红细胞 CD71 强度降低，粒细胞 CD10 强度降低，粒细胞 CD16 强度降低，粒细胞 CD45 强度降低，CD66 强阳性细胞比例降低，髓系细胞异常高表达 CD2，CD45^{dim} 幼稚细胞高表达 CD36，红系前体细胞表达 CD45 增强等。

3. 抗原表达谱异常　MDS 常能检测到正常抗原表达缺失或出现异常抗原表达的情况，如髓系或单核系细胞错义表达 CD56，中性粒细胞不表达 CD64，髓系细胞表达淋系标志如 CD22 或 CD7，成熟髓系细胞或单核细胞不表达 CD33，单核细胞不表达 CD13、CD33 或 CD14 等。

（二）免疫分型对 MDS 的预后判断

业已证实，MDS 中特殊的免疫表型组合或异常免疫表型数量越多，预后越差，移植后复发率越高，总生存率越低，与国际预后评分系统（IPSS）呈正相关。流式免疫表型检测能够独立于 IPSS 系统对复发和生存率做出预测。

四、数据报告

报告不仅要对检测结果进行描述，也要给申请开单的临床医师提供一些有用的信息。完整的报告单应包含以下内容。

（一）患者信息

包含就诊单位和开单医师姓名，患者病史、临床表现、相关的治疗史、初步诊断、申请流式检查的原因。如果以前有流式结果或其他实验室结果，也可以包含进去。

（二）样本信息

ID号，样本来源、类型，采集时间，送达实验室时间。对样本性状及处理程序简单描述。

（三）样本处理和染色

简单描述细胞分离和纯化过程，细胞得率和活力，染色步骤，使用的抗体列表。实验室内部应保存仪器质控资料，分析时间，原始文件，人员培训资料，抗体克隆号和批号。

（四）结果

如果检查到异常细胞，需要描述细胞的大小、颗粒性、免疫表型特征、抗原表达荧光强度。最好提供代表性图片来说明问题。只需要文字描述异常细胞的免疫表型特征（如B细胞或大细胞表达Kappa或Lambda轻链），就可以对异常细胞进行充分描述，不建议使用表格的方式列出具体每个抗原的表达百分比。具体数据描述的方式不能充分描述异常细胞的免疫表型特征，并且会限制报告阅读者对报告单的解释。

如果可能的话，最好提供异常肿瘤细胞占样本中细胞的百分比。如有可能，尽量提供CD4/CD8比值或Kappa/Lambda比值，此时外周血检测结果可以作为正常参考值来使用。如果没有检测到异常细胞，就需要对正常细胞及其比例进行描述。

五、规则声明

对血液恶性肿瘤的流式免疫分型每个国家有不同的规定，有时管理机构要求将特定的声明写在流式报告中，如美国就需要将获准使用非FDA认证试剂（科研试剂或实验室自配试剂）的声明写进报告。如果用于血液肿瘤免疫分型的流式抗体没有被FDA批准，就只能认为是科研试剂或自配试剂，需要每个实验室自己做验证。

（熊怡淞　吴丽娟）

参 考 文 献

CLSI. H43-A2: Clinical Flow Cytometric Analysis of Neoplastic Hematolymphoid Cells（Approved Guideline-Second Edition），2007，27（11）：2-78.

第三十九章

流式细胞免疫荧光分析国际操作指南解读

国际血液学标准委员会（International Council for Standardization in Haematology，ICSH）与国际临床流式细胞学协会（International Clinical Cytometry Society，ICCS）联合流式细胞学及相关领域 40 余位国际专家，经过长达 2 年的努力，于 2013 年发布了《流式细胞荧光鉴定操作指南》（以下称为"指南"），作为流式实验室细胞荧光测定的操作标准，用以指导并规范流式实验室开展相关临床检测，确保检测质量。该指南包括发布背景、分析前的问题、需要分析的问题、分析后的思考及检测性能标准 5 个部分。原版指南可以在 ICSH 网站（www.hemestandards.org 或 www.haemstandards.org）、ICCS 网站（www.cytometry.org）及 www.onlinelibrary.wiley.com 网站下载。本文在忠实原版指南的前提下，重点对流式检测的标本、仪器、试剂、检测、结果、质量管理等重要内容进行提炼，向国内同行解读指南精髓，便于同行学习借鉴。

第一节 标 本 要 求

一、标本类型

适用于临床流式检测的标本包括外周血、骨髓、组织活检研磨细胞、细针穿刺细胞悬液、脑脊液、渗出液、灌洗液等，以及用于 DNA 倍体分析的石蜡包埋组织。

二、标本接收

所有标本应在采样时立即做好完整清楚的标识，并附检测申请单。在送检同一患者的多份标本时，应分别单独标识。用于 DNA 倍体分析的石蜡块还应标记原病理实验室的登记号。申请单应包括年龄、性别、临床诊断、申请医师姓名、用药史和治疗史（包括放化疗的日期等）、标本采集时间及标本来源。申请单还应注明流式诊断需要的其他相关检验、检查信息，包括血常规、形态学检查、病理检查、免疫组化分析、基因检测、细胞遗传学检查的结果等。

除了用于 DNA 倍体分析的经过甲醛（福尔马林）固定的石蜡包埋组织外，其他所有临床标本需要采取相应的生物安全防护措施，尤其是 HIV 阳性标本。

三、抗凝药

外周血标本可以使用乙二胺四乙酸二钠（EDTA-Na$_2$）、肝素或酸性枸橼酸盐葡萄糖

（ACD）抗凝。室温（18～22℃）保存标本，肝素抗凝标本48～72小时稳定，EDTA抗凝标本48小时内稳定，ACD抗凝标本72小时稳定。

肝素应是骨髓标本优先选择的抗凝药，优点是该抗凝药标本可以同步进行细胞遗传学检测。EDTA抗凝的骨髓标本可以用于流式检测，但不适用于细胞遗传学检测。ACD抗凝的骨髓标本对细胞活力有影响，不推荐使用。

EDTA、肝素、ACD这3种抗凝药中的任何一种都适用于混入大量血液的其他血性标本。

四、活检组织标本

所有活检组织如淋巴结等应在无菌玻璃培养皿中，在加有一定量RPMI组织培养液的情况下，用手术刀精细切碎，然后连同RPMI培养液一起收集于无菌容器中送检。骨髓等细针穿刺细胞悬液可直接放入细胞培养液中送检。脑脊液可以将标本与等体积或更大体积的RPMI或其他有利于细胞稳定的培养液混合送检。

五、放置时间和温度

所有的标本应在收集后尽快处理，特别是来自快速生长的肿瘤组织标本，由于标本中可能包含高增殖或高凋亡率的肿瘤细胞（如伯基特淋巴瘤或弥漫大B细胞淋巴瘤），采集标本后需要尽快进行处理。对于超过48小时或更长时间的难得标本，由于不能更换新的标本而被迫作为让步标本接收的，实验室应评估该类老化标本对检测结果的影响并记录在案，还应将任何可能限制或影响流式检测结果的情况在流式报告单上加以注明。由于标本久置，可能导致抗原更加不稳定（如CD138和CD16比CD45或CD64更不稳定），应在流式报告单上酌情注明因标本老化可能导致这些不稳定抗原出现假阴性的情况。

外周血、骨髓和体液（包括CSF和抗凝的血性体液）标本最适宜的储存和运输温度为18～25℃。储存和运输过程中环境温度的波动，可引起标本细胞的某些膜抗原表达改变，从而影响后续的流式分析。

六、标本检测前评估

（一）细胞活力评估

流式测定前应对标本中活细胞的比例进行评估并记录在案。对于非高度退化标本，可用前向散射（FS）与侧向散射（SS）排除非活细胞并记录。对于已高度退化标本和低细胞浓度标本（<1%），推荐使用DNA荧光染料法排除非活细胞。

（二）细胞计数

新鲜标本在加入荧光素标记抗体染色之前需要对标本细胞浓度进行检测，以确保加入的荧光素标记抗体量与标本中待检的细胞数量保持合适的比例。

（三）细胞形态学评价

新鲜血液或骨髓标本应制备血涂片或骨髓片，行瑞氏染色，在显微镜下观察细胞形态并统计与流式检测数据的相关性。体液标本或组织研磨标本需要取部分标本离心富集悬浮细胞，滴片制作成在玻璃片上单层排列的细胞片，然后染色、镜检。

第二节　仪器性能特点和标准化 ▼

一、散射光

细胞散射光受细胞大小、形状、内部微观结构、细胞折射率、周围液体和散射探测器测量的角度等因素影响。细胞群的散射光分辨率受到标本流、激发光和收集散射光的光学系统的影响。

二、荧光微球与荧光

荧光微球是一种表面结合特定荧光染料或内部包含一种或多个荧光染料用于流式细胞分析的人造微球颗粒。内部标记微球含有非水溶性的荧光分子被称为"硬染色微球"。图 39-1 为 FITC 和 PE 这两种常用的表面标记荧光微球的发射光谱，以及包含多个荧光分子的硬染色微球的发射光谱。由于表面染色发射光谱、激发光谱与硬染色微球发射光谱、激发光谱不匹配，在使用硬染色微球标准化设置的流式细胞仪时，需要注意实际检测的荧光染料种类，避免使用发射光谱与硬染色微球的发射光谱有重叠的荧光染料种类。硬染色微球的稳定性远远大于表面荧光标记微球，后者暴露于缓冲液里，其荧光发射可能受 pH、缓冲液盐浓度和其他因素的影响，但是冻干后保持在 2～8℃冷藏条件下的表面标记微球，则会大大提高其稳定性。因此，像 FITC 标记的表面荧光微球，其荧光发射与缓冲环境的 pH 密切相关，建议尽量采用与细胞悬液尽量相同的缓冲液。微球捕获单克隆抗体获得的染色荧光可以用于设置补偿和用于抗体结合量的校准。

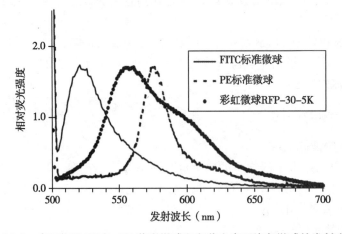

图 39-1　表面标记 FITC、PE 荧光微球和多荧光素硬染色微球的发射光谱

三、荧光标准品和校准品

目前国际上还没有被权威部门认可的已知强度的荧光标准品和校准品，赋值微球只能从商家采购。作为荧光标准品和校准品使用的荧光微球，关键在于其荧光强度的定量。目前荧光微球有两种定量单位，即 MESF 单位和 ERF 单位。

　　MESF 是英文 molecules of equivalent soluble fluorochrome 的首字母缩写，中文翻译为等价可溶性荧光染料分子。MESF 单位（MESF unit）是指利用某种人造荧光微球表面结合的特定数量的荧光染料分子而发出的特定荧光的强度值为一个 MESF 单位，如荧光微球表面用 FITC 染色，这种结合了特定数量 FITC 分子的荧光微球遭受激光照射发出的荧光的强度为一个 MESF 单位。注意：硬染色微球由于荧光染料的发射光谱与被校准品的光谱不匹配，因此不能用 MESF 单位定量硬染色微球的荧光强度值。

　　ERF 是英文 equivalent reference fluorophore units 的首字母缩写，中文翻译为等价参考荧光素。ERF 单位（ERF unit）是一种广义荧光强度单位，ERF 单位的校准荧光微球与被定量荧光强度的荧光微球之间并不使用参考材料相同的荧光素，它允许一个参考荧光素校准大量不同的荧光素微球，如尼罗红染料可以在理论上被用作 PE 的荧光参考。使用 ERF 单位时，要求激发波长和发射光谱带在指定波长范围内，如采用尼罗红微球校准 PE 染色微球时，要求激发光为 488nm，发射光在 560～590nm 范围，赋值荧光微球的 ERF 值正好在这些条件下。ERF 单位是 MESF 单位的扩展，可以用于赋值硬染色荧光微球或表面染色荧光微球的荧光强度值。值得注意的是，就目前的技术水平而言，同一厂家同一批号的相同类型的荧光微球在不同流式细胞仪上检测到的 ERF 荧光强度是存在一定差异的，同一厂家不同批号，或者不同厂家不同批号的相同类型的荧光微球，即便在同一台流式仪上检测，得到的荧光强度值也是有差异的，其 CVs 甚至可以达到 15% 以上。

四、不同标准的交叉定标

　　在同一台流式细胞仪分析表面标记微球校准品也适用于硬染色微球的交叉定标校准。只要仪器滤光片和其他光谱敏感条件不改变，两种微球之间的强度单位交叉定标校准也是有效的。图 39-2 为交叉校准过程，显示流式细胞仪用相同的荧光素标记后，与不同类型微球荧光强度均值或中位数的比较。在图 39-2 中，每个分析都是在相同设置的同一台流式细胞仪上进行的，旨在比较同一台流式细胞仪获得的不同微球或正在研发的 CD4 标准品的平均或中值荧光强度。

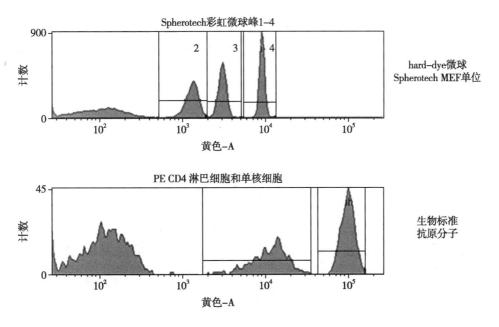

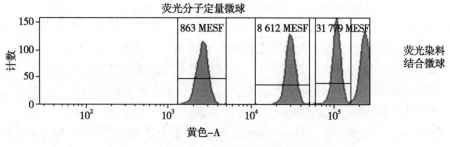

图 39-2 不同标准的交叉定标

五、强荧光素的校准和分辨率

用明亮、均匀染色微球检查校准仪器时,要求荧光微球本身的 CV 值应小于 3%,这样流式细胞仪测量获得的总 CV 值才可靠。在低进样流速下,用于最佳分辨率和 DNA 分析时,荧光微球的 CVs 应该小于或等于 3%。在高进样流速(如每秒大于 5 000 个)下,检测生物差异高的微球(如免疫荧光染色微球),校准 CV 在 5% 以内是可以接受的。图 39-3 为使用均匀染色的均匀微球进行校准的实例。另外,散射光和荧光也是可以评估和监控的,厂家应该提供特定批号微球的各种散射光和荧光参数的 CV 值,当微球在流式细胞仪上分析时,可以预测将获得的检测结果的可靠性。

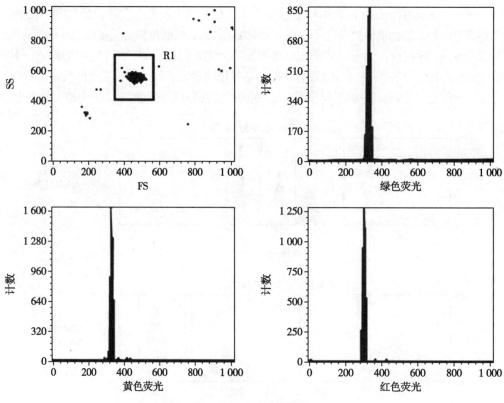

图 39-3 均匀微球校准

六、线性

定量检测,尤其是在交叉仪器平台上进行时,验证荧光测量的线性比荧光补偿更为重要。大多数现代临床型流式细胞仪可以获取高分辨率和宽动态范围线性的数据。荧光检测器和对数显示数据的补偿是在获取线性值的条件下计算获得的数值。

(一)线性测试方法一

使用两种已知平均荧光强度(MFI)的微球,检测时通过改变 PMT 赋值的办法,使实际 MFI 检测值由低到高分布,如果流式细胞仪荧光测量线性良好,则两种微球 MFI 实际检测值的比值(ratio)保持不变。图 39-4 为流式细胞仪测量两个不同荧光强度微球 MFI 比值的情况,以流式细胞仪平均荧光通道为横坐标,以两种微球实测 MFI 的比值为纵坐标,观察 6个数量级平均荧光通道,结果显示在低平均荧光通道区和高平均荧光通道区,两个不同荧光强度微球实际检测获得的 MFI 比值均明显偏离了线性,仪器在中等平均荧光强度通道上时,两种微球的 MFI 比值才保持了很好的线性。

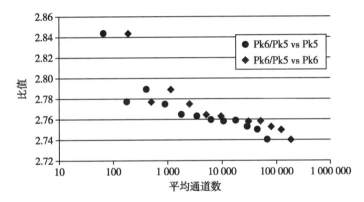

图 39-4　明亮微球 5 和暗淡微球 6 的实测 MFI 比值的线性验证

(二)线性测试方法二

使用一组已知荧光强度呈线性的同一种荧光素标记微球,等量混合后用于流式细胞仪测定其 MFI,即可验证流式细胞仪荧光检测是否呈线性。如果流式细胞仪的响应是成比例的,直线的斜率在对数坐标图上应该恰好是 1。图 39-5 显示了微球如何提供线性相关信息,

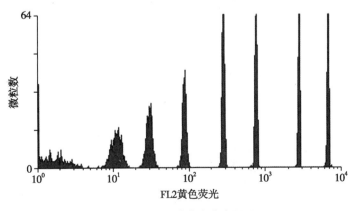

图 39-5　微球荧光直方图

如图所示,扩大的中等强度微球并不是由于染色微球变异性增加,而是被流式细胞仪 PMT 收集的光信号减少了造成。该方法可以用于每天仪器功能状态的监控。

七、微暗荧光群体的灵敏度和分辨率

流式细胞仪的荧光相对灵敏度取决于对微暗染色群体的识别能力。影响仪器识别微暗染色群体的能力至少有以下 3 个因素,即荧光检测效率、背景光和仪器内的电子噪声。荧光检测效率和背景光决定信号数量被 PMT 放大的倍数,噪声信号导致群体的荧光直方图变宽。图 39-6 中,横坐标 FL1 为绿色荧光通道,该图显示激发光减弱时,微暗群体峰将变宽,峰之间的界限消失。在这个例子里,改变激光功率导致标本荧光信号的变化。但是在每个激光功率下,PMT 增加使最亮群体位置一致。

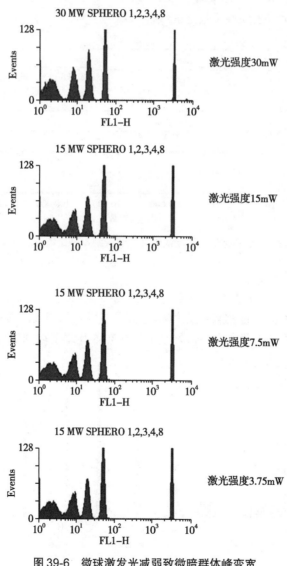

图 39-6 微球激发光减弱致微暗群体峰变宽

由于自身荧光微球存在，不推荐在新购仪器上使用测量脉冲面积作为细胞荧光测量的方法。更好的灵敏度测量方式是测量一个大群体未染色微球和对应大量染色微球群体直方图的 MFI。此概念如图 39-7 所示，在这种情况下，灵敏度的定义公式如图 39-7 所示。

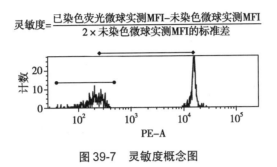

$$灵敏度 = \frac{已染色荧光微球实测MFI - 未染色微球实测MFI}{2 \times 未染色微球实测MFI的标准差}$$

图 39-7 灵敏度概念图

八、定量单位

（一）方法一
使用已经校准标记已知的荧光染料分子数量的微球，即一个已知数量的鼠免疫球蛋白抗体或一个已知能够结合一定数量鼠 IgG 能力的免疫球蛋白抗体。

（二）方法二
使用预先已知单个细胞可以结合平均的抗体位点数量的细胞。

（三）方法三
利用软件来弥补荧光染料标记微球和试剂批次之间的差异，使用指数来量化细胞的分子表达。

九、微球作为分析校准品

（一）方法一
采用已知标记有多少 PE 分子的微球用于校准流式细胞仪 PE 染料的荧光标尺。PE 荧光来自 PE 标记抗体染色标本，使用校准微球设置过的相同的荧光检测器就可以测量每个细胞上结合的 PE 分子数。这种方法必须使用严格纯化去除非结合 PE 染料和移除结合不止一个 PE 分子的抗体至关重要。因为非荧光标记抗体比标记 PE 抗体有更高的亲和力，一小部分非标记的抗体染色试剂就可以在很大程度上减少荧光染色细胞的荧光强度。

（二）方法二
使用试剂盒提供的微球数量已知的鼠源 IgG 和 FITC 标记的抗鼠抗体，先将细胞用鼠源 IgG 染色，再将该鼠源 IgG 染色后的细胞用 FITC 标记的抗鼠抗体进行复染，以达到对微球进行校准的目的。该法采用的是间接染色法，不能用于多参数分析，因为多参数分析需要使用多种不同鼠源抗体对细胞进行染色。

（三）方法三

使用在微球表面已知抗鼠抗体来校准抗体的结合能力。用于染色细胞的抗体与微球共孵育，然后洗涤去除游离抗体。细胞进行了分析之后，微球用于校准荧光强度标尺。因为相同的抗体使用微球和细胞，每个细胞结合抗体数量可以从绑定抗鼠抗体微球结合老鼠抗体数量计算得到。

第三节 试剂性能 ▼

一、最优化抗体、关键试剂和实验条件

流式分析的关键在于选择最佳的抗体组合方案及目标细胞群的区分和细胞上存在的能够被流式细胞仪检测到的抗体的数量。一旦抗体组合确定，就必须选择最优的荧光染料用于每个抗体。抗原表达情况取决于在每个目的细胞群体抗原的密度分布。细胞内、核抗原和表面标记抗体的结合情况也影响到荧光染料的搭配。

一般情况下，应选择强荧光染料抗体去识别结合低密度抗原，弱荧光染料抗体去识别结合高密度抗原，这样可以获得更好的信噪比。群体自身荧光、荧光染料光谱重叠等因素会影响流式分析。细胞分离方法、裂解红细胞的试剂（简称裂红试剂）、缓冲液等，它们的穿透作用均可能对检测结果产生影响。应选择合适的匹配试剂系统，包括缓冲液、裂红试剂、分离方法、固定液、膜穿透试剂和抗体等，以实现最佳的敏感性、特异性和重现性。

二、抗体和荧光染料标记的最佳化

实验室应制定可量化的抗体性能规范，列出可用和不可用抗体克隆、厂家来源、荧光染料搭配及所有与实验设计目标抗体性能相适宜的验收标准、规范和使用条件。靶细胞的抗原表达强度决定了荧光染料的选择，抗原/抗体的评估应该严格执行定量评价标准，使用荧光染料与所有其他抗体荧光染料探测器的光谱最低重叠量，尤其是对靶细胞群进行圈门的抗体更需要受到重视。抗体优化要考虑的主要因素是抗原/抗体饱和、最佳信噪比、减少背景荧光、抗体的特异性、抗原抗体结合密度和附近多个抗原表位的位阻效应等。简单的系列稀释抗体滴定对阳性和阴性细胞抗体浓度的优化是非常重要的。对于多个标本来源涵盖预期表达比例和预期将观察到的细胞表达，最好进行抗体滴定以摸索出最优化的实验条件。图 39-8 为建立滴定 CD4 抗体的方法，图中显示最佳稀释应不低于 1∶4，大于 1∶4 时信噪比降低，荧光强度下降；单参数直方图，稀释最高（上）最低（下）显示在左边；右下图显示信号噪音比。

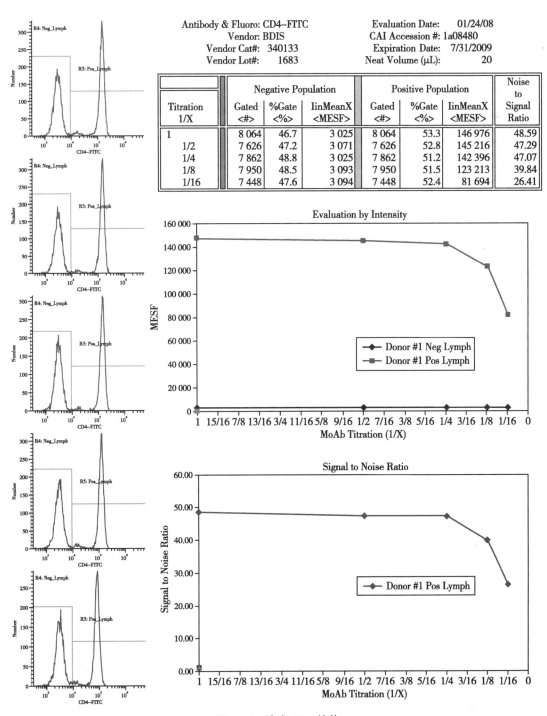

Antibody & Fluoro: CD4–FITC		Evaluation Date: 01/24/08
Vendor: BDIS		CAI Accession #: 1a08480
Vendor Cat#: 340133		Expiration Date: 7/31/2009
Vendor Lot#: 1683		Neat Volume (μL): 20

| Titration 1/X | Negative Population | | | Positive Population | | | Noise to Signal Ratio |
	Gated <#>	%Gate <%>	IinMeanX <MESF>	Gated <#>	%Gate <%>	IinMeanX <MESF>	
1	8 064	46.7	3 025	8 064	53.3	146 976	48.59
1/2	7 626	47.2	3 071	7 626	52.8	145 216	47.29
1/4	7 862	48.8	3 025	7 862	51.2	142 396	47.07
1/8	7 950	48.5	3 093	7 950	51.5	123 213	39.84
1/16	7 448	47.6	3 094	7 448	52.4	81 694	26.41

图 39-8　滴定 CD4 抗体

第四节　质控与对照使用 ▽

　　由于仪器自身的背景(噪声)、自身荧光光谱重叠和非特异性结合的存在,为了准确区分阳性和阴性细胞群体,精确测量阳性细胞的数量,建立低荧光检测下限在内的实验室内部流式检测质量控制措施是非常重要的。

一、同型对照

　　同型对照(isotype controls)是一种不与荧光标记抗体识别的靶抗原结合,且与荧光标记抗体属于同一种免疫球蛋白类型的抗体。同型对照抗体标记的荧光染料种类及每一个同型对照抗体分子上结合的荧光染料的数量(F/P 比值),都与体系中加入的荧光标记抗体相同。例如,荧光标记抗体为鼠抗人 IgG_1-FITC,则可使用羊抗鼠 IgG_1-FITC 作为同型对照。实验时,同型对照检测管里只加入了同型对照抗体、待检测标本细胞,并没有加入荧光标记抗体,流式检测时就不应该有 FITC 荧光信号,如果检出了 FITC 荧光信号,说明反应体系中可能存在以下两种干扰情况:①靶细胞膜上存在 Fc 受体,能够通过该 Fc 受体与荧光标记抗体的 Fc 端发生非特异性结合而导致流式检测的假阳性结果;②荧光标记抗体所标记的荧光染料存在荧光染料诱导的非特异性结合而导致流式检测出现假阳性的情况。

二、同克隆对照

　　同克隆对照(isoclonic controls)是荧光标记抗体和过量的未标记抗体的混合物。该未标记抗体与荧光标记抗体来源于同一个克隆,与荧光标记抗体混合时,未标记抗体的加入量是荧光标记抗体的 100 倍以上,目的是利用具有绝对数量竞争优势的未标记抗体去鉴别反应体系中是否存在荧光染料诱导的非特异性结合。

三、内部阴性对照

　　内部阴性对照(internal negative controls)是指用同一份标本中存在的不表达靶抗原的细胞作为阴性对照,来评估反应体系中是否存在非特异性结合,以期排除流式检测结果出现假阳性的情况。一个准备好的流式检测管里含有许多不与荧光素标记抗体结合的非靶细胞群,它们都可作为内部阴性对照。

四、内部阳性对照

　　内部阳性对照(internal positive controls)是指用同一份标本中存在的高表达靶抗原的细胞作为阳性对照。事先用已知阳性表达的细胞进行抗体滴定分析,掌握靶细胞群和内部阳性对照细胞群该靶抗原结合荧光素标记抗体所呈现的荧光强度水平,实验时通过对检测标本中内部阳性对照细胞群特定荧光素标记抗体的荧光强度水平与滴定时掌握的水平的一致性判断,推测标本中是否存在非特异性竞争性抗体,以期排除靶细胞群的流式检测假阴性。与内部阴性对照一样,一个准备好的流式检测管里可能含有其他与荧光素标记抗体结合的非靶细胞群,它们都可作为内部阳性对照。

第五节 表面染色和胞内染色 ▼

一、细胞表面染色与红细胞裂解

细胞表面染色（cell surface staining）是指对细胞膜抗原进行荧光素标记抗体标记的实验操作处理过程，也可称为膜染色（cell membrane surface staining）。鉴于 Ficoll 分离过程容易导致细胞免疫表型（不同白细胞群体抗原）的选择性丢失和细胞数量减少，CSLI 推荐采用全血/骨髓红细胞裂解法。细胞表面染色和红细胞裂解有以下 4 种方法。

（一）染色-裂解-洗涤法（stain-lyse-wash methods）

即先进行标本细胞的荧光素标记抗体染色，然后裂解反应体系中的红细胞，经过洗涤后富集有核细胞，再用于流式细胞仪上样检测。该方法能很好地区分阳性信号，但需要避免由于洗涤而导致的细胞数量上的丢失减少和靶细胞膜表面结合的阳性抗体的丢失。

（二）染色-裂解-免洗法（stain-lyse-no wash methods）

即先进行标本细胞的荧光素标记抗体染色，然后裂解反应体系中的红细胞，无须洗涤过程，直接将裂解红细胞后的反应体系用于流式细胞仪上样检测。该方法不会造成有核细胞数量上的丢失，也不会造成靶细胞膜表面已经结合的荧光素标记抗体的丢失，检测结果的准确性好于染色-裂解-洗涤法，并且特别适合于流式细胞绝对计数分析，但是该法的背景荧光较高，要特别注意避免暗淡染色细胞被忽视。

（三）裂解-染色-洗涤法（lyse-stain-wash methods）

即先裂解红细胞，富集有核细胞后再进行荧光素标记抗体染色，再经过洗涤后才进行流式细胞仪上样检测。该方法是去除了标本中的红细胞后直接对标本中的有核细胞部分进行的染色，利于节约荧光素标记抗体试剂。由于染色后还需要再洗涤，因此也具有染色-裂解-洗涤法的特点。

（四）不裂解-不洗涤全血法（no lyse-no wash whole blood methods）

即直接对全血细胞进行染色，然后进行流式细胞仪的上样检测。该方法上样体系中含有大量红细胞，为了有效去除红细胞尤其是有核红细胞对靶细胞分析的影响，需要增加使用细胞核 DNA 的荧光染色试剂以便于将白细胞群从海量红细胞群中区分出来。由于操作环节少，没有细胞丢失的情况，特别适合于白细胞各亚群的分析。

二、胞内染色的细胞固定和穿透

胞内染色（intracellular staining）是指对存在于细胞质内或细胞核内的抗原或核酸进行的荧光染色。为了让荧光素标记抗体或标记用荧光染料能够穿过细胞膜，穿过核膜，进入到细胞内部，以实现对胞质、核膜、核内的抗原或核酸的染色，需要使用特殊试剂事先对待分析细胞进行固定和增加膜通透性。增加细胞的膜通透性的处理过程也称为细胞透化（cell permeabilization）。常用的细胞固定试剂如甲醛、多聚甲醛、低分子量甲醇和低分子量乙醇等，甲醛固定的优势在于快速并能保存蛋白质的 3 级结构，固定效果依赖于甲醛的使用浓度、固定时间和温度，经高浓度甲醛固定过的流式检测时荧光强度会降低。细胞透化多采用清洁剂和乙醇，如皂苷、NP-40、Triton X-100 等。使用乙醇的优势是使细胞固定和膜透化一步完成，但是乙醇造成蛋白质凝固的同时很可能引起靶抗原的变性和丢失；如果标本中混有大量红细胞，乙醇固定会造成细胞聚合，白细胞被凝固的红细胞包裹，造成白细胞减少。因此乙醇固定存在很大的局限性。一般地，临床标本的胞内抗原分析和核酸分析常采用甲醛固定或多聚甲醛固定，随后用皂苷、NP-40 或 Triton X-100 等进行透化。对于不含大量红细胞的标本，如分离纯细胞、外周血单个核细胞、脑脊液、肺泡灌洗液、匀浆组织等，常使用甲醛固定或多聚甲醛固定，再用甲醇或乙醇透化。使用大型探针如 IgM 抗体或大分子量荧光染料如 PE 或 APC 需事先验证，因为核孔大小可能会限制大分子在细胞核的进出。需要强调的是，细胞固定和 / 或细胞透化可以改变细胞表面分子的表达，如乙醇处理后可以导致 CD14 的表达减少或丢失。

三、细胞表面和胞内染色的同时检测

同时检测细胞表面和细胞内抗原常用以下 3 种方法：①先固定和透化标本，然后同时对细胞表面和胞内抗原进行染色。该方法不能区分是细胞表面表达还是胞质表达。②先对细胞表面抗原进行染色，洗去多余的表面抗体后行细胞固定和透化，最后染色胞质抗原。③先用甲醛固定细胞，洗涤后进行表面抗原染色，再洗涤后用 50%～80% 的高浓度甲醇透化，最后进行胞质抗原染色。具体使用哪一种方法需要结合标本、荧光染料特性等进行选择。

第六节　补　偿　▼

补偿是流式细胞分析中不可或缺的一部分。大多数流式细胞仪都有补偿的设置程序。

一、数字仪表补偿

不推荐使用手动补偿复杂实验。数字补偿可以在数据采集之前或之后实现。数据采集前需要设置补偿管（基于期望的补偿方法使用相应的微球或活细胞）和使用的仪器的补偿设置软件。仪器在执行重要维护后，必须获得新的补偿矩阵并保存用于后续分析使用特定模板和设置。即使数据采集后补偿，也建议运行补偿质控以确保补偿适当。

二、使用细胞设置补偿

活细胞与实际测试的标本细胞最接近，使用活细胞进行补偿设置，获取数据后往往很少需要再进行补偿的修改。

三、单一颜色的纯色染料标记

纯色染料之间也需进行抗体的补偿调节，一种抗体设置的补偿条件可以用于相同染料的其他抗体。

四、单一颜色的特殊串联染料标记

串联染料因抗体的储存时间长短需要频繁进行补偿设置。用移液器逐一吸取多色组合单抗时，光照可以引起串联染料的退化加速。

五、使用微球补偿

使用荧光微球进行补偿设置具有许多优点，如不需要准备标本、消除了操作人员在标本补偿调节时的主观性、更容易跟踪串联染料降解等。当然，使用荧光微球补偿也存在不足，如微球设置最初补偿，在处理细胞标本时，仪器还需要进一步细化补偿设置。由于基于微球的补偿没有样本退化等问题，故串联染料降解的影响更容易被跟踪。使用微球补偿最大的危险是自身荧光，当微球作为唯一的模型建立补偿时可能导致细胞样本过度补偿。因此在实际工作中，各种标本细胞都可以用于验证任何以微球为基础的补偿设置。

第七节 补偿验证 ▼

一、FMO 对照

FMO（fluorescence minus one compensation controls）是流式检测中常常使用的一种荧光补偿质控措施。fluorescence minus one 简写为 FMO，从字面上讲是"缺少一种荧光"，又称"荧光减一"，FMO 补偿质控也称 FMO 对照，是在进行流式荧光补偿扣除操作时，将你需要关注的某细胞群某重点抗原表达检测对应的特定荧光素标记抗体不加入到反应体系，其他组合荧光素标记抗体全部加入到反应体系，此时理论上流式细胞仪不应该检测到该群细胞该重点抗原的阳性表达信号，旨在判断组合抗体中的其他荧光素标记抗体是否有荧光叠加到靶抗原对应的特定荧光素标记抗体的荧光检测通道上，从而确保能够更加精准地设置该靶抗原对应特定荧光素标记抗体的阴性/阳性细胞群界限。对于一个多色组合抗体，可以依次少加入每一种抗体，制作多个 FMO 对照管，逐一上样检查每一种荧光通道上是否存在其他荧光叠加，设置细胞群对应抗原表达的阴/阳性界限，减少假阳性，确保检测结果的正确性。

需要强调的是，FMO 对照特别适合于定量极弱或分群不清的细胞群，以及在抗体组合优化时衡量荧光溢漏；不适合于组合抗体的荧光不重叠于靶抗原检测的荧光通道的情况，即组合抗体的荧光背景很清晰，没有重叠，不需要使用 FMO 补偿质控。另外，空白对照是不能代替 FMO 对照的，空白对照用于除外抗体组合后其余反应体系中是否有自身荧光叠加检测荧光通道的情况，如血液标本中某些药物的荧光干扰等，FMO 对照用于组合抗体荧光叠加的监测。

二、ICSH/ICCS 的八点建议

1. 使用全程质控空白对照。该对照管除了不加入荧光素标记抗体以外，其余操作需要按照标准化操作程序走完检测项目的全部检验流程，用以监测反应体系是否存在自身荧光的干扰。

2. 要对抗体的预期结合特性进行验证。

3. 运用适宜的滴定分析方法对抗体进行逐一的滴定验证，找出抗体的最适使用浓度，确保获得最好分辨率。

4. 使用同型对照或同克隆对照，掌握反应体系是否存在非预期的荧光干扰信号。

5. 对组合抗体进行优化，将方案的补偿需求最小化。

6. 使用单一标记质控，掌握荧光溢出到其他检测通道的程度。

7. 进行多色分析时，使用 FMO 对照精确划分阴/阳性细胞群。

8. 对于弱表达抗原的检测，需要使用额外的特定参数，通过顺序设门（sequential boolean gating）策略，将靶细胞群从混合细胞样品中拉出来（pulled-out）。

三、验证和监测

主要硬件组件如激光、PMT、光路、流动池等发生改变，或者更换了新试剂，或者试剂盒的批号改变，都需要重新设置补偿并用活细胞做验证实验。采用完整的抗体组合方案设置补偿后也需要进行活细胞测试验证。对于日常补偿监测，建议用特征明显的标本评估染色特性，确保没有过度补偿（over-compensation）和补偿欠缺（under-compensation）的情况。

这是多数流式实验室对每一个待检测标本需要进行的常规质量控制。如果发现异常，必须判定该异常是否特定于一台仪器、这一份标本，或者是由于更换抗体瓶、更换抗体批号引起，还是仪器出现故障，或者是工作人员操作误差导致。实验室必须有规范的验证核查程序文件并做到有据可查。

四、单台仪器与多台仪器补偿

使用单台仪器检测时，补偿将着重于细胞与试剂和仪器之间的独特关系进行。当使用两台或两台以上的仪器进行检测时，设置补偿还将面临由于染色补偿管的稳定性带来的挑战。对于大于两台仪器进行的检测，需要准备含充足反应体系的染色补偿管或多个补偿管设置补偿。为了避免获取补偿设置后再出现问题，需要事先对电压和 PMT 的设置标准化，保证补偿质控品和标本检测在相同的电压和 PMT 下运行。

第八节　数据分析 ▼

数据分析是流式检测最后环节，非常关键，任何前序步骤的错误都可导致数据分析时的误读。因此，任何流式项目检测一定是技术可行、仪器配置正确并处于良好的功能状态，分析策略适当。临床常常需要报告流式细胞绝对计数和百分比检测结果，甚至报告单个细胞表达某靶分子的平均数量（以平均荧光强度值表示），这些都是非常精密的检测结果，对实验室数据分析要求很高。建立新的检测项目前，需要用其他参考方法对流式检测的最终数据分析结果进行验证，多人操作时还需要确保最终数据分析获得的结果之间的可比性。

一、数据分析策略

抗体名称和荧光染料标签应该在获取流式检测结果之前正确地存储在数据分析文件里。ICSH/ICCS 推荐使用临床实验室标准化委员会（Clinical Laboratory Standards Institute, CLSI）发布的流式免疫细胞指南，该指南包括了识别和分析淋巴细胞亚群和干细胞亚群的详细步骤，也可以按照 CLSI 要求将该指南用于其他一些细胞群的分析。

二、自动圈门和分群软件

自动圈门软件的目的是消除主观决策对检测结果的影响，软件验证指南可从美国食品及药物管理局和其他监管机构获得,通常分类为成品软件、定制软件、试验特有软件。

建模软件适用于DNA细胞周期流式分析,该软件在计数重叠区细胞群时具有优势。

三、分析策略选择

策略选择的原则是使流式检测的主观性最小化,结果的再现性最大化。设计实验时,重要的是要考虑主观决策对实验结果稳定性的影响。同样的一份流式检测结果,设门策略的不同,甚至设门策略相同但是在画门时包绕的细胞群范围有出入等,都会造成最终数据分析结果上存在差异。所以,流式操作人员必须充分理解每一个实验步骤的意义,能够准确、熟练地重复执行每一步骤。针对某流式检测项目的策略设计完成并验证后,需要制定该项目的标准化操作流程、适用范围、使用要求等文件,对实验室人员进行规范化的技术培训。

分析模板是一个能够保证始终重复原样进行检测和数据分析的使用工具。大多数流式分析软件允许模板(文档、模型等)创建、保存和重用于后续类似测试。

四、错误策略来源及其对结果的影响

1. 设门错误　一旦之前设门有误,后续的每一个关联门都带有前门引入的错误。

2. 排除错误　罕见类型的细胞分析由于经验不足等主、客观原因,很容易在设门时一不小心就将本该纳入门内的靶细胞给排除在了门外。

3. 包含错误　一些本不属于流式分析的靶细胞群的细胞,在设门时圈进了门内,这些细胞会影响流式检测的准确性。

4. 补偿不合适　补偿扣除过多或过少,都可以引入误差,直接影响流式检测的准确性。

五、可视化数据转化

流式检测数据是通过各种图像来展现的,如单参数直方图、二维散点图、等高线图等,流式细胞仪给出的每一张图像里都包含了来自检测标本靶细胞群的特有数据信息,因此图像选择适当的数据转换形式(即线性或对数模式)也十分重要。线性转换常被用于显示靶细胞群的光散射参数,适用于细胞大小、DNA含量及细胞周期数据、预期细胞群之间有线性关系的检测。对数转换通常用于参数具有一个大的动态强度范围的情况,通常参数强度变化范围达到10倍或更多倍以上,此时采用对数转换更有利于可视化强度截然不同的细胞群在同一张图像上能够很好地区分彼此。值得注意的是,对数转换不能用于显示数值小于或等于零的参数,这就是现代流式细胞仪的应用范围受到一定局限的重要原因。

六、强度测量与比例测量

流式分析时常用到强度测量和比例测量。强度测量通常报告平均值或中位数,比例测量通常报告为细胞计数和百分比。报告百分比时,首先应确定分母群体,如"占细胞总数的百分比","占淋巴细胞的百分比"。也可以通过比较两个细胞群的荧光强度来确定相对荧光强度。

第九节　结 果 验 证 ▼

一个流式检测项目的方案设计完成后，需要对该方案进行验证，以明确使用该方案进行的流式检测能够按照预期获得设计者希望掌握的靶细胞群的相关特性（参数）。结果验证包括需要明确该检测方案的有效测量范围及基于大量正常标本检测获得的参考范围。注意，检测过程中的每一个步骤的细微改变都可能影响检测结果，带来结果的变异。

以下几种情况是流式检测中比较典型的变异来源。

1. 来自同一份标本、同一位检测人员、使用同一台流式细胞仪的变异。该变异可以通过将标本分割成多份标本，仍然由同一位检测人员、使用同一台流式细胞仪，严格按照方案标准化操作，进行重复测定来观察到。每一次测定均可获得一套流式检测数据文件，多次检测获得的多份数据文件，其记录的数据之间却存在不同。同一份标本的重复检测一般不超过 6 次。

2. 来自不同流式细胞仪之间的变异。该变异也可以通过将同一份标本分割成多分标本，由同一位检测人员，严格按照方案标准化操作，在不同的流式细胞仪上进行测定，通过比较不同仪器采集获得的流式数据文件来观察到。

3. 来自不同的操作人员之间的变异。该变异也可以通过将同一份标本分割成多分标本，由不同的操作人员，严格按照方案标准化操作，最后在同一台流式细胞仪上进行检测，通过比较仪器采集获得的数据文件来观察到。该变异可能出现在整个检测程序的任何一个环节上，如标本处理和制备、上样采集和数据分析环节。

4. 来自不同分析软件之间的变异性。

第十节　分析后考虑 ▼

一、定性分析

定性检测如白血病/淋巴瘤、骨髓发育不良和骨髓瘤的免疫表型检测，需要对流式细胞仪显示的一组标志物的系列散点图进行详细分析，以鉴定或排除肿瘤细胞群。ICSH/ICCS 建议结合细胞形态学进行评价，流式检测报告可以参考细胞形态学及其他检查结果进行综合诊断评价。

免疫表型分析报告可包括抗原的异常上调或下调及异常的强度。基因型与表型的相关性越来越多地被认可，提示需进一步加做相关检查，如 AML 中 CD19 异常表达要考虑伴有 t（8；21）/RUNX1-RUNX1T1（AML1-ETO）阳性的白血病；在 B-ALL 中 CD10 的缺乏表明 pro-B/B-I（EGIL）免疫表型，可伴有 t（4；11）；在 B-ALL 中 CD13 表达需进一步检查 t（9；22）/BCR-ABL 易位。

异常细胞群和（或）浆细胞群应该描述该异常细胞和（或）浆细胞群在标本总细胞含量中的百分比。如果在多克隆背景中鉴定出异常克隆浆细胞成分，则正常多克隆浆细胞的存在对判断患者的预后很重要，应当对异常克隆浆细胞和正常多克隆浆细胞都进行定量检测。异常和增加的原始细胞群应描述为占总有核细胞的百分比。

ICSH/ICCS 鼓励采用 Bethesda 共识小组的标准化报告,推荐使用 Bethesda Consensus 命名法,其中靶细胞群的表达应与正常细胞的表达进行比较,如 dim(比正常细胞群表达更弱)、bright(比正常细胞群表达更强)。ICSH/ICCS 推荐描述特异性细胞群的部分或异质表达可能有助于描述疾病状态与正常情况。ICSH/ICCS 还推荐白细胞分群采用法国 GEIL 提出的国际颜色编码标准,即淋巴细胞用洋红色来指示,单核细胞用绿色来指示,粒细胞用红色来指示,原始细胞区域用青色来指示。

二、定量分析

常见流式定量测定项目包括淋巴细胞亚群计数、CD34$^+$ 干细胞计数、白细胞减少症患者的白细胞计数、血小板计数、网织红细胞计数、中性粒细胞 CD64 表达测定和胎儿红细胞计数等。上述流式定量测定项目,均依赖于引入反应体系一个已知浓度的标准荧光微球,通过同时检测计数到的标准荧光微球的数量,经数学计数获得未知浓度的靶细胞群的浓度值,如 CD34$^+$ 干细胞计数。当然,也可以采用双平台定量检测法,如淋巴细胞亚群计数,它是通过血细胞计数仪平台获得的血常规检测结果中的白细胞含量值,再计算出各淋巴细胞亚群含量的。值得注意的是,上述流式定量测定项目的正常参考范围需要考虑年龄、性别和地区等因素对参考范围影响的可能,同时参考范围也可能因试剂、仪器不同而有差异。流式定量检测报告单应包括每个项目的参考范围,并对具体检测结果给出评价,即需要标识结果属于正常、升高或降低。

三、半定量分析

流式半定量分析通常用于异常细胞群或肿瘤细胞群分析,此时建立正常参考范围不可行,但是可以建立相应的疾病检测阈值。总之,流式半定量分析特别适合于罕见疾病,如阵发性睡眠性血红蛋白尿症(paroxysmal nocturnal hemoglobinuria,PNH)克隆的鉴定和肿瘤微小残留病灶(minimal residual disease,MRD)检测。

ICSH/ICCS 推荐在报告 MRD 时,需要将后续肿瘤克隆鉴定的免疫表型与先前观察到的免疫表型进行比较,主要原因有:①参照描述克隆;②注意可能的抗原漂移;③未分化和混合型白血病中的谱系转换。这些情况对于患者的肿瘤治疗都具有重要意义。注意:与之前的检测结果相比,发现存在任何免疫表型有差异的克隆都必须在报告中给出,并进行评价和报告所占的百分比。

第十一节 存储和保留 ▼

一、数据存储和保留

大多数流式实验室都能够有效利用流式细胞仪采集的数据(LMD)文件,随后在实验室的其他分析工作站进行后续分析。这些定量和定性结果的 LMD 文件必须以可追溯的方式进行存储和保护,从而确保实现回顾性再分析。

1. LMD 文件应该被"备份"并以其 FCS 原始数据格式存储到安全的远程服务器或永久存储介质(如 CD、DVD 和便携式硬盘驱动器)。ICSH/ICCS 推荐应保存 2 年以上或参考病理活检标本保存的时间确定。

2. 门控分析图"备份"。无论是纸质还是电子格式（如软件生成的 PDF），无论是定量和（或）定性分析和检测结果，都必须存储至少 2 年以上或更长的时间。

3. 实验室应确保所有电子记录存储和传输程序满足其医院和实验室信息技术安全和隐私要求。

二、标本存储

实验室应根据标本采用抗凝药、样品类型和检测项目，酌情验证合适的标本储存条件，必须避免极端温度放置。要求标本采集后应尽快完成流式检测，不宜超过 24 小时。如果待检时间超过 24 小时，应进行验证研究以确认在相关储存条件下标本的稳定性。流式待检标本要求室温（18～22℃）保存。特殊情况下，对于某些特定检测项目，为了延长细胞活性，可以在 2～8℃下冷藏标本。流式检测后的标本应保存 7 天，以备随时的复查需要，但是如果保存时间达到甚至超过 5 天的话，需要在标本中添加专门的样品保存剂。

三、记录保存

QC 和 QA 记录的存储至少 2 年；设备维护日志的存储至少 2 年；标准化操作程序（SOPs）的存储至少 2 年。注意：SOPs 也是电子格式档案，建议备份存储。

第十二节　质量管理 ▼

适当的质量控制（quality control，QC）和质量评审（quality assurance，QA）检查是有效的质量管理体系的基础。引入 ISO15189 实验室认可标准有助于改进质量管理体系。定期外部评审是对实验过程和程序的定期评估，以确保满足患者检测质量的要求。

培训、教育和 QC，后者包括内部质量控制（internal quality control，IQC）和外部质量评审（external quality assessment，EQA），是确保准确和精确的流式细胞检测结果所必需的。IQC 应定期进行，流式细胞仪的常见 QC 材料是使用微球，可用于监测补偿、流体、激光和 PMT 电压。使用微球的 IQC 结果应绘制在 Levy-Jennings 类型图上，应立即研究发现的任何明显的漂移。

同样重要的是，仪器维护后，应使用微球和已知稳定的标本对仪器进行验证，以重新建立最佳设置。在运行临床标本时，测定特异性 QC 也很重要。

需要强调的是，培训是提供和更新知识、技能、规范行为以满足检测要求的过程，是流式实验室质量管理的重要内容，也是工作人员继续专业教育的重要组成部分。实验室的培训过程通常包括 4 个步骤：①建立培训目标；②确定培训方法；③确定培训过程使用的材料；④建立用于评估培训有效性的标准并依照该标准对接受培训的人员进行评估。在实验室有许多可用于培训的方法，如现场讲座、多媒体教程、自学、观摩等。培训过程使用的材料可以是仪器操作手册、制造商说明书、过程图、SOPs 等。对于每一个培训模块都需要预先制定性能标准，即预期的结果或行为。培训有效性的标准可以是培训内容掌握合格、熟练操作者的任务实践等，具体评估方法可以是理论测试、现场测试、样本测试和自我评估等。因此，完成的培训清单记录了受训者已经经过验证、显示已经具有适当的知识、技能和技术来执行测定或任务,即受训人员表现出了可以接受的预期表现,可以独立工作。另外,注意收集受训者和培训者关于训练过程的反馈,以进一步对培训进行持续改进。

第十三节　测定性能标准

生物分析方法一般可以分成4类,即定量、相对定量、半定量和定性测定。定量包括拟合回归模型的标准品以计算绝对值和参考标准,其被充分表征并且完全代表内源性被测量。定量测定是精准的。相对定量测定利用反应浓度校准,在这种情况下,参考标准没有被完全表征或真正代表内源性被测量。因此,相对定量方法并不精确,只能估计精确性。半定量测定不使用校准标准,检测不精确,但并不是不准确。定性测定生成的是分类数据。

流式检测主要是半定量检测和定性检测,只有新一代流式细胞仪具有定量测定能力。流式的强大不仅体现在同时测量多个参数的能力,还体现在以不同方式报告它们的灵活性上。适当的数据输出取决于所研究系统的生物学、所要求的分析或科学问题及结果的预期用途。流式检测可以报告多种数据输出,通常以所测试标本中细胞或细胞亚群的几种特征表示,如阳性细胞的百分数、绝对计数、中值荧光强度、定量抗原表达水平、比例计量指数、标志物共表达或相对核酸含量等。

一、标本验证

多种因素导致基于细胞分析的流式细胞术的验证方法是很复杂的,比如缺乏完全表征的细胞参考材料,难于提供含有不同水平靶细胞的分析样品,难以提供含有不同表达水平靶蛋白分子的分析样品等,以至于流式分析的检测范围、灵敏度和线性范围都难于进行验证。因此,实际工作中,往往采取一些变通性解决方案。如用含有少量阳性细胞的阴性标本设置低阳性标本检测阈值,但是不提倡将少量阳性标本向阴性标本中混入的方法来制备低阳性验证用标本,因为这种混入标本与临床中标本的预期显著不同。此外,临床中常常把流式检测获得的结果与患者的临床信息、其他检测结果结合起来使用,这些可以作为流式检测结果的交叉验证。

二、相对定量和半定量方法的性能评估

相对定量和半定量方法包括但不限于淋巴细胞亚群分析、CD4$^+$ T 细胞计数、免疫缺陷探查、CD34$^+$T 细胞计数、胎儿 RBC 计数、中性粒细胞 CD64 表达测定、PNH 测试、微小残留病灶检测等。

(一)精确度

根据国际标准化组织(International Organization for Standardization,ISO)的定义,精确度是从大量测试结果获得的平均值与参考值之间一致性的接近度。由于不具备适当生物基质的真实细胞标准参考物,流式细胞群测量精确度是无法评估的。

现实工作中,流式精确度可接受的备选方法包括:①与当前参考方法比对(如 ICSH 准确计数法);②实验室间比对;③与已确诊患者标本进行比对。需要注意的是,由于采用不同的技术和定义,与其他方法的比较可能导致无法解释的差异。在进行流式检测的精确度评估时,建议至少重复 10 次标本测定,除非数据表明更多或更少的重复是更合适的。可接

受的精确度标准是自己流式实验室的检测结果与上述比对方法获得的结果的一致性达到90%以上。在一致性低的情况下,验证实验室应提供差异的可能解释和识别任何干扰条件的方法。

另外,评估精确度最简单、最好的方法是使用参考物质,但是目前尚缺乏基于细胞分析的参考物质,也没有荧光染料的参考物质,因此使用标准物质或参考物质对流式检测的精确度进行评价还不可行。大多数 FDA 或 CE 批准的方法,以及美国 CAP 水平测试,某些特别的质控物质,可以借用于流式的精确度评价。但是需要注意的是,两种方法的相关性虽然可以通过在能力测试调查中的可接受性或通过证明 QC 结果在制造商的范围内来验证,但是很多 EQA 项目是基于一致性设计的,并非基于精确度。

流式精确度评估的替代方案如下。

1. 方法学比对　如果有另一种记录在案的临床现用或具有分析等效性的方法存在,则方法学比对可用于证明精确度。如细胞形态学可以用于评价氚标记胸腺嘧啶核苷掺入法的细胞增殖流式检测。需要强调的是,在确定可接受标准时,流式法和另外一种比对方法之间所呈现出来的差异更主要是因为技术上的不同带来的,而非方法学的精确度带来的。如流式单核细胞绝对计数依赖 2 个散射光特性和 2 个荧光染料标记的单克隆抗体(CD45 和 CD14 或 CD45 和 CD64)进行检测,而作为“金标准”的另外两个方法是基于形态学的血涂片单核细胞镜检和单独基于散射光特性的血细胞分析仪法单核细胞计数,流式单核细胞计数结果与两个“金标准”方法的检测结果之间肯定存在一定偏差,这是方法学依赖的技术不同带来的,而不是流式法的精确度造成的。

2. 室间比对　如果有另一个相对权威的实验室采用相同或相似的方法进行相同项目的流式检测,可以将标本一式两份,送一份到该实验室进行检测,将自己实验室检测结果与该实验室检测结果进行实间比对也是一种监控自身实验室精确度的好办法。但是需要提醒的是,技术上的细微差异可能导致检测性能上的差异,该方法只是在缺乏明确标准品的前提下,判断本实验室检测结果是否可接受的一种权宜性质控措施而已。

3. 与临床已经确诊病例标本间的比对　对来自临床已经诊断病例标本的检测是流式实验室精确度质控最赋有挑战性的方法,毕竟流式检测涉及的变量很多,操控难度大。该比对方法仅适用于独特临床实例的诊断测试。当流式检测不能作为该实例唯一诊断方法时,不宜以流式检测结果与临床诊断进行比较来确定准确度。

(二)特异性

1. 分析特异性　影响流式分析特异性的因素包括用于定义靶细胞群或靶抗原的标记、设门策略、抗体试剂之间的相互影响。检测某靶细胞群时,识别该靶细胞群的抗体一定能够特异性地从混合细胞群中将靶细胞群有效区分出来。同理,测定某靶抗原时,所使用的抗体也一定能够特异性地识别靶抗原。流式分析除了需要验证定义靶细胞群或靶抗原的标记抗体的特异性外,还需要对设门策略进行验证,明确设门细胞一定是感兴趣的细胞亚群,已经排除了其他细胞亚群和非特异性细胞的干扰。最后,反应体系中各种试剂,尤其是各种抗体试剂之间是否存在干扰,也需要使用含有靶细胞或靶抗原及其他与临床标本中可能出现在反应体系中的细胞的生物材料,对反应体系中的每一种试剂的实际反应特性进行验证。市售抗体的特异性还可以通过查询白细胞分化抗原协会(http://www.hcdm.org/Home/tabid/36/Default.aspx)同行评议信息进行验证。

另外,发生溶血、凝固和部分凝固的标本可能导致检测结果异常,这类标本应拒收,除非能够提供该检测项目不受标本溶血、凝固和部分凝固的影响证明资料。

2. 临床特异性　临床特异性可以通过与临床诊断及其他实验室检查结果进行比较来确定。

(三)灵敏度

1. 分析灵敏度(sensitivity-analytical)　分析灵敏度通常以空白限(limit of blank,LOB)和检测限(limit of detection,LOD)来反映。LOB指在被测量物不存在时进行测量工作所获得的最高值信号,通常取其平均值(空白)+1.645SD,要求95%的阴性标本检测结果应低于空白限。LOD与LOB密切相关,通常定义为LOB+1.645SD(低阳性标本),即阳性标本能够检出的最低限值,要求含有低水平待检物的标本95%的检测结果需要达到该LOD限之上。即分析灵敏度允许存在5%的假阳性率和假阴性率。

流式的灵敏度分析与细胞半定量检测时能够被检测到的微弱荧光信号有关,也与能够从混合细胞群中有效区分出来的待检罕见细胞量有关。如微小残留病灶或CD34$^+$外周血干细胞的检测,它们的出现频率低至$10^{-5}/10^{-6}$。弱荧光表达分析、低频细胞分析、阴性标本分析时,都需要进行重复实验以评估方法的分析灵敏度。

推荐用100份弱阳性标本和60份阴性标本建立流式分析的LOB/LOD。要求X份标本测定X次,并且每一份标本需要连续检测X天,对于许多流式项目而言都难以接受,毕竟基于细胞自身荧光建立的检测技术存在先天技术上的不足,且临床来源的细胞标本稀缺,同时流式检测试剂成本很高。因此,实际工作中允许用更少量的标本进行重复检测来确定靶LOD,即用涵盖弱阳性和阴性在内的5份标本、每份标本每天检测5次,连续检测5天,共计获得5×5×5=125个独立的流式采集数据。5×5×5的设计能够确保对含量在10/1 000的单个细胞进行流式检测。如果仅仅是评价流式仪的开机-关机操作和每日质控,也可以只进行独立的3天检测。流式检测项目的LOD也可以这样来验证,即空白标本上样测定结果仅有小于5%的结果大于设定的LOD值,弱阳性标本上样测定结果仅有小于5%的结果低于设定LOD值,此时该LOD值被确认。

LOB值还可以通过设门或FMO质控管来评估。LOB也可以通过检测全血自身荧光来评估。FMO质控管除了缺乏针对靶分析物的一种特异性抗体外,包含了用于鉴定靶细胞群的所有设门用抗体试剂。FMO质控管上样测定获得的数据可为靶细胞群分析提供最好的"空白"或为靶抗原表达测定提供最低检出限,但是该法忽略了反应体系中除抗体试剂以外其他试剂的影响。同型阴性对照抗体也可以用于评估流式检测项目的LOB。已知靶细胞靶抗原表达为阴性的标本也可用于评估反应体系的非特异性荧光背景,但需要排除靶细胞存在自体荧光的情况。

流式检测项目的LOD可以通过含有低水平待检测物标本的重复测定,获得检测结果的SD值并计算其不精确度来实现。由于流式检测获得的数据来自对许多单个细胞所发荧光强度的测量,并通过了流式细胞仪内设的统计学软件处理后生成的,因此对于依赖于荧光强度的测量(是指高于背景的表达水平的测定),可以从其中存在于LOD附近、含有最低水平的被测量单个细胞检测值来确定LOD值,当然前提条件是SD值要足够小,同时还需要与单个阴性对照管(FMO)检测结果联合起来确定LOB值。注意:推荐确定流式检测项目的LOD值、LOB值时,可以使用最少5份标本,每份标本至少重复测定5次,以尽量减少操作流程带来的偏差。

2. 功能灵敏度（sensitivity-functional）　功能灵敏度通常用定量下限（lower limit of quantitation，LLOQ）来反映。LLOQ 指可以可靠检测（LOD）且其总误差（不精确度发生 1 个偏差）满足期望准确度标准（即升高或下降具有实际临床意义的改变值）的最低被检测水平。在某些情况下，LLOQ 可能等于 LOD，但永远不低于 LOD。

偏差是平均值与假定真值之间的差。总误差（total error，TE）是指 2SD，当然，计算获得的 TE 值需要与预期的 TE 限值进行比较。如果 TE 超过了预期限值，则必须评估含有较高水平被测量值的 TE。需要注意的是，用于评估测定准确性的参考物质、标准品或稳定对照标本大都不适用于流式这类测量细胞的分析技术，因此 TE 的概念不能正确得到应用。此时，可用假定偏差为 0，使用变异系数（coefficient of variation，CV）来评价功能灵敏度。使用 CV% 而不使用 SD 的优点在于能够使含有低水平的待检靶细胞群或待检靶抗原的分析误差得到规范合适的评价。

一种新的可溶性待检物的化学测定，其 LLOQ 的确定要求至少开机 5 次、每次测定 3～5 份标本、重复测定 40 次。对于流式检测而言，这样的要求显然不适合，因为流式检测的标本为活细胞标本，标本量稀缺，同时流式检测的试剂成本昂贵。因此，确定流式检测项目的 LLOQ 推荐的方法是用含有待检物水平在 LLOQ 值附近的标本进行，且只需要重复测定 5 次即可。

测定细胞群百分含量时，其 LLOQ 的确定可以采用稀释法，即将已经染色 / 固定的全血或 PMBC 标本洗涤 6 次，收集细胞悬液，然后用与该染色 / 固定的全血或 PMBC 来源相同的、未染色或仅部分染色的全血进行一系列的稀释，直到获得待检细胞群的百分含量在 LLOQ 附近的人造标本为止。类似地，也可以通过将已经获得的阳性标本向阴性标本中混入的方法，制备一系列稀释细胞样品。但是，不推荐用培养的细胞株向阴性标本中混入，因为培养细胞与外周血中细胞群具有显著的不同。测定抗原表达强度时，其 LLOQ 的确定则可以通过引进一系列浓度递增的未标记抗体去竞争性抑制标记抗体与靶抗原结合的方式，制备低靶抗原表达水平的模拟标本。然后，用上述方法制备的低水平百分含量标本或低水平抗原表达量标本，通过流式仪的重复测定，即可对流式百分含量测定或靶抗原表达量测定方法的 LLOQ 进行评价。

如果可报告细胞群的分布在疾病不同状态下采集的标本中具有不同的含量，则需要建立处于不同疾病状态时标本流式检测的 LLOQ。

（四）不精确度

1. 批内不精确度（intra-assay imprecision）　批内不精确度检测需要在同一测定基质中进行，即检测管所使用的标本应为来自患者的组织或体液标本，如骨髓、血液或细胞悬浮液等。如果可能，应尽量使用与病患状态一致的标本和健康者捐献标本同时进行检测，因为病患标本与健康者捐献标本之间细胞群的分布往往不同。实际操作时，每次上机检测至少需要做 5 份标本，每一份标本共进行 3 次（或更多次）重复测定。理想状态下，最好同时进行 LLOQ 和批内不精确度的测定。对于稀有标本，很难获得 5 份，这种情况下可以用替代标本来评估项目的批内不精确度。一般地，应选择覆盖临床预期的正常、临界、异常在内的 5 份标本进行。使用替代标本时，实验室应记录替代标本的种类和选择替代标本的理由。除非已有科学证据证明，健康细胞与疾病状态下的细胞存在化学结构上的不同，如存在氨基酸序列改变、糖基化异常或唾液酸化等情况,否则没有理由用健康细胞替代疾病状态细胞用于评价流式检测的批内不精确度。

所有标本检测时获得的可以报告的数据,都需要计算平均值、SD值和百分比的CV值。只有百分比的CV值可以作为流式检测评价方法不精确度的指标,SD值则不能。使用百分比的CV值而不是SD值的优点在于可用于评价低含量水平细胞的检测。检测结果的可接受不精确度受靶细胞在全部采集细胞中的百分含量水平的影响。可接受的测定不精确度标准是小于10%的CV值,但对于含量较低的细胞群(是指含量仅占0.1%或更低),如微小残留病灶、母婴出血检测,可接受的测定不精确度标准是小于20%的CV值。标本中靶细胞群含量较少,可以根据疾病和流式检测方法的预期用途,适当修正可接受的测定不精确度标准,当然此种情况下评价方法的不精确度需要使用更多的标本和进行更多的重复测定。

2. 批间不精确度(inter-assay imprecision) 由于临床标本中的细胞缺乏稳定性,可以用市售稳定的全血质控品进行流式检测的批间不精确度评价。如果缺乏全血质控品,则可以在同一天进行多次开机检测,注意必须是多次仪器断电并根据实验室标准程序开机和重新校准。与检测稳定可溶性分析物的方法不同的是,流式检测的是标本中的活细胞,随着离体后环境的改变、时间的推移(标本放置4~6小时),标本中细胞的活力在不断改变之中,因此流式检测是不适合进行批间不精确度评价的。注意,上述方法学验证期间产生的检测数据也可用生成初步的质量控制(QC)范围(如平均值±2SD)。某些流式检测,其质控品中就没有待检的靶细胞群,此时应使用替代细胞群予以评价方法的批间不精确度,用以证明试剂性能的可重复性。具体操作时,选择2~3个水平的质控品,进行3~5次开机检测,每一个水平的质控品的每一次开机检测共重复3次测定,计算每个水平、每份标本的可报告结果的平均值、SD值和百分比的CV值,按照采集的靶细胞群在总分析细胞中所占百分比,遵循上述原则,对方法的可接受不精确度进行评价。

(五)线性范围(linearity)

除能够对进样量进行定量准确测定的新一代流式仪以外,流式检测技术还是一种半定量分析技术,因此线性范围并不适用。流式半定量分析仅有以下两种情况可考虑评估方法的线性:第一种,检测靶细胞群的百分含量,如微小残留病灶或胎儿RBC检测;第二种,检测靶抗原表达强度(平均荧光强度值),如中性粒细胞CD64表达测定。具体操作时,线性的评价可以与LLOQ评价同时进行,如事先准备一份已知靶细胞群百分含量的阳性标本,然后采用系列稀释法,用已知的阴性标本逐步稀释该已知的阳性标本直到成为阴性为止;之后,采用荧光强度校准微球或定量微球,对上述稀释好的系列标本进行靶细胞群百分含量或靶抗原表达强度的测定,此时流式仪输出的检测结果可以被认为是定量结果。线性和LLOQ的评价推荐每6个月进行一次,操作时必须按照实验室SOPs进行。

另一种流式线性评价的替代方法是使用已校准的荧光微球进行。具体操作时,通过使用一组跨越测量范围的不同荧光强度的标准微球,分别非常精准地对单个微球、双联体微球、三联体微球进行设门分析,记录每一种微球仪器测定获得的平均荧光强度值,该单个微球、双联体微球和三联体微球的平均荧光强度值之间应呈现良好的线性关系,每一种不同荧光强度微球检测获得的平均荧光强度之间也应呈现良好的线性。该种线性评价方法可以通过事先向已经染色或处理后标本中添加微球的方式,对流式细胞仪的分析模式、校准微球、分析条件设置等进行评价,对相同微球的流式全程、全条件检测结果做出线性相关性评价。

可以尝试制备具有可报告的不同水平的模式标本用于流式检测的线性评价。

(六)样品遗留

样品遗留(carryover),或称携带污染,是指大型精密分析设备在完成一份标本的检测后,其管道虽然经过严格程序控制下的洗涤过程,但是仍然有微量残留存在,从而对下一份标本的检测带来一定的影响。上机检测标本之间的样品遗留对于荧光细胞的流式分析,尤其是对于待检物含量非常低的流式分析十分重要,如胎儿出血检测。因此,指南推荐了用于流式细胞计数样品遗留监测的顺序检测方法,即按照"先低 - 中高 - 后低"的顺序,先上样一份低水平标本进行测定,然后再上样一份高水平标本进行测定,之后再上样一份低水平标本测定。具体操作时可以采用不同荧光强度的已知荧光微球进行上述样品遗留的验证实验,要求上机后采集获得的荧光强度具有线性,且样品遗留低于 1%。

(七)测量范围 / 可报告范围

可报告范围(reportable range)是指在满足流式分析的不精确度和线性要求的前提下,被检测物的检测结果从最低到最高的分布范围。基于 LLOQ 获得的可报告范围相对较低。假定仪器具有较大的波动范围,如可以在 10^5 范围内波动,如果需要检测非常强的荧光强度,那么检测范围的上限就需要进行监测。对于定性测定而言,可报告范围仅仅是"阴性"和"阳性",但是对于半定量测定而言,只要分析方法的不精确度和线性合适,都需要对其上限和下限进行监测。在测定方法处于开发阶段的时候,细胞数量和标本体积的上限和下限都应该监测,以确保所建立的流式检测方法能够满足反应体系中细胞数量和抗体使用量之间处于饱和染色或可接受染色的特殊情况时仍然适用。

(八)稳定性

1. 标本稳定性(specimen stability) 采集健康捐献者和患者的标本至少 5 份,立即进行流式检测(最好是标本离体后 2 小时内),将该检测结果作为基线参考水平,然后按照实验室预期的标本待检时间,在不同的放置时间点对上述 5 份标本进行检测,便可对标本在确定的抗凝和处置条件下的稳定性进行评价。然后标本按照与实际情况相同的状态进行保存,如 4℃、室温(18~22℃)或冷冻,观察上述保存条件下标本的细胞活性,以及标本靶细胞亚群或分离储存的靶细胞亚群的稳定性。如应定期测定分离并冷冻保存一定时间长度的细胞在解冻后的报告结果的稳定性,与处理和储存之前所观察到的基线参考水平进行比较。因此,可以借助生物样本库保存细胞进行流式标本稳定性研究。总之,稳定性时间点的确定是看标本经过保存后仍然能够满足要求的最长保存时间,满足要求的判断标准是:检测结果的改变在基线水平的 ±20% 以内,或者 80% 标本的检测结果,其不精确度小于新鲜标本基线水平时的不精确度。

2. 处理后标本稳定性(processed specimen stability) 处理后标本稳定性是指经过流式荧光染色、裂解、固定后待上机检测反应体系中细胞的稳定性,该指标旨在明确处理后标本的最长待检时间。具体操作时,以完成染色 - 裂解 - 固定操作后反应体系放置 1 小时时上机检测结果作为基线水平,以临床实际期望获得结果的最长可接受时间为期限,在不同放置时间点上机检测获取数据。值得注意的是,指南明确指出上述处理后标本处于待检状态时,要求放置环境条件与实际做时完全一致,即 4℃或室温(18~22℃)避光放置;另外,对于胞内抗原且采用免洗法时，原则上应该处理完成后立即上机检测。总之，处理后标本稳定性时间点的确定是看标本经过"染色 - 裂解 - 固定"处理后，放置待检却仍然能够满足要求的最长检测时间，满足要求的判断标准是：检测结果的改变在基线水平的 ±20% 以内，或者 80% 标本的检测结果，其不精确度小于处理后 1 小时即上机检测获得的基线水平的不精确度。

3. 试剂稳定性（reagent stability）　试剂应在制造商给定的有效期内使用。任何制造商或 LDT 验证者都应该至少采集 3 批分析试剂的稳定性数据，并且其预期批间 CV 值应 <10%。如果使用超出有效期的试剂，则其稳定性数据的批间 CV 值也应 <10%。试剂瓶或其他实验室自制的可溶性试剂，按照预期的保存温度并储存于预期的试剂瓶中，也需要评价它们的稳定性。

（九）参考范围（reference range）

参考范围就是为了解释流式检测结果，事先对来自一定数量的健康成人和 / 或儿童的标本进行检测所获得的结果范围。参考范围主要适用于定量测定，其结果为具体的数值数据。定性测定则不提供数值结果，因此其参考范围仅仅是指出来自健康人群的标本中是否含有靶测定物，有，则称该结果为阳性；没有，则称结果为阴性。参考范围还可以包括疾病的某些特异性参考值，即患者处于临床某种疾病状态下，其标本中某种与疾病特异相关的靶检测物的检测结果分布。虽然上述有关参考范围的定义是明确的，但是对于一些具体测定项目而言，还是有多种适用的临床情况存在。总之，期望获得足够大数量的临床标本来建立疾病的参考范围很多时候并不切实际，但是只要有可能，应尽量去尝试纳入疾病特异性标本，建立疾病特异性参考范围，以更好地解释患者所处的疾病状态。

参考范围应在与实际临床分析一致的条件下开发，包括考虑生物变异性，如标本的收集时间反映日内变化等，某些生物因素如妊娠、年龄可能影响免疫功能、白细胞计数等，在招募研究参与者之前均应考虑到。因此，需要事先制定参考范围标本捐献者的纳入标准，包括影响免疫应答、免疫功能的已知因素，并承认未知影响因素的存在，以及在严格条件下招募捐献者的实际困难等。建立参考范围所需的标本数量由检测结果的实际可用性、统计学差异大小决定。

临床上，除了需要正常参考范围用于区别健康人和患者检测判断以外，还需要疾病情况下检测结果波动的特殊参考范围，即疾病参考范围，用于病情监测、预后判断等参考，后者较正常参考范围更具有挑战性，标本难得，费时，花费更昂贵。疾病参考范围的确定，其检测标本来自处于不同临床分期的疾病患者，是对患者标本检测结果经过统计学分析后获得的。

按照 CLSI C28-A3 提出的要求，正常参考范围调查需要检测的标本数量必须至少达到 120 份，其中 60 份来自男性捐献者，60 份来自女性捐献者。儿童参考范围调查与成人参考范围调查方法和要求一致，也需要检测男女各半、总计 120 份标本。如果儿童某具体疾病与成人相同疾病之间临床上没有明确的显著差别，此时可以采用参考范围验证法，用覆盖儿童全年龄段的 30～50 名患儿的标本进行检测，如果检测结果全部落在成人参考范围之内，则该成人参考范围可以用做儿童的参考范围；反之，则该成人参考范围不适用于儿童。儿童参考范围来源的另一个途径就是借助文献提供的参考范围。总之，确实不能获得儿童参考范围时，建议儿童检测结果按照定性结果报告，不报告定量检测数据。

三、定性方法的性能评价

定性方法包括但不限于白血病/淋巴瘤分析,MDS 检测中是否存在异常细胞群、免疫表型描述中用到的高表达(high)、弱表达(dim)都属于定性分析。

(一)准确度

注意 ISO 3534-1(17)定义的准确度并不适用于基于细胞的流式测定。定性方法通常旨在建立诊断模式,用于疾病辅助诊断,以及与其他来自临床或实验室的发现形成相互呼应的关系。评价流式检测"真实准确度"需要使用替代方法,即需要将来自流式测定的定性结果与来自临床的发现和其他实验室检测结果进行比较,综合进行评价。

一般流式检测的 LDT 验证至少需要使用 20 个正常标本和 20 个异常标本。某些流式的特殊体外诊断项目还需要增加额外的标本量。注意:对于稀有标本类型,是不可能获得这么多标本量的,此时应寻求替代标本类型来做准确度评价,并记录替代标本的选择理由。需要强调的是,新开发的流式检测项目往往使用更多参数对被检测细胞的表征进行描述,这有助于改善检测异常的能力。

(二)特异性

1. 分析特异性 同定量方法部分。

2. 临床特异性 定性方法的临床特异性是指从异常标本中区分正常标本的能力。

统计学上来讲,临床特异性是指从一群真正阴性标本中识别阴性标本的能力,即临床特异性 =TN/(TN+FP),其中 TN 为真阴性,FP 为假阳性。

临床特异性可以通过对一系列标本的检测,并将流式检测结果与来自形态学、免疫组化、基因检测和临床症状体征综合起来获得的临床诊断结果进行比较,按照上述公式计算获得。关于临床特异性评价实验所使用的标本,指南中明确指出:①标本数量取决于流式检测的方法学特性与预期免疫表型的变异性;②标本需要涵盖阳性标本和阴性标本,且阳性标本和阴性标本数量一致;③标本类型应与临床真实的标本类型一致,如包括血液、骨髓、淋巴结、组织和体液标本等;④某些流式定性检测结果常用于临床不同疾病,因此选取临床特异性评价实验的检测标本时,需要考虑纳入预期的其他疾病种类的标本。

(三)灵敏度

定性检测方法的分析灵敏度仍然用 LOD/LOB 来反映。

定性测定中的灵敏度是指识别高于背景的能力,如从一群正常细胞中能够区分发现异常群的能力,以及能够区分抗原表达水平出现异常的能力。因此,流式定性测定的检测限可以定义为从采集的总细胞群中可以辨别出靶亚细胞群的最小细胞数量,也可以定义为在检测靶抗原表达强度时能够识别靶抗原表达水平出现异常的最小荧光强度。上述两个定义均依赖于正常细胞群和异常细胞群的免疫表型特征、背景染色等。因此,流式定性检测的分析灵敏度很难量化。为了评价异常群的分析灵敏度,可以使用已知的异常细胞群,通过稀释法或使用示踪剂标识的方法,以适当的正常标本(如外周血、骨髓等)作为稀释背景,观察在正常标本中混入的不同水平的已知异常细胞群被流式检出的情况,以流式检测能够从大量正常细胞中有效区分出该已知异常细胞群的最低水平为该异常细胞的分析灵敏度。假如在上述情形下,细胞的免疫表型存在巨大变化,那么就很难给出需要检测的标本量建议。另外,血液或骨髓的流式检测还有一个特点,即被检测标本中含有许多不同的细胞亚群,如不被特异性抗体染色的那些细胞亚群，它们可以作为靶细胞亚群检测的内对照用于质量控制。事实上，分析灵敏度对于每一份标本的流式检测都是不一样的，因此，评估一个流式检测项目的分析灵敏度往往都需要使用大量标本。

另一种评价流式检测的分析灵敏度的方法是使用已经被其他方法明确含有异常细胞群或异常表达的标本，观察流式检测是否能够从标本中正确地识别出该异常细胞群或异常表达。具体可以用流式检测一系列标本，记录流式对标本中异常细胞群或异常表达的检出情况，并将流式检测结果与来自临床、形态学、免疫组化、分子生物学检测形成的综合诊断（参比结果）进行比较，最终得出流式检测的分析灵敏度。该评估方法更现实，因为它不需要制作人造标本，被检测的标本完全与临床实际情况一致。至于具体需要检测的标本量，则依赖于检测方法的特点和免疫表型的预期变异性。

灵敏度 =TP/（TP+FN），其中 TP 为真阳性，FN 为假阴性。

（四）不精确度

虽然定性检测的结果是描述性的，但是在验证过程中确定检测结果的可重复性是必不可少的。可接受的批内和批间不精确度的通用标准是结果解释的一致性。具体方法是，用预期数量的检测标本，要求标本覆盖阳性和阴性情况，且每一份标本至少重复检测 3 次，对报告结果中的所有参数进行重复性和相关性评价。对于细胞群的鉴定实验，不精确度的定量测量（如异常细胞的百分含量）要求对每一份标本至少进行 3 次以上的重复检测并记录检测结果。需要注意的是，这里要求的重复检测是指从标本的抗体染色开始，直到完成全部分析的整个实验过程的重复。不精确度的期望目标是 CV 值小于 10%，但是对于含量较小的细胞群（如百分含量<1% 的细胞群），CV 值小于 20% 也是可接受的。综上所述，虽然流式定性检测属于主观性数据分析，但是技术性因素诸如仪器、抗体、设门等都是可重复的。

（五）线性

不适用于定性方法。

（六）测量范围/可报告范围

不适用于定性方法。

（七）建立参考区间

不适用于定性方法。

（八）稳定性

1. 标本稳定性　与半定性分析一样，稳定性是指标本经过一段时间储藏之后再进行检测，其结果与该份标本刚采集时新鲜检测（标本离体后 2 小时内检测）的结果（即基线水平）相比变化≤20% 或 80% 标本的检测结果在初始不精确度范围内。换句话讲，标本的稳定性就是指在规定的时间和储藏温度范围内，5 份标本只要有 4 份的检测结果与初始检测结果一致，即说明标本未发生改变，检测结果可信。标本保持稳定的最长储藏时间即标本的稳定期。与其他实验技术相比，流式检测的优势在于检测数据的可视性，能够通过光散射和线性非特异性抗体结合来发现标本稳定性的改变。指南明确指出标本的完整性可以通过散点图非常直观地展示来评价。对于完整性容易出现问题的某些标本如固体组织标本，指南强调还应该对每一份标本进行活力评估。此外，临床常常遇到标本已经超过稳定期限的情况，尤其是一些难得标本，如 CSF、来自婴儿的小体积标本等，即使放置时间和放置温度已经超限，或者标本类型不合适，实验室都应该作为让步标本收下并立即完成检测，报告结果时一定要警告性声明标本的实际情况并做适当解释。

2．处理后标本的稳定性　对于流式检测而言，要求处理后标本应在染色后 1 小时内进行检测，此为基线水平。因此，需要根据仪器的处理能力安排其他后续标本的染色等，确保间隔一定时间能够完成后续标本的检测。染色后等待上样检测的标本，需要保持染色相同的实验条件，即 4℃或室温避光。原则上，只要标本准备就绪就需要立即上机采集数据，完成流式检测。

3．试剂稳定性　同半定量方法。

（九）参考范围

同半定量方法。

（杨再林　吴丽娟）

参 考 文 献

1. BRUCE H. DAVIS, BRENT WOOD, TERI OLDAKER, et al. Validation of Cell-based Fluorescence Assays: Practice Guidelines from the ICSH and ICCS–Part I-Rationale and Aims[J]. Cytometry Part B (Clinical Cytometry), 2013, 84B: 282-285.

2. BRUCE H. DAVIS, AMAR DASGUPTA, STEVEN KUSSICK, et al. Validation of Cell-based Fluorescence Assays: Practice Guidelines from the ICSH and ICCS–Part II-Preanalytical Issues[J]. Cytometry Part B (Clinical Cytometry), 2013, 84B: 286-290.

3. SHABNAM TANQRI, HORACIO VALL, DAVID KAPLAN, et al. Validation of Cell-based Fluorescence Assays: Practice Guidelines from the ICSH and ICCS-Part III-Analytical Issues[J]. Cytometry Part B (Clinical Cytometry), 2013, 84B: 291-308.

4. DAVID BARNETT, RAUL LOUZAO, PETER GAMBELL, et al. Validation of Cell-based Fluorescence Assays: Practice Guidelines from the ICSH and ICCS-Part IV-Postanalytic Considerations[J]. Cytometry Part B (Clinical Cytometry), 2013, 84B: 309-314.

5. BRENT WOOD, DRAGAN JEVREMOVIC, MARIE C. BÉNÉ, et al. Validation of Cell-based Fluorescence Assays: Practice Guidelines from the ICSH and ICCS-Part V-Assay Performance Criteria[J]. Cytometry Part B (Clinical Cytometry), 2013, 84B: 315-323.

第四十章

欧洲流式联盟多中心比对案例解读

随着流式细胞仪研发的不断推进，更多的临床型多参数流式细胞仪开始投入到临床实验室，用于临床标本的检测服务，已经成为外周血、骨髓、淋巴穿刺样本、脑脊液等标本恶性肿瘤细胞免疫分型诊断的最佳工具，也使实验室使用的抗体种类、被检测的抗原种类得到极大扩充。面对一次测定获得的特定、复杂的免疫表型分析数据，一方面促进了正常白细胞亚群背景中残留肿瘤细胞的发现，且瘤细胞的免疫表型分型更加细微、精准；另一方面，更加复杂的免疫分型方法和试剂组合的使用，对实验室也提出了更高要求，如何规范分析过程、如何标准化抗体组合、如何确保检测结果的正确性，如何解读获取的大量表型分析数据，成为多色流式分析带给我们的新挑战。

欧洲流式联盟（Euro flow consortium，EFC）针对血液恶性肿瘤的免疫分型诊断提出了一个标准化的"8色方案"（EuroFlow 8-color panels，LSHB-CT-2006-018708），包括多色方案选择、最佳荧光素标记抗体组合选择、仪器设置、荧光补偿、样品制备、数据分析及用于单一抗体和抗体组合评价的软件工具，是一个集免疫表型设计、新数据融合和分析工具联合于一体，旨在改进血液恶性肿瘤诊断与分类诊断的创新性方案。为了尽可能使不同实验室发出的检测报告之间具有最好的可比性，该方案强调实验室必须对仪器设置、荧光补偿和样品制备SOPs进行评估，应选择最佳荧光兼容性的抗体组合进行测定。

EFC自2006年3月开始，花费整整6年的时间，对来自患者、健康对照的标本进行了多中心联合比对检测，要求参与单位严格执行EFC"8色方案"制订的抗体组合和SOPs，第一次在实验操作程序和软件工具上实现了对骨髓及外周血白血病瘤细胞8色免疫分型方案的标准化，结果证实流式检测重复性高，不同实验室之间的检测报告具有高度可比性，更加奠定了人们对流式应用的信心。

第一节　8色荧光及荧光染料的选择

流式多色免疫荧光分型的关键是选择最合适的荧光素标记抗体组合，在荧光染料选择时需要考虑：①每个荧光染料的固有特性，尤其是激发光谱、发射光谱、相对亮度、溢出到其他荧光检测通道的量及稳定性；②流式细胞仪的特定光学配置，即仪器所含的激光器数量、每个激光器的类型、每个激光器的检测器数量和特异性过滤器；③抗体组合的目标、染色标本的类型、标本中含有的细胞数量，它们决定单管加样时抗体试剂的最小用量；④与荧光染料结合的最适抗体克隆。

一、流式细胞仪及其光学配置选择

EFC 8 色方案多中心联合评价在 EFC 旗下的 8 个实验室进行，流式细胞仪包括两个品牌 4 种型号，即 FACSCantoⅡ、FACSAria 和 LSR Ⅱ3 种型号，CyAn ADP，均为 8 色以上的流式细胞仪，配备有 3 个激光器，包括 488nm 的蓝激光、633nm/635nm 的红激光和 405nm/407nm 的紫激光，能够对荧光染料 PacB/HV450、AmCyan/PacO/HV500、FITC/AF488、PE、PE-TR、PerCP/PerCPCy5.5、PECy7、APC/AF647、APCCy7/APCH7/AF700 发出的荧光信号进行采集测定。详细参数见表 40-1。

二、荧光染料选择

一般分两步确定需要使用的荧光染料：第一步，凭借过去的经验先把部分荧光染料确定下来；第二步，借评价实验选择其余荧光染料。因此，先将蓝激光（488nm 激发光）第一、二检测通道定为 FITC 和 PE，这两种荧光染料经济实惠，数量广泛，和上述选定流式细胞仪的光学配置兼容好。然后，因同样的理由，将蓝激光的第三检测通道定为 PerCP 或 PerCPCy5.5，第四检测通道定为 PECy7；将红激光（633/635nm 激发光）的第一检测通道定为 APC，第二检测通道定为 APCCy7、AF700 或 APCH7；紫激光（405nm 激发光）的第一、二检测通道定为 HV450 和 HV500。

荧光素标记抗体评价：在 PacB-CD2（TS1/8）、PacB-CD3（UCHT1）、PacB-CD4（RPA-T4）、PacB-CD20（2H7）、PacB-CD45（T29/33）和 PacB-HLADR（L243），与 HV450-CD2（S5.2）、HV450-CD3（UCHT1）、HV450-CD4（RPA-T4）、HV450-CD20（L27）、HV450-CD45（HI30）和 HV450-HLADR（L243）之间进行对比研究；在 AmCyan-CD45（2D1）、PacO-CD45（HI30）和 HV500-CD45（HI30）之间进行对比研究；在 APCCy7-CD4（RPAT4）、AF700-CD4（RPA-T4）、APCH7-CD4（RPA-T4）之间进行对比研究。评估上述抗原表达的指标包括平均荧光强度（mean fluorescence intensity，MFI）和染色指数（stain index，SI）。

SI 的定义是"阳性细胞群 MFI 和阴性细胞群 MFI 的差，除以阴性细胞群 MFI 测定数据的 2 倍标准差数值"，用公式表示为：$SI=(MFI_{阳性群}-MFI_{阴性群})/2\times SD_{阴性群 MFI}$。

荧光素标记抗体评价实验具体操作时，对每一个荧光素标记抗体或每一个荧光素标记抗体组合的评价，均要求用 5 份以上数量的外周血标本才能进行。

（一）荧光染料 PacB 和 HV450 的比较

PacB 和 HV450 具有非常相似的荧光光谱，很适合 4 种流式细胞仪紫激光的第一个检测通道。8 个实验室的检测数据表明，PacB 的发射荧光较 HV450 高（$P>0.05$，U 检验），这两种荧光染料仅在紫激光的第二通道能够检测到溢出，其他通道都没有溢出。使用同一厂商的相同克隆号抗体时，获得的 MFI 和 SI 值差异较小，均<10%；反之，使用不同厂商或同一厂商的不同克隆号抗体时，获得的 MFI 和 SI 值差异很大。由于 PacB 易得，最终以 PacB 列入 EFC 8 色方案。

（二）荧光染料 AmCyan、PacO 和 HV500 的比较

紫激光第二检测通道可考虑 AmCyan、PacO 和 HV500 3 种荧光染料。8 个实验室的检测数据表明，AmCyan 在其他检测通道的溢出比 PacO 和 HV500 高（$P<0.01$，t 检验），在蓝激光第一检测通道的溢出比 PacO 和 HV500 高（$P<0.01$，t 检验），因此需要做荧光补偿

表 40-1　欧洲流式联盟多中心比对活动参与的流式细胞仪及其光学配置

荧光通道	FACS Canto II			FACS Aria			LSR II			CyAn ADP			常用荧光染料
	激光	DM	EF	激光	DM	EF	激光	DM	EF	激光	DM	EF	
1	30mW 紫色 (405nm)		450/50	10mW 紫色 (407nm)		450/50	25mW 紫色 (405nm)		450/50	100mW 紫色 (405nm)		450/50	PacB/HV450
2	30mW 紫色 (405nm)	502	510/50	10mW 紫色 (407nm)	502	530/30	25mW 紫色 (405nm)	502	525/50	100mW 紫色 (405nm)	502	530/40	AmCyan/PacO/HV500
3	20mW 蓝色 (488nm)	502	530/30	13mW 蓝色 (488nm)	502	530/30	20mW 蓝色 (488nm)	502	530/30	25mW 蓝色 (488nm)	502	530/40	FITC/AF488
4	20mW 蓝色 (488nm)	556	585/42	13mW 蓝色 (488nm)	556	585/42	20mW 蓝色 (488nm)	556	575/26	25mW 蓝色 (488nm)	556	585/42	PE
5				13mW 蓝色 (488nm)	610	616/23				25mW 蓝色 (488nm)		613/20	PE-TR
6	20mW 蓝色 (488nm)	655	670LP	13mW 蓝色 (488nm)	655	695/40	20mW 蓝色 (488nm)	655	695/40	25mW 蓝色 (488nm)	655	680/30	PerCP/PerCPCy5.5
7	20mW 蓝色 (488nm)	735	780/60	13mW 蓝色 (488nm)	735	780/60	20mW 蓝色 (488nm)	735	780/60	25mW 蓝色 (488nm)	735	750LP	PECy7
8	17mW 红色 (633nm)	660	660/20	11mW 红色 (633nm)	660	660/20	35mW 红色 (633nm)		660/20	60mW 红色 (635nm)		665/20	APC/AF647
9	17mW 红色 (633nm)	735	780/60	11mW 红色 (633nm)	735	780/60	35mW 红色 (633nm)	735	780/60	60mW 红色 (635nm)	735	750LP	APCCy7/APCH7/AF700[a]

a：AF700 需要增加一个 710/50 滤光片

（表 40-2 为 EFC 推荐 8 色方案荧光补偿设置值）。对不同克隆号抗体进行比较，提示荧光强度差异不只与荧光素自身相关，还与抗原抗体结合有关，通常情况下 AmCyan 标记的单抗与抗原结合后会得到更高的 MFI。另外，AmCyan 有更高的荧光分辨率，但 AmCyan 和弱信号的 FITC 标记抗体结合到同一个细胞群上后，由于 AmCyan 在蓝激光第一通道有高溢出会影响 FITC 产生荧光的检测，高分辨率反而成了弱点；PacO 的 SI 和荧光分辨率都可以与 AmCyan 媲美，且在其他通道的溢出少，MFI 值虽弱但很清晰。HV500 荧光曲线界于 AmCyan 和 PacO 之间，其补偿和荧光分辨率也居于 AmCyan 和 PacO 的中间。

表 40-2　EFC 推荐 8 色方案荧光补偿设置值（$\bar{x}\pm 2s$）

特定激光通道	其他荧光通道的荧光补偿值							
	PacB	HV 450	PacO	AmCyan	HV500	APCCy7	AF 700	APCH7
紫光 -1	—	—	2.2±0.3*	11.5±1.5	7.5±1.6	0.2±0.3	0.1±0.1	0.1±0.3
紫光 -2	27.9±2.8	23.8±2.3				0.3±0.4	0.1±0.1	—
蓝光 -1	0.1±0.1	0.1±0.1	0.8±0.4	17.1±2.6	2.8±1.2	0.4±0.4	0.2±0.1	0.2±0.4
蓝光 -2		0.1±0.1	0.4±0.1	1.4±0.2	0.5±0.2	0.2±0.2	—	0.1±0.2
蓝光 -3	0.1±0.1	0.1±0.1	0.5±0.2	0.4±0.1	1.4±0.2	1.2±1.0	3.6±0.7	0.6±1.2
蓝光 -4	—	—	0.1±0.1	—	—	3.3±1.9	1.3±0.3	1.7±0.8
红色 -1			0.3±0.4			4.8±2.5	0.8±0.2	2.0±1.1
红色 -2	0.1±0.1	—	0.1±0.2					

（三）荧光染料 APCCy7、AF700 和 APCH7 的比较

首先，分别对单个荧光素的性能进行评估。8 个实验室的检测数据表明，APCCy7 的荧光强度最高，弱点是稳定性差，易降解，尤其是存在福尔马林固定剂的情况下。这种不稳定性导致红激光第一通道存在 APCCy7 相对较高的可变性溢出，容易造成红激光第一通道出现假阳性检测结果。APCCy7 的这种荧光稳定性与细胞依赖性降解现象（cell-dependent degradation phenomenon）相关。此外，APCCy7 在明亮度和补偿需求方面存在点对点差异。AF700 对后一个通道有少量溢出，该染料荧光检测需要 680nm 长通（LP）和 710/50nm 带通（BP）透镜过滤。此外，AF700 在某些低表达抗原识别中不宜使用，尤其不适于有强 APC 信号的细胞群。APCH7 是一种基于 APC 的更稳定的复合染料，其 SI 和 MFI 都比 APCCy7 低，具有稳定性更好、补偿曲线好、可以默认仪器光学配置的优点。

总之，EFC 确定的 8 色方案选定了 PacB（或 HV450）、PacO（或 HV500）、FITC、PE、PerCPCy5.5、PECy7、APC 和 APCH7 8 种荧光染料，对于特定克隆号而言，只要换用新试剂都应与参考试剂进行比对并采用新的补偿方案。

第二节　标准化仪器设置 ▼

EFC 致力于建立仪器设置的标准化程序（SOP），通过特殊参考颗粒的使用来预设散射光和荧光 MFI 值，以确保在不同时间使用相同仪器或在同一时间使用不同的仪器，或在不同的地点使用相同或不同的仪器，最终都能够得到具有可重复性的检测数据，或者数据至

少具有很好的可比性。

　　EFC 光散射设置目标：①所有目标细胞，包括从小红细胞到嗜酸粒细胞和浆细胞均应位于他们各自应该属于的象限内；②单个细胞群之间有足够的散射分辨率，足以区分细胞表面和细胞胞内的染色。通常用淋巴细胞作为生物内参照来设置仪器的散射光。

　　EFC 通过光电倍增管（photomultiplier tube，PMT）设置去除电噪对检测结果的影响，至少将自发荧光细胞放置在标尺左侧作为阴性颗粒，以明显区分细胞碎片、弱荧光细胞等。每一个 PMT 作为弱信号颗粒的特定变异系数（robust coefficient of variation，rCV），都精确地代表了仪器检测到的 PMT 电压值。最适 PMT 应设置在 rCV 与 PMT 曲线进入平台期的起始部位，此时电噪最小，利于荧光检测。EFC 将 BD 流式细胞仪的"设置追踪微球"（CS & T）、Thermo 制备的"Cyto-Cal 多荧光及紫色强度校准品"作为校准品，用于长期多中心联合评估研究。

一、仪器和光电倍增管设置试剂

　　7 个中心采用 FACSCanto II流式细胞仪，另外一个中心采用 1 台 LSR II流式细胞仪和 1 台 CyAn ADP 流式细胞仪。所有设备都配备了 3 根激光，分别为 405/407nm、488nm 和 633/635nm。整个研究过程采用 8 色校准微球调节初始 PMT 和设置 MFI 值并用于日常检测，整个过程统一使用同一批号的微球（RCP-30-5A master lot X02）。

二、光电倍增管电压设置

　　PMT 电压调节步骤：以 8 色微球第二弱的荧光设门，计算每个荧光通道峰值的 rCV 用于调节 PMT 电压，范围为 300～999mV，增量 50mV。首先在一台仪器（LSR II）上确定每个通道的最佳电压，设置点为曲线产生平台期的位置。用这种方法获得 PMT 电压，记录所有通道中最亮的峰值和荧光强度，然后作为初步的"MFIs 靶值"用于其他仪器设置。接下来，每台流式细胞仪都分别对 PMT 设置进行修正。修正下限时，与上面描述的参考仪器一样，在与 PMT 曲线对应的 rCV 上检测 PMT 设置。由于已经接受"靶值"，9 台仪器的 PMT 电压都应该处于曲线的平台上。此外，EFC 抗体库中所有强亮度抗体都应该在所有仪器上进行检测，如果先期接受的靶值不能在仪器上获得理想的 PMT 设置，则根据每台设备达到最佳 PMT 设置的共同 MFI 作为新靶值，对全部设备进行相应调整。

三、散射光设置

　　采用健康人外周血淋巴细胞对仪器检测散射光的性能进行调试。取健康献血人员外周血 50μl，在采血后 24 小时内完成检测。根据厂商推荐，检测前用蒸馏水对 10×FACS 裂解液进行 1/10 稀释，取 2ml 裂解无核红细胞 10 分钟，样本以转速 540r/min 离心 5 分钟，弃上清液液；加入 2ml 含 0.5% 牛血清白蛋白（BSA；SIGMA-ALDRICH，St Louis，MO，USA）和 0.09% 叠氮化钠（NaN₃；SIGMA-ALDRICH）的磷酸盐缓冲液（PBS；pH 7.4）重悬细胞，转速 540r/min 离心 5 分钟，弃上清液；加入 250μl 含 0.5% BSA 和 0.09% NaN₃ 的 PBS 重悬细胞沉淀。1 小时内，以低速进样完成上机检测。调节 PMT 电压，分别使淋巴细胞 SSC 位于 55 000±5 000、FSC 位于 13 000±2 000。

四、仪器设置

使用同一批号的 8 色校准微球，用其最亮的荧光峰值调节 PMT 电压，使每台仪器每个荧光通道的 MFI 值都能达到靶值。后期使用新批号校准微球时，应该在指定实验室的 1 台仪器上，与前一批次的校准微球进行交叉比对检测，获得新批号校准微球的 MFI 靶值（DPH/O, Prague, Czech Republic）。光散射设置方法同上，在前向散射光面积（FSC-A）和前向散射光高度（FSC-H）双参数散点图上，要求可以区分出双联体细胞。散射光和荧光 PMT 电压的设置方法可以进入 EFC 网站（www.euroflow.org）查阅相关 SOP。

五、仪器性能监测

每日开机 30 分钟后进行，此时仪器激光稳定。按规定使用 8 色标准微球，每个荧光通道最亮的 MFI 都应该和 MFI 靶值进行比较，以监测仪器是否满足：①MFI 值在 MFI 靶值 ±15% 范围内；②蓝激光和紫激光通道最亮峰值的 CV 值<4%；③红激光通道和 PECy7 的 CV 值<6%。如果仪器性能验证失败，则需要进行彻底清洗、流动池排气和激光延迟校准。如果这些措施仍然不能解决问题，应要求工程师上门服务，按前面所述进行 PMT 设置并做补偿实验。每台流式细胞仪每日需要报告校准微球最亮峰的 MFI 值。FACSCanto Ⅱ、LSR Ⅱ（262144 通道）和 CyAn ADP（4096 通道）利用校准微球获得的采集数据，需要先转换成 FCS2.0 格式，然后使用 CyAn ADP 计算软件（Dako），计算出相同分布刻度上的对应数值。

六、自动基线设置与仪器监测

应用带 CS & T 模块的 FACSDiVa V6.0 软件和 BD CS & T 微球，对 FACSCanto Ⅱ 和 LSR Ⅱ 两种仪器进行 PMT 基线设置。相应的，在 CS & T 模块中将 PMT 电压设置改为手动，以建立 EFC 基线设置。

七、荧光强度检测重复性

EFC 标准化设置水平的评价需要在两个不同的时间点进行评价实验才能做出，一般每月做一次，可以用连续 2 个月的数据进行重复性判断。多中心数据研究表明，当电压设置与荧光通道 MFI 靶值相匹配时，单个 PMT 的 MFI 值非常一致；8 台流式细胞仪从校准微球最亮峰值获得的 MFI，CV 值均低于 5.5%。固定 PMT 电压，长期评估 MFI 信号波动，对偏差值的统计分析表明，当作了大型维护或硬件不能满足前述的监测标准时，平均 MFI 靶值变异可能超过 ±15%。

八、电噪水平

用 SD_{EN} 表示流式细胞仪的电噪（electronic noise）水平。除 PerCPCy5.5 通道以外，EFC 标准化设置的各台流式细胞仪得到的 SD_{EN} 均高于 CS & T 设置的流式细胞仪（表 40-3），说明 EFC 设置的 PMT 电噪水平基线更高，更利于获得高质量数据。EFC 通常将 PMT 电压设置在低水平上，这样流式细胞仪在检测标本时会有一个适度扩大的数据变动范围。值得注意的是，PerCPCy5.5 通道获得的 SD_{EN} 值显著增高，但仍然能够很好地契合电压与 SD_{EN} 曲线的平台期。

表 40-3 两种设置方式下的 PMT 电压和 SD$_{EN}$ 水平

荧光染料关联 PMT 检测器	PMT 电压		SD$_{EN}$		P 值
	CS & T 设置	EFC 设置	CS & T 设置	EFC 设置	
PMT 1-PacB	431（357～490）	412（360～460）	24.1（20.0～29.8）	24.0（20.6～29.1）	0.92
PMT 2-PacO	509（414～633）	466（395～581）	25.2（21.3～28.1）	24.5（20.2～27.3）	0.08
PMT 3-FITC	483（399～555）	438（375～518）	28.2（25.4～31.2）	28.9（26.2～29.7）	0.98
PMT 4-PE	462（411～501）	395（370～445）	30.9（18.1～33.6）	31.1（18.3～32.4）	0.46
PMT 5-PerCPCy5.5	543（456～610）	522（440～591）	28.1（18.1～31.3）	29.1（18.2～32.9）	0.03
PMT 6-PECy7	624（589～757）	552（539～707）	29.0（22.1～32.6）	29.5（20.7～31.8）	0.49
PMT.7-APC	614（543～687）	576（501～629）	26.0（16.8～28.9）	25.9（12.8～28.9）	0.95
PMT 8-APCH7	489（435～662）	524（481～687）	25.1（17.5～36.0）	26.0（14.1～36.6）	0.50

第三节 最适补偿设置

　　大部分用于多色流式分析的荧光染料都有相对较宽的荧光激发光谱，其激发荧光光谱不只限于第一荧光通道，也包括第二荧光通道，重叠到第二通道的荧光有可能引起第二通道特定检测荧光的假阳性，因此必须对重叠到第二通道的荧光进行干扰清除。由于每种荧光染料的总发射荧光是恒定的，提示溢出量可以通过数学计算加以扣除。荧光补偿（fluorescence compensation）就是指计算和扣除溢出到其他荧光检测通道的重叠荧光的过程。一般来说，特定补偿值的获得依赖于所检测染料的光谱特性、安装在流式细胞仪里的光学带通滤波器和分色镜、测量信号强度和特定 PMT 电压。数字化流式细胞仪在数据采集后，能够自动进行荧光补偿。当获得从一种或多种单个荧光染料染色的标准品或质控品的流式细胞数据后，可以使用常规流式细胞软件中的补偿工具，准确计算获得每一种荧光染料通过多个检测器的荧光补偿值。全面补偿矩阵是通过基于每一种荧光染料染色的标准品或质控品，使用软件工具计算而获得的，之后再用于测量数据的计算。建立最适荧光补偿的必要条件是，采用标准品或质控品上机检测，每一个通道获得的发射光特性必须与实验过程中使用的荧光染料完全匹配。此外，几种常用复合耦联染料，其中的一种荧光染料激发光能量受体可以通过荧光共振能量转移方式（FRET），将能量转移到耦联的第二种荧光染料上。耦联染料大大提高了复合荧光染料的斯托克移位（the Stoke's shift），但是其制备工艺可能导致耦联染料的非异质性光谱特性。耦联染料（如 PECy7 和 APCH7）对供体染料通道表现出可变的溢出荧光，且溢出量取决于 FRET 受体染料的使用量和者的空间距离。因此，需要使用特殊荧光补偿标准品或质控品，对 8 色试剂组合中的每一种包含有偶联荧光染料的试剂进行设置。最适补偿设置的第二个必需条件是标准品或质控品必须包括明亮信号，以保证阳性颗粒群和阴性颗粒群之间的差异与实际检测标本测量值的最大差异值一致，从而便于荧光补偿值的计算。实际操作中，采用单一试剂染色细胞或鼠免疫球蛋白（Ig）铰链的微球作为补偿标准品。注意，必须在 PMT 电压设定后才能进行补偿设置，因为 PMT 会影响荧光强度和溢出到第二通道的荧光量。

一、荧光补偿标准品和质控品

在一个试管内，用单一荧光素标记抗体对外周血淋巴细胞亚群进行染色，得到该荧光素标记抗体的单一染色管（SAbST）。以 8 色方案的每一种荧光素标记抗体染色的 SAbST 为标准品，建立荧光补偿矩阵。健康人外周血标本经过多管、多种单一染料染色所获得的多个 SAabST，上机测定时，除 SAbST 对应的强表达检测通道有强荧光检测信号外，其余通道都应该为阴性。此外，健康人外周血细胞上不存在的分子（如 CD117-PECy7）采用试剂特异性 SAbST 来解决，试剂特异性 SAbST 用 Ig 捕获微球来制备。最后，需要用 EFC 8 色组合抗体分别对健康人和患者来源的血标本染色，上机测定以确认荧光补偿矩阵的实用性。

二、荧光补偿设置

使用软件工具进行荧光补偿时，补偿标准和对照可以从 FACSDiVa 软件或 Summit 软件获得。EFC 的补偿标准已经预先设置在 FACSDiVa 软件或 Summit 软件菜单的"EuroFlow Protocol"中，包括每一个荧光通道的 PMT 电压和补偿矩阵。按照 EFC 的要求，实验前先以试剂名称做好试管标签，然后开始制备上机测试的模板，之后上机检测并与"EuroFlow Protocol"补偿工具链接。因此，与试管上的试剂标签匹配，即使需要重新计算补偿矩阵，试剂特异性补偿会准确自动完成。在每个评估中心，补偿设置实验要求每月常规性做一次，当仪器性能监测失败或者遇到重设 PMT 电压匹配 MFI 靶值的情况，都应该重做补偿设置。

三、不同中心、不同时间的荧光补偿矩阵之间的比较

一般的补偿矩阵可用于 EFC 指定的抗体组合，如所有结合了 PacB、PacO、FITC、PE 和 APC 荧光染料和耦联 PerCPCy5.5 染料的荧光标记抗体，但是 PECy7 和 APCH7 标记的荧光素标记抗体则不能直接使用，而是需要针对其具体铰链的抗体设置补偿。EFC 为了评价每个中心在不同时间进行的补偿设置，对来自 7 个中心、每个中心在两次补偿设置实验中获得的 2 份数据，即共计 14 份原始 FCS3.0 格式数据进行了比较研究。结果显示，7 个中心提供的 7 台设备的补偿矩阵非常相似，不同仪器之间、同一仪器不同时间的荧光补偿值的变化没有明显差异性（$P>0.05$，配对比较，t 检验）。需注意的是，尽管补偿取决于特定 PMT 电压设置，PacO 通道还是能检测到 PacB 的高溢出值，PerCPCy5.5 通道检测到 PE 的高溢出值，并且 PerCPCy5.5 与 PECy7、FITC 与 PE、PECy7 与 APCH7、APC 与 APCH7 之间存在相互溢出。

总之，EFC 荧光补偿设置程序旨在建立 8 色方案的荧光补偿矩阵，要求每月进行一次补偿设置，平时只要做好仪器的每日监测即可。仪器性能良好时，1 个月时间内，每日监测获得的 MFI 靶值变化很微小。

第四节　标本制备和染色 ▼

目前已经有多种方法和试剂对白细胞染色，大多数方法包括一个染色步骤、一个或多个洗涤步骤和一个红细胞裂解步骤（标本中仅有无核红细胞时），但在白细胞测定时往往省略了洗涤步骤。红细胞可使用氯化铵或其他市售试剂裂解，如 FACS 裂解液、QuickLysis 和

Versalyse。胞内蛋白（如 CyCD3 和 CyMPO）和核内蛋白（如 NuTdT）染色时，需要对白细胞固定和破膜，可使用商售试剂如 BD Perm/Wash 缓冲液、Fix & Perm、IntraStain 和 IntraPrep。骨髓和外周血以外的细胞标本，如淋巴穿刺液、脑脊液、胸腔积液、腹水等，在染色前有额外的处理步骤，如脑脊液标本需要用含特殊基质的样品管收集以避免细胞大量损失、淋巴穿刺标本需要进行切片并匀浆。

根据实验目的不同选择相应程序和试剂对白细胞染色，通常最好的程序应满足：①FSC 和 SSC 的 CV 值低；②白细胞主要亚群的 FSC 和 SSC 平均通道数要有明显差别；③细胞损失最少；④荧光强度保持好；⑤不影响偶联荧光染料的稳定性；⑥背景染色低；⑦室内误差最小；⑧操作简便快速。EFC 据此对多个血细胞肿瘤标本的染色程序进行了评价。

一、细胞标本

EFC 的 8 色组合试剂能够对大部分恶性血液肿瘤进行诊断和分类鉴别，且该抗体组合不仅适用于骨髓和外周血标本分析，也适用于其他样品如胸腔积液、细针穿刺标本的分析。

二、红细胞裂解和染色程序评价

对常见 4 种市售红细胞裂解液的评价：包括 Ammoniumchloride、FACS Lysing Solution、Quick Lysis 和 Versa Lyse。标本为外周血，来自 30 位健康志愿者。实验分 3 组：第一组，CD4-PacB、CD8-AmCyan、CD45-FITC、CD19-PE 和 CD14-APC（BD Biosciences）；第二组，CD4-PerCPCy5.5、CD19-PECy7 和 CD8-APCH7（BD Biosciences）；第三组，CD19-PECy7（Beckman Coulter）。每组重复加样 4 支试管，染色完成后，向每组的 4 支试管分别加入不同品牌的红细胞裂解液。即 50μl 外周血加入抗体后定容到 100μl，然后避光孵育 15 分钟；根据厂家说明书加入一定量的裂解液，继续室温避光孵育 10 分钟；然后，转速 540r/min 离心 5 分钟，弃上清液；加入 2ml 含 0.5% BSA 的 PBS 重悬细胞沉淀，转速 540r/min 离心 5 分钟，弃上清液；加入 250μl 含 0.5% BSA 的 PBS 重悬细胞沉淀。上机前，在第一管加入 50μl 绝对计数微球，所有反应管分别染色后在 0 小时、1 小时、3 小时和 24 小时共计 4 个时间点上机检测，每次上机均需采集 10 万个细胞，记录并保存数据。染色后的样本 4℃保存，直到不同时间点检测完毕。

第一管记录的数据包括：①对分散的主要白细胞群计数比较；②FSC 和 SSC 平均值及嗜酸性、中性粒、单核和总淋巴细胞的 CV 值；③嗜酸性、中性粒、单核细胞、CD19$^+$B 细胞、CD4$^+$T 细胞和 CD8^{hi}T 细胞的绝对计数；④CD45（每个细胞群）、CD19、CD4、CD8、CD14、CD19$^+$B 细胞、CD4$^+$T 细胞、CD8^{hi}T 细胞和 CD14^{hi} 单核细胞的 MFI 和 CV 值。另外两种单克隆抗体组合（第二组和第三组）的检测数据包括特定通道阳性细胞的 MFI 和 CV 值，同一通道的阴性细胞的 MFI 和 CV 值。

对 3 种不同染色程序的评价：染色 - 裂解 - 洗涤（SLW），染色 - 裂解 - 洗涤 - 固定（SLWF）和染色 - 裂解 - 免洗（SLNW）。SLWF 程序最后重悬细胞沉淀用含 0.5% 的多聚甲醛的 PBS 代替含 0.5% BSA 的 PBS，SLNW 程序则是最后以裂解液孵育 10 分钟结束，不用进一步洗涤。

对不同裂解法和染色程序影响荧光强度的评价：多中心数据表明，FACS 裂解液和氯化铵细胞群区分效果最好。3 种染色程序中，FACS 裂解使用洗涤步骤，可以改善 FSC 和 SSC 的 CV 值；SLNW 的 FSC 和 SSC 的 CV 值最低，同质化最高；SLNW 获得的细胞数量最多；SLW 和 SLWF 可使淋巴细胞和淋巴细胞亚群特异性减少（是指洗涤可能造成部分抗原表达丢失，引起特异性荧光信号减少）；FACS 裂解与其他裂解方法相比，细胞丢失最少。FACS 裂解得到的 MFI 值最高，4 种裂解法对 MFI 值或激发荧光溢出到第二通道没有明显差别。EFC 最终决定采用 SLW 程序加上 FACS 裂解法处理所有的膜抗原（Sm）标记。对胞质 Igs 和胞膜 Ig（如 Igκ、Igλ 和 Igμ）染色，需要在抗体孵育前洗涤细胞，因此需要向洗涤剂加入 0.09% 的 NaN_3，在用 10ml 含 0.5% BSA 的 PBS 第二次洗涤前，完成包括 SmIgs 在内的所有免疫染色，以得到最强的胞质 Igs、SmIg 染色信号。

三、胞内抗原染色

胞内抗原染色需要事先对细胞进行打孔和固定。EFC 只选用了 Fix & Perm 试剂进行评价，未对其他商售试剂进行调查。Fix & Perm 试剂对 NuTdT 染色效果很好，BCP-ALL 和 T-ALL 由于需要对胞内抗原（如 CyIgμ、CyTCRβ 和 CyCD3）进行染色，推荐使用 Fix & Perm 试剂对 NuTdT 染色，但急性髓系白血病（AML）/ 骨髓增生异常综合征（MDS）标本的 NuTdT 染色则使用 FACS 裂解液。

为了确保抗体的染色密度相同，需要对抗体的使用量进行滴定，以保证每支试管加入抗体和标本（细胞悬液）的总体积为 100μl 时，反应体系中所含抗体的密度相同。如果抗体和标本加入后总量达不到 100μl，需要用含有 0.5% BSA 和 0.09% NaN_3 的 PBS 将反应体系定容至 100μl。有时个别试管加完试剂和标本后，总体积超过了 100μl，只要在 115μl 以内还是可以接受的，此时对结果没有明显影响。

四、有核细胞含量低的标本

临床上时常会遇到有核细胞含量很低的标本，如儿童 MDS 患者治疗期间采集的骨髓、外周血标本，为此 EFC 对采用氯化铵裂解大体积标本红细胞以浓缩有核细胞浓度的方法，以及 EFC 推荐的 SLNW 法进行了评价。采用上述两种方法对 AML/MDS 患者标本的检测数据表明，在 CD16、CD11b 和 CD15 的表达强度上，起初实验测定数据确实存在轻微差异，但是在对抗体进行滴定、荧光溢出进行了补偿后，差异即得到有效解除。因此，EFC 认为对于有核细胞含量过低的标本，可采用氯化铵裂解标本，以浓缩提升标本的有核细胞浓度。

五、流式细胞仪标本上机检测

标本荧光染色至上机检测的间隔时间会影响某些荧光素标记抗体的 MFI 值，此种情况尤其见于偶联荧光染料铰链单抗的染色标本。EFC 曾经按照染色完成后立即、间隔 1 小时、3 小时、24 小时上机采集数据进行分析，发现随着间隔时间的延长，MFI 值会逐渐减低，且裂解液中不含固定剂的时候（如氯化铵裂解法）减低更为明显。使用 FACS 裂解液，无论采用 SLNW 法还是 SLW 法，检测到的 MFI 值较为稳定，但是染色后 3~24 小时上机检测获得的 MFI 数据还是存在轻微的减少。因此，EFC 要求在染色完成后 1 小时内完成上机检测，否则应放入 4℃避光保存。另外，为了确保发现异常细胞群有足够的敏感性，EFC 要求每一个测定管上机检测时，采集细胞数应达到 10 000 个，对于有核细胞含量低的标本至少应达到 5 000 个细胞。

总之，EFC 推荐使用 FACS 溶血剂和 SLW 流程，样本制备好后 1 小时内完成检测。特殊情况如 SmIgs 染色、胞内抗原标记、有核细胞含量低的标本，推荐增加洗涤、固定 / 透膜及裂解步骤。

第五节 数据分析策略和工具

近 10 年来，尽管流式细胞仪发展迅速，但是其提供的多色分析容量仍然远远不能满足临床常规实验室的需求，如 WHO 最新版血液恶性肿瘤分类诊断通常要求使用 30 种不同的抗体标志物，但是由于技术上的限制，至今没有一台流式细胞仪能够同时对一个细胞上的 30 种不同荧光标记单抗进行检测。为此，不得不对 30 种抗体进行分组，根据流式细胞仪提供的荧光通道数，设计有限的多色分析抗体组合，借助多管测定加以解决。在这种基于多管测定的多色分析方案中，一些能够对细胞亚群准确定性、被称为骨干标志物的抗体被用于同一份标本的不同检测管加样，作为细胞亚群的识别标志物，与其他分析抗体搭配组合起来，达到对标本中含有的恶性细胞进行分类诊断的目标。

基于多管测定的多色分析虽然解决了临床急需，但毕竟增加了结果分析的复杂程度和结果的解释难度，同时也存在多管测定的质量问题。为此，EFC 针对性提出了 8 色方案及其标准化操作程序，提出了创新性数据分析策略和软件工具（Infinicyt 软件），极大地降低了流式检测后数据分析和解释的难度。

准确地讲，EFC 建立的数据分析策略和软件工具，为单个荧光标记抗体和多个荧光标记抗体组合用于流式分析，提供了一个崭新的有关抗体染色性能和效果的评价方法。该策略包括以下连续步骤：第一步，合并单份标本上机检测获得的全部数据文件；第二步，明确需要分析的目标细胞亚群；第三步，从合并的数据文件中，计算选定要分析细胞亚群中每一个检测细胞的缺失值；第四步，根据正常细胞或血液肿瘤细胞的合并或计算获得的数据文件，创建参考细胞群；最后，对参考群细胞进行多指标变量的综合比对。这种新的分析策略和软件工具，既可以用于正常血液细胞的免疫分型，也可以用于血液恶性肿瘤细胞的免疫分型。只要是按照 EFC 推荐的 8 色方案组合抗体、严格执行 EFC 制定的标准化操作程序，即可达到：①获得良好的 WHO 分类诊断；②分类新病例；③保证室内质控和室间质控在控。

第六节 多中心比对结果

EFC 旗下 8 个参与此次活动的实验中心，采用 EFC 8 色方案，严格按照上述统一的仪器设置、补偿要求和标本制备方案，使用统一试剂，并用统一的分析软件进行结果处理，对 31 份健康捐赠者的外周血标本进行了单核细胞和淋巴细胞群抗原表达谱检测。其中 1 份标本按照每管 1ml 进行分装，共等分成 8 管，立即分送到 8 个实验中心完成检测任务。其余 30 份标本，每份标本有 3~4ml 血，分送到 3~4 个实验中心完成平行检测。具体操作时，8 家实验中心均将原始流式检测结果发送给指定的一个中心统一进行数据分析，计算每一个细胞群平均荧光强度的 CV 值，原始数据（istmode data）均采用统一软件 Infinicyt software

（版本 1.3）进行处理，单核细胞以 CD45^{hi}/CD14$^+$ 设门，淋巴细胞以 FSC^{lo}/SSC^{lo}/CD45^{hi} 设门，淋巴细胞各亚群再按照表 40-4 进行亚群区分，详细结果见图 40-1，其中 APC 为别藻蓝蛋白（allophycocyanin）、Cy7 为花青素 7（cyanin7）、CV 指变异系数（coefficient of variation）、FITC 为异硫氰酸荧光素（fluorescein isothiocyanate）、MFI 指平均荧光强度（mean fluorescence）、H7 为荧光染料 hilite7 的缩写符号、PacB 指太平洋蓝（pacific blue）、PacO 指太平洋橙（pacific orange）、PB 为外周血（peripheral blood）、PE 指藻红蛋白（phycoerythrin）、PerCPCy5.5 为多甲藻素（peridinin）–叶绿素（chlorophyll）蛋白–花青素 5.5 的复合荧光染料。

表 40-4 健康捐赠者外周血标本单核细胞和淋巴细胞群抗原表达谱检测

荧光通道	PacB	PacO	FITC	PE	PerCPCy5.5	PECy7	APC	APCH7
靶 MFI 值（Rainbow beads）	195 572	231 265	59 574	101 900	216 064	27 462	176 780	56 437
平均实际 MFI 值（Rainbow beads）	193 109	225 152	59 003	100 763	215 596	27 639	176 190	56 610
Rainbow MFI CV 值	5.4%	4.6%	2.1%	2.4%	2.1%	3.1%	1.7%	2.2%
抗体交联评价	CD20	CD45	CD8	CD27	CD4	CD19	CD14	CD3
设门参数和细胞亚群	CD20^{hi}/CD19$^+$ B-cells	CD45^{hi} total lymphocytes	CD3$^+$/CD8^{hi} T-cells	CD3$^+$/CD27$^+$ memory Tcells	CD3$^+$/CD4$^+$ T-cells	CD20^{hi}/CD19$^+$ B-cells	CD45^{hi}/CD14$^+$ monocytes	CD3$^+$ T-cells
细胞群 MFI CV 值（1 份标本 8 个中心）	152%	13.9%	11.4%	32.9%	24.7%	11.1%	43.8%	38.7%
细胞群 MFI CV 值（n=30）	16.9%	15.5%	16.9%	28.0%	28.4%	15.4%	22.7%	48.4%

图 40-1 中，A 图为 30 份标本 8 个设门细胞群的平均荧光强度分析，B 图为 30 份标本 8 个实验中心流式原始检测结果（principal component 1，PC1）与 PC2 的关系示意。PC2 是指流式细胞仪自动分群（automatic population separator，APS）调整后输出的检测结果。B 图和 C 图中，外周血 B 细胞以红色标记，CD4$^+$/CD27$^+$ 记忆 T 细胞以蓝色标记，CD4$^+$/CD27$^-$ 以深蓝色标记，CD8^{hi}/CD27$^+$ 记忆 T 细胞以深绿色标记，CD8^{hi}/CD27$^-$ T 细胞以浅绿色标记，CD3$^+$/CD4$^-$ 和 CD8$^-$ T 细胞以紫色标记，NK 细胞用黄色标记，单核细胞用橙色标记。C 为 1 份标本 8 个实验中心流式检测结果，显示了同一份稳定标本在 8 个实验中心检测结果的稳定性。表 40-4 中，同一份标本、8 个实验中心、8 个不同荧光通道上的 MFI 检测结果，FITC 和 PECy7 通道检测结果的 CV 值波动最小，PacO 和 PacB 通道的检测结果次之，上述 4 个通道的检测结果 CV 值均在 10～20%，较为稳定。APCH7 和 APC 通道的检测结果波动较大，PerCPC5.5 则介于上述 4 个稳定通道结果和 APC 类通道结果之间。30 份血标本的 MFI 检测结果与 1 份血标本的上述结果基本一致。造成 MFI 变异系数波动的主要原因是流式仪的品牌不一和机器不同台。尽管部分检测结果存在较大的波动，但上述结果还是很好地再现了各细胞群的生命差异，各特定细胞群的表面抗原谱具有一致的特征性。

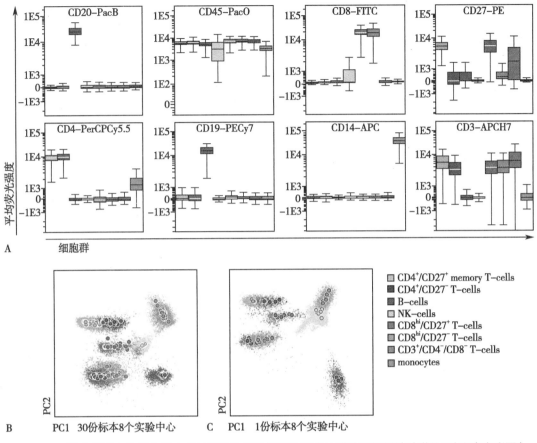

图 40-1　健康捐赠者外周血标本单核细胞和淋巴细胞抗原表达谱检测结果统计学处理（文末有彩图）

　　自此，在欧洲流式联盟的牵头下，这八家单位继续坚持 EFC 推荐的 8 色方案、标准化标本制备程序、标准化流式细胞仪设置、标准化荧光补偿设置、标准化上机检测程序、标准化数据分析策略与软件工具，经过 8 个中心、6 年对来自数百名患者和健康者标本的联合检测评价，证实能够有效保证不同实验室之间、不同品牌流式细胞仪之间、同一实验室的不同流式细胞仪之间对血液恶性肿瘤免疫分型诊断的质量，使同一份标本的检测结果具有非常好的可重复性，并达到 WHO 对血液恶性肿瘤分类的最新要求，确实在血液恶性肿瘤的免疫分型诊断与鉴别的标准化上做出了杰出贡献。

（王艳艳　吴丽娟）

参 考 文 献

T KALINA，J FLORES-MONTERO，VHJ VAN DER VELDEN，et al. EuroFlow standardization of flow cytometer instrument settings and immunophenotyping protocols[J]. Leukemia，2012，26（9）：1986-2010.

附录1 ▶
临床常见流式检验指标的正常参考范围

检验项目	报告内容	特征标志（符号）	参考范围（$\bar{x} \pm 2s$）	单位
造血干/祖细胞分类计数	单个核细胞百分数	CD45$^+$	18.27～43.15	%
	总 CD34$^+$ 干细胞百分数	CD45$^+$CD34$^+$	0.05～1.63	%
	造血干细胞百分数	CD45$^+$CD34$^+$ CD38$^-$	0.02～1.26	%
	造血祖细胞百分数	CD45$^+$CD34$^+$ CD38+	0.02～0.81	%
	单个核细胞绝对数	CD45$^+$	0.91～2.90	×10^9/L
	总 CD34$^+$ 干细胞绝对含量	CD45$^+$CD34$^+$	0.006 2～0.097 2	×10^9/L
	造血干细胞绝对含量	CD45$^+$CD34$^+$ CD38$^-$	0.005 5～0.093 3	×10^9/L
	造血祖细胞绝对含量	CD45$^+$CD34$^+$ CD38+	0.004 7～0.054 8	×10^9/L
网织红细胞测定	网织红细胞百分数	TO$^+$	0.34～1.94	%
	网织红细胞绝对数	TO$^+$	10.22～176.29	×10^9/L
	网织红细胞 RNA 含量	TO$^+$	1.01～91.70	—
网织血小板测定	网织血小板百分数	CD41$^+$TO$^+$	0.05～1.57	%
	网织血小板绝对数	CD41$^+$TO$^+$	0.42～2.73	×10^9/L
	网织血小板 RNA 含量	CD41$^+$TO$^+$	1.55～3.78	—
T 细胞及其亚群测定	总淋巴细胞百分数	(FS/SS)	19.85～40.56	%
	总 T 细胞百分数	CD3$^+$	58.40～81.56	%
	T4 细胞百分数	CD3$^+$CD4$^+$	24.93～45.57	%
	T8 细胞百分数	CD3$^+$CD8$^+$	16.40～33.76	%
	T4/T8 细胞比值	—	0.89～2.01	
	全阴性细胞百分数	CD3$^-$CD4$^-$CD8$^-$	15.55～44.77	%
	双阴性细胞百分数	CD3$^+$CD4$^-$CD8$^-$	0～12.33	%
	双阳性细胞百分数	CD3$^+$CD4$^+$CD8$^+$	0～1.42	%
	总淋巴细胞绝对数	(FS/SS)	0.79～4.21	×10^9/L
	总 T 细胞绝对数	CD3$^+$	0.47～3.26	×10^9/L
	T4 细胞绝对数	CD3$^+$CD4$^+$	0.20～1.82	×10^9/L
	T8 细胞绝对数	CD3$^+$CD8$^+$	0.13～1.35	×10^9/L
	全阴性细胞绝对数	CD3$^-$CD4$^-$CD8$^-$	0.24～1.08	×10^9/L
	双阴性细胞绝对数	CD3$^+$CD4$^-$CD8$^-$	0～0.29	×10^9/L
	双阳性细胞绝对数	CD3$^+$CD4$^+$CD8$^+$	0～0.03	×10^9/L

续表

检验项目	报告内容	特征标志（符号）	参考范围（$\bar{x}\pm2s$）	单位
Th/Ti 细胞亚群测定	Th 细胞百分数	CD3$^+$CD4$^+$CD29$^+$	0.35～12.16	%
	Ti 细胞百分数	CD3$^+$CD4$^+$CD29$^-$	17.62～37.08	%
	Th 细胞绝对数	CD3$^+$CD4$^+$CD29$^+$	0～0.12	$\times10^9$/L
	Ti 细胞绝对数	CD3$^+$CD4$^+$CD29$^-$	0.07～0.37	$\times10^9$/L
Tc/Ts 细胞亚群测定	Tc 细胞百分数	CD3$^+$CD8$^+$CD28$^+$	0～1.25	%
	Ts 细胞百分数	CD3$^+$CD8$^+$CD28$^-$	11.02～39.54	%
	Tc 细胞绝对数	CD3$^+$CD8$^+$CD28$^+$	0～0.01	$\times10^9$/L
	Ts 细胞绝对数	CD3$^+$CD8$^+$CD28$^-$	0.04～0.40	$\times10^9$/L
Th1/Th2 细胞亚群测定	Th0 细胞百分数	CD3$^+$CD4$^+$IFN-γ^+IL-4$^+$	0～0.31	%
	Th1 细胞百分数	CD3$^+$CD4$^+$IFN-γ^+IL-4$^-$	0.02～0.46	%
	Th2 细胞百分数	CD3$^+$CD4$^+$IFN-γ^-IL-4$^+$	3.12～51.72	%
	Th1/Th2 比值	—	<0.01	—
	Th0 细胞绝对数	CD3$^+$CD4$^+$IFN-γ^+IL-4$^+$	0～6.4	$\times10^6$/L
	Th1 细胞绝对数	CD3$^+$CD4$^+$IFN-γ^+IL-4$^-$	0.04～8.87	$\times10^6$/L
	Th2 细胞绝对数	CD3$^+$CD4$^+$IFN-γ^-IL-4$^+$	60.15～997.16	$\times10^6$/L
Tc1/Tc2 细胞亚群测定	Tc0 细胞百分数	CD3$^+$CD4$^+$IFN-γ^+IL-4$^+$	0～0.30	%
	Tc1 细胞百分数	CD3$^+$CD4$^+$IFN-γ^+IL-4$^-$	0～0.08	%
	Tc2 细胞百分数	CD3$^+$CD4$^+$IFN-γ^-IL-4$^+$	18.21～53.71	%
	Tc1/Tc2 比值	—	<1:256	—
	Tc0 细胞绝对数	CD3$^+$CD4$^+$IFN-γ^+IL-4$^+$	2.02～6.06	$\times10^6$/L
	Tc1 细胞绝对数	CD3$^+$CD4$^+$IFN-γ^+IL-4$^-$	0～1.22	$\times10^6$/L
	Tc2 细胞绝对数	CD3$^+$CD4$^+$IFN-γ^-IL-4$^+$	219.84～1 185.90	$\times10^6$/L
αβT/γδT 细胞亚群测定	αβT 淋巴细胞百分数	CD3$^+$TCR$_{\alpha\beta}^+$	24.90～78.83	%
	γδT 淋巴细胞百分数	CD3$^+$TCR$_{\gamma\delta}^+$	0～8.62	%
	αβT 淋巴细胞绝对数	CD3$^+$TCR$_{\alpha\beta}^+$	0.75～1.82	$\times10^9$/L
	γδT 淋巴细胞绝对数	CD3$^+$TCR$_{\gamma\delta}^+$	0～0.17	$\times10^9$/L
初始 / 记忆 / CD45RO$^+$ CD45RO$^+$T 细胞亚群测定	初始 T 淋巴细胞百分数	CD3$^+$CD45RA$^+$CD45RO$^-$	6.54～39.99	%
	记忆 T 淋巴细胞百分数	CD3$^+$CD45RA$^-$CD45RO$^+$	16.74～41.98	%
	CD45RA$^+$CD45RO$^+$T 细胞百分数	CD3$^+$CD45RA$^+$CD45RO$^+$	0～1.16	%
	初始 T 淋巴细胞绝对数	CD3$^+$CD45RA$^+$CD45RO$^-$	0.03～0.98	$\times10^9$/L
	记忆 T 淋巴细胞绝对数	CD3$^+$CD45RA$^-$CD45RO$^+$	0.17～0.86	$\times10^9$/L
	CD45RA$^+$CD45RO$^+$T 细胞绝对数	CD3$^+$CD45RA$^+$CD45RO$^+$	0～0.02	$\times10^9$/L

续表

检验项目	报告内容	特征标志(符号)	参考范围($\bar{x}\pm2s$)	单位
活化 T 细胞亚群测定	HLA-DR$^+$ 活化 T 淋巴细胞百分数	CD3$^+$HLA-DR$^+$	0.37～5.73	%
	CD25$^+$ 活化 T 淋巴细胞百分数	CD3$^+$CD25$^+$	8.60～23.28	%
	HLA-DR$^+$ 活化 T 淋巴细胞绝对数	CD3$^+$HLA-DR$^+$	0.003～0.046	×10^9/L
	CD25$^+$ 活化 T 淋巴细胞绝对数	CD3$^+$CD25$^+$	0.07～0.93	×10^9/L
B 细胞亚群测定	B 淋巴细胞百分数	CD3$^-$CD19$^+$	6.48～16.64	%
	B1 淋巴细胞百分数	CD3$^-$CD19$^+$CD5$^+$	0～1.44	%
	B2 淋巴细胞百分数	CD3$^-$CD19$^+$CD5$^-$	4.74～16.74	%
	B 淋巴细胞绝对数	CD3$^-$CD19$^+$	0.05～0.67	×10^9/L
	B1 淋巴细胞绝对数	CD3$^-$CD19$^+$CD5$^+$	0～0.03	×10^9/L
	B2 淋巴细胞绝对数	CD3$^-$CD19$^+$CD5$^-$	0.05～0.69	×10^9/L
NK 细胞测定	NK 淋巴细胞百分数	CD3$^-$CD(16/56)$^+$	5.17～24.65	%
	NK 淋巴细胞绝对数	CD3$^-$CD(16/56)$^+$	0.04～1.00	×10^9/L
单核细胞及活化单核细胞测定	单核细胞百分数	CD14$^+$	1.73～7.05	%
	单核细胞绝对数	CD14$^+$	0.01～0.16	×10^9/L
	HLA-DR$^+$ 单核细胞百分数	CD14$^+$HLA-DR$^+$	98.26～100	%
	HLA-DR$^+$ 单核细胞绝对数	CD14$^+$HLA-DR$^+$	0.01～0.16	×10^9/L
	单核细胞 HLA-DR 表达强度	HLA-DR	16.80～32.12	—
血小板精确计数	血小板百分数	CD41$^+$ 或 CD61$^+$	1.24～22.72	%
	血小板绝对含量	CD41$^+$ 或 CD61$^+$	92～313	×10^9/L
体内循环活化血小板测定	CD62p 阳性血小板百分数	CD62p$^+$	0.01～3.05	%
	CD63 阳性血小板百分数	CD63$^+$	0.03～1.83	%
	CD62p 平均荧光强度	CD62p$^+$	14.58～47.26	—
	CD63 平均荧光强度	CD63$^+$	13.56～40.02	—
体外刺激血小板活化测定	CD62p 阳性血小板百分数	CD62p$^+$	≥85	%
	CD63 阳性血小板百分数	CD63$^+$	≥85	%
	CD62p 平均荧光强度	CD62p$^+$	≥65.74	—
	CD63 平均荧光强度	CD63$^+$	≥62.85	—
血小板 - 白细胞聚集体测定	血小板 - 白细胞聚集体百分数	CD45$^+$CD41$^+$	0～6.82	%
	血小板 - 白细胞聚集体含量	CD45$^+$CD41$^+$	0～0.24	×10^9/L
	血小板 - 白细胞聚集体平均荧光强度	CD63$^+$	30.85～70.53	—

检验项目	报告内容	特征标志（符号）	参考范围（$\bar{x} \pm 2s$）	单位
血小板 - 单核细胞聚集体测定	血小板 - 单核细胞聚集体百分数	CD14+CD41+	5.40～14.66	%
	血小板 - 单核细胞聚集体含量	CD14+CD41+	0.01～0.02	×10^9/L
	血小板 - 单核细胞聚集体平均荧光强度	CD14+CD41+	20.03～34.76	—
血小板膜糖蛋白测定	血小板膜糖蛋白 GP Ⅰ b 阳性百分数	CD42b+	81.86～100	%
	血小板膜糖蛋白 GPⅡb 阳性百分数	CD41+	83.60～100	%
	血小板膜糖蛋白 GP Ⅲa 阳性百分数	CD61+	82.15～100	%
	血小板膜糖蛋白 GP Ⅰ b 荧光强度	CD42b+	11.56～64.01	—
	血小板膜糖蛋白 GPⅡb 荧光强度	CD41+	18.17～72.44	—
	血小板膜糖蛋白 GP Ⅲa 荧光强度	CD61+	15.27～67.78	—
血小板微粒测定	微球阳性率	CD41+	0.03～17.22	%
	微球平均荧光强度	CD41+	1.02～2.25	—
红细胞表面相关免疫球蛋白测定	EAIgG 阳性红细胞百分比	EAIgG+	0～1.33	%
	EAIgA 阳性红细胞百分比	EAIgA+	0～1.49	%
	EAIgM 阳性红细胞百分比	EAIgM+	0～2.16	%
粒细胞表面相关免疫球蛋白测定	GAIgG 阳性粒红细胞百分比	GAIgG+	0～2.91	%
	GAIgA 阳性粒细胞百分比	GAIgA+	0～4.53	%
	GAIgM 阳性粒细胞百分比	GAIgM+	0～4.51	%
血小板表面相关免疫球蛋白测定	PAIgG 阳性血小板百分比	PAIgG+	0～9.00	%
	PAIgA 阳性血小板百分比	PAIgA+	0～2.56	%
	PAIgM 阳性血小板百分比	PAIgM+	0～5.55	%
	PAIgG 平均荧光强度	X-mean	0～11.00	—
	PAIgA 平均荧光强度	X-mean	0～25.30	—
	PAIgM 平均荧光强度	X-mean	0～35.80	—
细胞周期与 DNA 倍体检测	G_1/G_0 期细胞百分数	G_1/G_0	76.03～100	%
	S 期细胞百分数	SPF	0～8.43	%
	G_2/M 期细胞百分数	G_2/M	0～12.03	%
	DNA 指数	DI	0.90～1.10	—
	异倍体率	HR	0	%

续表

检验项目	报告内容	特征标志（符号）	参考范围（$\bar{x}\pm2s$）	单位
细胞周期与 DNA 倍体检测	二倍体判断指标：DI=0.90～1.10 近二倍体判断指标：DI=0.85～1.15 四倍体判断指标：DI=1.90～2.10 多倍体判断指标：DI>2.10 非整倍体判断指标：DI<0.85 或 1.15<DI<1.90 异倍体（%）=近二倍体（%）+四倍体（%）+多倍体（%）+非整倍体（%）			
PI 染色法细胞凋亡测定	细胞凋亡率	AR	<0.03	%
	凋亡细胞 DNA 指数	ACDI	<1.0	—
Annexin V-PI 法细胞凋亡测定	早期凋亡细胞百分数	PI^-/Annexin V-$FITC^+$	<3.35	%
	中晚期凋亡及坏死细胞百分数	PI^+/Annexin V-$FITC^+$ 和 PI^+/Annexin V-$FITC^-$	<4.12	%
	未凋亡活细胞百分数	PI^-/Annexin V-$FITC^-$	>92.22	%
APO 2.7 法细胞凋亡测定	凋亡细胞百分数	APO 2.7^+	1.35～3.24	%
	凋亡细胞线粒体 APO 2.7 表达量	APO 2.7-MnX	0.12～2.86	—
TUNEL 法细胞凋亡测定	凋亡率	AR	0.35～5.74	%
	G_1/G_0 细胞凋亡率	G_1/G_0-AR	0～4.45	%
	S 期细胞凋亡率	S-AR	0～1.08	%
	G_2/M 细胞凋亡率	G_2/M-AR	0～1.32	%
肿瘤化疗多药耐药性监测	P-gp 阳性细胞的百分数	P-gp^+	0.03～3.51	%
	细胞 P-gp 表达平均荧光强度	MnX	0～1.28	—
	荧光指数	FI	0～2.06	—
HLA-B27/HLA-B7 表达测定	淋巴细胞 HLA-B27 总表达率	HLA-$B27^+$	0～60.00	%
	HLA-$B27^+$/HLA-$B7^-$ 淋巴细胞百分数	HLA-$B27^+$/HLA-$B7^-$	0～44.22	%
	HLA-$B27^+$/HLA-$B7^+$ 淋巴细胞百分数	HLA-$B27^+$/HLA-$B7^+$	—	%
	淋巴细胞 HLA-B27 表达总平均值	X-mean	0～5.00	—
	HLA-$B27^+$/HLA-$B7^-$ 淋巴细胞 HLA-B27 表达平均值	X-mean 1	0～2.92	—
	HLA-$B27^+$/HLA-$B7^+$ 淋巴细胞 HLA-B27 表达平均值	X-mean 2		
HLA-B27/CD3 表达测定（BD 法）	T 细胞人白细胞抗原 B27	$CD3^+$HLA-$B27^+$	阴性	—

检验项目	报告内容	特征标志(符号)	参考范围($\bar{x} \pm 2s$)	单位
红细胞 CD55/ CD59 表达测定	红细胞 CD55 表达百分数	RBC CD55$^+$	88.14～100	%
	红细胞 CD59 表达百分数	RBC CD59$^+$	73.52～100	%
	红细胞 CD55 表达强度	X-mean 1	2.52～5.95	—
	红细胞 CD59 表达强度	X-mean 2	2.03～10.02	—
白细胞 CD55/ CD59 表达测定	白细胞群 CD55 表达百分数	WBC CD55$^+$	90.05～100	%
	淋巴细胞 CD55 表达百分数	LC CD55$^+$	91.21～100	%
	单核细胞 CD55 表达百分数	MC CD55$^+$	88.56～100	%
	中性粒细胞 CD55 表达百分数	NC CD55$^+$	90.45～100	%
	白细胞群 CD59 表达百分数	WBC CD59$^+$	86.23～100	%
	淋巴细胞 CD59 表达百分数	LC CD59$^+$	89.76～100	%
	单核细胞 CD59 表达百分数	MC CD59$^+$	90.12～100	%
	中性粒细胞 CD59 表达百分数	NC CD59$^+$	89.02～100	%
	白细胞群 CD55 表达强度	X-mean 1	2.33～20.96	—
	淋巴细胞 CD55 表达强度	LC X-mean 1	2.15～21.05	—
	单核细胞 CD55 表达强度	MC X-mean 1	2.05～20.89	—
	中性粒细胞 CD55 表达强度	NC X-mean 1	2.20～21.00	—
	白细胞群 CD59 表达强度	X-mean 2	2.12～34.15	—
	淋巴细胞 CD59 表达强度	LC X-mean 2	2.01～36.25	—
	单核细胞 CD59 表达强度	MC X-mean 2	1.99～33.78	—
	中性粒细胞 CD59 表达强度	NC X-mean 2	2.25～35.02	—
白细胞 FLAER 测定	白细胞 PNH 克隆的百分数	FLAER$^-$ WBC		%
	中性粒细胞 PNH 克隆的百分数	FLAER$^-$ NC		%
	单核细胞 PNH 克隆的百分数	FLAER$^-$ MC		%
	淋巴细胞 PNH 克隆的百分数	FLAER$^-$ LC		%
	白细胞 PNH 克隆 FLAER 荧光 强度	MnX FLAER$^-$ WBC		—
	中性粒细胞 PNH 克隆 FLAER 荧光强度	MnX FLAER$^-$ NC		—
	单核细胞 PNH 克隆 FLAER 荧 光强度	MnX FLAER$^-$ MC		—
	淋巴细胞 PNH 克隆 FLAER 荧 光强度	MnX FLAER$^-$ LC		—

续表

检验项目	报告内容	特征标志（符号）	参考范围（$\bar{x}\pm 2s$）	单位
Th1/Th2 细胞因子测定	血清白细胞介素 -2 水平	Th1 IL-2	0.74～2.86	pg/ml
	血清干扰素 -γ 水平	Th1 IFN-γ	4.35～13.63	pg/ml
	血清肿瘤坏死因子 -α 水平	Th1 TNF-α	4.09～11.89	pg/ml
	血清白细胞介素 -4 水平	Th2 IL-4	0.52～5.48	pg/ml
	血清白细胞介素 -6 水平	Th2 IL-6	3.56～7.64	pg/ml
	血清白细胞介素 -10 水平	Th2 IL-10	2.10～4.98	pg/ml

　　说明：上述参考范围来自对西南地区 198 名健康捐献者清晨外周静脉血的检测，不同地区、不同民族之间参考范围的差异性作者未进行调研；不同实验室的流式检测系统不同，检测结果之间存在一定差异性，也会对参考范围带来一定的影响。考虑到流式检测技术本身的灵敏性，以及流式检测影响因素较多，建议各实验室应基于自身检测系统，建立自己实验室的参考范围

附录2 ▶

常用流式试剂的配制

名称	配制方法	大致用途
2-羧基荧光素二醋酸盐琥珀酰亚胺酯(5,6-Carboxyfluorescein diacetate succinimidylester，CFSE)	用二甲亚砜溶解 CFSE，配成 20μmol/L 的储存液，分装后 −18℃保存。使用前以含 0.1% BSA 的 PBS 稀释成 5μmol/L 的 CFSE 工作液。10^6 细胞(总体积 250μl)加入 5μmol/L 的 CFSE 5μl，一般室温染色 10~15 分钟即可。4℃避光保存。	荧光染料。488nm激发，发射光525nm
枸橼酸葡萄糖液(acid citrate dextrose, ACD)	称取枸橼酸 3.27g，枸橼酸钠 26.3g，葡萄糖 31.9g，磷酸二氢钠 2.22g 和腺嘌呤 0.275g，溶于 800ml 水中，待彻底溶解后，补充水至 1 000ml。高压灭菌，4℃保存	血液保存
标本冻存液	将 85.5g 的蔗糖和 11.76g 的枸橼酸钠溶于 800ml 的蒸馏水中，配成枸橼酸缓冲液。然后，加入 50ml 二甲基亚砜，充分混匀，调整 pH 7.6，以蒸馏水补充至 1 000ml。高压灭菌，室温保存	标本低温保存
人淋巴细胞分离液(比重 1.077±0.002)	①取 40% 的聚蔗糖溶液以双蒸水配成 8.2% 的溶液 ②取 60% 的泛影葡胺以双蒸水配成 35.7% 的溶液 ③取 8.2% 的聚蔗糖溶液 28 份，取 35.7% 的泛影葡胺溶液 10 份，混均后即得到比重为 1.077 的人淋巴细胞分离液。4℃保存	人淋巴细胞的分离
胃蛋白消化液	将 0.5g 胃蛋白酶溶解于 100ml 生理盐水中，以盐酸调 pH 为 1.5，配制后放入冰箱 4℃保存，一般可使用 1 周	组织单细胞悬液制备
磷酸缓冲液盐溶液(PBS)	在 800ml 蒸馏水中溶解 8g 氯化钠、0.2g 氯化钾、1.44g 磷酸氢二钠和 0.24g 磷酸二氢钾，用盐酸调 pH 至 7.4，加蒸馏水定容至 1 000ml。高压灭菌，室温保存	用于细胞悬浮、洗涤等。
全血细胞裂解液(溶液 A/溶液 B/溶液 C)	溶液 A：取甲酸 0.6ml，加入双蒸水至 500ml，混匀即成。室温保存 溶液 B：称取碳酸钠 3.00g、氯化钠 7.25g、硫酸钠 15.65g，溶解于 300ml 双蒸水中，用双蒸水补足 500ml。室温保存 溶液 C：称取多聚甲醛 5g 加入到 300ml PBS 中，加入一小块固体 NaOH，使 pH 偏碱性助溶，充分搅拌，待多聚甲醛彻底溶解后，以 1N 的 HCl 调 pH 至 7.4，用 PBS 补足 500ml。室温保存	用于全血直接标记法流式上机测定前的标本预处理，目的在于溶解标本中的红细胞
0.9%氯化铵溶血剂	称取氯化铵 0.9g，溶于 80ml 双蒸水中，用双蒸水补足 100ml。室温保存	溶血用

续表

名称	配制方法	大致用途
破膜剂	在 100ml 的 pH 7.4 PBS 中，溶解牛血清白蛋白 1.0g、叠氮钠（NaN_3）0.1g 和皂素（saponin，SIGMA 产品）0.1g。4℃保存	增加细胞膜通透性
R/MI 1640 培养基	①在 850ml 的三蒸水中，加入 R/MI1640 粉 10.4g、碳酸氢钠 2.0g、L- 谷氨酰胺（×100）10ml、HEPES（×100）10ml、1 万 U/ml 的青霉素和链霉素各 10ml，磁力搅拌器上搅拌助溶，直至彻底溶解。用 1N 的冰醋酸调 pH 至 7.6，以三蒸水补足 1 000ml，除菌过滤，每瓶 17ml 分装，-20℃保存 ②临用前，取出 1 小瓶上述冻存的培养液，加入 3ml 的无菌小牛血清，混匀。4℃保存	细胞培养
TO 染色液	①将 1mg TO 溶解于 1ml 甲醇中，配成浓度为 1mg/ml 的 TO 储存液，-20℃保存 ②将 2mmol/L EDTA 溶解于 pH 7.4 的 PBS 液中。室温保存 ③临用前，用含 2mmol/L EDTA 的 PBS 溶液按照 10 000∶1 的比例稀释 TO 储存液，即为终浓度为 100ng/ml 的 TO 工作液。4℃避光保存	用于细胞 RNA 的染色，如网织红细胞测定等
0.5mol/L EDTA（pH 8.0）	在 800ml 蒸馏水中加入 186.1g 的二水乙二胺四乙酸二钠，在磁力搅拌器的搅拌下，添加固体氢氧化钠一小块（约 20g），继续搅拌，待二水乙二胺四乙酸二钠和氢氧化钠均溶解完后，测溶液 pH，以 1N 的氢氧化钠或 1N 的盐水调节溶液 pH 至 8.0，最后以蒸馏水定容至 1 000ml。室温保存	配制 TO 染色液用
2mmol/L EDTA	在 50ml 的蒸馏水中，加入 0.5mol/L EDTA（pH 8.0）200μl。室温保存	配制 TO 染色液用
0.4mmol/L ADP	以无菌生理盐水溶解 ADP，少量分装，-20℃低温保存。临用前以生理盐水稀释至工作浓度	用于血小板微粒测定
PI 染色液	取 PI（美国 Sigma 产品）5mg，RNAseA（美国 Genview 产品）2mg，Triton X-100（美国 Amresco 产品）1.0ml，枸橼酸钠 100mg，溶于 65ml 生理盐水中，调 pH 7.6，以蒸馏水补足 100ml，转入棕色瓶中，4℃避光保存备用	用于 DNA 含量、凋亡及倍体测定
0.1% Triton X-100 的 PBS 液	向 1 000ml 的 PBS 液中加入 1ml 的 Triton X-100，彻底混匀即可	
1% 多聚甲醛	在 80ml 的 PBS 溶液中，加入 1g 多聚甲醛，在磁力搅拌器的搅拌下，加入几滴 1N 的氢氧化钠并加热助溶。待多聚甲醛全部溶解后，测 pH 并将其调至 7.4，以 PBS 定容至 100ml。室温保存	用于细胞固定
染色缓冲液	含有 0.60mol/L 的氯化钠，0.06mol/L 的乙酸钠，0.1% 的 Triton X-100，5% 的脱脂奶粉，2.5μg/ml 的 FITC 标记亲合素（FITC-avidin）。4℃避光保存	TUNEL 法细胞凋亡测定

续表

名称	配制方法	大致用途
10% 叠氮钠（NaN₃）	在 10ml 蒸馏水中，溶解 1g 的 NaN₃。室温保存	防腐
抗体稀释液	在 100ml 的 PBS 中，溶解 1.0g 的牛血清白蛋白和 0.1g 的 NaN₃。每支 10ml/ 支分装后，-20℃保存。用前从 -20℃取出 1 支抗体稀释液，室温溶解备用，余下的部分可 4℃保备用存 1 周	用于抗体稀释
佛波醇乙酯（PMA）	①储存液配制：称取 PMA 0.5mg，将其溶解于 1ml 的二甲基亚砜（dimethyl sulphoxide，DMSO）中，每支 20μl 分装入 1ml 的离心管中，-20℃保存备用 ②工作液配制：临用前从冰箱 -20℃冻室取出 1 支 PMA 储存液，加入 180μl 的 R/MI1640 培养液，混匀。没用完的 PMA 工作液不能重复使用	用作丝裂原
伊屋诺霉素（ionomycin）	①储存液配制：称取伊屋诺霉素 1mg，将其溶解于 1ml 的二甲基亚砜（dimethyl sulphoxide，DMSO）中，每支 20μl 分装入 1ml 的离心管中，-20℃保存备用 ②工作液配制：临用前从冰箱 -20℃冻室取出 1 支伊屋诺霉素储存液，加入 180μl 的 R/MI1640 培养液，混匀。没用完的伊屋诺霉素工作液不能重复使用	用作丝裂原
莫能霉素（monesin）	①储存液配制：称取莫能霉素 25mg，将其溶解于 0.5ml 的甲醇中，每支 20μl 分装入 1ml 的离心管中，-20℃保存备用 ②工作液配制：临用前从冰箱 -20℃冻室取出 1 支莫能霉素储存液，加入 980μl 的 R/MI1640 培养液，混匀。没用完的莫能霉素工作液可保存于冰箱冷藏室（4℃），可以备用周 1	用作丝裂原

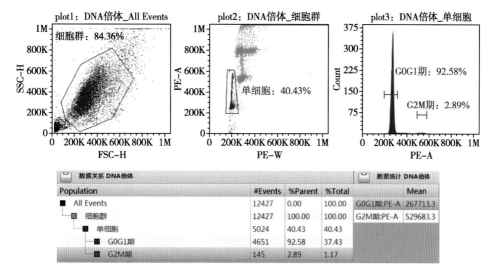

Population	#Events	%Parent	%Total
■ All Events	12427	0.00	100.00
■ 细胞群	12427	100.00	100.00
■ 单细胞	5024	40.43	40.43
■ G0G1期	4651	92.58	37.43
⊠ G2M期	145	2.89	1.17

	Mean
G0G1期:PE-A	267713.3
G2M期:PE-A	529683.3

图 8-7　DNA 倍体分析方案调试

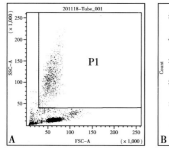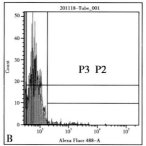

Experiment Name:　　　　2020-11
Specimen Name:　　　　　201118
Tube Name:　　　　　　　Tube_001
Record Date:　　　　　　Nov 18.2020 2:42:59 PM

Population	#Events	%Parent	Alexa Fluor 488-A Geo Mean
■ All Events	7.797	####	####
■ P1	1.202	15.4	####
⊠ P2	46	3.8	650
⊠ P3	862	71.7	73

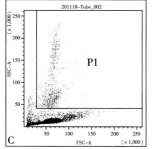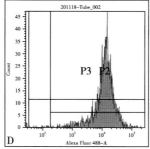

Experiment Name:　　　　2020-11
Specimen Name:　　　　　201118
Tube Name:　　　　　　　Tube_002
Record Date:　　　　　　Nov 18.2020 2:43:58 PM

Population	#Events	%Parent	Alexa Fluor 488-A Geo Mean
■ All Events	20.302	####	####
■ P1	1.199	5.9	10.263
⊠ P2	1.184	98.7	10.947
⊠ P3	1.197	99.8	10.390

图 13-1　中性粒细胞呼吸爆发功能检测

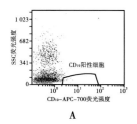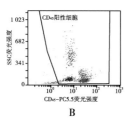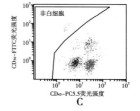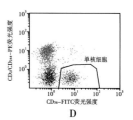

A　　　　　　　B　　　　　　　C　　　　　　　D

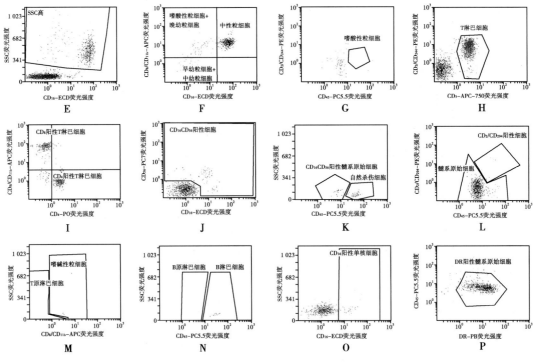

图 14-2　十色流式细胞术分类计数外周血白细胞的设门策略

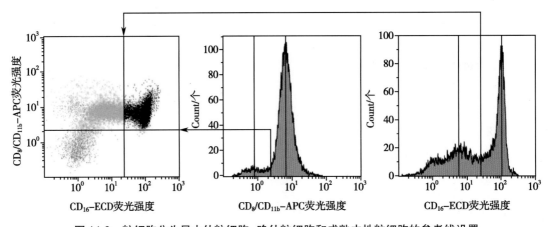

图 14-3　粒细胞分为早中幼粒细胞、晚幼粒细胞和成熟中性粒细胞的参考线设置

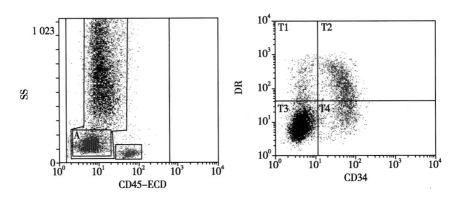

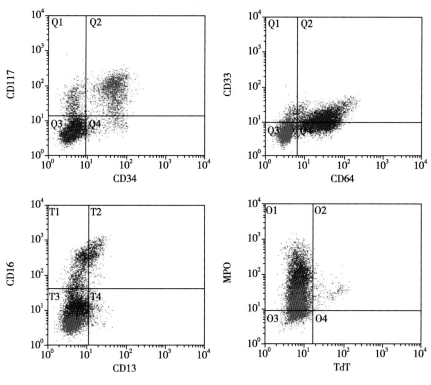

图 18-8　AML1/ETO 骨髓细胞免疫表型

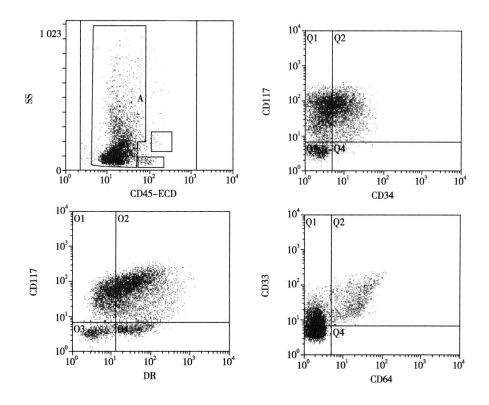

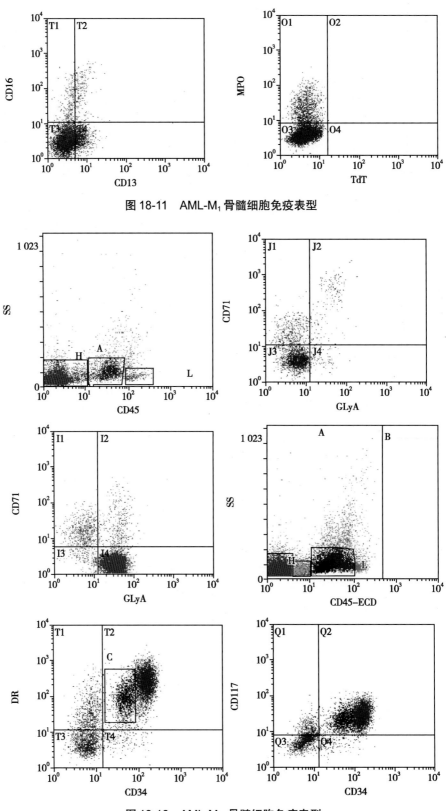

图 18-11　AML-M$_1$骨髓细胞免疫表型

图 18-16　AML-M$_{6a}$骨髓细胞免疫表型

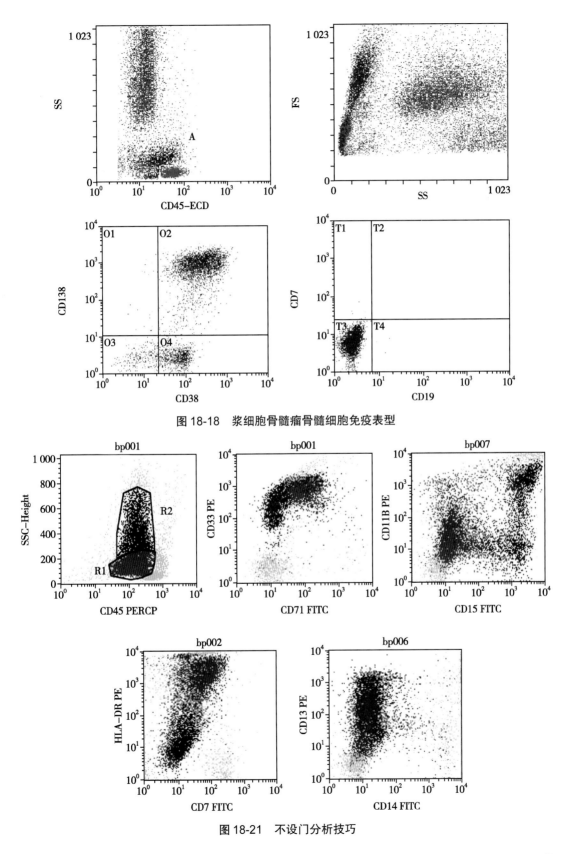

图 18-18　浆细胞骨髓瘤骨髓细胞免疫表型

图 18-21　不设门分析技巧

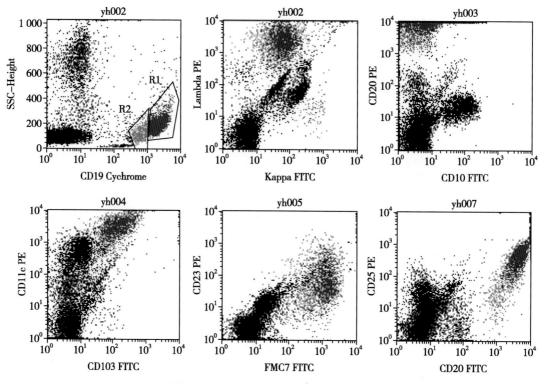

图 18-22　不设门分析技巧（反向设门）

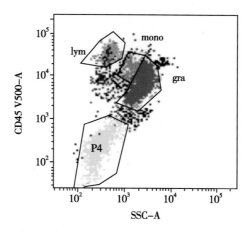

图 19-4　CD45/SSc 设门区分各群血细胞

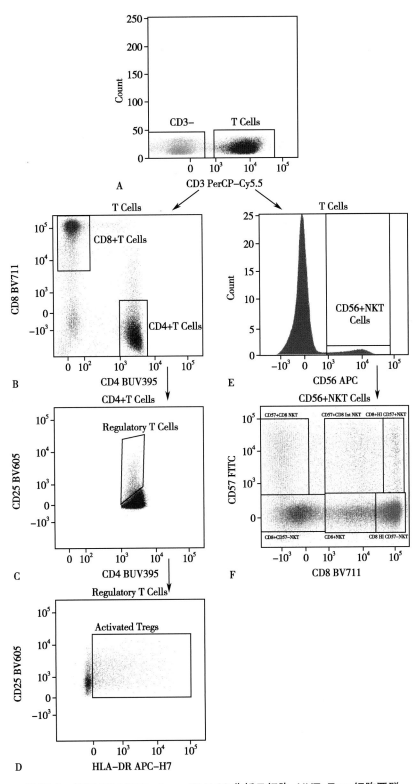

图 23-2　使用 BD LSRFortessa ™ X-20 分析 T 细胞，NKT，Treg 细胞亚群

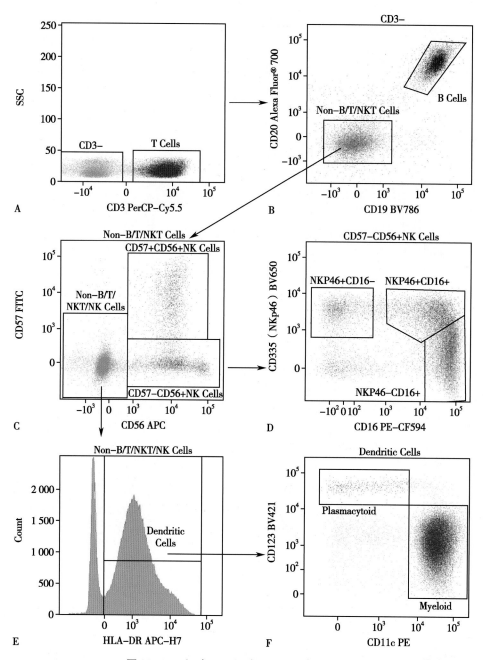

图 23-3　B 细胞, NK 细胞, DC 细胞亚群分析

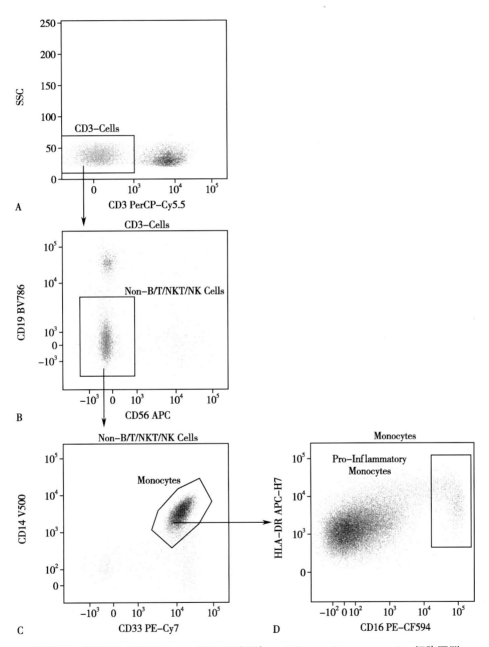

图 23-4　使用 BD LSRFortessa ™ X-20 识别 pro-inflammatory monocytes 细胞亚群

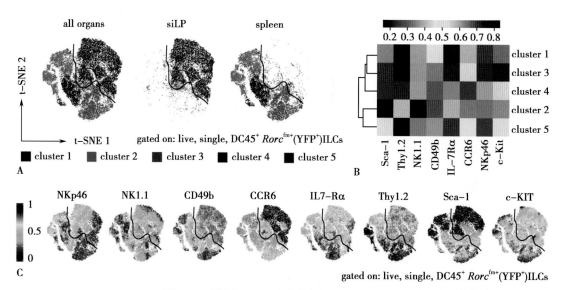

图 23-8　使用 t-SNE 对流式数据进行降维分析

A. 数据来自于 4×10^4 Rorcfm + ILCs 细胞,使用 R software 进行 t-SNE 降维分析,之后采用 flowSOM 算法(k=5)进行 Clustering;B. 将 ILC3 相关的和 NK 细胞相关的 Marker 绘制成热图分析,数据来自图 A 的 flowSOM clusters;C. 在两个 t-SNE 维度中描述的 ILC3 相关和 NK 细胞相关标记的表达模式

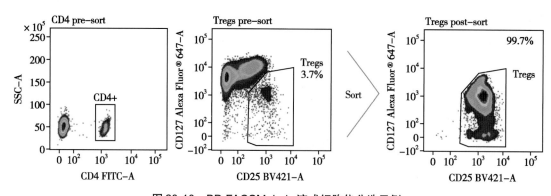

图 23-10　BD FACSMelody 流式细胞仪分选示例

从人全血中分离出外周血单核细胞(PBMC),使用抗体组合染色,识别并分选 Treg 细胞。在纯度模式下分选速率为每秒 3 500 个。分选后分析显示细胞纯度为 99.7%。通过不同的激光激发每种荧光染色并使用交叉激光激发,最终使得不同通道之间的光谱重叠最小(<1%)

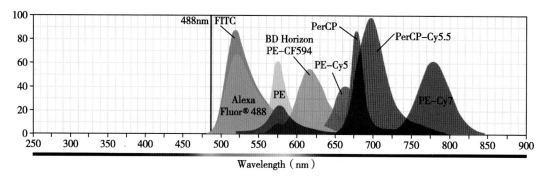

图 23-11　荧光素光谱查看器

88 蓝色激光激发的常见染料,其中 FITC 染料最大激发光 488nm,最大发射光 525nm

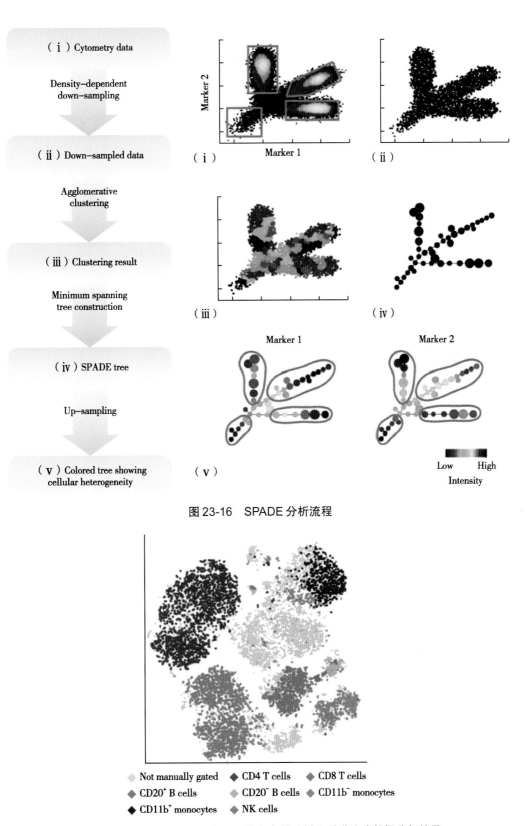

图 23-16 SPADE 分析流程

图 23-17 将 viSNE 工具应用于健康人骨髓样品质谱流式数据分析结果

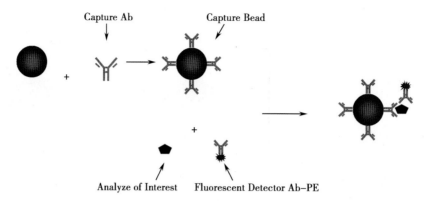

图 23-26　CBA 技术原理

一系列荧光强度不同的微球包被有特异性捕获抗体，与待测样本孵育后，与荧光标记的
检测抗体形成"三明治"复合物

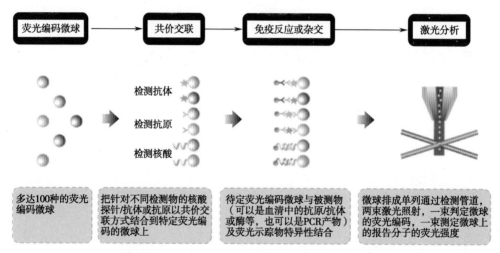

图 25-1　Luminex 100/200 流式点阵仪的工作原理

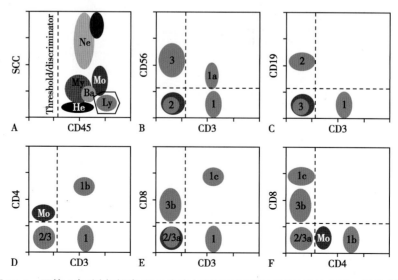

图 37-1　两管 4 色法（根据表 37-2 方案）进行淋巴细胞亚群计数的典型二维散点图

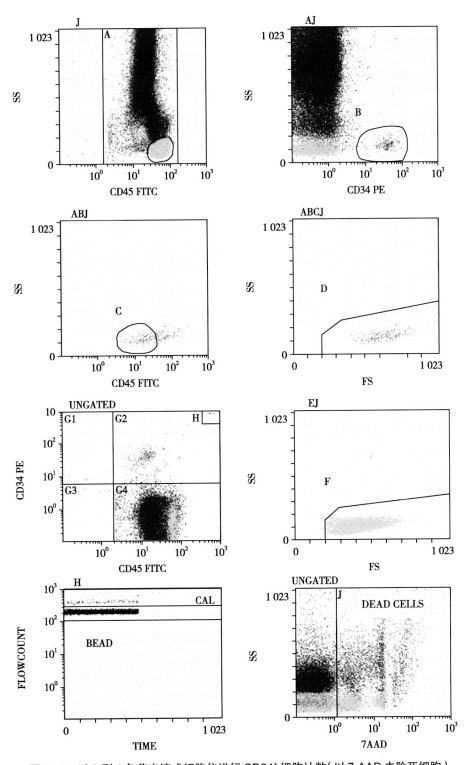

图 37-2　以 A 型 4 色荧光流式细胞仪进行 CD34⁺ 细胞计数（以 7-AAD 去除死细胞）

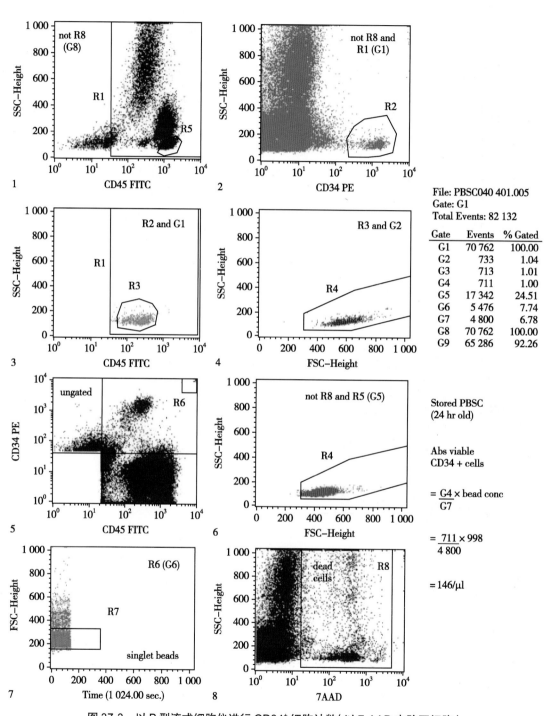

File: PBSC040 401.005
Gate: G1
Total Events: 82 132

Gate	Events	% Gated
G1	70 762	100.00
G2	733	1.04
G3	713	1.01
G4	711	1.00
G5	17 342	24.51
G6	5 476	7.74
G7	4 800	6.78
G8	70 762	100.00
G9	65 286	92.26

Stored PBSC
(24 hr old)

Abs viable
CD34 + cells

$$= \frac{G4 \times bead\ conc}{G7}$$

$$= \frac{711 \times 998}{4\ 800}$$

$$= 146/\mu l$$

图 37-3　以 B 型流式细胞仪进行 CD34⁺ 细胞计数（以 7-AAD 去除死细胞）

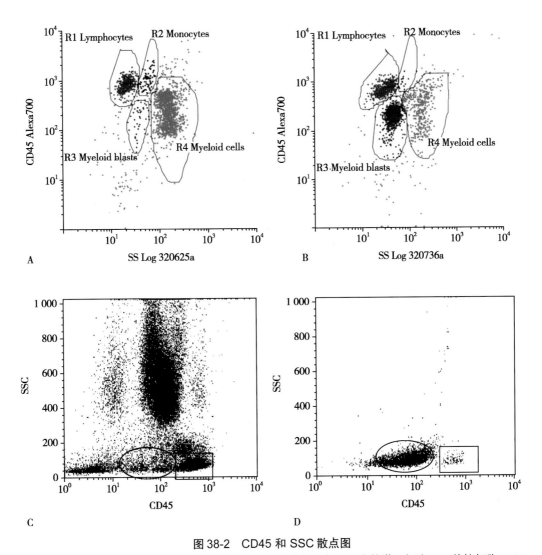

图 38-2　CD45 和 SSC 散点图

A. 正常骨髓，x 轴为 log SSC，y 轴为 CD45，细胞分群分别为：R1 成熟淋巴细胞，R2 单核细胞，R3 髓系原始细胞，R4 成熟髓系细胞；B. 急性髓系白血病 CD45 和 Log SSC 散点图，x 轴为 log SSC，y 轴为 CD45，R1 成熟淋巴细胞，R2 单核细胞，R3 髓系原始细胞，R4 成熟髓系细胞，其中 R3 髓系原始细胞数量增多；C. 正常骨髓，x 轴为 CD45，y 轴为线性 SSC，方形门内为成熟淋巴细胞，椭圆形门内为正常幼稚细胞；D. 急性淋巴细胞白血病 CD45 和线性 SSC 散点图，x 轴为 CD45，y 轴为线性 SSC，方形门内为成熟淋巴细胞，椭圆形门内为幼稚淋巴细胞

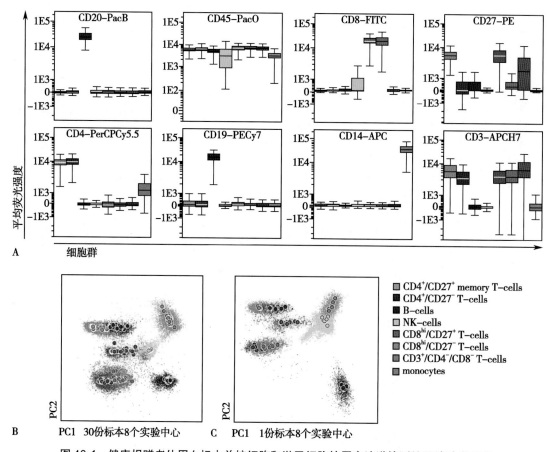

图 40-1　健康捐赠者外周血标本单核细胞和淋巴细胞抗原表达谱检测结果统计学处理

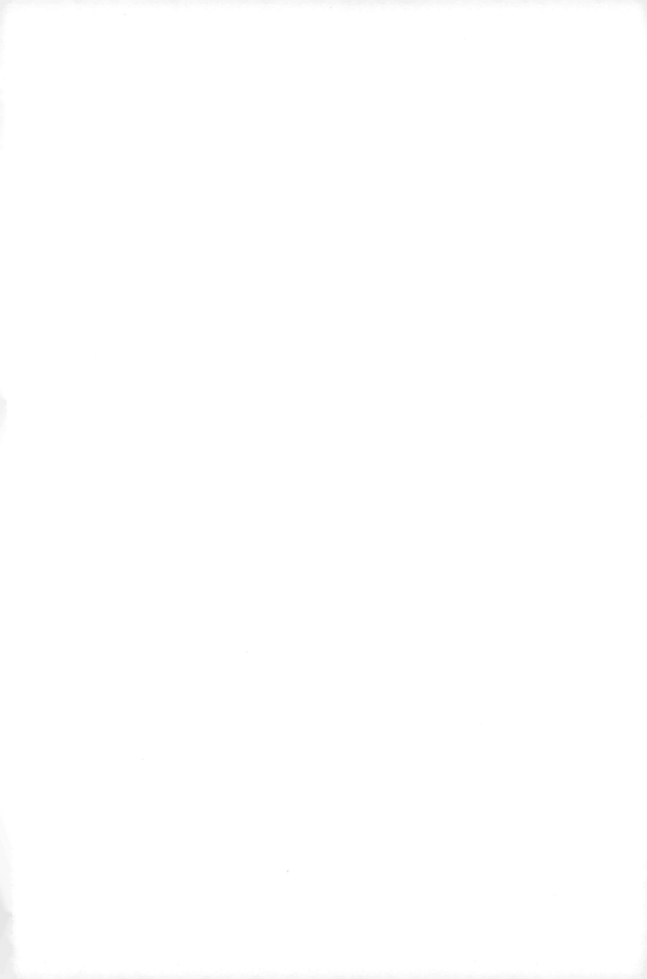